现代心脏病诊断与治疗

（上）

李志华等◎编著

吉林科学技术出版社

图书在版编目（CIP）数据

　　现代心脏病诊断与治疗 / 李志华等编著. -- 长春：
吉林科学技术出版社，2017.6
　　ISBN 978-7-5578-2718-2

　　Ⅰ．①现… Ⅱ．①李… Ⅲ．①心脏病－诊疗 Ⅳ．
①R541

　　中国版本图书馆CIP数据核字(2017)第161811号

现代心脏病诊断与治疗
XIANDAI XINZANGBING ZHENDUAN YU ZHILIAO

编　　著　李志华等
出 版 人　李　梁
责任编辑　刘建民　韩志刚
封面设计　长春创意广告图文制作有限责任公司
制　　版　长春创意广告图文制作有限责任公司
开　　本　889mm×1194mm　1/16
字　　数　550千字
印　　张　35.5
印　　数　1—1000册
版　　次　2017年6月第1版
印　　次　2018年3月第1版第2次印刷

出　　版　吉林科学技术出版社
发　　行　吉林科学技术出版社
地　　址　长春市人民大街4646号
邮　　编　130021
发行部电话/传真　0431-85635177　85651759　85651628
　　　　　　　　　　　85652585　85635176
储运部电话　0431-86059116
编辑部电话　0431-86037565
网　　址　www.jlstp.net
印　　刷　永清县晔盛亚胶印有限公司

书　　号　ISBN 978-7-5578-2718-2
定　　价　140.00元（全二册）

编委会

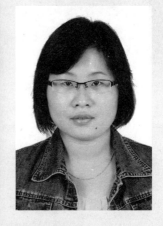

李志华

女，硕士研究生，主治医师，本科临床教师，住院医师规培教师。毕业于南京医科大学心血管内科专业。常年从事冠心病、心律失常、心肌病、心力衰竭等疾病的诊治工作，特别擅长急性心肌梗死、终末期心衰、恶性心律失常等心脏危重症的抢救及高级生命支持治疗。获得国家发明型专利一项，发表国家核心期刊两篇，主编《新编内科疾病临床表现与治疗》。

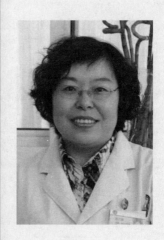

赵兰蒂

女，大学本科学历，副主任医师，心内科主任，医院管委会成员。河北省心脏健康教育专业委员会委员、邢台医学会心血管学会委员。先后在山东省立医院、白求恩国际和平医院、北京安贞医院等多家医院进修学习，擅长心脑血管疾病的诊治及疑难危重症的抢救，尤其对冠脉介入、心脏电生理有很深的造诣。自2007年率先开展心脏介入手术，填补了清河县心脏介入领域的空白，已成功开展各类介入手术三千余例。参与主编《急性脑血管病》《老年疾病健康教育指南》等医学专著，在国家级杂志上发表论文十余篇，其中核心期刊六篇，并取得河北省科学技术成果两项。

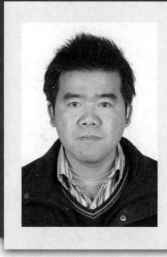

邱　进

男，孝感市第一人民医院心内科主治医师。2006年毕业于湖北郧阳医学院，从事心血管疾病的医疗至今，曾多次在国家核心期刊发表文章。

前　言

随着我国老龄化的进展以及生活方式的改变,心脏疾病已成为我国人民首要的健康问题,其死亡率呈明显上升趋势,每年心血管病死亡人数约300万,居死亡原因首位。心脏病学是一个迅猛发展的学科,它伴随着分子遗传学、流行病学、分子生物学、免疫学、生物技术和生物工程学、影像学、药理学等学科的发展而进步,孕育而生的分子心脏病学、心脏病免疫学、心脏病循证医学和介入心脏病学展现出本学科的勃勃生机。正是这些发展,促使我们组织编写了《现代心脏病诊断与治疗》一书。

全书共三篇分为二十七章。以"权威性""时效性""实用性"为特点,紧密结合心脏病学发展的现状及趋势,全面而系统地介绍了心血管常见和多发疾病的诊断与治疗,并兼顾介绍了近年来心脏病学领域的新知识、新进展和新技术。同时,对一些较为复杂或少见的心脏病进行了扼要描述,以期能使读者对其有最简明实际的了解和判断,使患者尽可能地得到及时救治。本书内容丰富,资料翔实,知识全面,观点权威,深入浅出,简明扼要,实用性强。不仅对从事心脏病工作的前沿医师具有指导作用,而且对其他专业医师、全科医师及在校学生均具有重要参考价值。

本书是我们在繁忙的日常工作之余,阅读了大量的文献资料精心编撰而成的。但由于知识的局限性,难免会存在失误和不足之处,恳请读者包涵和指正。

《现代心脏病诊断与治疗》编委会

2017年3月

目 录

基础篇

疾病篇

技术篇

基础篇

第一章

心脏病学的发展历程

一、古代人对心脏病的认识

公元前7~6世纪,希腊从原始氏族社会进入奴隶制社会,希腊人吸收埃及、巴比伦的文化长处,加上自己的创造,在文化科学各方面都有较高的成就。希腊医学是后来罗马以及全欧洲医学发展的基础。古希腊人于公元前600年已具有心脏和血管系统的某些知识,Alcmaeon将动脉和静脉区别开来,并指出人们感觉机能部位是在脑而不在心。希腊医学的代表人物是希波克拉底(Hippocrates,公元前460—377年),以他为名的著作《希波克拉底文集》可能包括许多医学家的贡献。

希波克拉底学派将四元素论发展成为"四体液病理学说"。他们认为机体的生命决定于四种体液:血、黏液、黄胆汁和黑胆汁,四种元素的各种不同配合是这四种液体的基础,每一种液体又与一定的"气质"相适应,每一个人的气质决定于他体内占优势的那种液体。如热是血的基础,来自心,如果血占优势,则属于多血质。四体液平衡,则身体健康;失调,则多病。

希波克拉底学派倾向于从统一的整体来认识机体的生理过程。Hippocratic描述了心脏是肌肉性组织,当时还有人观察到动物死后血管呈中空状,因而推测正常时动脉内应含有气体。Aristotle(公元前384—322年)描述了心包和心脏的大体轮廓,但尚不了解心脏瓣膜。尽管他对循环系统还没有清楚的概念,但他确信血液营养身体,即血液从心脏流到身体各个部分,再由身体来消耗掉。Erasistratus(公元前310—250年)描述了心脏的房室瓣和腱索,并叙述了瓣膜启闭的模式和作用。他还曾假设动脉和静脉间有吻合,并预言这是毛细血管循环所需要。Celus(公元前25年至公元50年)是古罗马的一位皇帝,是第一位有史料记录的心脏病患者。

中华民族是在世界上最早认识心脏作用及其疾病的。早在春秋时期,即公元前2698—2598年的《黄帝内经》中就对血液循环作了论述。如《素问·五脏生成论》上有"血者,皆属于心";《脉要精微论》;"夫脉者,血之府也";《六节脏象论》:"心者,生之本,神之变也,其华在面,其充在血脉";《痿论》:"心主身之血脉"。这些描述心脏功能的论点,几乎与现代生理学观点无异。

中医学虽无心血管疾病学的专门著作,但在历史上自春秋战国,汉隋唐宋及至元明清的医学著作中都有有关心脏的解剖生理、病理现象、临床症状及诊断治疗等方面均有不少记载,至今仍有指导意义,并广泛地应用于医学研究及临床诊疗和医学预防事业。1972年,长沙马王堆汉墓中出土的女尸剖检结果说明,我国早在两千余年以前就有心脏病,且这具女尸便是世界医学史中经病理证实年代最早的一例冠心病患者。墓中发掘的一些芳香温通的中草药,如茅香、辛夷、高良姜、花椒、干姜等均为治疗女尸生前患有"心痹""寒痹"病症的物证。足以说明当时在治疗心脏病已有较多的经验。

在中医古书《素问》《灵枢》中记载,"诸血者皆属于心""心主身之血脉""心者生之本,神之变也,其华在面,其充在血脉""脉者,血之府也""脉实血实,脉虚血虚"。这些说明了心脏与血脉的关系,"经脉流行不止,环周不休"。"经络之相贯,如环无端"。"人一呼,脉再动,一吸脉亦再动,呼吸定息,脉五动,闰以太息,命曰平人,平人者,不病也"。"一呼一吸合为一息,脉来四至,平和之则,五至无病,闰以太息,三至为迟,迟刚为冷,六军为数,数即热证"。1628 年,英国医生 William Harvey 才发现人的循环系统,比我国学者晚几百年,但确是历史上第一次有实验证据的伟大发现。

二、心脏病学——从 Galen 到 Davinci 时代的微妙演变过程

这个时期对心脏病学研究有影响的要数 Galen 和 Natis。盖仑曾当过多年角斗士的医生,还任过罗马皇帝的侍医。除了从事医疗活动外,他对解剖学和生理学都做了很多研究,也做过各种生理学实验。他认识到解剖学在医学上的价值,做过猿的实体解剖,他证明了胃壁、肠壁、动脉壁和子宫壁等不是均匀同质的,而是分层的,又证明了肌肉内有结缔纤维和神经分支,而不单是一种肌肉物质。他区别了动脉和静脉,还部分地研究了血液在人体中的流动途径,但他误认为血液循环系统中心在肝脏。盖仑还作了切断感觉器官神经实验,证明这些感觉神经与感觉有关。他也非常注意脉搏,确定了结扎动脉或静脉对于脉搏的影响,确定了脉搏频度与呼吸间的关系,但他却用特殊的"脉搏作用力"来解释动脉的跳动。

盖仑的朴素唯物主义观点里混有"目的论"观点,即认为自然界中的一切都是有目的的,由此证明造物主是有目的的,人的构造,也是由于造物者的目的而设。例如他说:左心壁比右心壁厚也比右心壁重,是为了保持心脏的垂直位置;动脉壁是致密的,为使更好地控制动脉壁内的微小气体散出;静脉是多孔的,为使血液能通过静脉壁使身体得到营养。这种天定命运的学说,后来被中世纪经院哲学所利用,把它作为教条,阻碍了科学发展。

在治疗方面,盖仑很重视药物治疗。他证明草药中含有应该利用的有效成分,也含有应该废弃的有害成分。他有自己专用的药房,大量利用植物药配制丸剂、散剂、膏剂、浸剂、煎剂、酊剂、洗剂等各种剂型的制剂,储备待用。直到现在,药房制剂仍称为"盖仑制剂",就是因为纪念他的缘故。

Naris(1210—1288)系开罗人,著有多种医学书籍。他在一本《完人》的书中,描述了肺循环。他不是一个实验生物学家,因信仰宗教,故未能进行解剖实验。按照他的观点,否认了 Galen 关于存在心脏间隔小孔的说法。他认为血液从右心室流到肺后再回到左心室,此处分配给动物之精气,然后再分配到各器官,并提出心脏由其本身血管供给营养,他的研究直到 200 多年后 Servetis 发现肺循环后方得到公认。

三、改变之序幕——心脏病学在文艺复兴时期

文艺复兴时期是科学发展的鼎盛时期。Roger 发明了化学和化学定律,使得深入和系统研究人体构造得以实现,但对心脏循环知识的了解仍然比较缓慢。由于一些学者的努力,使得系统的心脏研究工作在这一时期拉开了序幕。这时的绘画和解剖学技术有了较大的发展,古代的人认为身体是灵魂寄居之处,在封建社会,各民族无例外地禁止解剖尸体。因此,人体解剖学得不到发展,这个时代的医书如盖仑所著的解剖学中,解剖图几乎全是根据动物内脏绘成的。反之,文艺复兴时代的变化,把人作为注意的中心,在医学领域内人们首先重视的就是研究人体的构造。首先革新解剖学的是意大利的达·芬奇,他认为作为现实主义的画家,尤其需要了解骨骼和肌肉,于是从事人体解剖,他所绘制的 700 多幅解剖图,传至今日还有150 余幅,画得大都准确、优美。他首先对盖仑的解剖学发生疑问,他曾往气管吹入空气,但无论如何用力也不见心脏膨胀起来,于是得出结论,盖仑所谓肺与心相通的学说是错误的。他还检查过心的构造与形态,他所画的心脏图较以往有关图正确得多。此外,他还发现了主动脉根部瓣膜的活动及其性质,证明瓣膜的作用在于阻止血液回流。他所提到的心血管方面的问题,直到 20 世纪初叶才引起了医学家们的注意。

1530 年 Servetis(1509—1553)发现了肺循环,但因其出版的专著遭到破坏,他的知名度受到限制。他是第一个系统的叙述肺循环的学者。

Colombo(1516—1559)是一名观察家和研究家。他认为静脉血从肝脏得到营养;左心室通过主动脉输送有生命力之血液;血液在肺中变稀薄,并在肺部得到气体。他还精确的描述了心脏瓣膜,指出瓣膜决定了心脏内血液流动的方向。他观察到肺动脉将血液送到肺,肺静脉将含有气体的血液运输回左心。但是,他仍然相信心脏间隔存在小孔,认为肺的血液来自肝脏,而不是来自右心室。他是第一个描述先天性

心包缺如的学者。

Andrea(1519—1603)是 Colombo 的学生,他于 1571 年首次应用了循环一词来描述心脏血液运动。

Ruini(1530—1598)于 1598 年出版了《马的解剖与疾病》一书,叙述了左右心室的机能。右心室驱动血液到肺,左心室接受来自肺部的血液,并通过动脉将血液输送到全身。

Aquapendete(1533—1619)是一位多产科学家。他的胚胎学对人类做出了杰出的贡献,是比较胚胎学的奠基人。他确定了静脉瓣的存在。他是 Harvey 的解剖学教师,对 Harvey 后来发现血液循环有着积极的影响。

四、杰出的成就——17 世纪的心脏病学

1500—1800 年的医学史是一部发展史,这一时期内医学得到全面的发展。生理学、病理解剖学、疾病的临床研究和显微镜的应用等,对心脏病学的发展起了极大的推动作用。许多旧理论被淘汰,新理论被确立,Harvey 就是这个时期的伟大人物之一。他于 1628 年发现了血液循环,从而开辟了心脏病学的新纪元。

17 世纪因为生产的发展,Harvey 才能把心脏、静脉、动脉看成是一个运输血液的机械系统,并运用压力、量度的概念,把血液循环的发现建立在实验观察的基础上。这种尽管是机械论的观点,但却是当时打破宗教神学的一种唯物主义思想武器。他将人体视为一种"机器",虽然结构极其精巧,却是可以解剖和观察的。这种对比分析,对于刚开始认识人体的一些结构和机能,也有一定的积极意义。

实验、量度的应用,使生命科学开始步入科学轨道,其标志是血液循环的发现。哈维(Harvey W 1578—1657)毕业于帕多瓦大学。在他以前,帕多瓦大学的解剖学家们曾相继发现并解释了一些与心脏血循环有关的环节:1553 年,西班牙学者塞尔维持(M Servetus,1511—1553)确认血液自右心室流入左心室,不是经过中隔上的孔,而是经过肺脏作"漫长而奇妙的迂回";法布里修(Fabricius)发现了静脉瓣等。

哈维最先在科学研究中,应用活体解剖的实验方法,直接观察动物机体的活动。同时,他还精密地算出自左心室流入总动脉,和自右心室流入肺动脉的血量。他分析认为血液绝不可能来自饮食,也不可能留在身体组织内,他断定自左心室喷入动脉的血,必然是自静脉回归右心室的血。这样就发现了血液循环。哈维于 1628 年发表了著作《心血运动论》。

哈维的发现,虽然没有遭到塞尔维那样的悲惨命运,但仍受到当时保守医生的敌视。他们讥笑哈维说:"以前的医生不知道血液循环,但也照样治病。"巴黎教授会议决定禁止讲授他的学说。这一实例说明先进的科学和新事物的发展要经受艰巨的考验。

Oassendi(1592—1655)发现成人心脏存在卵圆孔,澄清了 Galen 的心脏间隔小孔是血液从右室至左室通路的错误概念。

Stensen(1638—1686)系丹麦人,他描述了心脏主要由肌纤维所组成,断言心脏是真正的肌肉组织,除了包含动脉、静脉、纤维和膜以外,别无他物。

Lower(1631—1691)是生物化学家又是内科医师。他认为暗色的静脉血注入到充气不全的肺部,然后从肺部吸收气体后血液就变成鲜红色。在 Harvey 时代以前,曾有人认为呼吸的目的是使灼热的心脏得到冷却。Harvey 证明了血液经肺部由"静脉性"变为"动脉性"。而 Lower 更加深入了一步,他澄清了呼吸的生理作用。Lower 同时精辟地论述了心脏的解剖和心脏的机械运动,这一点是前人无可比拟的。更值得一提的是 1665 年,Lower 为动脉成功的做了直接输血试验,并预言这种方法可用于人类。

Mayow(1643—1679)是一位化学家和生理学家,他通过仔细研究,证明了暗红色的静脉血是在肺部变为鲜红色的,他几乎发现了氧气。现在有一派学者认为氧气的真正发现者是 Mayow。他还强调,呼吸的目的是简单的,主要是使血液和气体得以交换。

显微镜是 17 世纪初出现的,显微镜发明和应用后,更大大的扩展和加深了近代医学对人体构造和生理过程的认识,随着实验的兴起,显微镜把人们带到一个新的认识水平。在这以后,科学家利用显微镜取得了一系列重要发现。

意大利马尔比基(Malpighi M,1628—1694)观察动物组织,发现了毛细血管,他还观察过脾脏、肾脏等组织的微细结构。荷兰业余科学家雷文虎克(Von Leeuwenhoek A,1632—1723)也做过许多显微镜观察,最先看到精子、细胞。他在观察蝌蚪的尾巴时发现血细胞从毛细血管中流过的情形,他和马尔比基的观察填补了哈维在血液循环说中留下来的空白,说明血液怎样由动脉进入静脉的。但是,17世纪的显微镜观察很不深入,真正的人体组织学是19世纪才发展起来。

五、理论化和系统化——18世纪的心脏病学

医学科学的发展并非一帆风顺,其他学科的发展有时对医学的发展并不一定都起到促进作用。1687年,牛顿将机械力学和天文学系统化。因此,有不少医学工作者也试图寻找适合于医学的统一原则或合成原则,寻找诊断疾病和治疗疾病的统一模式。例如,Sydenham按症状将疾病进行分类,结果其条目大得令人难以置信。这种分类方法试图用一元论来解释疾病,在这种思潮的影响下,一些陈旧的和迷信的治疗方法又有了市场,如放血治疗、发泡疗法和催吐疗法等等。17世纪的保守思想也阻碍医学科学的发展,当时测量脉搏和体温的仪器已经问世,但未能付诸临床应用。显微镜也几乎被抛弃,数学方法被看成只适用于物理学,而不适用于生物学和生理学。

18世纪后半叶情况就大不一样了,实验科学蓬勃发展,使解剖学和生理学也得以发展。现代医学科学的时代终于来到了。18世纪床边教学得到普及,病理学也作为一门学科建立起来了,从而对心脏和血管能进行直接地观察。这个时期对心脏病学做出杰出贡献的是意大利的Bright(1668—1706),他是Malpighi的学生。他大力提倡床边教学,描述了心力衰竭、哮喘和心包钙化等疾病,同时指出了平滑肌和横纹肌的结构不同。Albertini(1662—1738)1726年出版了一本心脏病学专著,提倡将疾病症状和病理检查结果作比较,推荐用视诊和触诊检查患者。Lancisi(1654—1720)解剖了不少死于心脏病的患者,对临床表现和尸检发现的相关性做了系统的研究,1707年他出版了《骤死》一书,强调指出心脏肿大和冠状动脉钙化对心脏功能的影响;叙述了心脏和骤死的关系,心脏肥厚和心脏扩张的差别,描述了瓣膜钙化和赘生物的表现,并指出其在产生心脏肥厚中的重要性。他还描述了梅毒性心脏病、动脉瘤和心脏疾病的家族遗传倾向。Morgaghi(1682—1771)是系统病理解剖学家和奠基人,对心脏病学研究做出了巨大贡献。他描述了心脏疾病和病理的关系,对瓣膜损伤性疾病,即二尖瓣狭窄、钙化性主动脉瓣狭窄和主动脉瓣反流等疾病的见解尤为正确。他还从病理上证实了冠状动脉硬化、主动脉瘤和心脏传导阻滞的存在。Spallanzani(1729—1799)是一位著名的生理学家,他系统的研究了心血管、呼吸、消化和生殖生理,研究了哺乳动物的毛细血管循环,他还观察到心室收缩时动脉呈扩张状态。18世纪,法国也有不少学者对心脏病学的研究做出了积极贡献,如De Vieussens(1641—1716)描述了左心室的结构和冠状动脉走向,提出冠状动脉小血管与心脏有直接吻合的设想,以及心包渗出的诊断要点。1695年他描述了主动脉瓣关闭不全的水冲脉和肺静脉压升高所引起的临床表现。Desenac(1693—1770)于1749年出版了心脏病学教科书,这本书直到19世纪后半叶还仍然作为参考书。他描述了心肌纤维的走行方向,通过叩诊法以区别心脏大小;提出心脏的各个部位都易患炎症性疾病;用奎宁治疗心悸(也许是心房纤颤)。Lavoisier(1743—1794)是一名化学家,他的呼吸生理的研究成果对促进心脏病学的发展做出了杰出贡献,证明了呼吸引起血液成分的化学变化,吸气时吸进精气入血,从而推翻了当时关于燃素燃烧的理论。

18世纪,其他国家的一些科学家对心脏病学的研究也做出了贡献。荷兰的Thebesius(1686—1732)于1708年研究了冠状循环,他将某些物质注入冠状动脉内,观察到这些物质通过心内膜小孔到达心腔;心脏的窦状静脉引流系统就是著名的Thebesius系统。Gerbezius(?—1718)系德国人。他描述过脉搏减弱、减慢和阵发性晕厥的病例,他可能是早期叙述完全性房室传导阻滞的学者。Hailer(1708—1777)系Gottingen人,是18世纪最伟大的生理学家,他证明了心肌存在应激性和自动节律性,为19世纪心脏肌原性理论的建立奠定了基础。Auenbrugger(1722—1809)系奥地利人,是现代物理检查叩诊的奠基人,证明了用叩诊法可以诊断肺气肿、胸膜渗出和心包渗出,以及确定心脏肿大程度。当时的医学保守派反对应用叩诊法,以致相当一段时间里被人们所遗忘。直到1808年Corvisart重新荐用叩诊法,才使叩诊成为物

理诊断学中的一个组成部分。

18 世纪也是英国心脏病学发展活跃的时期。Floyer(1649—1734)于 1707 年在缺乏秒表的情况下,自行设计了一种表,精确的记录了 1 min 脉搏。Hales(1677—1761)对血压测压进行了一系列试验。他用长玻璃管插入马、羊、狗的动脉内测量血压,估计了血循环比率、血流速度,将油注入到心腔和主动脉来计算血容量。他对心脏血液动力学的研究做出了杰出的贡献。Hunter 于 1762 年描述了动静脉瘘和复杂先天畸形-肺动脉瓣狭窄合并室间隔缺损。Heberden 于 1772 年描述了典型的心绞痛。Withering(1741—1799)用毛地黄治疗心力衰竭,并对毛地黄的剂量、作用、危险性和注射方法作了详尽的描述。Jenner(1749—1823)是著名的天花种痘的发明人,于 1799 年描述过冠状动脉粥样硬化和心绞痛,于 1789 年在一次医学讨论会上报告了"急性风湿热可引起心脏病",很可惜原稿失落。

18 世纪,由于科学的逐步发达,医学家的艰苦卓绝的努力,使心脏病学的研究向前迈进了一大步。对心脏的生理、病理和心脏病的诊断、治疗都进行了比较系统的研究,使心脏病学有了较完整的理论基础,为今后的发展开辟了良好的前景。

六、诊断学之成就——19 世纪前半叶的心脏病学

18 世纪以后,法国巴黎成为世界科学之首府。法国一大批思想家,其中不少是内科医师,由于受到哲学经验主义者 John Locke 的影响,思想体系有所转变。这种哲学思想致力于仔细观察一切事物的原则,从而避免了纯理论性假设。这一点,对心脏病学的发展无疑起着推动作用。Bichat(1771—1802)被看作是现代医学的奠基人,他支持疾病位于不同器官之学说,证明了在器官的组织内可以发现病理改变的证据。他的理论逐渐取代了体液病理学,向局部病理学迈进了一大步。1808 年,Auenbrugger 的《叩诊的物理检查》一书出版。1819 年 Laennec 出版了听诊专著。至此视、触、叩、听四大物理诊断步骤得以完整建立。但是,当时这种方法并未普及,一些唯理论者持反对态度,学校的教学方法也不统一,一些人反对将学校的医学教育规范化。Louis(1787—1872)经过多年临床和病理研究,创用了医学统计学,并首次将概论和统计学知识应用于临床。

Corvisart(1755—1821)是法国著名的临床医师和教育家,他极大提倡床边教学、讲演、讨论和示教,将临床病史、检查发现和病理检查资料结合起来分析,区别出心脏结构性和机能性疾病;证明心脏是易患疾病的器官,注意到心脏肥厚和扩张的差别,他将心力衰竭分为三个阶段,并分析了心脏瓣膜损伤和心力衰竭的关系。

Laennec(1781—1826)是法国病理学家和临床学家,是 Covisart 的学生,是心音听诊的先驱者。他从 Hippocratic 的著作中,得到对心肺可以听诊的启示。起先他用耳直接听,后来他制成听诊器,开始用纸制,后改用木制。他检查了许多患者,研究了由听诊器所发现的各种最微小的现象,进行了许多尸体解剖,把解剖结果与临床现象相对照,从而改进了听诊法。1819 年,他发表了《间接听诊法》一文,并根据这种新的检查方法,来诊断肺和心脏疾病。

Burns(1781—1813)提出心绞痛是由于心肌缺血所致。他做了一种实验:将肢体缚上一根绷带,渐渐地使肢体运动受限,并有疼痛感,他用这个试验来形容冠状动脉阻塞性疾病。Cheyne(1777—1836)首次描述了周期性呼吸,并由 Stokes 于 1854 年所完善。Adams 于 1827 年较系统的报告和描述了完全性房室传导阻滞。Hodgkin(1798—1866)叙述了动脉硬化的特征,观察到主动脉瓣关闭不全患者,心脏跳动时头部也有相应移动的现象。Hopes(1801—1891)对心脏和主动脉疾病的研究做出了贡献。他研究了动物心音产生的机理,叙述了主动脉瓣关闭不全、二尖瓣狭窄和肺动脉瓣狭窄的物理体征,阐述了心脏性哮喘和心肌坏死。Corrigan(1802—1880)毕业于爱丁堡,出版了《主动脉瓣关闭不全》专著,其中较详细地描述了水冲脉,就是现在所称的 Corrigan 脉搏。

七、黄金时代之开端——19 世纪后半叶的心脏病学

巴黎医学家们在医学上所取得的令人瞩目的成就,引起了德、英、美医学家的兴趣,他们迎头赶上,企

图与法国人并驾齐驱,从而在 19 世纪后半叶迎来了心脏病学研究的黄金时代。

正是由于随着科学不断发展,19 世纪后半叶对疾病的起因、疾病的发展过程、治疗和预防方法有了比较清楚的认识。心脏病的各个领域,如心脏病理学、心脏生理学、心脏电生理学都得到比较系统的发展。但是,由于本世纪前半叶一元论学说仍占优势,庸医仍然在横行霸道,水疗曾风靡欧洲,故对心脏病的治疗研究有着消极的影响,这段时间内心脏病治疗进展比较缓慢。

对组织缺血性损害和动脉闭塞性疾病的研究也相对缓慢。Quin(1816—1898)将组织缺血性改变称为"脂样改变"。Virchow 认为心肌慢性缺血的纤维化改变是慢性心肌炎症性改变。正由于他下了这样一个结论,加上他又是细胞病理学的先驱和权威,故多年来无人敢反驳他。因此,这种错误观点也就持续了多年,同时也阻碍了对组织缺血改变的进一步研究。

Von Kolliker 于 1855 年出版了一本《心脏动作电流》的重要书籍,他用蛙心实验证明,心脏有特定的电流产生。组织的电活动研究可以向前追溯到 17 世纪,当时有人发现电鳗身上能放出强大的电流。由于 Kolliker 的工作,终于迎来了科学的心脏电生理时代。1859 年 Foster 用蜗牛心脏做实验,证明从其心脏上分离出来的任何一部分心肌组织都有自动节律性,并且证明在去除支配心脏的神经后,自动节律性仍然存在。因此,推测自动节律性是心肌组织所固有的特性。Stannius(1808—1883)于 1852 年提出了心脏跳动的肌原性理论。他用蛙心做实验,观察到从心房到心室自动节律性依次递减,心房最快,心室最慢。肌原性理论主要论点如下:①冲动由心肌组织传导。②正常冲动起源于窦房结附近的肌性组织,通过心房而传至心室。当时,他们推测在心房与心室之间存在着解剖传导结构。这个心房与心室间的传导通道由 His 于 1893 年发现,就是现在所称的 His 束。Foster 的学生 Gaskell(1847—1914)进一步研究了自主神经对心脏固有自动节律性的影响。Kent(1863—1958)对心脏传导组织进行了仔细的研究,观察到许多动物心脏的右房和右室间存在旁道通路。同时还证明了猴的心脏存在传导束支,这在当时是最高级的动物。对人类传导系统的研究开始于 1913 年,系 Mines 等人所开创。至于 Kent 结构和旁道通路的临床意义,直至 1932 年才被认识与预激综合征有关。1839 年 Purkinje 进一步观察到心肌存在一种特殊纤维,这就是现在所称的 Purkinje 纤维。当时,这种纤维对心脏机能起何作用尚不明了。

在这一时期,不少临床医师对心脏病学的发展做出了杰出的贡献。Duroziez(1826—1897)描述了主动脉瓣关闭不全者在股动脉处可听到枪击音,这就是著名的"杜氏体征"。他还观察到心脏病患者用毛地黄后可以发生谵妄,发现二尖瓣狭窄患者可产生栓塞并发症。Austin Flint(1812—1886)是美国一位内科医师,是用听诊法诊断心脏病的先驱者之一。他首次应用双耳听诊器检查主动脉瓣关闭不全患者,发现患者心尖区可听到舒张期杂音,死后尸检二尖瓣却正常。他指出:这是主动脉瓣关闭不全的主要体征之一,这就是现在称之的"Austin Flint 杂音"。Trousseau(1801—1867)描述了心包渗出的症状和体征,并主张开胸做心包切开引流以治疗心包渗出。Raynaud(1834—1881)描述了一些患者当气候寒冷时,肢端皮肤呈现周期性颜色改变,认为这是由于交感神经系统敏感性增加和肢端组织变性,或者由于动脉或静脉闭塞所致,这就是现在所称的 Raynaud 现象。

Peacock(1812—1882)对先天性心脏病做了较系统的研究,于 1866 年出版了《先天性心脏病》专著。在以后的 70 年中,该书仍是一本最完善的先天性心脏病专著。Roger 于 1879 年描述了心脏间隔缺损的物理体征。1861 年他还观察到单纯室间隔缺损者可无发绀,但有特征性震颤性杂音。Fallot(1850—1911)于 1888 年描述了四种异常表现并存的发绀性先天性心脏病,就是现在所称的 Fallot 四联症。实际上,在 Fallot 以前,有很多学者已描述过这种类型的先天性心脏病,如 1777 年 Sandifort,1784 年 Hunter,1814 年 Farre,1824 年 Gintrac 和 1866 年 Peacock,但后来不知为什么仍以 Fallot 的名字来命名,使得他的名字流芳千古。

19 世纪末叶,对心脏病治疗研究做出重大贡献的是 Brunton(1844—1916),他于 1867 年发现 Amylnitrte 和 sodium nitrate 有扩张小血管作用,所以他推荐用 Amylnitrate 治疗心绞痛。他认为心绞痛是由于心脏血管痉挛所致,减轻动脉张力可以减轻心绞痛。不久,该药应用于临床,收到了奇效。Murrel(1853—1912)对药理学和治疗学尤感兴趣,他观察到硝酸甘油较 Nitrite 起效慢,但持续时间长。

19 世纪集生物学家、临床学家、机械学家于一人的天才科学家 Potain(1825—1901)发明了记录心脏跳动和脉搏波形的仪器,研究了动脉脉搏的传播波形,论述了奔马律和三尖瓣疾患之间的关系,解释了心尖搏动的机理,证明了 Bright 疾病时动脉血压的升高是与心脏肥厚有关,而与肾功能衰竭无关。他还创用了人工气胸法治疗肺结核,并改进了计数红细胞的器械。Quincke(1842—1922)于 1868 年研究了毛细血管和静脉波,观察到刺激迷走神经可使心跳减慢,并于 1882 年论述了血管性水肿。Kirkers(1823—1864)于 1852 年描述了感染性心内膜炎及其栓塞表现。Winger(1827—1894)于 1870 年报告 1 例足趾脓肿患者伴有寒颤、高热的临床表现,尸检发现心脏瓣膜炎症改变,并有赘生物形成,脾脏也有化脓性病灶。上述病灶内显微镜检查示有微小生物体。他认为可能是身体外部的寄生物经脓肿随血流入心脏,心脏瓣膜上赘生物中的寄生物再到脾脏和肾脏。观察到栓塞症象的还有 Wilks。这一时期美国著名医学家 Dacosta(1833—1900)叙述了长期的剧烈活动也可导致心脏肥厚,他还描述了美国内战时期 300 余名士兵所患的神经循环衰弱症,并指出这可能与战争环境有关。

19 世纪,心脏生理学已渐趋成熟。德国的 Ludwig(1816—1895)发明了多种生理记录仪,他的学生 Fick(1829—1901)对血液动力学和肌肉生理学的研究做出了杰出的贡献。Fick 测量了血流量和心脏排出量,至今仍被临床应用的 Fick 心排出量计算法就是他创用的。Ludwig 的另一名学生 Bowditch(1840—1911)是美国第一位实验生理学家,他对心肌生理学的研究贡献尤为突出。他观察到若给心肌以连续刺激,则心肌收缩逐渐增强,而肌纤维则渐渐缩短,这就是著名的 Bowditch 现象,又称为阶梯现象(staircase phenomenon)。他还证明了心肌每收缩 1 次就释放其贮存的全部能量,肌肉收缩力量强弱与贮存肌肉能量的多少有关,这就是 Bowditch 的“全或无”定律。Chauveau(1827—1917)测量了肺动脉压力和心腔内压力,他将 Ludwig 的仪器加以改进,于 1861 年用充满气体的血压计,将 1 根长管经马颈静脉插入右心室,另一根长管子经颈动脉插入左心室,首次同时记录了左、右心室的压力。Traube 是德国的实验病理学家,他描述了脉搏的二联律,论述了心脏疾病和肾脏疾病的关系。Kussmaul(1822—1902)于 1873 年观察到患缩窄性心包炎的患者有一种异常的脉搏,即现在所称的奇脉。他还观察到该类患者吸气时颈静脉压升高,即现在所称的 Kussmaul 征;他还描述了糖尿病患者昏迷时的 Kussmaul 呼吸。Cohnhein 是一位病理学家和临床医师,对犬的冠状动脉进行过研究,并认为冠状动脉是终末动脉。他的错误理论很长一段时间内为人们所公认。

由于多方面的原因,对冠状动脉疾病、心绞痛和心肌梗死的研究进展比较缓慢。Weighnt(1845—1904)于 1880 年描述了心肌梗死和冠状动脉阻塞之间的关系。Ziegler(1849—1905)叙述了心肌梗死的病理表现,观察到附壁血栓和室壁瘤形成。Dock(1860—1951)1896 年在美国首次描述了冠状动脉内血栓形成的病例。Porler(1862—1941)首创对犬冠状动脉结扎的实验。

心脏电生理学的研究与电生理测量技术的发展息息相关。Sanderson(1828—1905)于 1880 年首次应用毛细管电压计记录到心脏电活动。waller 于 1887 年首次从人体肢体部位记录到心脏电活动。Einthoven 于 1903 年用线圈电流计记录到心脏的动作电流,这是心脏电生理学的真正开端。

对心包疾病的研究也在不断深入。Edwart(1848—1929)于 1896 年观察到心包炎患者的特殊体征——Edwart 征,Pick 于 1896 年描述了一种膈胸膜心包炎,伴有肝充血和腹水,现称为 Pick 病。Concato 于 1881 年描述了多发性浆膜炎,即心包、胸膜和腹膜均有慢性炎症改变,现称之为 Contato's 病。

血管性疾病的研究由 Raynaud 所开创,他叙述过血管舒缩机能障碍性疾病。Mitchell 于 1872 年也描述过类似疾病,现称为 Erythromelalgia 病。Hatchinson 于 1890 年首次报告了颞动脉炎。Winiwarter 于 1879 年报告了所有类型动脉阻塞性疾病,都是一种慢性增殖过程。

19 世纪末,伟大的科学家 Rontgen 于 1895 年发现了 X 射线,为医学科学的发展做出了杰出的贡献。1896 年 Williamas 在波士顿用 Rontgen 发现的 X 射线技术检查了心脏的轮廓,从而开创了可行活体检查心脏大小的范例,这意味着心脏病学的研究发生根本变革的时代即将到来。

八、科学和进步一体化——20世纪前半叶心脏病学

Abbot(1869—1940)用她毕生的精力研究了先天性心脏病,从而为现代心脏外科的发展奠定了坚实的基础。Taussing于1935年研究了右心室发育不全的临床特征,并对主动脉瓣缩窄的手术方法作了改进。

19世纪末叶,开展了正常和疾病心肌组织结构的研究。1893年His描述了心房和心室间的传导通道,Aschoff(1866—1942)研究了风湿热时心肌组织的病理改变。1901年Keith报告了心脏跳动的起搏点位于右房和腔静脉交界区,认为这是一种特殊的心肌组织,并命名为窦房结。

Wencheback(1864—1940)多年来一直精心研究心脏节律性运动的发生机理。1903年,他观察到室性期前收缩后有完全的代偿间期存在。1906年他又观察到一种特殊类型的心脏传导障碍,即Wencheback现象。

生于印度尼西亚,死于荷兰的Einthoven,克服了种种困难,于1903年用他自己发明的线圈式电流计记录到心脏动作电流之后,又进行了许多基础和临床研究。在他的老师(发明心脏跳动记录器)荷兰病理学家Dudek的启发下,专心于心脏电生理的研究。这位老科学家一再告诫Einthoven,科学家对心脏的探索远不够理想。为了探求脉搏和心跳的奥妙,Einthoven转入物理系苦学了1年。当时人们都不知道他打的是什么主意,他自己也很难确定,这样是否会有益于对心脏的研究。远在医学院毕业之前,他就已经发现心脏跳动电子记录器的机械原理,但惟恐思考不周,而贻笑于人。所以,他一直没有公开出来。一天,莱顿大学的附属医院住进一位患重症心脏病的患者,群医束手无策,一致认为该患者心跳过分微弱,无法判断,因此,也就无法做出诊断。当时Einthoven站在旁边,冷静地说:"让我来试试看。"说着,他拿出自己制造的心跳记录器来,结果把极微弱的跳动测得非常准确,一下轰动了整个医学界。直到此时,他才把这项发明的科学原理公布于世。有人问他为什么不早公开?假如被别人的发明抢先发表了,岂不枉费一生心血。Einthoven没有言语,只是付之一笑。由于他后来又发明了心电图机,于1924年终于获得了医学诺贝尔奖。心电图机的出现,使心脏电生理学的研究有了明确的方向,使心脏肥厚、束支传导阻滞均有了确切的定义,使心脏始动机理的研究能继续进行下去。

Mann(1891—1975)于1917年进一步研究了Einthoven所提出的心向量观点。后来Wilson(1890—1952)完善了这项研究工作,他称之为心向量图。他研究了固体导电情况下电动势分布的物理定律,引用了中心末端、心包导联和单极肢体导联。

Herrick(1861—1954)于1919年记录了1例经临床和尸检证实冠状动脉内有血栓形成患者的心电图变化。Bousfoeld于1918年发表了阵发性心绞痛时心电图变化的论文,1920年Pardee报告了一份心肌梗死患者急性期和恢复期心电图的演变。1935年有不少综合论述心肌梗死心电图改变与尸检结果关系的报告。由于上述学者的辛勤工作,使冠状动脉疾病、心绞痛、心肌梗死的研究工作走上了正轨,为以后系统研究冠状动脉疾病打下了良好的基础。

20世纪30年代以后,有不少学者对预激综合征产生了浓厚的兴趣;Wolff(1898—1872)、Parkinson(1895—1976)和White(1886—1973)联合出版一本描述一种特殊类型心律失常现象的专著,患者心电图表现为束支传导阻滞、P-R间期短和阵发性心动过速。但他们没有讨论这种现象的发生机理,直至1932年Holzman等人的进一步研究认为,是心脏冲动的传导不是经正常传导途径(由心房传导到心室),而是经解剖学称之为肌性旁道传导,从而出现了上述心电图改变。

自Rontgen发现了X射线以后,心血管造影研究发展很快。1923年有人用Pyelogram静脉注入后,能在X线下清楚的显示出血管图像。1928年Forssman将1根管子经前臂静脉插入自己的心脏,在X线下看到管子顶端到达右心房,从而为心血管造影、心脏血管疾病的诊断做出了划时代的贡献,他也因此而获得了医学诺贝尔奖。

对感染性心内膜炎的研究一直是医学工作者所关心的课题。1903年Lenhartz论述了不同类型心内膜炎的细菌特征和临床特征,强调细菌培养对诊治心内膜炎的重要性。Osler于1909年出版了《慢性感

染性心内膜炎》专著,描述了疼痛性皮下小结与心内膜炎的关系,现称之为 Osler 小结。Rosenow 于 1909 年用溶血性链球菌复制出感染性心内膜炎的动物模型。Libman 于 1910 年论述了亚急性细菌性心内膜炎。

1900 年以后,描述心律失常的文献逐年增多。Hering 于 1903 年叙述了心房纤颤的机理和特征。Lewis 等人描述了心房纤颤的心电图特征。1909 年 Machwilliam 在动物实验制备中观察到心房呈现快速收缩的现象,称之为心房扑动。Goodhard 同年在临床上用 X 线透视技术也观察到心房扑动现象。

19 世纪中叶,生理学家就开始着手研究循环系统控制问题。研究心脏控制机理首先要考虑心脏搏出量和心跳速率。Fick 曾计算出心排血量,并研究了肌纤维长度和力量之间的关系。Frank(1865—1944)建立了心肌收缩的基本公式,即张力-收缩曲线。Straub 和 Wiggers 于 1914 年论述了右心室的压力曲线特征。Starling(1866—1927)对心室容量和心脏搏出量做了一系列重要研究,提出了著名的"心脏定律"的理论。

抗凝剂的发现与使用,对心脏外科的发展起着重要作用。Mclean(1890—1957)早年发现了抗血栓物质,并于 1915 年发现了肝素。尽管 1914 年就已发现枸橼酸盐可以作为抗凝剂,但不能大剂量应用于患者。所以,肝素一问世,就在临床上得到普遍应用,心脏外科、冠状动脉疾病和周围血管疾病的治疗出现了令人鼓舞的前景。

高血压作为一种疾病是 19 世纪以后的事。现在我们可以这样认为,高血压的历史与人类历史一样悠久。19 世纪以前还无法测量血压,所以也就根本谈不上研究高血压和高血压病。1896 年 Riva-Rocci 发明了一种测压计,到 1905 年已广泛应用于临床。1905 年 Korotkov 创用听诊法测量血压,从此医学上才开始区分收缩压和舒张压。他所创用的舒张压五音分辨法,现在临床上仍有人使用。1934 年 Goldblatt 进行了一系列动物模型的高血压研究,这就是著名的单肾和双肾动物模型,至此迎来了系统研究高血压的时代。早在 1897 年 Tigersteadt 和 Bergman 就从肾脏分离出肾素,当时并未引起人们的兴趣。直到 Goldblatt 的研究成果公布于世,才引起人们重新去研究肾素。Page 于 1938 年纯化出"血管张力素(tonin)",1940 年 Braunmeredez 发现了同样的物质,他称这种物质为"高血压素(hypertension)"。现在所称的血管紧张素(angiotension)就是上述两个名称的合称。高血压的治疗开始于第二次世界大战末,由于战争环境的影响,高血压病患者猛增,这时才开始应用药物治疗高血压。然而,高血压治疗的系统研究是在近代医学发展的基础上才进行的。

心导管作为诊断和研究工具对心脏病学的发展无疑起了重要作用。因它能测量心脏和大血管的压力、血氧饱和度和心排血量,配合应用对比造影剂又可作心血管造影,以确诊心脏和血管有无畸形和发生病变。如前所述,Chauvean 1861 年对马进行了导管检查;1912 年 Bleichroeder 对人做了静脉导管检查;1928 年 Fssmann 在自己身上做了实验,并用 X 线定位,将导管插入右心房。Wood 后来改进了测量氧饱和度的仪器和改进了用伊文思蓝和印度蓝测定心排血量的方法。

多年来,医学家们一直在苦苦研究提高复苏成功率。远古时代就采用了口对口呼吸,而剖胸法复苏开始于 19 世纪 80 年代。1899 年有人对犬进行实验,先用弱电流使其产生心室纤颤,然后用较强的电流,以"电休克"除颤而获得成功。但是,这种行之有效的方法多年来被医学界所忽视。相隔 34 年之后,Wigger 又对犬进行了一系列的实验,积累了较丰富的资料。1947 年 Beck 首次在患者身上应用电击法除颤获得成功。继之开展新的闭胸式除颤器的研究。Zoll 和 Kouwenliven 于 1956 年几乎同时设计出交流电除颤器。Lown 1962 年采用直流电除颤器除颤获得成功。新的复苏方法和新仪器的出现,使冠心病监护系统得以建立。复苏科技队伍茁壮成长,从而挽救了无数垂危生命。

九、尖端科学相互渗透的时代——现代心脏病学

要叙述现代心脏病学发展过程中哪些是重要的里程碑并非易事,但有一点可以确信,现代心脏病学的发展已超出了单一领域,是尖端科学相互渗透和作用,才有了现代心脏病学的蓬勃发展。基础医学科学的发展,能够测量单个心肌细胞跨膜动作电位的离子状态,使心脏电生理研究进入了深刻变革的时代。新型

起搏器的出现,新的诊断方法(如冠状动脉造影),心肌代谢研究的革命性措施(如放射性核素心脏显影),以及治疗心绞痛和心律失常的新药物的临床应用等,拓宽了现代心脏病学的研究领域。

40余年来,那些在医学和生理学领域内诺贝尔奖获得者的深奥发现,从表面上看似乎对心脏病学的发展无明显的影响,但若仔细分析,他们的研究成果则对心脏病学的发展起着重要的推动作用。如Hodgkin于1963年发现了神经细胞膜的离子转运机理,其原理被应用于心肌细胞膜的研究,从而开创了心脏电生理学研究的新时代。1941年Cournard等人发明了心导管,给心血管疾病的诊断和治疗带来了新的生机。1945年Fleming发现青霉素,1950年Kendall发现肾上腺皮质激素,1970年Axelod发现交感神经末梢递质,1971年Sutherland发现激素作用机理,1974年Clarde发现细胞的结构和机能,1977年Yalow发明放射免疫分析法,1979年Cormack发明电子计算机断层扫描(CT),1980年Benaceraf发现组织相容性抗原,1982年Bergston发现前列腺素及其相关活性物质。上述学者的研究成果,对现代心脏病学的发展起着不可估量的作用。现在,假如当年的Lewis参加今天的电生理研究心律失常讨论会,Wigger参加血流动力学研究讨论会,Starling参加心肌功能讨论会,Wilson参加心电图诊断讨论会,他们谁都会对今天的见解感到瞠目结舌,但谁都会感到由衷的高兴。

(一)冠心病

对冠心病和心绞痛的经典认识过程历史漫长而曲折。心绞痛一词"angina"来源于希腊字 αγχεω,读音为anchein,意思是 to choke——即窒息感,该词于1768年Heberden首次应用。然而,对心绞痛的认识可追溯到很久很久以前。

据说公元前64年,Seneca在给朋友的信札中就提到过类似心绞痛的疾病。他曾描述过该病由暴饮暴食起病,临床症状来势凶猛,多在1小时内死亡。当时的医师称这种病为"准备死亡"的病(preparation for death)。直至1649年,有人记录到1例主诉胸部经常压榨性疼痛发作患者,尸体解剖示主动脉狭窄合并左室穿孔,具有典型的急性心肌梗死症状,这也许是世界上最早有记录的病例。然而,Lancis认为最早记录这种病的是Hippocrates。Lancisulj曾引用过Hippocrates的一句话,"老年人胸部疼痛意味着可能发生猝死"。1705年,Lancis收集到当年秋季和冬季常常见到难以预料的突然死亡的病例,当时有人认为与烟草质量差和大气环境差有关,而Lancis则认为与血液运输、血流缓慢、血液变稠和血管痉挛有关。

1761年,Morgagni描述了冠脉改变成骨状管性结构达数指宽。

1768年7月21日,Heberden在医学院医学论文演讲中引用了心绞痛一词,1772年论文正式发表。该论文中收集了不少典型心绞痛的病例,从那以后,心绞痛一词广为引用。描述压榨性疼痛英语中有三个词:throttle,choke,constrict,而希腊词是anchein,德语词是eng,即狭窄性,anxious,anmety,anguish均是同一来源。上述词均与事件、情绪、特殊疼痛有关。Heberden活到90岁,在其生涯中,尽管对心绞痛的临床做了详尽的描述,但对"晕厥性心绞痛(syncope Angina)"描述甚少。直至1799年Parry方描述了这种类型的心绞痛。

1773年,Hunter首次记述了心肌梗死。

1788年,Parry认为冠脉僵直程度与冠脉骨性化程度是成正比的。这里提出了一个重要概念,即有些病例在休息情况下,冠脉血供足以满足心脏营养需要,倘若在情绪激动或运动情况下,由于心肌所需血流量增加,而冠状动脉则无能力提供额外所需的血流量,于是出现心肌供血不足。这是Parry对冠状循环机能不全最经典最精辟的阐述。

1809年,Burn对各种类型心绞痛的临床表现特征有比较系统的论述,并阐明了运动、情绪激动在心绞痛发生中的机理。

1865年,Austin flint认为心绞痛与神经系统有关。Trousseau则把心绞痛称为"心脏癫痫"。

1876年,Latham第一次提出冠脉痉挛可以引起心绞痛。

在Burn之后相当一段时间里,由于19世纪早期心脏病理学进展缓慢,故到19世纪末对心绞痛的认识几乎没有什么进展;直至1856年,德国病理学家Virchow描述了血栓形成和栓塞以后,才使心绞痛和冠心病的研究得到飞速发展。

1867年,23岁的Brunton在爱丁堡皇家医院任内科医师时,观察到心绞痛发作的患者有脉搏弱和收缩期血压升高的现象,他用多种方法均未能使疼痛缓解。这时他想起了朋友Gamgee给动物和人应用亚硝酸异戊酯(amyl nitrite)有显著地降低血压的作用,从中得到了启发,决定试用该药。他用该药5～10滴滴到布上嘱患者吸入,经30～60秒后,奇迹出现了,患者疼痛完全消失,但伴有面部潮红。Brunton于1867年在《柳叶刀》杂志上发表了这篇论文。时至今日,这种方法仍在应用。Brunton的功绩是不言而喻的,使人们对心绞痛的认识引起深刻的变化。

1875年,Murrel介绍了应用硝酸甘油治疗心绞痛的经验。

1880年,细菌学家Weigert指出,冠脉的缓慢阻塞引起心肌的缓慢萎缩,继之以纤维组织增生取而代之。

1882年,Huber指出冠脉疾病对心脏的影响应与慢性心肌炎区别开来。因为这一时期常将冠心病和慢性心肌炎混为一谈。

1884年,Von指出心肌软化是近期内心肌梗死的表现。

1887年,Ziegler观察了缺血性心肌损伤的演变过程:苍白→黄→软化→纤维化。

1881年,Cohnhei作了结扎冠脉的动物实验,他认为冠脉是终末动脉,没有吻合支。他的这一结论,在当时医学界曾引起一些混乱。1882年,Legg在切除室壁瘤过程中对冠脉作了仔细观察,证明心肌冠脉有吻合支,从而澄清了Cohnhei的错误观点。

1893年,Huchard总结了145例尸体解剖结果,论述了狭心症的一些表现。

1896年,Dock在临床上对心肌梗死并发心包炎做出正确诊断,并经尸解证实。

本世纪冠心病主要进展之一,是将心肌梗死和心绞痛区分开来。1896年,Dock描述了左冠脉及左旋支粥样硬化斑块的病例。

1899年,Obratzow临床确诊冠脉栓塞,后经尸解证实。

1900年,Einthover发表了一系列关于心电图技术的论文;1908年,弦线式心脏电流计投放市场。心电图机的应用给冠心病、心绞痛的诊断带来了革命性变化。1918年,Bousfield首次出版了心绞痛的心电图表现专著。

20世纪初叶,在冠心病、心绞痛的研究领域内还有几位学者值得介绍。1910年Olser对冠状循环疾病的描述;1912年,Herrick对心肌梗死的经典总结;1913年,Evans和Hoyle对心绞痛治疗的研究等。他们的工作成就,使人们对冠心病、心绞痛认识又迈开了新的一步。

1913年,Mackenzie在《心脏疾病》第3版中指出:心绞痛是一系列症状的复合体;1923年,他又指出心绞痛是因冠脉疾病时使心肌供血不足所致。

1920年至1928年间,Lewis、Pardee和Parkinson观察到心肌梗死后出现心电图图形的异常变化,如心电图曲线变形,T波倒置等。后来Nilson应用心电图单极导联系统,使心肌梗死诊断的正确率大大提高。

1948年,Ahlguist发现了两种肾上腺素能受体,给心绞痛的治疗带来了新的希望。但他的发现在当时并未引起公众注意,直到1962年Black研究了肾上腺素能受体的药理学,证实阻滞肾上腺素能受体作用后可以减少心脏做功,于是就相继出现了各种β受体阻滞剂,使心绞痛治疗由单一应用硝酸甘油过渡到广泛应用β阻滞剂的新时期。

近30年来,由于新技术的不断涌现,如冠脉造影、放射核素心肌显影、正电子发射扫描和心电图各项辅助试验,使冠心病的诊断技术发生了革命性的变化。

(二)高血压

在血压、高血压的认识及研究过程中,以下几位伟大学者的功绩是值得回顾的。

Stephen Hales(1677—1761)很早就认识到,并指出心脏射血活动仿佛如枪击一样。他在1711年首次实验证明,动物的动脉压随着动物个体不同而变化。Hales还观察了情绪、温度、运动、酒精、奎尼丁等因素对血压的影响,以及上述因素对体循环小血管的影响。Hales的主要业绩是用实验证明血流对血管壁施加压力,并测定不同动物的体循环和肺循环血压。他是 Harvey 理论即循环系统遵守流体定律的继承者。

Jean-L·M-Poiseuille(1799—1869),1828 年 Poiseuille 在他的导师 Magendie 的指导下完成了他的著名研究——水银式血液动力学,并测量到血压随着呼气和吸气而有轻微变化,动脉随着心脏的搏动而稍有扩张。在 Poiseuille 发明血压计 5 年以后,即 1833 年,Henisson 改良了水银式血压计,使其成为脉搏针,Henisson 测量了一些人的血压,但由于受水银惯性的影响,所测得血压变化很大。1838 年,Blake 观察到给动物输血时并不使动物血压升高;而给动物放血时,却可使动物血压明显降低。Blake 还观察了烟草、洋地黄和苏打对犬的血压的影响。他还是第一个正确记录循环时间的人。

Carl Lu Dwig(1816—1895),1846 年,LuDwig 设计用一浮球加到 Poiseuilli 所设计的血压计上,因此,诞生了第一个记波计。后来,Vierodts 利用 LuDwig 的记波计原理设计成脉搏记波计。1843 年,LuDwig 专题论述了肾脏在血压中的作用。1865 年,LuDwig 发表了《血压的生理学效应》一文,他的学生 Fick 于 1873 年测定了心内压,1875 年 Kries 测定了毛细血管血压。

Jean Faivre 于 1856 年测定了体循环和肺血管内压。

Etienne J·Maren(1830—1904)1859 年,完成了他的《压力计》的学术论文。1859 年以后,他研究了不同类型的压力计,并测定了肢端的脉搏压。1890 年,Roy 改装了压力计,通过脉搏压力曲线,正确测量出收缩压为 16.0 kPa(120 mmHg),舒张压为 10.6 kPa(80 mmHg)。

1895 年,Mosso 认为曲线最大振动正好超过舒张压水平。1940 年,Erlange 用 Riva-Rocei 袖带,取得血压波动曲线,指出振动起始代表最小压力(为舒张压),最大振动表示最大压力(为收缩压)。

Samuel SK·Von Basch(1837—1905),1876 年至 1880 年,Von Basch 致力于研究血压计。因其以前研究的间接测压仪器,由于仪器的原因,测出的血压要么太高,要么太低,故不准确。他改装了测压装置,用附着橡皮阀的水柱和水银压力计放置于动脉上加压,以阻断桡动脉内血流,使脉搏消失时,读取压力计的压力。压力读数是 13.3 kPa 至 21.3 kPa。这 1880 年 Zadek 于动脉内测压的数字正好相符。他是第一个通过间接测血压法正确测得动脉血压的学者。

Scipione Riva-Rocci(1863—1937),多年来,Riva-Rocci 致力于血压计的研究。1896 年,他用可膨胀的橡皮袖带缚于上臂,充气阻断桡动脉血流,致使桡动脉脉搏消失时所取得的读数,他认为就是收缩压。在 Riva-Rocei 的启发下,1897 年 Hill 和 Barnard 发明了一种袖带式血压计。这种血压计连接于可膨胀的橡皮囊袖带上,使用时,将橡皮囊袖带缚于上臂,用一个球和泵控制充气放气。1898 年。Oliver 发明了流量计。1901 年,Von Reckinghausen 将袖带从 5 cm 增加至 11 cm。1905 年,Korotkov 介绍了听诊桡动脉搏动声音的方法,测得动脉的收缩和舒张压。

Caelius Aurelianus 是第一个描写中风的学者(公元 400 年)。

JohamJ Wepfer(1620—1695)1658 年提出中风是由于脑出血所致,并首次通过尸体解剖而证实脑出血。

Jhomas Young 于 1809 年论述了血压的流体力学,并指出动脉的搏动依赖于心脏的收缩力。

Richard Bright(1789—1828)对肾硬化进行了 12 年的精心研究,指出以往学者所论述的症状如水肿、蛋白尿等情况与肾脏疾患有关。1836 年,他还指出肾脏疾患也与心脏肥厚有关。Bright's 病与肾炎是同义语。

George Johnson(1818—1896)注意到 Bright 疾病时伴有大动脉和小动脉壁的增厚,并指出 Brght's 病累及到肾脏入球动脉,使肾小球和肾小管缺血,从而产生了蛋白尿。

Ludwig Traube(1818—1876)于 1856 年论述了左室肥厚与肾脏疾患的关系,并指出由于肾脏毛细血管灌注压下降后,左室代偿性肥厚。1872 年 Traube 描述了交替脉和脉搏双节律现象。

William W Gull(1816—1890)和 Henry Sutton(1831—1891)两人于 1872 年用染色法证实 Bright's 病时肾小动脉毛细血管有"透明样纤维素样物质"沉积,指出这是导致肾萎缩和左室肥厚的原因。从而纠正了 Johnson 的"小动脉肥性肥厚"的错误观点。Gull 还指出了上述情况与高血压的关系。

Fred·A·Mahomed(1849—1884)于1874年指出小动脉硬化可能是高血压性的,小动脉硬化的发生,并不一定有肾脏受累。

Pierre C·Potain(1825—1901)于1889年改装了Basch的血压计橡皮阀改用气控制,而不是用水银控制。1892年,他首次发现主动脉缩窄病例的桡动脉和颞动脉压力升高。1902年出版了一本描写血压升高的专著,并首次记载了Bright's病时的奔马律现象。

William R Gowers(1845—1915)于1851年发明了眼底镜,论述了不同疾病的眼底所见,出血性视网膜炎是著名的发现。Gowers还论述了视网膜小动脉的变化与桡动脉搏动的关系(当时以桡动脉搏动性质判断血压高低)。

Pierre Polmmer(1735—1812)最先描述过血管痉挛。

Clifford Allbutt(1836—1925)提出自发性高血压病(hyerpisia)、血压过高(hyperpisis)与肾脏性高血压(hypertension)并不是同义语。心脏肥大是由于小动脉阻力增加所致,而并不一定是由于肾硬化毛细血管阻塞所引起。

1911年,Frank第一次引用了原发性高血压一词(essential hypertension)。

1913年,Janeway论述了高血压性心血管疾病。

1911年,Volhard区别了红肾、白肾与高血压的关系,论述了恶性高血压有假性尿毒症的表现。

Robert Tigerstedt(1853—1923)和PerGustaf Bergma(1874—1955)于1897年首次发现高血压化学提取物——肾素,从而成为高血压的激素和化学学说的先驱。

Harrey Cushing于1901年提出脑出血刺激了髓质血管运动中枢,可能是神经源性高血压某些类型的直接原因。

Leo Ambard于1904年测定了肺炎和其他发热性疾患的氯平衡,他是倡导用低盐饮食和稻米-水果饮食治疗高血压的先驱。

Heinrich E·Hering和Heinz Mies 1816年,Dupuy观察到四匹马颈上神经节切断后头颈部温度增加,并伴有出汗现象。1834年,Ludwig用电刺激脊髓颈段产生血管收缩。1863年,Larl Ludwig强调了血管运动神经在维持血管张力中的重要性。1924年,Hering观察到去神经可引起动脉血压增高。1927年,Hering和Mies观察到摘除颈动脉窦和主动脉减压神经,可使高血压持续长时间。1929年,Mies论述了主动脉和左室肥厚的X线征象,并指出这些现象是高血压的血液动力学作用的结果。

Harry Goldblatt于1932年11月报告了用结扎肾动脉产生实验性高血压的经典动物实验,从而开创了血压研究的新纪元。

切除一侧肾脏,用夹子将另一肾的肾动脉夹闭,最初的作用是使肾动脉压大大降低。但过了几分钟,体循环动脉压就升高,并且持续升高几天。在头一二小时,压力常常升高得很快。在第二天,压力降低至略低的水平。一天后,第二次又升得更高。当体循环动脉压到达一个新的稳定的压力水平时,肾脏的动脉压就几乎完全正常。这样制造出来的高血压就依Horry Goldblatt命名为Goldblatt高血压。Goldblatt是第一个研究缩窄肾动脉造成高血压的学者。

Goldblatt高血压开始的动脉升高是肾素-血管紧张素造成的。在突然夹上夹子之后,通过肾的血流量减少。因此,肾脏就分泌大量肾素、血管紧张素,就使血压急剧上升。在几小时之内,肾素的分泌可达到高峰,但在5~7天内又恢复到正常,这是由于此时肾脏的动脉压又升到正常,肾脏不再缺血的缘故。

第二次的动脉压升高是液体潴留造成的,在5~7天内,增加的液体量已经足以使动脉压升高到一个新的持续水平。维持在怎样一个高水平上,则取决于肾动脉缩窄的程度。也就是肾动脉的阻力加大使主动脉压力升高,升高到能使缩窄远侧的肾动脉的压力足以使尿排放量正常。

Korotkow音是Korothkow于1905年发现的。他发现如果在向压迫上臂的袖带内打入空气时,将听诊器放在肘窝的肱动脉部位,当袖带内压力达一定程度时,经听诊器就可听到一种特殊声音。在正常情况下,当袖带中的压力达到接近6.7~9.3 kPa时,上述声音几乎突然的产生。但袖带中压力升高到13.3~16.0 kPa,这声音又突然消失。

Korotkow 音分为四个时相：

Ⅰ相：突然出现清晰而往往是轻微的叩击音，气压继续下降至 1.3 kPa 期间，声音越来越洪亮。

Ⅱ相：气压再下降至 2.0 kPa 期间，声音带有一种杂音的性质。

Ⅲ相：气压再下降至 2.0 kPa 期间，音质不变，只是越响，越来越清晰。

Ⅳ相：气压再下降至 0.5～0.8 kPa 期间，音质含糊，此后完全无声。

第一声的开始取作收缩压的标志，第Ⅳ相完全消失时的压力取作舒张压的标志。

正常血压和高血压的诊断标准，多年来一直在不断演变。因为流行病学研究证明，人群中动脉血压水平随年龄的增长而升高，且呈连续分布。所以，在正常和血压升高之间很难划出一个明确的界线。由于人们的绝对血压水平随年龄、性别、种族和许多因素而有差异，故高血压的任何一个标准都是从血压读数的连续分布中人为地选定的一个阈值。因此，所谓正常血压与高血压之间无明显分界线。国际上以美国为代表的学派和以欧洲为代表的学派对高血压的诊断标准作过 7 次修订，目前国际上已基本达成共识。

（三）心导管术和介入性心脏病学

心导管术的兴起和发展，经过一个曲折而艰难的历程，它的发展大致可分为四个阶段。

（1）心导管术的发明阶段（1929—1939 年）：1929 年，德国医师 Forssman W 大胆地在自己的身上进行了人类历史上首次将心导管插入心脏的手术。他在同事们的协助下，将 1 根导管从左前臂的静脉插入，借助 X 线荧光屏观察心导管送入的部位。当导管的右心房时，他摄下了第一张具有历史意义的心导管胸部 X 线片。他先后在自己身上进行了 9 次心脏插管，用尽了主要的周围静脉，并将浓碘化钠溶液注入心脏内，拍摄到模糊的右心室照片。他的开拓进取精神轰动了整个医院，但由于认识上的偏见和习惯势力影响，他被看成是"蠢材"。因此，这一新生技术未能得到重视和发展，Forssman 本人也被迫离开这所医院。19 世纪 30 年代，瑞典医师 Radner 勇敢的在临床上应用 Forssman 的心导管技术为数例患者作了心导管检查。在 Forssman 发明心导管术以后 26 年，即 1955 年，Forssman 荣获诺贝尔医学奖。

（2）心导管术的早期应用阶段（1940—1949 年）：20 世纪 40 年代，是心导管术的早期应用研究阶段，在这一时期中，许多著名学者对心导管术的临床应用进行了不懈的努力。尤其是与心导管术发明者 Forssman 共享诺贝尔奖的学者 Richard 和 Couranand，在 1941 年至 1943 年间潜心研究心导管术的临床应用，他们应用右心导管技术，采取了心脏不同部位的血标本，按 Fick 公式计算心脏排血量，研究心脏生理功能。

1945 年，美国的 Stead 和 Warren，法国的 Len'egre，英国的 McMichael 等学者，将右心导管用于临床诊断。他们在研究休克和心力衰竭的病理生理改变时，应用右心导管技术测定心脏排出量。在右心导管研究的基础上，Warren 对 1 例 44 岁的男性患者进行右心导管术，心导管从右心房经房间隔进入左心房和肺静脉，分别采取到不同部位的含氧量不同的血标本，证明心房水平存在分流，确诊为房间隔缺损。此后右心导管要逐渐应用于临床诊断，并形成标准化的检查步骤和诊断标准，推动了先天性心脏病和后天性心脏病的外科手术治疗，奠定了心导管术在心血管疾病诊断中的地位。

20 世纪 40 年代，还有几位学者为心导管术的临床应用做出了卓越贡献，如 Geiger、Bing、Laubry 等人。

（3）心导管术的蓬勃发展时期（1950—1969 年）：1950 年，Zimmerman 医师在动物实验的基础上用解剖肱动脉的方法，逆行插入导管至升主动脉和左心室，进行采取血样本、测量主动脉和左心室的压力等工作，获得满意的左心导管检查资料，并于当年发表了左心导管术的论文。此后，左心导管术广泛的应用于临床。这一时期，许多特殊类型的心导管也相继问世。1953 年，Seldinger 发明了经皮穿刺导管，为左心导管术的临床应用奠定了基础。

随着心导管的广泛应用，人们对冠脉粥样硬化性心脏病的诊断提出更高的要求。心电图和其他检查方法诊断冠心病已不能满足需要，从而希望能对冠脉进行选择性造影，以便能准确判断冠脉狭窄的部位和程度。1958 年，儿科医师 Sones 在为 1 例患儿做心导管检查时，偶然地发明了选择性冠脉造影术。通过这项新技术，外科医师可以在术前就能清楚地了解患者冠脉病变的情况，为冠脉搭桥术的出现准备了条件。Anoplatz(1966 年)、Judkin(1967 年)等对心导管的形状、导管插入技术作了许多改进,尤其是经皮股动脉穿刺技术的应用,使选择性冠脉造影术得到广泛的临床应用。

(4)心导管术从诊断工具发展到治疗工具阶段(1970—迄今):20 世纪 70 年代初,心导管术曾有一段时期处于低潮期。这是因为心脏疾病的诊断领域出现了许多新的非侵入性诊断工具,如收缩时间间期测定左心室机能,超声心动图的问世,放射性核素心脏显影的临床应用,成为诊断心脏疾病的重要工具。上述方法具有无创伤性的特点,故易被患者接受。这些诊断方法,在诊断心脏病、心力衰竭、心包疾病和瓣膜性心脏病方面起到了不可估量的作用。所以,在相当一段时间里,心导管术应用处于低潮时期。然而,是不是 Forssman 发明的曾经荣获诺贝尔奖的心导管术已经过时了呢?1977 年,Gruentzig 的经典工作,将心导管术从诊断工具发展成为治疗工具,标志着导管介入性治疗学的兴起,也标志着心导管技术的有着光辉灿烂的应用前景。

1977 年,Greuntzig 首先应用心导管技术开展了经皮穿刺冠脉成形术(PTCA),将他经过 7 年努力设计的 PTCA 气囊导管应用到冠心病的治疗中,收到了良好的效果。后来,心导管技术又应用于治疗扩张狭窄的心脏瓣膜病,应用导管介入技术治疗肿瘤,都取得了令人满意的临床效果。

导管治疗技术或称介入性治疗学是用经皮穿刺方法将不同类型的导管,在 X 线透视观察下送至心脏或血管的病变部位进行治疗的一门技术,使多年来经内科药物治疗或外科手术治疗效果不佳的疾病,又增加了一种新疗法。导管介入治疗已形成一门新的学科,称之为导管介入性心脏病学或导管介入性治疗学。心导管技术进步和发展,是现代医学科学发展的一个重要标志和象征,它改变了心血管疾病的诊断和治疗的传统方法,促进了心血管疾病的研究和临床心血管病的发展。

(陈礼学)

第二章

心血管系统的发育和成长调节

第一节　心脏发生和发育的调节因素

心脏的发生与发育是一个极其复杂的过程,有多种因素参与其中。深入探索心脏发生的标志物及相关的调节因素,将成为研究心脏的新生和衰老改变的基础。

一、心脏特异性转录因子

在胚胎发生过程中心脏及血管的形成和发育是众多复杂过程演变的结果。在过去的几年里,随着分子生物学的发展,相继确定了一些与心脏发育相关的基因家族成员,包括收缩蛋白、离子通道蛋白的基因编码、表达组织特异性基因的转录因子的编码等。有些转录因子可启动多功能干细胞分化成为心肌细胞,研究人员通过克隆、超表达、基因突变等方法,确定了一些与心脏发生相关的转录因子的功能。心脏特异性转录因子是指那些主要在心肌细胞中表达的关键的转录活化因子,以及调控那些编码心肌细胞结构蛋白或调节蛋白的心脏基因的表达。如果一个转录因子直接参与了心脏发育,它必定在发育中的心脏组织中表达,并且在心脏发育过程中产生影响。

二、血管内皮生长因子及其受体的表达

血管内皮生长因子(VEGF)家族及其受体在心血管形成发育过程中发挥着重要作用。VEGF-A可诱导血管内皮细胞的增殖,还能诱导毛细血管管腔形成,增加血管的通透性。Carmeliet等通过基因敲除使VEGF缺失一个等位基因,发现动物心血管系统发育不良,以致胚胎在出生前就死亡。Choi等研究证明表达Flk-1的细胞可分化形成造血干细胞和内皮祖细胞,说明Flk-1参与了内皮细胞分化的过程。Shalaby等证明Flk-1基因突变可导致造血和内皮细胞发育异常,基因敲除Flk-1的胚胎干细胞不能产生造血和内皮细胞系。Fong等发现Flk-1激活后调节内皮细胞之间的相互作用,以及内皮细胞与基膜间的相互作用。Flk-1激活后引起内皮细胞分裂、增殖和迁移。VEGF-C主要作用于淋巴管。Oh等在鸟绒毛尿囊膜局部应用VEGF-C,发现其强烈诱导淋巴内皮细胞趋化、增殖和新的淋巴管生长。Jeltsch等通过将人VEGF-C基因转至鼠上表达,发现VEGF-C与VEGFR-3结合可促进淋巴管内皮细胞增殖和淋巴管增生。Dumont等通过基因敲除小鼠VEGFR-3,发现它们的脉管系统发育不全而显得苍白,从而认为VEGFR-3对早期心血管系统发育起重要作用。Joukov等发现突变型VEGF-C只能与VEGFR-3结合,不能结合VEGFR-2,结果发现突变型VEGF-C无血管通透性,不能诱导毛细血管内皮细胞的迁移。这间接说明了VEGF-C对血管的作用是通过结合并激活VEGFR-2而实现的。

Lazafous等于1996年在实验室中直接将VEGF重组蛋白持续注入兔左心房28天后,发现冠脉侧支血流有明显改善,这为VEGF的临床治疗应用提供了理论基础和经验指导。从VEGF及基因治疗在心血

管疾病方面的研究现况看,在人体内的观察试验发现,急性心肌梗死(心肌梗死)后早期血浆 VEGF 水平开始上升,心肌梗死后 1～2 周上升至高峰值,能够达到促使内皮细胞增殖的水平。这意味着 VEGF 可能是各种动脉粥样硬化性疾病的最为关键的生血管因子。应用 VEGF 治疗心血管疾病,尤其不适宜应用PTCA、CABG 的进行传统血运重建的冠状动脉粥样硬化患者。

治疗途径一般有两种:①直接将 VEGF 重组蛋白注射入血管或心肌内。②将携带 VEGF 基因的表达载体直接注射入心肌内,将 VEGF 的基因转入宿主细胞,促使 VEGF 高表达,而发挥 VEGF 的促血管生成作用。研究表明,VEGF 基因多转染至宿主平滑肌细胞内。携带 VEGF 基因的表达载体主要有质粒脂质体、反转录病毒载体、腺病毒基因表达载体。由于腺病毒载体具有较好的可控性、较高的转染率及较易制备的优点,而多为国内外研究者尝试采用。但是腺病毒偶可引起免疫炎症反应,应当被人们重视。

随着研究的深入,对腺病毒载体进行重组改造,有望降低其免疫原性,提高其转染率及安全性。除了将携带 VEGF 基因的表达载体直接注射入心肌内,还可以将其通过冠脉注射、心外膜注入、心包腔内注射、心房或心室内注射等方法导入宿主体内,各种方法疗效不一。

国外报道,应用携带 VEGF 基因的缺陷型腺病毒载体治疗兔、狗的缺血模型安全有效,许多毒理学研究证实了 VEGF 基因治疗安全耐受。

1998 年,Lsner 等人首先在严重的冠心病患者中进行了微创开胸心肌内注射 phVEGF165 质粒的临床试验,90 名患者参与试验,多数患者在治疗后 1～3 个月的观察证实,心肌灌注及心功能有明显的改善。但 Henry 等人于 1999 年将重组 VEGF 蛋白通过冠脉注射及静脉注射入心绞痛患者的体内,并未发现心绞痛症状和患者体征有所改善。这可能与 VEGF 的血浆半衰期较短及冠脉注射 VEGF 的剂量和次数等方面有关。1999 年,Rosengart 等人在动物实验的基础上进行了 I 期临床试验,31 例患者接受微创开胸心肌内注射 AdGvVEGF-121,其中 16 例还接受了 CABG 手术,接受治疗后,多数患者的心绞痛症状有所缓解,心绞痛分级降低,运动平板试验时间及心肌灌注均有所改善,并且均未见心肌炎症及其他药物毒副作用的发生。Koransky 等人于 2002 年应用 VEGF 基因治疗缺血性心血管病,结果证明这种方法安全有效。而国内有关临床试验未见报道。

综合多个研究结果可以看出,VEGF 基因治疗心血管疾病是很有发展潜力的新疗法。但是目前还存在以下问题亟待解决:①如何改建出一种安全、有效、可靠、更具可控性的基因表达载体,此问题已有人报道。至于在缺氧缺血时可以激活的休眠载体,还有待进一步的深入研究。②如何确定一个更为行之有效的基因转移途径,以及基因的转移次数和拷贝数。③目前应用干细胞移植治疗 CVD 也被证实安全有效,如何将细胞/基因联合治疗应用于临床已成为研究的新热点。目前已有国外研究者将 VEGF 基因转染骨骼肌干细胞及内皮前体细胞,然后注射入缺血动物模型,初步证明比单一应用细胞或基因治疗有效。MSCs 由于其低免疫原性和多向分化潜能的优点,并易为外源基因植入,可能成为新型基因治疗的靶细胞。若将其与 VEGF 基因治疗相结合,将成为热点中的热点。

三、转录因子 GATA-4 与心脏发育

GATA-4 是 GATA 锌指转录因子家族中的一员,具有结合核酸共同序列 GATA 的特性,是目前研究最多且与心脏发育密切相关的转录调控因子之一。GATA 转录因子有六种亚型,分别是 GATA-1/2/3 和 GATA-4/5/6。GATA-1/2/3 在造血系统发育中起重要作用,而 GATA-4/5/6 在心脏发育中表达。

和其他转录因子一样,GATA-4 因子含有 DNA 结合区和转录激活区。GATA-4 因子的 DNA 结合区由两个锌指结构和 C 末端核定位序列共同组成。锌指结构的形式为 Cys-X2-Cys-X17-Cys-X2-Cys。在成年小鼠的心脏、性腺、肺、肝脏和小肠中均可检测到 GATA-4 的 mRNA。虽然 GATA-4 因子表达广泛,但它对于心脏发育却是必需的,是心脏前体细胞的最早期标志之一。GATA-4 因子首先在心前期中胚层中表达,随后在心内膜和心肌中表达。GATA-4 因子调节心肌细胞的发生、分化以及心肌前体细胞形成线状心管。

在心脏发育过程中,GATA-4 因子对许多心脏结构基因的表达有调控作用,如 α 肌球蛋白重链

(αMHC)、心肌肌钙蛋白 C(cTnC)、心房利钠因子(AIV)、脑利钠肽(BIVP)、Na$^+$/Ca^{2+}通道、心脏限制性重复锚蛋白、腺苷受体Ⅰ、M$_2$毒菌碱受体、1/3肌球蛋白轻链(MLC)等。在对心脏基因的转录调控过程中,GATA-4 因子与其他心脏特异性的转录因子相互作用组成复合物发挥作用,有两种可能机制:①GATA-4因子的 C 末端锌指与同源盒转录因子 Nkx2.5、活化 T 细胞核因子(NFAT)、肌细胞增强因子-2(MEF-2)、血清反应因子(SRF)及 cAMP 反应元件结合蛋白的结合蛋白(CBP)发生直接作用,而 N 末端锌指与 FOG-2(friend of GATA-2)发生直接作用。②GATA-4 因子通过 CBP 与 Nkx2.5、MEF-2、NFAT、碱性螺旋-环-螺旋转录因子(dHAND)发生间接作用。

由 GATA-4 因子为中心可以绘制出一份复杂的心脏发育转录调控网络。例如 GATA-4 因子与 Nkx2.5 因子的协同作用体现在对心钠素(ANF)、心脏肌动蛋白(CA)基因启动子的转录激活上。MEF-2 也是 MADS 超基因转录因子家族成员,对心肌细胞分化、心肌成熟、心脏环化及右心室的发育有重要作用。推测 MEF-2 通过 GATA-4、Nkx2.5 或其他调控因子的作用间接调控 ANF、α-CA 的表达。GATA-4-MEF-2复合物中,GATA-4 因子与目标 DNA 序列结合,MEF-2 因子能激发 GATA-4 因子的转录活性,两者互相促进调控心脏基因表达。此外,GATA-4-MEF-2 的相互作用可能克服一些抑制因子的作用。

这些机制不仅可以增进我们对心脏发育分子调控机制的认识,还可以增进对缺血性心脏病等发病机制的认识,使心脏疾病的早期干预和基因治疗成为可能,为根治心脏疾病提供了一条切实有效的途径。

(金 焱)

第二节 血管生成和成熟的分子调节机制

过去十多年的研究使我们对新生血管形成、成熟、稳定、静息的分子机制有了深入的了解。目前我们已能在体内和体外建立原始血管网的模型并部分破坏病理性的血管增生,但最终目的将是在体内建立结构完整、功能成熟的血管网,以治疗神经退行性疾病和各种缺血性疾病,以及彻底破坏病理性血管再生治疗肿瘤等血管过度增生性疾病。因此,在胚胎期和出生后血管发生和血管形成过程中,各种促进因子和抑制因子之间的交互作用就变得十分重要。基因治疗时,我们需要确定最低有效剂量和给药的先后次序,设计病毒或非病毒载体和联合用药的转基因治疗策略。数学模型、生物信息学、基因组学、蛋白质组学、无创性影像技术等在血管生物学领域的深入研究和快速发展将使血管再生的未来应用前景变得更为乐观。

血管新生和血管形成两个过程产生的不成熟血管网必须经过多个步骤才能形成复杂的有功能的血管结构,包括:血管的形成;壁细胞聚集、血管周围基质和弹力板形成增加血管稳定性;血管网的分支、重塑和修剪以适应局部组织的需求;动静脉的分化。遗传学和细胞学研究表明在胚胎期、成年期的各种生理和病理性的血管生成和成熟过程中,多种信号分子发挥着重要作用,主要为如 VEGF/VEGFR、Angiopoietin/Tie和 EphrinB32/EphB4 等。

一、胚胎期的血管发育

胚胎期血管发育由两个过程产生:血管新生和血管形成。

(一)不成熟血管的形成

胚胎发育时期,卵黄囊壁的胚外中胚层内出现由成血管细胞团组成的血岛,位于中央的游离细胞分化为造血干细胞,而位于周边的成血管细胞可增殖、迁移、分化为内皮细胞,形成新生血管丛,该过程即为血管新生。随后,这些内皮管不断向外出芽延伸,或通过融合等非出芽方式进一步增生、扩展,该过程即血管形成。VEGF 的信号传导不仅起始血管新生,而且在其后的血管形成、稳定过程中发挥着关键作用。表达 VEGF、VEGFR-2 的成血管细胞分化为原始血管丛,生成背主动脉、心静脉等。炎症、低氧是促进血管出芽生长的一个重要刺激因素,通过这些缺氧诱导转录因子(HIFs)信号通路上调多个血管形成相关基因的表达,但是对 VEGF 的诱导作用最显著,数分钟内 VEGF 水平可升高 30 倍。VEGF 可促进内皮细胞迁移增生,增加血管通透性。VEGF 还调节着某些蛋白酶[如基质金属蛋白酶(MMPs)MMP2、MMP3、MMP9]以及蛋白酶抑制剂(如 TIMP)的活性,当 MMPs 被激活、TIMP 作用受到抑制时,可导致基膜和内皮细胞外基质溶解,从而有利于内皮细胞迁移。

(二)不成熟血管的稳定

内皮是一层延伸的、扁平而脆弱的细胞,然而它们形成的血管并不塌陷,还可有效地将血液输送到机体的各个部位,这是由于内皮细胞、壁细胞和细胞外基质相互支持的结果。至少有 4 个分子通路调节这一过程:血小板衍生生长因子(PDGF-β)和其受体 PDGFR-β、S1P1(sphingosine-1-phosphate-1)及其受体 EDG1、Ang2-Tie2 通路、转化生长因子 β(TGF)。

PDGFB 在 VEGF 作用下主要由内皮细胞分泌,与壁细胞表达的 PDGFR-β 相互作用,在血管成熟过程中促进壁细胞的聚集、增生和迁移。Pdgfb 基因敲除小鼠的研究表明 pdgfb 缺陷有胚胎致死性,新生血管缺乏外周细胞支持,脆性增加,出血,并出现微血管瘤。VEGF 进一步加剧血管通透性和水肿。相反,PDGFB 和 VEGF 共同作用比单独应用 VEGF 或 PDGFB 更能促进血管的成熟。Pdgfb 和 pdgfr-β 基因敲除小鼠与 Edg1 基因敲除小鼠都表现为壁细胞不能迁移至新生血管,提示壁细胞表达的 EDG1 受体信号转导是壁细胞聚集的另一个关键通路。最近有人提出 EDG1 也可能在 PDGF 信号下游发挥作用。此外,EDG1 缺乏也影响内皮细胞外基质的生成,干扰血管成熟过程。

(三)Ang I、Ang II 和其受体

Tie1、Tie2、Ang I、Ang II 的主要来源分别是壁细胞和内皮细胞。Ang I 通过受体 Tie2 促进外周细胞聚集于新生血管周围,影响内皮细胞和外周细胞的相互作用,增加血管稳定性,防止渗漏,对血管的形成和稳定起着重要的调控作用。此外,Ang I 还抑制内皮细胞的凋亡。Ang II/Tie2 通路是 Ang I 的拮抗剂,通过降低内皮细胞与其支持细胞的紧密联系,降解细胞外基质的作用,刺激不成熟的肿瘤血管(外周平滑肌细胞贫乏)生长。Ang II 的促血管形成作用依赖于所处环境,它与 VEGF 协同作用可刺激血管的出芽生长,形成新生血管,但是当 VEGF 缺乏时,引起内皮细胞凋亡和血管退化。Tie2 信号的精确调节和平衡很重要,Tie2 突变时可导致血管形成异常。Tie2 基因敲除小鼠在胚胎期 9.5~10.5 天死亡,内皮细胞数目正常并聚合成管状,但血管不成熟,缺乏外周支持细胞,无分支,不能构成大、小血管。Tie1 是 Tie2 的类似物,不通过配体诱导其激酶活性,而与 Tie2 形成复合物,调节 Tie2 的信号转导作用。Tie1 基因敲除小鼠在胚胎 14.5 天到出生后不久即死于水肿和出血。

(四)TGF-β 超家族

另一个信号分子是 TGF-β 超家族,可刺激细胞外基质的产生,诱导间充质细胞向壁细胞分化,是血管成熟的调控因素之一。多种细胞表达 TGF-β1,包括内皮细胞和壁细胞。根据其所处微环境和表达水平,TGF-β1 发挥着双向作用:促血管形成和抑血管形成。低浓度时,TGF-β1 上调促血管形成因子和蛋白酶,而引发血管形成过程;而高浓度时,TGF-β1 抑制内皮细胞生长,促进基膜形成,刺激血管平滑肌细胞的分化和聚集,从而增加血管的稳定性。基因敲除实验证明了 TGF-β1 及其受体 TGFR I 型(如 ALK)、II 型和 III 型(endoglin)的重要性。TGFβ1-ALK1 及下游信号 Smad1、Smad5 的通路诱导内皮细胞和成纤维细胞增生、迁移,促进血管再生。另一方面,TGF-β1-ALK5 及下游信号 Smad2、Smad3 的通路诱导内皮细胞生成凝血酶原激活抑制因子 1(PAI1),PAI1 可防止新生血管周围的基质降解,促进血管成熟。基因敲除实验表明 endoglin$^{-/-}$ 小鼠的血管新生不受影响,但因为缺乏血管重塑和平滑肌细胞未分化而在胚胎期死亡。此外,endoglin、ALK1 基因突变分别与人血管病 HHT1 和 HHT2 相关。

二、血管的分支形成、重塑和修剪

不同节段的新生血管经过分支、重塑和修剪,管腔扩大,最终形成适应各组织器官需要的血管交通支。

基膜和细胞外基质的各种组分调节着内皮细胞和壁细胞的增殖、存活、迁移和分化。细胞外基质是血管发育中各种生长因子和蛋白酶原的贮存场所。MMP2、MMP3、MMP9、uPA、TIMP、PAI1 等调控着基膜和细胞外基质的降解,从而影响内皮细胞和壁细胞的迁移。这些蛋白酶还刺激基质释放 VEGF、成纤维细胞生长因子(FGF)等生长因子,并生成抑血管形成因子如 angiostatin、tumstatin、endostatin 和 PEX 等。这些信号分子的表达有一定的时间顺序和空间关系,它们的动态平衡调节着内皮细胞和壁细胞的增生、凋亡,影响着新生血管的发育、成熟。

最近发现整合素(integrins)在血管形成中的作用。整合素是细胞外基质某些分子的细胞表面受体,由 α、β 亚单位经非共价键连接形成异源二聚体。整合素传递着细胞内外间的信息,支持血管细胞建立与环境相适的新血管。αvβ3 和 αvβ5 的拮抗剂可抑制病理性血管再生,因此长期以来被认为是血管再生的正调节因素。但遗传学研究表明整合素可抑制 VEGF 和 Flk-1 介导的内皮细胞的存活,增加 throm-bospondins(TSPs)和其他血管形成抑制因子(如 endostatin、angiostatin、PEX)的活性。目前认为整合素的作用需进一步确定。

三、血管的特异性分化

不同组织器官的血管都有各自的功能,那么这些组织、器官特异性的血管是如何分化、成熟的呢?该过程包括内皮细胞的分化、动-静脉决定、细胞间连接的建立。

内皮前体细胞分化为成熟的内皮细胞,但不同组织器官的内皮细胞的特性不同。首先,血管生成因子 VEGF、Ang I 的表达和活性在不同组织间存在差异。例如,低通透性肿瘤过度表达 Ang I 或 VEGF 表达不足,而高通透性肿瘤缺乏 Ang I。与此类似,Ang I 促进皮肤血管形成,而抑制心脏血管形成。其次,存在器官特异的血管形成因子,在特定器官以严格的方式决定着血管形成的开关。如心脏中有血管/心外膜物质和 fabulin-2,内分泌腺体有内分泌性 VEGF 和 prokineticin-2。

最初认为是血流的切变应力决定着动-静脉的分化方向。但 ephrin 基因敲除的小鼠实验表明动-静脉的分化由遗传决定。随着毛细血管网的形成,ephrinB2 及其受体 EphB4 促使动-静脉分化和分支生长,动脉的分化可能进一步被 TGF-β₁-ALK1 信号促进,而静脉的分化被 Notch 信号通路抑制,随后 VEGFR2-neuropilin(NRP)信号刺激动脉持续形成大的动、静脉,具有一定的血管弹性及神经控制。Alagille 综合征和 CADASIL 表明 Notch 信号通路可能决定内皮细胞向动脉方向分化,并维持已分化的正常动脉。受体 Notch3 突变时,可干扰平滑肌细胞与细胞外基质的结合,引起大脑动脉退化,导致 CADASIL。

细胞间连接包括内皮细胞间连接、内皮细胞-壁细胞间连接、缝隙连接,利于细胞间联系及调节血管通透性。钙黏素(cadherin)是内皮细胞间连接的重要组分,神经钙黏素促进内皮细胞-壁细胞间的联系。连接蛋白(connexins),如 Cx37、Cx40 和 Cx43,构成缝隙连接,也可促进内皮细胞间、内皮细胞-支持细胞间的联系。occludins,claudins 和 zona occludins(ZO1,ZO2 和 ZO3)构成血脑屏障和视网膜血管中的紧密连接。

四、成年期的生理性血管形成

成年期血管的形成和成熟在多个生理过程中发挥作用,如伤口愈合、妇女生殖周期等。参与胚胎发育期血管形成、成熟的信号分子也同样在出生后发挥作用,但由于大多数基因敲除小鼠在生前和生后不久即死亡,这些分子的确切作用尚不清楚。根据抗体阻断研究和转基因研究,血管形成信号分子的表达模式和水平在生前和生后似乎存在差异。局部代谢和机械环境的变化(如缺氧、低 pH、异常渗透压或血流切变应力)都会大大影响血管的生成、重塑和形成。伤口愈合过程提供了研究生理性血管成熟的范例。

组织损伤后,血小板被激活,并释放大量蛋白(包括 TGF-B、PDGFB 等)促进血管生长。中性粒细胞、单核细胞、成纤维细胞、成肌纤维细胞和内皮细胞的趋化作用有利于颗粒肉芽组织的形成。成纤维细胞开始陆续分泌胶原Ⅲ和胶原Ⅰ,一旦有足够的胶原形成,伤口开始愈合,胶原的合成即停止。伤口愈合早期阶段,大量不成熟血管形成,经过修剪、稳定、成熟,达到静息状态。在体和免疫组化实验表明 VEGF 和

AngⅡ在表皮伤口开始愈合时表达增加,稳定的血管形成后,又降至基线水平,AngⅠ的表达在伤口出现时有一轻微、暂时性的降低,血管成熟后再次降低。这些结果与血管形成的假设相一致,即 VEGF 和 AngⅡ引起血管形成,AngⅠ是血管稳定成熟的重要调控因素。

五、病理状态下的血管形成

很多疾病的病理生理过程与血管异常相关。一方面,血管形成过度时将引起肿瘤、银屑病、糖尿病性眼病以及肥胖、哮喘、动脉粥样硬化等常见病,血管重建异常时如 endoglin 或 ALK-1 突变将引起 HHT 等遗传性疾病。另一方面,血管生长不足时将引起心肌缺血、神经退行性疾病如阿尔茨海默病等。

我们以肿瘤为例来阐明血管形成异常的机制。肿瘤血管结构散乱无序,直径不均一,部分原因是增生的瘤细胞挤压未成熟血管壁。内皮细胞层不完善,有些部位内皮细胞间的孔隙过大,有些部位内皮细胞堆积,有些内皮细胞不表达标志分子 CD31 而凋亡,使瘤细胞暴露于管腔,形成所谓的嵌合血管。细胞黏附分子的表达也表现出不均一性,在有些瘤区,TNF-α 或 VEGF 上调细胞间黏附分子(ICAM-1)、血管细胞黏附分子(VCAM-1)和 E-选择素等,而在另外一些瘤区,TGF-β、bFGF 或 AngⅠ下调黏附分子的表达。这种不均一性为靶定肿瘤血管带来一定困难。载体实验和免疫组化研究表明肿瘤的外周细胞形态异常,造成内皮细胞与基质间的联系薄弱,并分泌 VEGF,促进血管渗漏。一般来说,肿瘤血管的组织结构表现异常,因而导致血流动力学异常和血管渗漏。此外,不同肿瘤间、肿瘤与其转移瘤间、肿瘤的不同部位间血管结构、血流、通透性等均存在差异。最初人们认为 VEGF 过度表达是造成这些差异的主要原因,随着对血管形成分子机制的深入研究,目前认为促血管形成和抑血管形成分子之间的动态平衡被破坏而导致这些异常。VEGF 家族可增加血管通透性,而 AngⅠ和 Tsp1 的作用正相反。各种细胞因子在肿瘤血管形成和功能中的相对作用是目前研究的热点。

六、血管形成机制在缺血性疾病中的治疗作用

通过刺激血管生长来治疗心肌缺血和周围血管病是很有前途的基因治疗途径。基因治疗效果受多个因素影响,包括基因转染入靶组织的效率、新的遗传信息进入细胞的能力、转基因在靶细胞的表达水平和时间等。目前临床用于治疗缺血性疾病的基因主要是 VEGF 或 FGF 家族成员。一些患者用 VEGF 治疗下肢缺血时会产生暂时的肢体水肿,可能是由于 VEGF 的血管渗漏作用。临床前期研究表明通过可控的释放装置(如生物性降解微球或腺病毒载体)将 VEGF 或 FGF 转入局部小动脉或毛细血管,在一段时期内获得稳定、成熟的新生血管,但最终会转化为不成熟的肿瘤样血管。这些研究清楚地表明,成熟的血管结构需要多种血管形成促进因子和抑制因子在时间顺序和空间关系上的精确调节。AngⅠ、AngⅡ与 VEGF 协同作用影响血管的成熟和稳定,有报道将 AngⅠ和 VEGF 基因共转导可形成大血管。用于基因治疗的其他细胞因子还有 PDGFB、IGF-1 和 IGF-2 等。PDGFB 可促进外周细胞聚集于新生血管,从而促进微血管增生。IGF 在慢性缺血性的骨骼肌中上调,可促进肌细胞再生。

基因治疗的另一个策略是利用那些可诱导血管形成因子的基因(如各种信号转导蛋白和转录因子)。低氧时 HIF-1α 被激活,并上调 VEGF、VEGFR-2、IGF-2 和红细胞生成素。内源性 HIF-1α 在有氧条件下迅速降解,可通过两种方式表达稳定的 HIF-1α:编码 HIF-1α-VP16 融合蛋白的裸 DNA 质粒以及转基因表达缺乏氧降解结构域的 HIF-1α 突变形式。HIF-1α 可诱导血管形成并增加缺血后肢和心肌的血流灌注,增强小鼠皮肤新生血管的稳定性。

（**金　焱**）

第三章

心血管系统的结构

第一节　心血管系统组成

脉管系统(angiological system)是一套连续的封闭管道系统,分布于人体各部,包括心血管系统(cardiovascular system)和淋巴系统(lymphatic system)。心血管系统由心、动脉、毛细血管和静脉组成,其内的血液循环流动。淋巴系统包括淋巴管道、淋巴器官和淋巴组织。淋巴管道收集和运输淋巴液,并将其注入静脉,故可将淋巴管道视为静脉的辅助管道;淋巴器官和淋巴组织具有产生淋巴细胞和抗体,参与免疫等功能。

心血管系统的主要功能是物质运输,将由消化系统吸收的营养物质和肺摄入的氧运送到全身各系统器官的组织和细胞,同时将组织和细胞产生的溶于水的代谢产物及二氧化碳运送到肾、皮肤、肺,排出体外,以保证机体新陈代谢的不断正常进行;并将内分泌系统(包括内分泌器官、分散在体内各部的内分泌组织等)所分泌的激素与生物活性物质输送至相应的靶器官,以实现机体的体液调节。此外,心血管系统还具有内分泌功能,如心肌细胞可产生和分泌心房钠尿肽、肾素和血管紧张素、B 型钠尿肽和抗心律失常肽等;血管平滑肌能合成与分泌肾素、血管紧张素;血管内皮细胞可合成与分泌内皮素、内皮细胞生长因子等。这些激素和生物活性物质参与机体多种功能的调节。

第一节　心血管系统组成

一、心血管系统的组成

心血管系统由心、动脉、静脉和连于动、静脉之间的毛细血管组成。

1.心

心(heart)主要由心肌组成,是连接动、静脉的枢纽及心血管系统的"动力泵"。心腔被房间隔和室间隔分为互不相通的左、右两半,每半又经房室口分为心房和心室,故心有 4 个腔室:左心房、左心室,右心房和右心室。同侧的心房和心室之间借房室口相通。心房接受静脉,以引流血液回心;心室发出动脉,以输送血液出心。左、右房室口和动脉口处均有瓣膜,它们颇似泵的阀门,可顺血流而开放,逆血流而关闭,以保证血液定向流动。

2.动脉

动脉(artery)是运送血液离心的血管。动脉由心室发出,在行程中不断分支,越分越细,最后移行为毛细血管。动脉内血液压力高,流速较快,因而动脉管壁较厚,富有弹性和收缩性等特点。在活体的某些部位还可打到动脉随心跳而搏动。

3.静脉

静脉(vein)是引导血液回心的血管。小静脉由毛细血管静脉端汇合而成,在向心回流过程中不断接受属支,越合越粗,最后注入心房。与相应动脉比,静脉管壁薄,管腔大,弹性小,容血量较大。

4.毛细血管

毛细血管(capillary)是连接动、静脉的管道,彼此吻合成网。除软骨、角膜、晶状体、毛发、牙釉质和被覆上皮外,遍布全身各处。血液由其动脉端经毛细血管网流至静脉端。毛细血管数量多,管壁薄,通透性大,管内血流缓慢,是血液与组织液进行物质交换的场所。

二、血管壁的一般构造

血管的各级管道,其基本组织成分为内皮、肌组织、结缔组织,并具有共同的排列模式,即组织呈层状同心圆排列。

(一)动、静脉管壁的组织学结构

由于各段血管的功能不同,其管壁的微细结构也有所差异。除毛细血管外,动脉、静脉管壁有着共同的结构特点,从管腔面向外依次分为内膜、中膜和外膜(图3-1)。

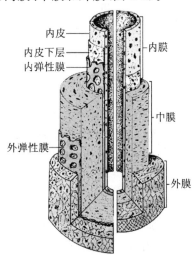

图 3-1 动、静脉管壁结构模式图

1.内膜

内膜(tunica intima)为血管壁的最内层,是3层中最薄的一层,由内皮、内皮下层和内弹性膜组成。

(1)内皮(endothelium):是衬贴于血管腔面的一层单层扁平上皮。内皮细胞很薄,含核的部分略厚,细胞基底面附着在基膜上。内皮细胞长轴与血流方向一致,表面光滑,利于血液的流动。电镜观察内皮细胞具有下列结构特征:

胞质突起:为内皮细胞游离面胞质向管腔伸出的突起,大小不等,形态多样,呈微绒毛状、片状、瓣状、细指状或圆柱状等,它们扩大了细胞的表面积,有助于内皮细胞的吸收作用及物质转运作用。此外,突起还能对血液的流体力学产生影响。

质膜小泡:质膜小泡(plasmalemmal vesicle)又称吞饮小泡(pinocytotic vesicle),是由细胞游离面或基底面的细胞膜内凹,然后与细胞膜脱离形成。质膜小泡可以互相连通,形成穿过内皮的暂时性孔道,称为穿内皮性管(transendothelial channel)。质膜小泡以胞吐的方式,完成血管内、外物质运输的作用;质膜小泡还可能作为膜储备,备用于血管的扩张或延长、窗孔、穿内皮性管、内皮细胞微绒毛的形成等。

Weibel-Palad 小体(W-P 小体):又称细管小体(tubular body),是内皮细胞特有的细胞器,呈杆状,外包单位膜,长约 $3\mu m$,直径 $0.1\sim0.3\mu m$,内有许多直径约为 15nm 的平行细管。其功能可能是参与凝血因子Ⅷ相关抗原的合成和储存。

其他:相邻内皮细胞间有紧密连接和缝隙连接(gap junction),胞质内有发达的高尔基复合体、粗面内质网、滑面内质网等细胞器。还可见微丝,其收缩可改变间隙的宽度和细胞连接紧密程度,影响和调节血管的通透性。

内皮细胞有复杂的酶系统,能合成与分泌多种生物活性物质,如血管紧张素Ⅰ转换酶、血管内皮生长因子(vascular endothelial growth factor,VEGF)、前列环素(prostacyclin,PGI$_2$)、内皮素(endothelin,ET)等。在维持正常的心血管功能方面起重要作用。

(2)内皮下层:内皮下层(subendothelial layer)是位于内皮和内弹性膜之间的薄层结缔组织,含有少量的胶原纤维和弹性纤维,有时有少许纵行平滑肌。

(3)内弹性膜:内弹性膜(internal elastic membrane)由弹性蛋白组成,膜上有许多小孔。在血管横切面上,由于血管壁收缩,内弹性膜常呈波浪状。通常以内弹性膜作为动脉内膜与中膜的分界。

2.中膜

中膜(tunica media)位于内膜和外膜之间,其厚度及组成成分因血管种类不同而有很大差别。大动脉中膜以弹性膜为主,其间有少许平滑肌;中、小动脉以及静脉的中膜主要由平滑肌组成,肌间有弹性纤维和胶原纤维。

血管平滑肌细而有分支,肌纤维间有中间连接和缝隙连接。平滑肌细胞可与内皮细胞形成肌-内皮连接(myoendothelial junction),平滑肌通过该连接,与血液或内皮细胞进行化学信息交流。血管平滑肌可产生胶原纤维、弹性纤维和无定形基质。胶原纤维起维持张力的作用,具有支持功能;弹性纤维具有使扩张的血管回缩的作用;基质中含蛋白多糖,其成分和含水量因血管种类不同而略有不同。

3.外膜

外膜(tunica adventitia)由疏松结缔组织组成,结缔组织细胞以成纤维细胞为主,当血管损伤时,成纤维细胞具有修复外膜的能力。纤维主要为螺旋状或纵向走行的胶原纤维和弹性纤维,并有小血管和神经分布。有的动脉在中膜和外膜交界处还有外弹性膜(external elastic membrane),也由弹性蛋白组成,但较内弹性膜薄。

(二)血管壁的营养血管和神经

管径1mm以上的动脉和静脉管壁中,都有小血管分布,称为营养血管(vasa vasorum)。其进入外膜后分支形成毛细血管,分布到外膜和中膜。内膜一般无血管,营养由管腔内的血液直接渗透供给。

血管壁上有神经分布,主要分布于中膜与外膜的交界部位。一般而言,动脉神经分布密度较静脉高,以中、小动脉最为丰富。它们能够调节血管的收缩和舒张。毛细血管是否存在神经分布尚有争议。

三、血液循环

在神经体液调节下,血液在心血管系统中循环不息。

体循环(systemic circulation),又称大循环(greater circulation)。血液由左心室搏出,经主动脉及其分支到达全身毛细血管,血液通过毛细血管壁与周围的组织、细胞进行物质和气体交换,再通过各级静脉回流,最后经上、下腔静脉及心冠状窦回至右心房。体循环的路径:左心室→主动脉→各级动脉→毛细血管→各级静脉→上、下腔静脉→右心房(图3-2)。

肺循环(pulmonary circulation),又称小循环(lesser circulation)。血液由右心室搏出,经肺动脉干及其各级分支到达肺泡毛细血管进行气体交换,再经肺静脉回至左心房。肺循环路径:右心室→肺动脉干→各级肺动脉→肺内毛细血管→各级肺静脉→肺静脉→左心房(图3-2)。

体循环和肺循环同时进行,体循环的路程长,流经范围广,以动脉血滋养全身各部器官,并将全身各部的代谢产物和二氧化碳运回心。肺循环路程较短,只通过肺,主要使静脉血转变成含氧饱和的动脉血。

两个循环途径通过左、右房室口互相衔接。因此两个循环虽路径不同,功能各异,但都是人体整个血液循环的一个组成部分。血液循环路径中任何一部分发生病变,如心瓣膜病、房室间隔缺损、肺疾病等都会影响血液循环的正常进行。

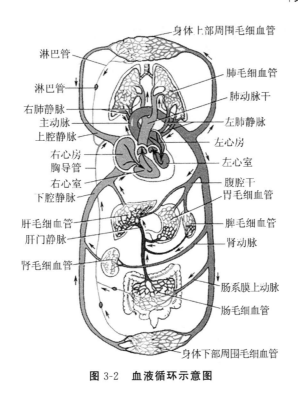

身体上部周围毛细血管
淋巴管
淋巴管
右肺静脉
主动脉
上腔静脉
右心房
胸导管
右心室
下腔静脉
肝毛细血管
肝门静脉
肾毛细血管

肺毛细血管
肺动脉干
左肺静脉
左心房
左心室
腹腔干
胃毛细血管
脾毛细血管
肾动脉
肠系膜上动脉
肠毛细血管
身体下部周围毛细血管

图 3-2　血液循环示意图

（刘宜平）

第二节　血管吻合及侧支循环

一、血管吻合

人体的血管除经动脉－毛细血管－静脉相通连外,在动脉与动脉、静脉与静脉、甚至动脉与静脉之间,也可凭借血管支(吻合管或交通支)彼此连接,形成血管吻合(图 3-3a)。

（一）动脉－动脉吻合

在许多部位或器官的两动脉干之间借交通支相连所形成的吻合(如脑底动脉之间)。此类吻合多在经常活动或易受压部位,其邻近的多条动脉分支互相吻合成动脉网(如关节网),在经常改变形态的器官,两动脉末端或其分支可直接吻合形成动脉弓(如掌浅弓、掌深弓等)。这些吻合都有缩短循环时间和调节血流量的作用。

（二）静脉－静脉吻合

静脉与静脉之间的吻合数量更大,形式更多。除具有和动脉相似的吻合形式外,在某些部位,特别是容积变动大的器官的周围或器官壁内常形成静脉丛,以保证在器官扩大或腔壁受到挤压时局部血流依然畅通。

（三）动脉－静脉吻合

在体内的许多部位,如指尖、趾端、唇、鼻、外耳皮肤、生殖器勃起组织等处,小动脉和小静脉之间可借吻合支直接相连,形成小动静脉吻合。这种吻合具有缩短循环途径,调节局部血流量和体温的作用。

二、侧支循环

较大的动脉主干在行程中常发出侧支(collateral vessel),也称侧副管,它与主干血管平行,可与同一主干远侧所发的返支或另一主干的侧支相连而形成侧支吻合。正常状态下,侧支管径比较细小,但当主干阻塞时,侧支血管逐渐增粗,血流可经扩大的侧支吻合到达阻塞以下的血管主干,使血管受阻区的血液循环得到不同程度的代偿性恢复。这种通过侧支吻合重建的循环称为侧支循环(collateral circulation)或侧副循环。侧支循环的建立体现了血管的适应能力和可塑性,对于保证器官在病理状态下的血液供应具有重要意义(图 3-3b)。

体内少数器官内的相邻动脉之间无吻合,这种动脉称终动脉。终动脉的阻塞易导致其供血区的组织缺血甚至坏死。视网膜中央动脉被认为是典型的终动脉。如果某一动脉与邻近动脉虽有吻合,但当此动脉阻塞后,邻近动脉不足以代偿其血液供应,这种动脉称功能性终动脉,如脑、肾和脾内的一些动脉分支。

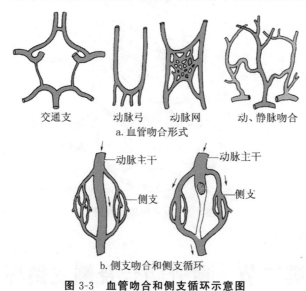

a. 血管吻合形式

b. 侧支吻合和侧支循环

图 3-3　血管吻合和侧支循环示意图

(刘宜平)

第三节　血管的配布规律及其变异和异常

人体每一大的区域都有一条动脉主干,如头颈部的颈总动脉等。动脉、静脉和神经多相互伴行,并被结缔组织鞘包绕,组成血管神经束。一般动脉的位置与静脉相比通常要更深一些,但也有几支表浅动脉,如颞浅动脉等。静脉按其功能又称为容量性血管。静脉具有分布范围广,属支多,容血量大,血压低等特点。静脉依据位置的深浅可分为浅静脉和深静脉。浅静脉位于皮下的浅筋膜内,不与动脉伴行,最后注入深静脉。临床上常经浅静脉注射、输液、输血、取血和插入导管等。深静脉位于深筋膜的深面或体腔内。大部分深静脉与同名动脉伴行,常为 2 条,如四肢远侧端的深静脉等。

胚胎时期,血管是在毛细血管网的基础上发展起来的。在发育过程中,由于功能需要以及血流动力因素的影响,有些血管扩大形成主干或分支,有些退化或消失,有的则以吻合管的形式存留下来。由于某种因素的影响,血管的起始或汇入、管径、数目和行程等常有不同变化。因此,血管的形态、数值,并非所有人一致,有时可出现血管的变异或畸形。

变异血管与正常血管的形态学改变不明显,一般不影响生理功能,这包括血管的来源、分支、数量、行程、管径及形状等。有的血管变异比较简单,如颈内动脉的迂曲;有的相对较复杂,如整条血管的缺如等。血管的异常或畸形则可能造成一定的功能障碍或存在一定的临床风险。而最常见的血管走行变异几乎具有无限的可能性,从微细的变化到巨大的改变,但对于某个血管而言,如髂内动脉的分支闭孔动脉(图3-4),其大多数的走行变异情况多局限于2~3种之间。

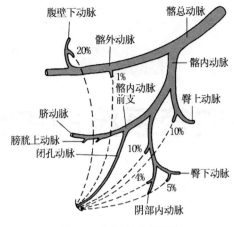

图 3-4　闭孔动脉的变异

（刘宜平）

第四章

心血管系统的生理

第一节　心脏的电生理活动

心肌细胞(cardiomyocyte)属于可兴奋的肌细胞,具有受到刺激产生动作电位(兴奋)和收缩的特性。正常情况下,心脏中心肌细胞的节律性兴奋源自窦房结,通过可靠的传导到达全部心肌细胞。兴奋通过兴奋—收缩耦联(excitation—contraction coupling)引发心肌细胞收缩。心脏泵血则有赖于心肌细胞有力而同步的收缩。

一、心肌细胞的电活动与兴奋

所有横纹肌细胞的收缩是由发生在细胞膜上的动作电位(兴奋)所引发。心肌细胞的动作电位与骨骼肌细胞的明显不同,主要表现在:①能自发产生;②能从一个细胞直接传导到另一个细胞;③有较长的时程,可防止相邻收缩波的融合。为了理解心肌的这些特殊的电学特性以及心脏功能是如何依赖这些特性的,需要先了解心肌细胞的电活动表现与机制。

心肌细胞动作电位的形状及其形成机制比骨骼肌细胞的要复杂,不同类型心肌细胞的动作电位不仅在幅度和持续时间上各不相同,而且形成的离子基础也有差别。

(一)心室肌细胞的电活动

根据组织学和生理学特点,可将心肌细胞分为两类:一类是普通的心肌细胞,即工作细胞,包括心房肌和心室肌。另一类是一些特殊分化了的心肌细胞,组成心脏的特殊传导系统,包括窦房结、房室结、房室束和普肯野纤维。心房肌和心室肌细胞直接参与心脏收缩泵血。心房肌细胞与心室肌细胞的电活动形式与机制类似,以下以心室肌细胞为例说明工作细胞的电活动规律。

1.静息电位

人类心室肌细胞的静息电位约为$-90mV$,其形成机制与骨骼肌细胞的类似,即静息电位的数值是K^+平衡电位、少量Na^+内流和生电性Na^+-K^+泵活动产生电位的综合反映。心室肌细胞在静息时,膜对K^+的通透性较高,K^+顺浓度梯度由膜内向膜外扩散所达到的平衡电位,是心室肌细胞静息电位的主要组成部分。由于在安静时心室肌细胞膜对Na^+也有一定的通透性,少量带正电荷的Na^+内流。另外,生电性Na^+-K^+泵活动产生一定量的超极化电流。心室肌细胞静息电位的实际测量值是上述3种电活动的代数和。

2.动作电位

心室肌细胞的动作电位(action potential,AP)与骨骼肌细胞的明显不同。心室肌细胞动作电位的主要特征在于复极过程复杂,持续时间较长,动作电位降支与升支不对称。通常将心室肌细胞兴奋的动作电位分为0、1、2、3、4五个时期(图4-1),其主要离子机制见表4-1。

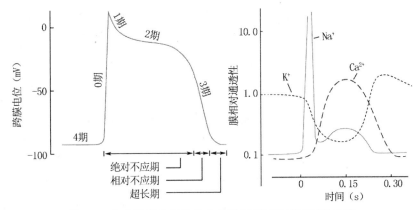

图 4-1 心室肌细胞的动作电位及其相应的膜通透性改变

表 4-1 参与心室肌细胞动作电位形成的主要离子机制

过程	时相	同义词	主要离子活动
去极化	0 期	快速去极化期	电压门控 Na^+ 通道开放
	1 期	快速复极初期	电压门控 Na^+ 通道关闭 一种电压门控 K^+ 通道开放
复极化	2 期	平台期	电压门控 L 型 Ca^{2+} 通道开放 几种 K^+ 通道开放
	3 期	快速复极末期	电压门控 L 型 Ca^{2+} 通道关闭 几种 K^+ 通道开放
静息期	4 期	电舒张期	K^+ 通道开放 Na^+-Ca^{2+} 交换体活动 Ca^{2+} 泵活动 Na^+-K^+ 泵活动

0 期:即快速去极化期。心室肌细胞在邻近细胞电流的刺激下,首先引起部分电压门控式 Na^+ 通道开放及少量 Na^+ 内流,造成细胞膜部分去极化;当去极化达到阈电位水平(约 $-70mV$)时,膜上 Na^+ 通道开放概率明显增加,出现再生性 Na^+ 内流,于是 Na^+ 顺其浓度梯度和电位梯度由膜外快速进入膜内,使膜进一步去极化,膜内电位向正电性转化,直至接近 Na^+ 平衡电位。决定 0 期去极化的 Na^+ 通道是一种快通道,它激活开放的速度和失活关闭的速度都很快。由于 Na^+ 通道激活速度快,又有再生性 Na^+ 内流循环出现,这是心室肌细胞 0 期去极速度快、动作电位升支陡峭的原因。在心脏电生理学中,通常将由快 Na^+ 通道开放引起快速去极化的心肌细胞称为快反应细胞(fast response cell),如心房肌、心室肌及普肯野纤维等,所形成的动作电位称为快反应动作电位(fast response action potential),以区别于以后将要介绍的慢反应细胞和慢反应动作电位。

1 期:即快速复极初期。在复极初期,仅出现部分复极,膜内电位下降到 0mV 附近,与 2 期平滑过渡。在复极 1 期,快 Na^+ 通道已经失活,在去极化过程($-20mV$)中 K^+ 通道被激活,两种因素使膜电位迅速下降到 0mV 水平。

2 期:即平台期(plateau)。当复极膜电位达到 0mV 左右后,复极过程就变得非常缓慢,是心室肌细胞动作电位持续时间较长的主要原因,也是其区别于骨骼肌细胞动作电位的主要特征。平台期的形成与外向电流(K^+ 外流)和内向电流(主要是 Ca^{2+} 内流)的同时存在有关(图 4-1)。在平台期初期,两种电流处于相对平衡状态,随后,内向电流逐渐减弱,外向电流逐渐增强,总和的结果是出现一种随时间推移而逐渐增强的、微弱的外向电流,导致膜电位的缓慢复极化。平台期的外向离子流是由 K^+ 负载的,动作电位过程中心室肌细胞膜对 K^+ 的通透性随时间变化。平台期的内向离子流主要是由 Ca^{2+}(和少量 Na^+)负载的,当细胞膜去极到－40mV时,心室肌细胞膜上的电压门控型L(long-lasting)型Ca^{2+}通道被激活,Ca^{2+}顺其浓度梯度向膜内缓慢扩散。L型Ca^{2+}通道主要是对Ca^{2+}通透(也允许少量Na^+通过),通道的激活、失活以及复活所需的时间均比Na^+通道长,故又称为慢通道。Na^+-Ca^{2+}交换体的生电活动对平台期也有贡献,3个Na^+进入细胞的同时交换出1个Ca^{2+}。

3期:即快速复极末期。2期复极末,膜内电位逐渐下降,延续为3期复极。在3期,复极速度加快,膜内电位由0mV附近较快地下降到－90mV,完成复极化过程。3期复极是由于L型Ca^{2+}通道失活关闭,内向离子流终止,而外向K^+流进一步增加所致。

从0期去极化开始,到3期复极化完毕的时间称为动作电位时程(action potential duration,APD)。

4期:即静息期,又称电舒张期。4期是膜复极完毕,心室肌细胞膜电位恢复到动作电位发生前的时期,基本上稳定于静息电位水平(－90mV)。由于在动作电位期间有Na^+和Ca^{2+}进入细胞内和K^+流出细胞,引起了细胞内外离子分布的改变,所以4期内离子的跨膜转运仍然在活跃进行,以恢复细胞内外离子的正常浓度梯度,保持心肌细胞的正常兴奋性。4期内,细胞通过膜上生电性Na^+-K^+泵的活动,排出Na^+的同时摄入K^+,并产生外向电流(泵电流)。在动作电位期间流入细胞的Ca^{2+}则主要通过细胞膜上的Na^+-Ca^{2+}交换体和Ca^{2+}泵排出细胞外,而由细胞内肌浆网释放的Ca^{2+}则主要由肌浆网上的Ca^{2+}泵摄回。

(二)窦房结起搏细胞的电活动

特殊传导系统细胞具有自发产生动作电位或兴奋的能力,又称自律细胞。正常情况下,在所有特殊传导系统细胞中,以窦房结起搏细胞(简称P细胞)发生动作电位的频率最高。窦房结产生的节律性兴奋通过特殊传导系统扩布到心房肌和心室肌,引起心房和心室的节律性收缩。

窦房结起搏细胞的动作电位由0期、3期和4期组成,没有1期和2期(图4-2)。窦房结起搏细胞与心室肌细胞的动作电位有明显不同。心室肌细胞的4期膜电位在前一动作电位复极末基本达到静息电位水平,是基本稳定的,只有在外来刺激作用下,才产生动作电位。而窦房结起搏细胞的4期膜电位在前一动作电位复极末达到最大值(－70mV),即最大复极电位(maximal repolarization potential),然后,4期膜电位立即开始自动的、逐步的去极化,达阈电位(－40mV)后引起一次新的动作电位。这种4期自动去极化(phase 4 spontaneous depolarization)过程,具有随时间而递增的特点,其去极化速度较缓慢,是自律细胞产生自动节律兴奋的基础。

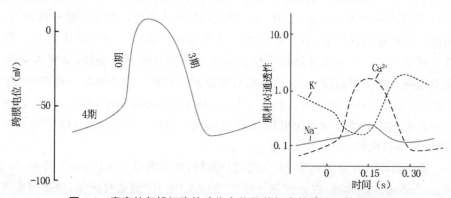

图4-2　窦房结起搏细胞的动作电位及其相应的膜通透性改变

0期:即去极化过程。当膜电位由最大复极电位(－70mV)自动去极达阈电位水平(约－40mV)时,激活膜上的L型Ca^{2+}通道,引起Ca^{2+}内流,形成0期去极化。由于L型Ca^{2+}通道的激活和失活缓慢,故0期去极化缓慢,持续时间较长。通常将由此类慢Ca^{2+}通道开放引起的缓慢去极化兴奋的心肌细胞称为慢反应细胞(slow response cell),如窦房结起搏细胞、房室结细胞等,所形成的动作电位称为慢反应动作电位(slow response action potential)。

3期:即复极化过程。与心室肌细胞的动作电位分期相比,窦房结起搏细胞的动作电位无1期和2期,

0期后直接进入3期。0期去极化达到0mV左右时,L型Ca^{2+}通道逐渐失活,Ca^{2+}内流相应减少;同时,在复极初期K^+通道被激活,出现K^+外流。Ca^{2+}内流的逐渐减少和K^+外流的逐渐增加,使细胞膜逐渐复极并达最大复极电位。

4期:又称4期自动去极化。窦房结起搏细胞4期自动去极化是外向电流和内向电流共同作用,最后产生净内向电流所形成。至少有3种机制参与4期自动去极化的形成。首先,4期内细胞膜对K^+的通透性进行性降低,导致K^+外流逐渐减少,即外向电流的衰减;其次,细胞膜对Na^+通透性轻度增加,内向电流增加。细胞膜对Na^+/K^+通透性比值的逐渐增加引起膜电位从K^+平衡电位向Na^+平衡电位方向缓慢变化。第3种机制是细胞膜对Ca^{2+}通透性的轻度增大,导致正离子内流而去极化。

窦房结起搏细胞动作电位机制见表4-2。

表4-2　参与窦房结起搏细胞动作电位形成的主要离子机制

时相	同义词	主要离子活动
0期	去极化	电压门控L型Ca^{2+}通道开放
3期	复极化	电压门控L型Ca^{2+}通道关闭 K^+通道开放
4期	4期自动去极化	K^+通道开放但通透性降低 Na^+通透性增加(If通道开放) Ca^{2+}通透性增加(T型Ca^{2+}通道开放)

二、心脏的电生理特性

心肌组织具有可兴奋组织的基本特性,即:①具有在受到刺激后产生动作电位的能力,称为兴奋性(excitability);②将动作电位从产生部位扩布到同一细胞的其他部分和相邻其他心肌细胞的能力,称为传导性(conductivity);③在动作电位的触发下产生收缩反应,称为收缩性;④也具有自己的独特特性,即自发产生动作电位的能力,称为自动节律性(autorhythmicity)。兴奋性、自动节律性、传导性和收缩性是心肌组织的4种生理特性。收缩性是心肌的一种机械特性,而兴奋性、自动节律性和传导性以细胞膜的生物电活动为基础,称为电生理特性。心脏各部分在兴奋过程中出现的生物电活动,通过心脏周围的导电组织和体液传导到身体表面,用专门仪器(心电图仪)可以记录到心脏兴奋过程发生的电变化,称为心电图(electrocardiogram,ECG)。心肌组织的电生理特性及其电活动是形成心电图的基础,疾病情况下的电生理特性及电活动的改变是异常心电图表现的原因。

(一)兴奋性

兴奋性是指细胞在受到刺激时产生兴奋(动作电位)的能力。衡量心肌兴奋性的高低,可以采用刺激阈值作为指标,阈值高表示兴奋性低,阈值低表示兴奋性高。

心肌细胞兴奋(动作电位)的产生机制与骨骼肌细胞的相同,即外部刺激引起细胞膜局部去极化,当去极化达到细胞膜上电压门控Na^+通道(如心室肌)或L型Ca^{2+}通道(如窦房结起搏细胞)开放的阈电位,即引发动作电位。因此,静息电位或最大复极电位水平、阈电位水平以及细胞膜上Na^+通道或L型Ca^{2+}通道的性状改变均可影响心肌细胞的兴奋性。

如图4-3所示,心室肌细胞受到刺激发生兴奋时,在动作电位大部分时程内细胞处于对任何强度的刺激都不发生反应的状态(不能产生动作电位),即为绝对不应期(absolute refractory period,ARP)。在近动作电位3期末的一段时程内,细胞对阈刺激不产生动作电位,但对阈上刺激则可产生动作电位,这一时程称为相对不应期(relative refractory period,RRP)。在比绝对不应期稍长的一个时期内,细胞对阈上刺激也不能产生可传导的动作电位,这一时期称为有效不应期(effective refractory period,ERP)。在动作电位结束即刻的一段时程,细胞对阈下刺激也能反应产生动作电位,表明心肌的兴奋性高于正常,故称为超常期(supranormal period,SNP)。

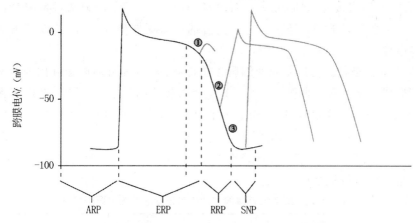

图 4-3 **心室肌细胞动作电位期间及随后的兴奋性变化**
ARP.绝对不应期;ERP.有效不应期;RRP.相对不应期;SNP.超常期。①、②、③分别是
在有效不应期、相对不应期、超常期给予不同强度额外刺激引发的细胞膜电位变化。

心肌细胞每产生一次兴奋,其膜电位将发生一系列有规律的变化,膜通道由备用状态经历激活、失活和复活等过程,兴奋性随之发生相应的周期性改变。兴奋性的这种周期性变化,影响心肌细胞对重复刺激的反应能力,对心肌的收缩反应和兴奋的产生及传导过程都具有重要的影响。

慢反应细胞发生动作电位过程中及随后的兴奋性的周期性改变与心室肌细胞类似,但是细节尚未完全阐明。

（二）自动节律性

组织与细胞能够在没有外来刺激的条件下,自动地发生节律性兴奋的特性,称为自动节律性,简称自律性。衡量自动节律性的指标包括频率和规则性,前者指组织或细胞在单位时间(每分钟)内能够自动发生兴奋的次数,即自动兴奋的频率;后者则是指在单位时间内这种自动兴奋的分布是否整齐或均匀。在正常情况下,心肌组织自动发生的兴奋都较规则,因此常以自动兴奋的频率作为衡量自律性的指标。临床上,则需要同时获取兴奋频率(心率)与兴奋是否规则(节律整齐)两方面的指标。

心脏的特殊传导系统具有自律性,但是特殊传导系统的不同部位的自律性存在等级差别(表 4-3)。心脏始终依照当时情况下由自律性最高的部位所发出的兴奋来进行活动。正常情况下,窦房结的自律性最高,它自动产生的节律性兴奋向外扩布,依次激动心房肌、房室结、房室束、心室内传导组织和心室肌,引起整个心脏兴奋和收缩。窦房结是主导整个心脏兴奋和搏动的正常部位,故称之为正常起搏点(normal pacemaker)或原发起搏点(primary pacemaker),所形成的心脏节律称为窦性节律。而其他部位的自律组织并不表现出它们自身的自律性,只是起着传导兴奋的作用,故称之为潜在起搏点(latent pacemaker)。当疾病情况下,上级起搏点不能发放兴奋,则次一级起搏点就接替主导整个心脏的兴奋和搏动。但是,一般认为,普肯野纤维由于内在起搏频率过低无法承担主导整个心脏起搏点的作用。

表 4-3 **心脏内自律细胞的三级起搏点**

部位	起搏点	内在起搏频率(次/分)
窦房结	原发起搏点	100
房室结	次级起搏点	40
蒲肯野纤维	三级起搏点	≤20

自律细胞的自动兴奋是 4 期自动去极化使膜电位从最大复极电位达到阈电位水平而引起的。因此,4 期自动去极化速度、最大复极电位水平与阈电位水平影响自律细胞的自律性高低(图 4-4)。

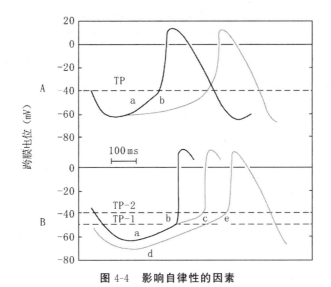

图 4-4　影响自律性的因素

A.起搏电位斜率由 a 减小到 b 时,自律性降低;B.最大复极电位水平由
a 达到 d,或阈电位由 TP-1 升到 TP-2 时,自律性均降低;TP.阈电位

值得指出的是,正常心房肌与心室肌细胞的 4 期基本稳定,无法自动去极化达到阈电位水平引发动作电位。但是,当在病理情况如心肌缺血时,这些心肌细胞可以转变为异位起搏点(ectopic pacemaker)发放动作电位,主导整个或部分心脏的兴奋与收缩。

（三）传导性

细胞与组织具有传导兴奋(动作电位)的能力,称为传导性。传导性的高低可用兴奋的扩布速度来衡量。

心脏内,心肌细胞与细胞之间通过闰盘端对端互相连接。闰盘内的缝隙连接保证了兴奋的跨细胞扩布。心肌细胞的兴奋以局部电流的形式通过缝隙连接直接进入邻近细胞(图 4-5),引发动作电位并迅速扩布,实现同步性活动,使整个心房或心室成为一个功能性合胞体(functional syncytium)。因此,在心脏任何部位发生的动作电位也会通过这种细胞-细胞的传导方式扩布到整个心室肌或者心房肌。

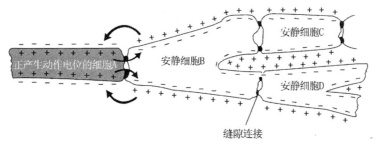

图 4-5　局部电流与心肌细胞动作电位的细胞-细胞传导

兴奋在心脏内不同组织的传导速度并不相等(表 4-4)。以普肯野纤维的传导速度最快,而在窦房结与房室结内的传导速度最慢。房室结是正常时兴奋由心房进入心室的唯一通道。由于房室结细胞的直径较小,兴奋在房室结内的传导速度缓慢,通过房室结到达房室束时耗费了一定时间,这一现象称为房-室延搁(atrioventricular delay)。房-室延搁使心室在心房收缩完毕之后才开始收缩,不至于产生心房和心室收缩发生重叠的现象,有利于心室的充盈和射血。

表 4-4　不同心肌组织的传导速度

组织	传导速度(m/s)	组织	传导速度(m/s)
窦房结	0.05	希氏束	1
心房传导通路	1	普肯野纤维	4
房室结	0.02	心室肌	1

心肌细胞的兴奋传导速度至少受到 3 类因素的影响:①传导速度与心肌纤维的直径大小呈正变关系。直径小的细胞因其细胞内电阻大,产生的局部电流小于直径大的细胞,兴奋传导速度也较后者缓慢。②传导速度与局部去极化电流大小呈正变关系。动作电位 0 期去极化速度与幅度大,引起的局部电流密度大、影响范围广,兴奋传导速度就快。③传导速度与心肌细胞膜的被动电学特性、缝隙连接和胞质性质有关。细胞膜的被动电学特性和胞质性质的改变可以影响细胞内电阻。缝隙连接的电学性质可受到一些细胞外因素的影响,后者可引起连接蛋白的磷酸化/去磷酸化进而影响缝隙连接的通透性。

兴奋在心脏内的传播是以特殊传导系统为主干进行的有序扩布(图 4-6)。正常情况下,窦房结发出的兴奋通过心房肌传播到整个右心房和左心房,沿着心房肌组成的优势传导通路(preferential pathway)迅速传到房室结,经房室束和左、右束支传到普肯野纤维网,引起心室肌兴奋,再直接通过心室肌将兴奋由内膜侧向外膜侧心室肌扩布,引起整个心室兴奋。如图 4-6 所示,心脏不同部位动作电位去极化的发生时间显示了心脏兴奋从窦房结发源、然后按照一定顺序到达心脏的不同部位。动作电位在通过房室结时传导非常缓慢,房室结细胞的 4 期自动去极化比窦房结以外的心肌细胞要快。兴奋在心室内的传导要比心房内传导要快得多。那些晚去极化的、具有较短动作电位时程的心室肌细胞反而先复极化,该现象的原因尚未完全阐明,但是会影响心电图表现。

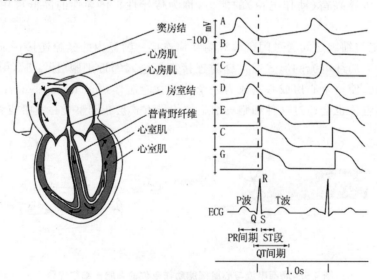

图 4-6　心脏不同部位的动作电位与心电图
A.窦房结;B.C.心房肌;D.房室结;E.普肯野纤维;F.G.心室肌

三、心电图

心脏各部分在兴奋过程中出现的电活动通过细胞外液等导电物质传导,可以在身体表面用电极和仪器测到,即心电图。心电图是反映心脏兴奋的产生、传导和恢复过程中的生物电变化,是记录电极之间的电位差,而与心脏的机械收缩活动无直接关系。

在心电活动周期的某一瞬间,心电图记录的是众多心肌细胞此刻产生的电活动所形成的许多微弱电场的总和。当较多心肌细胞同时去极化或复极化,心电图上观察到的电压变化也较大。正常时,由于通过心脏的电兴奋波(动作电位)以同样的途径扩布,在体表两点之间记录到的电压变化的时间模式也是一致的,可以在每个心电周期重复观察到。

临床常规使用的心电图记录是通过一套国际通用的标准导联系统测量得到的。常规心电图导联共包括 12 个导联,在体表的规定部位放置探测电极,通过导联线与心电图机相连。由于电极放置位置不同,不同的导联记录到的心电图波形也有所不同。但心脏每次兴奋在心电图记录中基本上都包括一个 P 波,一个 QRS 波群和一个 T 波,以及各波形之间形成的间期或时间段(图 4-7,表 4-5)。

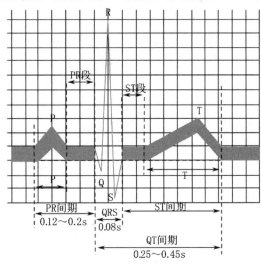

图 4-7 正常人心电图(标准 Ⅱ 导联记录模式图)

表 4-5 心电图波形与时程及其意义

波形与时间	心电活动
波形	
P 波	左右心房去极化过程
QRS 波群	左右心室去极化过程
T 波	心室复极过程
时程	
PR 间期(或 PQ 间期):从 P 波起点到 QRS 波起点之间的时程	兴奋由心房、房室结和房室束到达心室并引起心室肌开始兴奋所需要的时间,即房室传导时间
QRS 时程:从 Q 波开始到 S 波结束之间的时程	心室去极化
QT 间期:从 QRS 波起点到 T 波终点的时程	从心室开始去极化到完全复极化所经历的时间
ST 段:从 QRS 波群终点到 T 波起点之间的线段	心室各部分心肌细胞均处于动作电位的平台期

(黄建明)

第二节 心脏的泵血功能

心脏在血液循环过程中起着泵的作用。心脏的泵血依靠心脏收缩和舒张的不断交替活动而得以完成。心脏舒张时容纳从静脉返回的血液,收缩时将血液射入动脉,为血液流动提供能量。心房和心室的有序节律性收缩和舒张引起各自心腔内压力、容积发生周期性变化,各心瓣膜随压力差开启、关闭,使血液按单一方向循环流动。心脏对血液的驱动作用称为泵血功能(pump function)或泵功能,是心脏的主要功能。

一、心肌细胞收缩的特点

心肌细胞中,产生收缩力的最小单元为肌节,Z 线是肌节的分界线。心肌细胞具有收缩能力的结构基础是细胞内的肌原纤维。收缩结构由大约 400 根肌原纤维纵向排列组成,每根肌原纤维包含大约 1500 根粗肌丝与 3000 根细肌丝。在纵向上,肌原纤维以大约 $2\mu m$ 的间距划分为肌节,因此平均长为 $120\mu m$ 的心肌细胞大约有 60 个肌节。在电镜下,肌原纤维呈明暗交替的条索状,分为 I 和 A 带,M 线和 Z 线,两 Z 线之间即为最小的收缩单位肌节。这些有序的肌原纤维构成了心肌兴奋－收缩耦联的最终效应器。心肌细胞兴奋时,通过兴奋－收缩耦联机制触发其收缩。心肌细胞与骨骼肌细胞同属于横纹肌,它们的收缩机制相似,在细胞质内 Ca^{2+} 浓度升高时,Ca^{2+} 和肌钙蛋白结合,触发粗肌丝上的横桥和细肌丝结合并发生摆动,使肌细胞收缩。但心肌细胞的结构和电生理特性并不完全和骨骼肌相同,所以心肌细胞的收缩有其特点。

(一)"全或无"式的收缩或同步收缩

心房或心室是功能性合胞体,兴奋一经引起,一个细胞的兴奋可以迅速传导到整个心房或整个心室,引起心房或心室肌细胞近于同步收缩,称为"全或无"(all or none)收缩,即心房和心室的收缩分别是全心房或全心室的收缩。同步收缩力量大,泵血效果好。

(二)不发生强直收缩

心肌细胞的有效不应期特别长,在收缩期和舒张早期,任何刺激都不能使心肌细胞兴奋,只有等有效不应期过后,即舒张早期结束后,接受刺激才能产生兴奋和收缩,因此,心肌不会产生强直收缩。这一特点保证了心肌细胞在收缩后发生舒张,使收缩与舒张交替进行,有利于血液充盈和射血。

(三)心肌细胞收缩依赖外源性 Ca^{2+}

心肌细胞的收缩有赖于细胞外 Ca^{2+} 的内流。流入胞质的 Ca^{2+} 能触发肌浆网终池释放大量 Ca^{2+},使胞质内 Ca^{2+} 浓度升高约 100 倍,进而引起收缩。这种由少量 Ca^{2+} 的内流引起细胞内肌浆网释放大量 Ca^{2+} 的过程或机制称为钙诱导钙释放(calcium induced calcium release,CICR)。

二、心脏的泵血机制

(一)心动周期

心脏的一次收缩和舒张,构成一个机械活动周期,称为心动周期(cardiac cycle)。在一次心动周期中,心房和心室的机械活动包括收缩期(systole)和舒张期(diastole)。由于心室在心脏泵血活动中起主导作用,所以所谓心动周期通常是指心室的活动周期。

心动周期的持续时间与心率成反比关系,如成人心率为每分钟 75 次,则每个心动周期历时 0.8s。如图 4-8 所示,心动周期从心室收缩开始计算,心室收缩历时约 0.3s,之后舒张持续 0.5s;在心室舒张的最后 0.1s 心房处于收缩状态,即心房收缩 0.1s,心房舒张 0.7s。因此,心室舒张期的前 0.4s 期间,心房也处于舒张状态,这一时期称为全心舒张期。由于血液的离心与回心主要靠心室的舒缩活动实现,故以心室的舒缩活动作为心脏活动的标志,将心室的收缩期和舒张期分别称为心缩期和心舒期。

心脏舒缩过程是个耗能的过程,其中心收缩期耗能较多,舒张期耗能较少。虽然舒张早期也是一个主动过程,胞质中 Ca^{2+} 回收入肌浆网及排出到细胞外也需要三磷酸腺苷(adenosine triphosphate,ATP)提供能量,但毕竟比收缩期耗能少,所以心舒张期可以被视为心脏的相对"休息"期。当心率加快时,心动周期缩短,收缩期和舒张期都相应缩短,由于心舒张期比心收缩期长,舒张期缩短的程度更明显,使心肌的休息时间缩短,工作时间相对延长,这对心脏的持久活动是不利的。因此,当心率加快时,耗能会增多,而在安静时心率相对较慢,有利于节约能量。

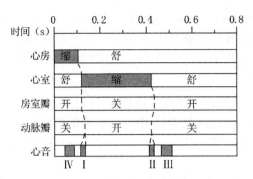

图 4-8　心动周期中心房和心室活动的顺序和时间关系示意图

(二)心脏的泵血过程

心脏之所以能使静脉血回心,又使回心血液射入动脉,主要由两个因素所决定,一是由于心肌的节律性收缩和舒张,建立了心室与心房、动脉之间的压力梯度,这个压力梯度使得血液总是从压力高处向压力低处流动;二是心脏内具有单向开放的瓣膜,从而控制了血流方向。左右心室的泵血过程相似,而且几乎同时进行。以左心室为例,说明一个心动周期中心室射血和充盈的过程,以了解心脏的泵血机制,如图2-9所示。

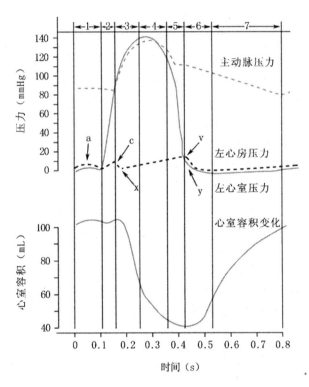

图 4-9　犬心动周期中左心压力、容积的变化

1.心房收缩期;2.等容收缩期;3.快速射血期;4.减慢射血期;5.等容舒张期;
6.快速充盈期;7.减慢充盈期。在每一个心动周期中,左心房压力曲线中依次
呈现 3 个小的正向波,a 波、c 波和 v 波,以及两个下降波,x 波和 y 波

1.心室收缩期

心室收缩期可分为等容收缩期和射血期,而射血期又可分为快速射血期和减慢射血期。

(1)等容收缩期:心室开始收缩后,心室内压迅速上升,心室内压很快超过心房内压,当室内压超过房内压时,心室内血液向心房方向反流,推动房室瓣关闭,阻止血液反流入心房,此时心室内压仍低于主动脉压,主动脉瓣尚未开启,心室暂时成为一个封闭的腔,从房室瓣关闭直到动脉瓣开启前的这段时间,持续约

0.05s,心室的收缩不能改变心室的容积,因而称此期为等容收缩期(isovolumic contraction phase)。此期心肌细胞的缩短不明显,故又称为等长收缩期(isometric contraction phase)。由于此时心室继续收缩,因而室内压急剧升高,是室内压上升速度最高的时期。当主动脉压升高或心肌收缩力减弱时,等容收缩期将延长。

(2)快速射血期:当心室收缩使室内压升高至超过主动脉压时,主动脉瓣开放,这标志着等容收缩期的结束,进入射血期(ejection phase)。在射血早期,由于心室内的血液快速、大量射入动脉,射血量约占总射血量的2/3,持续约0.1s,故称这段时期为快速射血期(rapid ejection phase)。室内压最高点就处于快速射血期末。

(3)减慢射血期:在射血期的后期,由于心室肌收缩强度减弱,心室容积的缩小也相应变得缓慢,射血速度逐渐减慢,这段时期称为减慢射血期(reduced ejection phase),持续约0.15s。在减慢射血期后期,室内压已低于主动脉压,但是心室内血液由于受到心室肌收缩的挤压作用而具有较高的动能,依靠其惯性作用,仍然逆着压力梯度继续流入主动脉。

2.心室舒张期

心室舒张期可分为等容舒张期和充盈期,而充盈期又可分为快速充盈期和减慢充盈期。

(1)等容舒张期:心室收缩完毕后开始舒张,室内压急速下降,当室内压低于主动脉压时,主动脉内血液反流,冲击主动脉瓣并使其关闭。这时室内压仍明显高于心房压,房室瓣依然处于关闭状态,心室又成为封闭的腔。此时,虽然心室肌舒张,室内压快速下降,但容积并不改变。当室内压下降到低于心房压时,房室瓣便开启。从主动脉瓣关闭到房室瓣开启这段时间称为等容舒张期(isovolumic relaxation phase),持续0.06~0.08s。等容舒张期的特点是室内压下降速度快、幅度大,而容积不变。

(2)快速充盈期:随着心室肌的舒张,室内压进一步下降,当心室内压低于心房内压时,房室瓣开放,血液由心房流入心室。由于心房、心室同时处于舒张状态,房、室内压接近于零,此时静脉压高于心房和心室压,故血液顺房室压力梯度由静脉流经心房流入心室,使心室逐渐充盈。开始时因心室主动舒张,室内压很快降低,产生"抽吸"作用,血液快速流入心室,使心室容积迅速增大,故称这一时期为快速充盈期(rapid filling phase),持续约0.11s。此期充盈血量约占总充盈血量的2/3。

(3)减慢充盈期:快速充盈期后,房室压力梯度减小,充盈速度渐慢,故称为减慢充盈期(reduced filling phase),持续约0.22s。

3.心房收缩期

在心室舒张期的最后0.1s,心房开始收缩。由于心房的收缩,房内压升高,心房内血液挤入到尚处于舒张状态的心室,心室进一步充盈,可使心室的充盈量再增加10%~30%。心房在心动周期的大部分时间里都处于舒张状态,其主要作用是发挥临时接纳和储存从静脉回流的血液的作用。在心室收缩射血期间,这一作用尤为重要。在心室舒张期的大部分时间里,心房也处于舒张状态(全心舒张期),这时心房只是血液从静脉返回心室的一个通道。只有在心室舒张期的后期,心房才收缩,可以使心室再增加一部分充盈血液,对心室充盈起辅助作用,有利于心室射血。因此心房收缩可起到初级泵(priming pump)或启动泵的作用。

综上所述,推动血液在心房和心室之间以及心室和动脉之间流动的主要动力是压力梯度。心室肌的收缩和舒张是造成室内压力变化并导致心房和心室之间以及心室和动脉之间产生压力梯度的根本原因。心瓣膜的结构特点和开启、关闭活动保证了血液的单方向流动和室内压的急剧变化,有利于心室射血和充盈。

(三)心动周期中心房压力的变化

在每一个心动周期中,左心房压力曲线中依次呈现3个小的正向波,a波、c波和v波,以及2个下降波,x波和y波(图4-9)。心房收缩引起心房压力的升高形成a波,随后心房舒张,压力回降。心房收缩后,心室的收缩引起室内压急剧升高,血液向心房方向冲击,使房室瓣关闭并凸向心房,造成心房内压的第2次升高,形成c波。随着心室射血,心室容积缩小,房室瓣向下牵拉,心房容积扩大,房内压下降,形成

x 降波。此后,肺静脉内的血液不断流入心房,使心房内压随回心血量的增多而缓慢升高,形成第三次向上的正波,即 v 波。最后,房室瓣开放,血液由心房迅速进入心室,房内压下降,形成 y 降波。心房内压变化的幅度比心室内压变动的幅度小得多,其压力变化范围在 2~12mmHg 之间。

(四)心音和心音图

在心动周期中,心肌收缩、瓣膜启闭和血液流速改变等对心血管壁的作用及血液流动中形成的涡流等因素引起的机械振动,可通过周围组织传到胸壁,用听诊器可在胸壁的一定部位听到由上述的机械振动所产生的声音,称为心音(heart sound)。如果用传感器把这些机械振动转变成电信号,经放大后记录下来,便可得到心音图(phonocardiogram)(图 4-10)。

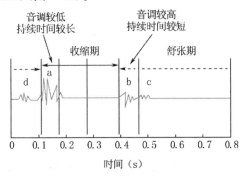

图 4-10　心音图示意图

a.第一心音;b.第二心音;c.第三心音;d.第四心音

心音发生在心动周期的一些特定时期,其音调和持续时间也有一定的特征。每个心动周期中可产生 4 个心音,分别称为第一、第二、第三和第四心音。多数情况下只能听到第一和第二心音,在某些健康儿童和青年,也可听到第三心音,40 岁以上的健康人可能出现第四心音。

1.第一心音(S1)

第一心音发生在心缩期,标志着心室收缩的开始,在心尖搏动处(左第 5 肋间锁骨中线上)听诊音最清楚。其特点是音调较低,持续时间较长。第一心音的产生包括以下因素。①心室开始收缩时血液快速推动瓣膜,使房室瓣及心室肌发生振动而产生声音;②心室肌收缩力逐渐加强,房室瓣关闭,乳头肌收缩将腱索拉紧,紧牵房室瓣的尖部而引起振荡音;③血液由心室射入动脉,撞击动脉根部而产生声音。总之,第一心音是房室瓣关闭及心室收缩相伴随的事件而形成。心室肌收缩力越强,第一心音也越响。

2.第二心音(S2)

第二心音发生在心室舒张早期,标志着心室舒张期的开始,在胸骨旁第 2 肋间(即主动脉瓣和肺动脉瓣听诊区)听诊音最清楚。第二心音特点是频率较高,持续时间较短。总之,第二心音是半月瓣关闭及心室舒张相伴随的事件而形成。其强弱可反映主动脉压和肺动脉压的高低。

3.第三心音(S3)

第三心音出现在心室舒张期的快速充盈期,紧随第二心音之后,其特点是低频、低振幅。第三心音是由于血液由心房流入心室时引起心室壁和乳头肌的振动所致。在一些健康青年人和儿童,偶尔可听到第三心音。

4.第四心音(S4)

第四心音出现在心室舒张晚期,为一低频短音,在部分正常老年人和心室舒张末期压力升高的患者可以出现。第四心音是由于心房收缩引起心室主动充盈时,血液在心房和心室间来回振动所引起,故亦称为心房音。

心音和心音图在诊察心瓣膜功能方面有重要意义,例如听取第一心音和第二心音可检查房室瓣和半月瓣的功能状态,瓣膜关闭不全或狭窄时均可引起湍流而发生杂音。

三、心脏泵血功能的评定

心脏的主要功能是泵血,在临床医学实践和科学研究中,经常需要对心脏的泵血功能进行评定。心脏不断地泵出血液,并通过泵血量的不断调整,适应机体新陈代谢变化的需要。对心脏泵血功能的评定,通常用单位时间内心脏的射血量和心脏的做功量作为评价指标。

(一)心脏的输出血量

1.每搏输出量与射血分数

一侧心室每次搏动所射出的血液量称为每搏输出量(stroke volume,SV),也称为搏出量或每搏量。SV 为舒张末期容积与收缩末期容积之差。正常人的左心室舒张末期容积约 120～140mL,而搏出量为 60～80mL。可见,每一次心跳并未泵出心室内的全部血液。搏出量占心室舒张末期血液容积的百分比称为射血分数(ejection fraction,EF),即射血分数=搏出量(mL)/心室舒张末期容积(mL)×100%,健康成年人安静状态下约为 55%～65%。

正常情况下,搏出量始终与心室舒张末期容积相适应,即当心室舒张末期容积增加时,搏出量也相应增加,射血分数基本不变。射血分数反映心室的泵血效率,当心室异常扩大、心室功能减退时,尽管搏出量可能与正常人没有明显区别,但与增大的心室舒张末期容积不相适应,射血分数明显下降。因此,与搏出量相比,射血分数更能客观地反映心泵血功能,对早期发现心脏泵血功能异常具有重要意义。

2.心输出量与心指数

一侧心室每分钟射出的血量称为心输出量(cardiac output,CO)。

心输出量(CO)=搏出量(SV)×心率(HR)

左右两侧心室的心输出量基本相等。如以搏出量为 70mL、心率为 75 次/分计算,则心输出量为 5.25L/min。一般健康成年男性在安静状态下,心输出量为 5～6L/min,女性的心输出量比同体重男性约低 10%;心输出量随着机体代谢和活动情况而变化,在情绪激动、肌肉运动、怀孕等代谢活动增加时,心输出量均会增加,甚至可以增大 2～3 倍。另外,心输出量与年龄有关,青年人的心输出量高于老年人。

心输出量与机体的体表面积有关。单位体表面积(m^2)的心输出量称为心指数(cardiac index,CI),即心指数=心输出量/体表面积(CI=CO/体表面积)。在安静和空腹情况下测定的心指数称为静息心指数,可作为比较不同个体心功能的评价指标。如以成年人体表面积约为 1.6～1.7m^2 为例,安静时心输出量为 5～6L/min,则心指数约为 3～3.5L/(min·m^2)。对应的每搏量与体表面积的比值称为心每搏指数,约为 45.5mL/m^2。应该指出,在心指数的测定过程中,并没有考虑心室舒张容积的变化,因此,在评估病理状态下心脏的泵血功能时,其价值不如射血分数。

在同一个体的不同年龄段或不同生理情况下,心指数也可发生变化。静息心指数随年龄增长而逐渐下降,如 10 岁左右的少年静息心指数最高,达 4L/(min·m^2),到 80 岁时降到约 2L/(min·m^2)。另外,情绪激动、运动和妊娠时,心指数均有不用程度的增高。

(二)心做功量

虽然心输出量可以作为反映心脏泵血功能的指标,但心输出量相同并不一定意味着心做功量相同或耗能量相同。例如,左、右心室尽管输出量相等,但它们的做功量和耗能量截然不同。因此,心做功量比心输出量更能全面反映心的泵血功能。

1.每搏功

心室每收缩一次所做的功称为每搏功(stroke work),简称搏功。每搏功主要用于维持在一定的压强下(射血期室内压的净增值)射出一定的血液(每搏量);少量用于增加血液流动的动能,但动能所占比例很小,且血流速度变化不大,故可忽略不计。以左心室为例计算如下。

每搏功=搏出量×(射血期左心室内压-左心室舒张末期压)

上式中,左心室射血期的内压是不断变化的,测量计算较困难。由于它与动脉压很接近,所以在实际应用时,用平均动脉压代替射血期左室内压。左心室舒张末期压用平均心房压(约 6mmHg)代替。于是,每搏功可以用下式表示。

每搏功(J)＝搏出量(L)×13.6kg/L×9.807×(平均动脉压－平均心房压)×1/1 000

上式中,搏出量单位为 L;力的单位换算为牛顿(N)故乘以 9.807;压力的单位为 mmHg,但需将毫米(mm)转换成米(m),故乘以 1/1 000;13.6 为水银的密度值。如左心室搏出量为 70mL,平均动脉压为 92mmHg,平均心房压为 6mmHg,则每搏功为 0.803J。

2.每分功

心室每分钟收缩射血所做的功称为每分功(minute work),即心室完成心输出量所做的机械外功。每分功＝每搏功×心率,如心率为 75 次/分,则每分功＝0.803J×75＝66.29J。

当动脉血压升高时,为了克服增大的射血阻力,心肌必须增加其收缩强度才能使搏出量保持不变,因此心的做功量将会增加。与心输出量相比,用每分功来评定心脏泵血功能将更为全面,尤其在动脉血压水平不同的个体之间,或在同一个体动脉血压发生改变前后,用每分功来比较心脏泵血功能更为合理。

另外,在正常情况下,左、右心室的输出量基本相等,但平均肺动脉压仅约为平均主动脉压的 1/6,所以右心室的做功量也只有左心室的 1/6 左右。

3.心脏的效率

在心泵血活动中,心肌消耗的能量不仅用于对外射出血液,完成机械功(外功),主要是指心室收缩而产生和维持一定室内压并推动血液流动也称压力－容积功;还用于离子跨膜主动转运、产生兴奋和启动收缩、产生和维持室壁张力、克服心肌组织内部的黏滞阻力等所消耗的能量(内功)。内功所消耗的能量远大于外功,最后转化为热量释放。心脏所做外功消耗的能量占心脏活动消耗的总能量的百分比称为心脏的效率(cardiac efficiency)。心肌能量的来源主要是物质的有氧氧化,故心肌耗氧量可作为心脏能量消耗的指标。心脏的效率可用下列公式计算。

心脏的效率＝心脏完成的外功/心脏耗氧量

正常心的最大效率为 20%～25%。不同生理情况下,心脏的效率并不相同。研究表明,假如动脉压降低至原先的一半,而搏出量增加 1 倍;或动脉压升高 1 倍,而搏出量降低至原先的一半,虽然这两种情况下的每搏功都和原来的基本相同,但前者的心肌耗氧量明显小于后者,说明动脉血压升高可使心脏的效率降低。

四、影响心输出量的因素

心输出量等于搏出量与心率的乘积。因此,凡影响搏出量和心率的因素都能影响心输出量。

(一)搏出量

在心率恒定的情况下,当搏出量增加时,心输出量增加;反之则心输出量减少。搏出量的多少主要取决于前负荷、后负荷和心肌收缩能力等。

1.前负荷的影响

心脏舒张末期充盈的血量或压力为心室开始收缩之前所承受的负荷,称为前负荷(preload)。前负荷可使骨骼肌在收缩前处于一定的初长度。对心脏来说,心肌的初长度决定于心室舒张末期容积,即心室舒张末期容积相当于心室的前负荷。在一定范围内,心室舒张末期充盈血量越多,心肌纤维初长度则越长,因而搏出量就越多。为观察前负荷对搏出量的影响,在实验中,维持动脉压不变,逐步改变心室舒张末期的压力或容积,观察心室在不同舒张末期压力(或容积)情况下的搏出量或搏功,便可得到心室功能曲线(ventricular function curve)。图 4-11 为犬左心室功能曲线。心功能曲线可分为 3 段。①充盈压12～15mmHg是人体心室最适前负荷,位于其左侧的一段为心功能曲线的升支,每搏功随初长度的增加而增加。通常左心室充盈压为 5～6mmHg,因此正常情况下,心室是在心功能曲线的升支段工作,前负荷和初长度尚远低于其最适水平。这表明心室具有较大程度的初长度储备。而骨骼肌的自然长度已接近最适初长度,说明其初长度储备很小。②充盈压15～20mmHg 范围内,曲线逐渐平坦,说明前负荷在上限范围内变动时,调节收缩力的作用较小,对每搏功的影响不大。③充盈压再升高,随后的曲线更加趋于平坦,或轻度下倾,但并不出现明显的降支。只有在发生严重病理改变的心室,心功能曲线才出现降支。

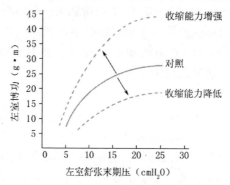

图 4-11 犬左心室功能曲线
(1cmH$_2$O=0.737mmHg=0.098kPa)

前负荷通过改变初长度来调节每搏输出量的作用称为异长自身调节(heterometric autoregulation)。异长自身调节的机制在于肌小节长度的改变。肌小节长度为 2.0~2.2μm 时,正是心室肌的最适初长度,此时粗、细肌丝处于最佳重叠状态,收缩力最大。在达到最适初长度之前,随着心室肌的初长度增加即前负荷增大时,粗、细肌丝有效重叠程度增加,参与收缩的横桥数量也相应地增加,因而心肌收缩力增强,搏出量或每搏功增加。因此异长自身调节的主要作用是对搏出量进行精细的调节。

正常情况下,引起心肌初长度改变的主要因素是静脉回心血量和心室收缩末期容积(即收缩末期剩余血量)。在一定范围内,静脉血回流量增多,则心室充盈较多,搏出量也就增加。静脉回心血量受心室舒张持续时间和静脉回流速度的影响。其中,心室舒张时间受心率的影响,当心率增加时,心室舒张时间缩短,心室充盈时间缩短,也就是静脉回心血量减少,反之,心室充盈时间延长,则静脉回流增多;而静脉回流速度取决于外周静脉压与中心静脉压之差。当吸气和四肢的骨骼肌收缩时,压力差增大,促进静脉血回流。在生理范围内,通过异长自身调节作用,心脏能将增加的回心血量泵出,不让过多的血液滞留在心腔中,从而维持回心血量和搏出量之间的动态平衡。这种心肌内在调节能力适应于回心血量的变化,防止心室舒张末期压力和容积发生过久和过度的改变。

1914 年,Starling 利用犬的离体心肺标本观察到左室舒张末期容积或压力(前负荷)增加时,搏出量增加,表明心室肌收缩力的大小取决于左室舒张末期容积,即心室肌纤维被拉长的程度。此研究是异长自身调节最早的实验依据。因此,异长自身调节也称为 Starling 机制,心功能曲线也被称为 Starling 曲线。

2.心肌收缩能力的影响

搏出量除受心肌初长度即前负荷的影响外,还受心肌收缩能力(myocardial contractility)的调节。心肌收缩能力是决定心肌细胞功能状态的内在因素。心肌收缩能力与搏出量或每搏功成正比。当心肌收缩能力增强时,搏出量和每搏功增加。搏出量的这种调节与心肌的初长度无关,因这种通过改变心肌收缩能力的心脏泵血功能调节可以在初长度不变的情况下发生,故称为等长自身调节(homeometric autoregulation)。比如人在运动或体力活动时,每搏功或每搏量成倍增加,而此时心室舒张末期容积可能仅有少量增加;相反,心力衰竭患者心室容积扩大但其做功能力反而降低,说明前负荷或初长度不是调节心脏泵血的唯一方式,心脏泵血功能还受等长自身调节方式的调节。

凡能影响心肌收缩能力的因素,都能通过等长自身调节来改变搏出量。其作用机制涉及兴奋—收缩耦联过程中的各个环节。心肌收缩能力受自主神经和多种体液因素的影响,支配心肌的交感神经及血液中的儿茶酚胺是控制心肌收缩能力的最重要生理因素,它们能促进 Ca^{2+} 内流,后者可进一步诱发肌浆网内 Ca^{2+} 的释放,使肌钙蛋白对胞质钙的利用率增加,使活化的横桥数目增加,横桥 ATP 酶的活性也增高,因此,当交感神经兴奋或在儿茶酚胺作用下,心肌收缩能力增强,一方面使心肌细胞缩短程度增加,心室收缩末期容积更小,搏出量增加;另一方面心肌细胞缩短速度增加,室内压力上升速度和射血速度加快,收缩峰压增高,搏出量和每搏功增加,心室功能曲线向左上方移位。而当副交感神经兴奋或在乙酰胆碱和低氧等因素作用下,心肌收缩能力降低,搏出量和每搏功减少,心室功能曲线向右下方移位(图 4-11)。

3.后负荷的影响

心肌开始收缩时所遇到的负荷或阻力称为后负荷(afterload)。在心室射血过程中,必须克服大动脉的阻力,才能使心室血液冲开动脉瓣而进入主动脉,因此,主动脉血压起着后负荷的作用,其变化将影响心肌的收缩过程,从而影响搏出量。在心肌初长度、收缩能力和心率都不变的情况下,当动脉压升高即后负荷增加时,射血阻力增加,致使心室等容收缩期延长,射血期缩短,心室肌缩短的速度及幅度降低,射血速度减慢,搏出量减少。继而,心室舒张末期容积将增加,如果静脉回流量不变,则心室舒张末期容积增加,心肌初长度增加,使心肌收缩力增强,直到足以克服增大的后负荷,使搏出量恢复到原有水平,从而使得机体在动脉压升高的情况下,能够维持适当的心输出量。反之,动脉血压降低,则有利于心室射血。

(二)心率

心率的变化是影响搏出量或心输出量的重要因素。在一定范围内,心率加快,心输出量增加。但心率过快(如超过 180 次/分)时,心脏舒张期明显缩短,心室充盈量不足,搏出量将减少,心输出量降低。如果心率过慢(如低于 40 次/分)时,心输出量也会减少,这是因为心脏舒张期过长,心室的充盈量已达最大限度,再增加充盈时间,也不能相应地提高充盈量和搏出量。可见,心率过快或过慢,均会使心输出量减少。

经常锻炼的人因心肌发育较好,心脏泵血功能较强,射血分数较大,射血期可略微缩短,心脏舒张期相对延长;再加上他们的心肌细胞发达,舒张时心室的抽吸力也较强,因此心室充盈增加。此外,运动员的交感神经-肾上腺系统的活动也随着训练时间延长而增强。因此,运动员的心率在超过 180 次/分时,搏出量和心输出量还能增加,当心率超过 200 次/分时才出现下降。

五、心脏泵血功能的储备

健康人安静时心率约 75 次/分钟,搏出量约 60~70mL;强体力劳动时心率可达 180~200 次/分,搏出量可提高到 150~170mL,故心输出量可增大到 30L/min 左右,达到最大心输出量。这说明心脏的泵血功能有一定的储备。心输出量随机体代谢需要而增加的能力称为心泵功能储备或心力储备(cardiac reserve)。

心力储备是通过心率储备和搏出量储备来实现的,即搏出量和心率能够提高的程度决定了心力储备的大小。一般情况下,动用心率储备是提高心输出量的重要途径。通过增加心率可使心输出量增加 2~2.5 倍。搏出量是心室舒张末期容积和心室收缩末期容积之差,故搏出量储备包括收缩期储备和舒张期储备。收缩期储备指心室进一步增强射血的能力,即静息状态下心室收缩末期容积与作最大程度射血时心室收缩末期容积的差值。如静息时心室收缩末期容积约 75mL,当最大程度射血时,心室收缩末期容积可减少到 20mL 以下,故收缩期储备约为 55mL。舒张期储备指心室舒张时能够进一步扩大的程度,即最大程度舒张所能增加的充盈血量。静息状态下,心室舒张末期容积约为 125mL,由于心室扩大程度有限,最大限度舒张时心舒末期容积约为 140mL,即舒张期储备只有 15mL,远比收缩期储备小。因此运动或强体力劳动时,主要通过动用心率储备和收缩期储备来增加心输出量。

(邱　雯)

第三节　血管的生理

无论体循环还是肺循环,血液都由心室射出,依次流经动脉、毛细血管和静脉,然后流入心房,再返回到心室,如此循环往复。体循环中的血量约占全身总血量的 84%,其中约 64% 在静脉系统内,约 13% 在大、中动脉内,约 7% 在小动脉和毛细血管内;心脏的血量约占全身总血量的 7%;肺循环中的血量约占总血量的 9%。作为心血管系统的重要组成部分,血管不仅仅是运输血液的管道,而且还参与物质交换、合成和释放各种活性物质,以维持机体内环境稳态及生命活动的正常进行。本章主要介绍血管的生理功能。

一、各类血管的功能特点

血管系统中动脉、毛细血管和静脉三者相串联,以实现血液的运输和物质交换。除毛细血管外,动脉和静脉管壁从内向外依次分为内膜、中膜和外膜。3 层膜的厚度和组成成分在不同类型的血管中存在差异,以适应各类血管的不同功能。

(一)血管的功能性分类

从生理功能上,可将体内的血管分为以下几类。

1.弹性储器血管

主动脉、肺动脉主干及其发出的最大分支,其管壁厚,富含弹性纤维,具有明显的弹性和可扩张性,称为弹性储器血管(windkessel vessel)。当心室收缩射血时,大动脉压升高,一方面推动血液快速向前流动,另一方面使大动脉扩张,暂时储存了一部分血液。当心室舒张时,动脉瓣关闭,扩张的大动脉管壁依其弹性回缩,将在射血期储存的那部分血液继续运向外周,从而维持了血流的连续性,同时避免了心动周期中血压的剧烈波动。大动脉的这种功能称为弹性储器作用。

2.分配血管

从弹性储器血管以后到分支为小动脉前的动脉管道,即中动脉,可将血液输送分配到机体的各器官组织,称为分配血管(distribution vessel)。

3.毛细血管前阻力血管

小动脉和微动脉的管径小,对血流的阻力较大,称为毛细血管前阻力血管(precapillary resistance vessel)。微动脉的管壁富含平滑肌,其舒缩活动可使微动脉口径发生明显变化,从而影响对血流的阻力和所在器官组织的血流量。

4.毛细血管前括约肌

在真毛细血管的起始部常环绕有平滑肌,称为毛细血管前括约肌(precapillary sphincter)。它的舒缩活动可控制毛细血管的开放或关闭,因此可以决定某一时间内毛细血管开放的数量。

5.交换血管

真毛细血管(true capillary)的管壁仅由单层血管内皮细胞组成,其外包绕一薄层基膜,具有较高的通透性,因此成为血管内血液和血管外组织液进行物质交换的场所,故将真毛细血管称为交换血管(exchange vessel)。

6.毛细血管后阻力血管

微静脉的管径小,对血流也产生一定的阻力,称为毛细血管后阻力血管(postcapillary resistance vessel)。微静脉的舒缩可影响毛细血管前阻力与毛细血管后阻力的比值,继而改变毛细血管血压以及体液在血管和组织间隙中的分配。

7.容量血管

与同级动脉相比,体内的静脉数量多、口径大、管壁薄、易扩张,故其容量大。安静状态下,循环血量的 60%~70%都储存在静脉中,故将静脉称为容量血管(capacitance vessel)。当静脉的口径发生较小变化时,静脉内容纳的血量就可发生很大的变化,明显影响回心血量。因此,静脉在血管系统中起着血液储存库的作用。

8.短路血管

小动脉和小静脉之间的直接吻合支,称为短路血管(shunt vessel)。它们可使小动脉内的血液不经毛细血管而直接流入小静脉。在手指、足趾、耳郭等处的皮肤中有许多短路血管存在,在功能上与体温调节有关。

（二）血管的内分泌功能

1.血管内皮细胞的内分泌功能

生理情况下,血管内皮细胞能合成和释放多种生物活性物质,以调节血管的收缩与舒张。其中,缩血管活性物质主要有内皮素、血栓素 A_2 等;舒血管活性物质主要有一氧化氮、前列腺素等。这两类血管活性物质相互制约,保持动态平衡。如果血管内皮细胞受损,其释放的血管活性物质明显减少,将会引发高血压、动脉粥样硬化等疾病。

2.血管平滑肌细胞的内分泌功能

血管平滑肌细胞可合成和分泌肾素、血管紧张素,以调节血管的紧张性和血流量。

3.血管其他细胞的内分泌功能

血管壁中的脂肪细胞、肥大细胞和淋巴细胞等也能分泌多种血管活性物质,以旁分泌、自分泌的形式调节血管的舒缩活动。

二、血流动力学

血液在心血管系统内流动的力学,称为血流动力学(hemodynamics),属流体力学的一个分支,主要研究血流量、血流阻力、血压以及它们之间的相互关系。

（一）血流量和血流速度

单位时间内流经血管某一横截面的血量,称为血流量(blood flow),又称为容积速度(volume velocity),其单位通常为 mL/min 或 L/min。血流速度(blood velocity)是指血液中某一质点在血管内移动的线速度。血液在血管中流动时,其血流速度与血流量成正比,与血管的横截面积成反比。机体内主动脉的总横截面积最小,而毛细血管的总横截面积最大,故主动脉内的血流速度最快,而毛细血管内的血流速度最慢。

1.泊肃叶定律

Poiseuille 研究了液体在管道系统内流动的规律,提出单位时间内液体的流量(Q)与管道两端的压力差(P_1-P_2)和管道半径(r)的 4 次方成正比,而与管道的长度(L)和该液体的黏度(η)成反比,即:

$$Q=\pi(P_1-P_2)r^4/8\eta L$$

该公式即为泊肃叶定律(Poiseuille law),其中 π 为圆周率,是个常数。

2.层流和湍流

血液在血管内流动时可呈现两种截然不同的方式,即层流(laminar flow)和湍流(turbulent flow)。在层流的情况下,血液中每个质点的流动方向是一致的,即都与血管的长轴平行,然而各质点的流速并不相同,血管轴心处流速最快,越靠近管壁,流速越慢。如图 4-12A 所示,箭头方向表示血流的方向,箭头的长度表示流速。因此,在血管的纵剖面上,各箭头的顶端相连而形成一抛物线。泊肃叶定律适用于层流的情况。当血流速度加快到一定程度时,层流情况即被破坏,此时血液中每个质点的流动方向不再一致,彼此交叉而出现漩涡,即形成湍流(图 4-12B)。在湍流的情况下,泊肃叶定律不再适用。

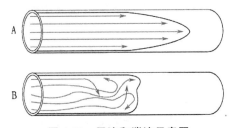

图 4-12 层流和湍流示意图
A.血管中的层流;B.血管中的湍流

关于湍流的形成条件,Reynolds 提出了一个经验公式,即:

$$Re = VD\rho/\eta$$

式中 Re 为 Reynolds 常数,无单位,V 为血液的平均流速,单位为 cm/s,D 为管腔的直径,单位为 cm,ρ 为血液的密度,单位为 g/cm^3,η 为血液的黏度,单位为 dyn·s/cm^2,又称为泊。一般来说,当 $Re>2000$ 时即可发生湍流。由上式可知,当血流速度快、血管口径大及血液的黏度低时,容易产生湍流。在生理情况下,心室腔和主动脉内的血流是湍流。但在病理情况下发生血管狭窄时,可因局部血流加速而出现湍流,并可在相应的体表处听到血管杂音。

(二)血流阻力

血液在血管内流动时所遇到的阻力,称为血流阻力(vascular resistance),是由于血液流动时与血管壁以及血液内部分子之间相互摩擦而产生的。摩擦会消耗一部分能量,因此随着血液不断向前流动,压力将逐渐降低。发生湍流时,血液中各质点不断变换流动的方向,故血流阻力更大,消耗的能量较层流时更多。

血流阻力一般不能直接测量,需通过计算得出。在层流的情况下,血流量(Q)与血管两端的压力差(P_1-P_2)成正比,而与血流阻力(R)成反比。即

$$Q = (P_1-P_2)/R$$

结合泊肃叶定律,可以得到血流阻力的计算公式,即

$$R = 8\eta L/\pi r^4$$

这一公式表示,血流阻力与血管的长度(L)和血液的黏度(η)成正比,而与血管半径(r)的 4 次方成反比。由于血管的长度和血液的黏度在一段时间内变化很小,因此血流阻力主要取决于血管的半径。当血管半径增大时,血流阻力将减小,血流量就增多;反之,当血管半径减小时,血流阻力将增大,血流量就减少。机体正是通过控制各器官阻力血管口径的大小,从而调节各器官的血流量。生理情况下,主动脉及大动脉产生的血流阻力约占总阻力的 9%,小动脉约占 16%,微动脉约占 41%,毛细血管约占 27%,静脉系统约占 7%。由此可见,富含平滑肌的小动脉和微动脉是产生血流阻力的主要部位。

在某些生理和病理情况下,血液黏度(blood viscosity)可以改变。影响血液黏度的因素主要有以下几个方面。

1.血细胞比容(hematocrit)

血细胞比容是决定血液黏度的最重要因素。血细胞比容越大,血液的黏度就越高。

2.血流的切率

在层流的情况下,相邻两层血液流速之差与液层厚度的比值称为血流的切率(shear rate)。匀质液体(如血浆)的黏度不随切率的变化而变化,这种液体称为牛顿液,而非匀质液体(如全血)的黏度则随切率的减小而增大,这种液体称为非牛顿液。切率越大,层流现象越明显,即红细胞集中在血流的中轴,其长轴与血管的纵轴平行,红细胞移动时发生的旋转以及红细胞之间的相互撞击都很小,故血液的黏度就很低。反之,切率越小,红细胞聚集越多,血液的黏度就增高。

3.血管口径

大血管对血液的黏度影响较小,但当血液在口径小于 0.2～0.3mm 的微动脉内流动时,只要切率足够高,血液的黏度将随血管口径的变小而下降,从而显著降低血液在小血管内流动时的阻力。

4.温度

血液的黏度可随温度的降低而升高。如果将手指浸在冰水中,局部血液的黏度可增加 2 倍。

(三)血压

血压(blood pressure,BP)是指血管内流动的血液对单位面积血管壁的侧压力,也即压强。血压的国际标准单位是帕(Pa),因帕的单位较小,故常用千帕(kPa)表示,但传统习惯上血压通常以毫米汞柱(mmHg)为单位,1mmHg=0.133kPa。当血液从心室射出,依次流经动脉、毛细血管和静脉时,由于存在血流阻力,导致血压逐渐下降,即动脉血压>毛细血管血压>静脉血压(图 4-13)。通常所说的血压指的是动脉血压。

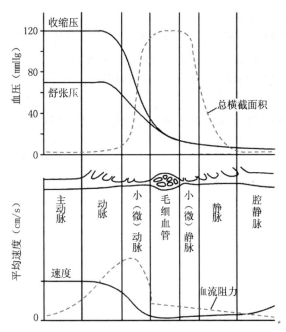

图 4-13　不同血管的血压、总横截面积、血流速度和血流阻力的变化示意图

三、动脉血压和动脉脉搏

动脉内流动的血液对单位面积血管壁的侧压力,称为动脉血压(arterial blood pressure),通常是指主动脉血压。每个心动周期中,动脉血压发生周期性的波动。这种周期性的压力变化可引起动脉血管发生搏动,称为动脉脉搏(arterial pulse)。在一些浅表动脉(如桡动脉等)部位,用手指能直接触到动脉搏动。

(一)动脉血压

1.动脉血压的形成

动脉血压的形成条件主要包括以下几个方面。

(1)循环系统内有足够的血液充盈:这是动脉血压形成的前提条件。循环系统内的血液充盈程度可用循环系统平均充盈压(mean circulatory filling pressure)来表示。电刺激用苯巴比妥麻醉的犬,使其发生心室颤动,以暂时停止心脏射血,血液流动也就暂停,此时在循环系统中各处所测得的压力都是相同的,这一压力数值就是循环系统平均充盈压,约为 7mmHg。人的循环系统平均充盈压估计接近 7mmHg。循环系统平均充盈压的高低取决于循环血量与血管系统容量之间的相对关系。如果循环血量增多或血管系统容量减小,循环系统平均充盈压就升高;反之,如果循环血量减少或血管系统容量增大,则循环系统平均充盈压就降低。

(2)心脏射血:这是动脉血压形成的必要条件。心室收缩时释放的能量分为两部分:一部分成为血液的动能,推动血液向前流动;另一部分则转化为势能(压强能),形成对血管壁的侧压并使大动脉扩张。当心室舒张时,大动脉弹性回缩,将储存的势能转变为推动血液向前流动的动能。因此,虽然心室射血是间断性的,但是血液在血管内的流动却是连续的。

(3)外周阻力:外周阻力(peripheral resistance)主要指小动脉和微动脉对血流的阻力,这是动脉血压形成的另一基本条件。由于外周阻力的存在,心室每次收缩射出的血液大约只有 1/3 能在心室收缩期流至外周,其余约 2/3 的血液暂时储存在主动脉和大动脉中,并使动脉血压升高。可以设想,如果没有外周阻力,则心室收缩时射入大动脉的血液将全部迅速地流到外周,这样就不能维持正常的动脉血压。

(4)主动脉和大动脉的弹性储器作用:主动脉和大动脉富含弹性纤维,具有弹性储器作用。当心室收缩射血时,主动脉和大动脉弹性扩张,使动脉压不会升得过高,同时又储存了一部分血液;当心室舒张时,扩张的大动脉弹性回缩,将储存的血液继续运向外周,既维持了血流的连续性,同时又使动脉压不会降得过低。因此,主动脉和大动脉的弹性储器作用可减小每一心动周期中动脉血压的波动幅度。

2.动脉血压的正常值和生理变异

(1)动脉血压的正常值:在每个心动周期中,动脉血压随着心室的收缩与舒张而发生较大幅度的变化。心室收缩时动脉血压上升达最高值,称为收缩压(systolic pressure),心室舒张时动脉血压下降达最低值,称为舒张压(diastolic pressure)。收缩压和舒张压的差值称为脉搏压(pulse pressure),简称脉压。一个心动周期中每一瞬间动脉血压的平均值,称为平均动脉压(mean arterial pressure)。平均动脉压的精确数值可以通过血压曲线面积的积分来计算,粗略计算,平均动脉压约等于舒张压加1/3脉压(图4-14)。由于在大动脉中血压的降幅很小,因此通常用上臂测得的肱动脉压来代表动脉血压。在安静状态下,我国健康青年人的收缩压为100～120mmHg,舒张压为60～80mmHg,脉压为30～40mmHg,平均动脉压接近100mmHg。

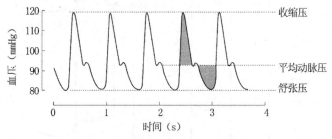

图4-14 正常青年人肱动脉压曲线

(2)动脉血压的生理变异:动脉血压除存在个体差异外,还有性别和年龄的差异。一般来说,女性的血压在更年期前略低于同龄男性,而更年期后则与同龄男性基本相同或略有升高。男性和女性的血压都随年龄的增长而逐渐升高,并且收缩压比舒张压升高更显著。此外,正常人的血压还呈现明显的昼夜波动节律。大多数人的血压在凌晨2~3时最低,上午6~10时和下午4~8时各有一个高峰,晚上8时以后血压呈缓慢下降趋势。这种现象在老年人中尤为多见。

3.动脉血压的测量方法

动脉血压主要有两种测量方法,即直接测量法和间接测量法。

(1)直接测量法:目前的生理学实验中多采用直接测量法,即将导管的一端插入动脉,另一端连接压力换能器,通过将压强能的变化转变为电能的变化,可以精确测算出心动周期中每一瞬间的血压数值。此法具有一定的创伤性,并且操作技术要求也较高,故在临床上较少应用。

(2)间接测量法:目前临床上多采用无创、简便的Korotkoff音听诊法间接测量动脉血压。首先,将血压计的袖带缠于上臂中部,袖带下缘距肘窝2~3cm,然后将听诊器胸件置于肘窝肱动脉搏动最明显处。向袖带内充气至肱动脉搏动消失(听不到任何声音)后再继续上升20~30mmHg,随后缓慢放气。当听到第一个搏动声(Korotkoff音)时,血压计水银柱所指刻度即为收缩压;当搏动声突然变弱或消失时,血压计水银柱所指刻度即为舒张压(图4-15)。

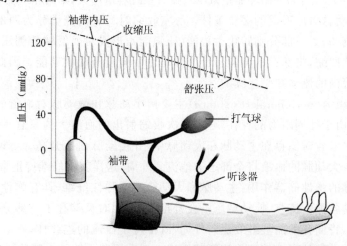

图4-15 Korotkoff音听诊法间接测量肱动脉血压的示意图

4.影响动脉血压的因素

凡是参与动脉血压形成的各种因素,都能影响动脉血压,而且只要其中一个因素发生变化,其他因素也可能会随之发生变化。因此,生理情况下动脉血压的变化往往是多种因素综合作用的结果。为便于理解和讨论,下面单独分析某一影响因素时,都是假定其他因素不发生变化。

(1)每搏输出量:当每搏输出量增大时,心缩期射入主动脉的血量增多,动脉壁所承受的侧压力增大,故收缩压明显升高。同时由于动脉血压升高,使血流速度加快,则流向外周的血量增多,到心舒末期大动脉内存留的血量并无明显增多,所以舒张压升高不明显,导致脉压增大。反之,当每搏输出量减少时,则主要使收缩压降低,导致脉压减小。因此,收缩压的高低主要反映每搏输出量的多少。

(2)心率:当心率加快时,心舒期明显缩短,使心舒期流至外周的血量明显减少,故心舒末期主动脉内存留的血量增多,舒张压明显升高。由于心舒末期主动脉内存留的血量增多,使心缩期主动脉内的血量增多,收缩压也相应升高,但由于动脉血压升高,可使血流速度加快,则心缩期内可有较多的血液流至外周,故收缩压升高不如舒张压升高显著,导致脉压减小。反之,当心率减慢时,舒张压明显降低,则脉压增大。

(3)外周阻力:当外周阻力加大时,心舒期中血液流向外周的速度减慢,使心舒末期存留在主动脉内的血量增多,故舒张压升高;在心缩期,由于动脉血压升高使血流速度加快,因此收缩压升高不如舒张压升高明显,故脉压减小。外周阻力减小时,舒张压降低也较收缩压明显,脉压增大。由此可见,在一般情况下,舒张压的高低主要反映外周阻力的大小。

(4)主动脉和大动脉的弹性储器作用:如前所述,由于主动脉和大动脉的弹性储器作用,使动脉血压的波动幅度明显小于心室内压的波动幅度。老年人由于动脉壁硬化,大动脉的弹性储器作用减弱,故脉压增大。

(5)循环血量和血管系统容量的比例:循环血量和血管系统容量的比例适当,才能使血管系统足够地充盈,从而产生一定的体循环平均充盈压。在正常情况下,循环血量和血管系统的容量是相适应的,血管系统充盈程度的变化不大。失血后,循环血量减少,此时如果血管系统的容量改变不大,则体循环平均充盈压必然降低,使动脉血压下降,甚至危及生命,故对大失血患者的急救措施主要是及时补充血量。在另一些情况下,如果循环血量不变而血管系统容量增大,例如药物过敏或细菌毒素的侵袭,使全身小血管扩张,血管内血液充盈不足,血压则急剧下降。对这种患者的急救措施主要是应用血管收缩药使小血管收缩,血管容积减小,使血压迅速回升。

(二)动脉脉搏

1.动脉脉搏的波形

用脉搏描记仪记录到的浅表动脉脉搏的波形图,称为脉搏图(图4-16),一般包括上升支和下降支。

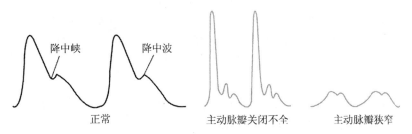

降中峡　　降中波

正常　　　　　主动脉瓣关闭不全　　　主动脉瓣狭窄

图4-16　正常及病理情况下的动脉脉搏图

(1)上升支:在心室快速射血期,动脉血压迅速上升,其管壁扩张,形成脉搏波形中的上升支。当射血速度慢、心输出量少及射血阻力大时,可使上升支的斜率和幅度都减小;反之则都增大。

(2)下降支:在心室减慢射血期,射血速度减慢,使进入主动脉的血量少于由主动脉流向外周的血量,故被扩张的大动脉开始回缩,动脉血压逐渐下降,形成脉搏波形中下降支的前段。随后,心室开始舒张,动脉血压继续下降,形成下降支的后段。在主动脉记录脉搏图时,其下降支上有一个切迹,称为降中峡(dicrotic notch),其后出现一个短而向上的小波,称为降中波(图4-16)。降中波是由于心室舒张时主动脉内反流的血液受到主动脉瓣阻挡后而形成的一个折返波。下降支的形状可大致反映外周阻力的大小。外周阻力大时,下降支的下降速率慢,降中峡的位置较高;反之,则下降支的下降速率快,降中峡的位置较低。

在某些病理情况下,动脉脉搏的波形可出现异常。例如,主动脉瓣关闭不全时,由于心舒期部分血液反流入心室,导致主动脉压迅速下降,故下降支陡峭;主动脉瓣狭窄时,射血阻力增大,则上升支的斜率和幅度都减小(图4-16)。

2.动脉脉搏波的传播速度

动脉脉搏波可沿动脉管壁向外周血管传播,其传播速度远比血流速度快。一般说来,动脉管壁的可扩张性越大,脉搏波的传播速度就越慢。主动脉脉搏的传播速度为3～5m/s,到大动脉为7～10m/s,而到小动脉段则加快到15～35m/s。由于小动脉和微动脉对血流的阻力大,故在微动脉段以后脉搏波动明显减弱,到毛细血管时脉搏已基本消失。

四、静脉血压和静脉回心血量

静脉不仅是血液回流入心脏的通道,而且还起着血液储存库的作用。静脉的收缩与舒张可有效调节回心血量和心输出量,从而使机体适应各种生理状态下的需要。

(一)静脉血压

当体循环血液流经动脉和毛细血管到达微静脉时,血压已下降到15～20mmHg;到体循环的终点右心房时,血压最低,接近于零。通常将右心房和胸腔内大静脉的血压称为中心静脉压(central venous pressure,CVP),而将各器官静脉的血压称为外周静脉压(peripheral venous pressure)。中心静脉压的高低取决于心脏射血能力和静脉回心血量之间的相互关系。如果心脏射血能力强,可及时将回流入心脏的血液射入动脉,中心静脉压就较低。反之,当心脏射血能力减弱时,则中心静脉压较高。另一方面,如果静脉回心血量过多,或静脉回流速度过快,中心静脉压也会升高。因此,中心静脉压是反映心血管功能的重要指标。临床上在用输液治疗休克时,除须观察动脉血压的变化外,也要观察中心静脉压的变化。中心静脉压的正常变动范围为4～12cmH$_2$O(1cmH$_2$O=0.098kPa)。如果中心静脉压偏低或有下降趋势,常提示输液量不足,而如果中心静脉压高于正常并有进行性升高的趋势,则提示输液过快或心脏射血功能减弱。

(二)重力对静脉压的影响

血管内的血液因受地球重力场的影响,可对血管壁产生一定的静水压。因此,各部分血管内的血压除由于心脏做功形成以外,还要加上该部分血管处的静水压。血管静水压的高低取决于人体当时的体位。当人体平卧时,由于身体各部分血管大致都与心脏处于同一水平,故静水压也大致相同。但当人体从平卧位转为直立位时,则足部血管内的血压要比平卧位时高约80mmHg,其增高的部分相当于从足到心脏这一段血柱所产生的静水压(图4-17);而心脏水平以上的血管内血压则比平卧位时低,如颅顶矢状窦内压可降低到-10mmHg。

重力形成的静水压,对处在同一水平的静脉的影响远大于动脉,这是因为静脉较动脉壁薄,故静脉的充盈程度受跨壁压的影响较大。跨壁压(transmural pressure)是指血管内血液对管壁的压力和血管外组织对管壁的压力之差。一定的跨壁压是维持静脉充盈扩张的必要条件,跨壁压越大,静脉就越充盈,容积也越大,当跨壁压减小到一定程度时,静脉就会发生塌陷。

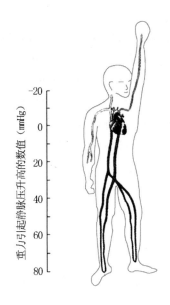

重力引起静脉压升高的数值（mmHg）

图 4-17　直立体位对静脉压的影响

（三）静脉回心血量

单位时间内由静脉回流入心脏的血量，称为静脉回心血量。静脉回心血量取决于外周静脉压和中心静脉压之差，以及静脉对血流的阻力。

1.静脉对血流的阻力

在静脉系统中，由微静脉至右心房的血压降落仅约 15mmHg，可见静脉对血流的阻力很小，这与其保证回心血量的功能是相适应的。

作为毛细血管后阻力血管的微静脉，其舒缩活动可影响毛细血管前、后阻力的比值，继而改变毛细血管血压。微静脉收缩时，使毛细血管后阻力升高，如果毛细血管前阻力不变，则毛细血管前、后阻力的比值变小，进而升高毛细血管血压，造成组织液生成增多。因此，机体可通过对微静脉舒缩活动的调节来控制血液和组织液之间的液体交换，并能间接调节静脉回心血量。

前面已经提及，跨壁压可影响静脉的充盈扩张，继而改变了静脉对血流的阻力。大静脉在处于扩张状态时，血流阻力很小；但当管壁塌陷时，静脉的总横截面积减小，导致血流阻力增大。另外，血管周围组织对静脉的压迫，如锁骨下静脉在跨越第 1 肋骨处受肋骨的压迫、腹腔内大静脉受腹腔器官的压迫等，都可增加静脉对血流的阻力。

2.影响静脉回心血量的因素

凡能影响外周静脉压、中心静脉压以及静脉阻力的因素，都能影响静脉回心血量。

（1）体循环平均充盈压：体循环平均充盈压的高低取决于循环血量和血管系统容量之间的相对关系。当循环血量增多或容量血管收缩时，体循环平均充盈压升高，静脉回心血量即增多；反之，当循环血量减少或容量血管舒张时，体循环平均充盈压降低，静脉回心血量则减少。

（2）心脏收缩力量：心脏收缩力量增强时，射血量增多，而心室内剩余血量较少，则心室舒张末期压力就较低，从而对心房和大静脉内血液的抽吸力量增强，故静脉回心血量增多；相反，则静脉回心血量减少。例如，右心衰竭时，右心室收缩力量显著减弱，致心室舒张末期压力明显升高，使血液淤积在右心房和大静脉内，静脉回心血量显著减少，此时患者出现颈外静脉怒张、下肢水肿等体征。左心衰竭时，血液淤积在左心房和肺静脉内，造成肺淤血和肺水肿。

（3）体位改变：当人体从平卧位转为直立位时，身体低垂部分静脉扩张，容量增大，故静脉回心血量减少。这种变化在健康人由于神经系统的迅速调节而不易被察觉，而长期卧床的患者，由于其静脉管壁的紧张性较低，更易扩张，同时下肢肌肉收缩力量减弱，故由平卧位突然直立时，可因大量血液淤滞在下肢，导致静脉回心血量过少而发生晕厥。

（4）骨骼肌的挤压作用：骨骼肌收缩时挤压肌肉内和肌肉间的静脉，使静脉血流加快，加之有静脉瓣的存在，使血液只能向心脏方向回流而不能倒流。这样，骨骼肌和静脉瓣一起，对静脉回流起着"泵"的作用，称为"静脉泵"或"肌肉泵"。当下肢肌肉进行节律性舒缩活动时，如步行或跑步，可使肌肉泵作用得到很好发挥，在一定程度上加速了全身的血液循环，对心脏的泵血起辅助作用。肌肉泵的这种作用，对于在直立情况下降低下肢静脉压、减少下肢静脉内血液潴留具有重要的生理意义。但是，如果肌肉不作节律性的舒缩，而呈持续性收缩状态，则静脉因持续受压导致回心血量明显减少。

（5）呼吸运动：胸膜腔内压通常低于大气压，为负压。吸气时，胸腔容积增大，胸膜腔负压增大，使胸腔内大静脉和右心房更加扩张，中心静脉压降低，因而静脉回心血量增加；呼气时则相反，使静脉回心血量减少。可见，呼吸运动对静脉回流也起着"泵"的作用，称为"呼吸泵"。如果在站立时呼吸加深，可以促进身体低垂部分的静脉血液回流。但是，呼吸对肺循环静脉回流的影响与对体循环的影响不同。吸气时，随着肺的扩张，肺部的血管容积显著增大，能储存较多的血液，故由肺静脉回流至左心房的血量减少，左心室的输出量也相应减少。呼气时的情况则相反。

五、微循环

微动脉和微静脉之间的血液循环，称为微循环（microcirculation）。作为血液与组织细胞之间进行物质和气体交换的场所，微循环对维持组织细胞的新陈代谢和内环境稳态具有重要作用。

（一）微循环的组成

各器官、组织的结构和功能不同，微循环的结构也有所不同。典型的微循环由微动脉、后微动脉、毛细血管前括约肌、真毛细血管、通血毛细血管、动-静脉吻合支和微静脉组成（图 4-18）。

微循环的起点是微动脉，其管壁有环行的平滑肌，通过平滑肌的收缩和舒张可控制微循环的血流量，故微动脉起"总闸门"的作用。微动脉分支成管径更细的后微动脉，每根后微动脉向一至数根真毛细血管供血。真毛细血管起始端通常有 1~2 个平滑肌细胞，形成环状的毛细血管前括约肌，其舒缩活动可控制进入真毛细血管的血流量，故毛细血管前括约肌起"分闸门"的作用。真毛细血管仅由单层内皮细胞组成，细胞间有裂隙，故具有较高的通透性。人体内约有 400 亿根毛细血管，总的有效交换面积将近 $1000m^2$。毛细血管的血液经微静脉进入静脉。最细的微静脉口径不超过 $20\sim30\mu m$，其管壁没有平滑肌，属于交换血管。较大的微静脉管壁有平滑肌，其舒缩活动可影响毛细血管血压，故微静脉为毛细血管后阻力血管，起"后闸门"的作用。

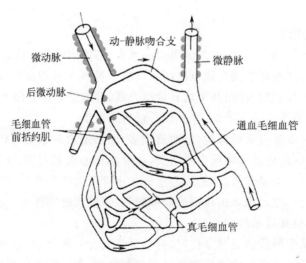

图 4-18 微循环的组成模式图

— 54 —

（二）微循环的血流通路

微循环有 3 条血流通路,分别具有不同的生理意义。

1.迂回通路

血液从微动脉经后微动脉、毛细血管前括约肌、真毛细血管汇集到微静脉的通路,称为迂回通路（circuitous channel）。该通路因真毛细血管数量多且迂回曲折而得名,加之管壁薄、通透性大、血流缓慢,因此是血液和组织液之间进行物质交换的场所,故又称营养通路。该通路中的真毛细血管是交替开放的,安静状态下,同一时间内约有 20％的真毛细血管开放,从而使微循环的血流量与组织的代谢活动相适应。

2.直捷通路

血液从微动脉经后微动脉和通血毛细血管进入微静脉的通路,称为直捷通路（thoroughfare channel）。通血毛细血管是后微动脉的直接延伸,其管壁平滑肌逐渐稀少以至消失。直捷通路经常处于开放状态,血流速度较快,在物质交换上意义不大。它的主要功能是使一部分血液快速进入静脉,以保证回心血量。直捷通路在骨骼肌中较为多见。

3.动—静脉短路

血液从微动脉经动—静脉吻合支流入微静脉的通路,称为动—静脉短路（arterio-venous shunt）。该通路多见于人体的皮肤和皮下组织,特别是手指、足趾、耳郭等处,其主要功能是参与体温调节。当人体需要大量散热时,动—静脉吻合支开放增多,皮肤血流量增加,皮肤温度升高,有利于发散身体热量。

（三）微循环的血流动力学

1.微循环的血流阻力

微循环中的血流一般为层流,其血流量与微动脉和微静脉之间的血压差成正比,与微循环中总的血流阻力成反比。微动脉占总血流阻力的比例较高,血压降落也最显著。因而,血液流到毛细血管靠动脉端时,血压降至 30～40mmHg,中段血压为 25mmHg,至靠静脉端血压为 10～15mmHg 左右。毛细血管血压的高低取决于毛细血管前阻力和毛细血管后阻力之比。一般说来,当两者之比为 5∶1 时,毛细血管的平均血压约为 20mmHg。比值增大时,毛细血管血压就降低;反之,则升高。

2.微循环血流量的调节

通常情况下,通过微循环毛细血管网的血液是不连续的。这是由于后微动脉和毛细血管前括约肌不断发生每分钟 5～10 次的交替性收缩和舒张活动,称为血管舒缩活动（vasomotion）,以此控制真毛细血管开放或关闭。当它们收缩时,真毛细血管关闭,导致毛细血管周围组织中乳酸、CO_2、组胺等代谢产物积聚以及 O_2 分压降低。代谢产物和低氧又能反过来引起局部后微动脉和毛细血管前括约肌舒张,于是真毛细血管开放,局部组织内积聚的代谢产物被血流清除。随后,后微动脉和毛细血管前括约肌又收缩,使真毛细血管关闭,如此周而复始。当组织代谢活动加强时,处于开放状态的真毛细血管增多,可使血液和组织细胞之间的交换面积增大,交换距离缩短,以满足组织代谢的需要。

（四）血液和组织液之间的物质交换

微循环的基本功能是实现血液和组织液之间的物质交换,主要通过以下几种方式进行。

1.扩散

扩散是血液和组织液之间进行物质交换的最主要方式。某种溶质分子在单位时间内扩散的速率与其在血浆和组织液中的浓度差、毛细血管壁对该分子的通透性以及毛细血管壁的有效交换面积等成正比,而与毛细血管壁的厚度成反比。脂溶性物质如 O_2、CO_2 等可直接透过毛细血管壁进行扩散,故扩散速率极快。非脂溶性物质如 Na^+、葡萄糖等,其直径小于毛细血管壁孔隙,也能通过管壁进出毛细血管,但分子越小,就越容易通过毛细血管壁孔隙,故扩散速率越大。

2.吞饮

毛细血管内皮细胞外侧的物质可被细胞膜包裹并吞饮（pinocytosis）入细胞内,形成吞饮泡,继而被运送至细胞的另一侧,并被排出细胞外。一般认为,多数大分子物质如血浆蛋白等可以通过这种方式进行毛细血管内外的交换。

3.滤过和重吸收

当毛细血管壁两侧的静水压和渗透压不等时,水分子就会通过毛细血管壁从高压力一侧向低压力一侧移动。生理学中,将液体由毛细血管内向外的移动称为滤过(filtration),而将液体向相反方向的移动称为重吸收(reabsorption)。血液和组织液之间通过滤过和重吸收方式进行的物质交换,仅占很小一部分,对于物质交换来说并不起主要作用,但对于组织液的生成来说具有重要意义。

六、组织液的生成与回流

组织液是血浆经毛细血管滤过到组织间隙而形成的,其主要成分是胶原纤维和透明质酸细丝,故组织液绝大部分呈胶冻状,不能自由流动,因而不致因重力作用而流至身体的低垂部位,也难从组织间隙中抽吸出来。组织液中有极小一部分呈液态,可自由流动。组织液中各种离子成分与血浆基本相同,但组织液中蛋白质含量明显低于血浆。

(一)组织液的生成

组织液生成的动力是有效滤过压,它取决于以下4个因素,即毛细血管血压、血浆胶体渗透压、组织液静水压和组织液胶体渗透压。其中,毛细血管血压和组织液胶体渗透压是促使液体向毛细血管外滤过的力量,而血浆胶体渗透压和组织液静水压则是促使液体重吸收入毛细血管的力量(图4-19)。滤过的力量与重吸收的力量之差,称为有效滤过压(effective filtration pressure,EFP)。可用下式表示:

有效滤过压＝(毛细血管血压＋组织液胶体渗透压)－(血浆胶体渗透压＋组织液静水压)

如图4-19所示,在毛细血管动脉端,有效滤过压为13mmHg,表示液体滤出毛细血管而生成组织液;而在毛细血管静脉端,有效滤过压为－5mmHg,表示大部分组织液又重吸收回毛细血管。总的说来,流经毛细血管的血浆,0.5%～2%在毛细血管动脉端被滤出到组织间隙,其中约90%的滤出液在静脉端被重吸收回血液,其余约10%进入毛细淋巴管,成为淋巴液。

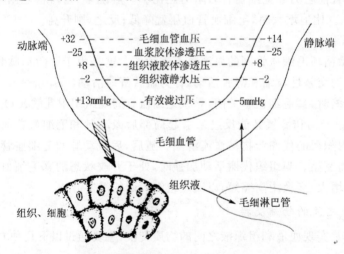

图4-19　组织液生成与回流示意图(图中数值单位为 mmHg)

(二)影响组织液生成与回流的因素

正常情况下,组织液的生成与回流维持动态平衡,以保证体液的正常分布。一旦这种平衡遭到破坏,造成组织液生成过多或回流减少,则组织间隙中有过多的液体潴留,产生水肿。

1.毛细血管血压

当毛细血管前、后阻力的比值增大时,毛细血管血压降低,则有效滤过压减小,组织液生成减少;反之,比值变小时,毛细血管血压升高,组织液生成增多。右心衰竭的患者,因静脉回流受阻,毛细血管血压逆行升高,有效滤过压加大,组织液生成增多而回流减少,常出现全身水肿。

2.血浆胶体渗透压

血浆胶体渗透压主要取决于血浆蛋白的浓度。当人体患某些肾脏疾病时,常排出蛋白尿,或者肝功能不佳时,蛋白质合成减少,从而导致血浆蛋白含量降低,使血浆胶体渗透压下降,有效滤过压增大,组织液生成增多,从而出现水肿。

3.毛细血管壁的通透性

正常情况下,毛细血管壁对蛋白质几乎不通透。但在感染、过敏、烧伤等情况下,毛细血管壁的通透性增加,部分血浆蛋白滤出毛细血管,使病变部位组织液胶体渗透压升高,有效滤过压增大,导致组织液生成增多,出现水肿。

4.淋巴回流

正常情况下,从毛细血管滤出的液体约10%经淋巴系统回流入血。当局部淋巴管病变或肿物阻塞淋巴管时,可使淋巴回流受阻,导致受阻部位远端的组织液回流障碍,出现局部水肿。

(石　瑜)

第五章

心血管疾病的危险因素及控制

引起疾病的单一原因人们称之为病因,然而人类的许多疾病的病因至今不明。深入研究发现,当今人类许多疾病并非单一原因所致,而是与许多因素密切相关,即所谓多因素疾病。许多心血管疾病如高血压、冠心病、心肌病、心律失常等都属多因素疾病。大量的流行病学调查资料表明,众多因素如胆固醇升高、吸烟、高血压、血糖异常、肥胖等与冠心病发生密切相关,人们将这些因素称为冠心病危险因素。

第一节　确定危险因素的基本条件

一、危险因素的基本概念

所谓危险因素,是指在人群中由于某一因素的存在,使相关疾病的发病率增高,而当其被消除后,又可使该疾病的发病率下降,这种与疾病发病率高低有关的因素称为危险因素。从某种意义上讲,危险因素就是病因。

但是,与传统的病因概念相比,危险因素又有 3 点明显的不同:①危险因素是临床流行病学术语。只有在进行群体调查时才能被发现。②危险因素常与慢性、多因性疾病相关联,没有某单一危险因素,相关疾病也可发生。③危险因素不能用作疾病的诊断依据。

例如,目前已公认血浆胆固醇水平升高是冠心病发病的重要危险因素,而冠心病是一慢性、多因性疾病,临床上常见到不少心肌梗死患者的血浆胆固醇水平不高,同时,血浆胆固醇水平升高也不能作为冠心病的诊断依据。

二、危险因素分类

危险因素分类的方法很多,例如依据其来源可分为遗传性和环境性危险因素;根据其出现的早晚,可分为传统的危险因素和新出现的危险因素;根据是否可纠正,可分为能纠正的危险因素和不能纠正的危险。目前,有关冠心病的危险因素研究较为深入和广泛,从人群防治的紧迫性来说,将冠心病危险因素分为 5 类较为实用。

(一)致病性危险因素

总胆固醇[包括低密度脂蛋白胆固醇(LDL-C)]升高、吸烟、高血压、高密度脂蛋白胆固醇(HDL-C)低下、血糖升高。虽然这些危险因素的致动脉粥样硬化的机制尚不十分清楚,但已有大量的证据支持他们与动脉粥样硬化之间存在直接因果关系。同时,这些因素的作用是相互独立的。况且,LDL-C 的升高似乎是动脉粥样硬化发生的必备条件,当 LDL-C 非常低时,即使存在其他危险因素,动脉粥样硬化的过程也是非常缓慢。当血浆 LDL-C 达到一定的"允许值",其他致病性危险因素则起作用或独立性加速动脉粥样硬化的进展。当然,这些危险因素也可称为主要的危险因素,因为他们常见且作用强。

(二)条件性危险因素

包括甘油三酯(TG)、脂蛋白(a)[Lp(a)]、小而密低密度脂蛋白(sLDL)、同型半胱氨酸血症、纤溶酶原激活物抑制物1(PAI-1)、纤维蛋白原和C-反应蛋白升高。这些因素的致动脉粥样硬化作用及在人群中的分布频率小于上述致病性危险因素。

(三)促发性危险因素

肥胖、长期静坐、早发冠心病家族史、男性、行为、社会经济状态、种族、胰岛素抵抗,通过增强致病性危险因素的作用或影响条件性危险因素而发挥其加速动脉粥样硬化发展的作用。

(四)斑块负荷作为危险因素

当斑块发展到一定的阶段,其本身就变成了主要冠脉事件的危险因素。现阶段临床上仅能采用年龄和心电图上心肌缺血改变作为间接指标。

(五)易感性危险因素

这种因素的存在与冠心病的发生和发展在生物学的机制上并无关联,但是,当其存在时,则提示该个体有易发生冠心病的可能,如左室肥厚等。

三、致病性危险因素确定

从理论上讲,确定某疾病的致病性危险因素。需要符合6项基本条件。

(一)人群研究发现有明确的相关性

常用的研究方法包括对一组人群进行暴露与未暴露于某一危险因素的对照研究、固定人群进行前瞻性队列研究、病例对照研究、横断面研究等。计算的指标主要有相对危险度(RR)和比值比(OR)。

(二)因果时间顺序明确

显然危险因素的存在明显早于疾病的发生。

(三)在不同的研究中,危险因素与疾病的相关性结论一致

在不同的地区和单位,不同的研究者采用不同或相似的研究设计和方法,应用相关的衡量指标,对某种疾病的危险因素进行研究,所得结论一致,危险因素的可信度较高。

(四)相关性存在量效关系

危险因素与某疾病的相关性应是独立的、分级的和连续的,疾病发病率随着危险因素水平的增高而增加。

(五)可信的生物学机制

存在危险因素促发该疾病发生的可信的生物学机制。

(六)干预危险因素

大规模临床对照试验证实,积极干预危险因素可使该疾病的临床终点事件发生率显著降低。

(张静宇)

第二节　心血管危险因素的防治

现代研究认为,除了年龄、家族史和性别等遗传因素不可改变外,其他危险因素(尤其是行为因素)都是可以纠正的,因此心血管危险因素是可以防治的。研究还发现,"行为及生物学因素→疾病发生→疾病

持续或复发"形成一个病因链。阻断第一个环节是心血管病一级预防的主要措施,阻断第二个环节是心血管病二级预防的主要措施。从防病治病角度看这两个环节都很重要,但根据预防为主的理念,第一环节更重要。

一、高血压

高血压既是疾病,又是许多严重心脑血管疾病的重要危险因素。血压升高是脑卒中、心肌梗死、心力衰竭、肾功能不全等严重或死致残性疾病的主要危险因素之一。当 3 次非同日诊室测量血压的平均水平收缩压≥140 mmHg 及(或)舒张压≥90 mmHg 时,即可诊断为高血压。高血压一经诊断应立即进行全面的诊断评估和危险分层,在此基础上,根据血压水平以及伴随疾病、靶器官损害以及其他危险因素的情况,决定是否应立即进行降压治疗:

(1)血压水平在 160/100 mmHg 以下,140/90 mmHg 以上者,不伴有心血管疾病、靶器官损害以及危险因素的患者,可以在密切监测下先进行强有力的非药物治疗(生活方式干预),主要包括限制钠盐摄入(氯化钠<3.8 g/d)、减轻体重、减少饮酒(乙醇摄入量<10~30 g/d)、平衡膳食和加强体育锻炼等。如非药物治疗效果不明显,应立即开始药物治疗。

(2)血压水平在 160/100 mmHg 以上的患者应立即开始服用降压药物,同时进行生活方式干预。

(3)血压水平在 160/100 mmHg 以下,140/90 mmHg 以上者,如伴有心血管疾病、靶器官损害以及危险因素而处于高心血管病危险状态的患者,也应及早开始降压治疗,同时进行生活方式干预。

(4)应尽可能选择一天一次服用,控制 24 小时血压的药物。应尽可能实现降压达标,将血压控制到140/90 mmHg 以下。糖尿病患者,或伴有心血管疾病或明显靶器官损害的患者,应尽可能将血压控制在130/80 mmHg 以下。对于高心血管病风险的患者,不仅要致力于降压达标,还必须注意降压达标的过程。应在数周内(而非数天或数月内)将血压控制到治疗目标,老年冠脉储备功能不良的患者应尽可能避免将舒张压降低到 70 mmHg 以下。老年人应当平稳降压,并注意监测。

通常,降压药物需长期甚至终生服用。在药物治疗血压达标后不要突然减少用药量或停药,这会引起血压反跳及其他症状(降压停药综合征)。因此降压治疗过程中换药、减药和停药一定要在医生指导下进行。

二、吸烟

吸烟是心血管病的主要危险因素之一。研究证明吸烟与心血管病发病和死亡相关并有明显的剂量-反应关系。被动吸烟也会增加患心血管疾病的危险。烟草燃烧时产生的烟雾中致心血管疾病作用的两种主要化学物质是尼古丁和一氧化碳。吸烟的危害是低剂量,长期持续的慢性化学物质累积中毒过程。但研究还发现。吸烟者戒烟后,烟对身体的毒性作用会慢慢消失。

烟草危害的控制主要有 3 种措施:健康教育、立法和价格政策(提高烟价)。因此医务工作者,尤其是从事心血管病预防和治疗的人员有不可推卸的责任,应该做到,第一,自己不吸烟,以能起到表率作用。第二,利用一切场合和机会教育和帮助所有患者不吸烟。第三,对总体心血管病危险高的患者进行诊治时应该把不吸烟作为重点干预措施。第四,对患急性心血管事件(心肌梗死和脑卒中)的吸烟者进行诊治时应抓住时机劝其戒烟,此时的戒烟成功率很高。

需要强调的是在我国戒烟成功者的复吸率仍很高,这与社会环境和风气有关。因此对戒烟成功者要不断进行随访和督促,使他们不再重蹈覆辙。近 30 年来国际上开发了一些辅助戒烟的药物,主要有安非他酮和尼古丁(有口香糖、贴片、吸入剂、鼻喷剂等多种剂型)等。戒烟咨询与戒烟药物结合使用可以提高戒烟成功率。

三、血脂异常

大量临床和流行病研究证明血脂异常是缺血性心血管病的重要危险因素。人群血清 TC(或 LDL-C)

水平与缺血性心血管病呈正相关,HDL-C 水平与缺血性心血管病呈负相关。TC(或 LDL-C)水平与缺血性心血管病发病危险的关系是连续性的,并无明显的转折点。因此,诊断血脂异常症的切点是人为规定的。

(一)血脂水平分层标准

根据我国近年大样本流行病调查和临床研究资料,我国学者提出我国人群血脂水平分层标准如下(表 5-1)。

表 5-1　我国人群血脂水平分层标准

分层	血脂项目 mmol/L(mg/dL)			
	TC	LDL-C	HDL-C	TG
合适范围	<5.18(200)	<3.37(130)	≥1.04(40)	<1.70(150)
边缘升高	5.18～6.19(20～239)	3.37～4.12(130～159)		1.70～2.25(150～199)
升高	≥6.22(240)	≥4.14(160)	≥1.55(60)	≥2.26(200)
降低			<1.04(40)	

早期发现血脂异常并采取干预措施十分重要。由于血脂异常一般没有症状,必须通过血液检验才能发现。故推荐 20 岁以上的成年人至少每 5 年测量一次空腹血脂。已患缺血性心血管病或心血管病高危人群应每 3～6 个月测定一次血脂。

(二)人群中胆固醇升高与冠心病发生危险密切相关

大量的临床流行病学资料都一致证明,血浆胆固醇浓度是冠心病的重要危险因素。经典研究如下:

1.七国研究

以美国、荷兰、芬兰、希腊、日本、意大利与前南斯拉夫共 7 国 16 个队列的 12 763 名40～59 岁的男性为研究对象,进行为期 10 年的追踪。结果表明,7 国人群的心血管病的死亡率随总胆固醇(TC)水平增高而上升。

2.美国弗莱明汉心脏研究

始于 1948 年的此项研究以弗莱明汉全镇 28 000 名居民中的 30～60 岁的 5 209 名男女居民为对象,每 2 年对有关心血管的相关检测项目复查 1 次,1970 年后并对这些对象的第二代子女同时进行了研究。通过 30 年的追踪观察证实,血 TC 高于 7.8 mmol/L(300 mg/dL)者中,90％的患者可发生冠心病,有心肌梗死史的男性平均血 TC 达 6.3 mmol/L(244 mg/dL),绝大多数患者血 TC 为 5.2～7.0 mmol/L(200～270 mg/dL)。血 TC 水平≥8.0 mmol/L(310 mg/dL)比血 TC<4.9 mmol/L(190 mg/dL)者冠心病危险性增加 7 倍。

3.多危险因素干预试验(MRFIT)

美国于 1973 年开始此项研究,入选对象为 356 222 名 35～57 岁男性,按 35～39 岁、40～44 岁、45～49 岁、50～54 岁和 55～57 岁 5 个年龄段分为 5 组,其血 TC 水平也按 5 分法。结果发现在 6 年内,冠心病死亡的危险随年龄增长与血 TC 升高呈进行性增高。按 5 分法分组的血 TC 水平,其中最低的第 1 组平均为 4.3 mmol/L(167 mg/dL),而依次增高的第 2、3、4 和第 5 组的冠心病死亡率分别较最低组增加 29％、73％、121％与 242％。血浆胆固醇水平与发生冠心病的危险构成一条连续的曲线。

4.上海地区研究

对一组 35～65 岁的 9 021 名男女平均随访 8～13 年,也证明基线时血 TC 水平与冠心病死亡呈正相关,血清 TC 每升高 10％(0.47mmol/L),死亡危险增加 23％,只要 TC>3.51 mmol/L(135 mg/dL)就可以看到这种影响。

5.北京地区研究

从 1985 年到 1999 年,人群胆固醇浓度平均增加 24％,冠心病的死亡率则显著增加。

（三）LDL 是动脉粥样硬化发生必备条件

目前认为，动脉粥样硬化发病的基本过程，是血浆中 LDL 进入血管内皮下层，在血管壁内滞留并被修饰后，可被巨噬细胞吞噬后形成泡沫细胞，不断堆积后可发展为动脉粥样硬化斑块。

在各种动物试验中，诱导高胆固醇血症是动脉粥样硬化的先决条件。升高 LDL-C 能引起冠心病的最易理解的范例是遗传形式的家族性高胆固醇血症（FH）。纯合子型 FH 患者，严重的动脉粥样硬化和早发性冠心病常常是在无其他危险因素的情况下发生。这些疾病提供了 LDL 是体内强效致动脉粥样硬化性脂蛋白的有力证据。此外，某些种类的动物存在遗传形式的高胆固醇血症，则可自然地发生动脉粥样硬化，典型的例子是 WHHL 兔，这种动物的分子缺陷与人家族性高胆固醇血症相一致。

与之相反，低 LDL-C 水平者则耐受良好，LDL-C 低至 0.65～1.55 mmol/L（25～60 mg/dL）完全能满足生理需要。LDL-C 低于 2.07 mmol/L（80 mg/dL）的动物一般不发生动脉粥样硬化。新生儿的 LDL-C 浓度为 0.78 mmol/L（30mg/dL），提示如此低水平的 LDL-C 是安全的。况且，家族性低 β 脂蛋白血症者整个生命期间的 LDL-C 都非常低，这类患者不会发生冠心病，且能长寿。

（四）积极降低胆固醇能有效防治冠心病

许多临床试验的结果更进一步明确了血浆胆固醇与冠心病的关系。从 20 世纪 60 年代开始，全世界范围进行了许多有关降胆固醇防治冠心病的研究。初步的结果表明，血浆胆固醇降低 1%，冠心病事件发生的危险性即可降低 2%。但是，由于缺乏强有效降低 LDL-C 的药物，那时的临床试验尚无法做出决定性结论。20 世纪 90 年代采用新一代的强效降低 LDL-C 的药物，进行了一系列的临床试验，取得了巨大的成就，确定了降 LDL-C 在冠心病防治中的重要地位。所有能够降低 LDL-C 的药物和措施，包括他汀类和其他类，如依折麦布、考来烯胺、烟酸和贝特等药物，也包括严格的饮食控制和外科手术等，都能够降低冠心病危险。

由于 LDL-C 升高是引起冠心病及其相关的死亡和致残的主要原因，积极降 LDL-C 治疗能挽救患者的生命，所以，对于冠心病患者或冠心病高危者，积极降低 LDL-C 是一项心血管疾病防治的基本措施。

（五）血脂异常治疗

详见高脂血症的防治。

四、糖尿病

糖尿病是遗传因素和环境因素共同参与及相互作用所致的一种慢性、全身性、代谢性疾病，主要特征是由于胰岛素分泌不足和（或）胰岛素作用障碍引起慢性高血糖，并伴有脂肪、蛋白质以及水、电解质甚至酸碱代谢紊乱。糖尿病并发症是糖尿病患者死亡的主要原因，主要包括微血管并发症（糖尿病视网膜病、肾病、神经病变）和大血管并发症（心、脑和周围血管病变）。与糖耐量正常者相比，糖尿病患者心血管病发病和死亡是糖耐量正常者的 2～4 倍。人群前瞻研究资料显示，无糖尿病者首发心肌梗死存活的患者的 8 年存活率与有糖尿病而无心肌梗死患者的 8 年存活率相似，因此糖尿病又被称为冠心病的等危症。

（一）糖尿病的诊断

糖尿病可分为 1 型、2 型、其他类型及妊娠糖尿病 4 种。在我国，95% 以上为 2 型糖尿病。糖尿病的诊断依据是空腹和（或）餐后 2 小时血糖，部分患者需要进行口服葡萄糖耐量试验来确诊。目前我国使用的糖尿病和其他类型高血糖诊断标准是 2006 年世界卫生组织（WHO）及国际糖尿病联盟（IDF）提出的（表 5-2）。

表 5-2　目前我国使用的糖尿病和其他类型高血糖诊断标准

诊断类型	血糖水平
正常血糖	空腹血糖<6.1 mmol/L,餐后 2 小时血糖<7.8 mmol/L
糖尿病	空腹血糖≥7.0 mmol/L,及(或)餐后 2 小时血糖≥11.1 mmol/L
糖耐量受损	空腹血糖<7.0 mmol/L 及餐后 2 小时血糖≥7.8 mmol/L,但<11.1 mmol/L
空腹血糖受损	空腹血糖 6.1~6.9 mmol/L,及餐后 2 小时血糖<7.8 mmol/L

(二)糖尿病的治疗

糖尿病的是个体化基础上的综合(生活方式改善加药物)治疗,强调多种危险因素的控制和治疗的达标。饮食调整是糖尿病患者的第一基本治疗,原则是控制总热卡,碳水化合物的热量应占总热量的55%~65%;蛋白质不多于总热量的 15%;限制饮酒;尽可能使体重控制在正常范围内;在总热量不变的情况下尽可能少食多餐,这样更容易使血糖稳定。运动是第二基本治疗,原则是适量、经常性和个体化。糖尿病的药物治疗原则概述如下:

(1)对于绝大多数 2 型糖尿病患者,可首选二甲双胍。

(2)体重偏瘦的或单用二甲双胍不能有效控制血糖者,可以加用磺脲类或格列奈类降糖药。

(3)餐后高血糖者,可以选用或加用 α-糖苷酶抑制药。

(4)合并高血压、血脂异常、肥胖的患者,可选用噻唑烷二酮类药物作为一线用药。

(5)采用了 2 种以上降糖药而难以控制血糖者,可采用白天口服降糖药,睡前注射中效或超长效胰岛素的治疗往往能获得较为满意的效果。

(6)空腹血糖超过 9 mmol/L、餐后血糖超过 15 mmol/L 的新发糖尿病患者,可以考虑采用短期的胰岛素强化治疗以尽快控制好血糖和更好地保留胰岛 B 细胞功能。

(7)急性心血管事件患者应常规查血糖。如合并严重高血糖(空腹血糖超过 8 mmol/L、餐后血糖超过 13 mmol/L),应该在加强血糖监测的基础上,尽可能应用胰岛素控制血糖。循证医学证明,控制好血糖可有效地降低糖尿病微血管并发症的发病率,但不能使大血管并发症明显下降。

五、不平衡膳食

人类生命活动必需的营养物质主要来源于食物。能满足人体正常生理活动需要并不会导致疾病的膳食称之为平衡膳食。营养成分和结构不合理会导致疾病的膳食称为不平衡膳食。引发心血管病的不平衡膳食因素主要有:①饱和脂肪摄入比例过高。②总热量摄入过多。③胆固醇摄入过多。④钠摄入过多和钾摄入过少。⑤蔬菜(包括豆类食品)和水果摄入过少。

膳食脂肪主要分为饱和脂肪、单不饱和脂肪和多不饱和脂肪,它们是血液中脂肪酸的主要来源。血液中的脂肪酸有调节血液胆固醇和各种脂蛋白浓度的功能。研究证明饱和脂肪(多来源于动物性食物)与动脉粥样硬化形成呈正相关,而单不饱和脂肪和多不饱和脂肪(多来源于植物性食物)没有致动脉粥样硬化的危险,相反,它们有降低心血管病发病危险的作用。食物中的胆固醇过多会使血液中胆固醇水平上升,但这种影响的程度较小。决定血液中胆固醇水平的主要因素是机体的胆固醇代谢水平。但控制食物中的胆固醇量仍很重要。

营养学研究表明调整和控制膳食是预防和治疗心血管病多重危险,降低心血管病发病的重要措施之一。一般人群健康(心脏)膳食的基本特征是:①总热量不超标。②饱和脂肪的比例≤总营养素的 25%。③盐摄入量<6 g/d,低一些更好。④足量的蔬菜和水果。⑤有其他保护性的膳食因素。

六、超重和肥胖

衡量超重和肥胖最简便和常用的生理测量指标是体质指数[英文缩写为 BMI,计算公式为:体重(kg)÷身高^2(m^2)]和腰围。前者通常反映全身肥胖程度,后者主要反映腹部脂肪蓄积(中心型肥胖)的程度。

两个指标都可以较好地预测心血管病的危险。虽然近来的一些研究提示腰围在预测心血管病危险方面要优于BMI,但前者的测量误差大于后者,因此BMI仍是简便、实用、更为精确的测量指标。同时应用两个指标预测价值更好。

成年人正常BMI为$18.5\sim23.9kg/m^2$,BMI在$24\sim27.9\ kg/m^2$为超重,提示需要控制体重;BMI$\geqslant28\ kg/m^2$为肥胖,应开始减重。成年人正常腰围$<90/85\ cm$(男/女),如腰围$\geqslant90/85\ cm$(男/女),同样提示需控制体重,如腰围$\geqslant95/90\ cm$(男/女),也应开始减重。

减重可明显降低超重肥胖患者心血管病危险因素水平,使罹患心血管病的危险降低。控制能量的摄入和增加体力活动是降低体重的有效措施。在饮食方面,除要减少总热量的摄入外,还要遵循平衡膳食的原则,控制高能量食物的摄入,包括高脂肪食物、含糖饮料及酒类等以及适当控制主食量。另外,减慢进食速度也有减少进食量的效果。在运动方面,规律的、中等强度身体锻炼是控制体重的有效方法。此外,超重肥胖患者还应有意识地增加日常生活中的体力活动量。

对于肥胖的患者,减肥药物可作为控制体重的辅助措施。常用的药物包括奥利司他和西布曲明,上述药物应在医生的指导下使用。

七、缺乏体力活动

国内外大量研究证明,缺乏体力活动是心血管病的确定危险因素。约1/3缺血性心脏病死亡与缺乏体力活动有关。

(一)适度体力活动的益处

适度的体力活动有明确的保护心血管的效应,反映在3个层面上:①直接保护作用,主要是维护血管内皮功能和抗氧化。②间接保护作用,主要是增加心脑血流量、改善微循环、降低升高的血压、降低血糖和胰岛素抵抗,减轻血脂异常(降低LDL-C和甘油三酯水平,增加HDL-C水平)、减少体重和体内脂肪等。③经常参加体力活动可提高机体对突然缺血缺氧(一般由高强度运动引起)的耐受能力。

(二)体力活动建议

1.对所有年龄组的人

每周至少5天,每天30~45分钟的体力活动。其中:①在校学生应每天进行体育锻炼。②办公室工作人员每天抽出时间锻炼。③冠脉疾病患者需在有人监督时或在家人陪伴下进行锻炼。④老年人也应保持日常定时的、适当的体力活动。

2.提倡有氧锻炼活动

对于中、老年人应特别提倡有氧锻炼活动。有氧代谢运动是大群肌肉参与,需克服的阻力较小,比较有节奏的重复性运动。有氧代谢的能量利用效率最高,产生的废代谢物质最少。典型的有氧运动有步行、慢跑、骑车、游泳、做健美操、跳舞和非比赛性划船等等。应选择适合自己兴趣的运动形式以提高顺应性。典型的体力活动计划包括3个阶段:①5~10分钟的轻度热身活动。②20~30分钟的耐力活动或有氧运动。③放松阶段,约5分钟,逐渐减少用力,使心脑血管系统的反应和产热功能逐渐稳定下来。

3.增加体力活动量应循序渐进

体力活动应根据个人的身体状况而定。增加活动量一定要循序渐进。对于一些近期活动较少的人、心脑血管病患者或发病危险较高的人以及年龄超过40岁者,初期耐力训练的强度和持续时间应适当减少。适应1周后再根据耐力情况适当增加运动量。

4.运动强度要适当

每次运动持续时间、强度和锻炼次数决定运动量的大小。研究证明,低至中等量的运动保护心血管的作用最强。过强的运动对心血管无保护作用,甚至有害。常用的运动强度有两种:①低运动量,每周4~5次,每次耐力训练持续20~30分钟。②中等运动量,每周3次以上,每次耐力训练持续40~60分钟。

运动强度可以主观判定,但精确性较差。常用的较为可靠简便的方法是通过检测脉率来判定。在起始阶段,达到各年龄段每分钟最大脉率的60%就达到了训练目的。

5.注意运动时出现的不良反应

体力活动不当可能会出现一些不良反应,如心慌、胸痛、头晕、持续咳嗽或晕厥等,应引起注意。对于一些心血管病高危者,年龄>40岁且很少活动的人,应在参加较大运动量锻炼之前作心电图运动试验,以防出现意外。若活动时出现以下症状,应立即停止运动,必要时及时就医:①心跳比平时明显加快,有心律不齐、心悸、心慌、心率先快而后突然变慢。②运动中或运动后即刻出现胸痛、咽喉部疼痛或沉重感或其他疑似心绞痛症状。③眩晕或头痛、意识混乱、出冷汗或晕厥。④严重的气短、一过性失明或失语。⑤一侧肢体突然明显无力、身体的某一部位突然疼痛或麻木等。

八、社会心理因素

心理压力引起心理应激,即人体对环境中心理和生理因素的刺激做出的反应,如血压升高、心率加快、激素分泌增加等等。少量的可控制的心理应激对人体无害,是人类适应环境和生存所必需的生理功能。但过量的心理反应,尤其是负性的心理反应会增加心血管病患病危险(是心血管病的危险因素)。引起心理压力增加的原因主要有抑郁症、焦虑症、A型性格(一种以敌意、好胜和妒忌心理及时间紧迫感为特征的性格)、社会孤立和缺乏社会支持。

心理应激增加心血管病危险的主要机制是:①引起神经内分泌功能失调。②诱发血压升高和心律失常;③引起血小板反应性升高等,这些都是促进动脉粥样硬化的因素。另外,长期负性情绪或过度的情绪波动会诱发冠状动脉收缩,粥样斑块破裂从而引发心脑血管急性事件。对已有心血管病的患者,心理应激会使病情恶化和容易再次引发心脑血管急性事件(复发)。

预防和缓解心理压力是心血管病防治的重要方面。社会进步会增加(而不是减少)心理压力,因此构建和谐社会十分重要。这包括创造良好的心理环境、培养个人健康的社会心理状态。纠正和治疗病态心理是心血管病防治的一项重要工作。病态心理的诊断主要依靠临床观察和询问(本人及亲朋好友、同事等)以及各种心理测试量表,由医学心理专业及心理咨询工作人员完成。必要的生理生化检验对诊断有一定帮助。预防和缓解心理压力的主要方法为:①避免负性情绪。②正确对待自己和别人,正视现实生活。③有困难主动寻求帮助。④处理好家庭和同事间的关系。⑤寻找适合自己的心理调适方法。⑥增强承受心理压力的抵抗力,培养应对心理压力的能力。⑦心理咨询是减轻精神压力的科学方法。⑧避免和干预心理危机(一种严重的病态心理),一旦发生必须及时求医。

(张静宇)

第三节　新的心血管危险标志物的评估标准

一项新的危险标志物能否作为将来事件的预测因子,需要符合最基本的要求,即该标志物与所关注的临床事件之间存在显著相关。对新的危险标志物的另一要求是,它的使用应增加传统危险因素的预测能力。评价新标志物是否提供了更多的预后信息,需在一个包括了所有传统危险因素的模型中进行统计分析。在这个模型中,只有足够多的终点事件才可能得出有统计学意义的结果。

此外,对新的危险标志物应进行成本-效益分析。成本-效益分析是权衡新标志物的检测或治疗带来的成本与应用新标志物指导临床决策后带来的益处的定量工具。应用新标志物的总成本不仅包括初次检测的费用,还包括了随访过程中的观察检测以及随后的治疗与临床结局所带来的成本。例如,冠状动脉钙化作为新的危险标志物,它所带来的成本不仅包括开始的CT扫描的费用,还包括了随访中的检测(如冠脉造影)以及根据冠脉钙化评分而开始的治疗(如他汀的使用或进行冠脉重建术)费用。成本-效益分析中的效益评估是以患者为中心进行,最有代表性的是预期寿命的增加和生活质量的改善。由于对临床预后的直接影响较小,新标志物的临床效益主要依赖于它改变患者治疗的频率,并进而改善患者的临床预后。然而,目前用临床预后进行心血管危险标志物评估的报告甚少。由于一些心血管危险标志物的高成本以及潜在的危害(如冠脉造影的放射性与造影剂可能对人体造成损害),应谨慎评估其成本一效益比。

在评价新的危险标志物时,还需考虑其他重要的实际问题,包括安全性、可接受性等。如果新标志物的检测在技术上更为简单、安全,重复性更好,个体的变异性更小或成本更低,则即使它不能比传统危险因素提供更多的危险预测信息,也可能最终取代目前使用的传统危险因素。

一项新危险标志物的临床价值,在于对临床决策及最终的临床预后产生影响。危险评估的目的不在于简单知道个体的风险,更重要的是运用这个危险评估的结果来正确地指导治疗,并进而改善患者的临床预后。对于一些干预措施。可不论个体的危险水平,临床医生均可推荐其实施,如戒烟。但对于药物治疗的使用,则必须在患者利益第一的前提下权衡治疗带来的利弊及药物的成本。

在心血管疾病的预防中,目前有公认的危险阈值来决定是否应该开始或加强药物治疗。进行传统危险因素的评估后,根据个体的危险水平将人群进行分类,如美国国家胆固醇教育计划成人治疗工作组Ⅲ(NCEP-ATPⅢ)将人群按每年发生心脏事件的危险<1%、1%~2%以及≥2%分为3类。根据ATPⅢ推荐,该危险达到2%的人群即应开始药物治疗,而对于年危险值<1%的人群则不需要药物干预。在应用新的危险标志物后,一些个体的危险水平可发生改变,并进而改变了其原来的危险分类。这种因使用了新标志物而越过危险阈值的个体的比例是评估新标志物临床价值的一个重要指标。

(张静宇)

第六章

心血管疾病的常见症状

第一节 心 悸

心悸是一种患者自觉心慌、心跳的常见症状。当心率加快时多伴有心前区不适感,心率缓慢时则感搏动有力。心悸时心率可快、可慢也可有心律失常、心搏增强,部分患者心率和心律亦可正常。

一、发生机制

心悸发生机制尚未完全清楚,一般认为心脏活动过度是心悸发生的基础,常与心率及心搏出量改变有关。

在心动过速时,舒张期缩短、心室充盈不足,当心室收缩时心室肌与心瓣膜的紧张度突然增加,可引起心搏增强而感心悸。

心律失常如过早搏动,在一个较长的代偿期之后的心室收缩,往往强而有力,会出现心悸。心悸出现与心律失常出现及存在时间长短有关,如突然发生的阵发性心动过速,心悸往往较明显,而在慢性心律失常,如心房颤动可因逐渐适应而无明显心悸。

心悸的发生常与精神因素及注意力有关,焦虑、紧张及注意力集中时易于出现。心悸可见于心脏病者,但与心脏病不能完全等同,心悸不一定有心脏病,反之心脏病患者也可不发生心悸,如慢性心房颤动可因逐渐适应而无明显心悸。

二、病因

(一)心脏搏动增强

心脏收缩力增强引起的心悸,可为生理性或病理性。

(1)生理性者见于:①健康人在剧烈运动或精神过度紧张时;②饮酒、浓茶或咖啡后;③应用某些药物,如肾上腺素、麻黄碱、咖啡因、阿托品、甲状腺片等。

(2)病理性者见于下列情况:①心室肥大。如高血压心脏病、各种原因所致的主动脉瓣关闭不全、风湿性二尖瓣关闭不全等引起的左心室肥大,心脏收缩力增强。动脉导管未闭、室间隔缺损回流量增多,增加心脏的工作量,导致心室增大,也可引起心悸。此外脚气性心脏病,因微小动脉扩张,阻力降低,回心血流增多,心脏工作量增加,也可出现心悸。②其他引起心脏搏出量增加的疾病。甲状腺功能亢进,由于基础代谢与交感神经兴奋性增高,导致心率加快;贫血,以急性失血时心悸为明显。贫血时血液携氧量减少,器官及组织缺氧,机体为保证氧的供应,通过增加心率,提高排出量来代偿,于是心率加快导致心悸;发热时基础代谢率增高,心率加快,心排血量增加,也可引起心悸;低血糖症、嗜铬细胞瘤引起的肾上腺素增多,心率加快,也可发生心悸。

(二)心律失常

心动过速、过缓或心律不齐时,均可出现心悸。

(1)心动过速:各种原因引起的窦性心动过速、阵发性室上性或室性心动过速等,均可发生心悸。

(2)心动过缓:高度房室传导阻滞(二、三度房室传导阻滞)、窦性心动过缓或病态窦房结综合征,由于心率缓慢,舒张期延长,心室充盈度增加,心搏强而有力,引起心悸。

(3)心律失常:房性或室性的期前收缩、心房颤动,由于心脏跳动不规则或有一段间歇,使患者感到心悸甚至有停跳感觉。

(三)心脏神经官能症

心脏神经官能症由自主神经功能紊乱所引起,心脏本身并无器质性病变。多见于青年女性。临床表现除心悸外尚有心率加快、心前区或心尖部隐隐作痛以及疲乏、失眠、头晕、头痛、耳鸣、记忆力减退等神经衰弱表现,且在焦虑、情绪激动等情况下更易发生。肾上腺素能受体反应亢进综合征也与自主神经功能紊乱有关,易在紧张时发生,其表现除心悸、心动过速、胸闷、头晕外尚可有心电图的一些改变,出现窦性心动过速,轻度 ST 段下移及 T 波平坦或倒置,易与心脏器质性病变相混淆。本病进行普萘洛尔(心得安)试验可以鉴别肾上腺素受体能反应亢进综合征,在应用普萘洛尔后心电图可恢复正常,显示其改变为功能性。

三、伴随症状

(1)伴心前区痛:见于冠状动脉粥样硬化性心脏病(如心绞痛、心肌梗死)、心肌炎、心包炎,亦可见于心脏神经官能症等。

(2)伴发热:见于急性传染病、风湿热、心肌炎、心包炎、感染性心内膜炎等。

(3)伴晕厥或抽搐:见于高度房室传导阻滞、心室颤动或阵发性室性心动过速、病态窦房结综合征等。

(4)伴贫血:见于各种原因引起的急性失血,此时常有虚汗、脉搏微弱、血压下降或休克,慢性贫血则心悸多在劳累后较明显。

(5)伴呼吸困难:见于急性心肌梗死、心包炎、心肌炎、心力衰竭、重症贫血等。

(6)伴消瘦及出汗:见于甲状腺功能亢进。

(黄瑞霞)

第二节 胸 痛

胸痛主要由胸部疾病引起,少数由其他部位的病变所致,心血管系统疾病是胸痛的常见原因,但其他部位的疾病亦可引起胸痛症状,如肝脓肿等。因痛阈个体差异性大,胸痛的程度与原发疾病的病情轻重并不完全一致。

一、病因

(1)胸壁疾病:肋软骨炎、带状疱疹、流行性肌炎、颈胸椎疾病、外伤,肋间神经痛和肋骨转移瘤。

(2)呼吸系统疾病:胸膜炎、肺炎、支气管肺癌和气胸。

(3)纵隔疾病:急性纵隔炎、纵隔肿瘤、纵隔气肿。

(4)心血管疾病:心绞痛、心肌梗死、心包炎、胸主动脉瘤、肺栓塞和夹层动脉瘤等。

(5)消化系统疾病:食管炎、胃十二指肠溃疡、胆囊炎、胰腺炎等。

(6)膈肌疾病:膈疝、膈下脓肿。

(7)其他:骨髓瘤、白血病胸骨浸润、心脏神经官能症等。

二、临床表现

(一)发病年龄

青壮年胸痛,应注意结核性胸膜炎、自发性气胸、心肌炎、心肌病、风湿性心瓣膜病;40 岁以上还应注意心绞痛、心肌梗死与肺癌。

(二)胸痛部位

(1)包括疼痛部位及其放射部位,胸壁疾病特点为疼痛部位局限。

(2)局部有压痛,炎症性疾病,尚伴有局部红、肿、热表现。

(3)带状疱疹是成簇水疱沿一侧肋间神经分布伴剧痛,疱疹不越过体表中线。

(4)非化脓性肋骨软骨炎多侵犯第 1、2 肋软骨,对称或非对称性,呈单个或多个肿胀隆起,局部皮色正常,有压痛,咳嗽、深呼吸或上肢大幅度活动时疼痛加重。

(5)食管及纵隔病变,胸痛多位于胸骨后,进食或吞咽时加重。

(6)心绞痛和心肌梗死的疼痛多在心前区与胸骨后或剑突下,疼痛常放散至左肩、左臂内侧,达环指与小指,亦可放散于左颈与面颊部,误认为牙痛。

(7)夹层动脉瘤疼痛位于胸背部,向下放散至下腹、腰部及两侧腹股沟和下肢。

(8)自发性气胸、胸膜炎和肺梗死的胸痛多位于患侧腋前线与腋中线附近,后二者如累及肺底、膈胸膜,则疼痛也可放散于同侧肩部。肺尖部肺癌(肺上沟癌、Pancoast 癌)以肩部、腋下痛为主,向上肢内侧放射。

(三)胸痛性质

(1)带状疱疹呈刀割样痛或灼痛,剧烈难忍。

(2)食管炎则为烧灼痛。

(3)心绞痛呈绞窄性并有重压窒息感。

(4)心肌梗死则疼痛更为剧烈并有恐惧、濒死感。

(5)纤维素性胸膜炎常呈尖锐刺痛或撕裂痛。

(6)肺癌常为胸部闷痛,而 Pancoast 癌疼痛,则呈火灼样痛,夜间尤甚。

(7)夹层动脉瘤为突然发生胸背部难忍撕裂样剧痛。

(8)肺梗死亦为突然剧烈刺痛或绞痛。常伴呼吸困难及发绀。

(四)持续时间

(1)平滑肌痉挛或血管狭窄缺血所致疼痛为阵发性。

(2)炎症、肿瘤、栓塞或梗死所致疼痛呈持续性。如心绞痛发作时间短暂,而心肌梗死疼痛持续时间很长且不易缓解。

(五)影响疼痛因素

影响疼痛的因素包括发生诱因、加重与缓解因素。劳累、体力活动、精神紧张,可诱发心绞痛发作,休息、含服硝酸甘油或硝酸异山梨酯,可使绞痛缓解,而对心肌梗死疼痛则无效。胸膜炎和心包炎的胸痛则可因深呼吸与咳嗽而加剧。

反流性食管炎的胸骨后灼痛,饱餐后出现,仰卧或俯卧位加重,服用抗酸剂和促动力药多潘立酮或西沙必利后可减轻或消失。

三、伴随症状

(1)伴吞咽困难或咽下痛者,提示食管疾病,如反流性食管炎。

(2)伴呼吸困难者,提示较大范围病变,如大叶性肺炎、自发性气胸、渗出性胸膜炎和肺栓塞等。

(3)伴面色苍白、大汗、血压下降或休克表现时,多考虑心肌梗死、夹层动脉瘤、主动脉窦瘤破裂和大块肺栓塞等。

(黄瑞霞)

第三节　发　绀

发绀是指血液中还原血红蛋白增多,使皮肤、黏膜呈青紫色的表现。广义的发绀还包括少数由于异常血红蛋白衍化物(高铁血红蛋白、硫化血红蛋白)所致皮肤黏膜青紫现象。发绀在皮肤较薄、色素较少和毛细血管丰富的部位,如口唇、鼻尖、颊部与甲床等处较为明显,易于观察。

一、发生机制

发绀是由于血液中还原血红蛋白绝对含量增多所致。还原血红蛋白浓度可用血氧的未饱和度表示。正常动脉血氧未饱和度为 5%,静脉内血氧未饱和度为 30%,毛细血管中血氧未饱和度约为前二者的平均数。每 1 g 血红蛋白约与 1.34 mL 氧结合。当毛细血管血液的还原血红蛋白量超过 50 g/L(5 g/dl)时,皮肤黏膜即可出现发绀。

临床实践表明,此学说不尽完全可靠,因为以正常血红蛋白浓度 150 g/L 计,50 g/L 为还原血红蛋白时,提示已有 1/3 血红蛋白不饱和。当动脉血氧饱和度为 66% 时,相应动脉血氧分压已降低至 4.5 kPa(34 mmHg)的危险水平。

事实上,在血红蛋白浓度正常的患者,如动脉血氧饱和度<85% 时,口腔黏膜和舌面的发绀已明确可辨。近来,观察分析发绀与动脉血氧饱和度的关系,发现轻度发绀者中,动脉血氧饱和度>85% 者近60%。此外,在红细胞增多症时,动脉血氧饱和度虽>85%,亦会有发绀出现;相反,重度贫血(血红蛋白<60 g/L)患者,即使动脉血氧饱和度有明显降低,亦难出现发绀。可见,临床所见发绀,有相当大部分不能确切反映动脉血氧下降情况。

二、病因与临床表现

由于病因不同,发绀可分为:血液中还原血红蛋白增多和血液中存在异常血红蛋白衍化物两大类。

(一)血液中还原血红蛋白增多

1.中心性发绀

此类发绀是由于心、肺疾病导致动脉血氧饱和度降低引起。发绀的特点是全身性的,除四肢与面颊外,亦见于黏膜(包括舌及口腔黏膜)与躯干的皮肤,但皮肤温暖。

中心性发绀又可分为以下两种类型。

(1)肺性发绀:见于各种严重呼吸系统疾病,如呼吸道(喉、气管、支气管)阻塞、肺部疾病(肺炎、阻塞性肺气肿、弥漫性肺间质纤维化、肺淤血、肺水肿、急性呼吸窘迫综合征)和肺血管疾病(肺栓塞、原发性肺动脉高压、肺动静脉瘘)等,其发生机制是由于呼吸功能衰竭,通气或换气(通气/血流比例、弥散)功能障碍,肺氧合作用不足,致体循环血管中还原血红蛋白含量增多而出现发绀。

(2)心性混血性发绀:见于发绀型先天性心脏病,如法洛四联症、艾森门格综合征等,其发绀机制是由于心与大血管之间存在异常通道,部分静脉血未通过肺进行氧合作用,即经异常通道分流混入体循环动脉血中,如分流量超过心排血量的1/3时,即可引起发绀。

2.周围性发绀

此类发绀是由于周围循环血流障碍所致,发绀特点是常见于肢体末梢与下垂部位,如肢端、耳垂与鼻尖,这些部位的皮肤温度低、发凉,若按摩或加温耳垂与肢端,使其温暖,发绀即可消失。此点有助于与中心性发绀相鉴别,后者即使按摩或加温青紫也不消失。

周围性发绀又可分为以下两种类型。

(1)淤血性周围性发绀:如右侧心力衰竭、渗出性心包炎心脏压塞、缩窄性心包炎、局部静脉病变(血栓性静脉炎、上腔静脉综合征、下肢静脉曲张)等,其发生机制是因体循环淤血、周围血流缓慢,氧在组织中被过多摄取所致。

(2)缺血性周围性发绀:常见于重症休克,由于周围血管痉挛收缩及心排血量减少,循环血容量不足,血流缓慢,周围组织血流灌注不足、缺氧,致皮肤黏膜呈青紫、苍白。

局部血循环障碍,如血栓闭塞性脉管炎、雷诺现象、肢端发绀症、冷球蛋白血症、网状青斑、严重受寒等,由于肢体动脉阻塞或末梢小动脉强烈痉挛、收缩,可引起局部冰冷、苍白与发绀。

真性红细胞增多症所致发绀亦属周围性,除肢端外口唇亦可发绀。其发生机制是由于红细胞过多,血液黏稠,致血流缓慢,周围组织摄氧过多,还原血红蛋白含量增高所致。

3.混合性发绀

中心性发绀与周围性发绀并存,可见于心力衰竭(左侧心力衰竭、右侧心力衰竭和全心衰竭),因肺淤血或支气管、肺病变,致肺内氧合不足以及周围血流缓慢,毛细血管内血液脱氧过多所致。

(二)血液中存在异常血红蛋白衍化物

1.药物或化学物质中毒所致的高铁血红蛋白血症

由于血红蛋白分子的二价铁被三价铁所取代,致失去与氧结合的能力,当血中高铁血红蛋白含量达30 g/L时,即可出现发绀。此种情况通常由伯氨喹、亚硝酸盐、氯酸钾、次硝酸铋、磺胺类、苯丙砜、硝基苯、苯胺等中毒引起。其发绀特点是急骤出现,暂时性,病情严重,经过氧疗青紫不减,抽出的静脉血呈深棕色,暴露于空气中也不能转变成鲜红色,若静脉注射亚甲蓝溶液、硫代硫酸钠或大剂量维生素C,均可使青紫消退。分光镜检查可证明血中高铁血红蛋白的存在。由于大量进食含有亚硝酸盐的变质蔬菜,而引起的中毒性高铁血红蛋白血症,也可出现发绀,称"肠源性青紫症"。

2.先天性高铁血红蛋白血症

患者自幼即有发绀,有家族史,而无心肺疾病及引起异常血红蛋白的其他原因,身体一般健康状况较好。

此外,有所谓特发性阵发性高铁血红蛋白血症,见于女性,发绀与月经周期有关,机制未明。

3.硫化血红蛋白血症

硫化血红蛋白并不存在于正常红细胞中。凡能引起高铁血红蛋白血症的药物或化学物质也能引起硫化血红蛋白血症,但须患者同时有便秘或服用硫化物(主要为含硫的氨基酸),在肠内形成大量硫化氢为先决条件。所服用的含氮化合物或芳香族氨基酸则起触媒作用,使硫化氢作用于血红蛋白,而生成硫化血红蛋白,当血中含量达5 g/L时,即可出现发绀。发绀的特点是持续时间长,可达几个月或更长时间,因硫化血红蛋白一经形成,不论在体内或体外均不能恢复为血红蛋白,而红细胞寿命仍正常;患者血液呈蓝褐色,分光镜检查可确定硫化血红蛋白的存在。

三、伴随症状

(1)伴呼吸困难:常见于重症心、肺疾病和急性呼吸道阻塞、气胸等;先天性高铁血红蛋白血症和硫化血红蛋白血症虽有明显发绀,而一般无呼吸困难。

(2)伴杵状指(趾):病程较长,主要见于发绀型先天性心脏病及某些慢性肺部疾病。

(3)急性起病伴意识障碍和衰竭表现:见于某些药物或化学物质急性中毒、休克、急性肺部感染等。

(曹学敏)

第四节　呼吸困难

呼吸困难是指患者主观上感到氧气不足、呼吸费力；客观表现用力呼吸，重者鼻翼扇动、张口耸肩，甚至出现发绀，呼吸肌及呼吸辅助肌也参与呼吸运动，并伴有呼吸频率、深度与节律的异常。

一、病因

引起呼吸困难的原因主要是呼吸系统和心血管系统疾病。

（一）肺源性呼吸困难

1.气道阻塞

咽后壁脓肿、喉头水肿、支气管哮喘、慢性阻塞性肺疾病及喉、气管与支气管的炎症、水肿、肿瘤或异物所致狭窄或阻塞，主动脉瘤压迫等。

2.肺疾病

如大叶性或支气管肺炎、肺脓肿、肺气肿、肺栓塞、肺淤血、肺水肿、肺泡炎、弥漫性肺间质纤维化、肺不张、细支气管肺泡癌等。

3.胸膜疾病

胸腔积液、气胸、胸膜肿瘤、胸膜肥厚粘连、脓胸等。

4.胸廓疾患

如严重胸廓脊柱畸形、气胸、大量胸腔积液和胸廓外伤等。

5.神经肌肉疾病

如脊髓灰质炎病变累及颈髓、急性多发性神经根神经炎和重症肌无力累及呼吸肌，药物（肌松药、氨基苷类药等）导致呼吸肌麻痹等。

6.膈运动障碍

纵隔气肿、纵隔肿瘤、急性纵隔炎、膈麻痹、高度鼓肠、大量腹水、腹腔巨大肿瘤、胃扩张和妊娠末期等。

（二）心源性呼吸困难

风湿性心脏病、缩窄性心包炎、心肌炎、心肌病、急性心肌梗死、肺心病等所致心力衰竭、心脏压塞、原发性肺动脉高压和肺栓塞等。

（三）血液和内分泌系统疾病

重度贫血、高铁血红蛋白血症、硫化血红蛋白血症、甲状腺功能亢进或减退、原发性肾上腺功能减退症等。

（四）神经精神因素

脑血管意外、脑水肿、颅内感染、颅脑肿瘤、脑及脑膜炎症致呼吸中枢功能障碍；精神因素所致呼吸困难，如癔症等。

（五）中毒性呼吸困难

酸中毒、一氧化碳中毒、氰化物中毒、亚硝酸盐中毒、吗啡类药物中毒、农药中毒、尿毒症、糖尿病酮症酸中毒等。

二、发生机制及临床表现

从发生机制及症状表现分析，将呼吸困难分为如下几种类型。

（一）肺源性呼吸困难

肺源性呼吸困难是呼吸系统疾病引起的通气、换气功能障碍，导致缺氧和（或）二氧化碳潴留引起。临床上分为三种类型。

1.吸气性呼吸困难

特点是吸气费力、显著困难,重者由于呼吸肌极度用力,胸腔负压增大,吸气时胸骨上窝、锁骨上窝和肋间隙明显凹陷,称"三凹征",常伴有干咳及高调吸气性喉鸣。见于各种原因引起的喉、气管、大支气管的狭窄与阻塞:①喉部疾患,如急性喉炎、喉水肿、喉痉挛、喉癌、白喉、会厌炎等;②气管疾病,如气管肿瘤、气管异物或气管受压(甲状腺肿大、淋巴结肿大或主动脉瘤压迫等)。

2.呼气性呼吸困难

特点是呼气费力,呼气时间明显延长而缓慢,常伴有干啰音。这主要是由于肺泡弹性减弱和(或)小支气管狭窄阻塞(痉挛或炎症)所致;当有支气管痉挛时,可听到哮鸣音。常见于支气管哮喘、喘息型慢性支气管炎、弥漫性细支气管炎和慢性阻塞性肺气肿合并感染等。此外,后者由于肺泡通气/血流比例失调和弥散膜面积减少,严重时导致缺氧、发绀、呼吸增快。

3.混合性呼吸困难

特点是吸气与呼气均感费力,呼吸频率增快、变浅,常伴有呼吸音异常(减弱或消失),可有病理性呼吸音。其原因是由于肺部病变广泛或胸腔病变压迫,致呼吸面积减少,影响换气功能所致。常见于重症肺结核、大面积肺不张、大块肺栓塞、肺尘埃沉着症、肺泡炎、弥漫性肺间质纤维化、肺泡蛋白沉着症、大量胸腔积液、气胸、膈肌麻痹和广泛显著胸膜增厚等。后者发生呼吸困难主要与胸壁顺应性降低,呼吸运动受限。肺通气明显减少,肺泡氧分压降低引起缺氧有关。

(二)心源性呼吸困难

心源性呼吸困难主要由左侧心力衰竭和(或)右侧心力衰竭引起,两者发生机制不同,左侧心力衰竭所致呼吸困难较为严重。

(1)左侧心力衰竭发生呼吸困难的主要原因是肺淤血和肺泡弹性降低。其机制为:①肺淤血,使气体弥散功能降低;②肺泡张力增高,刺激牵张感受器,通过迷走神经反射兴奋呼吸中枢;③肺泡弹性减退,其扩张与收缩能力降低,肺活量减少;④肺循环压力升高对呼吸中枢的反射性刺激。

左侧心力衰竭引起的呼吸困难特点是活动时出现或加重,休息时减轻或缓解,仰卧加重,坐位减轻。因活动时加重心脏负荷,机体耗氧量增加;坐位时下半身回心血量减少,减轻肺淤血的程度;同时坐位时膈肌位置降低,膈肌活动增大,肺活量可增加 $10\% \sim 30\%$。因此,病情较重患者,常被迫采取半坐位或端坐体位呼吸。

急性左侧心力衰竭时,常出现阵发性呼吸困难,多在夜间睡眠中发生,称夜间阵发性呼吸困难。其发生机制为:①睡眠时迷走神经兴奋性增高,冠状动脉收缩,心肌供血减少,心功能降低;②小支气管收缩,肺泡通气减少;③仰卧位时肺活量减少,下半身静脉回心血量增多,致肺淤血加重;④呼吸中枢敏感性降低,对肺淤血引起的轻度缺氧反应迟钝,当淤血程度加重、缺氧明显时,才刺激呼吸中枢做出应答反应。

发作时,患者常于熟睡中突感胸闷憋气惊醒,被迫坐起,惊恐不安,伴有咳嗽,轻者数分钟至数十分钟后症状逐渐减轻、缓解;重者高度气喘、面色青紫、大汗,呼吸有哮鸣声,咳浆液性粉红色泡沫样痰,两肺底部有较多湿性啰音,心率增快,可有奔马律。此种呼吸困难,又称"心源性哮喘",常见于高血压性心脏病、冠状动脉性心脏病、风湿性心瓣膜病、心肌炎和心肌病等。

(2)右侧心力衰竭时呼吸困难的原因主要是体循环淤血所致。其发生机制为:①右心房与上腔静脉压升高,刺激压力感受器反射性地兴奋呼吸中枢;②血氧含量减少以及乳酸、丙酮酸等酸性代谢产物增多,刺激呼吸中枢;③淤血性肝大、腹水和胸水,使呼吸运动受限,肺受压气体交换面积减少。

临床上主要见于慢性肺心病;渗出性或缩窄性心包炎,无右心衰竭,其发生呼吸困难的主要机制是由于大量心包渗液致心脏压塞或心包纤维性增厚、钙化、缩窄,使心脏舒张受限,引起体循环静脉淤血所致。

(三)中毒性呼吸困难

在急、慢性肾功能衰竭、糖尿病酮症酸中毒和肾小管性酸中毒时,血中酸性代谢产物增多,强烈刺激颈动脉窦、主动脉体化学受体或直接兴奋、强烈刺激呼吸中枢,出现深长、规则的呼吸,可伴有鼾声,称为酸中毒大呼吸(Kussmaul 呼吸)。

急性感染和急性传染病时,由于体温升高和毒性代谢产物的影响,刺激兴奋呼吸中枢,使呼吸频率增快。

某些药物和化学物质如吗啡类、巴比妥类、苯二氮䓬类药物和有机磷杀虫药中毒时,呼吸中枢受抑制,致呼吸变缓慢、变浅,且常有呼吸节律异常如 Cheyne-Stokes 呼吸或 Biots 呼吸。

某些毒物可作用于血红蛋白,如一氧化碳中毒时,一氧化碳与血红蛋白结合成碳氧血红蛋白;亚硝酸盐和苯胺类中毒,该两药使血红蛋白转变为高铁血红蛋白,失去携氧功能致组织缺氧。氰化物和含氰化物较多之苦杏仁、木薯中毒时,氰离子抑制细胞色素氧化酶的活性,影响细胞的呼吸作用,导致组织缺氧均可引起呼吸困难,严重时可引起脑水肿抑制呼吸中枢。

(四)神经精神性呼吸困难

重症颅脑疾患如颅脑外伤、脑出血、脑炎、脑膜炎、脑脓肿及脑肿瘤等,呼吸中枢因受增高的颅内压和供血减少的刺激,使呼吸变慢变深,并常伴呼吸节律的异常,如呼吸遏制(吸气突然终止)、双吸气(抽泣样呼吸)等。

癔症患者由于精神或心理因素的影响可有呼吸困难发作,其特点是呼吸浅表而频,1 min 可达 60~100 次,并常因通气过度而发生呼吸性碱中毒,出现口周、肢体麻木和手足搐搦,严重时可有意识障碍。

叹息样呼吸,患者自述呼吸困难,但并无呼吸困难的客观表现。偶然出现一次深大吸气,伴有叹息样呼气,在叹息之后自觉轻快,这实际上是一种神经症的表现。

(五)血液病

重度贫血、高铁血红蛋白血症或硫化血红蛋白血症等,因红细胞携氧减少,血氧含量降低,致呼吸加速,同时心率加快。大出血或休克时,因缺血与血压下降刺激呼吸中枢,也可使呼吸加速。

三、伴随症状

(1)发作性呼吸困难伴有哮鸣音:见于支气管哮喘、心源性哮喘;骤然发生的严重呼吸困难,见于急性喉水肿、气管异物、大块肺栓塞、自发性气胸等。

(2)伴一侧胸痛:见于大叶性肺炎、急性渗出性胸膜炎、肺梗死、自发性气胸、急性心肌梗死、支气管癌等。

(3)伴发热:见于肺炎、肺脓肿、胸膜炎、急性心包炎、咽后壁脓肿等。

(4)伴咳嗽、咳脓痰:见于慢性支气管炎、阻塞性肺气肿并发感染、化脓性肺炎肺脓肿、支气管扩张症并发感染等,后二者脓痰量较多;伴大量浆液性泡沫样痰,见于急性左侧心力衰竭和有机磷杀虫药中毒。

(5)伴昏迷:见于脑出血、脑膜炎、尿毒症、糖尿病酮症酸中毒、肺性脑病、急性中毒等。

(曹学敏)

第五节　咳嗽与咯血

咳嗽是由于延髓咳嗽中枢受刺激引起,是一种保护性反射动作。通过咳嗽反射能有效清除呼吸道内的分泌物或进入气道内的异物。如长期、频繁、剧烈咳嗽影响工作、休息,引起呼吸肌疼痛,则属病理现象。

咯血是指喉及喉以下呼吸道任何部位的出血,经口排出者。

一、病因

(一)咳嗽

1.呼吸道疾病

从鼻咽部到小支气管整个呼吸道黏膜受到刺激时,均可引起咳嗽。刺激效应以喉部杓状间腔和气管分叉部黏膜最敏感。肺泡受到刺激所致咳嗽,一般认为是由于肺泡内稀薄分泌物、渗出物、漏出物进入小支气管引起,也与分布于肺的 C 纤维末梢受刺激尤其是化学性刺激有关。呼吸道各部位,如咽、喉、气管、支气管和肺受到刺激性气体(如冷热空气、氯、溴、酸、氨等)、粉尘、异物、炎症、出血与肿瘤等的刺激,均可引起咳嗽。

2.胸膜疾病

如胸膜炎、胸膜间皮瘤或胸膜受刺激如自发性或外伤性气胸、胸腔穿刺等,引起咳嗽。

3.心血管疾病

当二尖瓣狭窄或其他原因所致左侧心力衰竭引起肺淤血、肺水肿,或因右心及体循环静脉栓子脱落或羊水、气栓、瘤栓引起肺栓塞时,肺泡与支气管内漏出物或渗出物,刺激肺泡壁及支气管黏膜而引起咳嗽。

4.中枢神经因素

从大脑皮质发出冲动传至延髓咳嗽中枢。

人可随意引起咳嗽或抑制咳嗽反射,脑炎、脑膜炎时也可导致咳嗽。

(二)咯血

1.支气管疾病

常见的有支气管扩张症、支气管肺癌、支气管结核和慢性支气管炎等;较少见的有支气管结石、支气管腺瘤、支气管黏膜非特异性溃疡等。

出血机制主要由于炎症、肿瘤或结石损伤支气管黏膜或病灶处毛细血管,使其通透性增高或黏膜下血管破裂所致。

2.肺部疾病

常见的有肺结核、肺炎、肺脓肿等;较少见的有肺淤血、肺梗死、肺真菌病、肺吸虫病、肺泡微结石症、肺泡炎、肺含铁血黄素沉着症和肺出血肾炎综合征等。在发生咯血的肺炎中,常见者为肺炎球菌肺炎、葡萄球菌肺炎、肺炎杆菌肺炎和军团菌肺炎,支原体肺炎在有剧烈咳嗽时,亦可有痰中带血。

在我国,咯血的主要原因首推肺结核。引起咯血的肺结核病变,常见的是浸润渗出、各种类型空洞和干酪性肺结核,急性血行播散性肺结核少有咯血发生。其出血机制为结核病变使毛细血管通透性增高,血液渗出,表现为痰中带血丝、血点或小血块;如病变侵蚀小血管使其破裂,则引起中等量咯血;如空洞壁肺动脉分支形成的小动脉瘤破裂,或继发的结核性支气管扩张形成的动静脉瘘破裂,则引起大量咯血,甚至危及生命。

3.心血管疾病

心血管疾病较常见的是二尖瓣狭窄。小量咯血或痰中带血丝系由于肺淤血致肺泡壁或支气管内膜毛细血管破裂所致;支气管黏膜下层支气管静脉曲张破裂,常致大咯血,当出现急性肺水肿和任何性质心脏病发生急性左侧心力衰竭时,咳浆液性粉红色泡沫样血痰;并发肺梗死时,咳出黏稠暗红色血痰。原发性肺动脉高压和某些先天性心脏病如房间隔缺损、动脉导管未闭等引起肺动脉高压时以及肺血管炎,均可发生咯血。

4.其他

(1)血液病:如血小板减少性紫癜、白血病、血友病、再生障碍性贫血等。

(2)急性传染病:如流行性出血热、肺出血型钩端螺旋体病等。

(3)风湿性疾病:如 Wegener 肉芽肿、贝赫切特综合征(白塞病)、结节性多动脉炎、系统性红斑狼疮等。

(4)气管、支气管子宫内膜异位症等均可引起咯血。

二、临床表现

(一)咳嗽的性质

咳嗽无痰或痰量甚少,称干性咳嗽,见于急性咽喉炎、急性支气管炎初期、胸膜炎、喉及肺结核、二尖瓣狭窄、原发性肺动脉高压等。

(二)咳嗽的时间与节律

突然出现的发作性咳嗽,常见于吸入刺激性气体所致急性咽喉炎、气管与支气管异物、百日咳、气管或支气管分叉部受压迫刺激(如淋巴结结核、肿瘤或主动脉瘤)等;少数支气管哮喘,也可表现为发作性咳嗽,在嗅到异味或夜间更易出现,而并无明显呼吸困难(咳嗽变异性哮喘)。长期慢性咳嗽,多见于慢性呼吸道疾病,如慢性支气管炎、支气管扩张症、肺囊肿、肺脓肿、肺结核等。此外,慢性支气管炎、支气管扩张症和肺脓肿等,咳嗽往往于清晨或夜间变动体位时加剧,并伴咳痰,前者于每年寒冷季节时加重,气候转暖时减轻或缓解。左侧心力衰竭、肺结核夜间咳嗽明显,可能与夜间肺淤血加剧及迷走神经兴奋性增高有关。

(三)咳嗽的音色

咳嗽的音色指咳嗽声音的特点,具体如下。

(1)咳嗽声音嘶哑,多见于声带炎、喉炎、喉结核、喉癌和喉返神经麻痹等。

(2)金属音调咳嗽,见于纵隔肿瘤、主动脉瘤或支气管癌、淋巴瘤、结节病压迫气管等。

(3)阵发性连续剧咳伴有高调吸气回声(鸡鸣样咳嗽),见于百日咳,会厌、喉部疾患和气管受压。

(4)咳嗽声音低微或无声,见于极度衰弱或声带麻痹患者。

(四)咯血年龄

青壮年咯血多见于肺结核、支气管扩张症、风湿性心瓣膜病二尖瓣狭窄等。40岁以上有长期大量吸烟史(纸烟20支/日×20年以上)者,要高度警惕支气管肺癌。

(五)咯血量

每日咯血量在100 mL以内为小量,100~500 mL为中等量,500 mL以上(或一次咯血300~500 mL)为大量(有人认为一次咯血>100 mL即为大咯血)。大量咯血主要见于肺结核空洞、支气管扩张症和慢性肺脓肿,支气管肺癌的咯血主要表现为持续或间断痰中带血,少有大咯血。慢性支气管炎和支原体肺炎咳嗽剧烈时,可偶有痰中带血或血性痰。

(六)咯血颜色和性状

肺结核、支气管扩张症、肺脓肿、支气管结核、出血性疾病,咯血颜色鲜红;铁锈色血痰主要见于肺炎球菌大叶性肺炎、肺吸虫病和肺泡出血;砖红色胶冻样血痰主要见于肺炎杆菌肺炎。二尖瓣狭窄肺淤血咯血一般为暗红色,左侧心力衰竭肺水肿时咳浆液性粉红色泡沫样血痰,并发肺梗死时常咳黏稠暗红色血痰。

三、伴随症状

(一)咳嗽

(1)伴发热:多见于呼吸系统感染、胸膜炎、肺结核等。

(2)伴胸痛:多见于各种肺炎、胸膜炎、支气管肺癌、肺梗死和自发性气胸等。

(3)伴呼吸困难:见于喉水肿、喉肿瘤、支气管哮喘、慢性阻塞性肺病、重症肺炎、肺结核、大量胸腔积液、气胸及肺淤血、肺水肿、气管与支气管异物等。

(4)伴大量脓痰:见于支气管扩张症、肺脓肿、肺囊肿合并感染和支气管胸膜瘘等。

(5)伴咯血:见于肺结核、支气管扩张症、肺脓肿、支气管肺癌、二尖瓣狭窄、支气管结石、肺泡微结石症和肺含铁血黄素沉着症等。

(6)伴杵状指(趾):主要见于支气管扩张症、肺脓肿(尤其是慢性)、支气管肺癌和脓胸等。

(7)伴哮鸣音:见于支气管哮喘、慢性支气管炎喘息型、弥漫性泛细支气管炎;心源性哮喘、气管与支气管异物;也可见于支气管肺癌引起气管与大支气管不完全阻塞。此时,喘鸣音为局限性分布,呈吸气性。

(二)咯血

(1)伴发热:见于肺结核、肺炎、肺脓肿、流行性出血热等。

(2)伴胸痛:见于大叶性肺炎、肺结核、肺梗死、支气管肺癌等。

(3)伴呛咳:见于支气管肺癌、支原体肺炎。

(4)伴脓痰:见于支气管扩张症、肺脓肿、肺结核空洞及肺囊肿并发感染、化脓性肺炎等,支气管扩张症表现反复咯血而无脓痰者,称为干性支气管扩张症。

(5)伴皮肤黏膜出血:应考虑血液病、流行性出血热、肺出血型钩端螺旋体病、风湿性疾病等。

(6)伴黄疸:须注意钩端螺旋体病、大叶性肺炎、肺梗死等。

(曹学敏)

第六节　水　肿

人体组织间隙有过多的液体积聚使组织肿胀称为水肿。水肿可分为全身性与局部性。当液体在体内组织间隙呈弥漫性分布时呈全身性水肿(常为凹陷性);液体积聚在局部组织间隙时呈局部性水肿;发生于体腔内称积液,如胸腔积液、腹腔积液、心包积液。一般情况下,水肿这一术语,不包括内脏器官局部的水肿,如脑水肿、肺水肿等。

一、发生机制

在正常人体中,血管内液体不断地从毛细血管小动脉端滤出至组织间隙成为组织液,另一方面组织液又不断从毛细血管小静脉端回吸入血管中。两者经常保持动态平衡,因而组织间隙无过多液体积聚。

保持这种平衡的主要因素有①毛细血管内静水压;②血浆胶体渗透压;③组织间隙机械压力(组织压);④组织液的胶体渗透压。当维持体液平衡的因素发生障碍出现组织间液的生成大于回吸收,则可产生水肿。

产生水肿的主要因素为:①钠与水的潴留,如继发性醛固酮增多症等;②毛细血管滤过压升高,如右侧心力衰竭等;③毛细血管通透性增高,如急性肾炎等;④血浆胶体渗透压降低,如血浆清蛋白减少;⑤淋巴回流受阻,如丝虫病等。

二、病因与临床表现

(一)全身性水肿

1.心源性水肿

(1)风心病、冠心病、肺心病等各种心脏病引起右侧心力衰竭时出现。

(2)发生机制主要是有效循环血量减少,肾血流量减少,继发性醛固酮增多引起钠、水潴留以及静脉淤血,毛细血管滤过压增高,组织液回吸收减少所致。前者决定水肿程度,后者决定水肿的部位。水肿程度可由于心力衰竭程度而有不同,可有轻度的踝部水肿以至严重的全身性水肿。

(3)水肿特点是首先出现于身体下垂部位(下垂部流体静水压较高)。能起床活动者,最早出现于踝内侧,行走活动后明显,休息后减轻或消失;经常卧床者以腰骶部为明显。颜面部一般不肿。水肿为对称性、凹陷性。此外通常有颈静脉怒张、肝大、静脉压升高,严重时还出现胸、腹水等右侧心力衰竭的其他表现。

2.肾源性水肿

(1)肾源性水肿见于急慢性肾炎、肾盂肾炎、急慢性肾功能衰竭等。

(2)发生机制主要是由多种因素引起肾排泄水钠减少,导致钠、水潴留,细胞外液增多,毛细血管静水压升高,引起水肿。钠、水潴留是肾性水肿的基本机制。

(3)导致钠、水潴留可能与下列因素相关:①肾小球超滤系数及滤过率下降,而肾小管回吸收钠增加(球－管失衡)导致钠水潴留;②大量蛋白尿致低蛋白血症,血浆胶体渗透压下降致使水分外渗;③肾实质缺血,刺激肾素－血管紧张素,醛固酮活性增加,醛固酮活性增多导致钠、水潴留;④肾内前列腺素产生减少,致使肾排钠减少。水肿特点是疾病早期晨间起床时有眼睑与颜面水肿,以后发展为全身水肿(肾病综合征时为重度水肿)。常有尿改变、高血压、肾功能损害的表现。

3.肝源性水肿

(1)任何肝脏疾病引起血浆白蛋白明显下降时均可引起水肿。

(2)失代偿期肝硬化主要表现为腹水,也可首先出现踝部水肿,逐渐向上蔓延,而头、面部及上肢常无水肿。

(3)门脉高压症、低蛋白血症、肝淋巴液回流障碍、继发醛固酮增多等因素是水肿与腹水形成的主要机制。肝硬化在临床上主要有肝功能减退和门脉高压两方面表现。

4.营养不良性水肿

(1)慢性消耗性疾病长期营养缺乏、神经性厌食、胃肠疾患、妊娠呕吐、消化吸收障碍、重度烧伤、排泄或丢失过多、蛋白质合成障碍等所致低蛋白血症或维生素B缺乏均可产生水肿。

(2)特点是水肿发生前常有消瘦、体重减轻等表现。皮下脂肪减少所致组织松弛,组织压降低,加重了水肿液的潴留。

(3)水肿常从足部开始逐渐蔓延至全身。

5.其他原因的全身水肿

(1)黏液性水肿时产生非凹陷性水肿(是由于组织液所含蛋白量较高之故),颜面及下肢较明显。

(2)特发性水肿为一种原因不明或原因尚未确定的综合征,多见于妇女。特点为月经前7~14天出现眼睑、踝部及手部轻度水肿,可伴乳房胀痛及盆腔沉重感,月经后水肿逐渐消退。

(3)药物性水肿,可见于糖皮质激素、雄激素、雌激素、胰岛素、萝芙木制剂、甘草制剂等疗程中。

(4)内分泌性水肿,腺垂体功能减退症、黏液性水肿、皮质醇增多症、原发性醛固酮增多症等。

(5)其他可见于妊娠中毒症、硬皮病、血管神经性水肿等。

(二)局部性水肿

1.局部炎症所致水肿

局部炎症所致水肿为最常见的局部水肿,见于丹毒、疖肿、蛇毒中毒等。

2.淋巴回流障碍性水肿

淋巴回流障碍性水肿多见于丝虫病、非特发性淋巴管炎、肿瘤等。

3.静脉阻塞性水肿

静脉阻塞性水肿常见于肿瘤压迫或肿瘤转移、静脉血栓形成、血栓性静脉炎、上腔或下腔静脉阻塞综合征等。

4.变态反应性水肿

变态反应性水肿如荨麻疹、血清病以及食物、药物等引起的过敏反应等。

5.血管神经性水肿

属变态反应或神经源性病变,部分病例与遗传有关。

三、伴随症状

(1)水肿伴肝大:可为心源性、肝源性与营养不良性,而同时有颈静脉怒张者则为心源性。

（2）水肿伴重度蛋白尿：常为肾源性，而轻度蛋白尿也可见于心源性。

（3）水肿伴呼吸困难与发绀：常提示由于心脏病、上腔静脉阻塞综合征等所致。

（4）水肿与月经周期有明显关系：可见于特发性水肿。

（5）水肿伴失眠、烦躁、思想不集中等：见于经前期紧张综合征。

（曹学敏）

疾病篇

第七章

先天性心脏病

第一节 室间隔缺损

室间隔缺损为最常见的先天性心脏畸形,可单独存在,亦可与其他畸形合并发生。此病在胎儿中的检出率为 0.66‰,在存活新生儿中的发生率为 0.3%,室间隔缺损是儿童最常见的先天性心脏病,约占全部先心病儿童的 50%,其中单纯性室间隔缺损约占 20%。在上海早年的文献报道的 1 085 例先心病患者中室缺占 15.5%,女性稍多于男性。随着影像设备的进步和对婴儿筛查的重视,室间隔缺损的检出率较以往增加,检出率 0.16%～5.3%。在成人中,室间隔缺损是最常见的先天性心脏缺损,占 0.3‰,约占成人先天性心血管疾病的 10%。在美国成人室间隔缺损的数量为 36.9 万。在我国成人室间隔缺损患者数量可能超过 100 万。由于室间隔缺损有比较高的自然闭合率,婴儿期室隔缺损约有 30% 可自然闭合,40% 相对缩小,其余 30% 缺损较大,多无变化。自然闭合多在生后 7～12 个月,大部分在 3 岁前闭合,少数 3 岁以后逐渐闭合。随着缺损的缩小与闭合,杂音减弱以至消失,心电图与 X 线检查恢复正常。

此病的预后与缺损的大小及肺动脉压力有关。缺损小,肺动脉压力不高者预后良好。有肺动脉高压者预后较差。持续性肺动脉高压可引起肺血管闭塞,从而伴发艾森曼格综合征。室间隔缺损的常见并发症是亚急性细菌性心内膜炎。个别病例可伴有先天性房室传导阻滞、脑脓肿、脑栓塞等。大的室间隔缺损病程后期多并发心力衰竭,如选择适当时机介入治疗或外科手术,则预后良好。

一、病因

心管发生,心管卷曲,分隔和体、肺循环形成过程中的任何一点受到影响,均可能出现室间隔发育不全或融合不完全。与心间隔缺损有关的病因可分为 3 种类型:染色体疾病,单基因病和多基因病。

(一)染色体疾病

先心病患者染色体异常率为 5%～8%,表现为染色体的缺失和双倍体,染色体缺失见于 22q11 缺失(DiGeorge 综合征),45X 缺失(Turner 综合征)。双倍体异常见于 21 三体(唐氏综合征)。染色体异常的患者子代有发生室间隔缺损的风险。

(二)单基因病

3% 的先心病患者有单基因病。表现为基因的缺失、错义突变和重复突变。遗传规律为常染色体显性遗传、常染色体隐性遗传或 X 连锁的遗传方式。例如,Holt-Oram 综合征患者中,出现房间隔缺损合并传导异常和主动脉瓣上狭窄。Schott 等发现 NKX2.5 基因与房间隔缺损有关,通过对 Holt-Oram 家族的研究发现 TBX5 突变引起房间隔缺损和室间隔缺损。进一步的研究发现,TBX5、GATA4 和 NKX2.5 之间的相互作用,提示转录过程与室间隔缺损的发生有关。基因异常患者的子代发生先心病的危险性较高。

（三）多基因病

多基因病与许多先心病的发生有关，是环境和遗传因素作用的结果。特别在妊娠后第5～9周为心血管发育、演变最活跃的时期。母体在此期内感染病毒（如腮腺炎、水痘及柯萨奇病毒等）、营养不良、服用可能致畸的药物、缺氧环境及接受放射治疗等，均有增加发生先天性心血管畸形的危险。母体高龄，特别是接近于更年期者，婴儿患法洛四联征的危险性增加。目前尚无直接的检测方法确定无染色体病或单基因病的室间隔缺损患者下一代是否会发病。但是与正常人群相比，比预计发病率明显增高。父亲患室间隔缺损，子女发病率为2％，母亲患室间隔缺损，子女发病率为6％～10％。父母有室间隔缺损的患者其子女患此病的危险性比一般人高20倍。

二、室间隔缺损的解剖与分类

室间隔由4部分组成：膜部间隔、流入道间隔、小梁部间隔、流出道间隔或漏斗部间隔。在室间隔缺损各部位均可能出现缺损。在临床上，根据室间隔缺损产生的部位，可将其分2类，即膜部室间隔缺损和肌部室间隔缺损。

（一）膜周部室间隔缺损

膜部室间隔位于心室的基底部，在主动脉的右冠瓣和无冠瓣下，肌部间隔的流入道和流出道之间，前后长约14 mm，上下约8 mm。其形态多为多边形，其次为圆形或椭圆形。三尖瓣的隔瓣叶将膜部间隔分为房室间隔和室间隔2部分。真正的膜部室间隔缺损较少见，大部分为膜部室间隔缺损向肌部间隔延伸，形成膜周部室间隔缺损。

（二）肌部室间隔缺损

肌部室间隔为非平面的结构，可分为流入道部、小梁部和漏斗部。

1.流入道室间隔

流入道室间隔在膜部间隔的下后方，开始于房室瓣水平，终止于心尖部的腱索附着点。流入道室间隔缺损在缺损和房室瓣环之间无肌性的残缘。在流入道处肌部间隔的缺损统称为流入道型室间隔缺损。另一种分类方法是将流入道处的间隔分为房室间隔和流入道间隔。当流入道室间隔缺损合并三尖瓣和二尖瓣的畸形时，称为共同房室通道缺损。

2.小梁部室间隔缺损

小梁部室间隔是室间隔的最大部分。从膜部间隔延伸至心尖，向上延伸至圆锥间隔。小梁部的缺损统称肌部室间隔缺损，缺损边缘为肌组织。小梁部缺损的部位也可分为室间隔前部、中部、后部和心尖部。肌性室间隔的前部缺损是指位于室间隔的前部，中部室间隔缺损是位于室间隔的后部，心尖部室间隔缺损是位于相对于中部的下方。后部缺损在三尖瓣隔瓣的下方。后部缺损位于三尖瓣的隔瓣后。肌部缺损，多为心尖附近肌小梁间的缺损，有时为多发性。由于在收缩期室间隔心肌收缩，使缺损缩小，所以左向右分流较小，对心功能的影响较小，此型较少，仅占3％。

3.圆锥部室间隔缺损

圆锥部间隔将左右心室的流出道路分开。圆锥间隔的右侧范围较大，圆锥间隔的缺损位于右心室流出道，室上嵴的上方和主、肺动脉瓣的直下，主、肺动脉瓣的纤维组织是缺损的部分边缘。少数合并主、肺动脉瓣关闭不全。此部位的室间隔缺损也称圆锥缺损或流出道，嵴上和肺动脉瓣下或动脉下缺损。据国内资料，此型约占15％。

由于膜部室间隔与肌部室间隔紧密相邻，缺损常常发生在两者的交界区域，即缺损从膜部延伸至肌部。如膜周部室间隔缺损延伸至邻近的肌部间隔，称膜周流入道室间隔缺损，膜周肌部室间隔缺损和膜周流出道室间隔缺损。

室间隔缺损邻近三尖瓣，三尖瓣构成缺损边缘的一部分。在缺损愈合过程中，三尖瓣与缺损的边缘组织融合在一起形成膜部瘤，膜部瘤形成可以部分或完全闭合缺损。圆锥部和膜周部室间隔缺损可伴有不同程度的圆锥间隔与室间隔的其他部分对接不良,可以是向前、向后或旋转,引起半月瓣的骑跨。圆锥部缺损时,可以伴二尖瓣的骑跨。流入道型室间隔缺损可并发心房和心室的连接不良,引起房室瓣中的一个环形骑跨。在一些病例,可以有不同程度的三尖瓣腱索附着点的骑跨。

室间隔缺损的直径多在 0.1～3.0 cm。通常膜部缺损较大,而肌部缺损较小。如缺损直径<0.5 cm,左向右的分流量很小。缺损呈圆形或椭圆形。缺损边缘和右心室面向缺损的心内膜可因血流液冲击而增厚,容易引起细菌性心内膜炎。

三、病理生理

影响室间隔缺损血流动力学的因素有室间隔缺损的大小,左右心室间的压力和肺血管的阻力。在出生时,由于左右心室间的压力接近,可以无明显分流。随着出生后左右心室间的压力增加,引起分流增加。分流量的大小取决于室间隔缺损的大小和肺血管阻力。没有肺高压和右心室流出道的梗阻,分流方向是左向右。在肺血管阻力增加或右心室流出道狭窄或肺动脉口狭窄引起右心室梗阻时,右心室压力升高,以致右心室压力与左心室压力接近或超过左心室压力。随着右心室压力的升高,分流量逐渐减少,当超过左心室压力时,出现右向左分流,导致氧饱和度降低,发绀和继发性红细胞增多,即艾森曼格综合征。此时升高的肺动脉压是不可逆转的。肌部室间隔缺损可以自发性闭合。膜周部室间隔缺损可因三尖瓣膜部瘤形成而出现解剖上的闭合。漏斗部室间隔缺损可因右冠瓣脱垂而闭合。

按室间隔缺损的大小和分流的多少,一般可分为 4 类:①轻型病例,左至右分流量小,肺动脉压正常。②缺损为 0.5～1.0 cm 大小,有中等量的左向右分流,右心室及肺动脉压力有一定程度增高。③缺损>1.5 cm,左至右分流量大,肺循环阻力增高,右心室与肺动脉压力明显增高。④巨大缺损伴显著肺动脉高压。肺动脉压等于或高于体循环压,出现双向分流或右向分流,从而引起发绀,形成艾森曼格综合征。

Keith 按室间隔缺损的血流动力学变化,分为:①低流低阻。②高流低阻。③高流轻度高阻。④高流高阻。⑤低流高阻。⑥高阻反向流。这些分类对考虑手术与估计预后有一定的意义。

四、临床表现

(一)症状

一般与缺损大小及分流量多少有关。缺损小、分流量少的病例,通常无明显的临床症状。缺损大伴分流量大者可有发育障碍、心悸、气促、乏力、咳嗽,易患呼吸道感染。严重者可发生心力衰竭。显著肺动脉高压发生双向分流或右向左分流者,出现活动后发绀或发绀症状。

(二)体征

室间隔缺损可通过听诊检出,几乎全部病例均伴有震颤,震颤与杂音的最强点一致。典型体征为胸骨左缘第3、4肋间有响亮粗糙的收缩期杂音,并占据整个收缩期。此杂音在心前区广泛传布,在背部及颈部亦可听到。杂音的程度与血流速度有关,杂音的部位依赖于缺损的位置。小的缺损最响,可以伴震颤。肌部缺损杂音在胸骨左缘下部,在整个收缩期随肌肉收缩引起大小变化影响强度。嵴内或干下型室间隔缺损分流接近肺动脉瓣,杂音在胸骨左上缘最响。膜周部室间隔缺损在可闻及三尖瓣膜部瘤的收缩期喀喇音。在肺血管阻力低时,大的室间隔缺损杂音单一,在整个心脏周期中几乎无变化,并且很少伴有震颤。左向右分流量大于肺循环 60% 的病例,由于伴有二尖瓣血流增加,往往在心尖部可闻及功能性舒张期杂音。心前区触诊有左心室负荷过重的表现。肺动脉压力升高引起 P_2 增强。引起或合并三尖瓣反流时可以在胸骨左或右下缘闻及收缩期杂音。合并主动脉瓣关闭不全时,患者坐位前倾时,沿胸骨左缘出现舒张期递减性杂音。严重肺动脉高压病例可有肺动脉瓣区关闭振动感,P_2 呈金属音性质。艾森曼格综合征患者常有发绀和杵状指,右心室抬举样冲动,肺动脉瓣第二音一般亢进或分裂。由于左向右分裂减少,原来的杂音可以减弱或消失。

（三）合并症

1.主动脉瓣关闭不全

室缺合并主动脉瓣关闭不全的发生率占室隔缺损病例的 4.6%～8.2%。靠近主动脉瓣的室间隔缺损,如肺动脉瓣下型室间隔缺损(VSD)易发生主动脉瓣关闭不全。造成关闭不全的原因主要为主动脉瓣环缺乏支撑,高速的左向右分流对主动脉瓣产生吸引作用,使主动脉瓣叶(后叶或右叶尖)向下脱垂,大部分为右冠瓣。早期表现为瓣叶边缘延长,逐渐产生脱垂。随着年龄增长,脱垂的瓣叶进一步延长,最终导致关闭不全。合并主动脉脱垂的患者,除收缩期杂音外尚可听到向心尖传导的舒张期递减性杂音,测血压可见脉压增宽,并有股动脉"枪击音"等周围血管体征。

2.右心室流出道梗阻

有 5%～10% 的 VSD 并发右心室流出道梗阻。多为大室缺合并继发性漏斗部狭窄,常见于儿童。如合并肺动脉瓣狭窄,应与法洛四联征相鉴别。有的患者室间隔缺损较小,全收缩期响亮而粗糙的杂音较响,即使封闭室间隔缺损后杂音也不会明显减轻。

（四）并发症

1.肺部感染

左向右大量分流造成肺部充血,肺动脉压力升高,因而使水分向肺泡间质渗出,肺内水分和血流增加,肺的顺应性降低,而发生呼吸费力、呛咳。当合并心脏功能不全时,造成肺淤血、水肿,在此基础上,轻微的上呼吸道感染就可引起支气管炎或肺炎。如单用抗生素治疗难以见效,需同时控制心力衰竭才能缓解。肺炎与心力衰竭可反复发作,可危及患儿的生命。因此应积极治疗室间隔缺损。

2.心力衰竭

约 10% 的 VSD 患儿会发生充血性心力衰竭。主要见于大型室间隔缺损,由于大量左分流,肺循环血量增加,肺充血加剧,左、右心容量负荷加重,导致心力衰竭。表现为心搏增快、呼吸急促、频繁咳嗽、喉鸣音或哮鸣音,肝大,颈静脉怒张和水肿等。

3.肺动脉高压

大型 VSD 或伴发其他左向右分流的先天性心脏畸形,随着年龄增长,大量左向右分流使肺血流量超过体循环,肺动脉压力逐渐升高,肺小血管壁肌层逐渐肥厚,肺血管阻力增高,最后导致肺血管壁不可逆性病变,即艾森曼格综合征,临床出现发绀。

4.感染性心内膜炎

小型至中等大小的室间隔缺损较大型者好发感染性心内膜炎。主要发病原因是由于 VSD 产生的高速血流,冲击右心室侧心内膜,造成该处心内膜粗糙。因其他部位的细菌感染,如呼吸道感染、泌尿系统感染、扁桃体炎、牙龈炎等并发菌血症时,细菌在受损的心内膜上停留,繁殖而致病。可出现败血症症状,如持续高热、寒战、贫血、肝、脾大、心功能不全,有时出现栓塞表现,如皮肤出血点、肺栓塞等。常见的致病菌是链球菌、葡萄球菌、肺炎球菌、革兰阴性杆菌等。抗生素治疗无效,需手术切除赘生物,清除脓肿,纠正心内畸形或更换病变瓣膜,风险很大,病死率高。

五、实验室检查

（一）X 线检查

缺损小的室隔缺损,心肺 X 线检查可无明显改变。中度缺损者心影可有不同程度增大,一般以右心室扩大为主,肺动脉圆锥突出,肺野充血,主动脉结缩小。重度缺损时上述征象明显加重,左右心室、肺动脉圆锥及肺门血管明显扩大。待到发生肺动脉高压右向左分流综合征时,由于左向右分流减少,右向左分流增多,周围肺纹理反而减少,肺野反见清晰。

（二）心电图检查

缺损小者心电图在正常范围内。随着分流的增加,可出现左心室负荷过重和肥厚的心电图改变及左心房增大的图形。在肺动脉高压的病例,出现电轴右偏、右心室肥大、右心房肥大的心电图改变。重度缺损时可出现左、右心室肥大,右心室肥大伴劳损或 $V_{5\sim6}$ 导联深 Q 波等改变。

（三）超声检查

超声心动图检查是一项无创的检查方法,可以清晰显示回声中断和心室、心房和肺动脉主干扩大的情况。超声检查常用的切面有心尖或胸骨旁 5 腔心切面,心底短轴切面和左心室长轴切面。心尖 5 腔心切面可测量 VSD 边缘距主动脉瓣的距离,心底半月瓣处短轴切面可初步判断膜周部 VSD 的位置和大小。6～9 点位置为隔瓣后型、9～11 点为膜周部;12～13 点为嵴上型室缺;二尖瓣短轴切面可观察肌部室缺的位置,12～13 点钟位置为室间隔前部 VSD,9～12 点为中部 VSD,7～9 点为流入道 VSD。膜周型缺损,间隔中断见于三尖瓣隔瓣后与主动脉瓣环右缘下方区;主动脉瓣下型缺损,间隔中断恰在主动脉后半月瓣尖下方及三尖瓣的上方;肺动脉瓣下型缺损,声波中断见于流出道间隔至肺动脉瓣环,缺损口可见到 1～2 个主动脉瓣尖向右心室流出道突出;流入道处室间隔型缺损,声波中断可从三尖瓣纤维环起伸至肌部间隔,往往整个缺损均在三尖瓣隔瓣下。肌部型室缺有大有小,可为单发性或为多发性,位于室间隔任一部位,二维声结合彩色多普勒实时显像可提高检出率。高位较大缺损合并主动脉瓣关闭不全者,可见舒张期瓣膜脱垂情况。彩色多普勒检查可见经缺损处血液分流情况和并发主动脉瓣脱垂者舒张期血液反流情况。超声检查尚有助于发现临床漏诊的并发畸形,如左心室流出道狭窄、动脉导管未闭等。并可进行缺损的血流动力学评价,有无肺动脉压升高、右心室流出道梗阻、主动脉瓣关闭不全,瓣膜结构等情况。当经胸超声检查的显像质量差时,可以选择经食管超声检查。近年来发展起来是三维超声检查可以显示缺损的形态和与毗邻结构的关系。

（四）心导管检查

心导管检查可准确测量肺血管阻力,肺血管的反应性和分流量。评价对扩张血管药物的反应性可以指导治疗方法的选择。右心导管检查右心室血氧含量高于右房 0.9％容积以上,或右心室平均血氧饱和度大于右房 4％以上即可认为心室水平有左心室右分流存在。偶尔导管可通过缺损到达左心室。导管尚可测压和测定分流量。如肺动脉压等于或大于体循环压,且周围动脉血氧饱和度低,则提示右向左分流。一般室间隔缺损的分流量较房间隔缺损少。在进行右心导管检查时应特别注意瓣下型缺损,由于左向右分流的血流直接流入肺动脉,致肺动脉水平的血饱和度高于右心室,容易误诊为动脉导管未闭。

（五）心血管造影

彩色多普勒超声诊断单纯性室间隔缺损的敏感性达 100％,准确性达 98％,故室隔缺损的诊断一般不需进行造影检查。但如疑及肺动脉狭窄可行选择性右心室造影。如欲与动脉导管未闭或主、肺动脉隔缺损相鉴别,可做逆行主动脉造影。对特别疑难病例可行选择性左心室造影。心血管造影能够准确判断 VSD 的部位和其实际大小,且优于超声心动图。膜周部 VSD 的形态大致可分为囊袋形（膜部瘤型）、漏斗形、窗形和管形 4 种形态。其中漏斗形,窗形和管形形态与动脉导管未闭的造影影像相似,囊袋形室缺的形态较复杂,常突向右心室,常呈漏斗形,在左心室面较大而右心室面开口较小,右心室面可以有多个出口。嵴上型 VSD 距离主动脉瓣很近,常需要较膜部 VSD 造影采用更大角度的左侧投照体位（即左前斜位 65°～90°,加头位 20°～30°）观察时才较为清楚,造影剂自主动脉右冠窦下方直接喷入肺动脉瓣下区,肺动脉主干迅速显影,由于有主动脉瓣脱垂,造影不能确定缺损的实际大小和缺损的形态。肌部室缺一般缺损较小,造影剂往往呈线状或漏斗型喷入右心室。

（六）磁共振显像

室间隔缺损不需要磁共振显像检查,此项检查仅应用于室间隔缺损合并其他复杂畸形的患者。

六、诊断与鉴别诊断

胸骨左缘第 3、4 肋间有响亮而粗糙的收缩期杂音,X 线与心电图检查有左心室增大等改变,结合无发绀等临床表现首先应当疑及此病。一般二维和彩色多普勒超声可明确诊断。室隔缺损应与下列疾病相鉴别。

1.房间隔缺损

杂音性质不同于室缺,容易做出诊断和鉴别。

2.肺动脉瓣狭窄

杂音最响部位在肺动脉瓣区,呈喷射性,P_2减弱或消失,右心室增大,肺血管影变细等。

3.特发性肥厚性主动脉瓣下狭窄

为喷射性收缩期杂音,心电图有 Q 波,超声心动图等检查可协助诊断。

4.其他

室缺伴主动脉瓣关闭不全需与动脉导管未闭,主、肺动脉隔缺损,主动脉窦瘤破裂等相鉴别。动脉导管未闭一般脉压较大,主动脉结增宽,呈连续性杂音,右心导管检查分流部位位于肺动脉水平可帮助诊断。主、肺动脉隔缺损杂音呈连续性,但位置较低,在肺动脉水平有分流存在,逆行主动脉造影可资区别。主动脉窦瘤破裂有突然发病的病史,杂音以舒张期为主,呈连续性,血管造影可明确诊断。

七、治疗

小的缺损不需要外科治疗或介入治疗。中等或大的室间隔缺损需要不同程度的内科治疗甚至最后选择介入治疗或外科治疗。

（一）内科治疗

需要内科治疗的情况有室间隔缺损并发心力衰竭,心律失常,肺动脉高压和感染性心内膜炎的预防等。

1.患者的评估和临床观察

通过 X 线、心电图、二维多普勒超声或心导管检查来估测患者的右心室和肺动脉压情况。如肺动脉压大于体动脉压的一半或药物治疗难以控制的心力衰竭,宜及早手术矫治室间隔缺损。成人有左心室负荷过重应选介入治疗或外科治疗。已经进行了室间隔缺损修补的患者,需要观察主动脉瓣功能不全。术后残余分流,需要连续监护是否有左心室负荷过重和进行性主动脉瓣功能异常的情况。

2.心力衰竭的治疗

合并充血性心力衰竭者,内科治疗主要是应用强心、利尿和抗生素等药物控制心力衰竭、防止感染或纠正贫血等。近年来心力衰竭指南推荐无症状的左心室收缩功能不全的患者应用 ACEI,ARB 及 β 受体阻滞药。目前尚无这些药物能预防或延迟心力衰竭发作的证据。对合并无症状的严重瓣膜反流应选择外科治疗而不是药物治疗。对 QRS≥120 ms,经过充分的药物治疗心功能仍为 NYHA Ⅲ～Ⅳ级者,应用CRT 可改善症状、心功能和存活率。

3.心律失常的治疗

手术与非手术的室间隔缺损患者在疾病的一定阶段可并发心律失常,影响患者的预后,也与猝死密切相关。心律失常的病因是多因素的,如心脏扩大、心肌肥厚、纤维化和低氧血症等。介入治疗放置封堵器术后,因封堵器对心室肌及传导系统的直接压迫,也可产生心律失常和传导阻滞。外科手术损伤可直接引起窦房结、房室传导系统损伤,心房和心室的瘢痕可以引起电生理的异常和心律失常。外科手术后和介入治疗术后数月和数年发生房室传导阻滞,故应重视长期随访观察。常见的心律失常有各种类型的心律失常和房室传导阻滞。非持续性室性心律失常的临床意义和预防性应用抗心律失常药物的指征尚不明了。预防性应用抗心律失常药物并不显示对无症状的先心病患者有益处。并发恶性心律失常药物治疗无效及发生过心脏骤停的成人先心病患者,应用 ICD 可挽救患者生命。

4.肺动脉高压的评价与治疗

肺动脉高压是指肺动脉平均压＞3.3 kPa(25 mmHg)。肺动脉压是影响先心病患者预后的主要因素。肺动脉高压按肺动脉收缩压与主动脉或周围动脉收缩压的比值,可分为 3 级:轻度肺动脉高压的比值≤0.45;中度肺动脉高压为 0.45～0.75;严重肺动脉高压为＞0.75。按肺血管阻力的大小,也可以分为

3级;轻度<560 dyn·s·cm^{-5}(7 Wood 单位);中度为 560～800 dyn·s·cm^{-5}(8～10 Wood 单位);重度超过 800 dyn·s·cm^{-5}(10 Wood 单位)。通过急性药物试验可鉴别动力型肺动脉与阻力型肺动脉高压,常用的药物有硝酸甘油[5 μg/(kg·min)]、一氧化氮(25 ppm)、前列环素[2 ng/(kg·min)]和腺苷[50 μg/(kg·min)×15 min]。应用药物后:①肺动脉平均压下降的绝对值超过 1.3 kPa(10 mmHg)。②肺动脉平均压下降到5.3 kPa(40 mmHg)之内。③心输出量没有变化或者上升,提示是动力型肺动脉高压。如是前者可以考虑行介入治疗或外科手术,后者则主要是药物治疗。扩血管药物的应用可使部分患者降低肺动脉高压,缓解症状。目前应用的扩血管药物有伊洛前列素和内皮素受体拮抗药波生坦等,有一定的疗效。但是价格昂贵,大多数患者难以承受长期治疗。严重肺动脉高压,药物治疗无反应者,需要考虑心肺联合移植。

发生艾森曼格患者需要特别关注,常常见到的有关问题包括心律失常、心内膜炎、痛风性关节炎、咯血、肺动脉栓塞、肥大型骨关节病。明显肺动脉高压患者,当考虑行外科治疗或介入治疗时,需要行心导管检查。

5.感染性心内膜炎的预防

外科或非外科治疗的先心病患者均有患感染性心内膜炎的风险,未治疗者或术后存在残余分流者,心内膜炎是终身的危险(每年发病率 18.7/10 000),应进行适当的预防和定期随访。室缺术后 6 个月无残余分流者一般不需要预防性应用抗生素。各种进入人体的操作,包括牙科治疗、妇科和产科检查和治疗、泌尿生殖道和胃肠道介入治疗期间均需要预防性应用抗生素。甚至穿耳朵、纹身时均有发生感染性心内膜炎的危险。口腔卫生、皮肤和指甲护理也是重要的环节。心内膜炎的症状可能是轻微的,当患者有全身不适、发热时应注意排除。

6.妊娠

越来越多的复杂先心病患者和术后患者达到生育年龄,需要评价生育对母体和胎儿的风险及子代先心病的发生率。评价的项目包括详细的病史、体检、心电图、X 线胸片、心脏超声和心功能检查及瓣膜损伤、肺动脉压力。如果无创检查可疑肺动脉压力和阻力升高,需要行有创的心导管检查。通常,左向右分流和瓣膜反流无症状的年轻女性,且肺动脉压正常者可耐受妊娠。而右向左分流的患者则不能耐受。存在大的左向右分流时,妊娠可引起和加重心力衰竭。艾森曼格综合征是妊娠的禁忌证。大多数病例应推荐经阴道分娩,慎用止痛药并注意母体的位置。先心病患者在分娩时应预防性应用抗生素。

7.外科术后残余漏

残余漏是室缺外科术后常见的并发症之一。室缺术后小的残余分流对血流动力学无影响者,不需要治疗。对于直径>5 mm 的残余漏,尤其术后残余漏伴心力衰竭者需要及时行第 2 次手术修补或介入治疗。目前介入治疗较容易,可以作为首选。

(二)外科治疗

外科手术和体外循环技术的发展,降低了室间隔缺损外科治疗的死亡率。早期外科治疗的患者应用心导管检查随访,显示 80% 的闭合率。258 例中 9 例发生完全性房室传导阻滞,37 例并发一过性的心脏阻滞,168 例并发右束支传导阻滞。9 例发生心内膜炎(每年发病率 11.4/10 000)。近年的研究显示残余分流发生率31%,完全心脏阻滞的发生率为 3.1%。另一项研究显示外科治疗的患者,需要起搏治疗的发生率为 9.8/10 000 患者每年,心内膜炎的发生率为16.3/10 000患者每年。外科治疗方法的选择依据一是缺损的部位,如圆锥部间隔缺损应选择外科治疗,二是心腔的大小,心腔增大反映分流的程度,也是需要治疗的指征。三是分流量,Qp∶Qs≥1.5∶1;四是肺血管阻力,肺血管阻力增加时是外科治疗的适应证,成年患者手术的上限是肺血管阻力约在 800 dynes 或 10 Wood 单位/m^2。

(三)介入治疗

1987 年,Lock 等应用 Rashkind 双面伞装置封堵室间隔缺损。应用此类装置封堵先天性、外科术后和心肌梗死后室间隔穿孔的患者,因封堵装置结构上的缺陷,未能推广应用。2001 年起国产的对称双盘状镍钛合金封堵器和进口的 Amplatzer 室间隔缺损封堵器应用于膜周部室间隔缺损的介入治疗。国内已经治疗了万余例,成功率达到 96% 以上。因成功率高且并发症少,很快在国内推广应用。目前在国内一些大医疗中心已经成为室间隔缺损的首选治疗方法。根据目前的经验,临床上需要外科治疗,解剖上也适合行介入治疗的适应证患者,可首选介入治疗。目前介入治疗的适应证如下:①膜周型室缺。年龄通常≥3 岁;缺损上缘距主动脉瓣和三尖瓣≥2 mm。②肌部室缺。直径>5 mm。③外科手术后的残余分流,病变的适应证与膜周部室间隔缺损相同。但是,介入治疗与外科治疗一样,有一定的并发症,如房室传导阻滞,瓣膜损伤等。因此,术后仍需要长期随访观察,以便客观评价长期的疗效。

(刘宜平)

第二节　房间隔缺损

房间隔缺损(aterial septal defect,ASD)简称房缺,是指原始心房间隔在发生、吸收和融合时出现异常,左右心房之间仍残留未闭的房间孔。

一、流行病学

房间隔缺损是一种最常见的先天性心脏病,根据 Abbott 1 000 例单纯性先天性心脏病的尸体解剖,房间隔缺损居首位,占 37.4%。在我国的发病率为 0.24%~0.28%。其中男女患病比例约为 1:2,女性居多,且有家族遗传倾向。成人房缺以继发孔型多见,占 65%~75%,原发孔型占 15%~20%。

二、解剖

根据房间隔发生的部位,分为原发孔房间隔缺损和继发房间隔缺损,见图 7-1。

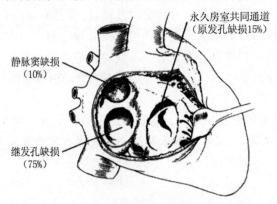

图 7-1　房间隔缺损的解剖位置

(一)原发孔型房间隔缺损

在发育的过程中,原发房间隔停止生长,不与心内膜垫融合而遗留间隙,即成为原发孔(或第 1 孔)缺损。位于心房间隔下部,其下缘缺乏心房间隔组织,而由心室间隔的上部和三尖瓣与二尖瓣组成;常伴有二尖瓣前瓣叶的裂缺,导致二尖瓣关闭不全,少数有三尖瓣隔瓣叶的裂缺。

(二)继发孔型房间隔缺损

系胚胎发育过程中,原始房间隔吸收过多,或继发性房间隔发育障碍,导致左右房间隔存在通道所致。继发孔型房间隔缺损可分为 4 型:中央型或称卵圆孔型,缺损位于卵圆窝的部位,四周有完整的房间隔结构,约占 76%;下腔型,缺损位置较低,呈椭圆形,下缘阙如和下腔静脉入口相延续,左心房后壁构成缺损的后缘,约占 12%;上腔型,也称静脉窦型缺损,缺损位于卵圆孔上方,上界阙如,和上腔静脉通连,约占

3.5%；混合型，此型缺损兼有上述两种以上的缺损，缺损一般较大，约占8.5%，见图7-2。

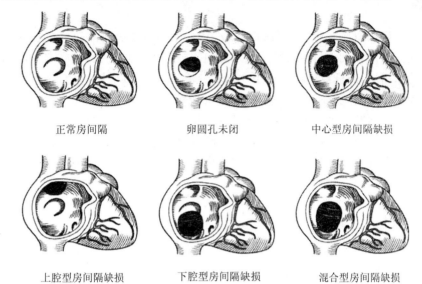

正常房间隔　　　　　　　卵圆孔未闭　　　　　　　中心型房间隔缺损

上腔型房间隔缺损　　　　下腔型房间隔缺损　　　　混合型房间隔缺损

图 7-2　继发孔型房间隔缺损解剖结构分型

15%～20%的继发孔房间隔缺损可合并其他心内畸形，如肺动脉瓣狭窄、部分型肺静脉畸形引流、二尖瓣狭窄等。房间隔缺损一般不包括卵圆孔未闭，后者不存在房水平的左向右分流，而是与逆向栓塞有关。

临床上还有一类房间隔缺损，系在治疗其他疾病后遗留的缺损，为获得性房间隔缺损，如Fonton手术后为稳定血流动力学而人为留的房间隔窗，二尖瓣球囊扩张术后遗留的房间隔缺损等。此类房间隔缺损一般在卵圆窝位置，其临床意义与继发孔房间隔缺损类似。

三、胚胎学与发病机制

约在胚胎28天时，在心房的顶部背侧壁正中处发出第一房间隔，其向心内膜垫方向生长，到达心内膜垫之前的孔道称第一房间孔。在第一房间孔封闭以前，第一房间隔中部变薄形成第二房间孔。在第一房间隔形成后，即胚胎第5周末，在其右侧发出第二房间隔，逐渐生长并覆盖第二房间孔。与第一房间隔不同的是，第二房间隔并不与心内膜垫发生融合而形成卵圆孔。其可被第一房间隔覆盖，覆盖卵圆孔的第一房间隔称为卵圆孔瓣。此后，胎儿期血液自左向右在房水平分流实现体循环。出生后，左心房压力增大，从而使两个房间隔合二为一，卵圆孔闭锁，成为房间隔上的卵圆窝。在原始心房分隔过程中，如果第一房间孔未闭合，或者第一房间孔处缺损，或卵圆孔过大，均可造成ASD。

四、分子生物学

房间隔缺损发病机制正在研究中，目前对于其分子学发病机制至今并不十分清楚。近年来随着分子生物学的发展，发现越来越多的心房间隔缺损有关的基因。目前研究发现T-BX5、NKX2.5、GATA4转录因子与房间隔缺损的发生高度相关。除上述因子外，WNT4、IFRD1、HCK等基因的表达异常也与房间隔缺损的发生相关。

五、病因

房间隔缺损是由多因素的遗传和环境因素的相互作用，很难用单一原因来解释。很多情况下不能解释病因。母亲在妊娠早期患风疹、服用沙立度胺及长期酗酒都是干扰胚胎正常心血管发育的不良环境刺激。动物试验表明，缺氧、缺少或摄入过多维生素，摄入某些药物，接受离子放射线常是心脏畸形的原因。而对于遗传学，大多数房间隔缺损不是通过简单方式遗传，而是多基因、多因素的共同作用。

六、病理生理

正常情况下,左心房压力比右房压力高约 0.667 kPa。因此,有房间隔缺损存在时,血液自左向右分流,临床无发绀出现。分流量大小与左右房间压及房间隔缺损大小成正比,与右心室排血阻力(如合并有肺动脉瓣狭窄、肺动脉高压)高低成反比。由于左向右分流,右心容量增加,发生右心房、右心室扩大,室壁变厚,肺动脉不同程度扩张,肺循环血量增多,肺动脉压升高。

随病情发展,肺小动脉壁发生内膜增生,中膜增厚、管腔变窄,因而肺血管阻力增大,肺动脉高压从动力性的变为阻力型的,右心房、右心室压力亦增高,左向右分流量逐渐减少,病程晚期右心房压力超过左心房,心房水平发生右向左分流,形成艾森曼格综合征,出现临床发绀、心力衰竭。这种病理改变较晚,通常发生在 45 岁以后。

七、临床表现

(一)症状

根据缺损的大小及分流量的多少不同,症状轻重不一。缺损较小者,可长期没有症状,一直潜伏到老年。缺损较大者,症状出现较早,婴儿期发生充血性心力衰竭和反复发作性肺炎。一般房间隔缺损儿童易疲劳,活动后气促,心悸,可有劳力性呼吸困难。患儿容易发育不良,易发生呼吸道感染。在儿童时期,房性心律失常、肺动脉高压、肺血管栓塞和心力衰竭发生极少见。随着右心容量负荷的长期加重,病程的延长,成年后,这些情况则多见。

(二)体格检查

房间隔缺损较小者,发育不受影响。缺损较大者,可有发育迟缓、消瘦等。

心脏听诊胸骨左缘第 2、3 肋间可闻及 2～3 级收缩期吹风样杂音,性质柔和,音调较低,较少扪及收缩期震颤,肺动脉瓣区第 2 心音亢进,呈固定性分裂。该杂音是经肺动脉瓣血流量增加引起收缩中期肺动脉喷射性杂音。在出生后肺血管阻力正常下降后,第二心音宽分裂。由于肺动脉瓣关闭延迟,当肺动脉压力正常和肺血管阻抗降低时,呼吸使第二心音相对固定。肺动脉高压时,第二心音的分裂间隔是由于两心室电机械间隔所决定的。当左心室电机械间隔缩短和(或)右心室电机械间隔延长时,则发生第二心音宽分裂。如果分流量大,使通过三尖瓣的血流量增加,可在胸骨左缘下端闻及舒张中期隆隆样杂音。伴随二尖瓣脱垂的患者,可闻及心尖区全收缩期杂音或收缩晚期杂音,向腋下传导。但收缩中期喀喇音常难闻及。此外,由于大多数患者二尖瓣反流较轻,可无左心室心前区活动过度。

随着年龄的增长,肺血管阻力不断增高,使左向右分流减少,体格检查结果改变。肺动脉瓣和三尖瓣杂音强度均减弱。第二心音的肺动脉瓣成分加强。第二心音的两个主要成分融合,肺动脉瓣关闭不全产生舒张期杂音。左向右分流,出现发绀和杵状指。

八、辅助检查

(一)心电图检查

在继发孔缺损患者心电图常示电轴右偏,右心室增大。右胸导联 QRS 间期正常,但是呈 rSR′ 或 rsR′ 型。右心室收缩延迟是由于右心室容量负荷增加还是由于右束支和浦肯野纤维真正的传导延迟尚不清楚。房间隔缺损可见 PR 间期延长。延长结内传导时间可能与心房扩大和由于缺损本身引起结内传导距离增加有关。

(二)胸部 X 线片检查

缺损较小时,分流量少,X 线所见可大致正常或心影轻度增大。缺损较大者,肺野充血,肺纹理增多,肺动脉段突出,在透视下有时可见到肺门舞蹈。主动脉结缩小,心脏扩大,以右心房,右心室明显,一般无左心室扩大。

（三）超声心动图检查

可以清晰显示 ASD 大小、位置、数目、残余房间隔组织的长度及厚度及与毗邻解剖结构的关系，而且还可以全面了解心内结构和血流动力学变化。经胸超声显示右房、右心室扩大，肺动脉增宽，M 型见左心室后壁与室间隔同向运动，二维可见房间隔连续性中断，彩色多普勒显像可显示左向右分流的部位及分流量。肺动脉压可通过三尖瓣反流束的高峰血流来评估。

（四）心导管检查

一些年轻的患者如果使用非介入方法已确诊缺损存在，无须心导管检查。除此之外，可能需介入的方法来准确定量分流，测量肺血管阻力，排除冠状动脉疾病。右心导管检查重复取血标本测量血氧饱和度，证实从腔静脉到右心房血氧饱和度逐步增加。一般来说，肺动脉血氧饱和度越高分流越大；在对诊断大的分流时，其价值＞90％。肺循环和体循环的比率可通过下列公式计算：$Qp/Qs = SAO_2 - MVO_2/PVO_2 - PAO_2$。$SAO_2$、$MVO_2$、$PVO_2$、$PAO_2$ 分别代表大动脉、混合静脉、肺静脉、肺动脉的血氧饱和度。肺血管阻力超过体循环阻力的 70％时，提示严重的肺血管疾病，最好避免外科手术。

九、诊断与鉴别诊断

诊断房间隔缺损，根据临床症状、体征、心电图检查结果、胸部 X 线片及超声心动图检查结果可得出明确诊断。尤其是超声心动图检查结果，可确定缺损类型、肺动脉压力高低及有无合并其他心内畸形等。临床上房间隔缺损还应与以下病种相鉴别。

1.较大的室间隔缺损

因为左至右的分流量大，心电图表现与此病极为相似，可能造成误诊。但心室间隔缺损心脏听诊杂音位置较低，左心室常有增大。但在小儿患者，不易鉴别时可做右心导管检查确立诊断。

2.特发性肺动脉高压

其体征、心电图和 X 线检查结果与此病相似，但心导管检查可发现肺动脉压明显增高而无左至右分流证据。

3.部分肺静脉畸形

其血流动力改变与房间隔缺损极为相似，但临床上常见的是右侧肺静脉畸形引流入右心房与房间隔缺损合并存在，肺部 X 线断层摄片可见畸形肺静脉的阴影。右心导管检查有助于确诊。

4.瓣膜型单纯肺动脉口狭窄

其体征、X 线和心电图表现与此病有许多相似之处，有时可造成鉴别上的困难。但瓣膜型单纯肺动脉口狭窄时杂音较响，超声心动图见肺动脉瓣异常，右心导管检查可确诊。

十、治疗

到目前为止，房间隔缺损的治疗包括外科开胸和介入治疗 2 种。一般房间隔缺损一经确诊，应尽早开始接受治疗。一般介入治疗房间隔缺损的大小范围为 5～36 mm。对于原发孔型房间隔缺损、静脉窦型房间隔缺损、下腔型房间隔缺损和合并有需外科手术的先天性心脏畸形，目前还不能用经介入方法进行治疗，其中，外科手术是原发孔房间隔缺损治疗的唯一选择。

1976 年，King 和 Miller 首先采用介入方法用双伞状堵塞装置关闭继发孔房间隔缺损取得成功，1985 年，Rashikind 等报道应用单盘带钩闭合器封堵继发孔型房间隔缺损获得成功。我国 1995 年开始引进该技术。1997 年，Amplazer 封堵器治疗继发孔型 ASD 应用于临床，目前是全球应用最广泛的方法。2003 年，国产封堵器材上市后，使得我国接受介入治疗的患者大量增加。随着介入技术和封堵器的进展，越来越多的房缺患者通过介入手术得到了根治。随着介入适应证的扩大，出现心脏填塞、封堵器脱落、房室传导阻滞等一系列并发症。

外科修补继发孔房间隔缺损已有 40 多年的历史。方法是在体外循环下，对较小缺损直接缝合，较大缺损则需补上心包片或人造补片。同时纠正合并的其他先天畸形,术后症状改善,心脏大小恢复正常。手术时机应选在儿童或少年期(5～15岁),当证实房缺存在,且分流量达肺循环40%以上时,或有明显症状应早期治疗。40岁以上患者手术死亡率可达5%,有显著肺动脉高压,当肺动脉压等于或高于体动脉压发生右－左分流者,不宜手术。原发孔型房缺手术修补可造成希氏束损伤或需同时修复二尖瓣,病死率较高。

十一、预后

尽管未矫治的继发孔型房间隔缺损患者通常可以生存到成年,但生存期并不能达到正常,只有50%的患者可活到40岁。40岁后每年的病死率约为6%。小的房间隔缺损[肺血流与体循环血流比率<(1.5:1～2:1)]可能在若干年后才出现问题,当高血压和冠状动脉疾病引起左心室顺应性降低时可导致左向右分流增加、房性心律失常、潜在的左右心力衰竭。另外,没有其他获得性心脏疾病的房间隔缺损患者可发展至左心室舒张功能异常。只有5%～10%分流量大的患者(>2:1)可在成年时出现严重的肺动脉高压。尽管大多数成年房间隔缺损的患者有轻到中度的肺动脉高压,但到老年发展为严重肺动脉高压的比率很少。妊娠时没有肺动脉高压的房间隔缺损患者通常不会出现并发症。另一个成年房间隔缺损患者的潜在并发症(甚至包括很小的卵圆孔未闭)是逆向栓塞。房间隔缺损患者很少出现心内膜炎,通常并不主张预防性用药,除非存在损伤的高危险因素。

对于房间隔缺损患者进行治疗,无论是介入治疗还是外科治疗,均能改善患者远期预后、改善生存质量,年龄不是治疗的禁忌证。对于那些合并肺动脉高压、心律失常及那些合并缺血性心脏病、瓣膜性心脏病或高血压病的患者进行正确、及时有效的处理才是提高生存率、改善预后的关键所在。

(刘宜平)

第三节　先天性主动脉瓣狭窄

先天性主动脉瓣狭窄可为单叶式、二叶式或三叶式,少见的为四叶式。50%的先天性主动脉瓣狭窄为二叶式,30%为三叶式。此两种瓣叶畸形在儿童期瓣口可无明显狭窄,但异常的瓣叶结构由于涡流冲击发生退行性变,引起瓣叶增厚、钙化、僵硬,最终导致瓣口狭窄,还可合并关闭不全。成人以先天性二叶主动脉瓣最为常见。由于畸形所致湍流对瓣叶的长期创伤引起纤维化和钙化,形成椭圆或窄缝形狭窄瓣口,为成人孤立性主动脉瓣狭窄的常见病因。

一、临床表现

瓣膜功能正常时可无任何症状体征。瓣膜功能出现狭窄或关闭不全时表现为相应的症状,如活动后气急、心悸、乏力等,重症者可有心绞痛或晕厥,甚至突然死亡。

二、诊断要点

(1)有或无上述症状出现。
(2)胸骨右缘第2肋骨间有粗糙的收缩期喷射样杂音。
(3)超声心动图示主动脉瓣膜狭窄表现,并可测量压力阶差和瓣膜口面积。
(4)左心室造影显示主动脉瓣膜狭窄影像。

三、治疗

(一)介入治疗

主动脉瓣球囊成形术常作为血流动力学不稳定患者的行瓣膜置换术前的过渡方法。

其适应证为:①主动脉瓣峰值收缩压大于 6.7 kPa(50 mmHg)且心输出量正常时,无主动脉瓣关闭不全;②不适合外科手术或拒绝接受外科手术,球囊成形术可减轻症状或改善心功能者;③患者并发心源性休克和多脏器功能衰竭,如在术后行外科治疗有可能获得良好结果者;④耐受性较差的重度主动脉瓣狭窄需要急诊非心脏外科手术者。

禁忌证为:①有心导管检查禁忌者;②伴有中度以上的主动脉瓣反流;③单叶式主动脉瓣、瓣膜重度钙化、瓣膜脱垂或瓣膜赘生物者。

（二）外科治疗

对于有瓣膜狭窄且有相应症状,跨瓣压力≥6.7 kPa(50 mmHg)时,宜行瓣膜切开术或换瓣手术;对于瓣膜关闭不全、心脏进行性增大者,应考虑换瓣手术治疗。

（刘宜平）

第四节　动脉导管未闭

动脉导管是胎儿血循环沟通肺动脉和降主动脉的血管,位于左肺动脉根部和降主动脉峡部之间,正常状态多于出生后短期内闭合。如未能闭合,称动脉导管未闭(PDA),见图 7-3。公元初 Gallen 曾经描述,直到 1888 年 Munso 首次在婴儿尸检中发现,1900 年,Gibson 根据听诊得出临床诊断,这种典型杂音,称为 Gibson 杂音,是确定动脉导管未闭诊断的最重要听诊体征。

动脉导管未闭是常见先天性心脏病之一,占第 3 位。其发病率在 Abbott 统计分析的先天性心脏病 1 000 例尸检中占 9.2%,在 Wood 统计 900 临床病例中占 15%。据一般估计,每 2 500～5 000名活婴约有 1 例;早产儿有较高的发病率,体重少于 1 000 g 者可高达 80%,这与导管平滑肌减少、对氧的反应减弱和血循环中血管舒张性前列腺素水平升高等因素有关。此病女性较男性多见,男女之比约为 1∶2。约有 10% 并发心内其他畸形。

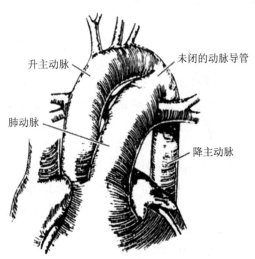

图 7-3　动脉导管未闭的解剖部位

一、解剖

绝大多数 PDA 位于降主动脉起始部左锁骨下动脉根部对侧壁和肺总动脉分叉左肺动脉根部之间。少数右位主动脉弓的患者,导管可位于无名动脉根部对侧壁主动脉和右肺动脉之间。其主动脉端开口往往大于肺动脉端开口,形状各异,大致可分为 5 型(见图 7-4)。

(1)管状:外形如圆管或圆柱,最为常见。

(2)漏斗状:导管的主动脉侧往往粗大,而肺动脉侧则较狭细,因而呈漏斗状,也较多见。

(3)窗状:管腔较粗大但缺乏长度,酷似主肺动脉吻合口,较少见。

(4)哑铃状:导管中段细。主、肺动脉向两侧扩大,外形像哑铃,很少见。

(5)动脉瘤状:导管本身呈瘤状膨大,壁薄而脆,张力高,容易破裂,极少见。

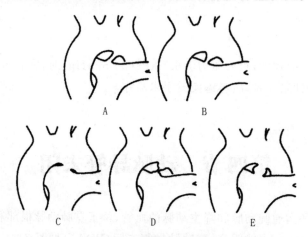

图 7-4　动脉导管未闭形状
A.管状;B.漏斗状;C.窗状;D.哑铃状;E.动脉瘤状

二、胚胎学和发病机制

胎儿的动脉导管从第 6 主动脉鳃弓背部发育而来,构成胎儿血循环主动脉、肺动脉间的生理性通道。胎儿期肺小泡全部萎陷,不含有空气,且无呼吸活动,因而肺血管阻力很大,故右心室排出的静脉血大都不能进入肺内循环进行氧合。由于肺动脉压力高于主动脉,因此进入肺动脉的大部分血液将经动脉导管流入主动脉再经脐动脉而达胎盘,在胎盘内与母体血液进行代谢交换,然后纳入脐静脉回流入胎儿血循环。

动脉导管的闭合分为 2 期。

(1)第一期为生理闭合期。婴儿出生啼哭后第一口吸气,肺泡即膨胀,肺血管阻力随之下降,肺动脉血流开始直接进入肺,建立正常的肺循环,而不流经动脉导管,促进其闭合。动脉导管的组织学结构与两侧的主动脉、肺动脉不同,管壁主要由平滑肌而不是弹性纤维组织组成,中层含黏性物质。足月婴儿出生后血氧张力升高,作用于平滑肌,使之环形收缩,同时管壁黏性物质凝固,内膜垫突入管腔,造成血流阻滞,营养障碍和细胞分解性坏死,因而导管发生生理性闭合。一般在出生后 10~15 h 完成,但在 7~8 天有潜在性再开放的可能。

(2)此后内膜垫弥漫性纤维增生完全封闭管腔,最终形成导管韧带。导管纤维化一般起始于肺动脉侧,向主动脉延伸,但主动脉端可以不完成,因而呈壶腹状。纤维化解剖性闭合,88%的婴儿于 8 周内完成。如闭合过程延迟,称动脉导管延期未闭。出生后 6 个月动脉导管未能闭合,将终身不能闭合,则称持续动脉导管未闭,临床上简称动脉导管未闭。

动脉导管的闭合受到许多血管活性物质,如乙酰胆碱、缓激肽、内源性儿茶酚胺等释放的影响,但主要是血氧张力和前列腺素。后两者作用相反:血氧张力的升高使导管收缩,而前列腺素则使血管舒张,且随不同妊娠期而有所改变。成熟胎儿的导管对血氧张力相当敏感,未成熟婴儿则对前列腺素反应强。这些因素复杂的相互作用是早产婴儿有较多未闭动脉导管的原因。

三、病理生理

持续性未闭动脉导管,在组织学既与两侧的大动脉不同,亦与胎儿期的动脉导管有所不同。其内膜相对较厚,有一未断裂弹力纤维层与中层分隔。在中层黏性物质中,平滑肌呈螺旋形排列,其间尚有不等量弹性物质,形成薄层,因而其管壁接近主动脉化。此外成人的动脉导管,尤其在主动脉端开口附近和近端肺动脉可有粥样硬化病变,甚至钙化斑块。长期的血流冲击,加之腔内压力增高,可使导管扩大,管壁变薄,形成动脉瘤。

如果动脉导管在出生后肺循环阻力下降时不能闭合,导管内血流方向发生逆转,产生左向右分流。非限制性动脉导管未闭患者(大量的左向右分流),常在出生后的第 1 年内发展到充血性心力衰竭。与室间隔缺损类似,成人未矫治的动脉导管未闭相对不常见。对少部分患者,肺循环阻力升高超过体循环阻力分流逆转。因为动脉导管未闭的位置低于左锁骨下动脉,头颈部血管接受氧合血,但降主动脉接受不饱和氧合血,于是出现分段性发绀,或叫差异性发绀。

当动脉导管未闭独立存在时,由于主动脉压高于肺动脉,无论收缩期或舒张期,血流均由主动脉流向肺动脉,即左向右分流,分流量可达 4~19 L,因肺循环过多可出现心力衰竭。分流的血液增加了左心负荷,发生左心扩大,晚期也发生肺动脉高压、右心室增大。合并其他缺损时有可能代替肺循环(如肺血管闭锁、室间隔不完整)或体循环(如主动脉闭锁)的血供,生存可能依赖于动脉导管永久性开放。显著肺动脉高压等于或超过动脉压时可发生右向左分流。

四、临床表现

(一)症状

与分流量有关。轻者无症状,如果 10 岁以前没有出现充血性心力衰竭,大多数患者成年后可无症状。一小部分患者在 20 岁或 30 岁时可发展到充血性心力衰竭,出现劳力性呼吸困难、胸痛、心悸、咳嗽、咯血、乏力等。若发生右向左分流,可引起发绀。

(二)体征

患者几乎无发绀,但当出现发绀和杵状指时,通常不影响上肢。下肢和左手可出现发绀和杵状指,但右手和头部无发绀。脉压增宽,脉搏无力。左心室搏动呈高动力状态,常向外侧移位。无并发症的动脉导管未闭的典型杂音在左锁骨下胸骨左缘第Ⅱ肋间最易闻及,收缩后期杂音达到峰值,杂音为连续性机器样,贯穿第二心音,在舒张期减弱。杂音在舒张晚期或收缩早期可有一停顿,向左上胸、颈及背部传导,绝大多数伴震颤。如果分流量大造成明显的左心室容量负荷过重可出第三心音奔马律和相对性二尖瓣狭窄的舒张期杂音(与大的室间隔缺损类似)。当肺循环阻力增加分流逆转时杂音也出现变化,先是杂音的舒张成分减弱,然后是杂音的收缩成分减弱。最后杂音消失,体格检查与肺动脉高压的表现一致。肺动脉瓣区第二心音亢进但易被杂音掩盖。体循环压下降可产生水冲脉、枪击音等周围血管征。

五、辅助检查

(一)心电图检查

分流量少时心电图正常,分流量大时表现为左心房、左心室肥厚。当出现肺动脉高压、右向左分流占优势时,心电图表现为肺性 P 波,电轴右偏,右心室肥厚。

(二)放射线检查

分流量少时 X 线胸片正常。分流明显时,左心室凸出,心影扩大,肺充血。在出现肺动脉高压时,肺动脉段突出,肺门影扩大可有肺门舞蹈征,周围肺血管出现残根征。年龄较大的成人动脉导管可能出现钙化。左心室、左心房扩大,右心室也可扩大。

(三)超声心动图检查

左心室、左心房扩大,室间隔活动增强,肺总动脉增宽,二维 UCG 可显示未闭的动脉导管,彩色多普勒超声可显示动脉导管及肺动脉干内连续性高速湍流。

(四)心导管检查

肺动脉血氧含量高于右心室 0.5% 容积或血氧饱和度>20%。有时导管可从肺总动脉通过动脉导管进入主动脉。左侧位降主动脉造影时可见未闭导管。

(五)升主动脉造影检查

左侧位造影示升主动脉和主动脉弓部增宽,降主动脉削狭,峡部内缘突出,造影剂经此处分流入肺动脉内,并显示出导管的外形、内径和长度。

六、诊断和鉴别诊断

凡在胸骨左缘第2、3肋间听到响亮的连续性机械样杂音伴局限性震颤,向左胸外侧、颈部或锁骨窝传导,心电图示电轴左偏,左心室高压或肥大,X线胸片示心影向左下轻中度扩大,肺门充血,一般即可得出动脉管未闭的初步诊断,并可由彩色多普勒超声心动图检查加以证实。非侵入性彩色多普勒超声的诊断价值很大,即使在重度肺动脉高压、心杂音不典型甚至消失的患者中都可检查出此病,甚至合并在其他心内畸形中亦可筛选出动脉导管未闭。可是超声心动图诊断尚有少数假阳性或假阴性者,因此对可疑病例需行升主动脉造影和心导管检查。升主动脉造影能进一步明确诊断。导管检查除有助于诊断外,血管阻力的测定尚有助于判别动力性或阻力性肺动脉高压,这对选择手术方法有决定性作用。

有许多从左向右分流心内畸形在胸骨左缘可听到同样的连续性机械样杂音或接近连续的双期心杂音,难以辨识。在建立动脉导管未闭诊断进行治疗前,必须予以鉴别。

1.高位室间隔缺损合并主动脉瓣脱垂

当高位室间隔缺损较大时往往伴有主动脉瓣脱垂畸形,导致主动脉瓣关闭不全,并引起相应的体征。临床上在胸骨左缘听到双期杂音,不向上传导,但有时与连续性杂音相仿,难以区分。目前,彩色超声心动图已列入心脏病常规检查。在此病可显示主动脉瓣脱垂畸形及主动脉血流反流入左心室,同时通过室间隔缺损由左心室向右心室和肺动脉分流。为进一步明确诊断,可施行逆行升主动脉和左心室造影,前者可示升主动脉造影剂反流入左心室,后者则示左心室造影剂通过室间隔缺损分流入右心室和肺动脉。据此不难得出鉴别诊断。

2.主动脉窦瘤破裂

临床表现与动脉导管未闭相似,可听到性质相同的连续性心杂音,只是部位和传导方向稍有差异;破入右心室者偏下外,向心尖传导;破入右心房者偏向右侧传导。如彩色多普勒超声心动图显示主动脉窦畸形及其向室腔和肺动脉或房腔分流即可判明。再加上逆行升主动脉造影更可确立诊断。

3.冠状动脉瘘

这种冠状动脉畸形并不多见,可听到与动脉导管未闭相同的连续性杂音伴震颤,但部位较低,且偏向内侧。多普勒彩超能显示动脉瘘口所在和其沟通的房室腔。逆行升主动脉造影更能显示扩大的病变冠状动脉主支或分支走向和瘘口。

4.主动脉-肺动脉间隔缺损

非常少见。常与动脉导管未闭同时存在,且有相同的连续性杂音和周围血管特征,但杂音部位偏低偏内侧。仔细的超声心动图检查才能发现其分流部位在升主动脉根部。逆行升主动脉造影更易证实。

5.冠状动脉开口异位

右冠状动脉起源于肺动脉是比较罕见的先天性心脏病。其心杂音亦为连续性,但较轻,且较表浅。多普勒超声检查有助于鉴别诊断。逆行升主动脉造影显示冠状动脉异常开口和走向及迂回曲张的侧支循环可明确诊断。

七、治疗

存活到成年且有大的未矫治的动脉导管未闭的患者通常在30岁左右出现充血性心力衰竭或肺动脉高压(由左向右分流和不同程度的发绀)。大多数成年肺循环阻力正常或轻度升高,<4 U的动脉导管未闭患者可无症状或仅有轻微症状,可通过外科结扎动脉导管或经皮封堵来治疗。肺循环阻力明显升高

（＞10 U/m²）的患者,预后差。超过 40 岁的患者大约有 15％ 可能存在动脉导管的钙化或瘤样扩张,使外科手术难度增加。外科结扎动脉导管或经皮弹簧圈或器械栓堵的病死率和致残率很低,不论未闭导管大小与分流情况如何均建议进行,因为未经治疗的病例具有心内膜炎的高危险性。以往动脉导管未闭主要采取外科手术治疗,但传统的外科手术结扎方法创伤大,住院时间长,并发症发生率高。人们一直探讨应用非开胸手术方法治疗 PDA,自 1967 年 Porstman 等经心导管应用泡沫塑料塞子堵塞 PDA 成功后,通过介入方法治疗 PDA 广泛开展起来。自 20 世纪 80 年代以来,先后有多种方法应用于临床,除了 Porstman 法以外,尚有 Rashkind 双面伞法、Sideris 纽扣式补片法、弹簧圈堵塞法、Amplatzer 蘑菇伞法。前 3 种方法操作复杂,并发症高,临床已不应用。目前主要应用后 2 种方法,尤其是 Amplatzer 蘑菇伞法应用最广。

八、并发症和预后

早产患儿常伴有其他早产问题,如呼吸窘迫综合征、坏死性小肠大肠炎、心室内出血等,加重了病情,故往往发生左心力衰竭,内科治疗很难见效,病死率甚高。足月患儿未经治疗第一年也有 30％ 死于左心力衰竭。过了婴儿期,心功能获得代偿,病死率剧减。幼儿期可无症状,分流量大者会有生长发育迟缓。Key 等报告,活至 17 岁的患者,将再有 18 年的平均寿命。过了 30 岁每年病死率为 1％,40 岁为 1.8％,以后升至 4％。在未使用抗生素的年代,40％ 死于心内膜炎,其余死于心力衰竭。据 20 世纪 80 年代 Campbell 的推算,42％ 未治疗的患者在 45 岁前死亡。能存活至成人者将发生充血性心力衰竭、肺动脉高压,严重者可有 Eisenmenger 综合征。

（蔡振璇）

第五节　法洛四联征

在发绀型先天性心脏病中,法洛四联征最多见。发病率约占先天性心脏病的 10％,占发绀型先心病的 50％。由于四联征的解剖变化很大,可以极其严重伴有肺动脉闭锁和大量的侧支血管,也可仅为室间隔缺损伴流出道或肺动脉瓣轻度狭窄,因此其手术疗效和结果有较大差异。目前一般四联征的手术治疗死亡率已降至 5％ 以下,如不伴有肺动脉瓣阙如或完全性房室通道等,其死亡率低于 2％。

一、病理解剖

四联征意味其心脏有 4 种畸形,包括室间隔缺损、主动脉骑跨、右心室流出道梗阻和右心室肥厚。这些畸形的基此病理改变是由于漏斗部的圆锥隔向前和向左移位引起的(图 7-5)。

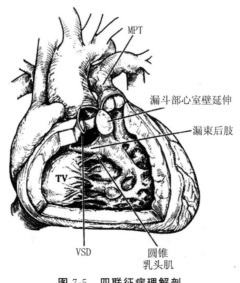

图 7-5　四联征病理解剖

（一）室间隔缺损

非限制性的缺损，由漏斗隔及隔束左移对位不良引起，因此可称为连接不良型室间隔缺损。室间隔缺损上缘为移位的漏斗隔的前部；室间隔缺损的后缘与三尖瓣隔前瓣叶相邻；其下缘为隔束的后肢，而前缘为隔束的前肢。传导束穿行于缺损的后下缘。虽然室间隔缺损通常位于主动脉下，但当漏斗隔阙如或发育不完善时，缺损可向肺动脉部位延伸，或形成肺动脉瓣下缺损。

（二）主动脉骑跨

主动脉根部向右移位，使主动脉起源于左、右心室之间。主动脉与二尖瓣纤维连接总是存在，即使在极度骑跨的病例也是如此。当主动脉进一步骑跨，瓣下形成圆锥时被认为右心室双出口。四联征的主动脉骑跨程度不同，但对手术的意义不是很大。

（三）右心室流出道梗阻

由于漏斗隔发育不良，漏斗部向前、向左移位引起右心室流出道梗阻。从漏斗隔向右心室游离壁延伸的异常肌束亦可造成梗阻。肺动脉瓣环一般小于正常，肺动脉瓣叶常增厚且与肺动脉壁粘连，二瓣畸形多见，仅有少量病例肺动脉瓣狭窄成为流出道最窄部位。梗阻也可发生在肺动脉左、右分支的任何水平，有时可见一侧分支发育不良。左肺动脉可以阙如，而起源于动脉导管。也有局限性左右肺动脉开口狭窄。

（四）右心室肥厚

随着年龄增长，右心室肥厚进行性加重，包括调节束和心室内异常肌束的肥厚。增粗进一步加剧右心室梗阻，使右心室压力增高，甚至超过左心室压力，患者发绀加剧，出现缺氧发作。右心室肥厚晚期使心肌纤维化，影响右心室舒张功能。

并发畸形包括：①肺动脉瓣阙如：大约5％四联征病例伴肺动脉瓣阙如。右心室流出道梗阻位于狭窄的肺动脉瓣环，常有严重肺动脉瓣反流。瘤样扩张的肺动脉干和左、右肺动脉分支可压迫支气管分支。②冠状动脉畸形：5％病例伴冠状动脉畸形，最多见为左前降支起源于右冠状动脉，横跨右心室流出道，右心室流出道切口易造成其损伤。其次为双左前降支，室间隔的下半由右冠状动脉供应，上半由左冠状动脉供应，且存在粗大右心室圆锥支。右冠状动脉起源于左主冠状动脉横跨右心室流出道较少见。临床上还见过冠状动脉行走于心肌层内，如粗大圆锥支行走在右心室流出道肌层内，流出道切口时，往往损伤冠状动脉。

四联征主要伴随畸形最多见的为房间隔缺损、动脉导管未闭、完全房室间隔缺损和多发室间隔缺损。其他少见的还有左上腔静脉残存、左前冠状动脉异常起源和左、右肺动脉异常起源等。

二、病理生理

四联征的发绀程度取决于右心室流出道的梗阻。出生时发绀不明显，随年龄增长，由于右心室漏斗部肥厚的进展，到6～12个月时，发绀才趋向明显。这时漏斗部水平的梗阻较为突出，由于肺循环血流的极度减少和心室水平右向左分流增加使低含氧血大量流入主动脉，导致体循环血氧饱和度降低，临床就出现发绀，这些病例可发生缺氧发作。缺氧发作的病理生理为右心室流出道继发性痉挛。在四联征伴肺动脉狭窄时外周肺动脉可发育不良，但通常肺动脉分支大小尚可。肺动脉分支外观显小主要因为肺循环内压力和流量的降低。这些病例持续发绀是由于肺血流的梗阻较恒定。

三、临床表现

（一）症状

发绀为四联征病例的主要症状，常表现在唇、指（趾）甲、耳垂、鼻尖、口腔黏膜等毛细血管丰富的部位。出生时发绀多不明显，生后3～6个月（有的在1岁后）渐明显，并随年龄增长及肺动脉狭窄加重而发绀越重。约20％～70％患婴有缺氧发作病史，发作频繁时期多是生后6～18个月，发作一般与发绀的严重程度无关,即发绀严重者也可不发作,发绀轻者也可出现频繁的发作。发作时表现为起病突然,阵发性呼吸加深加快,伴发绀明显加重,杂音减弱或消失,重者最后发生昏厥、痉挛或脑血管意外。缺氧发作的机制是激动刺激右心室流出道的心肌使之发生痉挛与收缩,从而使右心室流出道完全堵塞所致。蹲踞在1~2岁患儿下地行走时开始出现,至8~10岁自知控制后不再蹲踞,蹲踞现象在其他畸形中也少见,发绀伴蹲踞者多可诊断为四联征。

(二)体征

心前区略饱满,心尖搏动一般不移位,胸骨左缘可扪及右心室肥厚的右心抬举感。收缩期杂音来源于流出道梗阻,室缺多不发出杂音,杂音越响、越长,说明狭窄越轻,右心室到肺动脉血流量也越多,发绀也越轻;反之杂音越短促与柔和,说明狭窄越重,右向左分流也越多,肺动脉的血流量也越少,发绀也重。缺氧发作时杂音消失。第一心音正常。由于主动脉关闭音掩盖了原本轻柔的肺动脉关闭音,因此,第二心音往往单一。在有较大侧支血管供血时,患儿背部和两侧肺野可闻及连续性杂音。肺动脉瓣阙如病例常伴呼吸窘迫症状,且可闻及肺动脉反流的舒张期杂音。较年长患儿可见杵状指(趾)。

四、辅助检查

(一)心电图检查

心电图检查表现为右心室肥厚。与新生儿期的正常右心室肥厚一致,在3~4个月龄前不能清楚地反映出任何畸形。电轴右偏同样存在,而左心室肥厚仅见于由分流或侧支血管引起的肺血流过多病例。其他异常心电图少见。

(二)胸片检查

右心室肥厚引起心尖上翘和肺动脉干狭窄使心脏左上缘凹陷形成靴型心。心脏大、小基本正常,肺动脉段相对凹陷。当侧支血管较多时,外周肺纹理常紊乱和不规整。肺血流不对称多见于左、右肺动脉狭窄或左、右肺动脉无汇合。25%病例示右位主动脉弓。

(三)多普勒超声心动图检查

超声心动图检查能很好地显示对位不良型室间隔缺损,主动脉骑跨和右心室流出道梗阻。冠状动脉开口和大的分支有时也能显示。外周肺动脉显示需要心脏导管检查。目前国内大部分医院根据超声心动图检查直接手术。

(四)心导管和心血管造影检查

心血管造影检查可较好显示右心室流出道狭窄的范围,左、右肺动脉分支狭窄程度和有无汇合。主动脉造影可显示主肺动脉侧支血管。与横膈水平降主动脉的比较可估测肺动脉瓣环和肺动脉干及其分支的大小,以决定手术方案。左心室功能通常正常,但在长期缺氧或存在由手术建立的体肺分流、明显主肺动脉侧支血管、主动脉瓣反流等造成的慢性容量负荷过度时,左心室功能可能受到影响。长期发绀或肺血流过多病例,需行肺血管阻力和肺动脉压力测定以估测是否存在肺动脉高压。导管通过右流出道的刺激会促成缺氧发作,因此在导管检查中不要轻易尝试,因为血流动力学参数并不重要,右心室压力总与左心室相等且肺动脉压力肯定较低。

五、诊断

四联征的诊断:在临床上一般出生后6个月逐渐出现发绀、气促,当开始走步后出现蹲踞。体格检查胸骨左缘第2~4肋间可有喷射性收缩期杂音伴肺动脉第二音减弱。心电图示电轴右偏,右心室肥厚,X线肺野缺血,肺动脉段凹陷,心影不大或呈靴形,通过超声及心血管造影可以确诊。

六、鉴别诊断

(一)完全性大动脉错位

出生后即严重发绀,呼吸急促,生后 1～2 周可发生充血性心力衰竭,X 线示肺充血,心影增大有时呈蛋形,一般无右位主动脉弓,上纵隔阴影较狭窄。四联征除严重型或肺动脉闭锁者外,一般发绀生后数月始出现,不发生心力衰竭,X 线示肺缺血,心影不大,可有右位主动脉弓,上纵隔阴影多增宽。

(二)肺动脉瓣狭窄伴心房水平有右向左分流

此病较少出现蹲踞现象,听诊左第 2 肋间有粗糙喷射性收缩期杂音及收缩期喀喇音伴震颤。心影可大,肺动脉总干有狭窄后扩张,心电图示右心室严重肥厚伴劳损的 ST-T 段压低现象,超声心动图可以确诊。

(三)右心室双出口伴肺动脉瓣狭窄

临床症状与四联征极相似,此病较少蹲踞,喷射性收缩期杂音较四联征更粗长些,X 线示大心脏,超声心动图与心血管造影才能确诊。

(四)完全性房室间隔缺损伴肺动脉瓣狭窄

此型常伴二尖瓣和三尖瓣畸形,临床上可出现二尖瓣关闭不全的反流性杂音并传至腋下部。心影扩大,右房亦大,心电图多示电轴左偏伴 P-R 延长及右心室肥厚。左心室造影可见二尖瓣向前及向下移位,伴左心室流出道狭窄伸长的鹅颈征。此病亦可称四联征伴房室隔缺损。

七、治疗

早期由于四联征的手术死亡率较高,一般主张 1 岁左右行根治手术。如严重缺氧可以行姑息性手术,如体、肺动脉分流术或右心室流出道补片扩大术。随着婴幼儿心脏外科的飞速发展,手术操作技术,体外循环转流方法和术后监护水平的不断提高,手术年龄趋向小年龄化。早期手术的优越性在于减少右心室继发性肥厚,否则右心室在长期高阻力下心肌纤维化和心室顺应性降低,甚至到晚期左心室功能也受到影响。同时四联征的肺血流减少,使肺血管发育受到影响,导致肺内气体交换的毛细血管床和肺泡的比例减少。在出生最初几年肺组织继续发育,但如手术年龄超过此阶段,将导致肺组织气体交换的面积减少。

波士顿儿童医院提出 4～6 周内手术,除以上理由外,认为四联征出生后大部分患儿的动脉导管存在,而动脉导管组织随着出生后逐渐收缩关闭,引起左肺动脉狭窄或闭锁,因此在此前手术可以保证左侧肺血流不影响其今后的发育,虽然大部分患儿需要右心室流出道跨瓣补片扩大,但与大年龄组比较无统计上差异。

我们目前主张在 6 个月时手术,如无明显缺氧和发绀,生长发育不受影响,也可在 1 岁左右手术。这样既不影响肺血管床发育,防止右心室肥厚心肌纤维化,也可提高婴幼儿手术耐受性,提高手术成功率。

(一)根治手术

1.切口

胸部正中切口,常规建立体外循环。

2.术中探查

充分游离主肺动脉及左、右肺动脉,探查左、右肺动脉大小。

3.经心室途径修复四联征的方法

大多数病例采用心室途径修复四联征。与经心房途径相比,它可不过多切除肌肉的情况下扩大漏斗部,过分切除肌肉可能导致广泛的心内膜瘢痕形成。在没有过分牵拉三尖瓣环的情况下良好暴露 VSD,避免了三尖瓣的牵拉损伤及传导束的损伤(图 7-6)。

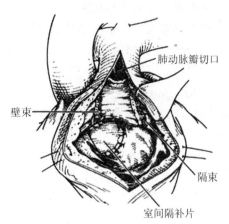

图 7-6　经心室途径修复四联征的方法

在体外循环降温期间。游离肺动脉分支区域,包括左肺动脉起始部和主肺动脉。通常有动脉韧带存在,如果存在动脉导管未闭,应当在体外循环开始后立即结扎。测量主肺动脉和肺动脉瓣环的直径,肺动脉瓣环和主肺动脉小于正常的 2～3 个标准差是跨环补片的适应证。

在降温期间确定右心室流出道切口位置,切口应尽量远离大的冠状动脉分支。保存向心脏顶端延伸的右冠状动脉的主要分支是极其重要的。如果切口要跨过瓣环,切口应当沿着主肺动脉向上弯曲,要远离右肺动脉起始部。如果左肺动脉起始部有超过轻微的狭窄,切口应当向这一狭窄区域延伸至少 3 mm 或 4 mm。

限制漏斗部心室切口的长度很重要,切口的长度由圆锥隔的长度决定,四联征患者的圆锥隔长度变化相当大。如果圆锥隔发育不良或阙如,切口的长度应当限制在 5～6 mm 范围之内。切口不该超过调节束和右心室游离壁连接处,即三尖瓣前乳头肌起源处。

离断壁束和隔束在圆锥隔的融合,一般只需要切断圆锥隔的壁束。切口尽量离开上述融合点,保留 VSD 的心内膜缝合面,因为缝线缝在切断的肌肉上时很容易撕脱。心内膜为 VSD 的缝线提供支持,关闭 VSD 时缝线缝合部位的心内膜都不能破坏,否则易产生术后残余分流。

保留调节束尤其重要。它连接前游离壁到后室间隔,是右心室的中流砥柱作用。儿童的调节束或许十分肥大,能造成右心室流出道阻塞。这种情况下调节束应当部分但不是完全切除。在较大儿童,连接隔束的室间隔表面可能有异常的肌肉束,也应当切除。新生儿和小婴儿很少有肌束需要切除。单纯肌束的切除是很有效的。

室间隔缺损可以选择间断缝合或连续缝合技术。间断缝合应用 5/0 双头针带垫片缝线,每一针间断缝合后进行牵拉可以暴露下一针缝合的位置。当圆锥乳头肌沿顺时针方向行走时,缝线应位于 VSD 下缘下大约 2 mm 的位置。虽然传导束没有像膜部 VSD 和流入道 VSD 暴露良好,但它的位置靠近 VSD 的后下缘。缝合 VSD 后下角时仍应当小心。利用三尖瓣和主动脉瓣之间存在纤维连接,通过三尖瓣隔瓣的右房面放置缝线,垫片位于右房侧。三尖瓣腱索相当纤细,尽量避免挂住腱索影响术后三尖瓣功能。

连续缝合采用 5/0 Prolene 双头针带垫片缝线,第 1 针缝合的位置大约在 3 点处,穿过室缺补片后,将补片推入室缺位置后打结,然后先顺时针方向缝合,在室缺后下缘传导束部位,沿室缺边缘右心室面进针,较浅不要穿到左心室面,因为传导束走在室间隔的左心室面。到三尖瓣隔瓣时穿出至右心房侧,然后缝合另一头,向上沿室缺上缘至主动脉瓣环,到三尖瓣隔瓣后穿出打结。

流出遭切口补片扩大或跨瓣补片扩大,补片的前端要剪成椭圆型,而不是三角型,这非常重要,否则将导致补片远端狭窄。用补片的远端扩大左肺动脉,用补片的末端扩大心室切开后下端。应用 6/0 或 5/0 的 Prolene 线连续缝合。一般从切开肺动脉的左侧、距顶端 1 cm 处开始缝合。补片应当有足够的宽度,当有血液充盈时肺动脉有正常的外观。为了检查补片是否有足够的宽度,放置一个有相同于扩大直径的 Hegar 扩张器以防止缝合缩小,在瓣环水平尤其重要。在心室切开的顶端,缝线应在补片上有足够的宽度,这样补片与心室的缝合处鼓起防止心室切口处残余梗阻。

开放主动脉阻断钳后,通过右上肺静脉置入左心房测压管,置心外膜临时起搏导线,通过在右心室漏斗部放置肺动脉测压管,连续缝合右心房切口。术后第1天拔出肺动脉测压管,在拔出导管时,持续观察肺动脉压力,从肺动脉拉回至右心室,可以测量残余的右心室流出道压力阶差。

在撤离体外循环前,多巴胺5 μg/(kg·min)通常是有益的。如果病儿不能撤离体外循环,几乎总是有一定程度的残余解剖问题。复温结束后按常规脱离体外循环并评估血流动力学,测定RV/LV收缩压比值,是否存在严重流出道梗阻。如RV/LV收缩压比值大于0.7而未置跨瓣补片,则重新开始体外循环置入跨瓣补片;如已置跨瓣补片,需排除肺动脉分支狭窄、外周肺动脉发育不良、残余室缺或残留漏斗部梗阻等原因。排除这些情况存在时,一般右心室高压耐受性较好,可预计24~48h后压力会渐渐消退。右心室压力的上升常因动力性右心室流出道梗阻,特别是在三尖瓣径路未行流出道补片病例。

4.经右心房途径修复四联征的方法

完全通过右房径路时,先处理流出道梗阻,注意室缺前缘和主动脉瓣位置并仔细辨认漏斗隔的壁束范围,示指抵于心外右心室游离壁处有助显露。一般只要离断壁束,不需要处理隔束,仅切开肥厚梗阻的异常肌束即可。流出道通畅后可经三尖瓣行肺动脉瓣膜交界切开,如显露不佳,可行肺动脉干直切口完成肺动脉瓣膜交界切开(图7-7)。

室间隔缺损采用连续或间断缝合,方法和经心室途径修复四联征的方法相同。

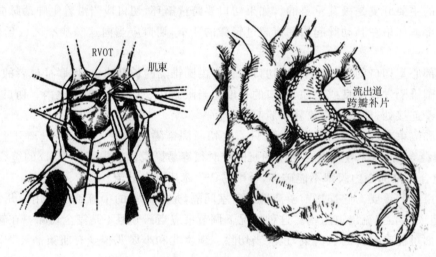

图7-7　经右心房途径修复四联征的方法

(二)姑息手术

1.体—肺动脉分流术

目前应用最多的是改良Blalock-Taussig分流术。改良Blalock-Taussig分流建在主动脉弓的对侧(无名动脉的同侧),使锁骨下动脉较易达到肺动脉而不造成扭结。由于新生儿锁骨下动脉细小,多数医师在新生儿期行改良B-T分流时,在无名动脉和肺动脉间置入聚四氟乙烯人造血管。管道直径一般4 mm,太大易造成充血性心力衰竭。

改良B-T分流的一大优点是可在任何一侧进行而不用考虑主动脉弓部血管有无异常,由于根治时拆除方便,常选右侧径路。近年来采用胸骨正中切口进路,必要时在体外循环下进行,使手术的成功率进一步提高。

2.右心室流出道补片扩大术

肺动脉重度发育不良病例可保留室间隔缺损行右心室流出道补片扩大术。此手术可保持对称的肺动脉血流,同时避免了体—肺动脉分流时可能造成的肺动脉扭曲。然而,多数四联征伴肺动脉狭窄病例,肺动脉发育不良是由本身缺乏肺动脉血流引起,对增加肺血流术式的反应迅速,因此,保留室缺时肺血流突然增多可造成严重的充血性心力衰竭和肺水肿。无肺动脉汇合病例,需行一期肺动脉汇合手术,可同时行右心室流出道补片扩大术。

（三）术后处理

术后常规使用呼吸机辅助呼吸,充分给氧。四联征根治术后应强调补充血容量的重要性,特别是对年龄稍大的患者,由于术前红细胞增多,血细胞比容高,血浆成分少,侧支循环丰富,术后血容量尤其是血浆容量会明显不足,胶体渗透压低而出现组织水肿,不利于微循环的改善。低心排综合征是术后主要并发症和死亡原因之一,应在充分补充血容量的基础上给予强心利尿治疗,可酌情选用多巴胺、多巴酚丁胺、肾上腺素等药物,洋地黄类药物和利尿药能明显改善心功能,应常规使用。术后可能出现室上性心动过速、室性心律失常,多和血容量不足或心功能不全有关,应针对病因治疗,洋地黄类药物常常有效。室性期前收缩也可能和低血钾有关,除积极补钾外,可加用利多卡因等对症处理。

术前慢性缺氧、肾功能减退及术中或术后肾脏缺血性损害,特别是术后发生低心排综合征,常常并发肾衰竭,应严密观察尿量、电解质、尿素氮(BUN)、肌酐等变化,高度重视心功能的维护和补充足够的血容量。要保持血压平稳和良好的组织灌注,必要时应按肾功能减退予以处理。

（蔡振璇）

第六节 肺动脉瓣狭窄

一、病理生理

肺动脉瓣狭窄基本血流动力学改变是右心室收缩期排血受阻,致右心室压力超负荷改变,使右心室肥厚,最后发生右心力衰竭。

（一）右心室压力负荷过重

正常成人肺动脉瓣口面积为 2 cm^2,通常肺动脉瓣口面积要减少到 60% 才会出现血流动力学改变。右心室压力负荷增加,迫使右心室肌增强收缩,提高右心室收缩压以克服肺动脉瓣狭窄所产生的阻力。

（二）肺动脉压力降低

右心排血受限使肺动脉压正常或降低,收缩期右心室－肺动脉压力阶差加大。收缩期右心室－肺动脉压差<5.3 kPa(40 mmHg)时为轻度狭窄;压力阶差 5.3～13.3 kPa(40～100 mmHg)时为中度狭窄;压力阶差>13.3 kPa(100 mmHg)为重度狭窄。严重狭窄时其跨瓣压差可高达 32.0 kPa(240 mmHg)。肺循环血流量减少可引起动脉血氧饱和度降低,组织缺血缺氧。

（三）右心力衰竭

收缩期压力负荷过重引起右心室向心性肥厚,右心室收缩压明显升高,射血时间延长,肺动脉瓣关闭延迟。长期右心室肥厚使右心室顺应性降低,心肌舒缩功能受损,导致右心力衰竭。此时右心室舒张压及右房压升高,右心室收缩末期残余血量增加,使右心室轻度扩张,右心输出量减少。

二、临床表现

（一）症状

轻中度肺动脉瓣狭窄一般无明显症状,中度狭窄者,运动耐量下降,可有胸痛、头晕、晕厥、发绀等。

（二）体征

1.视诊

可有口唇发绀,颜面苍白。持久发绀者,可有杵状指。先天性重度狭窄者,心前区隆起伴胸骨旁抬举样搏动。合并右心力衰竭时,可见颈静脉怒张。

2.触诊

肺动脉瓣区可触及收缩期震颤。右心力衰竭时,可触及肿大的肝脏,肝颈静脉回流征阳性,双下肢指凹性水肿。

3.叩诊

轻度狭窄者,心界正常,中重度狭窄者,因右心室增大,心界略向右扩大。

4.听诊

(1)肺动脉瓣区(胸骨左缘第2肋间)响亮、粗糙的收缩期喷射性杂音。

(2)肺动脉瓣区第二心音减弱伴分裂,吸气后明显。

(3)第一心音后可闻及收缩早期喷射音(喀喇音),表明瓣膜无重度钙化,活动度尚可。

三、实验室检查

(一)X线检查

右心室肥厚、增大,严重时右房也可增大,主肺动脉呈狭窄后扩张,肺纹理稀疏,肺野清晰。

(1)心脏呈"二尖瓣"型,轻度增大,主要为右心室增大。

(2)肺动脉段凸出,多为中至高度凸出,呈直立状,其上缘可接近主动脉弓水平。

(3)肺血减少,肺血管纹理纤细、稀疏,与肺动脉段明显凸出形成鲜明对比,两肺门动脉阴影不对称(左侧＞右侧),在诊断上颇具特征(图7-8)。

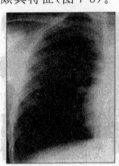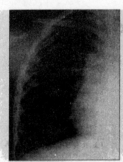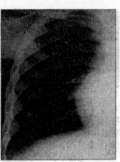

图7-8 肺血减少的X线表现
从左至右依次为:正常、轻度和明显少血

(二)心电图检查

心电图随狭窄的轻、重及其引起右心室内压力增高的程度而有轻重不同的4种类型:正常、不完全性右束支传导阻滞、右心室肥大和右心室肥大伴劳损(心前区广泛性T波倒置)。心电轴有不同程度的右偏。部分患者有P波增高,显示右心房肥大。

(三)超声心动图检查

1.M型超声

心底波群可见肺动脉增宽(狭窄后扩张),搏动增强,右心室流出道变窄、肥厚,右心室呈压力超负荷改变,右肺动脉内径缩小。

2.二维超声

肺动脉瓣增厚、回声增多,收缩期瓣叶不能完全开放,向肺动脉腔中部弯曲,呈圆顶状或尖锥状。

3.彩色多普勒超声

在狭窄后扩张的肺动脉内有一高速、湍流而呈现的异常血流束。

(四)右心导管检查

右心室－肺动脉收缩期压差≥2.7 kPa(20 mmHg),即可诊断肺动脉瓣狭窄。主肺动脉至右心室连续测压有时可见压力移行区,为右心室流出道狭窄所形成的第三心室压力曲线,是肺动脉瓣下狭窄的诊断依据。

(五)右心室造影检查

取正、侧位投照。注入造影剂早期,心室收缩,可以观察到含有造影剂的血柱自狭窄口射出,称为"喷射征",借此可测量瓣口狭窄程度。主动脉及左肺动脉起始部的狭窄后扩张,右心室肌小梁增粗、肥大,右心室流出道继发性肥厚。

四、诊断及鉴别诊断

根据肺动脉瓣区典型收缩期杂音、震颤及肺动脉瓣区第二心音减弱,一般可诊断肺动脉瓣狭窄,超声心动图检查及右心室 X 线造影,可帮助鉴别肺动脉瓣狭窄、漏斗部狭窄及瓣上狭窄。

肺动脉瓣区收缩期粗糙吹风样杂音注意与下列情况相鉴别。

(一)房间隔缺损(ASD)

胸骨左缘第 2、3 肋间可闻及 2/6~3/6 级收缩期杂音,性质柔和,传导范围不广,多数不伴有震颤,系右心室输血量增多引起。肺动脉瓣区第二心音增强,并有固定分裂,且分裂不受呼吸影响,系因右心室血量增多,排空时间延长,肺动脉瓣关闭延迟,产生固定的第二心音分裂所致。超声心动图示房间隔连续中断,心导管检查时心室造影见心房水平左向右分流。

(二)室间隔缺损(VSD)

胸骨左缘第 3、4 肋间闻及响亮粗糙的全收缩期杂音,杂音向心前区广泛传导,有时颈部、背部亦可听到。室上嵴上型缺损杂音最响部位可在胸骨左缘第 2、3 肋间,在杂音最响部位可触及震颤。超声心动图示心室间隔连续中断,心导管检查时心室造影见心室水平左向右分流。

(三)动脉导管未闭(PDA)

胸骨左缘第 2 肋间可闻及响亮、粗糙的连续性机器样杂音,开始于第一心音之后,逐渐增强,接近第二心音时最响,舒张期逐渐减弱,杂音可向左锁骨下、颈部和背部传导,杂音最响处可触及连续性震颤或收缩期震颤。心脏超声可见明确的动脉导管,逆行升主动脉造影可见动脉导管和主肺动脉同时显影,并可显示 PDA 类型、粗细、长度等。

(四)法洛四联征

包括肺动脉瓣或右心室漏斗部狭窄、室间隔缺损、主动脉骑跨和右心室肥厚,在胸骨左缘 2~4 肋间有震颤及收缩期杂音。超声心动图可进一步显示室间隔缺损、肺动脉狭窄、主动脉右移的病理改变,有助于确立诊断。选择性右心室造影并辅以左心室造影显示在右心室、肺动脉充盈时,左心室和主动脉提早显影,反映心室水平右向左的分流和主动脉骑跨。右心室造影直接显示肺动脉狭窄的部位、类型和程度及肺内动脉分支的情况,为此病诊断提供依据。但法洛四联征是幼儿和儿童期最常见的发绀性先天性心脏病,多在儿童期以前行手术治疗。

五、治疗

(一)内科药物治疗

主要治疗右心力衰竭、纠正心律失常和防治感染性心内膜炎。

(二)经皮球囊肺动脉瓣扩张成形术(PBPV)

先天性 PS 的治疗主要是球囊扩张,极少数情况下需行瓣膜置换术。近年应用导管介入法治疗瓣膜型狭窄,可免开胸手术,临床实践证明,经皮球囊肺动脉瓣成形术是安全、有效的治疗方法。

1.适应证与禁忌证

(1)适应证:肺动脉狭窄的青少年和年轻成人患者,有劳力性呼吸困难、心绞痛、晕厥前状态,心导管检查显示右心室－肺动脉峰值压力阶差＞4.0 kPa(30 mmHg)（Ⅰ类）；无症状肺动脉狭窄青少年和年轻成人患者，导管显示右心室－肺动脉峰值压力阶差＞5.3 kPa(40 mmHg)（Ⅰ类）；无症状肺动脉狭窄青少年和年轻成人患者，导管显示右心室－肺动脉峰值压力阶差 4.0～5.2 kPa(30～39 mmHg)（Ⅱb类）。

(2)禁忌证：极重度肺动脉瓣狭窄、右心室造影为肺动脉瓣严重狭窄并瓣膜发育不良者，往往合并右心室漏斗部的狭窄，不宜介入治疗。

2.操作技术

先行右心导管检查和右心室造影，计算肺动脉瓣环直径，选用适宜的球囊，球囊直径选择较肺动脉瓣环直径大 20%～40%。将球囊导管经股静脉、右心房、右心室送入肺动脉，置球囊于肺动脉瓣口，向球囊内注入稀释造影剂，加压至 304～506 kPa 张开球囊，维持 6～10 s，从而扩张狭窄的肺动脉瓣口，一般扩张 2～3 次。

3.疗效

以肺动脉－右心室收缩压差大小为判断疗效的标准：≤3.3 kPa(25 mmHg) 为优，3.3～6.6 kPa (25～50 mmHg) 为良。PBPV 的临床有效率约为 96%，再狭窄发生率低，再次行 PBPV 效果满意。

4.并发症

极少发生严重并发症，病死率低。可能并发症有静脉损伤、心律失常、肺动脉瓣关闭不全等。

(三)外科手术

主要施行低温下肺动脉瓣直视切开术和体外循环下直视纠治术。前者可在低温麻醉下施行，仅适于单纯性肺动脉瓣狭窄，且病情较轻而无继发性漏斗部狭窄和其他伴发心内畸形。后者则需在体外循环条件下施行，适合于各类肺动脉瓣狭窄的治疗。若症状明显，狭窄严重或出现右心力衰竭应尽早手术。手术适应证：①症状进行性加重。②右心室与肺动脉压差＞5.3 kPa(40 mmHg)。③右心室收缩压＞8.0 kPa (60 mmHg)，右心室平均压＞3.3 kPa(25 mmHg)。④X 线与心电图均提示右心室肥大。

（蔡振璇）

第八章

冠状动脉粥样硬化性心脏病

第一节　急性冠状动脉综合征

急性冠状动脉综合征(ACS)指心脏病中急性发病的临床类型,包括ST段抬高型心肌梗死、非ST段抬高型心肌梗死和不稳定型心绞痛。近年又将前者称为ST段抬高型ACS,约占1/4(包括小部分变异型心绞痛),后两者合称为非ST段抬高型ACS,约占3/4。它们主要涵盖了以往分类中的Q波型急性心肌梗死(AMI)、非Q波型AMI和不稳定型心绞痛。

一、不稳定型心绞痛和非ST段抬高型心肌梗死(非ST段抬高型急性冠状动脉综合征)

不稳定型心绞痛(UA)指介于稳定型心绞痛和急性心肌梗死之间的临床状态,包括了除稳定型劳力性心绞痛以外的初发型、恶化型劳力性心绞痛和各型自发性心绞痛。它是在粥样硬化病变的基础上,发生了冠状动脉内膜下出血、斑块破裂、破损处血小板与纤维蛋白凝集形成血栓、冠状动脉痉挛及远端小血管栓塞引起的急性或亚急性心肌供氧减少所致。它是ACS中的常见类型。若UA伴有血清心肌坏死标志物明显升高,此时可确立非ST段抬高型心肌梗死(NSTEMI)的诊断。

(一)发病机制

ACS有着共同的病理生理学基础,即在冠状动脉粥样硬化的基础上,粥样斑块松动、裂纹或破裂,使斑块内高度致血栓形成的物质暴露于血流中,引起血小板在受损表面黏附、活化、聚集,形成血栓,导致病变血管完全性或非完全性闭塞。冠脉病变的严重程度,主要取决于斑块的稳定性,与斑块的大小无直接关系。不稳定斑块具有如下特征:脂质核较大,纤维帽较薄,含大量的巨噬细胞和T细胞,血管平滑肌细胞含量较少。UA/NSTEMI的特征是心肌供氧和需氧之间平衡失调,目前发现其最常见病因是心肌血流灌注减少,这是由于粥样硬化斑块破裂发生的非阻塞性血栓导致冠状动脉狭窄所致。血小板聚集和破裂斑块碎片导致的微血管栓塞,使得许多患者的心肌标志物释放。其他原因包括动力性阻塞(冠状动脉痉挛或收缩)、进行性机械性阻塞、炎症和(或)感染、继发性UA即心肌氧耗增加或氧输送障碍的情况(包括贫血、感染、甲状腺功能亢进、心律失常、血液高黏滞状态或低血压等),实际上这5种病因相互关联。

近年来的研究发现,导致粥样斑块破裂的机制如下。

(1)斑块内T细胞通过合成细胞因子γ-干扰素(IFN-γ)能抑制平滑肌细胞分泌间质胶原使斑块纤维帽结构变薄弱。

(2)斑块内巨噬细胞、肥大细胞可分泌基质金属蛋白酶如胶原酶、凝胶酶、基质溶解酶等,加速纤维帽胶原的降解,使纤维帽变得更易受损。

(3)冠脉管腔内压力升高、冠脉血管张力增加或痉挛、心动过速时心室过度收缩和扩张所产生的剪切力及斑块滋养血管破裂均可诱发与正常管壁交界处的斑块破裂。由于收缩压、心率、血液黏滞度、内源性组织纤溶酶原激活剂(tPA)活性、血浆肾上腺素和皮质激素水平的昼夜节律性变化一致,使每天晨起后6时至11时最易诱发冠脉斑块破裂和血栓形成,由此产生了每天凌晨和上午 MI 高发的规律。

（二）病理解剖

冠状动脉病变或粥样硬化斑块的慢性进展,即使可导致冠状动脉严重狭窄甚至完全闭塞,由于侧支循环的逐渐形成,通常不一定产生 MI。若冠状动脉管腔未完全闭塞,仍有血供,临床上表现为 NSTEMI 即非 Q 波型 MI 或 UA,心电图仅出现 ST 段持续压低或 T 波倒置。如果冠脉闭塞时间短,累计心肌缺血＜20 min,组织学上无心肌坏死,也无心肌酶或其他标志物的释出,心电图呈一过性心肌缺血改变,临床上就表现为 UA;如果冠脉严重阻塞时间较长,累计心肌缺血＞20 min,组织学上有心肌坏死,血清心肌坏死标志物也会异常升高,心电图上呈持续性心肌缺血改变而无 ST 段抬高和病理性 Q 波出现,临床上即可诊断为 NSTEMI 或非 Q 波型 MI。NSTEMI 虽然心肌坏死面积不大,但心肌缺血范围往往不小,临床上依然很高危;这可以是冠状动脉血栓性闭塞已有早期再通,或痉挛性闭塞反复发作,或严重狭窄的基础上急性闭塞后已有充分的侧支循环建立的结果。NSTEMI 时的冠脉内附壁血栓多为白血栓;也有可能是斑块成分或血小板血栓向远端栓塞所致;偶有由破裂斑块疝出而堵塞冠脉管腔者被称为斑块灾难。

（三）临床表现

UA 的临床表现一般具有以下 3 个特征之一。

(1)静息时或夜间发生心绞痛常持续 20 min 以上。

(2)新近发生的心绞痛(病程在 2 个月内)且程度严重。

(3)近期心绞痛逐渐加重(包括发作的频度、持续时间、严重程度和疼痛放射到新的部位)。发作时可有出汗、皮肤苍白湿冷、恶心、呕吐、心动过速、呼吸困难、出现第三或第四心音等表现。而原来可以缓解心绞痛的措施此时变得无效或不完全有效。UA 患者中约 20% 发生 NSTEMI 需通过血肌钙蛋白和心肌酶检查来判定。UA 和 NSTEMI 中很少有严重的左心室功能不全所致的低血压(心源性休克)。

UA 或 NSTEMI 的 Braunwald 分级是根据 UA 发生的严重程度将之分为Ⅰ、Ⅱ、Ⅲ级,而根据其发生的临床环境将之分为 A、B、C 级。

Ⅰ级:初发的、严重或加剧性心绞痛。发生在就诊前 2 个月内,无静息时疼痛。每日发作 3 次或 3 次以上,或稳定型心绞痛患者心绞痛发作更频繁或更严重,持续时间更长,或诱发体力活动的阈值降低。

Ⅱ级:静息型亚急性心绞痛。在就诊前 1 个月内发生过 1 次或多次静息性心绞痛,但近 48 h 内无发作。

Ⅲ级:静息型急性心绞痛。在 48 h 内有 1 次或多次静息性心绞痛发作。

A 级:继发性 UA。在冠状动脉狭窄的基础上,同时伴有冠状动脉血管床以外的疾病引起心肌氧供和氧需之间平衡的不稳定,加剧心肌缺血。这些因素包括:贫血、感染、发热、低血压、快速性心律失常、甲状腺功能亢进、继发于呼吸衰竭的低氧血症。

B 级:原发性 UA。无可引起或加重心绞痛发作的心脏以外的因素,且患者 2 周内未发生过 MI。这是 UA 的常见类型。

C 级:MI 后 UA。在确诊 MI 后 2 周内发生的 UA。约占 MI 患者的 20%。

（四）危险分层

由于不同的发病机制造成不同类型 ACS 的近、远期预后有较大的差别,因此正确识别 ACS 的高危人群并给予及时和有效的治疗可明显改善其预后,具有重要的临床意义。对于 ACS 的危险性评估遵循以下原则:首先是明确诊断,然后进行临床分类和危险分层,最终确定治疗方案。

1.高危非 ST 段抬高型 ACS 患者的评判标准

美国心脏病学会/美国心脏病协会(ACC/AHA)将具有以下临床或心电图情况中的 1 条作为高危非 ST 段抬高型 ACS 患者的评判标准。

(1)缺血症状在 48 h 内恶化。

(2)长时间进行性静息性胸痛(>20 min)。

(3)低血压,新出现杂音或杂音突然变化、心力衰竭,心动过缓或心动过速,年龄>75 岁。

(4)心电图改变:静息性心绞痛伴一过性 ST 段改变(>0.05 mV),新出现的束支传导阻滞,持续性室性心动过速。

(5)心肌标志物(TnI、TnT)明显增高(>0.1 μg/L)。

2.中度危险性 ACS 患者的评判标准

中度危险为无高度危险特征但具备下列中的 1 条。

(1)既往 MI、周围或脑血管疾病,或冠脉搭桥,既往使用阿司匹林。

(2)长时间(>20 min)静息性胸痛已缓解,或过去 2 周内新发 CCS 分级Ⅲ级或Ⅳ级心绞痛,但无长时间(>20 min)静息性胸痛,并有高度或中度冠状动脉疾病可能;夜间心绞痛。

(3)年龄>70 岁。

(4)心电图改变:T 波倒置>0.2 mV,病理性 Q 波或多个导联静息 ST 段压低<0.1 mV。

(5)TnI 或 TnT 轻度升高(即<0.1 μg/L,但>0.01 μg/L)。

3.低度危险性 ACS 患者的评判标准

低度危险性为无上述高度、中度危险特征,但有下列特征。

(1)心绞痛的频率、程度和持续时间延长,诱发胸痛阈值降低,2 周至 2 个月内新发心绞痛。

(2)胸痛期间心电图正常或无变化。

(3)心脏标志物正常。近年来,在结合上述指标的基础上,将更为敏感和特异的心肌生化标志物用于危险分层,其中最具代表性的是心肌特异性肌钙蛋白、C 反应蛋白、高敏 C 反应蛋白(HsCRP)、脑钠肽(BNP)和纤维蛋白原。

(五)实验室检查和辅助检查

1.心电图检查

应在症状出现 10 min 内进行。UA 发作时心电图有一过性 ST 段偏移和(或)T 波倒置;如心电图变化持续 12 h 以上,则提示发生 NSTEMI。NSTEMI 时不出现病理性 Q 波,但有持续性 ST 段压低≥0.1 mV(aVR 导联有时还有 V₁ 导联则 ST 段抬高),或伴对称性 T 波倒置,相应导联的 R 波电压进行性降低,ST 段和 T 波的这种改变常持续存在(图 8-1)。

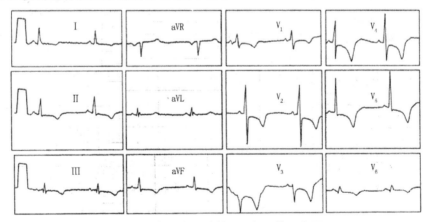

图 8-1 急性非 Q 波性心肌梗死的心电图
图示除Ⅰ、aVL、aVR 外各导联 ST 段压低伴 T 波倒置

2.心脏标志物检查

UA 时,心脏标志物一般无异常增高;NSTEMI 时,血 CK-MB 或肌钙蛋白常有明显升高。肌钙蛋白 T 或 I 及 C 反应蛋白升高是协助诊断和提示预后较差的指标。

3.其他

需施行各种介入性治疗时,可先行选择性冠状动脉造影,必要时行血管内超声或血管镜检查,明确病变情况。

（六）诊断

对年龄>30岁的男性和年龄>40岁的女性(糖尿病患者更年轻)主诉符合上述临床表现的心绞痛时应考虑ACS,但须先与其他原因引起的疼痛相鉴别。随即进行一系列的心电图和心脏标志物的检测,以判别为UA、NSTEMI抑或是STEMI。

（七）鉴别诊断

鉴别诊断要考虑下列疾病。

1.急性心包炎

尤其是急性非特异性心包炎,可有较剧烈而持久的心前区疼痛,心电图有ST段和T波变化。但心包炎患者在疼痛的同时或以前已有发热和血白细胞计数增高,疼痛常于深呼吸和咳嗽时加重,坐位前倾时减轻。体检可发现心包摩擦音,心电图除aVR外,各导联均有ST段弓背向下的抬高,无异常Q波出现。

2.急性肺动脉栓塞

肺动脉大块栓塞常可引起胸痛、咯血、气急和休克,但有右心负荷急剧增加的表现,如发绀、肺动脉瓣区第二心音亢进、三尖瓣区出现收缩期杂音、颈静脉充盈、肝大、下肢水肿等。发热和白细胞增多出现也较早,多在24 h内。心电图示电轴右偏,Ⅰ导联出现S波或原有的S波加深,Ⅲ导联出现Q波和T波倒置,aVR导联出现高R波,胸导联过渡区向左移,右胸导联T波倒置等。血乳酸脱氢酶总值增高,但其同工酶和肌酸磷酸激酶不增高,D-二聚体可升高,其敏感性高但特异性差。肺部X线检查、放射性核素肺通气-灌注扫描、X线CT和必要时选择性肺动脉造影有助于诊断。

3.急腹症

急性胰腺炎、消化性溃疡穿孔、急性胆囊炎、胆石症等,患者可有上腹部疼痛及休克,可能与ACS患者疼痛波及上腹部者混淆。但仔细询问病史和体格检查,不难做出鉴别。心电图检查和血清肌钙蛋白、心肌酶等测定有助于明确诊断。

4.主动脉夹层分离

以剧烈胸痛起病,颇似ACS。但疼痛一开始即达高峰,常放射到背、肋、腹、腰和下肢,两上肢血压及脉搏可有明显差别,少数有主动脉瓣关闭不全,可有下肢暂时性瘫痪或偏瘫。X线胸片示主动脉增宽,X线CT或MRI主动脉断层显像及超声心动图探测到主动脉壁夹层内的液体,可确立诊断。

5.其他疾病

急性胸膜炎、自发性气胸、带状疱疹等心脏以外疾病引起的胸痛,依据特异性体征、X线胸片和心电图特征不难鉴别。

（八）预后

约30%的UA患者在发病3个月内发生MI,猝死较少见,其近期死亡率低于NSTEMI或STEMI。但UA或NSTEMI的远期死亡率和非致死性事件的发生率高于STEMI,这可能与其冠状动脉病变更严重有关。

（九）治疗

ACS是内科急症,治疗结局主要受是否迅速诊断和治疗的影响,因此应及早发现,及早住院,并加强住院前的就地处理。UA或NSTEMI的治疗目标是稳定斑块、治疗残余心肌缺血、进行长期的二级预防。溶栓治疗不宜用于UA或NSTEMI。

1.一般治疗

UA或NSTEMI患者应住入冠心病监护病室,卧床休息至少12～24 h,给予持续心电监护。病情稳定或血运重建后症状控制,应鼓励早期活动。下肢作被动运动可防止静脉血栓形成。活动量的增加应循序渐进。应尽量对患者进行必要的解释和鼓励,使其能积极配合治疗而又解除焦虑和紧张,可以应用小剂量的镇静剂和抗焦虑药物,使患者得到充分休息和减轻心脏负担。保持大便通畅,便时避免用力,如便秘可给予缓泻剂。有明确低氧血症(动脉血氧饱和度低于92%)或存在左心室功能衰竭时才需补充氧气。在最初2～3天饮食应以流质为主,以后随着症状减轻而逐渐增加粥、面条等及其他容易消化的半流质,宜少量多餐,钠盐和液体的摄入量应根据汗量、尿量、呕吐量及有无心力衰竭而作适当调节。

2.抗栓治疗

抗栓治疗可预防冠状动脉内进一步血栓形成、促进内源性纤溶活性溶解血栓和减少冠状动脉狭窄程度,从而可减少事件进展的风险和预防冠状动脉完全阻塞的进程。

(1)抗血小板治疗:主要药物包括以下几种。

环氧化酶抑制剂:阿司匹林可降低ACS患者的短期和长期病死率。若无禁忌证,ACS患者入院时都应接受阿司匹林治疗,起始负荷剂量为160～325 mg(非肠溶制剂),首剂应嚼碎,加快其吸收,以便迅速抑制血小板激活状态,以后改用小剂量维持治疗。除非对阿司匹林过敏或有其他禁忌证外,主张长期服用小剂量75～100 mg/d维持。

二磷酸腺苷(ADP)受体拮抗剂:氯吡格雷和噻氯匹定能拮抗血小板ADP受体,从而抑制血小板聚集,可用于对阿司匹林不能耐受患者的长期口服治疗。氯吡格雷起始负荷剂量为300 mg,以后75 mg/d维持;噻氯匹定起效较慢,不良反应较多,已少用。对于非ST段抬高型ACS患者不论是否行介入治疗,阿司匹林加氯吡格雷均为常规治疗,应联合应用12个月,对于放置药物支架的患者这种联合治疗时间应更长。

血小板膜糖蛋白Ⅱb/Ⅲa(GPⅡb/Ⅲa)受体拮抗剂:激活的GPⅡb/Ⅲa受体与纤维蛋白原结合,形成在激活血小板之间的桥梁,导致血小板血栓形成。阿昔单抗是直接抑制GPⅡb/Ⅲa受体的单克隆抗体,在血小板激活起重要作用的情况下,特别是患者进行介入治疗时,该药多能有效地与血小板表面的GPⅡb/Ⅲa受体结合,从而抑制血小板的聚集;一般使用方法是先静注冲击量0.25 mg/kg,然后10 μg/(kg·h)静滴12～24 h。合成的该类药物还包括替罗非班和依替巴肽。以上3种GPⅡb/Ⅲa受体拮抗剂静脉制剂均适用于ACS患者急诊PCI(首选阿昔单抗,因目前其安全性证据最多),可明显降低急性和亚急性血栓形成的发生率,如果在PCI前6 h内开始应用该类药物,疗效更好。若未行PCI,GPⅡb/Ⅲa受体拮抗剂可用于高危患者,尤其是心脏标志物升高或尽管接受合适的药物治疗症状仍持续存在或两者兼而有之的患者。GPⅡb/Ⅲa受体拮抗剂应持续应用24～36 h,静脉滴注结束之前进行血管造影。不推荐常规联合应用GPⅡb/Ⅲa受体拮抗剂和溶栓药。近年来还合成了多种GPⅡb/Ⅲa受体拮抗剂的口服制剂,如西拉非班、珍米洛非班、拉米非班等,但其在剂量、生物利用度和安全性方面均需进一步研究。

环核苷酸磷酸二酯酶抑制剂:近年来一些研究显示西洛他唑加阿司匹林与噻氯匹定加阿司匹林在介入治疗中预防急性和亚急性血栓形成方面有同等的疗效,可作为噻氯匹定的替代药物。

(2)抗凝治疗:除非有禁忌证(如活动性出血或已应用链激酶或复合纤溶酶链激酶),所有患者应在抗血小板治疗的基础上常规接受抗凝治疗,抗凝治疗药物的选择应根据治疗策略及缺血和出血事件的风险。常用有的抗凝药包括普通肝素、低分子肝素、磺达肝癸钠和比伐卢定。需紧急介入治疗者,应立即开始使用普通肝素或低分子肝素或比伐卢定。对选择保守治疗且出血风险高的患者,应优先选择磺达肝癸钠。

肝素和低分子肝素:肝素的推荐剂量是先给予80 U/kg静注,然后以18 U/(kg·h)的速度静脉滴注维持,治疗过程中需注意开始用药或调整剂量后6 h测定部分激活凝血酶时间(APTT),根据APTT调整肝素用量,使APTT控制在45～70 s。但是,肝素对富含血小板的血栓作用较小,且肝素的作用可由于肝素结合血浆蛋白而受影响。未口服阿司匹林的患者停用肝素后可能使胸痛加重,与停用肝素后引起继发性凝血酶活性增高有关。因此,肝素以逐渐停用为宜。低分子肝素与普通肝素相比,具有更合理的抗Ⅹa因子及Ⅱa因子活性的作用,可以皮下应用,不需要实验室监测,临床观察表明,低分子肝素较普通肝素有疗效肯定、使用方便的优点。使用低分子肝素的参考剂量:依诺肝素40 mg,那曲肝素0.4 mL或达肝素5 000～7 500 U,皮下注射,每12 h一次,通常在急性期用5～6天。磺达肝癸钠是Ⅹa因子抑制剂,最近有研究表明在降低非 ST 段抬高型 ACS 的缺血事件方面效果和低分子肝素相当,但出血并发症明显减少,因此安全性较好,但不能单独用于介入治疗中。

直接抗凝血酶的药物:在接受介入治疗的非 ST 段抬高型 ACS 人群中,用直接抗凝血酶药物比伐卢定较联合应用肝素/低分子肝素和 GPⅡb/Ⅲa 受体拮抗剂的出血并发症少,安全性更好,临床效益相当。但其远期效果尚缺乏随机双盲的对照研究。

3.抗心肌缺血治疗

(1)硝酸酯类药物:硝酸酯类药物可选择口服,舌下含服,经皮肤或经静脉给药。硝酸甘油为短效硝酸酯类,对有持续性胸部不适、高血压、急性左心衰竭的患者,在最初 24～48 h 的治疗中,静脉内应用有利于控制心肌缺血发作。先给予舌下含服 0.3～0.6 mg,继以静脉点滴,开始 5～10 μg/min,每 5～10 min 增加 5～10 μg,直至症状缓解或平均压降低 10%但收缩压不低于12.0 kPa(90 mmHg)。目前推荐静脉应用硝酸甘油的患者症状消失 24 h 后,就改用口服制剂或应用皮肤贴剂。药物耐受现象可能在持续静脉应用硝酸甘油 24～48 h 内出现。由于在NSTEMI患者中未观察到硝酸酯类药物具有减少死亡率的临床益处,因此在长期治疗中此类药物应逐渐减量至停用。

(2)镇痛剂:如硝酸酯类药物不能使疼痛迅速缓解,应立即给予吗啡,10 mg 稀释成 10 mL,每次 2～3 mL静脉注射。哌替啶 50～100 mg 肌内注射,必要时 1～2 h 后再注射 1 次,以后每 4～6 h可重复应用,注意呼吸功能的抑制。给予吗啡后如出现低血压,可仰卧或静脉滴注生理盐水来维持血压,很少需要用升压药。如出现呼吸抑制,应给予纳洛酮 0.4～0.8 mg。有使用吗啡禁忌证(低血压和既往过敏史)者,可选用哌替啶替代。疼痛较轻者可用罂粟碱,30～60 mg 肌内注射或口服。

(3)β-受体阻滞剂:β-受体阻滞剂可用于所有无禁忌证(如心动过缓、心脏传导阻滞、低血压或哮喘)的 UA 和 NSTEMI 患者,可减少心肌缺血发作和心肌梗死的发展。使用 β-受体阻滞剂的方案如下:①首先排除有心力衰竭、低血压[收缩压低于 12.0 kPa(90 mmHg)]、心动过缓(心率低于 60 次/分)或有房室传导阻滞(PR 间期>0.24 s)的患者。②给予美托洛尔,静脉推注每次 5 mg,共 3 次。③每次推注后观察2～5 min,如果心率低于 60 次/分或收缩压低于 13.3 kPa(100 mmHg),则停止给药,静脉注射美托洛尔的总量为 15 mg。④如血流动力学稳定,末次静脉注射后 15 min,开始改为口服给药,每 6 h 50 mg,持续 2 天,以后渐增为 100 mg,2 次/日。作用极短的 β-受体阻滞剂艾司洛尔静脉注射 50～250 μg/(kg·min),安全而有效,甚至可用于左心功能减退的患者,药物作用在停药后 20 min 内消失,用于有 β-受体阻滞剂相对禁忌证,而又希望减慢心率的患者。β-受体阻滞剂的剂量应调整到患者安静时心率 50～60 次/分。

(4)钙拮抗剂:钙拮抗剂与 β-受体阻滞剂一样能有效地减轻症状。但所有的大规模临床试验表明,钙拮抗剂应用于 UA,不能预防 AMI 的发生或降低病死率,目前仅推荐用于全量硝酸酯和 β-受体阻滞剂之后仍有持续性心肌缺血的患者或对 β-受体阻滞剂有禁忌的患者,应选用心率减慢型的非二氢吡啶类钙拮抗剂。对心功能不全的患者,应用 β-受体阻滞剂后再加用钙拮抗剂应特别谨慎。

(5)血管紧张素转换酶抑制剂(ACEI):近年来一些临床研究显示,对 UA 和 NSTEMI 患者,短期应用 ACEI 并不能获得更多的临床益处。但长期应用对预防再发缺血事件和死亡有益。因此除非有禁忌证(如低血压、肾衰竭、双侧肾动脉狭窄和已知的过敏),所有 UA 和 NSTEMI 患者都可选用 ACEI。

(6)调脂治疗:所有 ACS 患者应在入院 24 h 之内评估空腹血脂谱。近年的研究表明,他汀类药物可以稳定斑块,改善内皮细胞功能,因此如无禁忌证,无论血基线 LDL-C 水平和饮食控制情况如何,均建议早期应用他汀类药物,使 LDL-C 水平降至<800 g/L。常用的他汀类药物有辛伐他汀 20～40 mg/d、普伐他汀 10～40 mg/d、氟伐他汀 40～80 mg/d、阿托伐他汀 10～80 mg/d 或瑞舒伐他汀 10～20 mg/d。

4.血运重建治疗

(1)经皮冠状动脉介入术(PCI)。UA 和 NSTEMI 的高危患者,尤其是血流动力学不稳定、心脏标志物显著升高、顽固性或反复发作心绞痛伴有动态 ST 段改变、有心力衰竭或危及生命的心律失常者,应早期行血管造影术和 PCI(如可能,应在入院 72 h 内)。PCI 能改善预后,尤其是同时应用 GPⅡb/Ⅲa 受体拮抗剂时。对中危患者及有持续性心肌缺血证据的患者,也有早期行血管造影的指征,可以识别致病的病变、评估其他病变的范围和左心室功能。对中高危患者,PCI 或 CABG 具有明确的潜在益处。但对低危患者,不建议进行常规的介入性检查。

(2)冠状动脉旁路移植术(CABG)。对经积极药物治疗而症状控制不满意及高危患者(包括持续 ST 段压低、cTnT 升高等),应尽早(72 h 内)进行冠状动脉造影,根据下列情况选择治疗措施:①严重左冠状动脉主干病变(狭窄>50%),最危及生命,应及时外科手术治疗。②有多支血管病变,且有左心室功能不全(LVEF<50%)或伴有糖尿病者,应进行 CABG。③有 2 支血管病变合并左前降支近段严重狭窄和左心室功能不全(LVEF<50%)或无创性检查显示心肌缺血的患者,建议施行 CABG。④对 PCI 效果不佳或强化药物治疗后仍有缺血的患者,建议施行 CABG。⑤弥漫性冠状动脉远端病变的患者,不适合行 PCI 或 CABG。

二、ST 段抬高型心肌梗死

心肌梗死(MI)是在冠状动脉病变的基础上,发生冠状动脉血供急剧减少或中断,使相应的心肌严重而持久地急性缺血所致的部分心肌急性坏死。临床表现为胸痛,急性循环功能障碍,反映心肌急性缺血、损伤和坏死一系列特征性心电图演变及血清心肌酶和心肌结构蛋白的变化。MI 的原因常是在冠状动脉粥样硬化病变的基础上继发血栓形成所致,其中 NSTEMI 前已述及,本段阐述 ST 段抬高型心肌梗死(STEMI)。其他非动脉粥样硬化的原因如冠状动脉栓塞、主动脉夹层累及冠状动脉开口、冠状动脉炎、冠状动脉先天性畸形等所导致的 MI 在此不作介绍。

(一)发病情况

本病在欧美国家常见。WHO 报告 1986—1988 年 35 个国家每 10 万人口急性 MI 年死亡率以瑞典、爱尔兰、挪威、芬兰、英国最高,男性分别为 253.4、236.2、234.7、230.0、229.2,女性分别为 154.7、143.6、144.6、148.0、171.3。美国居中,男、女性分别为 118.3 和 90.7。我国和韩国居末 2 位,男性分别为 15.0 和 5.3,女性分别为 11.7 和 3.4。美国每年约有 110 万人发生心肌梗死,其中 45 万人为再梗死。本病在我国过去少见,近年逐渐增多,现患心肌梗死约 200 万人,每年新发 50 万人。其中城市多于农村,各地比较以华北地区尤其是北京、天津两市最多。北京地区 16 所大中型医院每年收住院的急性心肌梗死病例,1991 年(1 492 例)病例数为 1972 年(604 例)的 2.47 倍。上海 10 所大医院 1989 年(300 例)病例数为 1970 年(78 例)的 3.84 倍。

近年来,虽然本病的急性期住院病死率有所下降,但对少数患者而言,此病仍然致命。

本病男性多于女性,国内资料比例在 1.9∶1 至 5∶1 之间。患病年龄在 40 岁以上者占87%～96.5%。女性发病较男性晚 10 年,男性患病的高峰年龄为 51～60 岁,女性则为 61～70 岁,随年龄增长男女比例的差别逐渐缩小。60%～89%的患者伴有或在发病前有高血压,近半数的患者以往有心绞痛。吸烟、肥胖、糖尿病和缺少体力活动者,较易患病。

(二)病理解剖

若冠状动脉管腔急性完全闭塞,血供完全停止,导致所供区域心室壁心肌透壁性坏死,临床上表现为典型的 STEMI,即传统的 Q 波型 MI。在冠状动脉闭塞后 20～30 min,受其供血的心肌即有少数坏死,开始了 AMI 的病理过程。1～2 h 后绝大部分心肌呈凝固性坏死,心肌间质则充血、水肿,伴多量炎性细胞浸润。以后,坏死的心肌纤维逐渐溶解,形成肌溶灶,随后渐有肉芽组织形成。坏死组织 1～2 周后开始吸收,并逐渐纤维化,在 6～8 周后进入慢性期形成瘢痕而愈合,称为陈旧性或愈合性 MI。瘢痕大者可逐渐向外凸出而形成室壁膨胀瘤。梗死附近心肌的血供随侧支循环的建立而逐渐恢复。病变可波及心包出现反应性心包炎,波及心内膜引起附壁血栓形成。在心腔内压力的作用下,坏死的心壁可破裂(心脏破裂),破裂可发生在心室游离壁、乳头肌或心室间隔处。

病理学上,MI 可分为透壁性和非透壁性(或心内膜下)。前者坏死累及心室壁全层,多由冠脉持续闭塞所致;后者坏死仅累及心内膜下或心室壁内,未达心外膜,多是冠脉短暂闭塞而持续开通的结果。不规则片状非透壁 MI 多见于 STEMI 在未形成透壁 MI 前早期再灌注(溶栓或 PCI 治疗)成功的患者。

尸解资料表明,AMI 患者 75% 以上有一支以上的冠状动脉严重狭窄;1/3～1/2 所有 3 支冠状动脉均存在有临床意义的狭窄。STEMI 发生后数小时所作的冠状动脉造影显示,90% 以上的 MI 相关动脉发生完全闭塞。少数 AMI 患者冠状动脉正常,可能为血管腔内血栓的自溶、血小板一过性聚集造成闭塞或严重的持续性冠状动脉痉挛的发作使冠状动脉血流减少所致。左冠状动脉前降支闭塞最多见,可引起左心室前壁、心尖部、下侧壁、前间隔和前内乳头肌梗死;左冠状动脉回旋支闭塞可引起左心室高侧壁、膈面及左心房梗死,并可累及房室结;右冠状动脉闭塞可引起左心室膈面、后间隔及右心室梗死,并可累及窦房结和房室结。右心室及左、右心房梗死较少见。左冠状动脉主干闭塞则引起左心室广泛梗死。

MI 时冠脉内血栓既有白血栓(富含血小板),又有红血栓(富含纤维蛋白和红细胞)。STEMI 的闭塞性血栓是白、红血栓的混合物,从堵塞处向近端延伸部分为红血栓。

(三)病理生理

ACS 具有共同的病理生理基础(详见前文"不稳定型心绞痛和非 ST 段抬高型心肌梗死"段)。STEMI 的病理生理特征是由于心肌丧失收缩功能所产生的左心室收缩功能降低、血流动力学异常和左心室重构所致。

1.左心室功能

冠状动脉急性闭塞时相关心肌依次发生 4 种异常收缩形式:①运动同步失调,即相邻心肌节段收缩时相不一致。②收缩减弱,即心肌缩短幅度减小。③无收缩。④反常收缩,即矛盾运动,收缩期膨出。于梗死部位发生功能异常同时,正常心肌在早期出现收缩增强。由于非梗死节段发生收缩加强,使梗死区产生矛盾运动。然而,非梗死节段出现代偿性收缩运动增强,对维持左室整体收缩功能的稳定有重要意义。若非梗死区有心肌缺血,即"远处缺血"存在,则收缩功能也可降低,主要见于非梗死区域冠脉早已闭塞,供血主要依靠此次 MI 相关冠脉者。同样,若 MI 区心肌在此次冠脉闭塞以前就已有冠脉侧支循环形成,则对于 MI 区乃至左室整体收缩功能的保护也有重要意义。

2.心室重构

MI 致左室节段和整体收缩、舒张功能降低的同时,机体启动了交感神经系统兴奋、肾素－血管紧张素－醛固酮系统激活和 Frank-Starling 等代偿机制,一方面通过增强非梗死节段的收缩功能、增快心率、代偿性增加已降低的心搏量(SV)和心输出量(CO),并通过左室壁伸展和肥厚增加左室舒张末容积(LVEDV)进一步恢复 SV 和 CO,降低升高的左室舒张末期压(LVEDP);但另一方面,也同时开启了左心室重构的过程。

MI 发生后,左室腔大小、形态和厚度发生变化,总称为心室重构。重构过程反过来影响左室功能和患者的预后。重构是左室扩张和非梗死心肌肥厚等因素的综合结果,使心室变形(球形变)。除了梗死范围以外,另两个影响左室扩张的重要因素是左室负荷状态和梗死相关动脉的通畅程度。左室压力升高有导致室壁张力增加和梗死扩张的危险,而通畅的梗死区相关动脉可加快瘢痕形成,增加梗死区组织的修复,减少梗死的扩展和心室扩张的危险。

(1)梗死扩展:是指梗死心肌节段随后发生的面积扩大,而无梗死心肌量的增加。导致梗死扩展的原因有:①肌束之间的滑动,致使单位容积内心肌细胞减少。②正常心肌细胞碎裂。③坏死区内组织丧失。梗死扩展的特征为梗死区不成比例的变薄和扩张。心尖部是心室最薄的部位,也是最容易受到梗死扩展损伤的区域。梗死扩展后,心力衰竭和室壁瘤等致命性并发症发生率增高,严重者可发生心室破裂。

(2)心室扩大:心室心肌存活部分的扩大也与重构有重要关联。心室重构在梗死发生后立即开始,并持续数月甚至数年。在大面积梗死的情况下,为维持心搏量,有功能的心肌增加了额外负荷,可能会发生代偿性肥厚,这种适应性肥厚虽能代偿梗死所致的心功能障碍,但存活的心肌最终也受损,导致心室的进一步扩张,心脏整体功能障碍,最后发生心力衰竭。心室的扩张程度与梗死范围、梗死相关动脉的开放迟早和心室非梗死区的局部肾素－血管紧张素系统的激活程度有关。心室扩大及不同部位的心肌电生理特性的不一致,使患者有患致命性心律失常的危险。

(四)临床表现

按临床过程和心电图的表现,本病可分为急性期、演变期和慢性期 3 期,但临床症状主要出现在急性期,部分患者还有一些先兆表现。

1.诱发因素

本病在春、冬季发病较多,与气候寒冷、气温变化大有关,常在安静或睡眠时发病,以清晨 6 时至午间 12 时发病最多。大约有 1/2 的患者能查明诱发因素,如剧烈运动、过重的体力劳动、创伤、情绪激动、精神紧张或饱餐、急性失血、出血性或感染性休克,主动脉瓣狭窄、发热、心动过速等引起的心肌耗氧增加、血供减少都可能是 MI 的诱因。在变异型心绞痛患者中,反复发作的冠状动脉痉挛也可发展为 AMI。

2.先兆

半数以上患者在发病前数日有乏力、胸部不适,活动时心悸、气急、烦躁、心绞痛等前驱症状,其中以新发生心绞痛(初发型心绞痛)或原有心绞痛加重(恶化型心绞痛)为最突出。心绞痛发作较以往频繁、性质较剧、持续较久、硝酸甘油疗效差、诱发因素不明显;疼痛时伴有恶心、呕吐、大汗和心动过速,或伴有心功能不全、严重心律失常、血压大幅度波动等;同时心电图示 ST 段一过性明显抬高(变异型心绞痛)或压低,T 波倒置或增高("假性正常化"),应警惕近期内发生 MI 的可能。发现先兆及时积极治疗,有可能使部分患者避免发生 MI。

3.症状

随梗死的大小、部位、发展速度和原来心脏的功能情况等而轻重不同。

(1)疼痛:是最先出现的症状,疼痛部位和性质与心绞痛相同,但常发生于安静或睡眠时,疼痛程度较重,范围较广,持续时间可长达数小时或数天,休息或含用硝酸甘油片多不能缓解,患者常烦躁不安、出汗、恐惧,有濒死之感。在我国,约 1/6~1/3 的患者疼痛的性质及部位不典型,如位于上腹部,常被误认为胃溃疡穿孔或急性胰腺炎等急腹症;位于下颌或颈部,常被误认为牙病或骨关节病。部分患者无疼痛,多为糖尿病患者或老年人,一开始即表现为休克或急性心力衰竭;少数患者在整个病程中都无疼痛或其他症状,而事后才发现患过 MI。

(2)全身症状:主要是发热,伴有心动过速、白细胞计数增高和血细胞沉降率增快等,由坏死物质吸收所引起。一般在疼痛发生后 24~48 h 出现,程度与梗死范围常呈正相关,体温一般在 38 ℃上下,很少超过39 ℃,持续 1 周左右。

(3)胃肠道症状:约 1/3 有疼痛的患者,在发病早期伴有恶心、呕吐和上腹胀痛,与迷走神经受坏死心肌刺激和心输出量降低组织灌注不足等有关;肠胀气也不少见;重症者可发生呃逆(以下壁心肌梗死多见)。

(4)心律失常:见于 75%~95% 的患者,多发生于起病后 1~2 周内,尤以 24 h 内最多见。各种心律失常中以室性心律失常为最多,尤其是室性期前收缩;如室性期前收缩频发(每分钟 5 次以上),成对出现,心电图上表现为多源性或落在前一心搏的易损期时,常预示即将发生室性心动过速或心室颤动。冠状动脉再灌注后可能出现加速性室性自主心律与室性心动过速,多数历时短暂,自行消失。室上性心律失常则较少,阵发性心房颤动比心房扑动和室上性心动过速更多见,多发生在心力衰竭患者中。窦性心动过速的发生率为 30%~40%,发病初期出现的窦性心动过速多为暂时性,持续性窦性心动过速是梗死面积大、心输出量降低或左心功能不全的反映。各种程度的房室传导阻滞和束支传导阻滞也较多,严重者发生完全性房室传导阻滞。发生完全性左束支传导阻滞时 MI 的心电图表现可被掩盖。前壁 MI 易发生室性心律失常。下壁(膈面)MI 易发生房室传导阻滞,其阻滞部位多在房室束以上,预后较好。前壁 MI 而发生房室传导阻滞时,往往是多个束支同时发生传导阻滞的结果,其阻滞部位在房室束以下,且常伴有休克或心力衰竭,预后较差。

(5)低血压和休克:疼痛期血压下降常见,可持续数周后再上升,但常不能恢复以往的水平,未必是休克。如疼痛缓解而收缩压低于 10.7 kPa(80 mmHg),患者烦躁不安、面色苍白、皮肤湿冷、脉细而快、大汗淋漓、尿量减少(<20 mL/h)、神志迟钝、甚至昏厥者,则为休克的表现。休克多在起病后数小时至 1 周内

发生,见于 20％的患者,主要是心源性,为心肌广泛(40％以上)坏死、心输出量急剧下降所致,神经反射引起的周围血管扩张为次要的因素,有些患者还有血容量不足的因素参与。严重的休克可在数小时内致死,一般持续数小时至数天,可反复出现。

(6)心力衰竭:主要是急性左心衰竭,可在起病最初数日内发生或在疼痛、休克好转阶段出现,为梗死后心脏舒缩力显著减弱或不协调所致,发生率为 20％～48％。患者出现呼吸困难、咳嗽、发绀、烦躁等,严重者可发生肺水肿或进而发生右心衰竭的表现,出现颈静脉怒张、肝肿痛和水肿等。右心室 MI 者,一开始即可出现右心衰竭的表现。

发生于 AMI 时的心力衰竭称为泵衰竭,根据临床上有无心力衰竭及其程度,常按 Killip 分级法分级:第Ⅰ级为左心衰竭代偿阶段,无心力衰竭征象,肺部无啰音,但肺楔压可升高;第Ⅱ级为轻至中度左心衰竭,肺啰音的范围小于肺野的 50％,可出现第三心音奔马律、持续性窦性心动过速、有肺淤血的 X 线表现;第Ⅲ级为重度心力衰竭,急性肺水肿,肺啰音的范围大于两肺野的 50％;第Ⅳ级为心源性休克,血压 12.0 kPa(90 mmHg),少尿,皮肤湿冷、发绀,呼吸加速,脉搏快。

AMI 时,重度左心室衰竭或肺水肿与心源性休克同样是左心室排血功能障碍所引起。在血流动力学上,肺水肿是以左心室舒张末期压及左房压与肺楔压的增高为主,而在休克则心输出量和动脉压的降低更为突出,心排血指数比左心室衰竭时更低。因此,心源性休克较左心室衰竭更严重。此两者可以不同程度合并存在,是泵衰竭的最严重阶段。

4.血流动力学分型

AMI 时心脏的泵血功能并不能通过一般的心电图、胸片等检查而完全反映出来,及时进行血流动力学监测,能为早期诊断及及时治疗提供很重要依据。Forrester 等根据血流动力学指标肺楔压(PCWP)和心脏指数(CI)评估有无肺淤血和周围灌注不足的表现,从而将 AMI 分为 4 个血流动力学亚型。

Ⅰ型:既无肺淤血又无周围组织灌注不足,心功能处于代偿状态。CI＞2.2 L/(min·m^2),PCWP≤2.4 kPa(18 mmHg),病死率约为 3％。

Ⅱ型:有肺淤血,无周围组织灌注不足,为常见临床类型。CI＞2.2 L/(min·m^2),PCWP＞2.4 kPa(18 mmHg),病死率约为 9％。

Ⅲ型:有周围组织灌注不足,无肺淤血,多见于右心室梗死或血容量不足者。CI≤2.2 L/(min·m^2),PCWP≤2.4 kPa(18 mmHg),病死率约为 23％。

Ⅳ型:兼有周围组织灌注不足与肺淤血,为最严重类型。CI≤2.2 L/(min·m^2),PCWP＞2.4 kPa(18 mmHg),病死率约为 51％。

由于 AMI 时影响心脏泵血功能的因素较多,因此 Forrester 分型基本反映了血流动力学变化的状况,不能包括所有泵功能改变的特点。AMI 血流动力学紊乱的临床表现主要包括低血压状态、肺淤血、急性左心衰竭、心源性休克等状况。

5.体征

AMI 时心脏体征可在正常范围内,体征异常者大多数无特征性:心脏可有轻至中度增大;心率增快或减慢;心尖区第一心音减弱,可出现第三或第四心音奔马律。前壁心肌梗死的早期,可能在心尖区和胸骨左缘之间扪及迟缓的收缩期膨出,是由心室壁反常运动所致,常在几天至几周内消失。10％～20％的患者在发病后 2～3 天出现心包摩擦音,多在 1～2 天内消失,少数持续 1 周以上。发生二尖瓣乳头肌功能失调者,心尖区可出现粗糙的收缩期杂音;发生心室间隔穿孔者,胸骨左下缘出现响亮的收缩期杂音,常伴震颤。右室梗死较重者可出现颈静脉怒张,深吸气时更为明显。除发病极早期可出现一过性血压增高外,几乎所有患者在病程中都会有血压降低,起病前有高血压者,血压可降至正常;起病前无高血压者,血压可降至正常以下,且可能不再恢复到起病之前的水平。

(五)并发症

并发症可分为机械性、缺血性、栓塞性和炎症性。

1.机械性并发症

（1）心室游离壁破裂：3%的MI患者可发生心室游离壁破裂，是心脏破裂最常见的一种，占MI患者死亡的10%。心室游离壁破裂常在发病1周内出现，早高峰在MI后24 h内，晚高峰在MI后3～5天。早期破裂与胶原沉积前的梗死扩展有关，晚期破裂与梗死相关室壁的扩展有关。心脏破裂多发生在第1次MI、前壁梗死、老年和女性患者中。其他危险因素包括MI急性期的高血压、既往无心绞痛和心肌梗死、缺乏侧支循环、心电图上有Q波、应用糖皮质激素或非甾类固醇消炎药、MI症状出现后14 h以后的溶栓治疗。心室游离壁破裂的典型表现包括持续性心前区疼痛、心电图ST-T改变、迅速进展的血流动力学衰竭、急性心包填塞和电机械分离。心室游离壁破裂也可为亚急性，即心肌梗死区不完全或逐渐破裂，形成包裹性心包积液或假性室壁瘤，患者能存活数月。

（2）室间隔穿孔：比心室游离壁破裂少见，约有0.5%～2%的MI患者会发生室间隔穿孔，常发生于AMI后3～7天。AMI后，胸骨左缘突然出现粗糙的全收缩期杂音或可触及收缩期震颤，或伴有心源性休克和心力衰竭，应高度怀疑室间隔穿孔，此时应进一步作Swan-Ganz导管检查与超声心动图检查。

（3）乳头肌功能失调或断裂：乳头肌功能失调总发生率可高达50%，二尖瓣乳头肌因缺血、坏死等使收缩功能发生障碍，造成不同程度的二尖瓣脱垂或关闭不全，心尖区出现收缩中晚期喀喇音和吹风样收缩期杂音，第一心音可不减弱，可引起心力衰竭。轻症者可以恢复，其杂音可以消失。乳头肌断裂极少见，多发生在二尖瓣后内乳头肌，故在下壁MI中较为常见。后内乳头肌大多是部分断裂，可导致严重二尖瓣反流伴有明显的心力衰竭；少数完全断裂者则发生急性二尖瓣大量反流，造成严重的急性肺水肿，约1/3的患者迅速死亡。

（4）室壁膨胀瘤：或称室壁瘤。绝大多数并发于STEMI，多累及左心室心尖部，发生率为5%～20%。为在心室腔内压力影响下，梗死部位的心室壁向外膨出而形成。见于MI范围较大的患者，常于起病数周后才被发现。发生较小室壁瘤的患者可无症状与体征；但发生较大室壁瘤的患者，可出现顽固性充血性心力衰竭及复发性、难治的致命性心律失常。体检可发现心浊音界扩大，心脏搏动范围较广泛或心尖抬举样搏动，可有收缩期杂音。心电图上除了有MI的异常Q波外，约2/3的患者同时伴有持续性ST段弓背向上抬高。X线透视和摄片、超声心动图、放射性核素心脏血池显像、磁共振成像及左心室选择性造影可见局部心缘突出，搏动减弱或有反常搏动（图8-2）。室壁瘤按病程可分为急性和慢性室壁瘤。急性室壁瘤在MI后数日内形成，易发生心脏破裂和形成血栓。慢性室壁瘤多见于MI愈合期，由于其瘤壁为致密的纤维瘢痕所替代，所以一般不会引起破裂。

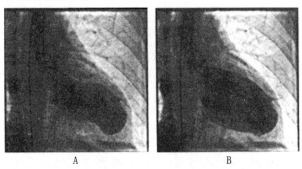

图8-2 左心室室壁瘤的左心室造影（右前斜位）
A.图示心脏收缩期左心缘外突，腔内充满造影剂；B.图示心脏舒张期左心腔内充满造影剂，与收缩期比较，左心缘的变化不大

2.缺血性并发症

（1）梗死延展：指同一梗死相关冠状动脉供血部位的MI范围的扩大，可表现为心内膜下MI转变为透壁性MI或MI范围扩大到邻近心肌，多有梗死后心绞痛和缺血范围的扩大。梗死延展多发生在AMI后的2～3周内，多数原梗死区相应导联的心电图有新的梗死性改变且CK或肌钙蛋白升高时间延长。

（2）再梗死：指AMI 4周后再次发生的MI，既可发生在原来梗死的部位，也可发生在任何其他心肌部位。如果再梗死发生在 AMI 后 4 周内,则其心肌坏死区一定受另一支有病变的冠状动脉所支配。通常再梗死发生在与原梗死区不同的部位,诊断多无困难;若再梗死发生在与原梗死区相同的部位,尤其是 NSTEMI 的再梗死、反复多次的灶性梗死,常无明显的或特征性的心电图改变,可使诊断发生困难,此时迅速上升且又迅速下降的酶学指标如 CK-MB 比肌钙蛋白更有价值。CK-MB 恢复正常后又升高或超过原先水平的 50% 对再梗死具有重要的诊断价值。

3.栓塞性并发症

MI 并发血栓栓塞主要是指心室附壁血栓或下肢静脉血栓破碎脱落所致的体循环栓塞或肺动脉栓塞。左心室附壁血栓形成在 AMI 患者中较多见,尤其在急性大面积前壁 MI 累及心尖部时,其发生率可高达 60% 左右,而体循环栓塞并不常见,国外一般发生率在 10% 左右,我国一般在 2% 以下。附壁血栓的形成和血栓栓塞多发生在梗死后的第 1 周内。最常见的体循环栓塞为脑卒中,也可产生肾、脾或四肢等动脉栓塞;如栓子来自下肢深部静脉,则可产生肺动脉栓塞。

4.炎症性并发症

(1)早期心包炎:发生于 MI 后 1~4 天内,发生率约为 10%。早期心包炎常发生在透壁性 MI 患者中,系梗死区域心肌表面心包并发纤维素性炎症所致。临床上可出现一过性的心包摩擦音,伴有进行性加重的胸痛,疼痛随体位而改变。

(2)后期心包炎(心肌梗死后综合征或 Dressier 综合征):发病率为 1%~3%,于 MI 后数周至数月内出现,并可反复发生。其发病机制迄今尚不明确,推测为自身免疫反应所致;而 Dressler 认为它是一种变态反应,是机体对心肌坏死物质所形成的自身抗原的变态反应。临床上可表现为突然起病,发热,胸膜性胸痛,白细胞计数升高和血沉增快,心包或胸膜摩擦音可持续 2 周以上,超声心动图常可发现心包积液,少数患者可伴有少量胸腔积液或肺部浸润。

(六)危险分层

STEMI 的患者具有以下任何 1 项者可被确定为高危患者。

(1)年龄>70 岁。

(2)前壁 MI。

(3)多部位 MI(指 2 个部位以上)。

(4)伴有血流动力学不稳定如低血压、窦性心动过速、严重室性心律失常、快速心房颤动、肺水肿或心源性休克等。

(5)左、右束支传导阻滞源于 AMI。

(6)既往有 MI 病史。

(7)合并糖尿病和未控制的高血压。

(七)实验室和辅助检查

1.心电图检查

虽然一些因素限制了心电图对 MI 的诊断和定位的能力,如心肌损伤的范围、梗死的时间及其位置、传导阻滞的存在、陈旧性 MI 的存在、急性心包炎、电解质浓度的变化及服用对心电有影响的药物等。然而,标准 12 导联心电图的系列观察(必要时 18 导联),仍然是临床上对 STEMI 检出和定位的有用方法。

(1)特征性改变。在面向透壁心肌坏死的导联上出现以下特征性改变:①宽而深的 Q 波(病理性 Q 波)。②ST 段抬高呈弓背向上型。③T 波倒置,往往宽而深,两支对称;在背向梗死区的导联上则出现相反的改变,即 R 波增高,ST 段压低,T 波直立并增高。

(2)动态性改变:①起病数小时内,可尚无异常,或出现异常高大、两支不对称的 T 波。②数小时后,ST 段明显抬高,弓背向上,与直立的 T 波连接,形成单向曲线。数小时到 2 天内出现病理性 Q 波(又称 Q 波型 MI),同时 R 波减低,为急性期改变。Q 波在 3~4 天内稳定不变,以后 70%~80% 永久存在。③如不进行治疗干预,ST 段抬高持续数日至 2 周左右,逐渐回到基线水平,T 波则变为平坦或倒置,是为亚急性期改变。④数周至数月以后,T波呈V形倒置,两支对称,波谷尖锐,为慢性期改变,T波倒置可永久存在,也可在数月到数年内逐渐恢复(图8-3、图8-4)。合并束支传导阻滞尤其左束支传导阻滞时、在原来部位再次发生AMI时,心电图表现多不典型,不一定能反映AMI表现。

微型的和多发局灶型MI,心电图中既不出现Q波也始终无ST段抬高,但有心肌坏死的血清标志物升高,属NSTEMI范畴。

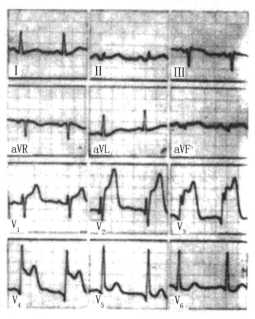

图8-3　急性前壁心肌梗死的心电图

图示 V_3、V_4 导联QRS波呈qR型,ST段明显抬高,V_2 导联呈qRS型,ST段明显抬高,V_1 导联ST段亦抬高

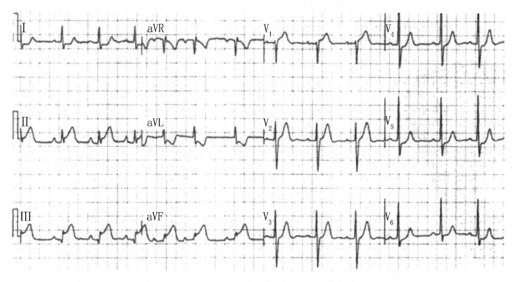

图8-4　急性下壁心肌梗死的心电图

图示Ⅱ、Ⅲ、aVF导联ST段抬高,Ⅲ导联QRS波呈qR型,Ⅰ、aVL导联ST段压低

(3)定位和定范围:STEMI的定位和定范围可根据出现特征性改变的导联数来判断(表8-1)。

2.心脏标志物测定

(1)血清酶学检查。以往用于临床诊断MI的血清酶学指标包括肌酸磷酸激酶(CK或CPK)及其同工酶CK-MB、天门冬酸氨基转移酶(AST,曾称GOT)、乳酸脱氢酶(LDH)及其同工酶,但因AST和LDH分布于全身许多器官,对MI的诊断特异性较差,目前临床已不推荐应用。AMI发病后,血清酶活性随时相而变化。CK 在起病 6 h 内增高,24 h 内达高峰,3～4 天恢复正常。

表 8-1　ST 段抬高型心肌梗死的心电图定位诊断

导联	前间隔	局限前壁	前侧壁	广泛前壁下壁*	下间壁	下侧壁	高侧壁**	正后壁***
V_1	+			+	+			
V_2	+			+	+			
V_3	+	+		+	+			
V_4		+		+				
V_5		+	+	+				
V_6			+					
V_7			+			+		+
V_8								+
aVR								
AVL	±		+	−		−	−	+
aVF		…	…		+	+	−	
Ⅰ	±	+	+		−	−	−	+
Ⅱ		…	…		+	+	−	
Ⅲ		…	…		+	+	+	−

注:①+:正面改变,表示典型 Q 波、ST 段抬高及 T 波倒置等变化。②−:反面改变,表示与+相反的变化。③±:可能有正面改变。④…:可能有反面改变

* 即膈面,右心室 MI 不易从心电图得到诊断,但此时 CR4R(或 V_{4R})导联的 ST 段抬高,可作为下壁 MI 扩展到右心室的参考指标

** 在 V_5、V_6、V_7 导联高 1～2 肋间处有正面改变

*** V_1、V_2、V_3 导联 R 波增高

CK 的同工酶 CK-MB 诊断 AMI 的敏感性和特异性均极高,分别达到 100% 和 99%,在起病后 4 h 内增高,16～24 h 达高峰,3～4 天恢复正常。STEMI 静脉内溶栓治疗时,CK 及其同工酶 CK-MB 可作为阻塞的冠状动脉再通的指标之一。冠状动脉再通,心肌血流再灌注时,坏死心肌内积聚的酶被再灌注血流"冲刷",迅速进入血液循环,从而使酶峰距 STEMI 发病时间提早出现,酶峰活性水平高于阻塞冠状动脉未再通者。用血清 CK-MB 活性水平增高和峰值前移来判断 STEMI 静脉溶栓治疗后冠状动脉再通,约有95% 的敏感性和 88% 的特异性。

(2)心肌损伤标志物测定:在心肌坏死时,除了血清心肌酶活性的变化外,心肌内含有的一些蛋白质类物质也会从心肌组织内释放出来,并出现在外周循环血液中,因此可作为心肌损伤的判定指标。这些物质主要包括肌钙蛋白和肌红蛋白。

肌钙蛋白(Tn)是肌肉组织收缩的调节蛋白,心肌肌钙蛋白(cTn)与骨骼肌中的 Tn 在分子结构和免疫学上是不同的,因此它是心肌所独有,具有很高的特异性。cTn 共有 cTnT、cTnI、cTnC 3 个亚单位。

cTnT 在健康人血清中的浓度一般小于 0.06 ng/L。通常,在 AMI 后 3～4 h 开始升高,2～5天达到峰值,持续 10～14 天;其动态变化过程与 MI 时间、梗死范围大小、溶栓治疗及再灌注情况有密切关系。由于血清 cTnT 的高度敏感性和良好重复性,它对早期和晚期 AMI 及 UA 患者的灶性心肌坏死均具有很高的诊断价值。

cTnI 也是一种对心肌损伤和坏死确具高度特异性的血清学指标,其正常值上限为3.1 ng/L,在 AMI 后 4～6 h 或更早即可升高,24 h 后达到峰值,约 1 周后降至正常。

肌红蛋白在 AMI 发病后 2～3 h 内即已升高,12 h 内多达峰值,24～48 h 内恢复正常,由于其出现时间均较 cTn 和 CK-MB 早,故它是目前能用来最早诊断 AMI 的生化指标。但是肌红蛋白广泛存在于心肌和骨骼肌中,两者在免疫学上也是相同的,而且又主要经肾脏代谢清除,因而与血清酶学指标相似,也存在特异性较差的问题,如慢性肾功能不全、骨骼肌损伤时,肌红蛋白水平均会增高,此时应予以仔细鉴别。

（3）其他检查：组织坏死和炎症反应的非特异性指标 AMI 发病 1 周内白细胞可增至 $10\times10^9/L\sim20\times10^9/L$，中性粒细胞多在 $75\%\sim90\%$，嗜酸性粒细胞减少或消失。血细胞沉降率增快，可持续 $1\sim3$ 周，能较准确地反映坏死组织被吸收的过程。血清游离脂肪酸、C 反应蛋白在 AMI 后均增高。血清游离脂肪酸显著增高者易发生严重室性心律失常。此外，AMI 时，由于应激反应，血糖可升高，糖耐量可暂降低，约 $2\sim3$ 周后恢复正常。STEMI 患者在发病 $24\sim48$ h 内血胆固醇保持或接近基线水平，但以后会急剧下降。因此所有 STEMI 患者应在发病 $24\sim48$ h 内测定血脂谱，超过 $24\sim48$ h 者，要在 AMI 发病 8 周后才能获得更准确的血脂结果。

3.放射性核素心肌显影

利用坏死心肌细胞中的钙离子能结合放射性锝焦磷酸盐或坏死心肌细胞的肌凝蛋白可与其特异性抗体结合的特点，静脉注射 ^{99m}Tc-焦磷酸盐或 ^{111}In-抗肌凝蛋白单克隆抗体进行"热点"显像；利用坏死心肌血供断绝和瘢痕组织中无血管以至 ^{201}Tl 或 ^{99m}Tc-MIBI 不能进入细胞的特点，静脉注射这些放射性核素进行"冷点"显像；均可显示 MI 的部位和范围。前者主要用于急性期，后者用于慢性期。用门电路 γ 闪烁显像法进行放射性核素心腔造影（常用 ^{99m}Tc-标记的红细胞或白蛋白），可观察心室壁的运动和左心室的射血分数。有助于判断心室功能，判断梗死后造成的室壁运动失调和室壁瘤。目前多用单光子发射计算机断层显像（SPECT）来检查，新的方法正电子发射计算机断层扫描（PET）可观察心肌的代谢变化，判断心肌是否存活。如心脏标志物或心电图阳性，作诊断时不需要做心肌显像。出院前或出院后不久，症状提示 ACS 但心电图无诊断意义和心脏标志物正常的患者应接受负荷心肌显像检查（药物或运动负荷的放射性核素或超声心动图心肌显像）。显像异常的患者提示在以后的 $3\sim6$ 个月内发生并发症的危险增加。

4.超声心动图检查

根据超声心动图上所见的室壁运动异常可对心肌缺血区域做出判断。在评价有胸痛而无特征性心电图变化时，超声心动图有助于除外主动脉夹层。对 MI 患者，床旁超声心动图对发现机械性并发症很有价值，如评估心脏整体和局部功能、乳头肌功能不全、室壁瘤（图 8-5）和室间隔穿孔等。多巴酚丁胺负荷超声心动图检查还可用于评价心肌存活性。

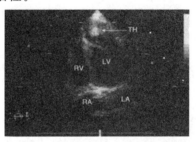

图 8-5　超声心动图心尖四腔心切面像

显示前壁心肌梗死后，心尖部室壁瘤形成，室壁瘤内有附壁血栓（箭头）

LA：左心房；LV：左心室；RA：右心房；RV：右心室；TH：血栓

5.选择性冠状动脉造影

需施行各种介入性治疗时，可先行选择性冠状动脉造影，明确病变情况，制订治疗方案。

（八）诊断和鉴别诊断

WHO 的 AMI 诊断标准依据典型的临床表现、特征性的心电图改变、血清心肌坏死标志物水平动态改变，3 项中具备 2 项特别是后 2 项即可确诊，一般并不困难。无症状的患者，诊断较困难。凡年老患者突然发生休克、严重心律失常、心力衰竭、上腹胀痛或呕吐等表现而原因未明者，或原有高血压而血压突然降低且无原因可寻者，都应想到 AMI 的可能。此外有较重而持续较久的胸闷或胸痛者，即使心电图无特征性改变，也应考虑本病的可能，都宜先按 AMI 处理，并在短期内反复进行心电图观察和血清肌钙蛋白或心肌酶等测定，以确定诊断。当存在左束支传导阻滞图形时，MI 的心电图诊断较困难，因它与 STEMI 的心电图变化相类似，此时，与 QRS 波同向的 ST 段抬高和至少 2 个胸导联 ST 段抬高 >5 mm，强烈提示

MI。一般来说,有疑似症状并新出现的左束支传导阻滞应按STEMI来治疗。无病理性Q波的心内膜下MI和小的透壁性或非透壁性或微型MI,鉴别诊断参见前文"不稳定型心绞痛和非ST段抬高型心肌梗死"段。血清肌钙蛋白和心肌酶测定的诊断价值更大。

2007年欧洲和美国心脏病学会对MI制定了新的定义,将MI分为急性进展性和陈旧性两类,把血清心肌坏死标志物水平动态改变列为诊断急性进展性MI的首要和必备的条件。

1.急性进展性MI的定义

(1)心肌坏死生化标志物典型的升高和降低,至少伴有下述情况之一:①心肌缺血症状。②心电图病理性Q波形成。③心电图ST段改变提示心肌缺血。④做过冠状动脉介入治疗,如血管成形术。

(2)病理发现AMI。

2.陈旧性MI的定义

(1)系列心电图检查提示新出现的病理性Q波,患者可有或可不记得有任何症状,心肌坏死生化标志物已降至正常。

(2)病理发现已经或正在愈合的MI:然后将MI再分为5种临床类型。①Ⅰ型:自发性MI,与原发的冠状动脉事件如斑块糜烂、破裂、夹层形成等而引起的心肌缺血相关;②Ⅱ型:MI继发于心肌的供氧和耗氧不平衡所导致的心肌缺血,如冠状动脉痉挛、冠状动脉栓塞、贫血、心律失常、高血压或低血压;③Ⅲ型:心脏性猝死,有心肌缺血的症状和新出现的ST段抬高或新的左束支传导阻滞,造影或尸检证实冠状动脉内有新鲜血栓,但未及采集血样之前或血液中心肌坏死生化标志物升高之前患者就已死亡;④Ⅳa型:MI与PCI相关;⑤Ⅳb型:MI与支架内血栓有关,经造影或尸检证实;⑥Ⅴ型:MI与CABG相关。

此外,还需与变异型心绞痛相鉴别。本病由Prinzmetal于1959年首先描述,心绞痛几乎都在静息时发生,常呈周期性,多发生在午夜至上午8时之间,常无明显诱因,历时数十秒至30 min。发作时心电图显示有关导联的ST段短时抬高、R波增高,相对应导联的ST段压低,T波可有高尖表现(图8-6),常并发各种心律失常。本病是冠状动脉痉挛所引起,多发生在已有冠脉狭窄的基础上,但其临床表现与冠脉狭窄程度不成正比,少数患者冠脉造影可以正常。吸烟是本病的重要危险因素,麦角新碱或过度换气试验可诱发冠脉痉挛。药物治疗以钙拮抗剂和硝酸酯类最有效。病情稳定后根据冠脉造影结果再定是否需要血运重建治疗。

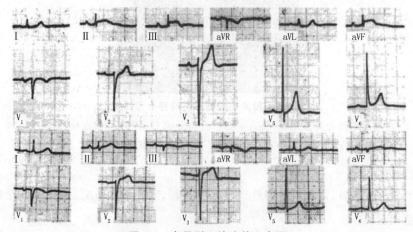

图8-6　变异型心绞痛的心电图
上两行为心绞痛发作时,示Ⅱ、Ⅲ、aVF ST段抬高,aVL ST段稍压低,
V₂、V₃、V₅、V₆、T波增高。下两行心绞痛发作过后上述变化消失

(九)预后

STEMI的预后与梗死范围的大小、侧支循环产生的情况、有无其他疾病并存及治疗是否及时有关。总病死率约为30%,住院死亡率约为10%,发生严重心律失常、休克或心力衰竭者病死率尤高,其中休克患者病死率可高达80%。死亡多在第1周内,尤其是在数小时内。出院前或出院6周内进行负荷心电图

检查,运动耐量好不伴有心电图异常者预后良好,运动耐量差者预后不良。MI 长期预后的影响因素中主要为患者的心功能状况、梗死后心肌缺血及心律失常、梗死的次数和部位及患者的年龄、是否合并高血压和糖尿病等。AMI 再灌注治疗后梗死相关冠状动脉再通与否是影响 MI 急性期良好预后和长期预后的重要独立因素。

(十)防治

治疗原则是保护和维持心脏功能,挽救濒死的心肌,防止梗死面积扩大,缩小心肌缺血范围及时处理各种并发症,防止猝死,使患者不但能度过急性期,且康复后还能保持尽可能多的有功能的心肌。

1.一般治疗

参见前文"不稳定型心绞痛和非 ST 段抬高型心肌梗死"段。

2.再灌注治疗

及早再通闭塞的冠状动脉,使心肌得到再灌注,挽救濒死的心肌或缩小心肌梗死的范围,是一种关键的治疗措施。它还可极有效地解除疼痛。

(1)溶栓治疗:纤维蛋白溶解(纤溶)药物被证明能减小冠脉内血栓,早期静脉应用溶栓药物能提高 STEAMI 患者的生存率,其临床疗效已被公认,故明确诊断后应尽早用药,来院至开始用药时间应 <30 min。而对于非 ST 段抬高型 ACS,溶栓治疗不仅无益反而有增加 AMI 的倾向,因此标准溶栓治疗目前仅用于 STEAMI 患者。

溶栓治疗的适应证:①持续性胸痛超过 30 min,含服硝酸甘油片症状不能缓解。②相邻 2 个或更多导联 ST 段抬高>0.2 mV。③发病 6 h 以内者。若发病 6～24 h 内,患者仍有胸痛,并且 ST 段抬高导联有 R 波者,也可考虑溶栓治疗。发病至溶栓药物给予的时间是影响溶栓治疗效果的最主要因素,最近有研究认为如果在发病 3 h 内给予溶栓药物,则溶栓治疗的效果和直接 PCI 治疗效果相当,但 3 h 后进行溶栓其效果不如直接 PCI 术,且出血等并发症增加。④年龄在 70 岁以下者。对于年龄>75 岁的 AMI 患者,溶栓治疗会增加脑出血的并发症,是否溶栓治疗需权衡利弊,如患者为广泛前壁 AMI,具有很高的心源性休克和死亡的发生率,在无条件行急诊介入治疗的情况下仍应进行溶栓治疗。反之,如患者为下壁 AMI,血流动力学稳定可不进行溶栓治疗。

溶栓治疗的禁忌证:①近期(14 天内)有活动性出血(胃肠道溃疡出血、咯血、痔疮出血等),作过外科手术或活体组织检查,心肺复苏术后(体外心脏按压、心内注射、气管插管),不能实施压迫的血管穿刺及外伤史者。②高血压患者血压>24.0/14.7 kPa(180/110 mmHg),或不能排除主动脉夹层分离者。③有出血性脑血管意外史,或半年内有缺血性脑血管意外(包括 TIA)史者。④对扩容和升压药无反应的休克。⑤妊娠、感染性心内膜炎、二尖瓣病变合并心房颤动且高度怀疑左心房内有血栓者。⑥糖尿病合并视网膜病变者。⑦出血性疾病或有出血倾向者,严重的肝肾功能障碍及进展性疾病(如恶性肿瘤)者。

治疗步骤:①溶栓前检查血常规、血小板计数、出凝血时间、APTT 及血型,配血备用。②即刻口服阿司匹林 300 mg,以后每天 100 mg,长期服用。③进行溶栓治疗。

溶栓药物:①非特异性溶栓剂,对血栓部位或体循环中纤溶系统均有作用的尿激酶(UK 或 rUK)和链激酶(SK 或 rSK)。②选择性作用于血栓部位纤维蛋白的药物,有组织型纤维蛋白溶酶原激活剂(tPA),重组型组织纤维蛋白溶酶原激活剂(r-tPA)。③单链尿激酶型纤溶酶原激活剂(SCUPA)、甲氧苯基化纤溶酶原链激酶激活剂复合物(APSAC)。④新的溶栓剂还有 TNK-组织型纤溶酶原激活剂(TNK-tPA)、瑞替普酶(rPA)、拉诺普酶(nPA)、葡激酶(SAK)等。

给药方案:①UK:30 min 内静脉滴注 100 万～150 万 U;或冠状动脉内注入 4 万 U,继以每分钟 0.6 万～2.4 万 U 的速度注入,血管再通后用量减半,继续注入 30～60 min,总量 50 万 U 左右。②SK:150 万 U 静脉滴注,60 min 内滴完;冠状动脉内给药先给 2 万 U,继以 0.2 万～0.4 万 U 注入,共 30 min,总量 25 万～40 万 U。对链激酶过敏者,宜于治疗前半小时用异丙嗪(非那根)25 mg 肌内注射,并与少量的地塞米松(2.5～5 mg)同时注滴,可防止其引起的寒战、发热不良反应。③r-tPA:100 mg 在 90 min 内静脉给予,先静注 15 mg,继而 30 min 内静脉滴注 50 mg,其后 60 min 内再给予 35 mg(国内有报道,用上述剂量的一半也能奏效)。冠状动脉内用药剂量减半。用 r-tPA 前,先用肝素 5 000 U,静脉推注;然后, 700～1 000 U/h,静脉滴注48 h;以后改为皮下注射 7 500 U,每 12 h 1 次,连用 3～5 天,用药前注意出血倾向。④TNK-tPA:40 mg 静脉一次性注入,无需静脉滴注。溶栓药应用期间密切注意出血倾向,并需监测 APTT 或 ACT。冠状动脉内注射药物需通过周围动脉置入导管达冠状动脉口处才能实现,因此比较费时,只宜用于介入性诊治过程中并发的冠脉内血栓栓塞;而静脉注射药物可以迅速实行,故目前多选静脉注射给药。

溶栓治疗期间的辅助抗凝治疗:UK 和 SK 为非选择性的溶栓剂,故在溶栓治疗后短时间内 (6～12 h 内)不存在再次血栓形成的可能,对于溶栓有效的 AMI 患者,可于溶栓治疗 6～12 h 后开始给予低分子量肝素皮下注射。对于溶栓治疗失败者,辅助抗凝治疗则无明显临床益处。r-tPA和葡激酶等为选择性的溶栓剂,故溶栓使血管再通后仍有再次血栓形成的可能,因此在溶栓治疗前后均应给予充分的肝素治疗。溶栓前先给予 5 000 U 肝素冲击量,然后以 1 000 U/h 的肝素持续静脉滴注 24～48 h,以出血时间延长 2 倍为基准,调整肝素用量。也可选择低分子量肝素替代普通肝素治疗,其临床疗效相同,如依诺肝素,首先静脉推注 30 mg,然后以 1 mg/kg 的剂量皮下注射,每 12 h 1 次,用 3～5 天为宜。

溶栓再通的判断指标如下。①直接指征:冠状动脉造影观察血管再通情况,冠状动脉造影所示血流情况通常采用 TIMI 分级。TIMI0 级:梗死相关冠状动脉完全闭塞,远端无造影剂通过。TIMI1 级:少量造影剂通过血管阻塞处,但远端冠状动脉不显影。TIMI2 级:梗死相关冠状动脉完全显影但与正常血管相比血流较缓慢。TIMI3 级:梗死相关冠状动脉完全显影且血流正常。根据 TIMI 分级达到 2、3 级者表明血管再通,但 2 级者通而不畅。②间接指征:①心电图抬高的 ST 段于 2 h 内回降＞50%。②胸痛于 2 h 内基本消失。③2 h 内出现再灌注性心律失常(短暂的加速性室性自主节律,房室或束支传导阻滞突然消失,或下后壁心肌梗死的患者出现一过性窦性心动过缓、窦房传导阻滞)或低血压状态。④血清 CK-MB 峰值提前出现在发病 14 h 内。具备上述 4 项中 2 项或 2 项以上者,考虑再通;但第②和③两项组合不能被判定为再通。

(2)介入治疗:直接经皮冠状动脉介入术(PCI)是指 AMI 的患者未经溶栓治疗直接进行冠状动脉血管成形术,其中支架植入术的效果优于单纯球囊扩张术。近年试用冠脉内注射自体干细胞希望有助于心肌的修复。目前直接 PCI 已被公认为首选的最安全有效的恢复心肌再灌注的治疗手段,梗死相关血管的开通率高于药物溶栓治疗,尽早应用可恢复心肌再灌注,降低近期病死率,预防远期的心力衰竭发生,尤其对来院时发病时间已超过 3 h 或对溶栓治疗有禁忌的患者。一般要求患者到达医院至球囊扩张时间 ＜90 min。在适宜于做 PCI 的患者中,PCI 之前应给予抗血小板药和抗凝治疗。施行 PCI 的适应证还包括血流动力学不稳定、有溶栓禁忌证、恶性心律失常、需要安装经静脉临时起搏或需要反复电复律及年龄 ＞75 岁。溶栓治疗失败者,即胸痛或 ST 段抬高在溶栓开始后持续≥60 min 或胸痛和 ST 段抬高复发,则应考虑做补救性 PCI,但是只有在复发起病后 90 min 内即能开始 PCI 者获益较大,否则应重复应用溶栓药,不过重复给予溶栓药物会增加严重出血并发症。直接 PCI 后,尤其是放置支架后,可应用GPⅡb/Ⅲa 受体拮抗剂辅助治疗,持续用 24～36 h。直接 PCI 的开展需要有经验的介入心脏病医生、完善的心血管造影设备、抢救设施和人员配备。我国 2001 年制定的《急性心肌梗死诊断和治疗指南》提出具备施行 AMI 介入治疗条件的医院应:①能在患者来院 90 min 内施行 PTCA。②其心导管室每年施行 PTCA＞100 例并有心外科待命的条件。③施术者每年独立施行 PTCA＞30 例。④AMI 直接PTCA成功率在 90% 以上。⑤在所有送到心导管室的患者中,能完成 PTCA 者达 85% 以上。无条件施行介入治疗的医院宜迅速将患者送到测算能在患者起病 6 h 内施行介入治疗的医院治疗。如测算转送后患者无法在 6 h 内接受 PCI,则宜就地进行溶栓治疗或溶栓后转送。

发生 STEAMI 后再灌注策略的选择需要根据发病时间、施行直接 PCI 的能力(包括时间间隔)、患者的危险性(包括出血并发症)等综合考虑。优选溶栓的情况一般包括:①就诊早,发病≤3 h 内,且不能及时进行 PCI。②介入治疗不可行,如导管室被占用,动脉穿刺困难或不能转运到达有经验的导管室。③介入治疗不能及时进行,如就诊至球囊扩张时间＞90 min。优选急诊介入治疗的情况包括:①就诊晚,发病

>3 h。②有经验丰富的导管室,就诊至球囊扩张时间<90 min,就诊至球囊扩张时间较就诊至溶栓时间延长<60 min。③高危患者,如心源性休克,Killip分级≥Ⅲ级。④有溶栓禁忌证,包括出血风险增加及颅内出血。⑤诊断有疑问。

(3)冠状动脉旁路移植术(CABG)。下列患者可考虑进行急诊CABG:①实行了溶栓治疗或PCI后仍有持续的或反复的胸痛。②冠状动脉造影显示高危冠状动脉病变(左冠状动脉主干病变)。③有MI并发症如室间隔穿孔或乳头肌功能不全所引起的严重二尖瓣反流。

3.其他药物治疗

(1)抗血小板治疗:抗血小板治疗能减少STEMI患者的主要心血管事件(死亡、再发致死性或非致死性MI和卒中)的发生,因此除非有禁忌证,所有患者应给予本项治疗。其用法见前文"不稳定型心绞痛和非ST段抬高型心肌梗死"段。

(2)抗凝治疗:除非有禁忌证,所有STEMI患者无论是否采用溶栓治疗,都应在抗血小板治疗的基础上常规接受抗凝治疗。抗凝治疗能建立和维持梗死相关动脉的通畅,并能预防深静脉血栓形成、肺动脉栓塞及心室内血栓形成。其用法见前文"不稳定型心绞痛和非ST段抬高型心肌梗死"段。

(3)硝酸酯类药物:对于有持续性胸部不适、高血压、大面积前壁MI、急性左心衰竭的患者,在最初24～48 h的治疗中,静脉内应用硝酸甘油有利于控制心肌缺血发作,缩小梗死面积,降低短期甚至可能长期病死率。其用法见前文"不稳定型心绞痛和非ST段抬高型心肌梗死"段。有下壁MI,可疑右室梗死或明显低血压的患者[收缩压低于12.0 kPa(90 mmHg)],尤其合并明显心动过缓或心动过速时,硝酸酯类药物能降低心室充盈压,引起血压降低和反射性心动过速,应慎用或不用。无并发症的MI低危患者不必常规给予硝酸甘油。

(4)镇痛剂:选择用药和用法见前文"不稳定型心绞痛和非ST段抬高型心肌梗死"段。

(5)β-受体阻滞剂:MI发生后最初数小时内静脉注射β-受体阻滞剂可通过缩小梗死面积、降低再梗死率、降低室颤的发生率和病死率而改善预后。无禁忌证的STEMI患者应在MI发病的12 h内开始β-受体阻滞剂治疗。其用法见前文"不稳定型心绞痛和非ST段抬高型心肌梗死"段。

(6)血管紧张素转换酶抑制剂(ACEI):近来大规模临床研究发现,ACEI如卡托普利、雷米普利、群多普利等有助于改善恢复期心肌的重构,减少AMI的病死率,减少充血性心力衰竭的发生,特别是对前壁MI、心力衰竭或心动过速的患者。因此,除非有禁忌证,所有STEMI患者都可选用ACEI。给药时应从小剂量开始,逐渐增加至目标剂量。对于高危患者,ACEI的最大益处在恢复期早期即可获得,故可在溶栓稳定后24 h以上使用,由于ACEI具有持续的临床益处,可长期应用。对于不能耐受ACEI的患者(如咳嗽反应),血管紧张素Ⅱ受体拮抗剂可能也是一种有效的选择,但目前不是MI后的一线治疗。

(7)调脂治疗:见前文"不稳定型心绞痛和非ST段抬高型心肌梗死"段。

(8)钙拮抗剂:非二氢吡啶类钙拮抗剂维拉帕米或地尔硫䓬用于急性期STEMI,除了能控制室上性心律失常,对减少梗死范围或心血管事件并无益处。因此不建议对STEMI患者常规应用非二氢吡啶类钙拮抗剂。但非二氢吡啶类钙拮抗剂可用于硝酸酯和β-受体阻滞剂之后仍有持续性心肌缺血或心房颤动伴心室率过快的患者。血流动力学表现在KillipⅡ级以上的MI患者应避免应用非二氢吡啶类钙拮抗剂。

(9)葡萄糖－胰岛素－钾溶液(GIK):应用GIK能降低血浆游离脂肪酸浓度和改善心脏做功,GIK还给缺血心肌提供必要的代谢支持,对大面积MI和心源性休克患者尤为重要。氯化钾1.5 g、普通胰岛素8 U加入10%的葡萄糖液500 mL中静脉滴注,每天1～2次,1～2周为一个疗程。近年,还有建议在上述溶液中再加入硫酸镁5 g,但不主张常规补镁治疗。

4.抗心律失常治疗

(1)室性心律失常:应寻找和纠正导致室性心律失常可纠治的原因。血清钾低者推荐用氯化钾,通常可静脉滴注10 mmol/h以保持在血钾在4.0 mmol/L以上,但对于严重的低钾血症(K^+<2.5 mmol/L),可通过中心静脉滴注20～40 mmol/h。在MI早期静脉注射β-受体阻滞剂继以口服维持,可降低室性心律失常(包括心室颤动)的发生率和无心力衰竭或低血压患者的病死率。预防性应用其他药物(如利多卡

因)会增加死亡危险,故不推荐应用。室性异位搏动在心肌梗死后较常见,不需做特殊处理。非持续性(<30 s)室性心动过速在最初24~48 h内常不需要治疗。多形性室速、持续性(≥3 s)单形室速或任何伴有血流动力学不稳定(如心力衰竭、低血压、胸痛)症状的室速都应给予同步心脏电复律。血流动力学稳定的室速可给予静脉注射利多卡因、普鲁卡因胺或胺碘酮等药物治疗。

利多卡因:50~100 mg静脉注射(如无效,5~10 min后可重复),控制后静脉滴注,1~3 mg/min维持(利多卡因100 mg加入5%葡萄糖液100 mL中滴注,1~3 mL/min)。情况稳定后可考虑改用口服美西律150~200 mg,每6~8 h一次维持。

胺碘酮:静脉注射,首剂75~150 mg稀释于20 mL生理盐水中,于10 min内注入;如有效继以1.0 mg/min维持静脉滴注6 h后改为0.5 mg/min,总量<1 200 mg/d;静脉用药2~3天后改为口服,口服负荷量为600~800 mg/d,7天后酌情改为维持量100~400 mg/d。

索他洛尔:静脉注射,首剂用1~1.5 mg/kg,用5%葡萄糖液20 mL稀释,于15 min内注入,疗效不明显时可再注射一剂1.5 mg/kg,后可改为口服,160~640 mg/d。

无论血清镁是否降低,也可用硫酸镁(5 min内静脉注射2 g)来治疗复杂性室性心律失常。发生心室颤动时,应立即进行非同步直流电除颤,用最合适的能量(一般300 J),争取一次除颤成功。在无电除颤条件时可立即做胸外心脏挤压和口对口人工呼吸,心腔内注射利多卡因100~200 mg,并施行其他心脏复苏处理。急性期过后,仍有复杂性室性心律失常或非持续性室速尤其是伴有显著左心室收缩功能不全者,死亡危险增加,应考虑安装ICD,以预防猝死。在ICD治疗前,应行冠状动脉造影和其他检查以了解有无复发性心肌缺血,若有则需要行PCI或CABG。加速的心室自主心律一般无须处理,但如由于心房输送血液入心室的作用未能发挥而引起血流动力学失调,则可用阿托品以加快窦性心律而控制心脏搏动,仅在偶然情况下需要用人工心脏起搏或抑制异位心律的药物来治疗。

(2)缓慢的窦性心律失常:除非存在低血压或心率<50 次/分,一般不需要治疗。对于伴有低血压的心动过缓(可能减少心肌灌注),可静脉注射硫酸阿托品0.5~1 mg,如疗效不明显,几分钟后可重复注射。最好是多次小剂量注射,因大剂量阿托品会诱发心动过速。虽然静脉滴注异丙肾上腺素也有效,但由于它会增加心肌的氧需量和心律失常的危险,因此不推荐使用。药物无效或发生明显不良反应时也可考虑应用人工心脏起搏器。

(3)房室传导阻滞:Ⅱ度一型和二型房室传导阻滞QRS波不宽者及并发于下壁MI的Ⅲ度房室传导阻,滞心率>50 次/分且QRS波不宽者,无需处理,但应严密监护。下列情况是安置临时起搏器的指征:①Ⅱ度二型或Ⅲ度房室传导阻滞QRS波增宽者。②Ⅱ度或Ⅲ度房室传导阻滞出现过心室停搏。③Ⅲ度房室传导阻滞心率<50 次/分,伴有明显低血压或心力衰竭,经药物治疗效果差。④Ⅱ度或Ⅲ度房室传导阻滞合并频发室性心律失常。AMI后2~3周进展为Ⅲ度房室传导阻滞或阻滞部位在希氏束以下者应安置永久起搏器。

(4)室上性快速心律失常:如窦性心动过速、频发房性期前收缩、阵发性室上性心动过速、心房扑动和心房颤动等,可选用β-受体阻滞剂、洋地黄类、维拉帕米、胺碘酮等药物治疗。对后三者治疗无效时可考虑应用同步直流电复律器或人工心脏起搏器复律,尽量缩短快速心律失常持续的时间。

(5)心脏停搏:立即作胸外心脏按压和人工呼吸,注射肾上腺素、异丙肾上腺素、乳酸钠和阿托品等,并施行其他心脏复苏处理。

5.抗低血压和心源性休克治疗

根据休克纯属心源性,抑或尚有周围血管舒缩障碍,或血容量不足等因素存在,而分别处理。

(1)补充血容量:约20%的患者由于呕吐、出汗、发热、使用利尿剂和不进饮食等原因而有血容量不足,需要补充血容量来治疗,但又要防止补充过多而引起心力衰竭。可根据血流动力学监测结果来决定输液量。如中心静脉压低,在0.49~0.98 kPa(5~10 cmH₂O)之间,肺楔压在0.8~1.6 kPa(6~12 mmHg)以下,心输出量低,提示血容量不足,可静脉滴注低分子右旋糖酐或5%~10%葡萄糖液,输液后如中心静脉压上升>1.76 kPa(18 cmH₂O),肺楔压>2.0~2.4 kPa(15~18 mmHg),则应停止。右心室梗死时,中心静脉压的升高则未必是补充血容量的禁忌。

(2)应用升压药:补充血容量,血压仍不升,而肺楔压和心输出量正常时,提示周围血管张力不足,可选用血管收缩药:①多巴胺:10~30 mg 加入 5％葡萄糖液 100 mL 中静脉滴注,也可和间羟胺同时滴注。②多巴酚丁胺:20~25 mg 溶于 5％葡萄糖液 100 mL 中,以 2.5~10 $\mu g/(kg \cdot min)$ 的剂量静脉滴注,作用与多巴胺相类似,但增加心输出量的作用较强,增快心率的作用较轻,无明显扩张肾血管的作用。③间羟胺(阿拉明):10~30 mg 加入 5％葡萄糖液 100 mL 中静脉滴注,或 5~10 mg 肌内注射。但对长期服用胍乙啶或利血平的患者疗效不佳。④去甲肾上腺素:作用与间羟胺相同,但较快、较强而较短,对长期服用胍乙啶或利血平的人仍有效。0.5~1 mg(1~2 mg 重酒石酸盐)加入 5％葡萄糖液 100 mL 中静脉滴注。渗出管外易引起局部损伤及坏死,如同时加入 2.5~5 mg 酚妥拉明可减轻局部血管收缩的作用。

(3)应用血管扩张剂:经上述处理,血压仍不升,而肺楔压增高,心输出量低,或周围血管显著收缩,以至四肢厥冷,并有发绀时,可用血管扩张药以减低周围循环阻力和心脏的后负荷,降低左心室射血阻力,增强收缩功能,从而增加心输出量,改善休克状态。血管扩张药要在血流动力学严密监测下谨慎应用,可选用硝酸甘油(50~100 $\mu g/min$ 静滴)或单硝酸异山梨酯(2.5~10 mg/次,舌下含服或 30~100 $\mu g/min$ 静滴)、硝普钠(15~400 $\mu g/min$ 静滴)、酚妥拉明(0.25~1 mg/min静滴)等。

(4)治疗休克的其他措施:包括纠正酸中毒、纠正电解质紊乱、避免脑缺血、保护肾功能,必要时应用糖皮质激素和洋地黄制剂。

上述治疗无效时可用主动脉内球囊反搏术(IABP)以增高舒张期动脉压而不增加左心室收缩期负荷,并有助于增加冠状动脉灌流,使患者获得短期的循环支持。对持续性心肌缺血、顽固性室性心律失常、血流动力学不稳定或休克的患者如存在合适的冠状动脉解剖学病变,应尽早作选择性冠状动脉造影,随即施行 PCI 或 CABG,可挽救一些患者的生命。

(5)中医中药治疗:中医学用于"回阳救逆"的四逆汤(熟附子、干姜、炙甘草)、独参汤或参附汤,对治疗本病伴血压降低或休克者有一定疗效。患者如兼有阴虚表现时可用生脉散(人参、五味子、麦冬)。这些方剂均已制成针剂,紧急使用也较方便。

6.心力衰竭治疗

主要是治疗左心室衰竭。

治疗取决于病情的严重性。病情较轻者,给予袢利尿剂(如静脉注射呋塞米 20~40 mg,每天 1 次或 2 次),它可降低左心室充盈压,一般即可见效。病情严重者,可应用血管扩张剂(如静脉注射硝酸甘油)以降低心脏前负荷和后负荷。治疗期间,常通过带球囊的右心导管(Swan-Ganz 导管)监测肺动脉楔压。只要体动脉收缩压持续>13.3 kPa(100 mmHg),即可用 ACEI。开始治疗最好给予小剂量的短效 ACEI(如口服卡托普利 3.125~6.25 mg,每 4~6 h 1 次;如能耐受,则逐渐增加剂量)。一旦达到最大剂量(卡托普利的最大剂量为 50 mg,每天 3 次),即用长效 ACEI(如福辛普利、赖诺普利、雷米普利)取代作为长期应用。如心力衰竭持续在 NYHA 心功能分级Ⅱ级或Ⅱ级以上,应加用醛固酮拮抗剂(如依普利酮、螺内酯)。严重心力衰竭者给予动脉内球囊反搏可提供短期的血流动力学支持。若血管重建或外科手术修复不可行时,应考虑心脏移植。永久性左心室或双心室植入式辅助装置可用作心脏移植前的过渡;如不可能做心脏移植,左心室辅助装置有时可作为一种永久性治疗。这种装置偶可使患者康复并可 3~6 个月内去除。

7.并发症治疗

对于有附壁血栓形成者,抗凝治疗可减少栓塞的危险,如无禁忌证,治疗开始即静脉应用足量肝素,随后给予华法林 3~6 个月,使 INR 维持在 2~3 之间。当左心室扩张伴弥漫性收缩活动减弱、存在室壁膨胀瘤或慢性心房颤动时,应长期应用抗凝药和阿司匹林。室壁膨胀瘤形成伴左心室衰竭或心律失常时可行外科切除术。AMI 时 ACEI 的应用可减轻左心室重构和降低室壁膨胀瘤的发生率。并发心室间隔穿孔、急性二尖瓣关闭不全都可导致严重的血流动力改变或心律失常,宜积极采用手术治疗,但手术应延迟至 AMI 后 6 周以上,因此时梗死心肌可得到最大程度的愈合。如血流动力学不稳定持续存在,尽管手术死亡危险很高,也宜早期进行。急性的心室游离壁破裂外科手术的成功率极低,几乎都是致命的。假性室壁瘤是左心室游离壁的不完全破裂,可通过外科手术修补。心肌梗死后综合征严重病例必须用其他非类固醇消炎药(NSAIDs)或皮质类固醇短程冲击治疗,但大剂量 NSAIDs 或皮质类固醇的应用不宜超过数天,因它们可能干扰 AMI 后心室肌的早期愈合。肩手综合征可用理疗或体疗。

8.右室心肌梗死的处理

治疗措施与左心室 MI 略有不同,右室 MI 时常表现为下壁 MI 伴休克或低血压而无左心衰竭的表现,其血流动力学检查常显示中心静脉压、右心房和右心室充盈压增高,而肺楔压、左心室充盈压正常甚至下降。治疗宜补充血容量,从而增高心输出量和动脉压。在血流动力学监测下,静脉滴注输液,直到低血压得到纠治,但肺楔压如达 2.0 kPa(15 mmHg),即应停止。如此时低血压未能纠正,可用正性肌力药物。不能用硝酸酯类药和利尿剂,它们可降低前负荷(从而减少心输出量),引起严重的低血压。伴有房室传导阻滞时,可予以临时起搏。

9.康复和出院后治疗

出院后最初 3~6 周体力活动应逐渐增加。鼓励患者恢复中等量的体力活动(步行、体操、太极拳等)。如 AMI 后 6 周仍能保持较好的心功能,则绝大多数患者都能恢复其所有正常的活动。与生活方式、年龄和心脏状况相适应的有规律的运动计划可降低缺血事件发生的风险,增强总体健康状况。对患者的生活方式提出建议,进一步控制危险因素,可改善患者的预后。

(十一)出院前评估

1.出院前的危险分层

出院前应对 MI 患者进行危险分层以决定是否需要进行介入性检查。对早期未行介入性检查而考虑进行血运重建治疗的患者,应及早评估左心室射血分数和进行负荷试验,根据负荷试验的结果发现心肌缺血者应进行心导管检查和血运重建治疗。仅有轻微或无缺血发作的患者只需给予药物治疗。

2.左心室功能的评估

左心室功能状况是影响 ACS 预后最主要的因素之一,也是心血管事件最准确的预测因素之一。评估左心室功能包括患者症状(劳力性呼吸困难等)的评估、物理检查结果(如肺部啰音、颈静脉压升高、心脏扩大、第三心音奔马律等)及心室造影、放射性核素心室显像和超声心动图。MI 后左心室射血分数＜40％是一项比较敏感的指标。无创性检查中以核素测值最为可靠,超声心动图的测值也可作为参考。

3.心肌存活的评估

MI 后左室功能异常部分是由于坏死和瘢痕形成所致,部分是由存活但功能异常的心肌细胞即冬眠或顿抑心肌所致,后者通过血管重建治疗可明显改善左室功能。因此鉴别纤维化但功能异常的心肌细胞所导致的心室功能异常具有重要的预后和治疗意义。评价心肌存活力常用的无创性检查包括核素成像和多巴酚丁胺超声心动图负荷试验等,这些检查能准确评估节段性室壁运动异常的恢复。近几年正逐渐广泛应用的正电子发射体层摄影及造影剂增强 MRI 能更准确预测心肌局部功能的恢复。

(李志华)

第二节　急性心肌梗死并发心力衰竭

心力衰竭是急性心肌梗死的重要并发症之一。北京地区 1972—1983 年急性心肌梗死住院病例的统计资料表明,心力衰竭的发生率为 19.5％~25.1％。合并心力衰竭者预后较差。心力衰竭在急性心肌梗死早期和恢复期都可出现,85％发生在 1 周之内,其中半数以上在 24 h 以内。急性心肌梗死合并心力衰竭主要是左心衰竭,但随着左室重构的持续发展,迟早会影响右侧心脏,导致发生全心衰竭(也可发生室间隔穿孔、乳头肌断裂等而突然出现全心衰竭),右室梗死则主要表现为右室衰竭,部分患者过去有左心衰竭发作史,或有慢性心力衰竭,发生心肌梗死后,可表现为心力衰竭突然加重。

一、发病机制和血液动力学改变

(一)泵衰竭造成心排血下降

急性心肌梗死后,血液动力学紊乱程度与梗死范围直接相关;梗死使左心室心肌丧失20%以上时,则易并发心力衰竭;丧失40%以上时,极易并发心源性休克。显然,心肌丧失越多,就愈难维持其正常的排血功能。急性心肌梗死后,梗死周围缺血区心肌的收缩性亦可发生暂时性减弱,这也有碍于心脏射血。心脏排血减少后,血液蓄积于左心室,致使左心室容积和舒张末压力升高(心脏扩大)。这是一种代偿机制,可使尚有功能的心肌最大限度地利用 Frank-Starling 原理以维持足够的心输出量。测定表明,急性心肌梗死患者要维持正常的心输出量,最适宜的左心室舒张末压一般为 1.9~2.4 kPa(14~18 mmHg),有时可高达 2.7 kPa(20 mmHg)。当过度提高左心室充盈压也不能维持足够的心输出量,并且心脏指数低于 2.2 L/(min·m^2)时,则会出现肺淤血和周围组织灌流不足的临床表现,即心源性休克,为心力衰竭的极重型表现。

(二)急性心肌梗死并发心源性休克

多数患者有严重的多支病变,急性心肌梗死后大量心肌坏死,坏死部分收缩期向外膨出,形成急性壁瘤,使左室射血分数严重下降,之后坏死心肌水肿、僵硬,顺应性降低,心室舒张功能障碍,左室舒张末压升高。在急性心肌梗死时,往往同时存在上述两个过程,加重心功能损害。既往的多次陈旧心肌梗死或长期慢性缺血后的心肌纤维化,也都会加重心功能的损害,或在急性心肌梗死前形成缺血性心肌病或已存在心力衰竭。当心肌损害的累积数量(新鲜+陈旧)超过左室功能性心肌的40%时,即会发生严重的心力衰竭或心源性休克。

(三)其他因素

促发心力衰竭的因素包括急性心肌梗死时的机械性并发症:①乳头肌断裂致严重二尖瓣反流。②室间隔破裂致大量左向右分流。③心室游离壁破裂致急性心包压塞;左心室游离壁破裂的患者常迅速死亡;发生较缓者,称亚急性心脏破裂,可存活数十分钟至数小时。④下壁心肌梗死伴右室梗死。右室梗死时因右心功能严重减低,左心室充盈压下降,使心室功能减低进一步恶化。

心源性休克时(严重心衰+休克),左心室舒张末压增高,使肺毛细血管压升高,肺间质或肺泡水肿;心输出量减低使器官和组织灌注减少,器官严重缺氧;肺泡水肿引起肺内右向左分流,使动脉氧分压下降,进一步加重组织缺氧,促发全身的无氧代谢和乳酸酸中毒。

(四)急性心肌梗死并发左心衰竭的主要因素

1.前负荷

前负荷是指左室收缩前所承受的负荷,可用左室舒张末容量、左室舒张末压力代表。前者可通过两维超声心动图测定左室舒张末期周边纤维长度或容量表示之。测定后者不太方便,当无二尖瓣狭窄、肺血管病变时,肺毛细血管压(肺动脉楔压)可代替左室舒张末压。临床上采用 Swan-Ganz 导管在床旁经外周静脉在压力监测下送抵右房、右室、肺动脉,气囊嵌顿在肺动脉分支内,通过连通器的原理,测得肺小动脉嵌顿压(肺毛细血管压),即可代表左室舒张末压。

2.后负荷

后负荷为左室射血后承受的负荷,取决于动脉压。

3.心肌收缩状态和左室壁的顺应性

急性心肌梗死后,左心室因心肌缺血、坏死,其收缩性及舒张期顺应性均降低,心输出量低于正常,可使血压下降,这样便刺激主动脉及颈动脉内压力感受器,使其发生冲动增强,通过交感-肾上腺素能神经系统及肾素-血管紧张素系统的作用,导致全身小动脉收缩,血流重新分布。这本来是反射性自身保护机制,以保证重要生命器官的供血。但对心功能障碍的患者,则使后负荷加大,心输出量进而减少。同时,也使左室舒张末容量和左室舒张末压增加,进而导致肺淤血和肺水肿。

急性心肌梗死后,多数患者是由于左室舒张末压增加或左室顺应性突然下降,其中左室舒张末压增加是更重要的机制。如果左室有大约20%的心肌无运动,则收缩末残留血量增多,射血分数降低,左室舒张末容量也会显著增多。射血分数是代表左室射血或收缩性能的指标,为每搏血量与舒张末容量的比值。梗死早期、坏死节段的顺应性增加,可使收缩期坏死节段延展和向外膨出,是产生上述血流动力学变化的重要因素。尔后,顺应性降低,则减低了整个左室的顺应性,并减少梗死节段的膨出,可有利于提高左室射血分数,使心衰程度获得某些改善,但最终顺应性降低要使左室舒张末压增加,心衰加重。

左室射血分数降低的重要决定因素是梗死面积的大小。若是左室损失功能心肌数量的25%时,则表现为明显的心力衰竭。射血分数在梗死后24 h内变化较大,之后则相对恒定。若发生新的梗死(梗死扩大)、梗死区延展变薄(梗死伸展)或有新的缺血区添加时,可使射血分数进一步下降。

(五)心肌顿抑和心肌冬眠

最近明确,缺血或梗死心肌发生心功能不全尚有另外的机制。此种情况包括心肌顿抑和心肌冬眠。心肌顿抑是指急性心肌梗死后,应用溶栓治疗、经皮冠状动脉内成型术,或心肌梗死后血栓溶解,自发再通,缺血心肌虽得到血流灌注,但可引起收缩功能不全及舒张功能不全,持续数日或数周。产生机制可能与心肌再灌注损伤后氧自由基、钙离子失衡、兴奋-收缩脱耦联有关。心肌冬眠是指由狭窄冠状动脉供血的心肌,虽有生命力,但收缩性长期受到抑制。这实际上是缺血心肌的一种保护性机制,可使供氧不足的心肌减低氧耗量,免受损害。因此,在梗死后心肌内可能存在"顿抑区"和"冬眠区",可能参与心肌梗死后心力衰竭的形成机制。左室舒张末压增加可增加心肌纤维的初长,即增加前负荷。可使梗死后尚存活的心肌充分利用Frankstarling机制,增加心输出量。用肺毛细血管压代替左室舒张末压,其临界高度为2.40 kPa(18 mmHg)。在此之前,随左室舒张末压增加,心输出量呈线性增加,以后则呈平台状并进而下降。一般从2.40~2.67 kPa(18~20 mmHg)开始有肺淤血表现;2.67~3.33 kPa(20~25 mmHg)为中度肺淤血;3.33~4.00 kPa(25~30 mmHg)为重度肺淤血;大于4.00 kPa(30 mmHg)则发生肺水肿。

心源性休克是心力衰竭的极重型表现,左室功能性心肌损失超过40%。这时除肺毛细血管压高于2.40 kPa(18 mmHg)外,心脏指数会降至2.2 L/(min·m²)以下。不但有明显的肺淤血表现,还表现出淡漠、衰竭、尿少、发绀、肢冷等周围循环衰竭表现。

二、心力衰竭的发病因素

(一)梗阻时间和梗死面积

急性心肌梗死合并心力衰竭,与缺血区域大小及心肌丧失量密切相关。实验证明,冠状动脉梗阻1 min内,缺血中心就出现矛盾运动,缺血边缘区收缩力微弱。心肌坏死达左室的20%~25%时,即有明显心力衰竭表现;当心肌丧失达左心室功能心肌的40%时,往往导致心源性休克。

(二)既往心肌受损情况

心力衰竭发生与既往心肌受损的情况密切相关。长期心肌缺血,可引起心肌纤维化,使心肌收缩力减弱,急性心肌梗死后即易于发生心力衰竭。既往有陈旧性心肌梗死或心力衰竭史的患者,心肌梗死后再次出现心衰的可能性则相对较大。

(三)并发症

有高血压史或梗死后血压持续增高者,心脏后负荷过重,易于发生心力衰竭。心肌梗死如并发乳头肌功能不全、室壁瘤、室间隔穿孔等,都可使心脏负荷加重,诱发心力衰竭和恶化心力衰竭。心力衰竭与心律失常并存,互相促进或加重。其他如输液速度过快、合并感染、用药不当或延误诊治、未及时休息等,均为心力衰竭的诱发因素。

在心肌梗死合并心力衰竭的患者中,前壁心肌梗死较多见,Q波梗死多见。一般Q波梗死多为冠状动脉内新鲜血栓形成所致,因心肌内多无侧支循环的保护,梗死面积较非Q波梗死为大。通常前壁梗死较下壁梗死面积大,梗死伸展或室壁瘤出现的可能性较下壁梗死多见。因此,心力衰竭是前壁梗死的常见并发症,左室射血分数在下壁梗死时平均为 0.55(0.30～0.60),而在前壁梗死时为0.30～0.45(0.15～0.55)。下壁梗死时射血分数最低者为前壁导联出现明显 ST 段压低的病例,提示前壁严重缺血受累。当患者出现下壁心肌梗死并发心力衰竭时,应考虑下述可能性:并发二尖瓣反流或室间隔穿孔;同时存在下壁和前壁远隔部位的梗死,新鲜梗死加陈旧梗死;或有冠心病以外致心力衰竭的病因或发病因素。

少数病例的肺水肿并非来自心肌梗死,而是来自较长时间持续的心肌缺血。在心肌缺血缓解后,复测左室射血分数正常或接近正常。这些患者有较高的死亡率。因此,应注意识别这些患者,早日行冠状动脉腔内成型术或冠状动脉旁路移植术。或者采用较大剂量的抗心肌缺血药物,对心肌缺血进行强化治疗。

三、心力衰竭的临床表现

急性心肌梗死并发心力衰竭以左心衰为主。由于前向衰竭,可出现重要脏器供血不足,表现为头晕、无力、气短、肢冷、发绀、尿少、烦躁、淡漠,甚至昏迷。后向衰竭可出现肺淤血的症状和体征。

(一)左心衰竭

1.肺脏表现

呼吸困难是最主要的临床表现,患者感到呼吸费力、短促,需垫高枕头,采取半卧位或端坐呼吸,往往增加供氧亦不能缓解。肺部湿啰音是最主要体征,可表现为肺底湿啰音,或两肺满布干性或湿啰音、哮鸣音,甚至在急性肺水肿时,两肺可"状如煮粥"。胸片可依据心衰程度不同,表现:①上肺野血管纹理粗重,下肺野纤细、模糊。②两肺野透光度减低。③出现 KerleyA、B、C 线:A 线为肺野外围斜行引向肺门的线状阴影;B 线多见于肋膈角区,长 2～3 cm,宽 1～3 cm,为水肿液潴留而增厚的小叶间隔与X线呈切线时的投影;C 线为中下肺野的网格状阴影。④肺门周围阴影模糊、增大,出现蝶翼状阴影,两肺野出现边缘模糊的片状阴影。⑤出现叶间胸膜增厚、积液或少量胸膜积液。急性心肌梗死并发心力衰竭时,多数不能摄取常规胸片,床头片往往质量差,但可参考上述影像表现决定诊断与治疗。

2.心脏表现

急性心肌梗死后,左心衰竭主要表现为窦性心动过速、交替脉、S_3 或 S_4 奔马律。S_1 往往低钝,S_2 可亢进或有逆分裂。急性心肌梗死后大约 1/2 可闻及心尖部收缩期杂音,随治疗或病程进展消失。若有乳头肌功能失调,可出现心前区向左腋部传导的收缩期杂音;室间隔穿孔的杂音往往在胸骨下端左缘3～5 肋间,可向右侧传导。

心电图 V_1 导联 P 波的终末电势(PTF-V_1)是判断左室功能的敏感指标。正常人 PTF-V_1 很少低于-0.02 mm/s,<-0.04 mm/s 者为心衰。PTF-V_1 呈负值增大,与肺毛细血管压升高呈线性关系。

(二)右心衰竭

急性心肌梗死后主要表现右心衰竭者,见于右室梗死。急性前壁心肌梗死一般不并发右室梗死,急性下壁心肌梗死并发右室梗死相当多见,占 17%～43%。梗死通常由左室后壁直接延伸至右室后游离壁,甚至前侧部分。在下壁心肌梗死患者中,右胸前导联 V_{3R}、V_{4R} ST 段抬高伴病理性 Q 波,是诊断右室梗死颇为敏感和特异的指标。少数患者右室梗死面积大,ST 段抬高可出现在 V_1～V_3 导联。右室梗死患者右室射血分数明显压低(<0.40),右室扩张甚至超过左室,并压迫左室,使左室功能受损。大约半数患者有明显右心衰竭,出现肝大、颈静脉怒张和低垂部位水肿、低血压或休克。房室传导阻滞是常见并发症。

实验室检查发现,CPK 释放量与下壁心肌梗死面积不相称。超声心动图和放射性核素心室造影会发现右室扩张,甚至超过左室。右室射血分数明显降低,右室充盈压明显增高,而左室充盈压正常或仅轻度增高(RVFP/LVFP>0.65),说明有右室功能障碍,心房压力曲线有深的 X 和 Y 凹隐(后者>前者),并且吸气时右房平均压增高,而肺毛细血管压正常或仅轻度增高。右房平均压/肺毛细血管楔压≥0.86。

(三)心肌梗死后心脏功能的临床评价

急性心肌梗死后的心功能评价,要求简便易行,适合床边进行。因此,广泛应用 Killip 分型和

Forrester血流动力学分类。

Killip 分型(表 8-2),其优点为主要根据临床资料分类,与病死率相结合,适合在心肌梗死的急性期应用。

在床边插入 Swan-Ganz 导管,根据测定的血流动力学指标,进行分型并指导治疗。在心肌梗死的急性期,Suan-Ganz 导管血流动力学监测对于血流动力学不稳定或危重患者是十分必要的。可按 Forrester 的分型给予不同的治疗(表 8-3)。

表 8-2　Killip 分型与病死率的关系

分类	病死率(%)	
	Killip	日本国立循环疾病中心
Ⅰ型:肺野无啰音,无 S3 及心功能不全症状	6	5
Ⅱ型:肺部啰音占肺野 50% 以下,有 S3	17	16
Ⅲ型:湿啰音占肺野 50% 以上(肺水肿)	38	21
Ⅳ型:心源性休克	81	86

表 8-3　Forrester 血流动力学分类

PCWP kPa(mmHg)	CI(L/min·m²)	治疗措施
Ⅰ型≤2.4(18)	>2.2	吸氧、镇痛、镇静
Ⅱ型>2.4(18)	>2.2	利尿剂、血管扩张剂
Ⅲ型≤2.4(18)	≤2.2	输液、儿茶酚胺药物、起搏器
Ⅳ型>2.4(18)	≤2.2	儿茶酚胺药物、血管扩张剂、利尿剂、主动脉内气囊泵

四、心力衰竭的治疗

急性心肌梗死并发心力衰竭为 Killip 分型的Ⅱ型和Ⅲ型。若同时有低心输出量,则可能属于Ⅳ型,即心源性休克。因此,对患者除采用常规的吸氧、镇静、镇痛、采用半卧位的一般治疗措施外,最好在床边插入 Swan-Ganz 导管,确定血流动力学类型,以指导治疗。若病情危重,严重呼吸困难,血压不能测出,处于心源性休克状态,或无进行血流动力学监测的条件,可按 Killip 分型进行治疗。

根据日本管原的资料,24 h 内入院的 457 例急性心肌梗死病例,KillipⅠ型占 67.6%,KillipⅡ、Ⅲ型共占 17.3%,KillipⅣ型占 15.1%。国内虽未通行 Killip 分型,但与我国北京地区统计资料中心衰所占比例相近。

(一)一般治疗

患者采用最舒适的体位,有呼吸困难者采用半卧位,头部抬高程度根据肺淤血程度决定,以使患者舒适为度。严重肺水肿患者,可能需前屈坐位,胸前重叠几个枕头,俯在上面。若处于休克时,则需抬高下肢,放低头部。

胸痛、呼吸困难、不安感强烈时,给予盐酸吗啡 3～5 毫克/次,每 5～30 分钟/次,直至胸痛缓解。吗啡可缓解交感张力,增高引起的动静脉收缩,减轻心脏前后负荷,减轻肺淤血和肺水肿程度。

吸氧应该为 >6 L/min,采用鼻导管或面罩给氧。患者患有严重肺水肿、心力衰竭,或有机械并发症时,单纯鼻导管给氧可能难以纠正低氧血症。经充分吸氧,若氧分压仍低于 6.67 kPa(50 mmHg)以下时,给予气管内插管和机械通气。

(二)药物治疗

1.利尿剂

心衰时最常应用的利尿剂为呋噻米。呋噻米兼有利尿作用和静脉扩张作用,在改善肺淤血的同时,降低左室充盈压,减低心肌耗氧量。结果使心肌收缩状态得到改善,心输出量增加。根据心衰程度可给予

20～40 mg 静注,以心衰缓解为度。强力利尿可致低钾血症和低血容量,而引起休克或降低心脏功能。

2.血管扩张剂

采用利尿剂使肺毛细血管压不能充分降低,或临床症状未得到充分改善时,应并用血管扩张剂。以肺淤血为主要表现者,主要应用扩张小静脉的硝酸酯制剂;以低心输出量为主要表现者,主要应用扩张小动脉制剂,减轻心脏后负荷。目前,单纯小动脉扩张剂如肼苯哒嗪、硝苯地平不宜用于急性心肌梗死,可考虑应用对动静脉均有扩张作用的血管紧张素转换酶抑制剂及硝普钠等。急性心肌梗死期间若伴有心室扩大或心衰表现,则毫无例外地应该应用血管紧张素转移酶抑制剂。已证实该药能明显改善左室重构和心衰患者的预后。

3.硝酸酯

为心肌缺血的主要治疗药物,改善心肌氧的供求平衡,增加缺血心肌的供血,并有利于侧支循环的建立。扩张全身小静脉,减轻心脏前负荷和肺淤血。急性心肌梗死常用硝酸甘油静点,由 $0.1～0.2\ \mu g/(kg \cdot min)$ 开始,在监测血压和心率的同时,每隔 5～10 min 递增 1 次,递增 5～10 $\mu g/min$,最大剂量 200 $\mu g/min$。输注过程中应避光,并避免使用聚乙烯管道,因该管道大量吸收硝酸甘油。增剂量的终点应为临床症状控制;血压正常的患者平均压降低 10% 以内,高血压患者降低 30% 以内,但收缩压绝不能低于 12.0 kPa(90 mmHg);心率增加不超过 110 次/分。

4.硝普钠

对小动脉和小静脉有同等扩张作用,通过降低体动脉压,减轻前负荷和后负荷,减低心肌耗氧量,而增加心输出量,改善心脏功能。硝普钠作用很快,一旦达到有效剂量,在 2～5 min 即可出现治疗作用。停止滴注 5～15 min,其效应消失。口服无效。不能直接静脉注射,而是配成 2.5～20 mg/100 mL 溶液静脉点滴,可溶于 5%～10% 葡萄糖或低分子右旋糖酐内,药液内不能加入其他药物。平均需要量 1 $\mu g/(min \cdot kg)$,一般输液速度介于 20～200 $\mu g/min$ 之间,个别需要 300～500 $\mu g/min$。用药以 10 $\mu g/min$ 开始,以后每 5 min 以 5～10 $\mu g/min$ 的速度增加至所需剂量。治疗过程中应密切监测血压,如不能监测肺毛细血管压,则以体动脉压和其他体征为依据。收缩压在 14.67 kPa(110 mmHg) 以上者,可以下降 15%～20%,一般不应低于 12.67 kPa(95 mmHg)。治疗达到效果后,维持输液 12～48 h。如病情改善,可以停药。因其起效快及作用短暂,停药后如有必要,可以随时恢复治疗,仍然有效。硝普钠应在给药前新鲜配制,输液瓶用黑纸包裹避光,配制药液如超过 8 h,应重新配制。硝普钠的不良反应有头痛、头晕,还可发生意识模糊、惊厥、肌肉抽搐、恶心、呕吐、不安、出汗等,这些不良反应多与治疗药物过量有关。对持续用药超过 72 h 者,应测血中硫氰酸盐含量,并以此作为判断中毒的指标,>10～12 ng/dL 为中毒水平,应予停药。本药在急性心肌梗死时应用,有学者报道可致缺血区供血减少,因此不利于侧支循环建立并挽救缺血心肌,应予注意。如有急性二尖瓣反流或室间隔穿孔时,本药通过减轻左室射血阻抗,可明显增加心输出量,并减少血流反流,有利于改善病情。

5.酚妥拉明

为 α-肾上腺素能受体阻滞剂,对 α_1- 和 α_2- 受体均有阻滞作用。以扩张小动脉为主,同时也扩张小静脉。因此,可减轻心脏前后负荷,减少心肌耗氧量,而增加心输出量。对急性心肌梗死并发心力衰竭、急性肺水肿及心源性休克均有明显的治疗作用。此外,它能解除心力衰竭时的胰岛素抑制,增加心肌对葡萄糖的利用。酚妥拉明静滴后,80% 的心肌梗死患者发生心动过速,可能与该药阻滞 α_2- 受体,使儿茶酚胺递质释放增多有关。

用法:10 mg 溶于 10% 葡萄糖液 100～200 mL 内,静脉滴注,初始剂量 0.1～0.3 mg/min,效果不明显时,可每 5 min 递增 1 次 0.1～0.5 mg 的剂量,最高剂量可达 2 mg/min。起效时间 2～5 min,停药后10～15 min 作用消失。

6.儿茶酚胺类药物

该类药物兴奋心肌 β_1- 受体,有正性变力作用。因此,急性心肌梗死时可能增加心肌耗氧量,并加重心肌缺血。若对以上治疗措施反应不佳时,可给予多巴胺和多巴酚丁胺静滴治疗。根据我们的经验,急性心肌梗死时,由于对洋地黄的作用反应差,并易发生毒性反应,而儿茶酚胺类药物作为主要的增强心肌收缩力的药物,可与硝酸甘油同用,以减轻该类药物的某些不良作用,增加心输出量,减低肺毛细血管压、心肌耗氧量,以发挥更有效的抗心衰作用。

多巴胺同时具有 α-受体和 β-受体刺激作用,因此,除具有正性变力作用外,尚具有血管收缩作用。以 $2\sim5$ $\mu g/(kg \cdot min)$给药,兴奋肾脏多巴胺受体,增加肾血流量,可有明显利尿作用。$5\sim20$ $\mu g/(kg \cdot min)$同时具有 α-受体和 β-受体兴奋作用,可用于维持血压和增加心输出量,>20 $\mu g/(kg \cdot min)$主要表现 α-受体兴奋作用,增加左室射血阻力,对纠治心衰不利。心源性休克时主要给予多巴胺,以增加血管收缩作用,维持血压。

多巴酚丁胺主要兴奋心肌的 β_1-受体,增强心肌收缩力,而增加心率的作用弱,与多巴胺相比,末梢血管收缩作用小,可使左充盈压降低,肺毛细血管压降低,肺淤血改善。一般用量为 $2.5\sim10$ $\mu g/(kg \cdot min)$,也可增至 15 $\mu g(kg \cdot min)$。

7.硝普钠＋多巴胺或多巴酚丁胺

两者合用可使血流动力学和临床症状明显改善,部分垂危患者得到挽救。但两药合用时必须单独设立液路,并注意输液后血压不能降得过低。

8.洋地黄强心苷

洋地黄强心苷至今仍是治疗心力衰竭的重要药物,但近年来的研究及临床实践表明,使用洋地黄治疗急性心肌梗死并发心力衰竭时,需做特殊考虑。

洋地黄增加心肌收缩性,改善泵血功能和射血分数,可使左室舒张末容量减少、左室舒张末压降低,因此有利于减低心肌耗氧。洋地黄有一定的血管收缩作用,其增加心肌收缩力的结果,可增加心肌需氧。但随着心力衰竭的改善,可解除交感神经反射活动引起的血管收缩和心率增快。血管舒张作用常超过血管收缩作用,最终效应常呈血管普遍扩张,心脏后负荷得以减轻。上述情况表明,洋地黄治疗心力衰竭,在出现疗效前,首先通过增强心肌收缩力付出过多耗氧的代价,之后随心功能改善、前负荷及后负荷降低、心率减慢,才使耗氧减少。若心腔明显扩张,根据 Laplace 定律($T=Pr/h$。P:血管内压力;r:腔内半径;h:室壁厚度),室壁张力(T)与心室内压和心室内径成正比。洋地黄可缩小心室内径,增加室壁厚度。因此使室壁张力明显下降,故可明显减低心肌耗氧。

急性心肌梗死时,使用洋地黄治疗的下列不利因素值得考虑:①急性心肌梗死早期治疗中需要迫切解决的是改善心肌氧的供求失衡,任何增加心肌耗氧量的措施,都将会扩大梗死范围;而洋地黄的正性肌力作用首先要付出增加心肌耗氧的代价,故早期使用有扩大梗死范围的危险。②急性心肌缺血,首先是膜的通透性改变,细胞内钾离子外溢,细胞内钾离子浓度降低,静息膜电位负值减小,趋向阈电位,是形成异位心律的重要病理基础。洋地黄抑制心肌细胞膜 Na^+,K^+-ATP 酶活性,使钾—钠离子泵使用减弱。心肌收缩过程中,由细胞内溢出的钾离子不能泵回,细胞外钾离子浓度进一步升高,加重细胞内外钾离子比例失调,更易促进心律失常。③梗死的心肌已丧失收缩功能,对洋地黄的正性肌力作用无反应;正常心肌或缺血心肌由于心脏交感神经的兴奋及血中内源性儿茶酚胺的浓度增高,早已处于收缩活动的顶峰。这时洋地黄的正性肌力作用将加剧左心室收缩失调的性质和范围。对于伴有心源性休克的患者,左心室坏死区太大,洋地黄难以发挥改善血流动力学的效应。

综上所述,对急性心肌梗死合并心力衰竭者使用洋地黄时,必须持慎重态度。目前认为,急性心肌梗死后 24 h 以内,应避免应用洋地黄。对于合并急性左心衰竭者,可选用血管扩张剂和利尿剂。24 h 以后,一般认为梗死过程多已完成,方可考虑应用,但应尽量推迟为宜。剂量应较通常减少 1/3～1/2,选用快速作用制剂毛花苷丙(西地兰)较好。如有不良反应,立即停药,其药效消失亦较快。最大剂量 0.4 mg,加入 10%～50%葡萄糖20～40 mL内,缓慢静脉推注;或毒毛花苷 K(毒毛旋花子苷 K) 0.125～0.25 mg,按上述方法加入葡萄糖液中静脉推注。

实际上,急性心肌梗死时应用洋地黄仍有争议,某些研究提示应用后使病死率增加,而另一些研究提示对病死率无影响。近期研究证实,洋地黄对左室收缩功能障碍的患者可改善症状,并且对神经内分泌的作用良好。DIG(Digitalis lnvestigator Group)近期报道对 7 788 例充血性心衰(70％是缺血性心脏病)伴窦性心律患者的研究,与安慰剂组比较,观察地高辛对各种病因病死率的影响,90％以上还给予转换酶抑制剂和(或)利尿剂,第二指标是因心力衰竭住院、心血管死亡率和死于心力衰竭。该试验结果证实,使用地高辛不能降低总死亡率。但是地高辛治疗的患者心衰病死率降低,与心衰有关的死亡及住院减少。在地高辛治疗组观察到死于心律失常和(或)心肌梗死有增加趋势。目前主张急性心肌梗死恢复期伴有室上速和(或)转换酶抑制剂或利尿剂无效的心力衰竭患者使用洋地黄。

9. β-受体阻滞剂

急性心肌梗死并发轻度心力衰竭时,仍可用应用 β-受体阻滞剂,若无禁忌证,可用美托洛尔 6.25 mg,每日 2～3 次,如能耐受可逐渐增加剂量,最大可用至 50～100 mg,每日 2～3 次。β-受体阻滞剂应用过程中应密切监测病情变化,病情改善则继续用药,病情加重时则减药或停用。急性心肌梗死后病情稳定、心腔扩大和(或)LVEF 明显降低者,应用选择性 β_1-受体阻滞剂,可降低心功能不全患者的病死率并改善预后。

(三)右室梗死并发休克和心力衰竭的治疗

右室梗死,右房和右室舒张压增高＞1.333 kPa(10 mmHg),心脏指数＜2.5 L/(min·m^2),收缩压＜13.33 kPa(100 mmHg),左室充盈压正常或升高,是重要的值得充分认识的综合征。这些患者对利尿剂非常敏感,而对液体负荷疗法有良好反应。虽有明显的颈静脉怒张、肝大,也不能给予利尿剂或大剂量血管扩张剂。这些患者通常为下壁心肌梗死延及右室,左室功能障碍多数为轻至中度。治疗原则与左室梗死并发心衰不同,必须迅速给予液体负荷,直至血压稳定,左室充盈压＞2.67 kPa(20 mmHg)或右房压＞2.67 kPa(20 mmHg)。儿茶酚胺类药物可以应用,多巴酚丁胺优于多巴胺,因后者可增加肺血管阻力。如对上述措施仍反应不佳,可采用动脉内气囊泵治疗。右室梗死必须与心脏亚急性破裂时心包压塞相鉴别,后者可见于右室梗死后右室破裂或左室梗死后破孔较小且发生过程缓慢时。后者只需及时心包穿刺、心肌补片、手术缝补破孔,即可成功。亚急性心脏破裂通过手术可望获救。

(四)主动脉内气囊泵治疗心衰

主动脉内气囊泵导管现在可细至 9.5 F,可经皮穿刺股动脉,插至胸降主动脉左锁骨下动脉开口以下。心室舒张期气囊膨胀以加强主动脉内压和冠状动脉灌流压,有利于心肌供氧;收缩期气囊收缩,以减少左室射血阻抗,以增加心输出量,并减少心肌氧耗量,改善心肌氧的供需平衡。本法对急性心肌梗死合并机械性并发症,如空间隔穿孔、乳头肌断裂等所致急性心力衰竭有明显改善病情、支持手术的疗效。对心源性休克、低心输出量综合征,也可望改善病情及预后。一般先用其他强心、利尿及血管扩张剂,若无明显疗效,可考虑使用主动脉内气囊泵。现在国内也积极使用该措施,已取得明显稳定病情的疗效。日本高野等认为,给予儿茶酚胺强心药 1 h 后,若每搏指数仍达不到 20 mL/m^2,即有 70％可能性死亡,这时即为主动脉内气囊泵的适应证。

(五)急性心肌梗死溶栓治疗与冠状动脉腔内成形术(PFCA)

急性心肌梗死发病早期,使用尿激酶、链激酶或组织型纤溶酶原激活剂(t-PA),使血栓溶解,或者采用球囊将闭塞部位扩开,可使缺血和梗死部位得到血流再灌注,缩小梗死范围,改善或预防心力衰竭。PTCA 不受病程制约,急性心肌梗死患者入院后可直接进行 PTCA,也可在溶栓后仍发作缺血的病例做挽救性 PTCA。患者存在缺血心肌并且心衰症状明显时,可行挽救性 PTCA 或择期 PTCA,以挽救缺血濒死心肌。实践证明,这两项措施对改善心功能有利。

此外,急性心肌梗死并发心力衰竭时应为抗凝治疗的适应证。在心力衰竭时,尤其老年患者,更易形成心腔内血栓和深静脉血栓。低分子肝素(50 mg,腹部皮下注射,每日 2～3 次)在急性心肌梗死发病后12～18 h 内开始应用,持续应用 5～7 d,可成功地减少静脉血栓的发生率,并发心力衰竭者可望获得明显益处。抗血小板聚集药物阿司匹林也应使用,可望减少冠状动脉血栓形成的发生率。可用小剂量(每日50～150 mg)口服。

(李志华)

第三节　急性心肌梗死中的心律失常

　　冠心病和心肌梗死可以合并各种各样的心律失常,可以分成快速性和缓慢性心律失常,室上性和室性心律失常。有些心律失常可存在于心肌梗死以前,有些是伴随急性心肌梗死(AMI)而发生的。心肌梗死发生恶性室性心律失常是发生院前死亡最主要的原因。

　　心律失常所致的心脏性猝死是临床医生面临的严峻挑战,在美国每年发生心脏性猝死的病例接近50万。大部分猝死是发生于冠状动脉疾病发作中,而且年龄较轻的患者占很大比例。有些患者甚至会以心脏性猝死作为冠心病的首发症状或表现。由发生猝死时的动态心电图记录和院外心脏骤停复苏患者记录的资料分析,可知心脏性猝死最多的原因为心室纤颤。这些心室纤颤的发作很可能由于严重心肌缺血,这种缺血过程是由于原先并不存在侧支循环的冠状动脉的急性血栓性闭塞所致。心肌梗死存活下来的患者可以发生慢性的室性心律失常,其发生时间既可以在AMI后立即发生,也可以很晚才出现,有的甚至在心肌梗死后数年。一旦发生则这些慢性心律失常可以存在数月或数年,其存在预示或说明室颤的危险和心脏性猝死的危险增加。

一、对缺血性室性心律失常发生机制的研究

(一)冠脉动脉急性闭塞后的室性心律失常

　　长时间以来,冠状动脉闭塞与心律失常之间的关系一直是人们关注的内容。慢性心律失常的临床和流行病学的重要意义在心律失常动物模型上的研究有了很大发展,而在动物模型上的研究发现,其特征与在人类发生的心律失常特征相似。开始,这些研究和观察是在实验动物模型上进行的。150年前,JE Erichson在狗身上结扎了一支冠状动脉,观察到了心脏停搏并伴随轻微的抖动,这可能就是冠状动脉闭塞后发生心室纤颤的最早描述。此后大约50年,John A.McWillians提出这个室颤过程是心血管发作和猝死的常见原因这一看法。他说,在哺乳类动物进行的大系列研究已经使我们相信,通常情况下心脏性猝死经常不是心室静止,而是室颤。

　　心电图记录的应用使心脏病患者心脏不正常收缩的研究有可能和有手段进行。RH Halsey发表了由濒死患者获得的心电图记录(1915),报告了1例心室纤颤。随后,大量的研究开始在心脏代谢与心脏节律失常的联系上进行,在正常和缺血心脏都做了这方面的工作。这些工作,有许多是对患者进行的,但这方面的认识更多是从实验动物模型的研究中得到的。尽管这些动物模型不像在人体的研究更有价值,在动物模型中得到的资料却应该在理论上加以解释。当然不同种系的心肌代谢和血液供应可能有很大区别。除此之外,有些实验性因素也使得实验结果的解释更为困难。

　　虽然缺血性室性心律失常的机制还没有完全搞清楚,但现已明确,在实验动物模型和人研究中的心律失常是由于心脏冲动形成和传导异常引起的,而其发生与代谢、血流动力学和心脏结构性因素有关系。这些因素包括:①由缺血所引起的急性代谢变化。②并存的慢性代谢和离子异常,如低血钾。③局限或整体的心脏功能的急性变化。④慢性结构性因素,如心肌肥厚或先前存在的心肌梗死。

　　急性冠状动脉闭塞后,室性心律失常双峰分布的特点在许多种属动物实验中都有描述,据推测这种心律失常也同样发生于人体,但是尚未得到证实。在冠状动脉阻断后的最初2 min并没有观察到心律失常,室性心律失常的发生是在冠状动脉闭塞2 min后开始增加(包括室性早搏、室速和室颤),5 min时达高峰,10 min时减少。这些很早发生的室性心律失常被定为Ⅰa期。室性心律失常的第二期开始于冠状动脉阻塞后的12 min,15~20 min达到高峰,30 min以后减少。这些心律失常被定为Ⅰb期。Ⅰa期和Ⅰb期心律失常的机制有很大区别,将在下面分别讨论。

　　1.Ⅰa期心律失常

　　Ⅰ期心律失常以缓慢传导为其特点,由缺血引起的传导速度减慢是很重要的,这时冠脉血流量减少

75%以上。传导速度在单独缺氧和轻度缺血时并不表现减慢的变化。同样,传导减慢在心内膜下蒲肯野纤维很少表现出来,这可能是因为心腔内的血液可浸透到40～60个心肌细胞的深度。Kleber等提出了测量传导速度的方法,他应用离体猪心脏放置相距仅1 mm的心外膜电极共99根,同步记录心电活动,结果正常情况下传导速度为(50.1±2.13)mm/s,缺血情况下则为(33.3±3.86)mm/s。

折返性心律失常的起始和维持需要缓慢传导的存在。当心脏激动波的缓慢传导不断地围绕单向阻滞区运动并且再次返回,再激动阻滞的近端区域时折返激动即可发生。折返机制一直被认为是缺血性心律失常的机制。这样一个机制是基于在对应心外膜电图存在连续性电活动(舒张桥)。Ⅰa期心律失常的折返机制的更直接的证据是最近由Pogzwid、Witkowski和Corr提出的。他们应用计算机控制的能同步记录232个双极位点的心脏标测系统进行标测,然后准确地定位心脏的激动位置,分析电生理学和解剖的数据,获得三维激动的等时标测图。当出现下列3种情况时,心动过速就被确定为折返机制:①在心动过速发作之前的搏动有连续除极的证据。②发生心动过速的位置靠近原先搏动终止的部位。③由原先搏动终止的位置至折返搏动始部位的传导速度,近似于原先激动的终末端的传导速度。应用这样一个定义,Pogzwid和Corr提出室性期前收缩和非持续性室速的75%在Ⅰ期为折返机制。另一方面,由室速坠入室颤也似乎是以折返机制为中介。

在Ⅰa期起重要作用的非折返机制是由延迟后除极引起的触发激动。触发激动是依赖于后除极的连续激动,即发生于动作电位上升支以后的膜电位振荡。在早期心肌缺血的过程中,许多因素都会导致后除极的发生。例如,离体心肌细胞的机械牵拉可以引起后除极,缺血心肌的收缩异常可以牵拉心肌细胞产生后除极。损伤电流可能是另一个后除极的原因。损伤电流是由于在靠近心肌细胞之间的膜电位的差异造成的。舒张期电流是由于与正常组织相比的缺血组织的除极,而收缩期损伤电流是由于正常和缺血组织之前动作电位幅度的差异。儿茶酚胺和细胞Ca^{2+}超负荷也引起后除极。后除极的后两个原因可能是Ⅰb期心律失常的重要因素。

2.Ⅰb期心律失常

冠状动脉闭塞后大约10 min,室性心律失常的发作频度和严重程度减轻。几分钟以后,室性心律失常的发生率又再次增加(Ⅰb期)。关于Ⅰb期心律失常的机制并不是如Ⅰa期那样清楚,然而前面提到的机制似乎是起一定作用的。非折返机制在Ⅰb期似乎起更大的作用。在Ⅰb期传导速度减慢的特点不太明显,特别是在该期的早些时候更是如此,甚至在传导速度完全正常的情况下也可以发生心律失常。

在冠脉闭塞后15～20 min时发生的内源性儿茶酚胺储存的释放好像是非折返性室性心律失常的中介,也可能是Ⅰb期观察到传导速度改善的原因。例如,Russell等发现,离体豚鼠(guinea)心脏中,Ⅰb期心律失常总是以自发性的动作电位幅度和0位相上升速度,及不应期的改善为先导。内源性儿茶酚胺的缺乏,或用β-受体阻滞剂预防这些电生理学的"改善"也降低Ⅰb期心律失常的发生率。这些结果提示,儿茶酚胺是Ⅰb期心律失常,可能是后除极和触发激动的中介物。

在Ⅰb期末,传导速度再度下降,这是由于内在纵向阻抗的增加,这种变化的原因是不可逆损伤细胞摄取Ca^{2+},导致缝隙连续的缺乏。折返机制在该期可能也起一定作用。

(二)心肌梗死犬2～24 h心律失常的观察与研究

1.实验性冠状动脉闭塞后出现的室性异位心律

实验证明,结扎冠状动脉后可出现各种室性心律失常。我们在实验中的观察发现,一次完全结扎冠状动脉左前降支以后,可以出现偶发、频发的室性早搏,短阵室性心动过速甚至发生室颤,而当采用二次结扎时则发生室速和室颤的机会大为减少。这个阶段大约持续30 min。急性冠状动脉闭塞后所引起的心肌缺血使心肌的传导性、兴奋性、自律性和不应性发生变化,从而产生心律失常。在冠状动脉结扎30 min以后可以出现心肌坏死,而在坏死心肌、缺血心肌和正常心肌表现出其电生理特性的不均一性,成为发生心律失常的基础,这时发生异位自发性心律失常的位置恰是正常组织与缺血坏死组织的交界处的正常组织侧,因为这时在该部位存在组织传导速度和不应期的差异。David等采用建立心肌梗死犬模型并再灌注的方法,观察了结扎狗冠状动脉以后不同时间的心脏电活动的改变,并发现在结扎后2～12 min记录的连续性电活动的主要机制是舒张过度和折返;而在结扎后 13～30 min 出现的连续电活动则可能与折返无关;当结扎 30 min 后实施再灌注时,又表现出严重的心律失常。作者在相似的动物观察中也发现冠状动脉结扎后即可出现频发室性异位激动,当结扎 2 h 后实施再灌注时表现出多种形式的室性异位激动,甚至短阵室速或室颤。Kaplinsky 等在非再灌注犬心肌梗死模型观察发现结扎后 30 min 内的心律失常机制为折返激动。

冠状动脉主干的突然闭塞可导致很高的室速和室颤的发生概率。冠状动脉闭塞后 30 min 内发生的致死性心律失常机会很高,它与冠状动脉发生闭塞的部位有关,当冠状动脉左前降支起点下 15～20 cm 处突然闭塞后,室颤的发生概率超过 50%。犬冠状动脉闭塞后出现的心律失常分成 3 个时期,第 1 期为冠状动脉结扎后的 2～5 min,有很高的发生室速和室颤的危险;第 2 期为冠状动脉结扎后异位节律减少期,持续 4～8 h;第 3 个时期为 8～48 h。也就是说犬冠状动脉结扎后的最初阶段是发生恶性室性心律失常的高危时期,持续不超过 30 min,而实际上冠状动脉闭塞后 4～8 h 的阶段发生的室性心律失常反较最初数分钟内减少,表现为少发室性异位激动(0～5 个/min),在 8～48 h 则实际又处于室性心律失常发生的另一个相对不稳定期,在这个阶段又会出现严重的室性心律失常,室性心律失常的发生概率也大为增加。所谓延迟出现的室性心律失常则是指冠状动脉闭塞后 3～4 d,直至 7 天发生的心律失常。

2.犬左前降支阻塞后 2～24 h 自发性的室性心律失常

采用 Harris 氏两期结扎法阻断冠状动脉左前降支以后,明显降低了初始数分钟内发生室颤的机会,但却不能减少随后 2～24 h 内发生的猝死。对犬冠状动脉阻塞后 2～24 h 发生的心律失常的监测结果发现,100 只犬发生猝死者占 33 例,发生猝死的时间为冠状动脉闭塞后(13.3±0.8)h,发生的心律失常为单形性室性心动过速变为室颤,其中有 30 例犬发生的室速持续超过 15 s,100 例犬中发生自发性持续性室速者共有 48 例。早先由 Scherlag 和 El-sherif 等完成的实验研究表明,持续性单形性室速可以在冠状动脉闭塞后 24 h 的梗死犬由程序电刺激诱发,而冠状动脉闭塞后 2～24 h 自发的持续性单形性室速的出现和维持需要两个条件:第一是具备使持续出现的单形性室速存在的基础;第二是需要有始动持续性单形性室速的事件。冠状动脉阻塞后 6 h,有 25% 的实验动物可以由心室起搏引发持续性单形性室速,在 24 h 有 55%～88% 的实验动物可被诱发出持续性单形性室速,而快频率室速只能由超过 330 次/分的快速起搏所诱发。尽管其电生理学基础尚不十分清楚,但却可能与自律性异常或延迟后除极的触发激动关系不大,更多地与局部心肌折返有关。应用 β-阻滞剂和采用左星形神经节切除术可以降低冠脉闭塞后 6～24 h 的快频率室速的最大频率和猝死发生率。Scherlag 等对 184 只冠状动脉左前降支阻塞 6～24 h 的心肌梗死犬模型自发和起搏诱发的持续性单形性室速历时 3 年的研究表明,自发持续性单形性室速转成室颤者 46 例(25%),心室起搏诱发的持续性单形性室速转成室颤者 60 例(43%),总的发生率与其他学者的研究报告相似。

在犬冠状动脉结扎后 24 h 自发性室性异位搏动的机制可能是一种机制,可能包括自律性异常、折返激动和触发激动。最常见的自发心律失常为不规律的室性异位心律,为多形性,单个早搏不能加速心室异位节律。发生室性异位激动的部位常位于左前降支支配的范围内,由心电记录可知发生室性异位激动时置于左前降支附近的电极最先激动,与窦性心律时的激动顺序明显不同。

3.正常自律性升高和异常自律性

正常犬心室的特化纤维具有自发电活动,左室蒲肯野纤维可表现缓慢自发舒张期除极化,其自动频率为 1～10 次/分。Harris 曾经提示,交感肾上腺素能兴奋、组胺释放、坏死损伤心肌蛋白或多肽的释放引起损伤心肌内的可兴奋细胞存在自律性和应激性增强,这些改变与异位灶的出现有关。整体和离体心肌组织的一系列实验研究确认,正常犬蒲肯野纤维的自律性升高与心肌梗死犬心内膜下蒲肯野纤维异常自律性的基本电生理学特征的重要区别。正常自律性可明显被快速起搏所抑制,氯化铯不能改变心肌梗死后自发心室节律的形成。现今并没有可靠证据说明犬冠状动脉结扎以后蒲肯野纤维或心室肌存在明显的正常自律机制的升高。

将心肌梗死组织中尚存活的心内膜下心肌组织分离并灌流于正常台氏液中时,缺血损伤的蒲肯野纤维可以发生自发性除极和传导性搏动。犬冠状动脉结扎后 24 h 对损伤和缺血的左室蒲肯野纤维的研究观察发现,除极纤维的最大舒张电位减小($-50\sim-70$ mV),幅度也变小($40\sim120$ mV),4 位相除极加强,及离体组织标本连续脉冲(频率 40~90 次/分)的形成。还有一些研究观察了缺血损伤心肌 4 位相自律性改变的离子流,发现梗死心肌的尚存活的心室肌和蒲肯野纤维实验标本在 24 h 的电生理特性和延长灌流的纤维电生理学特性的正常化,使电压钳制状态下确定膜电流并不那么容易。仅有的新近研究提出了利用离子特异性微电极细胞内记录技术对组织基本电生理改变的观察结果,提示冠状动脉结扎 24 h,缺血性损伤狗的蒲氏纤维细胞内钾离子浓度(以活性确定)呈中度至重度降低,随着再灌注时间的延长($3\sim6$ h),缺血性损伤的组织细胞膜电位回复至正常水平(-94 ± 4 mV)。细胞内钠离子浓度的变化也用相似的方法做了研究,提示冠状动脉闭塞后 24 h,内向钠离子活性升高,而在正常台氏液超灌注后 $3\sim6$ h 明显回复。心肌梗死后,心内膜下心肌蒲肯野纤维的缺血损伤所表现出的自发性冲动,形成有许多常见于含钡剂台氏液灌注正常蒲肯野纤维所诱发的自律性的一般特性。狗心脏冠状动脉闭塞后 24 h 和存活心内膜下心肌组织标本表现的自发节律为:①β-受体激动剂和交感神经刺激可以明显提高其自律性。②β-受体阻滞剂和交感神经阻滞剂可以轻度降低或不完全抑制其自律性和频率。③存活的缺血性损伤心肌组织的 α-受体刺激(新福林)或抑制(酚妥拉明)并不能明显改变自发节律的形成及其频率。

4.延迟后除极和触发节律

以正常给氧的台氏液超灌流的长时间作用过后,存在心肌梗死病变基础的除极化心内膜下蒲肯野纤维($-50\sim-70$ mV)缓慢地回复到膜电位水平,尽管不存在自发节律和静息膜电位的恢复,但心内膜下心肌组织表现出明显的电生理学异常,最明显的是形成延迟后除极和触发性室性节律。50~120 次/分的室性节律可以由周期短于 1 000 ms 的心室起搏或单个室性早搏引发。重复性心室节律的起始与利用短联律单个心室早搏,或用增加起搏时间而使刺激周长缩短始动的延迟后除极幅度的增加有关。快速起搏和(或)早搏刺激也能够终止室性持续性节律,而且其终止以延迟后除极不再能达到阈电压为特征。心室延迟后除极幅度的增加和引发持续性室性心律的能力在缺血性损伤的心内膜心肌可以因肾上腺素($6\sim10$ M)的作用而易于实现,也可因提高细胞外钙离子浓度($2.7\sim8.1$ mm)而容易出现。钙离子通道阻滞剂异搏定($6\sim10$ M)、硝苯吡啶(200 μg/L)和硫氮草酮(1 mg/L)可以使由于增加细胞外钙离子浓度而增加的后电位幅度减少,并且可以防止引发由快速起搏导致的持续性心室节律。

触发心室节律和异常自律性而致的自发心律失常在狗冠状动脉闭塞后可持续 24 h。对于折返激动、自律性异常和触发激动的鉴别,可以参考有关电生理参数的特性。

5.犬冠状动脉闭塞后 24 h 的室性节律

犬冠状动脉结扎后 24 h 可以由心室起搏诱发快速的持续性室性心动过速。经心电图证实的穿壁性心肌梗死实验动物,在冠状动脉闭塞后 24 h,经心室起搏诱发持续性单形性室性心运过速的概率为 60%~90%。由心室起搏引发的室性心动过速能够依据频率、QBS 波形态、起源部位、起始和终止的形式清楚地与自发心室节律相区别,由起搏诱发的持续性单形性室速具有重复诱发的特点。持续的舒张中,电活动仅表现于缺血性损伤的心外膜心肌,而不表现在正常心肌组织中。这种舒张中期电活动随着室速的终止而消失。在冠状动脉闭塞 24 h,以心室起搏诱发的持续性单形性室速的频率是很快的,可导致明显的低血压,如果不能被快速起搏刺激或电休克终止则常易坠入室颤。在犬冠状动脉结扎后 24 h 观察到,起搏诱发的持续性单形性室速的频率和形态与 6~24 h 发生猝死动物的自发性室速相同。由心室刺激诱发的持续性单形性室速的机制,已被确信与局部折返有关,其折返部位是位于梗死心肌中尚存活的心外膜层心肌。心外层下心肌的折返可以采用连续舒张期电活动的记录和多电极标测技术确定,折返环路的标测、快速的心室率、心律失常的诱发和终止形式,都提示在狗冠状动脉结扎后 24 h 诱发的室速机制为局部心肌的折返。

心肌梗死后 24 h 的尚存活心内膜下心肌组织的电生理改变的早期实验研究,发现了由程序期前电刺激的方法引发的重复搏动的形式。实验观察发现,由程序期前激动引发的室速频率与异常自律性或延迟后除极引起的室速相比,室速的频率较快。由单个期前程序刺激引发的重复性节律的电生理基础是局部心肌折返。这个假设由下列几点得到支持:①可以延缓传导却不能引起局部传导阻滞的抗心律失常药可以加重心律失常的发生。②重复节律只伴随着期前刺激才观察到,而且激动的发生可以延迟到局部不应期。③增加局部组织不应期,并且延迟传导的抗心律失常药,可以防止重复心室搏动的出现。④重复性心室搏动可以出现先延迟后除极和(或)自发节律。在心肌梗死后尚存的心内膜下,蒲肯野纤维由单个程序期前刺激诱发的重复性节律于冠状动脉闭塞后 24 h 的活体心脏可以出现,也可以不出现。缺血性损伤的心内膜下,折返机制可以解释犬心脏冠状动脉闭塞以后 24 h 的短联律室性异位激动和连续三个室性节律,但并没有支持这一假说的直接证据。

Scherlag 等人发现,依据 Harris 两步方法结扎犬冠状动脉左前降以后建立的心肌梗死犬模型在冠状动脉结扎以后 24 h 可以由程序电刺激诱发持续性室速,较自发性室性心动过速的频率(154±26)次/分较快,其频率多为 320 次/分以上,并且表现出心肌动作电位舒张束自动除极的加快。他们认为,在犬冠状动脉结扎后 24 h 的室速由于可以被程序期前刺激诱发和终止,并且见到明显的室速拖带现象,因此室速的机制是折返激动。Miehelson 等人的研究认为,在狗冠状动脉结扎以后 12～72 h 发生的致死性心律失常与折返机制有关。但是,David 等人则认为,不能只简单地把冠状动脉结扎以后 24～72 h 发生的心律失常仅与触发激动和折返激动有关,尽管确实存在折返机制,但异常自律性机制也可能是这一时期发生室性心律失常的重要机制之一。

(三)犬冠状动脉闭塞后 3～5 天的折返性心律失常

折返激动是与心肌缺血和梗死有关的室性心律失常的重要机制。早在 1977 年,El-sherif 和他的同事们就对存活犬的心肌梗死初始阶段和梗死后 3～7 d 的室性心律失常做了观察,在狗梗死后的折返性室性心律失常可以自发出现,但是更多的则是由程序电刺激诱发的室性心律失常。关于折返性室速的解剖和电生理学基础的研究随后有了一系列的研究报告,这些研究提示,折返激动是围绕功能性的传导阻滞带发生的,这个功能性的传导阻滞带系由于缺血诱发的部分不应期长度不均一性造成。折返性室速具有"8"字形的折返激动形式,其顺钟向或逆钟向的两个波前(wavefront)围绕两个分离的功能性阻滞带,两个循环运行的波前在共同传导道合并成一个共同波前,并在两个功能性阻滞带之间缓慢传导。利用冷刺激可以成功地使折返性激动在共同波前运行的区域终止。

1.在心肌梗死后 3～5 d 折返性激动的解剖与电生理基础

犬冠状动脉左前降支结扎以后,心内膜下心肌的血流较外膜下心肌减少更为明显,心肌梗死组织血流阻力的变化使血流在心外膜层发生血流的重新分布,伴随着侧支循环血管的扩张,血流更多地分布到尚存活的心外膜心肌组织。尽管梗死区的形状在不同的实验研究有所不同,但病理学研究显示坏死心肌组织中心区外的存活心外膜组织层的变化结果是一致的,这部分心外膜层变厚,可以由几个细胞层变成几毫米厚度,直至达 200 个细胞层。存活的心外膜层一般是楔形的,与梗死中央部分相比其边界更深。尽管以外膜层在显微镜下看来似乎是存活组织,但较正常的心脏的血流是减少的。从存活的缺血心外膜细胞内记录来看,细胞内有不同程度的去极化,动作电位幅度降低和动作电位 0 位相上升速率下降。心肌反应性的恢复通常较动作电位时间长,这是存在复极后不应期的反应。缓慢传导、文氏现象、2:1 或高度传导阻滞很容易经快速起搏或期前刺激诱发出来。标测研究发现,功能性传导阻滞区域和缓慢传导的波前是发生在心肌梗死区存活组织的电生理特性异常的心外膜层。有些学者认为,心肌梗死后折返环路所在的深度是心外膜下 1～3 m 处的梗死边缘内 15 mm 左右的位置,起搏刺激电极在该部位易于诱发室速。

由缺血诱发的心肌细胞的不正常跨膜动作电位并没有一个合理的完整解释。一些研究结果提示,缺血性心肌细胞的跨膜电位可以是由受抑制的快钠通道发生的,快钠通道的心肌细胞缺血时受到抑制。这种现象可以用静息膜电位的部分除极可以受到抑制加以解释。钠钾泵(Na^+-K^+ 泵)在存活的缺血心肌细胞受到抑制,导致细胞内 Na^+ 负荷增加,这可以减小内向 Na^+ 电流的电化学驱动力。缺血性心肌细胞的细胞膜特性异常,可能不只是存活的缺血性心外膜细胞层发生缓慢传导和阻滞的原因,缺血后细胞外阻力的增加和电不匹配也可能是重要原因之一。缺血诱发的细胞内 Ca^{2+} 的增加和 pH 降低,可以增加闰盘连接通道的阻力。

心外膜心肌细胞是紧密的、相互平行的排列在一起的,与左前降支冠状动脉的走行成直角,沿心肌细胞长轴方向上的传导比横向上的传导更快。横向传导速度较纵向传导较慢,可能系由于轴向阻抗较高,而实际上心肌纤维侧面的闰盘较少可能也是一种解释。正常各向异性的传导特性,可能会因心外膜心肌缺血而发生改变,提示缺血心外膜层发生早搏刺激时的传导阻滞位置可以由其传导的各向异性的特征决定,那就是沿着心外膜心肌纤维长轴的早搏刺激发生阻滞。缺血心外膜层心肌期前刺激的功能性阻滞是由于不应期突然出现的分离性改变所致。部分不均一性的不应期分布既可在心肌纤维的长轴上,也可以在横轴上。

2.自发和期前刺激诱发的折返激动及其心外膜激动形式

犬心肌梗死以后1~5天可以由单个或多个期前刺激引发折返激动,在基础起搏时,通常心肌梗死心外膜表面的等时标测说明其激动传导相对较快,但少数情况下也可见到缓慢传导区或传导阻滞区。引入期前刺激时可以引起单向阻滞。这种阻滞是功能性的,在无基础起搏刺激时并不存在。这种单向阻滞的存在是程序期前刺激诱发折返性心律失常的重要基础。如果利用单个早搏刺激不能诱发折返性心律失常,则可加入第2个期前刺激,以两个早搏刺激再行诱发。第2个早搏通常可以使传导阻滞带加长和围绕传导阻滞区的传导更加明显,这就使单向阻滞区易于再次激动而发生折返,其折返仍然是以顺时钟或逆时针方向成"8"字样运动。缺血性心肌的传导延迟和阻滞以心动过速依赖性为特征,即心动过速依赖的功能性传导延迟和阻滞。在犬心肌梗死后1~5天,折返性激动常在期前刺激后发生,而期前刺激干扰了规律的心脏节律。所谓规律的心脏节律是窦性心律,也可能是起搏心房律或起搏心室律。要使折返激动在规律的心脏节律基础上发生,则要求临界频率相对较窄,即这个心率使潜在存在的折返通道表现文氏型的传导阻滞。在文氏型传导周期,功能性传导阻滞区逐渐延长,传导阻滞区的延迟程度也越来越重,直至激动的波前被阻滞或有效地推迟,使心肌组织近端的某一部分恢复了可兴奋性,并可被延迟的激动波前再次兴奋。文氏样传导顺序有可能是始动重复性折返激动的机制。

3.折返激动的始动与不应期长度不均一性的作用

Mines提出的维持环形激动的条件是:①激动波可以通过环路返回起始点(环形通路存在)。②单向阻滞区。③某一点的激动波可以切入环路中。一些研究结果表明,"8"字样的折返激动可以在冷凝装置或冷冻电极置于最早激动带的共同折返路径时被打断,但在最早激动部位的刺激却通常不能干扰折返。在这个部位,共同通路的折返波前通常是狭窄的,并且被功能性的传导阻滞区环绕两侧。

现已发现,缺血性心外膜存活心肌的不应期以部分不均一的方式延长,不应期延长的形式像一个向心的环,由正常带指向缺血带的中心。由期前刺激引发的功能性传导阻滞区尚存在着不应期的梯度差,不应期的长度和阻滞区的长度定位依赖于期前刺激的提早程度(即S1S2间期)。当单个早搏不能诱发折返时,可以适当调整诱发部位,或引入第2个早搏刺激。第2个早搏刺激可以进一步缩短不应期,并且随着S1S2或S2S3间期的缩短,可以引起缺血性心肌的不应期和传导速度的不均一性改变,而成为诱发室性折返性心律失常的有利条件。

4.程序电刺激诱发的室性心动过速的拖带、终止、加速和诱发特点

在"8"字形的折返环路中,传导阻滞的两个带和缓慢传导的共同折返区,是随着激动波前功能性确定的和周期依赖性的,在折返性心动过速中存在某一特定的部位,循环激动的波前紧随先前激动的不应期的尾端,折返环路的传导时间由缓慢的共同折返波前的最长不应期决定。以一个较短于心动过速周长的刺激波前就有可能侵入到折返性心动过速的诱发基础,也是电刺激终止折返性心动过速的前提。要想使折返性心动过速由程序电刺激终止,刺激波前必须能够进入这一激动窗口,并引起折返环中本已脱离不应期的部分处于功能性的传导阻滞状态,而使激动波前遇到由刺激波前引起的功能性传导阻滞区时被终止,这样即可以折返性心动过速发作终止。有3个因素决定刺激波前能否侵入折返环路而导致传导阻滞:①刺激周长。②刺激的个数。③刺激的部位。利用电刺激终止折返激动的最佳情况是给予一个临界的配对早搏,使其侵入到折返波前的缓慢共同通道而使之引发阻滞,如果单个早搏不能终止折返激动,则可以加用多个早搏刺激。如果用串刺激则可直接增加串刺激的个数或频率,但一旦打断折返激动要立即停止串刺

激,否则串刺激可以再次引发同样的折返激动,甚至有时使心动过速加速,或导致室颤。相比之下,多个早搏刺激或串刺激导致折返性心动过速加速或发生室颤的机会明显比单个早搏刺激多。折返激动的心动过速的程序刺激终止效果的研究表明,刺激部位有重要意义,刺激部位越靠近折返环路则终止机会越高,强调了精确定位折返环路的缓慢传导带和其中激动波前方向的重要性。拖带现象是折返激动的重要特征之一。

一般来说,能由相同条件的程序电刺激诱发和终止的室速为折返性室速,但不能排除触发激动导致的室速的可能。我们以单个早搏刺激在心肌梗死后72 h的犬未能诱发室速,但由两个早搏刺激则可以诱发和终止持续性室速,但有时也可诱发室颤。当使用3个早搏刺激时,引发室颤的概率更高。由程序电刺激的方法在心肌梗死后72 h后,犬模型既可诱发单形性持续性室速,也可以诱发出多形或扭转型室速。有学者在实验中持续小剂量静脉点滴异丙肾上腺素时,通常可以增加程度电刺激诱发室速的机会,但同时也增加了由于异位自律性增加导致的室性异位激动的发生率和自发性心律失常的发生率。我们在实验中还发现,以程序电刺激起搏心室并导致心室重复反应后,有些时候心室重复反应终止后,可以出现室性自搏律,然后恢复窦性心律,有时虽然电刺激未能诱发室速或心室重复反应,但也出现短暂的室性自搏心律后才恢复窦性心律,究其原因尚不能肯定。这时在静点异丙肾上腺素则容易出现。

(四)心肌梗死晚期发生的心律失常

心肌缺血和心律失常密切相关,心肌缺血和梗死患者发生室性心律失常是常见的,这些心律失常可能是由于心肌缺血和梗死区域的心肌细胞不正常的电生理特性引起的,只有更好地理解发生于缺血和梗死心肌的室性心律失常机制,才能对缺血性心律失常的治疗有合理的方案。早在20世纪70年代,大量有关急性和亚心肌梗死犬模型的实验研究使人们对心肌梗死后发生的心律失常和电生理特性有了深入的了解。这对处于恢复或晚期的心肌梗死后心律失常和电生理特性,及其与其他因素的相互作用、代谢改变、残存心肌短暂缺血发作关系的研究具有重要价值。

Fridman等于20世纪70年代中期研究了利用由Harris提出的两期结扎冠状动脉法对犬冠状动脉左前降支结扎后24 h~7 d发生的电生理学和结构异常,其研究发现,冠状动脉阻塞后3天,自发的心律失常消失,在梗死后期出未记录到蒲肯野纤维快速的重复性自发活动。Iaznuu等研究了犬冠状动脉左前降支结扎以后10天~3个月的电生理学异常,但他们在梗死区域和存活的蒲肯野纤维网记录时并没有发现心律失常和自律性增高,也没有记录到跨膜动作电位的异常。Friedman等的病理学研究显示,由冠状动脉结扎的方法可以导致狗大面积心肌坏死,在心肌坏死区域内可以有少数心肌在急性阶段存活,在恢复期以后心内膜下存活的蒲肯野纤维结构正常,这与在人体研究得到的结果不尽相同。Kimura等的资料显示了在实验室建立慢性心肌梗死模型的结果,犬冠状动动脉结扎以后约2个月时,心肌梗死瘢痕的存活心内膜下心肌纤维的组织结构和特性正常,尽管自发性室性心律失常或诱发的室性心律失常并未做详细的观察研究,但在对心肌梗死后2~4个月的麻醉猫做60 min的自发性室性心律失常的观察时,发现有4只猫(4/6,17%)发生了室性心动过速,有6只猫(10%)发生了复杂的室性早搏,并且在做细胞电生理学研究时发现了始终存在的细胞电生理特性的异常。

细胞电生理学观察显示,位于缺血区心室肌细胞的膜电位在缺血发生以后和冠状动脉结扎以后数分钟内发生了明显改变,静息膜电位。动作电位幅度,0位相上升速率及动作电位时程变小或缩短,在急性缺血时传导速度变慢。与之相反,当心肌梗死位于恢复期(2个月)时,由分离出的左室心肌细胞记录到的跨膜动作可以发现,梗死瘢痕中的心肌细胞动作电位时程较正常区组织明显较长。这种缺血心肌的跨膜电位改变可能与离子环境和(或)电张力的相互作用有关。

有关自律性的研究表明,在犬冠状动脉结扎后24 h内并没有发现自律性增高的迹象,在冠状动脉闭塞后数月内也没有见到自律性增高,而且在最初的几天还表现出自律性的逐渐下降。有人观察到,由梗死区蒲肯野纤维记录到的心肌动作电位的特性与非梗死区或正常心脏蒲肯野纤维的动作电位并无统计学差别,而且自发除极速率也没有差别,然而梗死区的蒲肯野纤维却表现出其自律性更明显地受快速起搏的抑制,这说明在梗死的慢性(陈旧)阶段所发生的心律失常与自律性异常关系并不密切。

Cameron 和 Han 的研究提示,肾上腺素可以使心肌梗死后 24 h 的梗死区蒲肯野纤维非梗死区更大程度地升高自律性,说明心肌梗死犬 24 h 后儿茶酚胺在心律失常的发生中有重要作用,但在梗死后恢复期却没有见到自律性对 β-肾上腺素能刺激反应加强的现象,也就是说心肌梗死 24 h 自律性异常与儿茶酚胺水平有明显关系。α-肾上腺素能刺激在大部分成年哺乳类动物心脏,通常是降低蒲肯野纤维的自律性。Corr 等人描述,猫心肌急性缺血时 α-肾上腺素能受体增加,但心律失常的发生是否与梗死区蒲肯野纤维 α-肾上腺素能反应加强有关尚不能肯定。

触发激动是由早期或延迟后除极引起的,由于早期后除极引发的触发激动可以由高浓度的儿茶酚胺、某些抗心律失常药物(如 N-乙酰普鲁卡因酰胺、奎尼丁等),或铯的化合物引起,延迟后除极引起的触发激动可以在洋地黄中毒的蒲肯野纤维、高浓度儿茶酚胺作用下的猿二尖瓣和犬冠状窦纤维发现。由延迟后除极引发的触发激动也可以在心肌梗死 24 h 见到,在心肌梗死慢性阶段的哺乳类动物模型也有发现,但更多见的是犬心肌梗死后 48~96 h 细胞膜超极化增加。在心肌梗死恢复期的实验对象中,有 34% 可以记录到延迟后除极和触发激动。强心苷增加心肌细胞内 Ca^{2+} 浓度,抑制钠-钾泵,并且由于对钠-钾泵的抑制作用而使得 Na^+-Ca^{2+} 交换中,但尚不知道出现延迟后除极的梗死区蒲肯野纤维细胞内是否有 Ca^{2+} 或 Na^+ 浓度升高。已发现心肌缺血可以引发早期后除极的触发激动。

前面已经描述了不应期和传导异常的分离和不均一性使缺血性心肌发生折返性心律失常。在急性缺血的早期,不应期随着动作电位的变短而缩短,而在正常区和缺血区之间出现不应期的不均一性;倘若缺血时间进行性延长时,不应期可以超越动作电位时程,即所谓复极后不应期,导致不应期的不均一性更加明显。在心肌梗死恢复期,不应期的变化是多种多样的,其变化依赖于心肌某一区域持续存在的电生理异常的程度。在心肌梗死区域和其周围的兴奋性、传导性受损的正常区域之间的临界带可能是发生单向阻滞的位置,尽管折返可能并不能在每个实验对象中都诱发出来,但这个临界带可能是发生折返的基础。El-sherif 等人在犬冠状动脉结扎后 3~7 天的心肌梗死模型对室性快速性心律失常做了研究,他们在研究中从存活的心外膜心肌细胞经常可以记录到多个连续电活动,这些电活动与室性早搏和室速有关,并提示其机制为折返,进一步证实了通过心外膜等时标测证实的室速的折返机制。Gessman 和 El-sherif 等还研究了梗死区心外膜区域冷冻可以阻滞折返环路的传导终止,防止心动过速发作的现象。在犬心肌梗死慢性阶段,室速可以经程序电刺激诱发和终止,心外膜标测技术研究的结果也提示,犬梗死后几周内发生室速的重要机制为折返激动。

(五)再灌注引起的心律失常

由再灌注引起的再灌注损伤和心律失常是许多冠脉闭塞的动物模型的重要特征。为此,对 Corr 或 Witkowsky 做了较多研究。幸运的是,再灌注治疗临床上的心肌梗死患者已有近 10 年的经验,已经证明再灌注性心律失常是经常发生的,并且再灌注的成功,通常以再灌注性心律失常开端。在患者最特征的再灌注性心律失常是加速性室性自主心律,心率范围是 70~110 次/分。相反,在犬再灌注常导致室颤,在猫常导致 VT。这些种属差异还没有合理的解释,很有可能,具有较高心肌黄嘌呤氧化酶的种系容易发生由自由基中介的再灌注性损伤。这种对心肌细胞膜的损伤促使严重心律失常的发生。大鼠具有较高的心肌黄嘌呤氧化酶水平,再灌注可引起严重心律失常,大鼠发生的再灌注性心律失常可以由黄嘌呤氧化酶抑制剂(allopyrinol,别嘌呤醇)预防。人类的心肌具有很少量的黄嘌呤氧化酶。心肌黄嘌呤氧化酶水平低,不能作为人类再灌注性心律失常相对是较良性的自然过程的唯一解释,因此在具有较高心肌黄嘌呤氧化酶种系,再灌注性心律失常的发病机制中,自由基的作用仍然有争论。

有人对再灌注性心律失常的机制做了研究,他们在猫模型的标测研究显示 75% 的非持续性的 VT 是由于非折返机制。他们认为,这些非折返性心律失常的一个重要原因是由 α-肾上腺素能介导的细胞 Ca^{2+} 积聚引起的触发性激动。我们利用离体单细胞动作电位和载体单相动作电位记录技术对再灌注心律失常的机制进行了研究,结果提示后除极在再灌注性心律失常的发生中起一定作用。理解再灌注心律失常的机制与一些严重高危患者组猝死的预防有关。临床上发生心肌梗死的患者可能会有自发性溶栓,导致心肌再灌注。院外心脏性猝死的一个可能的原因就是发生再灌注性心律失常。再灌注性心律失常在冠脉痉挛的患者是有临床意义的。动态监护资料显示,不稳定心绞痛的患者可以发生严重心律失常,甚至发生心室纤颤,而这些心律失常是发生在抬高的 ST 段(变异心绞痛)恢复后(再灌注)。在这组患者,当心肌缺血发作,特别是缺血持续时间较长时,再灌注心律失常一般较严重。

临床研究和观察,再灌注的心肌梗死患者在再灌注时,室性早搏的发生率非常高,有的报告甚至达 100%。再灌注心律失常的 VT 发生率也较高,但各报告不尽相同,最高可达 95% 以上。但大多数文献都认为再灌注并未增加室颤的发生率,也就是说在心肌梗死患者再灌注性心律失常中,室颤发生率与未再灌注者并无明显差异。再灌注成功的患者中发生加速性室性自主心律的概率为 75%~90%,较未再通者(35%~50%)高。

二、常见的心律失常的诊断和处理原则

(一)室上性快速性心律失常

房性早搏、房性心动过速和心房纤颤,是心肌梗死患者常见的室上性心律失常,如果患者在发生 AMI 之前就有上述心律失常的发作,可以选择对症的药物治疗。如果患者的症状不明显,可以严密观察。如果患者发生 AMI 以后才发现有快速性的房性心律失常,通常有两个问题要明确:其一是患者是否发生了心房梗死,房性心律失常是心房梗死的表现之一;其二是患者由于 AMI 造成了心室明显的功能损害,由于心室功能的受损,包括舒张和(或)收缩功能的损害。

对于心脏泵功能损害不明显的患者,治疗发生于心肌梗死后的房性快速性心律失常的药物,可以选择 β-受体阻滞剂、钙离子拮抗剂、洋地黄,及 Ⅲ 类抗心律失常药物或普罗帕酮,对于有心功能不全表现的患者,洋地黄类药物仍然是可以选择的药物。但是,由于缺血性心脏病的特点,我们不希望在临床治疗的过程中造成心肌氧耗量的增加,因此对可能增加心肌耗氧量的洋地黄类药物的应用常常要慎重。此外,由于近年来的研究大多认为心肌梗死长期应用钙离子拮抗剂存在其潜在的不良作用,因此也是应该特别注意的。由于近年来对于胺碘酮大规模临床试验的支持,对于冠心病和心肌梗死并发的房性快速性心律失常,胺碘酮不失为一个较好的选择。索他洛尔作为 Ⅲ 类抗心律失常药物,可以用于在房颤和房扑的治疗。

起搏器房性心动过速研究结果提示,在起搏基础上,应用索他洛尔或奎尼丁维持窦性心律的时间长于对照组。阿齐利特(azimilide)治疗室上性心律失常研究(ASAP)观察了 azimilide 作为 Ⅲ 类抗心律失常药物治疗房颤和房扑的有效性和安全性,结果提示 azimilide 125 mg 治疗房性心律失常的效果并不理想,并不能延长患者的无心律失常存活时间。关于心房纤颤最优化治疗的研究(Atrial Fibrillation Followup Investigation of Rhythm Management Study,AFFIRM),由美国和加拿大 200 个医疗中心承担,入选 4 060 例患者,结果显示:心率控制组的生存率高、生活质量好,与心律控制组相比,两组的脑卒中终点相似,提示房颤控制心室率是可以接受的治疗。另一项研究是在第 48 届 ACC 年会上报告的加拿大房颤试验(CTAF),研究比较了胺碘酮和其他传统的抗心律失常药物(普罗帕酮和索他洛尔)对房颤发生的影响,结果显示普罗帕酮治疗组心律失常事件发生率为 12%,索他洛尔组为 7%,胺碘酮组为 6.5%,非心血管、心律失常事件的发生率 3 组分别是 15%、9% 和 12%。胺碘酮组房颤复发率为 35%,其他药物治疗组为 63%。转复房颤后房颤预防研究(PAFAC)比较了房颤转复以后索他洛尔和奎尼丁加维拉帕米(异搏定)的预防房颤复发的效果,结果显示各组的复发率均为 10%,但是索他洛尔组有 1 例发生尖端扭转型室速(TDP),没有提示索他洛尔的优势。

有学者在临床上控制心肌梗死心功能不好合并的房性心动过速和房颤/房扑快速心室率时,会用洋地黄类药物和 β-受体阻滞剂,主要是应用西地兰和美托洛尔(倍他乐克)。β-受体阻滞剂已经由多个试验研究或临床观察证实了其在 AMI 治疗中限制心肌梗死范围和改善预后的作用,我国正在进行的 CCS-2 也将提供有关 β-受体阻滞剂在冠心病 AMI 中的临床使用价值报告。在没有急性或严重的心力衰竭/泵衰竭的情况下,即使患者有心功能受损的情况,β-受体阻滞剂也不是禁忌证。我们在心功能可以耐受的患者,单用 β-受体阻滞剂就可以达到很好的控制房性心律失常快速心室率的目的。我们常常容易困惑的问题是,快速房性心律失常的患者通常有心慌和气短症状,而临床医生很容易将这种心慌和气短症状归咎于

AMI造成的心功能减低,这种临床判断常会导致临床上使用洋地黄类药物而不应用β-受体阻滞剂。事实上,我们应该首先判断患者的心慌、气短是由于心功能因素引起的,还是由于快速性的房性心律失常造成的。如果我们判断心动过速是引起心慌、气短的主要原因,那么即使心功能有一定程度的降低,β-受体阻滞剂仍然可以使用,而不必应用洋地黄。因为快速心室率本身是引起心慌、气短的因素,同时也是引起心功能不全的诱发原因,所以当心率被控制以后,可以缓解心衰症状,控制心率,而一般不会加重心功能不全。相反,如果快速性的房性心律失常主要是由于心力衰竭造成的,也就是说快速心率是心力衰竭严重时的一个表现,那我们就要考虑到β-受体阻滞剂可能会加重心衰的可能性。在这种情况下使用洋地黄并不是反指征。

但是应有一个特定的前提,那就是我们现在面对的是AMI的患者,我们希望控制心室率,但是除非严重的心力衰竭,我们并不希望增加患者的心肌收缩力,因为增加心肌收缩力会增加心肌的氧耗量,由此会引起心肌梗死面积的扩大和心室重构不良。再者,许多临床医生都有自己的临床经验,那就是静脉应用西地兰以后,心房快速性心律失常的心室率控制并不是立即出现,有时甚至剂量较大时也需要30 min以上才能较好地控制心室率。为什么呢,我们知道,洋地黄药物控制心室率的作用主要通过两个电生理学作用,其一是洋地黄本身对房室传导系统的直接作用,延长其传导的不应期;其二是洋地黄通过兴奋迷走神经的作用间接延长房室传导和不应期。但是,患者在发生心力衰竭和快速心室率的房性心律失常时,都会伴有交感神经的激活或活性增强,而交感神经活动的加强是加快房室传导和缩短房室传导的不应期的,这在一定程度上使洋地黄的控制心室作用被削弱。如果我们在应用洋地黄的同时使用β-受体阻滞剂则可以对抗交感神经活性增强的影响,这时候洋地黄的正性肌力作用被β-受体阻滞剂的负性肌力作用减弱或抵消,避免了因为心肌收缩力的增加而导致心肌耗氧量的升高,同时使洋地黄和β-受体阻滞剂的控制心室率的作用叠加,发挥更好的临床治疗效果。

除了洋地黄和β-受体阻滞剂以外,钙离子拮抗剂、普罗帕酮(普罗帕酮)、胺碘酮等均可以用于房性心律失常的治疗。但是,一般情况下,在MI患者,这些药物通常不作为首选药物。作为控制快速房性心律失常的用药,临床应用胺碘酮、普罗帕酮和硫氮䓬酮,既可以作为紧急控制心室率使用,也可以作为维持心率的药物;既可以口服,也可以静脉使用。目前已经完成的大规模临床试验的结果均证实,在房颤的控制心室率治疗中,胺碘酮的作用是值得肯定的。对于有明显心功能异常的患者,仍然可以在严密的监护情况下使用胺碘酮和硫氮䓬酮。但是,如果患者需要长期口服控制心室率时,由于缺乏大规模临床试验证实其有益的作用,在缺血性心脏患者一般不主张长时间应用普罗帕酮和硫氮䓬酮维持心室率,而更多选择β-受体阻滞剂和胺碘酮。控制房性快速心律失常时,索他洛尔也是可以选用的,而且也经过临床循证医学的证实。然而,其他的药物一般不主张用于与心肌梗死有关的快速性房性心律失常。

近年来,房颤治疗的另一个进展是心脏起搏,已经完成的临床研究包括CTOPP、MOST、PASE、STOP-AF、RAMP、PA-3、SYNBI-APACE和DAPPF等,这些临床实验的研究和观察,比较了不同方式的心房和(或)心室起搏对房颤以后窦性心律的维持效果和预防发作心房纤颤的情况。DAPPF研究、观察了100例患者,比较高位心房起搏和靠近冠状静脉窦的低位心房起搏,及两者联合进行起搏的效果,结果显示双部位起搏可以改善预后,但是要验证起搏预防心房纤颤的效果,还需要长时间的随访。CTOPP和MOST研究提示,采用生理起搏(DDD、DDDR)可以减少房颤发生,SYNBIAPACE研究(JACC2002)提示双心房起搏预防房颤的效果优于单独右心房起搏,与心肌梗死rza(2002)的结果相似。但是PA-3的研究将患者随机分入生理起搏和单独心室起搏(VVI)组,观察对房颤的预防作用,结果没有提示生理起搏比VVI起搏有更大的益处。大多数的研究结果提示,心房心室顺序生理起搏有预防房颤发生的作用,对于有阵发房颤的患者生理起搏可以减少阵发房颤的发作,但是对于有房性快速性心律失常发作和发作危险的患者,如果选择DDD(R)方式的生理起搏,应该选用带有自动模式转换功能的起搏器,使发作房颤时的起搏方式自动改为VVI(R)方式,以避免发生快速心室率。

(二)室性快速性心律失常

一般情况下,功能性的或器质性的室性心律失常应该根据其心律失常的严重程度决定给予或不给予治疗,并不一定有心律失常就一定予以抗心律失常药物治疗。例如,功能性的室性早搏,患者无明显不适症状,或经一般处理可以正常生活或工作者,不一定给予抗心律失常药物治疗,即使患者有器质性心脏病,也应根据具体情况决定是否药物治疗。有些情况下要认真纠正引起心律失常的原因,这对有效地控制心律失常可能起至关重要的作用。例如,对心肌缺血引起的室性早搏或室性心动过速,必须在对症处理心律失常的同时,积极纠正其心肌缺血,而在纠正心肌缺血后常可以有效地控制心律失常;又如与心衰密切相关的心律失常,必须积极主动地控制其心衰,如果单纯治疗心律失常,难以获得满意的效果。

首先应该清楚抗心律失常药物的选择和应用原则。室性心律失常的药物治疗是复杂而棘手的临床问题,有许多顽固的心律失常治疗非常困难。对于临床医生来说,首先应该明确的是哪些患者应该予以抗心律失常药治疗,而哪些患者不必要给予治疗,其次是患者最适宜于哪种药物和如何治疗。另一个关键的问题就是如何把握抗心律失常药物的治疗终点,也就是如何根据治疗反应或效果继续或停止用药,并且不容忽视的是药物的不良反应和药物的致心律失常作用。合理的抗心律失常药物治疗的重要前提是对心律失常药物的充分深入的认识。

应用抗心律失常药物时,要克服用药习惯的影响,同时又要根据具体情况选择不良反应小的常用药,比如,对房性早搏的治疗,许多医师都以β-受体阻滞剂为首选药物,而室性早搏则以Ⅰb类抗心律失常药作为首选,但有些时候却不是这样。我们曾经遇到1例心肌梗死后反复发作持续性室速和室颤的患者,住院后终不能控制,Ⅰb、Ⅰc和Ⅲ类抗心律失常药应用后都不能预防其室性心动过速的发作。在应用二氢奎尼丁和普通奎尼丁以后未再发生室速和室颤,出院后随访达3年仍很好。又如,对特发性左室来源的右束支阻滞样图形、电轴左偏的室性心动过速,利多卡因等无明显疗效,但用异搏定却可有效地终止其发作和预防复发。我们遇到的几例右束支阻滞型、电轴左偏(肢导Ⅰ、Ⅱ、Ⅲ导均为rs型QRS波)的特发性室速,都可以用异搏定有效终止和预防复发,而其他抗心律失常药无效。对一些AMI并发的扭转型室性心动过速、极短联律间期而正常QT间期的室性心动过速对异搏定敏感,利多卡因却常常无效,而另一些扭转型室速却对普萘洛尔敏感。

抗心律失常药的联合应用,在对顽固性的心律失常的治疗上有重要作用。大多数情况下,心律失常可由一种抗心律失常药控制,但如果单用一种抗心律失常药不能有效控制心律失常的发作时,可以考虑几种抗心律失常药的联合应用。一般联合应用时多以不同类的抗心律失常药联合,而同一类药物一般不联合应用,同时还应注意不同类抗心律失常药联合应用以后不良反应的互相增强或叠加。我们习惯上的联合用药以Ⅰb+Ⅲ类、Ⅰb+Ⅱ类、Ⅰa+Ⅱ类、Ⅱ类+Ⅲ类、Ⅰa+Ⅰb为多用。我们曾经以慢心律和奎尼丁联合应用,有效地控制顽固的室性早搏;也曾用慢心律加用乙胺碘呋酮控制顽固室早、室速,都获得较为满意的临床效果。

根据目前的多中心临床研究,Ⅲ类抗心律失常药物胺碘酮和Ⅱ类抗心律失常药物是控制心律失常,特别是预防和长期应用时的安全、有效的选择。电生理学试验指导的临床用药意义有限。据报告,有临床发作危及生命的心律失常病史、电生理学试验不能诱发心律失常的患者应用β-受体阻滞剂的预后最佳,能够诱发心律失常而用β-受体阻滞剂和电生理指导的抗心律失常药物治疗的两组预后并无差别,提示电生理学试验能否诱发心律失常发作有临床预后意义,但其指导临床抗心律失常药物治疗的意义值得商榷。

如果患者有临床的危险心律失常发作,给予经验性的胺碘酮治疗与动态心电图监测或电生理学试验指导下的药物治疗相比较,经验性的胺碘酮治疗能取得更好的临床效果。这组患者有些应用了植入式电复律除颤器(ICD)治疗,而应用经验性的胺碘酮治疗的患者,ICD的实际放电次数较动态心电图和电生理学检查指导的抗心律失常药物治疗组少,说明胺碘酮治疗是有效的经验性治疗。

心肌梗死患者发生的室性心律失常,应该根据患者的临床情况综合考虑后选择治疗方案。与急性心肌缺血发作有关的室性早搏和室性心动过速,应该积极治疗心肌缺血,去除诱发原因和基本病因。有器质性或缺血性心脏病,但是心功能状态较好而且症状不明显的患者,室性早搏如果少于5次/分,可以不必积极治疗,应密切观察。但有冠心病的患者,虽然心功能良好,室性早搏的次数在5次/分以下,然而患者有早搏引起的明显症状,应该在积极治疗心肌缺血的同时,予以对症治疗和(或)抗心律失常药物治疗,以解除患者的焦虑和紧张。冠心病患者如果室性早搏 5 次/分以上,或有成对、多源、多形、连发和 RonT 的室性早搏时,不论患者有无症状都应该予以治疗,以防止发生室性恶性心律失常。

心肌梗死早期发生 QT 间期正常的极短联律间期(280～320 ms)的室速,可以考虑应用异搏定治疗,发生于过缓心律失常的尖端扭转型室速可以应用异丙肾上腺素提高心率,最好选用临时起搏治疗。对于心肌梗死患者无 β-受体阻滞剂应用反指征的,不论患者有无心律失常危险,均可以应用 β-受体阻滞剂治疗。对于发生于心肌梗死的室性心律失常的预防和长期用药,以应用Ⅲ类抗心律失常药物为首选。发生于溶栓治疗过程中的非阵发性室性心动过速,一般不必积极治疗。

对于急性发生的室性早搏和室性心动过速,通常首选利多卡因治疗。利多卡因无效的可以使用普罗帕酮或胺碘酮。但是,一般在室性早搏或室性心动过速得到控制以后,不主张长时间维持,除非患者反复发生心律失常。然而,需要长期维持治疗的患者,主张应用胺碘酮口服维持。对于室性心动过速,利多卡因不能终止而其他药物也不能奏效,患者的血流动力学状态不稳定,如血压下降时,应该立即给予同步直流电复律,发生心室纤颤时应该立即电除颤。发生心源性猝死应及时进行心肺复苏。

目前已经得出临床结论的有关抗心律失常药物治疗的大规模临床试验,给了我们新的启示。有关胺碘酮在心肌梗死和心力衰竭患者中抗心律失常治疗的临床试验已经有多项结果。现在已经完成的有关抗心律失常药物治疗的试验很多,较早的如 CAPS、CAST 试验,以后有 DRAF、ESVEM、CAT、EAT、GESI-CA、PI-LOT、CASCADE 和 BASIS 试验等。这些试验告诉我们,冠心病心肌梗死患者的室性心律失常长期治疗的药物以 β-受体阻滞剂和胺碘酮为较合理的选择,Ⅰ类抗心律失常药物的长期应用对冠心病心肌梗死患者不利,对于伴有心功能不全或心力衰竭的患者,胺碘酮的应用是相对安全的。应用胺碘酮可能还是第一个被证明在室颤和室速造成的心脏骤停治疗中有效的药物,这已经得到胺碘酮对难治性持续性快速室性心律失常患者院外复苏试验(ARREST)的支持。

近些年来,很多新的Ⅲ类抗心律失常药物正在进行研究,有的已经应用于临床或正在进行的临床试验,这些药物包括多非利特(Ibufilide)、阿齐利特(azimilide)、多非利特(dofetilide)、决奈达隆(dronedarone)和索他洛尔等。但是,直至目前还缺少或没有更多的,有关新的Ⅲ类抗心律失常药物治疗室性心律失常较胺碘酮有更好的临床治疗效果的证据,包括已经临床应用较长时间的索他洛尔。

对于 AMI 并发恶性室性心律失常和心肌梗死后有心脏性猝死高度危险的患者,在初期治疗获得成功以后,应该对患者的预后,即再发恶性心律失常的危险进行评估,判断患者发生由于室性心律失常导致心脏骤停的危险性。有条件的医疗中心应该对这样的患者进行电生理学的评价,进行完整、系统的心脏电生理学检查。对那些心电监测发现有频发的室性早搏,电生理检查有室性心动过速或室颤的患者,应该根据和参考 ICD 植入指南,考虑应用 ICD。关于 ICD 的临床试验已经给了我们明确的结论,目前已经完成比较重要的有关 ICD 治疗室性恶性心律失常的临床试验有 AVID、CASH、CIDS、MADIT、MUSTT、MADITⅡ、心肌梗死 OVIRT 等。这些试验从不同的研究视角,研究和比较了 ICD 植入、β-受体阻滞剂和胺碘酮等药物对室性心律失常导致的心脏性死亡的治疗效果,得出了令人信服的结论。这些试验研究的结果表明,ICD 对于恶性室性心律失常造成的心脏骤停具有作用,可以降低死亡率,与 β-受体阻滞剂和胺碘酮相比,能够更有效地降低心脏性猝死。因此,对于具有指征的心肌梗死患者,应该告诉患者 ICD 治疗的必要性,对有指征和条件的患者,应该植入 ICD。但是,值得注意的问题是,安装 ICD 的患者仍然可以应用胺碘酮预防心律失常,同时应该加强对患者的随访和跟踪,及时有效地解决存在的问题,保证 ICD 的正常使用状态。

(三)与心肌梗死有关的过缓性心律失常

过缓性心律失常是 AMI 常见的心律失常,其发生原因直接与心肌梗死对心脏自律和(或)传导系统的影响有关。没有发生 AMI 的患者,也可以因为长期严重的心肌缺血导致过缓性心律失常。有些心律失常就是发生在心绞痛发作时,心绞痛缓解以后心律失常也恢复。因此,从某种意义上讲,能否有效控制心肌缺血和缺血造成的心脏自律和(或)传导系统的改变,是治疗 AMI 造成的过缓性心律失常的重要手段之一。比如前壁心肌梗死造成的完全性房室传导阻滞患者,如果我们不能及时开通闭塞的冠状动脉,房室传导阻滞恢复的可能就会减少,但是如果在很短的时间内能够重建闭塞冠状动脉的血运,那么可以有较多的机会使传导阻滞恢复。我们这里主要是介绍心律失常的药物和非药物治疗,其中起搏治疗的指征,可以参考中国起搏和电生理学会关于 AMI 临时和永久起搏的指南,血运重建将在其他章节介绍。

窦性心律失常主要包括窦性心动过缓、窦房传导阻滞、窦性停搏等,可以发生在心肌梗死以后,对于心率在 50 次/分以上的窦性心动过缓不必积极处理,对于 50 次/分以下的则要严密观察,有些血流动力学稳定的患者,可以待其自然恢复,观察其进展情况而定,有些患者尽管心率只有 40～50 次/分,但是血流动力学稳定,也可以作为严密观察的对象。对于心率明显减慢的,主要是血流动力学状态不稳定,心率45 次/分以下的,可以考虑临时性心脏起搏支持,但是通常没有必要将起搏频率提高到 60 次/分或以上,一般情况下保持有效的临时起搏频率在 50 次/分即可。

窦房传导阻滞的治疗对策主要根据心率的变化。对于心室率 50 次/分以上、血流动力学稳定的患者,可以严密观察,不必积极处理,对于有窦性停搏的患者特别是停搏时间较长,患者有明显症状和血流动力学状态较差的,应该考虑临时性起搏的支持。

室内传导阻滞是常见的心律失常,可以表现出不同的形式,通常以右束支传导阻滞、左前分支阻滞、右束支加左前分支阻滞、左束支传导阻滞、右束支传导阻滞或左束支阻滞加一度房室传导阻滞等较为多见,由于左后分支的双重血运,单纯的左后分支阻滞较为少见。对于室内传导阻滞来说,一般并不需要立即处理,只是需要积极治疗心肌梗死,如溶栓治疗和介入干预,做直接冠脉成形术和支架。但是,临床医生必须要知道室内传导阻滞发生的临床和预后意义。发生室内传导阻滞大多见于左室梗死,而且发生室内传导阻滞通常意味着发生的心肌梗死的范围较大,有很多的临床研究已经证实,发生于前壁的 AMI 合并右束支传导阻滞和(或)左束支传导阻滞,常常预示患者的预后不良,住院期间和出院后病死率明显高于不伴有束支传导阻滞的 AMI 患者。另外,双束支阻滞的患者,如右束支加左前分支阻滞、右束支阻滞加一度房室传导阻滞、左束支加一度房室传导阻滞等,常常表明患者有较高发生完全性房室传导阻滞的危险。

房室传导阻滞是 AMI 常见的缓慢心律失常,下壁心肌梗死较前壁心肌梗死更容易并发房室传导阻滞,但是前壁发生的传导阻滞较下壁心肌梗死更难恢复,危害性更大。但是,临床上对于房室传导阻滞的治疗原则是相似的。一般情况下,发生于心肌梗死后的 I 度和 II 度一型房室传导阻滞不必处理,只是处理AMI 本身的问题,而对于 II 度二型房室传导阻滞的情况应该根据具体情况确定。如果 II 度二型房室传导阻滞的下传比例较高,即多个 P 波只有一个不能下传心室产生 QRS 波,则可以观察,然而,若2:1和3:1的 II 度二型房室传导阻滞,应该特别注意,心室率特别慢的可以考虑临时性心脏起搏支持。可能有人会问,II 度二型3:1的房室传导阻滞的心室率可以不是很慢,为什么要临时起搏支持,这里应该明确的是房室传导阻滞的稳定性问题,然后这个问题就可以解释了。通常,发生在 II 度一型的房室传导阻滞的阻滞部位多发生在房室结的上半部分或结区,而 II 度二型房室传导阻滞的阻滞部位多在房室结下和希氏束,因此,II 度二型房室传导阻滞的稳定性较 II 度一型差,在观察期内进展为高度和完全性房室传导阻滞的概率要高,这正是有些情况下可以考虑临时性心脏起搏的理由。毫无疑问,发生于心肌梗死的 III 度房室传导阻滞是临时心脏起搏的指征。

异丙基肾上腺素、阿托品在 AMI 发生的过缓性心律失常治疗中的作用是什么?在发生窦性心动过缓、窦房传导阻滞、窦性停搏、II 度一型房室传导阻滞有血流动力学影响时,可以应用阿托品作为临时性手段,一般单次剂量应该在 0.5 mg 以上。但是由于阿托品的明显不良反应,除口干、作用时间不持久、心率维持不恒定等外,还可以引发新的心律失常,如房颤等。异丙肾上腺素的静脉点滴维持心率也是可以选择的方法,但是一般的输入速度为 1～2 μg/min。由于心率维持的不恒定性,还可以引起患者明显的不适,心跳加快时还会有诱发梗死面积增大和诱发心肌缺血的情况。对于 II 度二型和 III 度房室传导阻滞,阿托品通常没有效果,而需要应用异丙肾上腺素。对于需要长时间药物治疗、短时间内不能恢复正常心率的患者,应该尽早应用临时起搏。

应该特别指出的是,不论应用阿托品还是异丙肾上腺素,心室率的维持水平不要太高,一般维持心室率在 45～50 次/分即可。心室率过快时通常增加氧耗量,同时由于异丙肾上腺素的心肌兴奋作用,可以导致室性心律失常。

心肌梗死后期持续存在的严重过缓性心律失常应该考虑永久心脏起搏器治疗。由下壁心肌梗死引发的过缓性心律失常大多数可以随着 AMI 的稳定而恢复,因此不主张在心肌梗死后较早期进行永久起搏器安装术,只有临床证据提示患者的过缓性心律失常不能恢复时,才可以选择永久起搏治疗。虽然大多数学者都认为下壁心肌梗死引起的过缓性心律失常通常在 1 周内恢复,但是也曾遇到下壁 AMI 发生房室传导阻滞一个多月才恢复的病例。

另外一部分患者是容易忽视的,那就是完全性左束支传导阻滞、双束支阻滞、3 束支阻滞的患者。这些患者有着较高的发生严重缓慢性心律失常的潜在危险,对这部分患者应该充分考虑现代起搏进展的临床应用问题,如双心室起搏、生理性起搏等,通过有效的起搏,使心脏电活动和机械活动接近生理,起到治疗心律失常、保护心功能的作用。

电生理检查在 AMI 发生的心律失常评估中有着不可替代的作用,特别是评估患者发生室性恶性心律失常和Ⅲ度房室传导阻滞的危险。如果急性心肌梗死患者恢复期可以由程序电刺激诱发恶性室性心律失常,应该考虑 ICD 植入,没有条件的患者应该口服胺碘酮或胺碘酮加 β-受体阻滞剂、索他洛尔等药物;对于完全性左束支传导阻滞心内电生理学检查 H-V 间期明显延长(甚至≥100 ms)、双束支和或 3 束支阻滞,并且 H-V 间期明显延长等情况,应该考虑心脏起搏器治疗。

总之,AMI 合并的心律失常是临床心律失常治疗学的一部分,也是 AMI 本身治疗的一部分。在临床处理 AMI 合并的心律失常时,既要考虑心律失常本身的治疗,也要考虑 AMI 的治疗,包括血运重建,如冠状动脉成形术和支架术、冠状动脉搭桥术等,有效的血运重建有时是治疗心律失常的最有效的手段。各种治疗方式,如抗心律失常药物和非药物选择应该具体问题具体分析,对患者的临床状态进行综合分析,找出患者的主要问题所在,选择最合理有效的治疗方法。

(李志华)

第四节　急性心肌梗死并发心源性休克

急性心肌梗死(AMI)的主要致命性并发症是室性心律失常和泵衰竭。心源性休克则是严重泵衰竭的表现。近来,急性心肌梗死并发心律失常的防治研究取得显著进展,泵衰竭,尤其是心源性休克的问题仍相对突出。

心源性休克是指心肌大量坏死或严重心肌缺血致心输出量过少、血压显著下降、重要器官和周围组织灌注严重不足而发生一系列代谢和功能障碍的综合征。急性心肌梗死并发的心律失常和急性机械性并发症(如室间隔穿孔、乳头肌断裂等)是心源性休克的促发因素。

由于心源性休克的诊断标准不统一,或未按严格的血流动力学标准诊断,下列心源性休克发生率仅供参考,1970—1989 年上海市 10 所医院共 3 983 例急性心肌梗死患者中,住院期并发心源性休克的发生率为 19.9%,与北京地区的 17.1%、河北省的 19.7%相接近。对各年代的发生率进行年龄校正后发现,心源性休克的发生率有所下降,从 20 世纪 70 年代的 23.4%降至 80 年代后期的 13.9%。近年来由于广泛开展急性心肌梗死静脉溶栓治疗及急性期 PTCA 治疗,心源性休克发生率明显下降。

一、发病机制和血液动力学的改变

(一)泵衰竭造成心排血下降

急性心肌梗死后血液动力学紊乱程度与梗死范围直接相关,梗死使左心室心肌丧失 20%以上时则易并发心力衰竭,丧失 40%以上时,就会并发心源性休克。显然,心肌丧失越多,就愈难维持其正常的排血功能。急性心肌梗死后,非梗死区心肌的收缩性亦暂时性减弱,这也会阻碍心脏射血。排血减少后,血液蓄积于左心室,致使左心室容积和舒张末压力升高(心脏扩大)。这是一种代偿机制,可使尚有功能的心肌最大限度地利用 Frank-Starling 原理,以维持足够的心输出量。测定表明,急性心肌梗死患者要维持正常的心输出量,最适宜的左心室舒张末压一般为 1.9~2.4 kPa(14~18 mmHg),有时可高达 2.7 kPa(20 mmHg)。当提高左心室充盈压也不能维持足够的心输出量,以至心脏指数低于 2.2 L/(min·m²)时,则会出现外周组织和全身重要器官灌注不足的临床表现。

急性心肌梗死并发心源性休克,多数患者有严重的多支病变,急性心肌梗死后大量心肌坏死,坏死部分收缩期向外膨出,形成急性室壁瘤,使左室射血分数严重下降,之后坏死心肌水肿、僵硬、顺应性降低,心室舒张功能障碍,左室舒张末压升高。在坏死区周围,为缺血尚未坏死的心肌,收缩功能丧失或严重减低,称为"顿抑心肌"。另一部分因冠状动脉严重狭窄长期处于缺血的心肌,持续性收缩功能减低,称为"冬眠心肌"。急性心肌梗死时往往同时存在上述两个过程,加重心功能损害。既往的多次陈旧梗死或长期慢性缺血后的心肌纤维化,也都会加重心功能的损害,或在急性心肌梗死前已形成缺血性心肌病或已存在心力衰竭。当心肌损害的累积数量(新鲜加陈旧坏死)超过左室功能性心肌的 40% 时,即会发生心源性休克。

其他促发心源性休克的因素包括急性心肌梗死时的机械性并发症,如乳头肌断裂致严重二尖瓣反流、室间隔破裂致大量左向右分流、心室游离壁破裂致急性心包压塞、下壁心肌梗死伴右室梗死等。右室梗死时因右心功能严重减低,左心室充盈压下降,使心室功能减低并进一步恶化。

心源性休克时左心室舒张末压增高,使肺毛细血管压升高、肺间质或肺泡水肿;心输出量减低,使器官和组织灌注减少,器官严重缺氧;肺泡水肿引起肺内右向左分流,使动脉氧分压下降,进一步加重组织缺氧,促发全身的无氧代谢和乳酸酸中毒。

(二)外周血管运动张力失调及微循环障碍

有学者报道,一部分急性心肌梗死后无并发症的患者与一部分休克患者的心输出量是相等的,因此有人认为,在休克的发生和发展过程中,外周血管运动的张力失调及微循环障碍也起着重要作用。急性心肌梗死并发休克时,可因外周血管收缩而导致总外周阻力升高,也可因舒张而导致总外周阻力的降低。前者是由于心输出量减少致血压下降后,刺激主动脉和颈动脉窦的化学感受器,加上心前区疼痛和精神紧张等因素,使交感神经兴奋性增强,反射地引起外周血管的收缩。这种收缩又被循环血中儿茶酚胺等缩血管物质所加剧。在适当限度内,这一反应具有保护意义,它可提高动脉压而保障重要器官的足够灌注。但若收缩过甚,则可加重心肌的后负荷,减少心输出量,增加心肌需氧量,扩大梗死范围。另一方面,毛细血管前动脉剧烈而持久的收缩,可诱发微循环障碍。血管舒张的发生是由于心输出量的下降使室内压升高后,室壁张力的刺激壁内压力感受器,通过自主神经传入支,对脑干血管运动中枢的交感神经节产生抑制作用,从而使血管舒张。在正常情况下,这种反射可能也是一种生理调节机制,它使外周小血管舒张,心室后负荷减轻,从而有利于心脏射血,因而也助于心室内压的降低。但若减压反射过于强烈,便可在心输出量下降不十分严重的情况下,诱发低血压综合征。急性心肌梗死时,外周血管运动张力状态取决于两种反射的相对强度。大部分心源性休克患者的外周血管阻力升高,少部分不变或位于正常值的下限。

(三)血容量问题

约 20% 急性心肌梗死休克患者存在低血容量,可能由于液体的额外丢失(大量出汗、呕吐、利尿)或液体摄入不足或液体渗入血管外间隙所致。这类患者的预后要比单纯由于心泵衰竭所致休克者好。

(四)心源性休克的恶性循环

心泵后向性衰竭导致肺淤血,再加上肺脏微循环障碍,常发生肺功能不全,严重时发生急性呼吸窘迫综合征(ARDS)。急性心肌梗死患者的动脉血氧张力大为减低,休克者尤甚。低氧血症因减少心肌供氧,可使梗死范围扩大。这种心肺的因果关系越来越引起人们的重视。

另外,胰腺等腹腔内脏缺血、溶酶体解体、组织蛋白酶活性增强等,致使组织蛋白分解,产生心肌抑制因子,使心肌收缩性进一步减弱。

正常心肌供血供氧由相对低的血容量和相对高的氧摄取率(65%~70%)维持,运动时心肌供氧增加,依赖冠状动脉扩张增加供血来增加供氧。严重冠状动脉狭窄或闭塞时,冠脉灌注压(以舒张压代表)是冠状动脉供血的主要决定因素。因此,休克会恶化心肌供血和无氧代谢,后者又进而使休克加重,组织缺血产生的酸性代谢产物,有毒的体液因子,如心肌抑制因子、高浓度儿茶酚胺、交感肾上腺素能系统和肾素—血管紧张素系统激活,都会使休克过程恶化。

二、心源性休克的病理生理

急性心肌梗死发生后,大量心肌丧失收缩功能,使心脏泵功能急剧下降。心源性休克实际上是泵功能衰竭最严重的表现。泵功能损害程度与心肌损伤坏死范围成正比。

左心室泵功能的严重损害进一步减少冠状动脉血流量,从而加重和扩大了心肌缺血,反过来后者又进一步降低心泵功能,两者互为因果,形成恶性循环,使心肌进行性坏死导致不可逆泵衰竭和死亡。减轻心脏负荷和改善心肌供氧和需氧平衡的措施,可减少心肌缺血性损伤并挽救尚有收缩功能的心肌。近年来,尤其是急性心肌梗死血管再通技术的应用和推广,使急性心肌梗死并发休克发病率大幅度下降,并使心源性休克的病死率大幅度下降。

(一)决定心肌氧供主要因素

决定心肌氧供的主要因素是冠状动脉血流量和血氧含量,前者又决定于:①主动脉舒张压。②冠状动脉大支的血流阻抗。③冠状动脉微循环的血流阻抗。④左心室顺应性、室壁张力和右心房充盈阻抗。⑤心室舒张时间。尸检资料显示,急性心肌梗死并发心源性休克和猝死患者常伴有新发生的动脉粥样硬化斑块破裂和新鲜血栓形成。在这种情况下,胶原纤维的暴露促使血小板激活并释放出各种血管活性物质,这有助于局部血管发生强烈收缩。由于内皮细胞功能障碍,依赖于内皮细胞的血管张力调节功能丧失。内皮细胞破坏,激活血小板并释放各种血管活性物质,并抑制其他生理性内源性扩血管活性物质释放,诱发血管强烈收缩。在动脉粥样硬化斑块的邻近部位,内皮细胞因缺氧受损后,依赖内皮细胞的血管扩张作用明显减弱。这些均可引起较大冠状动脉分支局部收缩,使动脉粥样硬化斑块不稳定、破裂而致动脉管腔闭塞,导致急性心肌梗死或心肌梗死范围的扩大,因而造成心源性休克。

(二)心肌氧需的因素

1.左心室前负荷

左心室前负荷主要决定于左心室舒张末期容量和左心室顺应性。

2.后负荷

后负荷是左心室射血时必先达到的张力,临床上可以以动脉压做出粗略的估计。

3.心肌收缩力及室壁张力

根据 LaPlace 定律($T=PR/2H$),室壁张力(T)与心室半径(R)和心室内压(P)呈正比,与室壁厚度(H)呈反比。室壁张力和心肌收缩力增加均可使氧需增加。正性肌力药物增加心肌收缩力而减少心室容量,其对心肌氧需的影响由对心肌收缩力和室壁张力两种机制作用的净效应而定。

4.心率

心率本身是心肌耗氧的重要决定因素,它还是心肌收缩力的决定因素之一,因为收缩力直接随心率变化而变化。

5.其他

急性心肌梗死患者的冠状动脉内皮细胞丧失或因缺氧功能受损,依赖内皮的血管扩张作用明显减弱,甚至反而发生冠状动脉痉挛或收缩,心肌供氧明显降低。另一方面,心肌泵功能因梗死而严重受损,心室扩大,室壁张力增加;交感神经活性增强和儿茶酚胺释放增加,可引起心动过速和外周血管阻力增加,再加上患者烦躁不安、呼吸急促等,均导致心肌氧需的明显增加。急性心肌梗死患者组织氧利用的有效性明显降低亦进一步加重心肌缺血,最终发生或加重心源性休克。

(三)决定左心室泵功能的因素

决定左心室泵功能的因素与影响心肌氧需者相同。

当应用洋地黄制剂或儿茶酚胺类药物增加心肌收缩功能时,Frank-starling 心室功能曲线向左上偏移,上升支变陡;在有严重心肌缺血或急性心肌梗死的患者,心肌收缩减弱,曲线向右下移动,上升支变平坦。当左心室流出道阻抗下降(后负荷降低)时,也可使该曲线向左上移动,它与增加心肌收缩功能引起的曲线向左上移动无区别。

当急性心肌梗死导致泵衰竭或心源性休克早期时,交感神经活性增强和儿茶酚胺释放增加,可引起心动过速和外周血管阻力升高。但由于心肌严重损伤,有收缩功能的心肌大大减少,所以心泵功能不会有代偿性改善,而心动过速、儿茶酚胺的正性肌力作用,及因外周阻力升高和心脏扩大而造成的室壁张力增加均导致心肌氧需的大大增加,从而加重心肌缺血,使泵衰竭或心源性休克更趋严重。

三、心源性休克的临床表现及诊断

(一)临床表现

心源性休克定义为有足够的血管内容量,由于严重的心脏疾患导致急性泵功能衰竭、心输出量异常降低,而不能满足外周组织器官的血供及代谢需要引起的一系列综合征。临床上表现为收缩压低于10.7 kPa(80 mmHg)、脉细数、神志淡漠、皮肤湿冷、少尿或无尿、左室充盈压增高大于2.4 kPa(18 mmHg)、心脏指数小于1.8 L/(min·m²)、动静脉氧差大于5.5 mL/dL(表8-4)。

表8-4　心源性休克的临床特征

1.收缩压低于10.7 kPa(80 mmHg)或较既往血压水平降低4.0 kPa(30 mmHg)
2.意识的改变(混乱、淡漠、昏迷、烦躁)
3.外周血管收缩的临床表现(皮肤湿冷、眼睛发花、脸色苍白)
4.尿量<20 mL/h
5.非心脏因素引起低血压及低心输出量得以纠正而休克持续存在(心律失常、疼痛、低血压、低血容量等)
6.左室充盈压>2.4 kPa(18 mmHg)或 PCWP>2.4 kPa(18 mmHg)
7.心脏指数<1.8 L/(min·m²)

(二)诊断

体循环动脉压是诊断心源性休克的最基本要素,但不同学者诊断心源性休克时低血压的界定差异很大。一般认为体循环的动脉血压应低于12 kPa(90 mmHg)或低于10.7 kPa(80 mmHg),动脉血压的降低是循环低灌注的一种表现。此外,无创血压的测量不足以信(如袖带血压),应进行有创的动脉血压监测并连续监测动脉血压。右心导管获得的血流动力学数据在诊断心源性休克中非常有用,心输出量的降低常支持休克的诊断。在我们的研究中,心脏指数为2.2 L/(min·m²)或以下时且合并休克的其他症状时支持休克的诊断。也有学者认为心脏指数为1.8 L/(min·m²)或以下支持心源性休克的诊断。

四、心源性休克血流动力学监护

除心电和动脉血气的监护之外,血流动力学监护对急性心肌梗死伴心源性休克及其并发症的诊断与处理起着重要作用。

(一)动脉血压

在休克状态,尤其是在外周小血管剧烈收缩的情况下,袖带血压计测量血压有时不准确,甚至测不到肱动脉压,而动脉插管直接测量却显示中心动脉压并不降低,在严重休克早期,过度血管收缩时袖带法测不到血压,而动脉内测压则升高,故推荐应用动脉插管进行血压监护和动脉血取样。

(二)左心室充盈压(LVFP)

测定LVFP对判断心泵功能十分重要。直接测定需用动脉插管,因系创伤性,故多采用间接法。起初人们利用中心静脉压(CVP)作为反映LVFP的粗略指标。心输出量减少,且CVP低于490 Pa

(5 cmH$_2$O)时,即应考虑血容量不足的问题,但中心静脉压主要反映右心功能,反映左心室功能不敏感,并且受静脉张力和右心功能的影响,故这一方法在国内外已广泛被气囊导管(Swan-Gans 导管)监护肺动脉压的技术所代替。肺血管阻力不变时,肺动脉舒张末压(PAEDP)和肺毛细血管楔压(PCWP)能较准确地反映左心室充盈压。心输出量降低或 PCWP 低于 20 kPa(15 mmHg),提示低血容量可能是低心输出量的原因之一,应予扩容。现多主张,当以 PCWP 或 PAEDP 监护左心功能并作为输液指征时,应使之提高到 2.4~2.7 kPa(18~20 mmHg),或者虽不到这一水平但休克已被解除。扩容时记录中心静脉压、肺动脉舒张末压和肺毛细血管压的连续变化及其对输液的反应,要比孤立地测定一两次数值更有意义。如快速给 100 mL 胶体液(如羟乙基淀粉代血浆,在 5~10 min 内快速滴入),上述压力的升高不超过 0.1~0.3 kPa(1~2 mmHg),并且随液体的输入心输出量增加,且休克症状改善,即可断定低血容量是造成低心输出量的原因之一。若快速输入 100 mL 胶体液后,上述压力升高 0.3 kPa(2 mmHg)或更高,但心输出量或动脉升高不明显,则说明低血容量已不存在。

除了给左心室选择最适的前负荷外,PCWP 为 2.4~2.7 kPa(18~20 mmHg)时,开始出现肺充血;2.8~3.3 kPa(21~25 mmHg)时,发生轻一中度肺充血;3.5~4.0 kPa(26~30 mmHg)时,发生中一重度肺充血;大于 4.6 kPa(30 mmHg),则发生急性肺水肿。有人推荐使用胶体渗透压一肺毛细血管压阶差来监测肺水肿,认为较单用 PCWP 可靠,阶差若小于 0.5 kPa(4 mmHg)时,通常会发生肺水肿。

(三)心输出量

此项监护十分有用。心输出量的进行性下降,常预示迟发性休克的发生。利用从心输出量计算的一些标准,并结合 LVEDP 可准确地评定心脏功能,判断患者的预后。

(四)其他

肺功能最好由动脉血气的监测来评定。心源性休克患者应常规吸氧(>6 L/min),提高血氧水平可缩小梗死范围。通气情况可因肺水肿或先前存在的慢性肺部疾病使功能障碍的情况发生变化,应迅速给予呼吸支持。尿量的监测简单易行,是判断心输出量、肾功能和微循环功能的可靠指标,只要每小时尿量>25~30 mL,则上述脏器功能正常,不怕血压轻度降低。应常规放置导尿管监测每小时尿量。

五、心源性休克的预示因素

由于心源性休克潜在的严重后果,明确患者发生心源性休克的高危因素是非常重要的。有学者已经设计出预测院内心源性休克发生的预测表(表 8-5),为急性冠状动脉综合征,其中包括 ST 段抬高心肌梗死发生心源性休克的积分情况,根据此表 GUSTO-Ⅰ 与 GUS70-Ⅲ 的积分指数高度一致,提示它适用于所有的人群。有学者依据 GUS70-Ⅰ 的预测表对持续 ST 段抬高心肌梗死预后的预测,揭示某些统计数据及临床差异与心源性休克发生有高度相关性。其中年龄与休克的发生最相关,年龄每增高 10 岁,心源性休克的发生率便增高 47%。除年龄外,动脉血压、心率、Killip 分级的差异预示 85% 的心源性休克的发生。除了持续性 ST 段抬高心肌梗死及其他急性冠脉综合征亚组休克患者的病理生理及临床表现差异外,预示发生的心源性休克的因素类似。入院初期伴明显 ST 段压低的心肌梗死者,更易发生心源性休克。在 GUSTO-Ⅰ 预测表中,测量物理检查的差异简单易行,这些在预示心源性休克发生中具有较大意义,也提示临床医师应仔细地进行体格检查,以发现微细的变化。例如,心率轻度增快、动脉血压降低、肺内湿啰音等,均提示休克临床前期的出现。虽然在此预测表中包括许多参数,但还有其他的主要参数未包括在内。例如,在 ST 段抬高心梗者,ST 段抬高的范围,ST 段抬高的导联数及抬高的幅度,伴有 ST 段的明显压低,及 QRS 综合波最末部分形态在预测心源性休克的发生中均十分重要,所以 GUSTO-Ⅰ 预测表尚不是十全十美的,应当有所补充。另外,它还有一些中性预测值,虽然该患者有较多危险因素,但仅 50% 发生了心源性休克。

表 8-5　ST 段抬高心肌梗死患者发生心源性休克预测表

预示因子	积分	预示因子	积分
年龄(岁)		体重(kg)	
20	6	40	19
30	12	60	17
40	19	80	15
50	25	100	12
60	31	120	10
70	37	140	8
80	43	160	6
90	49	180	4
		200	2
		200	0
心率(次/分)		收缩率(kPa,mmHg)	
40	3	10.7,80	59
60	0	13.3,100	49
80	8	16,120	39
100	14	18.7,140	32
120	17	21.3,160	27
140	19	24,180	23
160	22	26.7,200	18
180	24	29.3,220	14
200	27	32,240	9
240	29	34.7,260	5
260	32	37.3,280	0
280	34		
舒张压(kPa,mmHg)		治疗	
5.3,40	4	rt-pA	0
8.0,60	5	ivsk	5

六、心源性休克的治疗

急性心肌梗死并发心源性休克的治疗在这 20 余年中取得了长足进展,特别是最近 10 年(1990)进展最快。1975—1990 年心源性休克患者住院死亡率超过 70%,1997 年以后下降为 59%,不仅如此,最近这些年入院的休克患者均是高危病情凶险者。

心源性休克的治疗应遵循以下 4 条原则:①初期的积极抢救及一般性支持疗法。②特殊药物以维持适当的血容量、动脉压及心输出量,维持主要器官的灌注。③心脏机械辅助措施。④紧急的心脏外科治疗。

(一)积极抢救及一般的支持疗法

首先建立通畅的气道,保证有效的通气,血气分析是评价呼吸功能的最佳方法。若 $PCO_2 > 6.7$ kPa (5 mmHg)、动脉血 pH 下降,提示通气不足,存在呼吸性中毒。动脉 PO_2 及血氧合度反应动脉氧合的状况,PO_2 至少 > 2.7 kPa(20 mmHg),28%~40% 的面罩吸氧可以保证足够的血氧浓度。如果呼吸功能极差,可以采用气管内插管及机械辅助通气,如呼吸功能进一步恶化,可以采用 PEEP 方法。应该注意,吸入氧的浓度不应超过 60%,长时间及高浓度吸氧,可致氧中毒。

严重的低血压可很快致脑组织、心肌组织的不可逆性损伤,因此应积极治疗以维护足够的灌注压。患者应采用头低脚高位,促进静脉血液回流。当发生明显的循环衰竭时,应用血管活性药物如多巴胺、去甲肾上腺素,以快速提高中央灌注压、心肌收缩力及血管阻力。

积极纠正酸碱平衡紊乱,呼吸性酸中毒需进行更有效的通气,呼吸性碱中毒需面罩呼吸+镇静剂。代谢性酸中毒是最常见的酸碱平衡紊乱,酸中毒 pH 小于 7.2 时,抑制心肌收缩力,促进心律失常的发生,应以 NaHCO₃ 纠正;静脉注射高渗 NaHCO₃ 是有害的;过量的钠离子易引起高血容量状态及肺水肿;pH 的矫枉过正,易引起碱中毒,它抑制氧从血红蛋白向组织的释放,也促进心律失常的发生。

心律失常及传导紊乱也是引起和加重心源性休克的重要因素,室性心律失常及快速房颤均可导致心功能的快速下降并增加缺血心肌损害。发生急性血流动力学紊乱应立即电转复,血流动力学不十分严重时,可使用抗心律失常药物。缓慢的心律失常常伴低血压及低心输出量,静脉注射阿托品 1.5~2 mg 可纠正。对阿托品不敏感或高度房室传导阻滞者应静脉安置临时起搏器。

心肌梗死时剧烈的胸痛可导致交感神经过度兴奋,增加心肌氧耗量,加重心肌缺血。静脉注射吗啡 4~8 mg,间隔 5~15 min 后可以重复使用,直至疼痛缓解或出现中毒的不良反应(低血压、呼吸抑制)。使用吗啡时,可引起外周血管及静脉的扩张,注意低血压的发生。

(二)心源性休克患者血容量的补充

按照 Frank-Starling 定量,心脏的前负荷是决定心脏做功的主要因素,因此维持最佳的左室充盈压是治疗心源性休克的关键。不幸的是,在心源性休克时左室充盈压是增高的,此时增加血容量是不利的;相反,利尿剂有利于减轻肺充血。血流动力学监测 PCWP 及 PAEDP 治疗心源性休克已广泛地讨论过。应该强调 CVP 在评价 AMI 后心源性休克患者的血容量状态及指导输液治疗中少有价值。通常状态下,PCWP 为 1.9~2.4 kPa(14~18 mmHg)或 PAEDP 2.7~3.2 kPa(20~24 mmHg),可使心输出量达最大。这是因为梗死后左室的协调性下降,左室舒张末压-容量关系曲线右移,这就需要较正常值高的左室舒张末压才能达到较为理想的左室充盈。右心导管检查术可以获得许多的血流动力学参数,但是对依赖于右心导管术指导治疗心源性休克仍有争议,因为尚未建立基于这些检查数据的治疗指南及规则。Holmes 等报道,GUSTO-Ⅰ 试验中的患者,接受较为积极的治疗时,包括右心导管检查术(虽然右心导管检查术不是预测预后的独立危险因素)都有较好的预后。但也有学者报道,在十分严重的患者(包括心源性休克患者)使用右心导管监测血流动力学会增加病死率。GUSTOO-Ⅰ 中资料显示,接受右心导管检查可以提供治疗准则,当心输出量大于 5.1 L/min 及肺楔压为 2.7 kPa(20 mmHg)时,病死率很低,而低于 5.1 L/min或肺压大于 2.7 kPa(20 mmHg)时,病死率增加。另外,这些数据仍有局限性,因为它们均是在心源性休克发生后不同时间及药物治疗(正性肌力药物和血管活性药物)后测定的。再者,患者的体表面积差异很大,单独测定心输出量有其局限性,测定心脏指数有较大的意义。

(三)心源性休克的药物治疗

1.拟交感胺类药物

心源性休克最常用的药物是拟交感胺类,不同的药物作用于不同的受体而发挥相应的 α、β 作用。另外,这些药物的作用尚依赖于它们不同的剂量及药物作用的特殊血管床(表 8-6)。

表 8-6 拟交感胺类药物对肾上腺素源受体的作用

药物	α-外周	β₁-心肌	β₂-外周
去甲肾上腺素	++++	++++	○
肾上腺素	+++	++++	++
多巴胺	++++	++++	++
异丙肾上腺素	○	++++	++++
多巴酚丁胺	+	++++	++

(1)多巴胺:为去甲肾上腺素的前体,主要作用于 α、β-受体,其作用随剂量不同有很大差异。小于 5 mg/(kg·min)时主要要作用于 β-肾上腺素能受体,增加心肌收缩力、肾脏血流量,而对心率及外周血管阻力无影响。剂量为 5～15 mg/(kg·min)时,主要作用于 α-肾上腺素源受体引起外周血管收缩,外周阻力增加,心肌耗氧量增加及致心律失常作用。

(2)多巴酚丁胺:为合成的拟交感胺类药物,主要作用于 β-受体,增加心肌收缩力。用药应从小剂量开始,3 mg/(kg·min)。由于它主要增加心输出量而使左室充盈降低,对于外周血管阻力不增加者,其心肌耗氧量将进一步增加,所以与作用 α-受体的药物合用或血压达 12.0 kPa(90 mmHg)时使用多巴酚丁胺效果更理想。

(3)去甲肾上腺素:当多巴胺和多巴酚丁胺不能维持足够的灌注压时,加用小剂量去甲肾上腺素,该药作用于外周的 α 肾上腺素源受体作用弱,推荐剂量为 0.1～0.5 mg/(kg·min)。

2.利尿剂

通过纠正低血容量状态及改善肾脏的灌注压才能保证适当尿量的排出,对低血容量及低血压患者使用利尿剂是危险的,会加剧恶化组织的灌注。高 PCWP 肺充血的心源性休克患者可以使用静脉呋噻米或利尿酸,合用血管扩张剂将更有效,使用最小剂量的利尿剂以保证尿量 40～50 mL/h,并严密监测血压及心室充盈压。应注意呋噻米增加静脉容量,降低 PCWP 的作用先于利尿的作用;另外,由于肺充血及血氧的改善,利尿剂缩小心脏体积,从而降低心脏氧需量。

3.强心苷类

虽然强心剂对充血性心力衰竭和左心功能有良好的效果,但临床研究的资料显示强心剂对心源性休克没有益处而是有害的。作为一种正性肌力药物,此时它的作用不如拟交感胺类强。静脉注射强心剂会引起一过性的外周血管及冠状动脉收缩,导致前负荷的增加及冠脉血流的减少,恶化心源性休克患者的血流动力学。另外,低氧、酸中毒、肾功能的损害,易致洋地黄中毒,引起触发性心律失常。心源性休克患者使用洋地黄类药物仅限于治疗室上性心动过速及对许多正性肌力药物效果差的轻－中度的心力衰竭患者。

4.血管扩张剂

心源性休克时,使用血管扩张剂可以打断此时的恶性循环过程。血管扩张剂的潜在益处包括以下几点:①扩张动脉、毛细血管前括约肌、静脉,改善毛细血管的血流。②降低毛细血管后阻力,有利于血液在血管床内的流动。③通过降低前后负荷降低心肌需氧量。

(1)静脉扩张剂:扩张周围静脉,使回流减少,左室舒张末期压力及左室舒张末容量减少,前负荷降低,心肌耗氧量降低。常用药物为硝酸甘油 1～20 mg/(kg·h)及硝酸异山梨醇[1.5～10 mg/(kg·h)]。

(2)动脉扩张剂:扩张周围动脉,降低外周血管阻力及后负荷。常用药物为酚妥拉明 0.1～2 mg/min。

(3)动脉及静脉扩张剂:常用药物为硝普钠,它同时扩张动脉及静脉血管平滑肌。该药使用时以小剂量[0.5 mg/(kg·min)]开始,根据血流动力学及组织灌注状态逐渐增加剂量,常用剂量为 0.5～1 mg/(kg·min)。长时间应用会引起肾功能损害及氰化物中毒。

(四)溶栓治疗

心源性休克的结果与梗死血管的开通与否有密切关系。梗死相关动脉持续闭塞,使缺血区域及梗死区域进行性的扩大,心脏的泵功能进行性降低。统计资料显示,心源性休克发生于梗死 6 h 者占 50%,及早的溶栓治疗,开通闭塞血管,拯救濒于坏死的心肌,可以降低 ST 段抬高心肌梗死心源性休克的发生率。GUSTO-I 试验结果显示,组织型纤溶酶原激活剂较链激酶能更有效地预防心源性休克的发生。还有学者报道,新的溶栓剂,例如瑞替普酶(reteplase)有更高的再灌注率,与组织型纤溶酶原激活剂一样能降低心源性休克的发生率。

溶栓治疗对已发生心源性休克患者的作用令人失望。GISSI-I 研究比较了链激酶的作用,链激酶溶栓 146 例心源性休克患者中 69.6% 于 21 d 内死亡,对照组 134 例心源性休克患者 70.1% 死亡,两组比较无显著性差异。一旦发生休克,链激酶、组织型纤溶酶原激活剂的效果均不好,这可能是冠脉内压力低的原因。

（五）机械辅助循环装置

传统的药物治疗心源性休克患者失败的主要原因是,药物多增加体循环血压及心输出量,但也增加心肌氧需要量,这将进一步加剧缺血心肌的损伤。机械辅助循环装置能改善衰竭左心室的功能而不引起缺血心肌的损害。

1.心肺旁路技术

虽然心肺旁路技术已经应用于治疗心源性休克,但对血细胞的严重破坏大大限制了该技术安全使用的时间;另一个不利点为灌注是非脉冲式。因此,动脉压在整个循环中是恒定的,即意味着冠状动脉血流的增加是由于舒张压增高的同时收缩压也升高,也是左室做功增加的结果。

2.部分旁路技术

部分旁路技术已应用于治疗心源性休克,包括左房动脉旁路技术、左室动脉旁路技术、左室－主动脉旁路技术、腹式左心室辅助装置,由于以上技术的复杂性、并发症的高发性及价值高昂,均未广泛地使用。

（六）反搏技术

1.主动脉内球囊反搏

(1)方法及原理:将顶端附有气囊的导管,自股动脉插入左锁骨下动脉水平以下的降主动脉,由心电图R波触发,气泵泵入和泵出30~40 mL的氮气,泵入和泵出的时间分别与左室的舒张和收缩早期同步。通过增加舒张期的灌注压来增加冠状动脉及脑动脉的血流,降低后负荷而提高心输出量,室壁张力下降而心肌氧需量下降。

以往主动脉内球囊反搏(intra aortic balloon counter pulsation,IABP)导管需外科切开股动脉插入,近年一些先进的中央导管带腔可行血压的监测,注射药物可安全、高效地插入导丝。最近,一种更新的导管可以通过Seldinger技术经皮穿刺插入,更方便地插入或撤出。

实验研究证实主动脉内球囊反搏可使收缩压、左室舒张末压和心肌耗氧量降低,心输出量增加10%~40%。采用Dopplar导管测定前壁心肌梗死患者前降支的血流,结果显示冠脉峰值血流速度增加了30%,冠脉狭窄远端血流没有增加,但PTCA成功后血流增加明显。

(2)适应证:IABP常用于AMI严重泵衰竭休克、药物治疗无效时,也用于AMI机械性合并症,如急性室间隔穿孔、急性瓣膜反流。其适应证见表8-7。

表8-7　主动脉内球囊反搏术的适应证

1.急性心肌梗死泵衰竭性心源性休克

2.急性室间隔穿孔、心脏压塞

3.急性重度二尖瓣反流

4.作为完成心导管或急诊心外科术的循环支持

5.心脏外科术后泵衰竭

6.顽固性少肌梗死心绞痛或不稳定心绞痛药物治疗

7.进行性心肌缺血伴危及生命的心律失常药物治疗无效者

除上述适应证外,IABP在高危FIEA术中的应用越来越广泛,为完成FIEA治疗复杂病变,降低急性闭塞提供有力的支持。FIEA术中应用IABP的情况如下:

高危FTCA:①准备好主动脉球囊反搏,贴好心电图。②择期应用主动脉球囊反搏。预见性的在高危FTCA前做好插入反搏球囊的准备,一旦发生并发症导致血流动力学紊乱,可马上进行反搏。根据血流动力学紊乱发生的可能性大小进行不同程度的准备,如于床旁准备好反搏球囊贴好电极片,或穿刺放置好动脉鞘,必要时插入反搏球囊,也可直接放置好反搏球囊,于低频率下搏动,一旦需要时即开始正常的搏动。

PTCA中急诊放置主动脉球囊反搏:患者在PTCA术中发生血流动力学紊乱或心肌缺血,插入主动脉反搏球囊,稳定血流动力学,使术者有充足的时间从容地将导丝通过病变,进行长时间球囊扩张及支架的植入。

PTCA 失败后主动脉球囊反搏术的应用:为急诊外科手术争取时间:PTCA 失败,梗死相关动脉未开通,患者血流动力学欠稳定,插入 IABP 稳定血压和血流动力学,为冠脉旁路移植术的准备提供一个过渡阶段。

急性心肌梗死 PIEA 中应用 IABP:此刻应用 IABP 的主要目的是降低 PTCA 再通后的急性再闭塞率。Shihara 等观察 PICA 术后施行 IABP,急性再闭塞率由 18% 下降至 2%;Ohman 的结果显示,急性再闭塞率为 0,这可能是由于应用 IABP 后冠脉内血流呈搏动性,血流速度更快。对于静脉桥的介入治疗、多个支架的植入及不稳定的血栓性病变同样可以降低急性闭塞率。

主动脉球囊反搏术对稳定心源性休克患者病情有很大的价值,与溶栓合用时提高梗死血管的再通率。它增加舒张期冠脉内灌注压,降低后负荷而不增加心肌需氧量,但仍很少有资料显示 IABP 能改善心源性休克患者的预后。早期的资料显示 IABP 与血管成形术联合应用,明显提高患者的生存率。Anderson 等报道,早期使用 IABP 与血管成形术联合治疗降低 30 天及 1 年心源性休克患者的病死率。

(3)并发症:尽管主动脉球囊外径日益缩小,但仍有 10%～15% 的患者发生并发症。Cohen 等分析 1 119 例患者应用 1 174 次 IABP 治疗中,并发症发生率达 15%。其中 11% 为大的并发症,包括栓塞和肢体缺血需外科手术者,创伤出血需输血或外科治疗,全身感染或球囊破裂。Mackenzie 等报道,股动脉入路的并发症达 29%,25% 发生肢体缺血,20% 需手术治疗,大多数患者术前就有闭塞性动脉疾病。此外,并发症的发生与糖尿病、周围血管病、老年女性、主动脉球囊反搏放置的时间有关。

为避免并发症的发生,术前应仔细检查球囊入路血管的条件,如果患者有间歇性跛行、腹部杂音、股动脉搏动减弱,应该重新考虑适应证,必要时行腹主动脉及对侧髂动脉或股动脉造影,以明确有无血管狭窄、迂曲。穿刺点应尽量低,利于术后拔管止血。术中先送入长导丝,后沿导丝再送入球囊,操作应轻柔。注意全身肝素化,给予肝素 5 000 U 后,以 800～1 000 U/h 连续输入,保持 APTT 在 35～75 s。

(4)脱机标准:先将反搏频率降至 1:2,1～3 h 后血流动力学无恶化,将反搏频率降至 1:3,30 min 后,如仍无恶化便可拔管(表 8-8)。

表 8-8 脱机标准

临床标准	血流动力学标准
组织灌注好:尿量＞30 mL/h	心脏指数＞2.0 L/(min·m2)
精神状况改善,温暖	MAP＞9.3 kPa(70 mmHg)
无肺啰音,无 S_3,无恶性心律失常	心率＜110 次/分

2.体外反搏技术

体外反搏技术是一种通过对四肢施予正压或负压,借以增加舒张期压力,降低后负荷的非创伤性技术。机械泵与心电图同步,于舒张期充盈,收缩期抽吸,最大正压达 33.3 kPa(250 mmHg),抽吸的负压达 －13.3 kPa(－100 mmHg)。此与有创的主动脉内球囊反搏相比有以下优点:①非创伤性的。②快速、方便、安全、长时间使用、设备不复杂。③并发症少,但长时间应用仅有下腹的不适感、皮肤的损伤、下肢静脉血栓形成及可能发生的肺动脉栓塞。虽然尚没有临床资料显示体外反搏降低心源性休克的病死率,但一系列的研究显示,它可以稳定血流动力学,为进一步的治疗起过渡手段。

(七)冠状动脉的血运重建术

1.PTCA

与溶栓治疗心源性休克令人失望的结果相比,机械性血管成形术给人们带来令人欣慰的结果,特别是冠状动脉成形术,但尚未见报道外科治疗心源性休克带来满意的结果。GUSTO-Ⅰ试验中成功的血管成形术与心源性休克患者的存活率密切相关。这些益处并不依赖于许多基础参数,然而这些基础参数对未进行血管成形术的心源性休克患者却带来不利的影响。Berger 的结果显示成功进行血管成形术的心源性休克患者较未成功者的预后好,而且这种益处至少持续 1 年。Hochman 等报道,SHCOK 研究显示成功进行血管成形术的患者预后也要好于未成功进行血管成形术者。在 SHOCK 试验中该实验结果显示,血管成形术或外科冠脉搭桥术及联合应用主动脉内球囊反搏术(n=152)较保守治疗(内科治疗,包括溶栓治疗、IABP 及在最初 54 h 进行 PCI,n=150)有明显的优势。患者在心源性休克诊断 12 h 内进行分组,机械原因及主要由右室梗死引起的心源性休克患者除外,30 天病死率(初级终点),介入治疗组为46.7%,保守治疗组为 56.0%,没有显著性差异。6 个月的病死率(二级终点),血管成形术组显著降低(50.3%对 63.1%,P=0.027),而且这种优势一直持续到随访的 12 个月。两个治疗组 Kaplan-Meier 生存曲线显示血管成形术最初 5 d 的死亡率明显增加,这可能与手术相关的并发症有关,然而确切的原因尚无法解释清楚,5 天以后,存活率增加的优势一直保持到随访的 12 个月。另外,在前瞻性亚组分析中,血管成形术的优势在年龄大于 75 岁的患者中受到限制(30 d 的病死率为 56.8%对 41.4%,内科治疗组对血管成形术组),相对危险性为 0.73(95%CI 为 0.56～0.95)。虽然有许多令人注目的报告提示血管成形术可能改善心源性休克患者的预后,对亚组进一步分析的结果也要慎重对待。

血管成形术对心源性休克有选择性亚组患者预后非常良好,但不要被这些结果误导,由于以上资料均来源于休克早期存活的患者,而且合并机械性原因休克的患者被除外,如心脏破裂等。有良好的医疗设备和良好训练,能立即开展血管成形术医师的医疗单位,如 SHOCK 试验中,从治疗分组到首次血管成形术的中位时间为 0.9 h,进行外科治疗者为 2.7 h,如此迅速地进行血管成形术的医疗单位并不代表目前普通的临床水平,使用血管成形术成功不太严密的定义(50%或以下的残余狭窄,20%以上改善狭窄的程度),血管成形术的成功率低于 80%(如果使用较为严格的标准,即达 TIMI 3 级者,血管成形术的成功率也将明显降低),因此相对较为"健康"的心源性休克患者被转诊,而较危重的患者未被转诊,由此存在选择病例的偏差。

2.冠状动脉搭桥术

恢复缺血心肌的血流,逆转濒死心肌,限制梗死体积。已证实冠脉搭桥术可能恢复心绞痛及急性心肌梗死患者异常左室阶段运动障碍和泵功能衰竭,一小组心源性休克患者在血流动力学恶化的 24 h 内紧急行 CABG,生存率为 44%～74%。Mundth 等报道心源性休克患者生存率为 46%,但遗憾的是 120 例患者中仅 51 例适于手术治疗,不能手术治疗患者的生存率是 28%,做移植的患者远端血管条件良好,还得有可移植的大血管供应异常左室的区域。该术没有广泛的应用是由于最初 24 h 与外科手术相关的病死率太高,急诊搭桥术后导致梗死区心肌内出血、水肿而致心脏泵功能进一步下降。对于慢性闭塞的血管、多支血管病变,其解剖学特征不适宜 FIEA,在症状出现 6 h 以内行 CABG,可能有一定的效果。

(八)心源性休克急诊外科治疗

虽然冠脉搭桥术治疗心源性休克尚未收到令人满意的结果,但对由于机械性原因为主引起的心源性休克患者行积极的外科干预有良好的效果,例如梗死区域切除术、室壁瘤切除术、室间隔缺损修补术、瓣膜闭锁不全修补术等。对于由于广泛的心肌损伤致心源性休克射血分数低于 25%者,手术的危险很高,手术效果差。

(九)心肌组织代谢疗法

长时间的缺血及低灌注,心肌常发生严重的功能及结构的损伤,因此,虽然罪犯血管的功能已得到恢复,但心肌代谢的损伤仍可阻止心肌正常功能的恢复。实验研究证实胰岛素可以恢复心肌脂肪酸代谢,Lcamidine 治疗或 adenosine alalayes 同样具有恢复心肌代谢,促进正常功能的恢复,但是尚缺乏临床数据支持上述药物在临床实践中的作用。在 PURSUIT 试验分析中,血小板糖蛋白 IIb～IIIa 受体拮抗剂eptifibatide 将心源性休克病死率降低至 50%左右。尽管依替巴肽(eptifibatide)不能降低心源性休克的发生率及发展过程,但早期的数据显示它却对心源性休克有有益的作用,这可能是由于减轻了血小板在冠脉微循环中的阻塞作用,改善缺血心肌的微循环,确切机制有待进一步研究。

七、心源性休克的预防

心源性休克的预防主要是对迟发型休克而言。对任何急性心肌梗死患者,在急性期努力纠正心肌氧供需失衡并积极采取维护缺血心肌的措施,都有可能挽救一部分梗死边缘区心肌,限制或缩小梗死范围,从而达到预防泵衰竭的目的。在急性心肌梗死后 6 h 内进行溶栓治疗,有可能早期使血运重建,缩小梗死范围,减少泵衰竭发生率。预防心源性休克大致可分为以下三方面:

(一)恢复缺血区心肌氧供需平衡

恢复缺血区心肌氧供需平衡,即设法减少需氧并增加供氧,如用 β-阻断剂解除心功能亢进状态和心动过速,治疗急性心肌梗死后的血压增高;用硝酸甘油改善缺血区侧支循环和降低过高的前负荷;吸氧等。

(二)恢复缺血区心肌能量供需失衡

要恢复缺血区心肌能量供需失衡,就要给予葡萄糖－胰岛素－钾溶液,以增加缺血区心肌细胞对营养基质的利用等。

(三)早期血运重建术

如采用静脉溶栓或直接行 PTCA 将梗死相关血管开通,可明显减少休克泵衰竭的发生率。我国医务工作者用升阳益气、活血化瘀的中药治疗急性心肌梗死收到一定疗效,降低迟发型休克的发病率。如中医研究院等单位用抗心梗合剂治疗 118 例急性心肌梗死,迟发型休克仅发生 6 例(5.1％);阜外医院用补阳还五汤治疗 98 例急性心肌梗死,迟发型休克的发生率为 6.1％;而未用中药的对照组(100 例)的发生率为 17％。

实验表明,升阳益气、活血化瘀的中药有增加冠脉血流量、降低血小板黏滞性、增加动物对氧的耐受力等作用。因此可以设想,它们或许有减小梗死范围的可能性。

对每个急性心肌梗死患者,都要警惕并发休克的可能性。合理应用维护缺血心肌、缩小梗死范围的措施,并迅速使缺血心肌血流再灌注,可望降低心源性休克的发生率。

(张静宇)

第五节　急性心肌梗死并发心脏破裂

急性心肌梗死并发心脏破裂仅次于心律失常和心源性休克,是急性心肌梗死早期最重要的死因之一。心脏破裂常发生于急性 Q 波心肌梗死。随着冠心病监护病房的建立,急性心肌梗死早期溶栓的广泛应用,有效的抗心律失常和抗休克措施的应用,死于其他并发症者减少,而心脏破裂的发生率相对地增加,该并发症在预防和治疗中的地位日益突出。由于冠状动脉急性血栓堵塞,导致心室壁贯通性坏死、心脏破裂,其中主要为左室游离壁的破裂,其次为室间隔穿孔和乳头肌断裂。心脏破裂后果严重,尤其左室游离壁破裂,患者往往发生急性心包压塞,迅即死亡。心脏破裂,尤其左室游离壁的破裂仍为一种致死性并发症;但早期诊断,尤其是亚急性心脏破裂、间隔破裂和乳头肌断裂,外科治疗仍有抢救成功的可能性,故积极预防心脏破裂有着重要的意义。

一、心脏破裂的概念

急性心肌梗死并发心脏破裂是心肌梗死主要的死亡原因之一,占急性心肌梗死死因的 10％～15％。在急性心肌梗死住院患者中,心脏破裂的发生率为 2％～6％,而在急性心肌梗死各种死因中所占的比例为 4.7％～13％,平均 8％。我国和日本的报道较高,日本学者报道,心脏破裂在急性心肌梗死尸检中所占的比例为 4.5％～9％,我国已有的报道为 18.6％～30.6％,且近年有增多趋势。以北京地区为例,1973 年心脏破裂占急性心肌梗死死因的 1.7％,1977—1986 年则为 12.9％。一般认为心脏破裂在法医报道的病例和精神病院患者中为高。

二、心脏破裂的受累部位与临床特征

心脏破裂最常发生于心脏游离壁,游离壁破裂约占心脏破裂的90%,其发生率占急性心肌梗死死亡者的10%以上,其次为室间隔穿孔,约占急性心肌梗死死亡的1%～2%,乳头肌断裂极少见,其发生率不足1%。偶见心室游离壁破裂同时合并间隔穿孔或乳头肌断裂。

心脏破裂常发生于急性心肌梗死后1周内,尤以第一天内最为多见。破裂发生在急性心肌梗死后数小时内和1周以后则较少见。心脏破裂在梗死后第一周内发生率最高,其次为第2周,第3周后发生者少见。如果发生破裂,可能为再次梗死的结果,或为假性室壁瘤、真性室壁瘤破裂。Oblath认为,梗死发病后24 h内和3～7 d是心脏破裂的两个好发时期。London等报道,47例心脏破裂中,破裂发生于24 h内者12例(26%),3天内者为24例(50%),1周内者36例(76%),2周内者44例(89%);而小岛等报道破裂发生于梗死发病后24 h之内者占63%。心脏破裂通常发生于初次急性透壁心肌梗死,即Q波心肌梗死,尤其是前壁心肌梗死。心脏破裂最常见的先兆症状是在急性心肌梗死发病后,出现持续或反复发作的剧烈胸痛,而心电图并无梗死延展的表现。此胸痛药物难以缓解。

三、心脏破裂的影响因素

(一)性别与年龄对心脏破裂的影响

多数学者认为,高龄患者尤其女性患者发生率较高,60岁以后男女发生率均显著增加。发生率最高者为70岁和80岁年龄组,50岁以下少见。少数学者认为男女发生率相等或男性高于女性,实际上这是未考虑到男性急性心肌梗死的发生率绝对数高于女性所致。Zeman认为高龄女性容易发生破裂的原因如下:①女性冠心病发病年龄较迟,因为心肌纤维化较少,心肌肥厚较轻,并且心肌内缺乏侧支循环的保护。②高血压的发生率女性高于男性。

(二)心脏破裂与高血压

梗死期间高血压与心脏破裂的关系:多数学者强调梗死期间高血压是心脏破裂的重要影响因素;少数学者认为梗死后高血压与心脏破裂无关。Edmondson等研究了心脏重量、高血压与心脏破裂的关系,指出心脏重量正常,梗死后高血压持续者最容易发生心脏破裂,而梗死后血压正常或低血压者最不易发生心脏破裂。Maher探讨了梗死高血压、心力衰竭与心脏破裂的关系,发现有高血压无心力衰竭者25例中,10例(40%)发生破裂;而有心力衰竭、血压正常者50例中,仅2例发生破裂(4%)。Griffith等认为小面积的轻度坏死、破裂主要在高血压存在下发生;而大面积的梗死在正常血压下也会发生破裂。在心肌梗死急性期,血压持续上升至20/12 kPa(150/90 mmHg)以上易于破裂。反之,长期有高血压史的患者,常因左室壁心肌肥厚,而且多支冠状动脉粥样硬化严重狭窄,因而有一定侧支循环。急性心肌梗死多限于心内膜下心肌,心外膜下仍有存活的心肌,故不易引起心脏破裂,并能防止梗死区向外膨胀破裂。

(三)初次急性Q波心肌梗死易发生心脏破裂

患者既往无明确的心绞痛史和心力衰竭史,因冠状动脉突然血栓形成或严重冠状动脉痉挛,又无足够的侧支循环,常导致Q波心肌梗死,即透壁性心肌梗死。这种初次心肌梗死患者,平素无心肌缺血、无陈旧瘢痕组织作为支架,而非梗死区心肌收缩功能又较好,当周围心肌收缩时,对坏死区心肌起着剪切作用,故易造成破裂。下述资料支持这一观点:①病理资料显示,心脏破裂者的心脏较小,无明显心肌肥厚。②发生破裂者较非破裂者冠状动脉粥样硬化程度轻,累及的血管支数较少。③既往有较重的心绞痛史者,在心脏破裂者仅为39%,而非破裂者达83%,有陈旧性心肌梗死或心力衰竭史者在心脏破裂者中各占7%,而在非破裂者中各占60%,显而易见,心脏破裂者在急性心肌梗死发病前往往心脏功能较好,缺乏侧支循环,一旦发生冠状动脉急性完全性堵塞,容易导致贯通室壁全层的心肌坏死,因而易于破裂。④从尸检病理切片中发现,心脏破裂者心肌多数未见明显的心肌间质纤维化,而非破裂者的心肌多数可见明显的、范围广泛的间质纤维化。可见破裂组缺乏"抵御"心肌破裂的纤维组织成分。

（四）侧支循环对心脏破裂的保护作用

侧支循环的存在对心脏破裂起保护作用,即使冠状动脉发生急性堵塞导致急性心肌梗死,可能仅限于心内膜下心肌,或仅出现异常 Q 波,或 R 波仅变小而不消失。由于保护了心外膜下心肌,使心脏形态不致向外扩张,可防止心脏破裂。心脏内形成侧支循环见于下述情况:陈旧性心肌梗死、慢性缺血、心肌纤维化、心绞痛及心力衰竭史等。

有些左室游离壁破裂,未发生急性心包压塞,因其破口被血栓和壁层心包所封堵,防止了心包压塞。随着时间的推移,可演变为与心室相通的假性室壁瘤,其瘤壁由机化的血栓和心包膜所组成,可通过小孔与心脏相通,为心脏破裂的特殊类型,这种类型极不牢固,随时可以发生破裂,甚至在梗死晚期亦可发生。一般认为急性心肌梗死后,持续紧张、过早活动或劳力、延迟就医或药物引起血压骤升,及过晚(>12 h)或过量的溶栓治疗均可能促发心脏破裂。早期应用 β-受体阻滞剂、血管紧张素转换酶抑制剂治疗,有可能预防或减少心脏破裂的发生。

四、心室游离壁破裂

（一）发病机制

心室游离壁破裂是心脏破裂最常见的类型,最常发生于左心室,尤其是前壁或侧壁近心尖处。因为这些部位是左前降支终末分布区,供血较差,再加上心尖部的肌肉较薄弱,处于供血终末端,若有大面积坏死,侧支循环差,则易产生破裂。一般左室游离壁的破裂极为常见,而右心室壁破裂少见。心房很少发生破裂,这可能因为心脏收缩时左心室所承受的压力远远大于右室和心房所致。破裂部位多在心肌梗死与正常心肌交界处,与存活心肌收缩时产生的剪切应力有关。心脏破裂很少发生于再梗死的患者,若发生破裂往往不在原陈旧性梗死部位,而发生于新的梗死部位,同一部位再次发生急性心肌梗死,不易发生心脏破裂。有的患者发生急性室壁瘤,其破口多在室壁瘤边缘处。尸检发现,心脏破裂并非心肌突然全层破裂,而是先在心内膜出现破口,血液从破口流至心肌内,形成心肌夹层血肿,逐渐穿透至心外膜,在心肌内有逐渐延伸解离的过程,解离处心肌内有血小板附着,即可说明这种逐步发生的解离过程,最终全层破裂发生心包压塞。部分患者临床表现为亚急性过程,急性心肌梗死后伴有持续的或反复发作的剧烈胸痛,心肌出现夹层血肿,血压下降,病情恶化。血压持续维持在较低水平上,持续数小时至十余小时,心包腔内渗血逐渐积聚,然后出现心包压塞现象。这类患者心脏离壁的破裂是渐进的解离过程。对这类患者如能做出早期诊断,及时进行急诊手术治疗,可望取得成功。有的心肌已穿破,由于心外膜至心包膜壁壁层间有附壁血栓,封闭了破口,因而未出现心包积血,或者形成假性室壁瘤,临床上常表现为心功能不全。

（二）临床表现

左室游离壁的破裂大多数呈现典型临床表现,少数不典型游离壁的破裂可逐渐导致急性心包压塞。破裂前部分患者可有剧烈胸痛、恶心、呕吐,心电图表现一过性 ST 段抬高及 T 波高耸,可听到心包摩擦音,甚至听到通过破裂口的往返性双期杂音。若患者在急性心肌梗死后,有持续心前区痛,常为剧烈的撕裂样痛,任何止痛剂及扩冠药物均不易缓解,且病情突然恶化,出现恶心、呕吐、欲大便、面色苍白、意识丧失、呼吸骤停并伴无心音、无脉搏,但却有窦性心律或窦性心动过缓、结区心律或室性自搏心律,即可疑及心室游离壁的破裂伴心包压塞。查体见无心音、无脉搏、无呼吸,心浊音界正常或增大,颈静脉怒张,偶尔可闻及通过破裂孔的心脏杂音,若病情突变,当时仍有窦性心律或窦缓、结区心律等,则称为"电—机械分离"。此时患者无心音、无脉搏,测不到血压,但心电图呈现 QRS 波群,表明心脏中无机械性收缩运动,但仍有节律性电活动,胸外按摩不会产生周围性搏动。这些患者多于数分钟内死亡,来不及救治。右室游离壁破裂少见,表现为梗死后病情逐渐恶化,伴有重度右心衰竭或轻度左心衰竭伴严重全心衰竭,常无典型的心包压塞征象。偶尔少数患者无急性心肌梗死的临床表现,呈无症状性心肌梗死,并突然心脏破裂,表现为"猝死"。少数患者心脏破裂时,心电图表现窦性心动过速、快速房颤、室性心动过速和心房颤动,因而临床医师常未能考虑心室游离壁破裂的可能性。采用床旁二维超声心动图进行监测,可发现心脏前后被液性暗区迅速增宽,从而可以确定心脏破裂。床旁心包穿刺,抽出不凝固的血性心包积液,也可证实诊断。X线检查显示心影正常或扩大。至于亚急性左室游离壁破裂,因少量血液逐渐渗入心包腔,造成缓慢心包压塞的症状和体征,病情相对缓和。这是由于破裂口较小、较迂曲、破裂前口周围心包壁层和脏层粘连,室壁破裂后,血液渗入粘连腔内并被限制于该腔而不至突然发生心包压塞。国外文献报道,这一类型的游离壁破裂,急诊手术治疗常能取得成功。

(三)诊断与鉴别诊断

急性心肌梗死,尤其高龄女性(年龄＞60 岁)心肌梗死者,无心绞痛、心肌梗死、心力衰竭的既往史,梗死后有持续高血压未合并心力衰竭、心脏不大;并且有反复发作的剧烈胸痛,出现心包摩擦音者;尤其是在梗死后 1 周之内,要考虑存在心脏破裂的可能性。急性心肌梗死后,病情突变,神志丧失,但仍存在窦性心律或心动过缓或交界区心律,继而出现室性自搏心律,即出现"电－机械分离"现象,这是心脏破裂造成心包压塞时的重要体征。超声心动图显示有急性心包积液,立即行心包穿刺,抽出不凝血,可明确诊断。若出现房颤、窦速、房扑、房颤、室速或室颤,则需用超声心动图检查显示有心包积液征,并抽出不凝血才可考虑心脏破裂。

(四)治疗

当临床上怀疑有心包压塞时,应采取下述措施:
(1)应立即行心包穿刺术,抽出心包积血,以缓解心包压塞。
(2)同时补充血容量,静脉滴注低分子右旋糖酐、羟乙基淀粉代血浆或输血,以争取时间。
(3)碳酸氢钠纠正代谢性酸中毒。
(4)给予多巴胺、多巴酚丁胺,以改善心肌收缩力和增加冠状动脉灌流。
(5)心动过缓时给予大剂量阿托品。
(6)立即开胸行心包引流或手术修补裂口。

外科急诊手术是挽救生命的唯一治疗措施,但常因病情发生迅猛而立即死亡。即使早期能做出诊断,也因体外循环不能立即开始,经缝合或修补的心肌裂口因心脏复跳又会再次裂开,对于亚急性的左室游离壁破裂,应迅速诊断,争取时间做外科破裂口修补术。

可同时行冠状动脉旁路＋环死心肌切除术＋破裂口修补术。采用 Teflon 补片三明治缝合修补破裂孔。

五、室间隔穿孔

(一)病理与病理生理

室间隔穿孔与心室游离壁破裂相比相对少见,占心脏破裂总数的 1/3～1/10,最常发生于急性心肌梗死后的第一周内。好发部位是在室间隔的前下方近心尖处。因此,前壁心肌梗死易发生室间隔穿孔;但亦有学者认为室间隔与后下壁接界处破裂多见,因此,多见于下壁心肌梗死。但室间隔的基底部破裂少见。破裂孔缺损直径自数毫米至数厘米不等,穿孔可呈筛孔状或不规则形潜行撕裂通道。位于基底部的破裂通常形态复杂。大多数室间隔穿孔的患者为多支血管病变。室间隔穿孔将于心室水平出现左向右分流,分流量的大小取决于穿孔面积及体循环和肺循环血管的阻力比值。穿孔面积大则分流量大,体循环/肺循环阻力比值大,则分流量大。心室水平的左向右分流使心室容量负荷加大,右房压、右室压、肺动脉和肺毛细血管楔压均增高,同时前向排血减少,SV 及 CI 下降。反射性交感神经兴奋使体循环血管阻力增加,更进一步增加左向右的分流,使血流动力学恶化。因此,治疗时应设法降低体循环血管阻力,同时不降低肺循环血管阻力,或降低体循环血管阻力作用大于降低肺循环阻力,才可达到最佳治疗效果。心肌梗死后的室间隔穿孔常伴有室壁瘤,据文献报道,室间隔穿孔并发室壁瘤的发生率为 35%～68%。推测与心肌梗死的面积大小有关。另有一组报道心肌梗死后无室间隔穿孔者,室壁瘤的发生率小于 12.4%。

（二）临床表现

临床上室间隔穿孔往往发生于急性心肌梗死发病后 1 周之内，半数以上的患者有严重胸痛。血流动力学变化各异。约 50% 的患者迅速出现严重心力衰竭和休克，表现为呼吸困难、大汗、皮肤苍白或发绀、四肢厥冷、血压下降、尿少、神志淡漠、心慌、气短、不能平卧，伴有颈静脉怒张、肝大等严重的右心及左心衰竭的体征。有 47%～54% 的患者出现心源性休克。这主要是由于室间隔穿孔时发生心室水平的左向右分流，对已有大面积心肌梗死的心脏突然增加的负荷，加剧了血液动力学恶化。若穿孔较小，梗死面积不大，病情就相对平稳，不会出现心力衰竭或仅有轻度心力衰竭。部分患者分流量小，血液动力学变化较缓慢。查体最具特征的是在胸骨左缘下部出现全收缩期杂音，伴有收缩期震颤，还常有全心衰体征。偶有室间隔穿孔杂音最响部位在心尖处，易误诊为乳头肌断裂，但后者很少伴有震颤。

右心室的血氧含量较右心房增高 1% 以上，表明心室水平有左向右的分流。

X 线胸片示肺淤血，左心室和右心室增大。

超声心动图可显示间隔穿孔的部位和大小。但多发性小的室间隔穿孔或穿孔通道呈曲折匍匐状穿过室间隔时，超声心动图则难以发现。冠状动脉造影可发现冠状动脉病变部位及梗死相关冠状动脉，左室造影是诊断室间隔穿孔最可靠的手段。两者相结合可以确切地了解冠状动脉病变和间隔穿孔的部位、大小、有否室壁瘤并存，及评价残留心肌的收缩功能。凭藉借此在计划修补室间隔缺损手术的同时，准备好进行主动脉——冠状动脉旁路移植术或室壁瘤切除术，以提高手术近期和远期的预后。患者发生室间隔穿孔后，首先采用主动脉内气囊泵稳定病情，可根据病情稳定情况，急诊或择期进行手术治疗；而选择性冠状动脉和左室造影，亦可推迟到术前进行；若在急性早期并发低血压、休克或肺淤血等情况，病情危笃，应争取在主动脉内气囊反搏术及辅助循环的支持下，进行冠状动脉和左心室造影，然后进行急诊手术；若病情十分危重，不容迟疑，则不做心血管造影，紧急施行室间隔缺损修补手术。

（三）诊断与鉴别诊断

在急性心肌梗死后，胸骨左缘突然出现Ⅳ～Ⅵ级全收缩期杂音，向胸骨右缘传导，多数能触及震颤，伴有休克及（或）心力衰竭，诊断即能成立。超声心动图显示室间隔连续性中断。冠状动脉和左心室造影可明确冠状动脉病变及梗死相关动脉的情况、穿孔的部位、轮廓及左心室的形状、轮廓、室壁运动等。应注意和先前存在的室间隔缺损并发心肌梗死鉴别。

（四）治疗与预后

心肌梗死后并发室间隔穿孔的预后较差，室间隔穿孔后 24 h 内 24% 的患者死亡，1 周内有 46% 的患者死亡，2 个月内病死率在 67%～82% 之间，1 年内的存活率仅为 5%～7%，仅有少数患者不做手术可以存活多年，估计是梗死面积不大，并且穿孔较小，对血液动力学影响较少。少数情况下不经手术治疗而室间隔穿孔自然闭合。若穿孔发生后，病情相对平稳，无明确心力衰竭，或仅有轻度心力衰竭，经利尿及扩血管剂等药物治疗，血压平衡，病情好转，手术治疗可推迟至发病后 2 个月进行。此时穿孔周围瘢痕组织，可使修补更为牢固。择期手术是在患者一般情况明显好转、心功能和血液动力学有了明显改善的条件下进行，手术的成功率高，危险性低。在修补术的同时，根据冠状动脉病变情况及有否室壁瘤，可决定是否同时施行冠状动脉旁路移植术（CABG）及室壁瘤切除术。

若穿孔后分流量大，患者发生心源性休克或低心输出量综合征或严重心力衰竭，首先应用主动脉内球囊反搏或左室辅助泵辅助循环，并配合应用正性肌力药物如多巴胺、多巴酚丁胺、血管扩张剂硝普钠等，根据血压调节药物的剂量，并配合应用利尿剂，要特别注意降低体循环血管阻力的作用要大于降低肺循环血管阻力，否则分流量增加。争取术前行冠状动脉和左室造影，以明确冠状动脉病变及左室的病变，尽早进行修补术及冠状动脉旁路移植术。若病情十分危重，不能行心血管造影，则必须行急诊手术修补室间隔穿孔，以期改善预后。穿孔并发心源性休克是外科急诊手术的一个指征。延迟手术，往往因休克导致多脏器的低流量灌注，发生多脏器功能衰竭，最终导致死亡。术前发生心源性休克和右心功能不全，依然是影响手术疗效的最重要的因素。曾有报道，心源性休克 Forrester 血液动力学分级Ⅳ级者，其病死率高达 100%。

总之，经内科保守治疗包括主动脉内球囊泵反搏，无明显疗效的危重患者，为紧急手术治疗指征；而较轻的病例，通过内科药物治疗4～6周后择期手术。目前对伴有心源性休克或严重心力衰竭的患者，经内科保守治疗，症状稍有改善或趋向再度恶化的患者，如何选择手术时间，尚有不同意见。一种观点认为应及早手术，认为早期手术可挽救患者。早期手术效果不佳，不是由于手术时间选择不当，而是病情太重所致。对于病情严重的患者，早期手术确是唯一的挽救措施。特别危重的病例，血液动力学和全身状况迟早会恶化，并不完全是手术所致。主动脉内球囊反搏的最佳效果，只出现在反搏术后24～48 h内，如不能解决心室间隔穿孔，病情仍将恶化。另一观点则认为，对这类患者持续进行有效的内科治疗，这样，尽可能在血液动力学和全身状况获得改善后施行手术治疗。但这样，虽可降低手术的死亡率，但将使患者病死率增加。一般病情的患者可能在等待手术期间发生进行性恶化、死亡。因此，具体的处理方法应根据患者情况而决定。

六、乳头肌断裂

(一)乳头肌断裂的病理与病理生理

左心室乳头肌分为前侧和后内侧两组乳头肌，左心室前侧乳头肌由左冠状动脉前降支的分支及旋支的钝缘支供血，后内侧乳头肌由左冠状动脉旋支或右冠发出的后降支或心室后支双重供血。乳头肌断裂在心脏破裂中相对少见，主要因为乳头肌的血液供应差，常有慢性缺血或小梗死灶，存在较多的纤维瘢痕，故不易发生完全断裂。乳头肌断裂则由乳头肌梗死坏死后断裂所致。左室前侧乳头肌断裂较后内乳头肌断裂少见，为1∶4～1∶12，可能与前侧乳头肌血液供应相对丰富有关。前侧乳头肌血液通常来自左冠前降支的左室前支或(和)左回旋支的边缘支，有双重的血液供应，同时动脉之间有较多侧支循环吻合；而后内侧乳头肌的血液来源，可来自右冠状动脉的后降支或(和)左旋支，常常是单支血管供应，故左室后内侧乳头肌较前侧乳头肌易受缺血的影响。后内侧乳头肌断裂常见于穿壁性急性下壁心肌梗死，而前侧乳头肌断裂常是急性前侧壁心肌梗死的后果。右心室乳头肌断裂极罕见。乳头肌断裂可以分成完全断裂和部分断裂两种。完全断裂则发生急性二尖瓣大量反流，造成急性循环衰竭、严重的急性肺水肿，约1/3的患者立即死亡，半数患者死于24 h内；而部分断裂，可导致严重二尖瓣反流，可存活数天；伴有明显的急性循环衰竭、心力衰竭或急性心源性休克。

(二)临床特征

急性心肌梗死后患者存在持续性、剧烈的心前区疼痛，突然胸闷，气短加重，端坐呼吸，咯粉红色泡沫痰，颈静脉怒张，休克或突然循环衰竭。满肺有干湿啰音等严重急性循环衰竭或左心衰竭的表现。病情发展迅猛为特征。此时心尖部可闻及一个响亮的全收缩期杂音，Ⅱ～Ⅵ级，不常伴有震颤或全无杂音。前侧乳头肌断裂时，杂音向左腋下传导；后内侧乳头肌断裂时，杂音向心底部传导，有时需与室间隔穿孔的杂音相鉴别。前者杂音多在心尖部，向心底部或左腋下传导；而后者杂音多位于胸骨中下部，伴右收缩期震颤。但本病更多是与乳头肌功能不全相鉴别。有的患者全无杂音，可能因乳头肌完全断裂后，二尖瓣几乎丧失其活动，在心脏收缩与舒张时，左房室腔成为一个共同的大室腔，不能形成血液涡流，或由于突发的循环衰竭使心肌收缩力减弱所致。

(1)床边 Swna-Ganz 导管检查：肺毛细血管压(肺毛细血管楔嵌压)曲线上显示明显的巨大收缩波，即巨大的 V 波，而无心室水平的分流，可与室间隔穿孔鉴别。

(2)X 线胸片检查：显示严重肺淤血及肺水肿，短期内可见左心明显扩张。

(3)二维超声心动图显示二尖瓣前后叶失去正常对合关系，左室容量负荷急剧增加，断裂乳头肌呈连枷样回声，随心脏舒缩移动于左房左室间，多普勒超声可见二尖瓣反流。

(4)冠状动脉和左心室造影：需在主动脉内球囊反搏术协助下进行检查。左室造影可见严重的二尖瓣反流。

（三）诊断与鉴别诊断

急性心肌梗死后患者心尖部出现新的收缩期杂音和（或）全无杂音,临床上突然呈现急性严重左心衰竭或循环衰竭。血液动力学监测肺毛细血管压力曲线出现巨大的 V 波,而无左向右分流征象。X 线胸片显示严重水肿征象。二维多普勒超声或左室造影可见二尖瓣严重反流,必须排除亚急性心脏破裂后则可诊断。

（四）治疗

外科手术治疗是唯一的救命措施。乳头肌断裂后,大多数立刻出现严重左心衰竭或肺水肿,必须立即施行二尖瓣置换术,否则患者不能存活。若延缓手术,严重肺水肿得不到控制,也会立即死亡。发病后,可首先针对泵衰竭予以药物治疗,快速给予大剂量利尿剂,如呋噻米 40~80 mg、丁尿胺 1~2 mg 静脉推注,以减轻肺淤血;正性肌力药物多巴胺、多巴酚丁胺以维持血压;并与扩血管药物硝普钠合用,以减低心脏前后负荷;强心剂毛花苷丙（西地兰）增加心肌收缩性,单独或联合应用,以稳定或改善病情。在用药同时,立即给予辅助循环,可用左心辅助,亦可立即采用主动脉内气囊泵反搏,以降低心脏前后负荷,减轻肺淤血,增加心输出量,增加冠状动脉灌注压,以增加心肌的供氧,从而赢得时间做好手术治疗准备。若患者病情允许,经主动脉内气囊泵稳定后,术前争取做心血管造影,为置换瓣膜及冠状动脉旁路移植术做准备。冠心病心肌梗死二尖瓣受损伴泵衰竭的患者,通常经外科手术后有 54% 存活,其中约一半患者需要冠状动脉的血流重建术,但手术的死亡率仍然较高。对冠心病二尖瓣反流患者施行二尖瓣置换及冠状动脉旁路移植术,病死率为 14%~55%。手术死亡率直接与术前左室功能受损的程度、急性心肌梗死的范围、脑、肾、肺等重要脏器功能状态有关。

七、心肌梗死并发心脏破裂的预防

心脏破裂预后极差,必须重在预防。近年来积极开展心肌梗死后血运重建的治疗以改善心肌供氧,并降低心肌耗氧量等诸多治疗措施,尤其是开展了急诊 CABG 手术及室间隔穿孔修补、瓣膜置换手术等治疗,不少患者因而获得了满意效果,但手术的死亡率仍较高,心脏破裂至今仍然是急性心肌梗死的重要死因。为了进一步降低急性心肌梗死的病死率,改善预后,心脏破裂应重在预防。其预防措施可分为以下两个方面。

（一）心肌血运重建治疗

心肌血运重建治疗是当今治疗心肌梗死的最重要治疗措施,也是预防急性心肌梗死并发心脏破裂的最重要措施。心脏破裂多见于广泛透壁性急性心肌梗死,及早使堵塞的梗死相关冠状动脉再通,使缺血的心肌获得再灌注,可挽救濒临坏死的心肌,有效地限制或缩小梗死面积,对预防急性心肌梗死并发心脏破裂和泵衰竭有肯定价值。心肌再灌注治疗包括急性心肌梗死的溶栓治疗、急诊冠状动脉内成形术加支架治疗、急诊冠状动脉旁路移植术等。

（二）内科治疗及预防措施

急性心肌梗死发生后,应有效地控制诱发心脏破裂的有关因素,改善心肌供氧并减少心肌需氧。

急性期梗死患者在发病早期,应卧床休息,避免劳累或紧张,并尽早应用静脉溶栓治疗,有条件时可尽早直接进行 PTCA 治疗,β-受体阻滞剂对预防心脏破裂有肯定意义。它可最大限度地降低心肌耗氧量,以延缓急性心肌梗死的发展,并且应尽早给予硝酸甘油静脉持续滴注或口服硝酸酯类药物,以改善心肌供血。若血压偏低（收缩压 13.3~12 kPa 或 100~90 mmHg）,则不宜用硝酸甘油静脉滴注。若心率过快（超过 120 次/分）,可用镇静药、β-受体阻滞剂适当减慢心率,β-受体阻滞剂在患者有轻度心衰时仍可应用,但应选用具有脂溶性的 β-受体阻滞剂,如美托洛尔、噻吗洛尔、比索洛尔等。β-受体阻滞剂在低血压 12~13.3 kPa（90~100 mmHg）或严重心力衰竭、房室传导阻滞时不宜用。总之,β-受体阻滞剂或硝酸甘油均可降低室壁张力,减少心脏破裂的危险。保持大便通畅,避免大便干燥,慎重使用升压药物对预防心脏破裂有益。急性心肌梗死伴低血压或休克时,应用加压胺类药物,要严格控制其浓度和滴速,使血压平稳上升至合适水平,切忌血压较大波动。如突然明显升高,可致心脏破裂。早期有文献报道,抗凝治疗增加心脏破裂的发生率,在没有条件施行溶栓治疗或急诊冠状动脉腔内成形术的情况下,若无抗凝治疗禁忌证,应在急性心肌梗死早期予以肝素治疗,以防止冠状动脉内血栓形成的继续延伸、梗死面积的扩大;如出现心包摩擦音,应停用抗凝药。

(赵兰蒂)

第六节　冠心病猝死

一、概述

(一)猝死的定义

1959 年世界高血压和冠心病专家委员会定为"从临床症状发作数分钟内发生的死亡为即刻死亡"。1969 年和 1970 年国际心脏病学会的动脉粥样硬化和缺血性心脏病科学会议,美国心脏学会的动脉粥样硬化和流行病学会议,及世界卫生组织提出猝死的定义:"突然未能预期(自然发生)的死亡,定义为即刻死亡,或从急性症状及体征发生后估计在 24 小时内的死亡。"1976 年,世界卫生组织负责病理研究的专家定义为"看着健康的人,或是一个病情平稳或正在好转的患者在 6 小时内意想不到地发生非暴力性死亡"。1979 年,世界卫生组织在冠心病诊断的命名与标率中把"突然发生的并设想系由于心脏电不稳定所致的,而缺少做别的诊断依据的死亡,定义为原发性心脏骤停,若未进行复苏或复苏失败,则原发性心脏骤停归类于猝死"。1982 年,Goldstein 建议,在病状起始后 1h 内死亡称为猝死。

由此可知,近 30 年来造成猝死定义的混乱,主要是判定由起病到死亡的时间的标准不一。此外,对那些症状视为发病开始时间的看法亦不尽一致,因此,硬性的规定是不妥的。我国 1979 年郑州会议采用世界卫生组织的规定为 6h 内,而近年来多数心脏病专家主张以 1h 作为猝死的时间标准。

(二)流行病学资料

在工业发达国家,猝死在 20～60 岁男子的死因中名列首位,其中冠心病猝死占半数以上。据估计美国每天约 1 200 人猝死。

据报道,猝死发生率男性为多,1/(1000·年),而女性仅为 0.2/(1000·年);55～64 岁男性增至 2.7/(1000·年),女性增至 0.4/(1000·年)。据美国一组前瞻性研究资料证明,女性 45 岁以下罕见发病,我国猝死平均年龄在男性 55～60 岁,女性 65～73 岁。北京个别资料报道,男与女猝死之比为 4∶1,从年龄组分析女性较男性晚 10 年左右,与冠心病的发病率一致。北京地区年猝死率为 1.5%。

(三)心性猝死的病因

1.冠心病

冠心病是心性猝死中最常见的病因。据报道,在起病 1 小时内死亡者 90% 是由于冠心病,约半数死于急性心肌梗死,死因大都为心室颤动所致。

冠心病猝死发生率与其冠脉病变的范围和程度密切相关,血管受累越重,范围广,或冠脉主干受累,猝死的发生率越高。冠脉的急性病变,如斑块破裂,血小板聚集,急性血栓形成是发生猝死的重要病理基础。有多支冠状动脉严重受累,小冠状动脉有弥漫性的增生性病变,冠状动脉内有新鲜血栓形成,急性心肌梗死的最早 1h 内,或有精神诱发因素,如过度紧张、悲伤、恐惧等情况时均有较高的猝死发病率。男性多于女性,30～39 岁、40～49 岁年龄组发病率也较高。

研究证明,多数缺血性死亡患者均有广泛的冠脉狭窄,而 85% 狭窄是一个有意义的临界水平。但是,冠脉正常或有轻度硬化者,也有发生猝死。经研究证实,冠脉痉挛在冠心病的临床表现和猝死中起重要作用,冠脉的正常舒缩反应依赖于血管内皮细胞的完整性,在内皮细胞损伤后,内皮细胞舒张因子和前列环素合成减少,而内皮素释放增多,易引起冠脉持久性痉挛,中断心肌血供,心肌缺血后心肌乳酸堆积,钾(K^+)外流,膜电位降低,与正常心肌间产生电位差,易致折返引起心室颤动,此外,应激引起儿茶酚胺大量释放,心肌细胞内钙(Ca^{2+})增加,也易诱发心室颤动。

2.累及冠脉的其他疾病

如马方综合征,梅毒性主动脉炎,主动脉夹层动脉瘤,冠状动脉炎等。

3.心肌炎

病变除有心肌细胞水肿、坏死外,侵犯传导系统可引起严重心律失常,侵犯冠状动脉引起管腔狭窄和缺血,重症心肌炎时可有心肌弥漫性病变,导致心源性休克和猝死。

4.原发性心肌病

原发性心肌病有心肌肥大、心肌纤维增生、瘢痕形成,病变以侵犯心室为主,也可累及心脏传导系统,室性心律失常发生率高,且本病易发生心衰,洋地黄应用较多。由于心肌变性、瘢痕等改变,对洋地黄耐受性减低,易发生洋地黄中毒心律失常,至多源性室性期前收缩、室性心动过速、心室颤动致猝死。肥厚型心肌病常发生猝死,约半数发生在 20 岁以前,但亦可发生于任何年龄,室间隔肥厚≥25 mm 者猝死的危险性增加。既往人们强调的引起左室流出道狭窄,对判断猝死的危险性并无显著意义,手术解除流出道狭窄后,猝死率并未见显著降低。较肯定者是有阳性家庭史的患者及泵衰竭伴有心律失常者猝死率高。确切的机制仍有争论。

5.风湿性心脏病

风湿性心脏病伴主动脉瓣狭窄患者约 25％可致猝死,可能与冠状动脉供血不足致心室颤动,心脏传导阻滞、心脑缺血综合征有关。另外,严重心衰或合并亚急性感染性心内膜炎时易猝死。

6.Q-T 间期延长综合征

先天性 Q-T 间期延长综合征为常染色体显性遗传性疾病,有家庭史,伴先天性耳聋,Q-T 间期延长,有报道一家庭三代人 14 名成员中 6 例 Q-T 间期延长,其中 3 例猝死。晕厥的发作多由于扭转性室性心动过速引起,平均发生在交感神经活动突然增强的情况,运动是猝死的重要诱因,包括先天性耳聋、Q-T 间期延长、晕厥发作,易发生猝死。继发性者常见原因为低血钾、奎尼丁、胺碘酮药物影响、Q-T 间期延长,致易损期延长,室性期前收缩落在易损期易折返形成扭转性室性心动过速。

7.二尖瓣脱垂综合征

二尖瓣脱垂综合征多指病因不明的原发性二尖瓣脱垂,可能为常染色体显性遗传性疾病。是由于二尖瓣本身或(和)腱索、乳头肌病变造成二尖瓣的一叶或两叶脱垂,形成二尖瓣关闭不全,并产生相应的收缩期杂音——喀喇音所构成的临床综合征。因心肌应激性增加,常引起快速心律失常,如短阵心房颤动或室性心动过速,约 1％发生猝死,猝死前常有以下预兆,出现室性期前收缩、T 波异常、收缩晚期或全收缩期杂音、晕厥发作,多数情况死于室性心动过速或心室颤动。

8.先天性心脏病——冠状动脉畸形

如左冠状动脉起源于右侧冠状窦或与右冠状动脉相连。法洛四联症状术前严重肺动脉瓣狭窄时可猝死。

9.预激综合征合并心房颤动

心房颤动发生时,旁道不应期的时限与心室率密切相关。房室旁道不应期越短,发生心房颤动时经旁道快速下传至心室就越有可能转变为恶性心律失常——心室颤动而猝死。Klein 报道 25 例心房颤动时发生心室颤动者,其旁道不应期<250ms。

10.病态窦房结综合征

多因冠状动脉疾病、心肌炎、心肌病、引起窦房结动脉缺血、退行性变、致窦房结缺血、坏死、纤维化。严重缓慢心律失常可导致心室颤动。

二、发病机制

(一)自主神经系统与心性猝死

自主神经系统不仅控制心肌的收缩和冠脉血流,而且也控制心脏电生理功能的每个部分,如传导速度、不应期、复极等,动物试验早已证明刺激交感神经可使心室颤动阈下降,刺激为迷走神经或切除星状神经节则可使心室颤动阈提高,当交感神经与迷走神经同时被刺激时,对心电生理的影响并非代数相加,而是一种相互影响的复杂关系。近 20 年的研究业已证实,心性猝死的主要病理机制是心电不稳定性导致恶性心律失常,发现在发生心室颤动之前心率显著增加,提示交感神经活性增强,及短暂心肌缺血,致心室颤动作用,多通过交感神经而促成。

交感神经与迷走神经的分布亦有一定的意义。1985 年发现交感神经纤维穿行于心外膜下分布于心内膜下,而迷走神经纤维穿引于心内膜下,分布于心外膜下,当穿壁性心肌梗死时,同时阻断交感及迷走神经,非穿壁性心肌梗死时,可能主要阻断迷走神经,众所周知,不同部位的心肌缺血,可引起不同的自主神经反射,如前壁心肌缺血常引起交感神经兴奋,而下壁心肌缺血时,则往往引起迷走神经兴奋,因为下壁具有较多的迷走神经感受器。

自主神经系统对心脏的影响是复杂的,自主神经系统的失衡亦为猝死的诱发因素之一,至今仍有许多问题有待进一步阐明,但临床医生在医疗工作中应将此因素考虑在内,尤其应警惕不要因自己的用药使自主神经系统失衡或加重失衡。

(二)心肌梗死与猝死

在冠心病猝死病例中大多数冠状动脉可有较严重的病变,急性尤其是陈旧性心肌梗死的检出率都较高,此类心肌的代偿功能已处于衰竭边缘,此时如出现某种诱因如过度疲劳、精神紧张、大量儿茶酚胺释放使心肌耗氧量增加,就会突然使需血和供血不相适应,导致急性循环衰竭、猝死,这样的情况在冠心病猝死中多见。

(三)代谢功能紊乱与猝死

代谢功能紊乱患者既往常无明显心脏病史或临床症状,其心肌也无明显的损伤和坏死,冠状动脉偶有轻度硬化,但由于这种轻度病变的存在使动脉敏感性增高,易因各种诱因引起反射性持续痉挛。①由于痉挛缺血引起应激性的心内、外儿茶酚胺大量释放,心肌内大量 Ca^{2+} 内流,从而明显加强了肌原纤维丝的滑动,致心肌内 ATP 大量消耗和肌原纤维痉挛性,不同步性收缩以致心室颤动;在形态学上表现为波浪状变性、收缩带形成,以至心肌断裂。②冠状动脉痉挛:心肌严重缺血后,心肌灌注良好区域与缺血区的代谢产生显著差异,表现缺血区乳酸堆积,局部酸中毒,K^+ 外流,缺血区心肌细胞内缺钾、膜电位降低,当降到 $-60\ mV$ 时,快 Na^+ 通道失活,而慢 Na^+ 通道激活 Ca^{2+} 内流,这种反应使缺血区心肌细胞的极化速度远远慢于正常的速度,心电活动延缓;在缺血心肌和健康心肌之间,及缺血程度不同的心肌之间,发生断续的不同步的电活动,如邻近部位已复极时,缺血区仍处于激活状态,结果邻近心肌激活,造成重复频繁的折返激动,使自律性已增高的缺血心肌区形成局部小块的心室颤动,进而直接引起整个心室颤动,或者这种缺血区与邻近组织区的快速反复折返,引起频发室性期前收缩、室性心动过速以至心室颤动。有人称"心脏自身电杀"或"心电不稳定""心电衰竭"。

变异性心绞痛、冠状动脉闭塞后再次灌注,冠状动脉痉挛消失后再灌注,心肌侧支循环建立而冠状动脉再灌注时,均可因此机制产生心室颤动或猝死。

(四)血小板微血栓形成与猝死

Haxerem 在猝死组心肌中发现小动脉和小静脉内多处血小板微栓形成,尤以瞬间死亡组多见,认为在急性应激性过程中血小板凝集形成大量微血栓,后者影响心肌微循环,引起心肌缺血功能紊乱而猝死。有人证实血小板合成及释放的血栓素 A_2 具有强烈的促凝血和收缩血管作用,并可加重心肌缺血和坏死。

正常血管内膜能合成前列环素 PGI_2,它具有血栓素 A_2 的相反作用,是强烈的血小板凝集抑制药,并具有扩张冠状动脉的作用。目前认为继发于某些动因使正常冠状动脉这一收缩和舒张的平衡失调,如动脉粥样硬化时,动脉内膜合成 PGI_2 减少,对抗血栓素 A_2 作用减弱、血管收缩、心肌缺血、促进血小板黏附和聚集,造成血管内膜反应微血栓形成。这种微栓形成也可见于动脉大量注射儿茶酚胺时,证明儿茶酚胺是血小板的强导剂,可使血小板脱颗粒而凝集,这就使痉挛性收缩的心肌缺血加重。

（五）传导系统病变与猝死

引起传导系统病变的因素有:①急性坏死和炎细胞浸润,见于心肌梗死、心肌炎或心肌病等。②传导纤维萎缩、纤维化等见于隐性冠心病、原发性双束支纤维化或严重的主动脉瓣和二尖瓣瓣膜病等。③传导系统的供血动脉发生硬化闭塞,见于冠心病、多动脉炎等。④传导系统异位、发育不良和变性见于先天性心脏畸形和婴儿心脏性猝死。⑤病因不明的传导系统周围神经组织的退行性变,见于 Q-T 间期延长综合征。当传导系统病变发展到足以引起重度完全性房室传导阻滞时,可使心室节律不稳,易因各种原因而引起心室颤动。

（六）非心律失常性心脏性猝死

非心律失常性心脏性猝死又称"电机械分离",其主要因素:①前负荷减少,见于心脏或主动脉破裂。②后负荷过重,如肺动脉栓塞引起急性流出道受阻。③泵衰竭或交感神经反射性抑制,如大片心肌梗死或严重心肌病时均可引起机械分离。

三、冠心病猝死的危险因素和诱发因素

（一）冠心病的有关危险因素

心性猝死最多见于冠心病患者,有时可作为冠心病的最初表现和唯一表现,即猝死型冠心病。引起冠心病的一般危险因素如高血压、糖尿病、吸烟、饮酒、高血脂、肥胖、高龄、性格等因素都和猝死有密切关系。如吸烟,研究证明,在 30～59 岁组吸烟者猝死的危险性要比不吸烟者高 2～3 倍。有人对 310 例心脏骤停幸存者随访了 3 年,发现继续吸烟组再次心脏骤停的占 27%,而停止吸烟者猝死率显著下降,仅占 19%。资料还表明,超重不仅和冠心病发病有关,也和猝死有密切关系。随体重的相对增加和冠心病的总死亡率增加,猝死的比例也由 39% 上升到 70%。另外大量饮酒者及 A 型性格者,其心性猝死的发生率均明显增高。

（二）心肌梗死后的高危因素

患过心肌梗死的患者常有较高的猝死危险性,尤其在透壁性心肌梗死的恢复期。在急性心肌梗死之后的一年中,发生死亡的约为 10%,其中一半为猝死。在所有心性猝死的病例中,经病理解剖证明有新近心肌梗死病理变化的虽然仅为 20%,然而在多数(75%)患者中却能确定有心肌梗死后愈合的瘢痕组织存在。其致死原因归咎于心肌梗死后广泛瘢痕组织存在引起的折返性心动过速及冠状动脉病变的进一步发展。所以对此类人应警惕其发生猝死可能性。另外,分级运动试验心电图出现缺血性改变,心电图检查示双束支传导阻滞或希氏束电图示 H-V 间期延长者,也列为易发因素。

（三）室性期前收缩

室性期前收缩(VPB)虽然也能发生在健康青年人,但发生在下述情况时,VPB 却具有特别的临床意义和不同的预后。

(1)如患者年龄在 30 岁以上,随着年龄增大,则与之相应的冠心病和猝死的可能性均增加。

(2)由于各种心脏病而出现左心功能异常时,VPB 引起猝死的危险性增大,特别在心肌梗死之后。

(3)VPB 发作的频度与猝死直接相关。有资料表明,VPB 发生在连续心电监测达每小时 20 次以上,或者多形性 VPB 呈二联律、RonT 现象或 VPB 连发时,经长期随访观察,猝死的危险性都明显增加。

（四）神经、精神因素

中枢神经系统和心电稳定之间关系密切。Ruberman 等对 2 320 例心肌梗死后的男性生存者作过统

计调查,凡生活在高度应激状态者及行为孤僻者,其总病死率及猝死率均增加4倍。资料也证明,在发病前生活出现显著变化者,猝死率也明显增加。不良的精神、神经因素,包括过度脑力劳动,过度疲劳、忧虑、悲伤或兴奋,情绪激动等。

（五）其他因素

1.昼夜节律性

Willish的研究结果表明,上午6～12时心性猝死的发生明显高于其他时段,尤其在7～9时之间,每小时心性猝死危险较其他时间每小时的心性猝死危险至少高出70％,这与有人观察到清晨冠状动脉张力高,冠状血管径小,即使小量运动就能引起痉挛的现象相一致。

2.季节

国内也有报道认为冠心病猝死的发作和季节有关,以冬季最多,说明寒冷是不利因素。

3.过劳、饱餐或过量饮酒体力

劳累,远远超过日常的劳动强度,饱餐或过量饮酒,均是引发猝死的原因。

四、冠心病猝死的预防

（一）高危猝死患者的检查

1.心电生理检查

单一刺激心房、心室或窦性心律出现反复心室转动,为心电不稳定性的敏感指标,如可诱发持续性VT,猝死危险大。

2.晚电位阳性

有报道晚电位阳性者,发生室速的机会50％,而晚电位阴性者,不发生室性心动过速的可能性92.2％。目前已公认晚电位阳性对心肌梗死恢复期患者的猝死预测有很大价值,但合并RRRB者可靠性差。

3.对室性期前收缩的评价

(1)无器质性心脏病,尤其是年轻人中的单纯性室性期前收缩不增加猝死的危险性。

(2)发生在器质性心脏病者的频发室性期前收缩,应认真处理,尤其是在急性心肌梗死时,室性期前收缩均应视为有猝死危险,复杂性室性期前收缩发生在器质性心脏病者应视为猝死先兆。

(3)运动试验诱发复杂性室性期前收缩示猝死危险性增加。

(4)室性期前收缩的提前指数(偶联间期/Q-T)≤1.0,尤其是<0.8时,有报道77％发生VT。

(5)多形性室性期前收缩为预后不佳之兆。

(6)心肌梗死患者室性期前收缩的数目与猝死危险性相关。

4.心功能不全的评估

对有心功能不全的患者,应做出心功能等级评估,特别是对左心室功能不全,冠脉多支严重狭窄猝死危险性增加。

5.心电图分析

Q-T间期延长伴室性期前收缩者,预激综合征伴心房颤动,且具有不应期<250ms之房室旁道者是猝死易发生者。

（二）冠心病猝死的预防

1.利多卡因

急性心肌梗死时,在住院前即予利多卡因预防是有益的,Valentine对532例急性心肌梗死者观察,利多卡因组156例中死亡2例,VF1例;安慰剂组113例死亡6例,VF2例(P<0.05)。急性心肌梗死48小时内予利多卡因可防止VF,有报道,107例无1例VF,而安慰剂组105例发生VF9例。在急性心肌梗死第2～3周,如发现复杂性室性心律失常,提示4～24个月内猝死机会增加,应予抗心律失常药,把室性期前收缩数目减少90％,出院后仍继续用药6～12个月。

2.β-受体阻滞药的应用

Snaw 在 1965 年首先报道,在 AMI 第 1 组普萘洛尔(心得安),能降低死亡及猝死的总数 3.5%~16%,以后许多人进行了临床研究,大多认为服用 β-受体阻滞药可降低冠心病猝死率,因而主张长期应用:①降低心脏做功量,心肌耗氧量减少,改善了心肌缺血程度,缩小梗死面积,去甲肾上腺素的释放减少。②具有膜稳定性,减少梗死早期的室性心律失常。心绞痛、高血压或快速性心律失常是 β-受体阻滞药的用药指征,甚至在轻一中度心衰时,在纠正心衰的同时也可使用,但在严重心力衰竭、低血压、心脏传导阻滞时禁用。

3.抗血小板凝聚药物的使用

冠脉硬化时,血管内皮细胞损伤,内膜下层的胶原纤维暴露于血流中,使血小板黏附于局部,并释放出血清素。纤维细胞生长因子,肾上腺素,血栓素 A 等活性物质,引起血管平滑肌增生及血管收缩,血小板被激活后易于形成血栓,在闭塞冠脉中起重要作用。Hazerem 发现猝死者心肌中,其小动脉和小静脉内有多数血小板微血栓形成,认为大量的微血栓影响心肌微循环,引起心肌缺血、功能紊乱而猝死。亦有人证实,儿茶酚胺为血小板的强诱导剂,可使血小板脱颗粒而凝集,形成小动脉、静脉内微血栓。给予抗血小板集聚的药物如阿司匹林、双嘧达莫(潘生丁),可使冠心病患者的猝死率减低,Elwood 的研究表明,每日服阿司匹林 0.3 g,一年存活率将得到改善。

五、猝死的救治

心脏骤停主要的救治就是心肺复苏(CPR),是抢救成功的关键。心肺复苏包括初级心肺复苏和高级心肺复苏。

(一)快速识别

一旦确信急救场所安全,急救者应首先检查患者的反应。拍打患者肩部,并对其大声呼喊"你怎么样啊?"如果有反应,但受伤或者需要医疗救助,急救者需离开拨打急救电话。然后尽快回到患者身边对其进行再次检查。

(二)启动急救医疗服务(EMS)系统

如果发现没有反应,如没有活动或对刺激没有反应等,急救者应启动 EMS 系统(拨打急救电话),如果有自动体外除颤(AED),则取出 AED,然后回到身边进行 CPR,如果需要,可进行除颤。如果有多名急救者在现场,一名急救者按步骤进行 CPR,另一名启动 EMS 系统,同时取出 AED。

(三)初级心肺复苏

即基础生命活动的支持(BLS),其步骤和方法如下:

1.纠正体位

在开始 CPR 时,应将患者平放于硬质的平面上,仰卧。

2.打开气道

当没有证据表明患者头或颈部受伤时,专业救护者可使用仰头举颏法打开气道。如果专业救护者怀疑患者颈部脊髓损伤,应使用双手推举下颌法来打开气道。而当使用双手推举下颌法不能打开气道时,应使用仰头举颏法。对于怀疑有脊髓损伤的,应使用人工脊髓制动而不是使用制动装置。非专业救护者不推荐双手推举下颌法。

3.人工呼吸

在气道打开后,通过观察、听和感觉来评估是否存在呼吸。如果不能在 10s 之内检测到适当的呼吸,应先对患者进行 2 次吹气。推荐以下简单的吹气方式:①给予 2 次紧急吹气,每次吹气超过 1s;在 CPR 过程中,各种通气方式包括口对口、1:3 对鼻、面罩通气和高级气道通气,均推荐持续 1s,以使患者胸部起伏。②给予有效的潮气量,使患者出现看得见的胸部起伏。③避免快速或者用力吹气。④当进行了进一步气道干预(如气管内插管和气食管联合插管等)后,2 人进行 CPR 的吹气频率为 8~10 次/分,不需考虑通气与按压同步。通气时胸部按压不需要暂停。

4.脉搏检查

对于非专业急救者,如果意识丧失的患者没有呼吸,就可假定为心脏骤停。对于专业急救者,可以用较长时间来检查患者是否存在脉搏,而决定脉搏存在与否也是有困难的。专业急救者检查脉搏时间不超过10秒。如果在10s内不能确定脉搏,就开始胸外按压。

5.胸外按压

(1)固定恰当的按压位置,用手指触到靠近施救者一侧患者的胸廓下缘。

(2)手指向中线滑动,找到肋骨与胸骨连接处。

(3)将手掌贴在患者胸骨的下半部,另一手掌重叠放在这只手背上,手掌根部长轴与胸骨长轴确保一致,保证手掌全力压在胸骨上,可避免发生肋骨骨折,不要按压剑突。

(4)无论手指是伸直,还是交叉在一起,都不应离开胸壁。

胸外按压要求做到:①有效胸外按压的频率为100次/分,按压深度4～5 cm,允许按压后胸骨完全回缩,按压和放松时间一致。②减少对胸外按压的干扰。③最佳按压通气比例推荐,按压:通气＝30:2。

(四)高级心肺复苏

即进一步生命支持(ALS),是在BLS的基础上,应用辅助设备、特殊技术建立更有效的通气和血液循环。其主要措施如下:

1.通气与氧供

行气管插管,予简易气囊或呼吸机维持通气,纠正低氧血症。

2.除颤与除颤方法

因为无外伤的SCA最常见的心律为心室颤动,电除颤是终止心室颤动最有效的方法。要求做到院外5min完成,院内3min完成,且不限复苏的阶段。及早除颤及与之配合的高质量CPR往往是复苏成功不可分开的两个关键环节,在尽可能短的时间内完成高质量和有效的CPR,是复苏成功的重中之重。

电除颤时只给予1次电击;之后立即做5组30:2的CPR(约2min)后再检查患者的心律。基于双相波的应用提高了首次电击除颤成功率,及3次连续电击会影响CPR的操作,所以只给1次电击是合理的。仍采用单相波技术的除颤器首次电击能量应为360 J,而不应是原来所认为的由200 J逐渐增加能量以保证首次除颤成功率。

(五)高级心肺复苏的药物应用

高级心肺复苏时应尽快建立外周静脉给药通道,且要求在脉搏检查后、除颤器充电时或除颤后尽早给药,给药时不能中断CPR,应用的主要药物有:

1.肾上腺素

CPR时肾上腺素常规给药方法为首次静脉注射1 mg,每3～5min重复1次,可逐渐增加剂量(1 mg、3 mg、5 mg),也可直接使用5 mg。目前不推荐常规大剂量静脉应用肾上腺素,如果1 mg肾上腺素治疗无效时可以考虑应用。肾上腺素气管内给药吸收良好,合理的给药剂量尚不清楚,但应至少是静脉内给药的2～2.5倍。目前使用的"标准"剂量(1 mg)静脉注射与1 mg肾上腺素心内注射可能会产生相同的作用,且因心内注射可增加发生冠脉损伤、心包压塞和气胸的危险,同时延误胸外按压和肺通气开始时间,因此仅在开胸按压或其他给药方法失败后才考虑应用。每次从周期静脉给药时,应该稀释成20 mL,以保证药物能够到达心脏。

在抢救心脏骤停患者时,可能需要连续静脉滴注肾上腺素,其给药剂量应该与标准静脉注射的剂量(1 mg/3～5 min)相类似。可以将1 mg肾上腺素加入250 min 0.9%氯化钠注射液中,给药速度应从1 μg/min开始加至3～4 μg/min。为减少发生液体渗漏的危险并保证好的生物利用度,持续静脉滴注肾上腺素时应该建立大静脉通道。

2.血管加压素

血管加压素与肾上腺素作用相同,也可作为CPR的一线选择药物,血管加压素剂量为40 U静脉注射1次。

3.胺碘酮

目前认为心脏骤停伴心室颤动或室性心动过速者,尤其是顽固性心室颤动或室性心动过速者,都是胺碘酮应用的适应证。

胺磺酮的用法与剂量是:对于无脉性室性心动过速或心室颤动引起的心脏骤停,初始剂量300 mg,稀释于20～30 mL 0.9％氯化钠注射液中静脉滴注;复发性或顽固性室性心动过速或心室颤动可重复注射150 mg,然后以1 mg/min静脉滴注维持24小时,总量一般不超过2 000 mg。

4.利多卡因

利多卡因在心脏骤停时给药方法:心脏骤停患者,初始剂量为静脉注射1.0～1.5 mg/kg,快速达到并维持有效浓度。顽固性室性心动过速或心室颤动患者,可酌情再给予1次0.5～0.75 mg/kg的冲击量,3～5分钟给药完毕。总剂量不超过3 mg/kg(或＞200～300 mg/h)。心室颤动或无脉性室性心动过速时,除颤或肾上腺素无效,可给予大剂量的利多卡因(1.5 mg/kg)。只有在心脏骤停时才采取冲击疗法,但对心律转复成功后是否应给予维持用药尚有争议。有较确切资料支持在循环恢复后预防性给予抗心律失常药,持续用药维持心律的稳定是合理的,静脉滴注速度最初应为1～4 mg/min。若再次出现心律失常应小剂量冲击性给药(0.5 mg/kg),并加快静脉滴注速度(最快为4 mg/min)。

5.碳酸氢钠

心脏骤停时应在电除颤、心脏胸外按压、有效人工通气及应用肾上腺素至少一次以后应用碳酸氢钠。过早应用不仅无益,反而有害,且强调心肺复苏时的补碱原则为:"宁酸勿碱"。碳酸氢钠的用法与剂量是:一般首剂为1 mmol/kg静脉注射(换算:1 mL含碱0.6 mmol),随后依需要每隔10min重复首剂的一半,或依血气分析调节剂量。

6.异丙肾上腺素

在抑制尖端扭转性室性心动过速前给予异丙肾上腺素可作为临时性措施。对已影响血流动力学的心动过缓,而且阿托品和多巴酚丁胺无效,又尚未行经皮或经静脉起搏处置时,予异丙肾上腺素可作为临时性治疗措施。用药方法:将1 mg异丙肾上腺素加入5％葡萄糖注射液500 mL液体中,浓度为2 μg/mL。

7.镁剂

严重缺镁也可导致心律失常、心功能不全或心脏猝死。给药方法:负荷量为1～2 g(8～16 mEq),加入5％葡萄糖注射液50～100 mL液体中,5～60min给药完毕,然后,静脉滴注0.5～1.0 g(4～8 mEq)/h,根据临床症状调整剂量和滴速。

（六）复苏后的治疗

1.心脏骤停后自主循环的恢复

心脏骤停患者自主循环恢复(ROSC)后,经常会发生心血管和血流动力学的紊乱。常见有低血容量性休克、心源性休克和与全身炎性反应综合征(SIRS)相关的血管舒张性休克。

复苏后期的主要治疗目标是完全恢复局部器官和组织的血液灌注,但是单纯恢复血压和改善组织的气体交换,并不能提高生存率。值得注意的是,内脏和肾脏的血液循环的恢复,对乏氧缺血心脏骤停后MODS的发生起重要作用。

复苏后治疗的近期目标:提供心肺功能支持,满足组织灌注,特别是大脑的灌注。及时将院前心脏骤停患者转至医院急诊科,再转运至设备完好的重症监护病房。

复苏后,患者的身体状态会发生很大变化。有的患者可能完全康复,血流动力学和大脑功能均恢复正常。相反,有的患者可仍处于昏迷状态,心肺功能仍不正常。所有患者都需要仔细地反复地评估其一般状态,包括心血管功能、呼吸功能和神经系统功能。临床医生还应该及时发现复苏时的各种并发症,如肋骨骨折、血气胸、心包压塞、腹内脏器损伤和气管插管异位。

2.复苏的最佳反应

复苏后最好的情况是,患者能处于清醒状态,有意识和自主呼吸。能提供多导联心电监护和足够氧的供给。

3.单器官或多器官系统

自主循环恢复后,患者可能相当长的一段时间内始终处于昏迷状态。此时自主呼吸可能消失,需要呼吸机辅助呼吸治疗。血流动力学也可能处于不稳定状态,伴有异常的心率、心律、体循环血压器官灌注。低氧血症和低血压可加速脑损伤,要注意避免发生。患者也可能处于昏迷状态或表现为反应性降低。每一个器官系统的基本状态一定要明确,并给予监测和恰当的治疗。当有足够的通气和血液再灌注后,多数心脏骤停导致的酸血症可以自然缓解,而无须用缓冲液治疗。

在转送患者去重症监护病房的过程中,必须持续给予机械通气、氧气供应和心电监护。并可以通过触诊颈动脉和股动脉的搏动、持续动脉内压力监测或肢端氧饱和度的监测对患者的循环状态做出评估,这样如果再次出现心脏骤停可以立即进行心肺复苏治疗。

(七)脑死亡的判断

CPR后,如心跳恢复,而呼吸未恢复并有瞳孔散大、四肢无肌张力、无任何反射活动、脑电图无电活动征象者,判断为脑死亡者。

(八)终止心肺复苏的指征

凡来诊患者心脏骤停、呼吸停止,且心肺复苏已历时 30min 者,而出现下列情形是终止心肺复苏的指征:

(1)瞳孔散大和固定。

(2)对光反射消失。

(3)呼吸仍未恢复。

(4)深反射活动消失。

(5)心电图成直线。

(赵兰蒂)

第七节　稳定型心绞痛

一、概述

心绞痛是由于暂时性心肌缺血引起的以胸痛为主要特征的临床综合征,是冠状动脉粥样硬化性心脏病(冠心病)的最常见表现。通常见于冠状动脉至少一支主要分支管腔直径狭窄在 50% 以上的患者,当应激时,冠状动脉血流不能满足心肌代谢的需要,导致心肌缺血,而引起心绞痛发作,休息或含服硝酸甘油可缓解。

稳定型心绞痛(stable angina pectoris,SAP)是指心绞痛发作的程度、频度、性质及诱发因素在数周内无显著变化的患者。心绞痛也可发生在瓣膜病(尤其是主动脉瓣病变)、肥厚型心肌病和未控制的高血压及甲状腺功能亢进、严重贫血等患者。冠状动脉"正常"者也可由于冠状动脉痉挛或内皮功能障碍等原因发生心绞痛。某些非心脏性疾病如食道、胸壁或肺部疾病也可引起类似心绞痛的症状,临床上需注意鉴别。

二、流行病学

心绞痛是基于病史的主观诊断,因此它的发病率和患病率很难进行评估,而且评估结果也会因为依据的标准不同产生差异。

一项基于欧洲社区心绞痛患病率的调查研究显示：45～54 岁年龄段女性患病率为 0.1%～1%，男性为 2%～5%；而 65～74 岁年龄段女性高达 10%～15%，男性高达 10%～20%。由此可见，大约每百万个欧洲人中有 2 万～4 万人罹患心绞痛。

最近的一项调查，其标准为静息或运动时胸痛发作伴有动脉造影、运动试验或心电图异常证据，研究结果证实了心绞痛的地域差异性，且其与已知的全球冠心病死亡率的分布平行。例如，心绞痛作为初始冠脉病变的发病率，贝尔法斯特是法国的 2 倍。

稳定型心绞痛患者有发生急性冠脉综合征的危险，如不稳定型心绞痛、非 ST 段抬高型心肌梗死或 ST 段抬高型心肌梗死。Framingham 研究结果显示，稳定型心绞痛的患者，两年内发生非致死性心肌梗死和充血性心脏病的概率，男性为 14.3% 和 5.5%，女性为 6.2% 和 3.8%。稳定型心绞痛的患者的预后取决于临床、功能和解剖因素，个体差别很大。

左室功能是慢性稳定性冠脉疾病存活率最有力的预测因子。其次是冠脉狭窄的部位和严重程度。左冠状动脉主干病变最为严重，据国外统计，年病死率可高达 30% 左右。此后依次为 3 支、2 支与 1 支病变。左前降支病变一般较其他两大支严重。

三、病因和发病机制

稳定型心绞痛是一种以胸、下颌、肩、背或臂的不适感为特征的临床症候群，其典型表现为劳累、情绪波动或应激后发作，休息或服用硝酸甘油后可缓解。有些不典型的稳定型心绞痛以上腹部不适感为临床表现。William Heberden 在 1772 年首次提出"心绞痛的概念"，并将之描述为与运动有关的胸区压抑感和焦虑，不过那时还不清楚它的病因和病理机制。现在我们知道它由心肌缺血引起。心肌缺血最常见的原因是粥样硬化性冠状动脉疾病，其他原因还包括肥厚型或扩张型心肌病、动脉硬化及其他较少见的心脏疾病。

心肌供氧和需氧的不平衡产生了心肌缺血。心肌氧供取决于动脉氧饱和度、心肌氧扩散度和冠脉血流，而冠脉血流又取决于冠脉管腔横断面积和冠脉微血管的调节。管腔横断面积和微血管都受到管壁内粥样硬化斑块的影响，从而因运动时心率增快、心肌收缩增强及管壁紧张度增加导致心肌需氧增加，最终引起氧的供需不平衡。心肌缺血引起交感激活，产生心肌耗氧增加、冠状动脉收缩等一系列效应从而进一步加重缺血。缺血持续加重，导致心脏代谢紊乱、血流重分配、区域性以至整体性舒张和收缩功能障碍，心电图改变，最终引起心绞痛。缺血心肌释放的腺苷能激活心脏神经末梢的 α_1 受体，是导致心绞痛（胸痛）的主要中介。

心肌缺血也可以无症状。无痛性心肌缺血可能因为缺血时间短或不甚严重，或因为心脏传入神经受损，或缺血性疼痛在脊的和脊上的部位受到抑制。患者显示出无痛性缺血表现、气短及心悸都提示心绞痛存在。

对大多数患者来说，稳定型心绞痛的病理因素是动脉粥样硬化、冠脉狭窄。正常血管床能自我调节，例如在运动时冠脉血流增加为平时的 5～6 倍。动脉粥样化斑块减少了血管腔横断面积，使得运动时冠脉血管床自我调节的能力下降，从而产生不同严重程度的缺血。若管腔径减少>50%，当运动或应激时，冠脉血流不能满足心脏代谢需要从而导致心肌缺血。内皮功能受损也是心绞痛的病因之一。心肌桥是心绞痛的罕见病因。

用血管内超声（IVUS）观察稳定型心绞痛患者的冠状动脉斑块。发现 1/3 的患者至少有 1 个斑块破裂，6% 的患者有多个斑块破裂。合并糖尿病的患者更易发生斑块破裂。临床上应重视稳定型心绞痛患者的治疗，防止其发展为急性冠脉综合征（ACS）。

四、诊断

胸痛患者应根据年龄、性别、心血管危险因素、疼痛的特点来估计冠心病的可能性，并依据病史、体格检查、相关的无创检查及有创检查结果做出诊断及分层危险的评价。

（一）病史及体格检查

1.病史

详尽的病史是诊断心绞痛的基石。在大多数病例中,可以通过病史就能得出心绞痛的诊断。

（1）部位:典型的心绞痛部位是在胸骨后或左前胸,范围常不局限,可以放射到颈部、咽部、颌部、上腹部、肩背部、左臂及左手指侧,也可以放射至其他部位,心绞痛还可以发生在胸部以外如上腹部、咽部、颈部等。每次心绞痛发作部位往往是相似的。

（2）性质:常呈紧缩感、绞榨感、压迫感、烧灼感、胸憋、胸闷或有窒息感、沉重感,有的患者只述为胸部不适,主观感觉个体差异较大,但一般不会是针刺样疼痛,有的表现为乏力、气短。

（3）持续时间:呈阵发性发作,持续数分钟,一般不会超过 10 min,也不会转瞬即逝或持续数小时。

（4）诱发因素及缓解方式:慢性稳定性心绞痛的发作与劳力或情绪激动有关,如走快路、爬坡时诱发,停下休息即可缓解,多发生在劳力当时而不是之后。舌下含服硝酸甘油可在 2～5 min 内迅速缓解症状。

非心绞痛的胸痛通常无上述特征,疼痛通常局限于左胸的某个部位,持续数个小时甚至数天;不能被硝酸甘油缓解甚至因触诊加重。胸痛的临床分类见表 8-9,加拿大心血管学会分级法见表 8-10 所示。

表 8-9　胸痛的临床分类

典型心绞痛	符合下述 3 个特征
	胸骨下疼痛伴特殊性质和持续时间
	运动及情绪激动诱发
	休息或硝酸甘油缓解
非典型心绞痛	符合上述两个特征
非心性胸痛	符合上述 1 个特征或完全不符合

表 8-10　加拿大心血管学会分级法

级别	症状程度
Ⅰ级	一般体力活动不引起心绞痛,例如行走和上楼,但紧张、快速或持续用力可引起心绞痛的发作
Ⅱ级	日常体力活动稍受限制,快步行走或上楼、登高、饭后行走或上楼、寒冷或风中行走、情绪激动可发作心绞痛或仅在睡醒后数小时内发作。在正常情况下以一般速度平地步行 200 m 以上或登一层以上的楼梯受限
Ⅲ级	日常体力活动明显受限,在正常情况下以一般速度平地步行 100～200 m 或登一层楼梯时可发作心绞痛
Ⅳ级	轻微活动或休息时即可以出现心绞痛症状

2.体格检查

稳定型心绞痛体检常无明显异常,心绞痛发作时可有心率增快、血压升高、焦虑、出汗,有时可闻及第四心音、第三心音或奔马律,或出现心尖部收缩期杂音,第二心音逆分裂,偶闻双肺底啰音。体检尚能发现其他相关情况,如心脏瓣膜病、心肌病等非冠状动脉粥样硬化性疾病,也可发现高血压、脂质代谢障碍所致的黄色瘤等危险因素,颈动脉杂音或周围血管病变有助于动脉粥样硬化的诊断。体检尚需注意肥胖(体重指数及腰围),有助于了解有无代谢综合征。

（二）基本实验室检查

（1）了解冠心病危险因素,空腹血糖、血脂检查,包括血总胆固醇（TC）、高密度脂蛋白胆固醇（HDL-C）、低密度脂蛋白胆固醇（LDL-C）及甘油三酯（TG）。必要时做糖耐量试验。

（2）了解有无贫血(可能诱发心绞痛),检查血红蛋白是否减少。

（3）甲状腺,必要时检查甲状腺功能。

（4）行尿常规、肝肾功能、电解质、肝炎相关抗原、人类免疫缺陷病毒（HIV）检查及梅毒血清试验,需在冠状动脉造影前进行。

（5）胸痛较明显患者,需查血心肌肌钙蛋白（CTnT 或 CtnI）、肌酸激酶（CK）及同工酶（CK-MB）,以与急性冠状动脉综合征(acute coronary syndrome,ACS)相鉴别。

(三)胸部 X 线检查

胸部 X 线检查常用于可疑心脏病患者的检查,然而,对于稳定型心绞痛患者,该检查并不能提供有效特异的信息。

(四)心电图检查

1.静息心电图检查

所有可疑心绞痛患者均应常规行静息 12 导心电图。怀疑血管痉挛的患者于疼痛发作时行心电图尤其有意义。心电图同时可以发现诸如左室肥厚、左束支阻滞、预激、心律失常及传导障碍等情况,这些信息可发现胸痛的可能机制,并能指导治疗措施。静息心电图对危险分层也有意义。但不主张重复此项检查除非当时胸痛发作或功能分级有改变。

2.心绞痛发作时心电图检查

在胸痛发作时争取心电图检查,缓解后立即复查。静息心电图正常不能排除冠心病心绞痛的诊断,但如果有 ST-T 改变符合心肌缺血时,特别是在疼痛发作时检出,则支持心绞痛的诊断。心电图显示陈旧性心肌梗死时,则心绞痛可能性增加。静息心电图有 ST 段压低或 T 波倒置但胸痛发作时呈"假性正常化",也有利于冠心病心绞痛的诊断。24 h 动态心电图表现如有与症状一致 ST-T 变化,则对诊断有参考价值。

(五)核素心室造影

1.^{201}Tl 心肌显像

铊随冠脉血流被正常心肌细胞摄取,休息时铊显像所示主要见于心肌梗死后瘢痕部位。在冠状动脉供血不足部位的心肌,则明显的灌注缺损仅见于运动后缺血区。变异型心绞痛发作时心肌急性缺血区常显示特别明显的灌注缺损。

2.放射性核素心腔造影

红细胞被标记上放射性核素,得到心腔内血池显影,可测定左心室射血分数及显示室壁局部运动障碍。

3.正电子发射断层心肌显像(PET)

除可判断心肌血流灌注外,还可了解心肌代谢状况,准确评估心肌活力。

(六)负荷试验

1.心电图运动试验

(1)适应证:①有心绞痛症状怀疑冠心病,可进行运动,静息心电图无明显异常的患者,为达到诊断目的。②确定稳定型冠心病的患者心绞痛症状明显改变者。③确诊的稳定型冠心病患者用于危险分层。

(2)禁忌证:急性心肌梗死早期、未经治疗稳定的急性冠状动脉综合征、未控制的严重心律失常或高度房室传导阻滞、未控制的心力衰竭、急性肺动脉栓塞或肺梗死、主动脉夹层、已知左冠状动脉主干狭窄、重度主动脉瓣狭窄、肥厚型梗阻性心肌病、严重高血压、活动性心肌炎、心包炎、电解质异常等。

(3)方案(Burce 方案):运动试验的阳性标准为运动中出现典型心绞痛,运动中或运动后出现 ST 段水平或下斜型下降≥1 mm(J 点后 60～80 ms),或运动中出现血压下降者。

(4)需终止运动试验的情况,包括:①出现明显症状(如胸痛、乏力、气短、跛行);症状伴有意义的 ST 段变化。②ST 段明显压低(压低>2 mm 为终止运动相对指征;≥4 mm 为终止运动绝对指征)。③ST 段抬高≥1 mm。④出现有意义的心律失常;收缩压持续降低 10 mmHg(1 mmHg=0.133 kPa)或血压明显升高(收缩压>250 mmHg 或舒张压>115 mmHg)。⑤已达目标心率者。有上述情况一项者需终止运动试验。

2.核素负荷试验(心肌负荷显像)

(1)核素负荷试验的适应证:①静息心电图异常、LBBB、ST段下降>1 mm、起搏心律、预激综合征等心电图运动试验难以精确评估者。②心电图运动试验不能下结论,而冠状动脉疾病可能性较大者。

(2)药物负荷试验:包括双嘧达莫、腺苷或多巴酚丁胺药物负荷试验,用于不能运动的患者。

(七)多层CT或电子束CT扫描

多层CT或电子束CT平扫可检出冠状动脉钙化并进行积分。人群研究显示钙化与冠状动脉病变的高危人群相联系,但钙化程度与冠状动脉狭窄程度却并不相关,因此,不推荐将钙化积分常规用于心绞痛患者的诊断评价。

CT造影为显示冠状动脉病变及形态的无创检查方法。有较高阴性预测价值,若CT冠状动脉造影未见狭窄病变,一般可不进行有创检查。但CT冠状动脉造影对狭窄病变及程度的判断仍有一定限度,特别当钙化存在时会显著影响狭窄程度的判断,而钙化在冠心病患者中相当普遍,因此,仅能作为参考。

(八)有创性检查

1.冠状动脉造影

冠状动脉造影至今仍是临床上评价冠状动脉粥样硬化和相对较为少见的非冠状动脉粥样硬化性疾病所引起的心绞痛的最精确的检查方法。对糖尿病、年龄>65岁老年患者、年龄>55岁女性的胸痛患者冠状动脉造影更有价值。

(1)适应证:①严重稳定型心绞痛(CCS分级3级或以上者),特别是药物治疗不能很好缓解症状者。②无创方法评价为高危的患者,不论心绞痛严重程度如何。③心脏停搏存活者。④患者有严重的室性心律失常。⑤血管重建(PCI,CABG)的患者有早期中等或严重的心绞痛复发。⑥伴有慢性心力衰竭或左室射血分数(LVEF)明显减低的心绞痛患者。⑦无创评价属中、高危的心绞痛患者需考虑大的非心脏手术,尤其是血管手术(如主动脉瘤修复,颈动脉内膜剥脱术,股动脉搭桥术等)。

(2)不推荐行冠状动脉造影:严重肾功能不全、造影剂过敏、精神异常不能合作者或合并其他严重疾病,血管造影的得益低于风险者。

2.冠状动脉内超声显像

血管内超声检查可较为精确地了解冠状动脉腔径,血管腔内及血管壁粥样硬化病变情况,指导介入治疗操作并评价介入治疗效果,但不是一线的检查方法,只在特殊的临床情况及为科研目的而进行。

五、治疗

(一)治疗目标

1.防止心肌梗死和死亡,改善预后

防止心肌梗死和死亡,主要是减少急性血栓形成的发生率,阻止心室功能障碍的发展。上述目标需通过生活方式的改善和药物干预来实现:①减少斑块形成。②稳定斑块,减轻炎症反应,保护内皮功能。③对于已有内皮功能受损和斑块破裂,需阻止血栓形成。

2.减轻或消除症状

改善生活方式、药物干预和血管再通术均是减轻和消除症状的手段,根据患者的个体情况选择合适的治疗方法。

(二)一般治疗

1.戒烟

大量数据表明对于许多患者而言,吸烟是冠心病起源的最重要的可逆性危险因子,因此,强调戒烟是非常必要的。

2.限制饮食和酒精摄入

对确诊的冠心病患者,限制饮食是有效的干预方式。推荐食用水果、蔬菜、谷类、谷物制品、脱脂奶制品、鱼、瘦肉等,也就是所谓的"地中海饮食"。具体食用量需根据患者总胆固醇及低密度脂蛋白胆固醇来制定。超重患者应减轻体重。

适量饮酒是有益的,但大量饮酒肯定有害,尤其对于有高血压和心衰的患者。很难定义适量饮酒的酒精量,因此提倡限酒。稳定的冠心病患者可饮少量(<50 g/d)低度酒(如葡萄酒)。

3.ω-3 不饱和脂肪酸

鱼油中富含的 ω-3 不饱和脂肪酸能降低血中甘油三酯,被证实能降低近期心肌梗死患者的猝死率,同时它也有抗心律失常作用,能降低高危患者的死亡率和危险因素,可用作此类患者的二级预防。但该脂肪酸的治疗只用于高危人群,如近期心梗患者,对于稳定性心绞痛伴高危因素患者较少应用。目前只提倡患者每星期至少吃一次鱼以保证该脂肪酸的正常摄入。

4.维生素和抗氧化剂

目前尚无研究证实维生素的摄入能减少冠心病患者的心血管危险因素,同样,许多大型试验也没有发现抗氧化剂能给患者带来益处。

5.积极治疗高血压,糖尿病及其他疾病

稳定型心绞痛患者也应积极治疗高血压、糖尿病、代谢综合征等疾病,因这些疾病本身有促进冠脉疾病发展的危险性。

确诊冠心病的患者血压应降至 130/85 mmHg;如合并糖尿病或肾脏疾病,血压还应降至 130/80 mmHg。糖尿病是心血管并发症的危险因子,需多方干预。研究显示:心血管病伴 2 型糖尿病患者在应用降糖药的基础上加用吡格列酮,其非致死性心肌梗死、脑卒中(中风)和病死率减少了 16%。

6.运动

鼓励患者在可耐受范围内进行运动,运动能提高患者运动耐量、减轻症状,对减轻体重、降低血脂和血压、增加糖耐量和胰岛素敏感性都有明显效益。

7.缓解精神压力

精神压力是心绞痛发作的重要促发因素,而心绞痛的诊断又给患者带来更大的精神压力。缓解紧张情绪,适当放松可以减少药物的摄入和手术的必要。

8.开车

稳定型心绞痛患者可以允许开车,但是要限定车载重和避免商业运输。高度紧张的开车是应该避免的。

(三)急性发作时治疗

发作时应立即休息,至少应迅速停止诱发心绞痛的活动。随即舌下含服硝酸甘油以缓解症状。对初次服用硝酸甘油的患者应嘱其坐下或平卧,以防发生低血压,还有诸如头晕、头胀痛、面红等不良反应。

应告知患者,若心绞痛发作>10~20 min,休息和舌下含服硝酸甘油不能缓解,应警惕发生心肌梗死并应及时就医。

(四)药物治疗

1.对症治疗,改善缺血

(1)短效硝酸酯制剂:硝酸酯类药为内皮依赖性血管扩张剂,能减少心肌需氧和改善心肌灌注,从而缓解心绞痛症状。快速起效的硝酸甘油能使发作的心绞痛迅速缓解。口服该药因肝脏首过效应,在肝内被有机硝酸酯还原酶降解,生物利用度极低。舌下给药吸收迅速完全,生物利用度高。硝酸甘油片剂暴露在空气中会变质,因而宜在开盖后3月内使用。

硝酸甘油引起剂量依赖性血管舒张不良反应,如头痛、面红等。过大剂量会导致低血压和反射性交感神经兴奋引起心动过速。对硝酸甘油无效的心绞痛患者应怀疑心肌梗死的可能。

(2)长效硝酸酯制剂:长效硝酸酯制剂能降低心绞痛发作的频率和严重程度,并能增加运动耐量。长效制剂只是对症治疗,并无研究显示它能改善预后。血管舒张不良反应如头痛、面红与短效制剂类似。其代表药有硝酸异山梨酯、单硝酸异山梨酯醇。

当机体内硝酸酯类浓度达到并超过阈值,其对心绞痛的治疗作用减弱,缓解疼痛的作用大打折扣,即发生硝酸酯类耐药。因此,患者服用长效硝酸酯制剂时应有足够长的间歇期以保证治疗的高效。

(3)β-受体阻滞剂:β-受体阻滞剂能抑制心脏 β-肾上腺素能受体,从而减慢心率、减弱心肌收缩力、降低血压,以减少心肌耗氧量,可以减少心绞痛发作和增加运动耐量。用药后要求静息心率降至 55~60 次/分,严重心绞痛患者如无心动过缓症状,可降至 50 次/分。

只要无禁忌证,β-受体阻滞剂应作为稳定型心绞痛的初始治疗药物。β-受体阻滞剂能降低心肌梗死后稳定性心绞痛患者死亡和再梗死的风险。目前可用于治疗心绞痛的 β-受体阻滞剂有很多种,当给予足够剂量时,均能有效预防心绞痛发作。更倾向于使用选择性 β_1-受体阻滞剂,如美托洛尔、阿替洛尔及比索洛尔。同时具有 α 和 β-受体阻滞的药物,在慢性稳定性心绞痛的治疗中也有效。

在有严重心动过缓和高度房室传导阻滞、窦房结功能紊乱、明显的支气管痉挛或支气管哮喘的患者,禁用 β-受体阻滞剂。外周血管疾病及严重抑郁是应用 β-受体阻滞剂的相对禁忌证。慢性肺心病的患者可小心使用高度选择性 β_1-受体阻滞剂。没有固定狭窄的冠状动脉痉挛造成的缺血,如变异性心绞痛,不宜使用 β-受体阻滞剂,这时钙拮抗剂是首选药物。

推荐使用无内在拟交感活性的 β-受体阻滞剂。β-受体阻滞剂的使用剂量应个体化,从较小剂量开始。

(4)钙拮抗剂:钙拮抗剂通过改善冠状动脉血流和减少心肌耗氧起缓解心绞痛作用,对变异性心绞痛或以冠状动脉痉挛为主的心绞痛,钙拮抗剂是一线药物。地尔硫䓬和维拉帕米能减慢房室传导,常用于伴有心房颤动或心房扑动的心绞痛患者,而不应用于已有严重心动过缓、高度房室传导阻滞和病态窦房结综合征的患者。

长效钙拮抗剂能减少心绞痛的发作。ACTION 试验结果显示,硝苯地平控释片没有显著降低一级疗效终点(全因死亡、急性心肌梗死、顽固性心绞痛、新发心力衰竭、致残性脑卒中及外周血管成形术的联合终点)的相对危险,但对于一级疗效终点中的多个单项终点而言,硝苯地平控释片组降低达到统计学差异或有降低趋势。值得注意的是,亚组分析显示,占 52% 的合并高血压的冠心病患者中,一级终点相对危险下降 13%。CAMELOT 试验结果显示,氨氯地平组主要终点事件(心血管性死亡、非致死性心肌梗死、冠状血管重建、由于心绞痛而入院治疗、慢性心力衰竭入院、致死或非致死性卒中及新诊断的周围血管疾病)与安慰剂组比较相对危险降低达 31%,差异有统计学意义。长期应用长效钙拮抗剂的安全性在ACTION及大规模降压试验 ALLHAT 及 ASCOT 中都得到了证实。

外周水肿、便秘、心悸、面部潮红是所有钙拮抗剂常见的不良反应,低血压也时有发生,其他不良反应还包括头痛、头晕、虚弱无力等。

当稳定型心绞痛合并心力衰竭而血压高且难于控制者必须应用长效钙拮抗剂时,可选择氨氯地平、硝苯地平控释片或非洛地平。

(5)钾通道开放剂:钾通道开放剂的代表药物为尼克地尔,除了抗心绞痛外,该药还有心脏保护作用。一项针对尼克地尔的试验证实稳定型心绞痛患者服用该药能显著减少主要冠脉事件的发生。但是,尚没有降低治疗后死亡率和非致死性心肌梗死发生率的研究,因此,该药的临床效益还有争议。

(6)联合用药:β-受体阻滞剂和长效钙拮抗剂联合用药比单用一种药物更有效。此外,两药联用时,β-受体阻滞剂还可减轻二氢吡啶类钙拮抗剂引起的反射性心动过速不良反应。非二氢吡啶类钙拮抗剂地尔硫䓬或维拉帕米可作为对 β-受体阻滞剂有禁忌的患者的替代治疗。但非二氢吡啶类钙拮抗剂和 β-受体阻滞剂的联合用药能使传导阻滞和心肌收缩力的减弱更明显,要特别警惕。老年人、已有心动过缓或左室功能不良的患者应尽量避免合用。

2.改善预后的药物治疗

与稳定型心绞痛并发的疾病如糖尿病和高血压应予以积极治疗,同时还应纠正高脂血症。HMG-CoA还原酶抑制剂(他汀类药物)和血管紧张素转换酶抑制剂(ACEI)除各自的降脂和降压作用外,还能改善患者预后。对缺血性心脏病患者,还需加用抗血小板药物。

阿司匹林通过抑制血小板内环氧化酶使血栓素 A_2 合成减少,达到抑制血小板聚集的作用。其应用剂量为每天 75~150 mg。CURE 研究发现每日阿司匹林剂量若>200 mg 或<100 mg 反而增加心血管事件发生的风险。

所有患者如无禁忌证(活动性胃肠道出血、阿司匹林过敏或既往有阿司匹林不耐受的病史),给予阿司匹林 75~100 mg/d。不能服用阿司匹林者,则可应用氯吡格雷作为替代。

所有冠心病患者应用他汀类药物。他汀类降脂治疗减少动脉粥样硬化性心脏病并发症,可同时应用于患者的一级和二级预防。他汀类除了降脂作用外,还有抗炎作用和防血栓形成,能降低心血管危险性。血脂控制目标为:总胆固醇(TC)<4.5 mmol/L,低密度脂蛋白胆固醇(LDL-C)至少应<2.59 mmol/L;建议逐步调整他汀类药物剂量以达到上述目标。

ACEI 可防止左心室重塑,减少心衰发生的危险,降低病死率,如无禁忌可常规使用。在稳定型心绞痛患者中,合并糖尿病、心力衰竭或左心室收缩功能不全的高危患者应该使用 ACEI。所有冠心病患者均能从 ACEI 治疗中获益,但低危患者获益可能较小。

(五)非药物治疗(血运重建)

血运重建的主要指征:有冠脉造影指征及冠脉严重狭窄;药物治疗失败,不能满意控制症状;无创检查显示有大量的危险心肌;成功的可能性很大,死亡及并发症危险可接受;患者倾向于介入治疗,并且对这种疗法的危险充分知情。

1.冠状动脉旁路移植手术(CABG)

40 多年来,CABG 逐渐成为了治疗冠心病的最普通的手术,CABG 对冠心病的治疗的价值已进行了较深入的研究。对于低危患者(年病死率<1%)CABG 并不比药物治疗给患者更多的预后获益。在比较 CABG 和药物治疗的临床试验的荟萃分析中,CABG 可改善中危至高危患者的预后。对观察性研究及随机对照试验数据的分析表明,某些特定的冠状动脉病变解剖类型手术预后优于药物治疗,这些情况包括:①左主干的明显狭窄。②3 支主要冠状动脉近段的明显狭窄。③2 支主要冠状动脉的明显狭窄,其中包括左前降支(LAD)近段的高度狭窄。

根据研究人群不同,CABG 总的手术死亡率在 1%~4%之间,目前已建立了很好的评估患者个体风险的危险分层工具。尽管左胸廓内动脉的远期通畅率很高,大隐静脉桥发生阻塞的概率仍较高。血栓阻塞可在术后早期发生,大约 10%在术后 1 年发生,5 年以后静脉桥自身会发生粥样硬化改变。静脉桥10 年通畅率为 50%~60%。

CABG 指征:

(1)心绞痛伴左主干病变(ⅠA)。

(2)心绞痛伴三支血管病变,大面积缺血或心室功能差(ⅠA)。

(3)心绞痛伴双支或 3 支血管病变,包括左前降支(LAD)近端严重病变(ⅠA)。

(4)CCSⅠ~Ⅳ,多支血管病变、糖尿病(症状治疗ⅡaB)(改善预后ⅠB)。

(5)CCSⅠ~Ⅳ,多支血管病变、非糖尿病(ⅠA)。

(6)药物治疗后心绞痛分级 CCSⅠ~Ⅳ,单支血管病变,包括 LAD 近端严重病变(ⅠB)。

(7)心绞痛经药物治疗分级 CCSⅠ~Ⅳ,单支血管病变,不包括 LAD 近端严重病变(ⅡaB)。

(8)心绞痛经药物治疗症状轻微(CCSⅠ),单支、双支、3 支血管病变,但有大面积缺血的客观证据(ⅡbC)。

2.经皮冠状动脉介入治疗(PCI)

30 多年来,PCI 日益普遍应用于临床,由于创伤小、恢复快、危险性相对较低,易于被医生和患者所接受。PCI 的方法包括单纯球囊扩张、冠状动脉支架术、冠状动脉旋磨术、冠状动脉定向旋切术等。随着经验的积累、器械的进步、特别是支架极为普遍的应用和辅助用药的发展,这一治疗技术的应用范围得到了极大的拓展。近年来,冠心病的药物治疗也获较大发展,对于稳定型心绞痛并且冠状动脉解剖适合行 PCI 患者的成功率提高,手术相关的死亡风险为 0.3%~1.0%。对于低危的稳定性心绞痛患者,包括强化降脂治疗在内的药物治疗在减少缺血事件方面与PCI一样有效。对于相对高危险患者及多支血管病变的稳定性心绞痛患者,PCI缓解症状更为显著,生存率获益尚不明确。

经皮冠脉血运重建的指征:

(1)药物治疗后心绞痛 CCS 分级Ⅰ～Ⅳ,单支血管病变(ⅠA)。

(2)药物治疗后心绞痛 CCS 分级Ⅰ～Ⅳ,多支血管病变,非糖尿病(ⅠA)。

(3)稳定型心绞痛,经药物治疗症状轻微(CCS 分级Ⅰ),为单支、双支或 3 支血管病变,但有大面积缺血的客观证据(ⅡbC)。

成功的 PCI 使狭窄的管腔狭窄程度减少至 20%～50% 以下,血流达到 TIMI Ⅲ级,心绞痛消除或显著减轻,心电图变化改善;但半年后再狭窄率达 20%～30%。如不成功需急症行主动脉—冠脉旁路移植手术。

(金 焱)

第八节　隐性冠心病与无症状性冠心病

一、隐性冠心病的定义及类型

(一)定义

隐性冠心病即隐性心肌缺血或无症状性心肌缺血,是指病理解剖上已经有足以引起冠心病的冠状动脉粥样硬化病变,但临床上患者并无心肌缺血或其他心脏方面的症状,因而也没有被诊断过,是没有症状的隐性患者。1980 年以前,经全国有关会议讨论,冠心病诊断标准中,隐性冠心病为其中的一个类型,即 40 岁以上的患者,休息时心电图有明显的缺血表现,或运动试验阳性的客观证据者,无其他原因(除外其他心脏病,显著贫血、植物神经功能失调等)可诊断为隐性冠心病,并载入教科书中。1980 年以前,我国冠心病普查,基本是根据心电图来判定冠心病的,普查检出的冠心病,70%～80% 为隐性冠心病。我们1972 年在石家庄城乡进行的冠心病普查,隐性冠心病占检出患者的 79.4%。

有的患者,过去从无冠心病的有关症状,心电图的确发现有陈旧性心肌梗死,称其为未被及时发现的心肌梗死,其意为在急性发病时未被及时诊断,后来在某些情况下发现而诊断为陈旧性心肌梗死,也叫隐性心肌梗死。我们认为此也应属于隐性冠心病的一个类型。也有的患者,从来没有冠心病的有关症状而发生猝死,生前没有做过心电图或相关检查,但死后尸检证明其死因为冠心病。在过去的尸检中,也常有死于其他疾病的人,生前没有冠心病症状,尸检发现有严重的足以诊断为冠心病的冠状动脉粥样硬化性狭窄或心肌梗死。

自从 1961 年 Holter 动态心电图问世以后,发现在监测过程中,心绞痛的患者,除了在心绞痛发作时心电图有 ST-T 改变的缺血型表现外,在没有心绞痛症状时也常有心肌缺血的 ST-T 的缺血型心电图表现,并将其称做无痛性心肌缺血或无症状性心肌缺血。我们认为这种无痛性心肌缺血或无症状性心肌缺血的心电图表现亦即隐性冠心病的表现之一。大量报告表明,冠心病有心绞痛的患者,无痛性心肌缺血的ST-T 心电图改变占 60%～80%,心绞痛发作时的 ST-T 心电图改变仅占总 ST-T 心电图改变的20%～40%。

我国 1980 年在全国第一届内科学术会议上,心血管病学组建议我国采用世界卫生组织 1979 年的冠心病诊断标准,该标准中没有隐性冠心病的诊断。其后,在国际联合的大型研究或国内的流行学调查研究中,多采用"急性冠心病事件"即急性心肌梗死和冠心病猝死事件作为金标准。

我们认为在临床上,隐性冠心病的诊断还是十分必要的。因为这一类患者随访期间急性心肌梗死率或猝死的发生率都很高。虽然单独依靠心电图诊断 ST-T 改变存在一定的假阳性或假阴性,但当前心电图或动态心电图仍是临床上最常用的诊断工具,无创、价廉、操作简便,能及时看出检查结果。在对隐性冠心病的长期随访观察中,他们大多数是死于冠心病。加之在尸检中,发现生前没有冠心病症状的严重冠状动脉狭窄或陈旧性心肌梗死也并非少见,我们认为临床上仍应将隐性冠心病列为一个重要的类型并加强防治。随着核医学、超声心动图学的发展及冠状动脉造影的广泛应用,为临床诊断隐性冠心病提供更多客观依据。临床上对单独依靠心电图诊断为隐性冠心病的患者如有疑问,可加做超声学或核医学检查,甚至做冠状动脉造影。

许多报告(包括尸检报告)显示,在猝死患者中,许多病例的死亡原因是冠心病。由于病例来源不同,这些冠心病猝死者在猝死总死亡病例中占 70%～95%,并且多数死者,死前没有冠心病病史。20 世纪 70年代,我们调查的 106 例冠心病猝死的病例中,一半患者在猝死前没有冠心病病史或有关症状。猝死是其冠心病的首发症状,也是最后一个症状。这些从前没有冠心病症状而因冠心病猝死者,也属于隐性冠心病的一个类型。

(二)类型

1.完全无症状者的隐性冠心病

临床上从未出现过冠心病的有关症状,心电图或有关检查发现有心肌缺血或严重冠状动脉狭窄。

2.无痛性心肌缺血(混合型)

临床上有冠心病心绞痛症状,动态心电图监测,在心绞痛发作时,有心肌缺血的心电图表现;在非心绞痛发作的时间,也出现心肌缺血的心电图表现,这种非心绞痛发作时间出现的心肌缺血心电图表现为无痛性心肌缺血。

3.隐性心肌梗死(未被及时发现的心肌梗死)

临床上从无冠心病或心肌梗死的有关症状,心电图或有关检查发现有陈旧性心肌梗死。

二、隐性冠心病的患病率与发病率

(一)完全无症状者的隐性冠心病

1980 年以前,许多地区采用常规心电图或加运动试验调查冠心病的患病率。我国 40 岁以上人口中,冠心病的患病率在 5%左右,其中 70%～90%是完全无症状的隐性冠心病患者。1972 年我们对石家庄地区采用常规 12 导联心电图加双倍二阶梯运动试验对 40 岁以上 3 474 例城乡人口进行普查,检出冠心病233 例,患病率为 6.71%。在检出的冠心病患者中,79.4%为无症状的隐性患者;休息心电图缺血占33.9%;双倍二阶梯运动试验阳性占 45.4%。无症状的隐性心肌梗死患者尚未包括在内。在以后的每隔2 年随访普查 1 次中,40 岁以上人口中,冠心病的发病率为 0.96%,这个数值比西方国家低得多,其中80.0%是无症状的隐性患者。1980 年以后,一般不采用该方法调查,但从住院急性心肌梗死的相对发病率和人群冠心病事件登记的流行学研究,均一致证明我国冠心病明显增加。我们估计,完全无症状的隐性冠心病的患病率和发病率必然也相应增加。

(二)无痛性心肌缺血(混合型)

自从 1961 年 Holter 将动态心电图监测应用于临床以来,发现冠心病心绞痛患者除了在发作心绞痛时有心肌缺血的心电图表现外,在非心绞痛发作时间也有心肌缺血的心电图表现,称无痛性心肌缺血。因这一类患者既有心绞痛时的心电图心肌缺血,又有非心绞痛发作时的心电图心肌缺血出现,称其为混合型。在同一个患者,无痛性心肌缺血的心电图出现的次数远超过心绞痛心肌缺血的次数。据报道,心绞痛患者无痛性心肌缺血心电图发生的次数,占总心肌缺血心电图发生次数的 60%～80%。我国 1991 年召开的心肌缺血研讨会的综合资料:对心绞痛患者进行动态心电图监测,无痛性心电图心肌缺血发生的次数占总心肌缺血心电图次数的 67.4%～79.0%。表明心肌缺血心电图总次数的 2/3 甚至更多次数是毫无症状。人们认识到冠心病心绞痛患者出现的心肌缺血心电图表现占比例较少,还有更多次的心肌缺血心电图表现是在非心绞痛发做出现的。同时也指出,对这类患者的治疗,单凭症状是不全面的,应当重视有症状心肌缺血和无症状心肌缺血总负荷概念。

（三）隐性心肌梗死（未被及时发现的心肌梗死）

隐性心肌梗死或被未被及时发现的心肌梗死，即是我们曾报道过的未被及时发现的心肌梗死。因为发现这些患者时，即已经将其诊断为心肌梗死了，但该患者在最初发生心肌梗死时没有症状，也没有被诊断过，后来被我们发现了，所以我们称其为"未被及时发现的心肌梗死"。在 1972 年我们普查 40 岁以上的 3 474 人口中，检出陈旧性心肌梗死 8 例，患病率为 0.23％，共中 4 例为无症状的隐性心肌梗死，占总检出人数的 50.0％。我们分析 1972—1976 年河北省正定心血管病防治区，每两年 1 次心电图普查，经心电图证实为心肌梗死者共 62 例，其中 42 例曾被诊断过急性心肌梗死，20 例为无症状的隐性心肌梗死，隐性心肌梗死占总心肌梗死患者数的 32.3％。

美国弗来明汉（Framingham）地区在每两年 1 次心电图普查的研究中，18 年共发现 259 例，其中 60 例为隐性。每次普查，隐性心肌梗死占心肌梗死患病总数的 20.5％～23.6％。他们认为这较实际数字为低，因为部分隐性心肌梗死后，在心电图普查时可能已经恢复了正常，因而发生遗漏。冰岛对 9 141 例 40 岁以上年龄人口随访 4～20 年，年发病率 300/10 万，1/3 为隐性心肌梗死，女性比男性多，70 岁以上老年人比 65 岁以下者患病率高，其预后和有症状者相似。Medalie 等对 10 059 例 40 岁以上人群随访 5 年，共发生心肌梗死 427 例，其中 170 例为未被临床发现的隐性心肌梗死，占总数的 40.0％。有人认为人群中每发生 1 例有临床症状的急性心肌梗死，很可能还有 1 例没有症状的隐性患者。这个估计似不为过，如 Master 收集了 3 组尸检证实为愈合性心肌梗死，该 3 组中隐性心肌梗死分别占 39％、50％和 52％。

有学者曾对 364 例住院的冠心病进行分析，隐性冠心病仅占 5 例，这 5 例都是因为需要做手术，在手术前进行心电图检查时发现的。我们另外分析了 134 例住院心肌梗死患者的资料，92 例因急性心肌梗死发病住院，另有 42 例为陈旧性心肌梗死。其中 31 例过去未被诊断过心肌梗死。但仔细追问病史，多数过去有类似冠心病的症状，完全没有症状者仅有 5 例。按此计算，住院患者中完全没有冠心病症状的隐性心肌梗死患者，仅占住院心肌梗死总数的 3.73％。隐性心肌梗死都是因其他疾病住院被发现的，大量隐性心肌梗死因为没有症状，如不做心电图或有关检查则不会发现。所以，住院患病率并不能反映自然人群中的实际患病情况。

三、隐性冠心病的临床意义

当前，对隐性冠心病的研究比较少，因此对命名和认识还不完全一致。但许多研究资料表明，各类型的隐性冠心病的预后并不乐观，它与各类有症状的冠心病有同等重要的意义。

（一）无症状的隐性冠心病

无症状的隐性冠心病患者散布在自然人群中，数量很大，危害也最大。因为他们没症状，多数也没有被诊断过，自己认为是一个正常的健康人，缺少警报系统。平时没有防治措施，常可在某些特殊情况下，如过度劳累、旅游、爬山、情绪激动、饮食等情况下而诱发（或者说是促发）心脏事件。长期随访研究资料表明，其心肌梗死和冠心病猝死的发病率和病死率与症状者相似。有对 1 835 例 40 岁以上人群隐性冠心病随访 14.5 年的报告，其冠心病死亡率增加 4～5 倍。

有学者对朱河防治点普查及 3 年随访资料表明，普查时诊断为冠心病的患者（80％是隐性冠心病），在随访期间 11.61％死于冠心病，平均每年死亡 3.8％；非冠心病者，随访期间死于冠心病者平均每年仅 0.29％，两者相差 10 倍以上。死于其他疾病者无明显差别（表 8-11）。

表 8-11　普查时诊断为冠心病者的死亡情况

普查时诊断	总例数	随访期间死亡原因及例数		
		冠心病心衰	心肌梗死	其他疾病
冠心病	112	9	4	6
非冠心病	1 882	3	8	87
显著性		$P<0.01$	$P<0.01$	$P>0.5$

从个体来说,确有一些隐性冠心病患者,在相当长时间继续从事原有工作并不产生症状;但就总体来说,隐性冠心病显然较非冠心病者危险性大。

Robb 等曾先后两次随访分析 1949—1970 年做过双倍二阶梯运动试验的病例共 3 325 例,其中阳性 449 例,阴性 2 876 例。随访期间,不仅运动试验阳性者冠心病死亡率高,而且死亡率和 ST 段压低的程度密切相关,即 ST 段压低越多,死亡比率越大:

$$死亡比率 = \frac{运动试验阳性冠心病病死率}{运动试验阴性冠心病病死率}$$

他们将 ST 段压低分为以下 3 级:

Ⅰ级:0.1～0.9 mm,死亡比率为 2.0。

Ⅱ级:1.0～1.9 mm,死亡比率为 3.1。

Ⅲ级:≥2.0 mm,死亡比率为 10.3。

(二)无痛性心肌缺血(混合型)

完全无症状的隐性冠心病,因为没有临床症状,一般并不住院治疗。自从动态心电图监测发现在心绞痛患者除了心绞痛发作时有心肌缺血的心电图变化外,在不发作心绞痛时还有更多次心肌缺血的心电图出现,此后人们对此进行了许多研究。

心肌缺血是心肌得不到足够的血液供应,他可以是因冠状动脉狭窄供血不足,也可能是心肌需氧增加,或是两者兼有。心肌缺血先是引起心脏功能性改变,继而是心肌代谢异常和电生理异常;如果此时心肌仍得不到足够的血液供应,将发生可逆性心肌损伤;此阶段如果心肌缺血仍然持续,有可能发展为不可逆的心肌损伤,即心肌坏死,或叫心肌梗死。

球囊闭塞冠状动脉研究,观察其病理生理变化,其顺序是:冠状动脉堵塞→心脏舒张功能异常→收缩功能异常→血液动力学异常→心电图改变→心绞痛。该研究说明心肌缺血达到一定程度和足够时间后,才能引起心绞痛。但是,他不能解释隐性心肌梗死患者的情况,因为该患者已经达到并发生了心肌坏死,而仍没有疼痛的症状。

国内外有较多的研究,认为和个体血液中的镇痛物质水平不同有关。无痛性心肌缺血者血浆中内源性吗啡样物质水平高。国内吴林也曾报道运动前后隐性冠心病较相应的心绞痛者血浆内啡呔高,运动后又较运动前高。

其他,还有认为无痛性心肌缺血是因为个体的痛觉阈值高,或是识别痛觉的神经通道功能受损。

无论是怎样的解释,但都承认心肌缺血可以是没有疼痛的,或无痛性心肌缺血这个事实是存在的。无痛性心肌缺血和有心绞痛的心肌缺血应该同等对待。在临床治疗方面就不只是针对心绞痛,而是要治疗无痛性心肌缺血和有心绞痛的心肌缺血的总负荷。

(三)隐性心肌梗死

无症状的心肌梗死或隐性心肌梗死(未被及时发现的心肌梗死),我们过去称之为未被及时发现的心肌梗死。我们报道的无症状性心肌梗死病例都是生前在体检时做心电图时发现的陈旧性心肌梗死,在急性期未被及时发现。这类无症状的隐性心肌梗死在发现后,也是因为没有症状,也就没有警觉,一些患者在被发现后也不重视。这一类患者心血管病事件的发生率比同龄非冠心病的死亡率高 16 倍。它的预后和诊断过急性心肌梗死的患者相似(表 8-12、表 8-13)。

表 8-12　隐性心肌梗死的随访

发病年代	例数	各年度死亡例数							1979 年生存例数
		第 1 年	第 2 年	第 3 年	第 4 年	第 5 年	第 6 年	第 7 年	
1972	7	1*		1*	1***	1△			3
1973	0								—
1974	2	2**							0
1975	8	1*		1△					6
1976	3								3
共计	20	4		2	1	1			12

*:猝死;**:心力衰竭;***:再梗死;△:脑卒中

表 8-13　急性心肌梗死的随访(1979 年)

发病年代	例数	各年度死亡例数							1979 年生存例数
		第 1 年	第 2 年	第 3 年	第 4 年	第 5 年	第 6 年	第 7 年	
1972	5	1***				1*			2
						1△			
1973	9			3*	1△△				5
1974	7	2***			1**				4
1975	8		1*	1*					6
1976	13	1***							12
共计	42	4	1	4	2	2	0	0	29

*:猝死;**:心力衰竭;***:死于发病后28 d以内的急性期;△:脑卒中;△△:糖尿病

四、隐性冠心病的防治

隐性冠心病占整个冠心病的 70%～90%,数量很大。上述资料多是社区人群普查得来的。由于隐性冠心病一般并不到医院门诊或住院治疗,所以对其防治已经超越医院的范围。鉴于它没有症状,不容易被发现,或发现了也不被重视,以致对本病失去警惕,在某种程度上来说,其预后可能更差。随着我国冠心病发病率的不断增多,隐性冠心患者的数量必将相应增加,所以对隐性冠心病的防治应该给予应有的重视。

（一）预防

预防隐性冠心病和预防其他类型的冠心病相同,主要是向群众宣传有关防治知识,尽可能地减少冠心病的易患因素,合理的膳食和生活制度,积极治疗和控制与冠心病相关的疾病,如高血压、血脂异常和糖尿病等。

（二）尽早发现和检出隐性冠心病

治疗的关键,首先是要检出和发现隐性冠心病的患者。在当前,简便易行的方法是每年(对 30 岁或40 岁以上人口)定期做 1 次常规心电图检查,对疑似者可进一步做心电图负荷试验、24 h 动态心电图、超声学或放射性核素检查,必要时也可考虑做冠状动脉造影。将病情告诉患者,促使其知情并主动进行治疗。

（三）治疗原则

基于我们对隐性冠心病的上述认识,所以我们认为隐性冠心病的治疗原则上应和有症状的冠心病患者相同对待。对既有心绞痛,又有无痛性心肌缺血的患者,不能满足于单纯心绞痛的治疗,还要考虑无痛性心肌缺血心电图的总效益。

（金　焱）

第九章

感染与心脏病

第一节　心肌炎

一、病毒性心肌炎

病毒性心肌炎是指由于病毒感染引起的心肌组织弥漫性或局灶性炎症病变,儿童和青少年多见。近年来,本病的发病率显著升高,是我国日前最常见的心肌炎。

(一)病因和发病机制

1.病因

很多病毒都可引起心肌炎,以肠道病毒包括柯萨奇 A 和 B 组病毒、孤儿(ECHO)病毒、脊髓灰质炎病毒等常见,尤其是柯萨奇 B 组病毒,占 30%～50%;此外,人类腺病毒、流感病毒、风疹病毒、单纯疱疹病毒、脑炎病毒及 A、B、C 型肝炎病毒等也能引起。

2.发病机制

(1)主要为病毒直接作用,包括急性病毒感染和持续病毒感染对心肌的损害。

(2)病毒介导的免疫损伤,主要是 T 细胞免疫。

(3)病毒感染引起多种细胞因子、一氧化氮等介导的心肌损害和微血管损伤。

(二)病理

病变范围可弥漫或局限,大小不一。病变重者肉眼观见心肌松弛,呈灰色或黄色,心腔扩大。组织病理可见心肌细胞变性、溶解或坏死,心肌间质增生、水肿或充血,内有多量的炎症细胞浸润等。

(三)临床表现

病毒性心肌炎的表现取决于病变的广泛程度,轻重差异较大。

1.症状

(1)前驱症状:约半数于发病前 1～3 周出现上呼吸道或肠道感染症状,如发热、鼻塞、流涕、咳嗽或恶心呕吐、腹泻等。

(2)心肌损害症状:胸痛、胸闷、心悸、乏力、头晕、水肿;重者出现心力衰竭、心源性休克。少数以晕厥、阿-斯综合征或猝死为首发症状。

2.体征

(1)心动过速,与发热程度不平行。

(2)心尖区第一心音低钝,可闻及舒张期奔马律或杂音。

(3)各种心律失常,特别是室性心律失常和房室传导阻滞。

(4)可出现心脏(主要是左心室)扩大。

(5)有心衰者可出现肺部湿啰音、颈静脉怒张、肝大等心力衰竭体征。

（四）辅助检查

1.血液检查

血清肌钙蛋白 I 或 T、心肌肌酸激酶同工酶(CK-MB)增高；C 反应蛋白增加；血沉可增快等。

2.心电图检查

可出现 ST-T 改变和各种心律失常，尤其是室性心律失常和房室传导阻滞等。

3.X 线胸部检查

心影大小正常或增大。

4.超声心动图检查

病情轻者可正常，病情严重者可有明显的左室收缩或舒张功能异常、节段性或弥漫性室壁运动异常、左室增大或附壁血栓等。

5.病原学检查

包括从咽拭子或粪便或心肌组织标本中分离出病毒，血清中检测特异性抗病毒抗体滴定度，从心肌活检标本中用免疫荧光法找到特异抗原或在电镜下发现病毒颗粒及用聚合酶链反应从粪便、血清、心肌组织中检测病毒 RNA。

（五）诊断和鉴别诊断

1.诊断

诊断要点：①发病前 1～3 周有肠道或上呼吸道病毒感染史；②与发热程度不平行的心动过速；③有明确的心肌损害证据：如心脏扩大、心律失常、心力衰竭、血清心肌酶和肌钙蛋白增高、心电图改变等；④心内膜心肌活检呈阳性结果。

2.鉴别诊断

主要与其他原因引起的心肌炎和心肌损害、甲状腺功能亢进症、β-受体功能亢进症等鉴别。

（六）治疗

1.西医治疗

(1)一般治疗：①急性期(起病后 3 个月内)应卧床休息，直到症状消失，血清心肌肌钙蛋白、CK-MB、心电图恢复正常，方可逐渐增加活动量；若有心律失常，应延长卧床时间；心脏扩大或出现心力衰竭者应卧床休息半年。恢复期仍应适当限制活动 3～6 个月。②进食高蛋白、高维生素、易消化食物。多食蔬菜、水果，戒烟酒。③多食粗纤维食物，保持大便通畅。

(2)抗病毒、调节免疫治疗：采用辅酶 Q_{10}、牛磺酸、黄芪等中西医结合治疗病毒性心肌炎亦具一定疗效；干扰素也可应用。

(3)对症支持治疗：①对症治疗：主要是针对心律失常、心力衰竭。②对食欲较差者可适当补充能量合剂和营养心肌的药物。

(4)糖皮质激素：不主张早期应用糖皮质激素，但出现房室传导阻滞、难治性心力衰竭、重症患者或考虑有自身免疫的情况下可慎用。

2.中医学治疗

根据病毒性心肌炎的临床特征，其属于中医学"心痛""胸痹"范畴。中医学认为，本病多因时邪温毒从外而袭，导致肺卫不和，正邪相争，体质强壮者，则可御邪外达，若正气虚弱者，则邪毒可循肺朝百脉之径，由肺卫而入血脉。血脉为心所主，邪毒内舍于心，或耗其气血，或损其阴阳，或导致心脉淤阻而为病。本病初期，由于正气尚盛，故病情多以邪实为主，继而致气血阴阳亏虚，而邪毒犹存之象亦著，病情则常以虚实夹杂多见。

1)辨证论治。

(1)热毒侵心证。①证候:头痛发热,鼻塞流涕,微恶风寒,全身酸困乏力,咽痛咳嗽,继之出现心悸怔忡,胸闷头昏,出汗口渴,舌质红,舌苔薄,脉数或促。②治法:清热解毒。③方药:银翘散加减:金银花15 g,连翘12 g,板蓝根15 g,芦根12 g,苦参15 g,麦冬15 g,桔梗10 g,炒牛蒡子10 g,茵陈20 g,大青叶12 g,荆芥8 g,甘草6 g。

(2)气阴两虚证。①证候:心悸怔忡,胸闷气短,倦怠乏力,少寐多梦,烦热口渴,常自汗出,舌质红,舌苔少,脉细数或结代。②治法:益气养阴,宁心安神。③方药:复脉汤加减。西洋参10 g,生地黄15 g,麦冬20 g,五味子15 g,玉竹15 g,苦参15 g,炒枣仁20 g,丹参15 g,赤芍12 g,川芎10 g,炙甘草10 g。

(3)心气亏虚证。①证候:心悸不宁,心中空虚,惕惕而动,动则尤甚,胸闷气短,倦怠乏力,面色㿠白,易汗出,舌淡苔白,脉结代或虚大无力。②治法:补益心气。③方药:桂枝甘草汤合保元汤加减。黄芪20 g,红参10 g,桂枝10 g,白术12 g,炙甘草10 g,甘松10 g,茯神12 g,酸枣仁15 g,当归12 g,五味子10 g。

(4)心阴亏虚证。①证候:心悸胸闷,手足心热,或午后低热,口渴欲饮,夜寐盗汗,心烦失眠,神疲乏力,舌红少苔,脉细数或结代。②治法:滋阴清热,安神定悸。③方药:天王补心(丹)汤加减。生地黄15 g,玄参15 g,酸枣仁10 g,柏子仁10 g,丹参15 g,党参20 g,当归10 g,茯苓10 g,麦冬12 g,五味子10 g,远志10 g,桔梗8 g。

(5)痰湿内阻证。①证候:胸部憋闷,心前区隐痛,心悸怔忡,气短,心下逆满,肢体困重,口腻纳差,舌质淡红,舌苔白腻,脉滑或结代。②治法:化痰燥湿,宣通心阳。③方药:瓜蒌薤白汤合二陈汤加减。全瓜蒌15 g,薤白12 g,制半夏10 g,茯苓15 g,陈皮10 g,桂枝10 g,胆南星10 g,甘松10 g,苦参15 g,丹参30 g,枳实10 g,炙甘草6 g。

(6)气滞血瘀证。①证候:心悸怔忡,胸闷不舒,心前区刺痛,时痛时止,口唇发绀,舌质紫黯或有瘀斑、瘀点,舌苔薄白,脉细涩或结代。②治法:行气活血。③方药:血府逐瘀汤加减:当归12 g,地黄12 g,川芎12 g,郁金12 g,赤芍10 g,桃仁10 g,红花10 g,柴胡10 g,枳壳10 g,苦参15 g,炙甘草6 g。

2)验方集锦。

(1)保元养心汤:西洋参10 g(或党参15 g,太子参20 g),黄芪15 g,麦冬15 g,五味子10 g,黄精15 g,赤芍15 g,川芎10 g,丹参15 g,檀香10 g,砂仁10 g,桂枝6 g,炙甘草10 g。每日1剂,水煎分服2次。

功用:益气保元,养阴生津,活血通络。

(2)清心复律汤:生地黄10~24 g,麦冬10~24 g,苦参10~24 g,虎杖10~24 g,丹参10~24 g,太子参10~30 g,炙甘草10~30 g,当归10~15 g,瓜蒌10~15 g。每日1剂,水煎分服2次。

功用:清心泻热,益气养阴,扶正固本。

加减:发热者,酌加金银花、连翘、大青叶、板蓝根;热盛者,酌加生石膏、知母、黄连、水牛角;便秘者,酌加火麻仁、玄参、大黄;兼痰浊者,酌加贝母、桔梗、姜竹茹;喘息者,酌加紫苏子、葶苈子、杏仁;湿盛者,酌加泽泻、车前子、薏苡仁;气滞者,酌加降香、郁金、延胡索;血瘀者,酌加川芎、桃仁、红花;气虚者,酌加西洋参、黄芪;阳虚者,酌加制附子、桂枝、细辛、淫羊藿;肝阳上亢者,酌加钩藤、菊花、刺蒺藜、牛膝、决明子;失眠多梦者,酌加炒酸枣仁、柏子仁、炙远志;心悸甚者,酌加磁石、生龙骨、生牡蛎。

(3)心肌康汤:生黄芪5~12 g,太子参6~15 g,五味子6~9 g,丹参6~12 g,苦参3~9 g,郁金3~9 g,生百合10~30 g,麦冬3~9 g,连翘3~9 g,虎杖3~9 g,莲子心1~3 g,茯苓3~12 g,甘草3~6 g。每日1剂,水煎分服2次。

功用:益气养阴,活血清热解毒。

加减:期前收缩为主者,酌加桑寄生、珍珠母、生龙齿;窦性心动过缓者,去苦参、莲子心,酌加桂枝、生麻黄、细辛;心肌缺血者,酌加红花、川芎、赤芍。

(七)预后和预防

1.预后

一般急性期定为3个月,3个月后至1年为恢复期,1年以上为慢性期。大多数病例能痊愈;部分病例在急性期可因严重心律失常、急性心衰或心源性休克而死亡;部分病例经数周或数月后病情稳定但可留有一定程度的心脏扩大、心功能减退、伴或不伴有心律失常或心电图异常,若超过 1 年则形成慢性心肌炎;部分病例最终演变为扩张型心肌病。

2.预防

主要是积极防治上呼吸道、肠道病毒感染。

二、细菌性心肌炎

(一)病因

1.布鲁菌病

布鲁菌病对心脏的影响主要表现为心内膜炎,其次是心肌炎,其心电图特征为 T 波改变及房室传导阻滞,值得注意的是,部分患者可出现暴发性心肌炎临床表现,病情较凶险,主要是由于细菌对淋巴细胞及多巨核细胞浸润所致。

2.梭菌感染

梭菌感染可对多脏器功能造成损害,尤其是心脏。其对心肌的损害主要是细菌毒素引起,病理学有特征性改变,表现为心肌组织中有气泡形成、心肌纤维化,但炎性浸润不易见到。梭菌感染可能引起心肌穿孔、化脓性心包炎导致心肌脓肿。

3.白喉性心肌炎

尽管自新中国成立后对白喉采取了积极预防和早期治疗,白喉性心肌炎的发病率显著下降,但白喉性心肌炎仍然是白喉最严重的并发症,约 1/4 的白喉患者并发心肌炎,也是引起死亡的最主要原因,约占死亡病例的一半以上。白喉性心肌炎并不是白喉杆菌侵及心肌所引起,而是由于其内毒素通过干预氨基酸从可溶性 RNA 转运到多肽链,从而抑制了蛋白质的合成,造成循环系统特别是心肌细胞和传导系统出现病理损害。

(二)病理学特征

外观可见心脏扩大、心肌收缩无力。显微镜下观察,心肌细胞脂肪浸润、间质炎症浸润、心肌细胞溶解、心肌透明变性是白喉性心肌炎的主要病理学改变,此种病变常见于第 1 周之末及第 2 周之初。在第 2 周可出现恢复性变化,包括成纤维细胞、肉芽组织及胶原组织的增生,瘢痕组织多在第 3 周形成。白喉内毒素不仅可以损害心肌纤维,而且可以损害心脏传导系统引起变性、坏死及瘢痕形成。这些病变是造成传导系统功能障碍的病理基础。

(三)临床表现

典型的心脏异常表现出现在细菌感染后第 1 周,也会有心肌肥厚和严重充血性心力衰竭。临床体征表现为第一心音减弱、舒张期奔马律、肺淤血。血清转氨酶升高,其升高的水平与预后密切相关。多数患者心电图有 ST-T 改变、房性或室性心律失常及传导阻滞。多数患者预后良好,部分患者因严重而广泛性心肌损害常引起心输出量急剧下降,可突然出现循环衰竭、心源性休克甚至猝死,这部分患者在心电图上均有明显心肌损害证据,但白喉内毒素对周围小血管或血管舒缩中枢的损害也可能是造成休克的原因之一。

(四)治疗及预后

由于白喉内毒素对心肌的损伤是严重的,因此一定要尽快、尽早应用抗毒素,抗生素治疗效果不明显。急性心肌炎期患者必须绝对卧床休息,因极轻度的体力劳动即可能引起猝死,卧床休息应持续到心脏完全恢复正常时为止。充血性心力衰竭时可考虑用小剂量洋地黄,但其疗效不佳。急性心肌损害是白喉最严重的并发症,心肌损害病例的死亡率在儿童期为 50%～100%,在成人期约为 25%。如心电图提示完全性房室传导阻滞或完全性束支阻滞或临床上出现休克或充血性心力衰竭征象,则预后极其恶劣。完全性房室传导阻滞或束支传导阻滞患者 90% 均在急性期内死亡,即使安装了永久起搏器死亡率仍然很高;在急性期幸免于死亡的传导阻滞病例可恢复健康,但也可能演变为慢性心脏传导阻滞。

三、立克次体性心肌炎

立克次体疾病,特别是斑疹伤寒,常常与心肌的病变密切相关,其基本的组织病理学特征是心肌的病变,尤以心肌周围血管床的炎症反应最为显著,常形成心内膜下间质性小结节,也可同时伴发血管内膜炎,引起血栓形成及微小心肌梗死灶。

Q热(Q fever)为美洲地榆立克次体感染引起,心脏反应主要表现为心内膜炎而非心肌炎,临床常有呼吸困难、胸痛等症状,可能是反应性心包炎所致。心电图表现为一过性 ST-T 改变或发作性室性心律失常。该病的免疫学发病机制相对较复杂。

落基山斑疹热由立氏立克次体引起,由蜱传播,流行于美国及南美洲,表现为持续高热,肌肉及关节疼痛和出血性皮疹。该病可导致多脏器血管炎,尤其是心肌炎的发生率最高,主要表现为左心室功能的异常,超声心动图显示部分患者左心室功能持续异常。

恙虫病又名丛林斑疹伤寒,由恙虫感染引起。心肌炎最易出现,尤其是重症患者。病理组织学发现,小血管灶性血管炎明显,心肌坏死很少见。临床表现相对较轻,无明显心肌损伤特点,心电图表现为非特异性 ST-T 改变和Ⅰ度房室传导阻滞。心前区可听到舒张早期奔马律及收缩期杂音提示有二尖瓣的反流。

曾有文献报道 1 例斑疹伤寒患者,其死前心电图示右束支传导阻滞,尸体解剖发现坏死性小动脉炎和小动脉血栓形成,引起多发性小心肌梗死灶。临床所见到心电图上示心肌病变的斑疹伤寒患者,在斑疹伤寒痊愈后,心电图改变均完全消失,因此,斑疹伤寒并不引起慢性心脏病。

该类患者心脏病变多系暂时性,原发病痊愈后,心脏也大多恢复正常。治疗方面着重原发病的积极治疗,卧床休息;除病毒性心肌炎外,可考虑肾上腺皮质激素的应用。

(石　瑜)

第二节　感染性心内膜炎

感染性心内膜炎(infectiveendocarditis,IE)为心脏内膜表面微生物感染导致的炎症反应。感染性心内膜炎最常累及的部位是心脏瓣膜,包括自体瓣膜(native valves)和人工瓣膜(prosthetic valves),也可累及心房或心室的内膜面。近年来随着诊断及治疗技术的进步,感染性心内膜炎的致死率和致残率显著下降,但诊断或治疗不及时的患者,死亡率仍然很高。

一、流行病学

由于疾病自身的特点及诊断的特殊性,很难对感染性心内膜炎进行注册或前瞻性研究,没有准确的患病率数字。每年的发病率为 1.9/10 万～6.2/10 万。近年来,随着人口老龄化、抗生素滥用、先天性心脏病存活年龄延长及心导管和外科手术患者的增多,感染性心内膜炎的发病率呈增加的趋势。

二、病因与诱因

(一)患者因素

1.瓣膜性心脏病

瓣膜性心脏病是感染性心内膜炎最常见的基础病。近年来,随着风湿性心脏病发病率的下降,风湿性心脏瓣膜病在感染性心内膜炎基础病中所占的比例已明显下降,占 6%～23%。与此对应,随着人口老龄化,退行性心脏瓣膜病所占的比例日益升高,尤其是主动脉瓣和二尖瓣关闭不全。

2.先天性心脏病

由于介入封堵和外科手术技术的进步,成人先天性心脏病患者越来越多,在此基础上发生的感染性心内膜炎也较前增加,室间隔缺损、法洛四联症和主动脉缩窄是最常见的原因。主动脉瓣二叶钙化也是诱发感染性心内膜炎的重要危险因素。

3.人工瓣膜

人工瓣膜置换者发生感染性心内膜炎的危险是自体瓣膜的5～10倍,术后6个月内危险性最高,之后在较低的水平维持。

4.既往感染性心内膜炎病史

既往感染性心内膜炎病史是再次感染的明确危险因素。

5.近期接受可能引起菌血症的诊疗操作

各种经口腔(如拔牙)、气管、食管、胆道、尿道或阴道的诊疗操作及血液透析等,均是感染性心内膜炎的诱发因素。

6.体内存在促非细菌性血栓性赘生物形成的因素

如白血病、肝硬化、癌症、炎性肠病和系统性红斑狼疮等可导致血液高凝状态的疾病,也可增加感染性心内膜炎的危险。

7.自身免疫缺陷

包括体液免疫缺陷和细胞免疫缺陷,如人类免疫缺陷病毒(HIV)。

8.静脉药物滥用

静脉药物滥用者发生感染性心内膜炎的危险可升高12倍。赘生物常位于血流从高压腔经病变瓣口或先天缺损至低压腔产生高速射流和湍流的下游,如二尖瓣关闭不全的瓣叶心房面、主动脉瓣关闭不全的瓣叶心室面和室间隔缺损的间隔右心室侧,可能与这些部位的压力下降及内膜灌注减少,有利于微生物沉积和生长有关。高速射流冲击心脏或大血管内膜可致局部损伤,如二尖瓣反流面对的左心房壁、主动脉瓣反流面对的二尖瓣前叶腱索和乳头肌及动脉导管未闭射流面对的肺动脉壁,也容易发生感染性心内膜炎。在压差较小的部位,例如房间隔缺损、大室间隔缺损、血流缓慢(如心房颤动或心力衰竭)及瓣膜狭窄的患者,则较少发生感染性心内膜炎。

(二)病原微生物

近年来,导致感染性心内膜炎的病原微生物谱也发生了很大变化。金黄色葡萄球菌感染明显增多,同时也是静脉药物滥用患者的主要致病菌;而草绿色链球菌感染明显减少。凝固酶阴性的葡萄球菌以往是自体瓣膜心内膜炎的次要致病菌,现在是人工瓣膜心内膜炎和院内感染性心内膜炎的重要致病菌。此外,铜绿假单胞菌、革兰阴性杆菌及真菌等以往较少见的病原微生物,也日渐增多。

三、病理

感染性心内膜炎特征性的病理表现是在病变处形成赘生物,由血小板、纤维蛋白、病原微生物、炎性细胞和少量坏死组织构成,病原微生物常包裹在赘生物内部。

(一)心脏局部表现

1.赘生物本身的影响

大的赘生物可造成瓣口机械性狭窄,赘生物还可导致瓣膜或瓣周结构破坏,如瓣叶破损、穿孔或腱索断裂,引起瓣膜关闭不全,急性者最终可发生猝死或心力衰竭。人工瓣膜患者还可导致瓣周漏和瓣膜功能不全。

2.感染灶局部扩散

局部扩散产生瓣环或心肌脓肿、传导组织破坏、乳头肌断裂、室间隔穿孔和化脓性心包炎等。

（二）赘生物脱落造成栓塞

1.右心感染性心内膜炎

右心赘生物脱落可造成肺动脉栓塞、肺炎或肺脓肿。

2.左心感染性心内膜炎

左心赘生物脱落可造成体循环动脉栓塞,如脑动脉、肾动脉、脾动脉、冠状动脉及肠系膜动脉等,导致相应组织的缺血坏死和(或)脓肿;还可能导致局部动脉管壁破坏,形成动脉瘤。

（三）菌血症

感染灶持续存在或赘生物内的病原微生物释放入血,形成菌血症或败血症,导致全身感染。

（四）自身免疫反应

病原菌长期释放抗原入血,可激活自身免疫反应,形成免疫复合物,沉积在不同部位导致相应组织的病变,如肾小球肾炎(免疫复合物沉积在肾小球基底膜)、关节炎、皮肤或黏膜出血(小血管炎,发生漏出性出血)等。

四、分类

既往习惯按病程分类,目前更倾向于按疾病的活动状态、诊断类型、瓣膜类型、解剖部位和病原微生物进行分类。

（一）按病程分类

分为急性感染性心内膜炎(病程＜6周)和亚急性感染性心内膜炎(病程＞6周)。急性感染性心内膜炎多发生在正常心瓣膜,起病急骤,病情凶险,预后不佳,有发生猝死的危险;病原微生物以金黄色葡萄球菌为主,细菌毒力强,菌血症症状明显,赘生物容易碎裂或脱落。亚急性感染性心内膜炎多发生在有基础病的心瓣膜,起病隐匿,经积极治疗预后较好;病原微生物主要是条件性致病菌,如溶血性链球菌、凝固酶阴性的葡萄球菌及革兰阴性杆菌等,这些病原微生物毒力相对较弱,菌血症症状不明显,赘生物碎裂或脱落的比例较急性感染性心内膜炎低。

（二）按疾病的活动状态分类

按疾病的活动状态分为活动期和愈合期,这种分类对外科手术治疗非常重要。活动期包括:术前血培养阳性及发热,术中取血培养阳性,术中发现病变组织形态呈炎症活动状态,或在抗生素疗程完成之前进行手术。术后1年以上再次出现感染性心内膜炎,通常认为是复发。

（三）按诊断类型分类

按诊断类型分为明确诊断(definite IE)、疑似诊断(suspected IE)和可能诊断(possible IE)。

（四）按瓣膜类型分类

按瓣膜类型分为自体瓣膜感染性心内膜炎和人工瓣膜感染性心内膜炎。

（五）按解剖部位分类

按解剖部位分为二尖瓣感染性心内膜炎、主动脉瓣感染性心内膜炎及室壁感染性心内膜炎等。

（六）按病原微生物分类

按照病原微生物血培养结果分为金黄色葡萄球菌性感染性心内膜炎、溶血性链球菌性感染性心内膜炎、真菌性感染性心内膜炎等。

五、临床表现

（一）全身感染中毒表现

发热是感染性心内膜炎最常见的症状,除有些老年或心、肾衰竭的重症患者外,几乎均有发热,与病原微生物释放入血有关。亚急性者起病隐匿,体温一般<39 ℃,午后和晚上高,可伴有全身不适、肌痛/关节痛、乏力、食欲缺乏或体重减轻等非特异性症状。急性者起病急骤,呈暴发性败血症过程,通常高热伴有寒战。其他全身感染中毒表现还包括脾大、贫血和杵状指,主要见于亚急性者。

(二)心脏表现

心脏的表现主要为新出现杂音或杂音性质、强度较前改变,瓣膜损害导致的新的或增强的杂音通常为关闭不全的杂音,尤以主动脉瓣关闭不全多见。但新出现杂音或杂音改变不是感染性心内膜炎的必备表现。

(三)血管栓塞表现

血管栓塞表现为相应组织的缺血坏死和(或)脓肿。

(四)自身免疫反应的表现

自身免疫反应主要表现为肾小球肾炎、关节炎、皮肤或黏膜出血等,非特异性,不常见。皮肤或黏膜的表现具有提示性,包括:①瘀点,可见于任何部位;②指/趾甲下线状出血;③Roth 斑,为视网膜的卵圆形出血斑,中心呈白色,多见于亚急性者;④Osler 结节,为指/趾垫出现的豌豆大小红色或紫色痛性结节,多见于亚急性者;⑤Janeway 损害,为手掌或足底处直径 1~4 mm 无痛性出血性红斑,多见于急性者。

六、辅助检查

(一)血培养

血培养是明确致病菌最主要的实验室方法,并为抗生素的选择提供可靠的依据。为了提高血培养的阳性率,应注意以下几个环节。

(1)采血频次:多次血培养有助于提高阳性率,建议至少送检 3 次,每次采血时间间隔至少 1 h。

(2)采血量:每次取血 5~10 mL,已使用抗生素的患者取血量不宜过多,否则血液中的抗生素不能被培养液稀释。

(3)采血时间:有人建议取血时间以寒战或体温骤升时为佳,但感染性心内膜炎的菌血症是持续的,研究发现,体温与血培养阳性率之间没有显著相关性,因此不需要专门在发热时取血。高热时大部分细菌被吞噬细胞吞噬,反而影响了培养效果。

(4)采血部位:前瞻性研究表明,无论病原微生物是哪一种,静脉血培养阳性率均显著高于动脉血。因此,静脉血培养阴性的患者没有必要再采集动脉血培养。每次采血应更换穿刺部位,皮肤应严格消毒。

(5)培养和分离技术:所有怀疑感染性心内膜炎的患者,应同时做需氧菌培养和厌氧菌培养;人工瓣膜置换术后、长时间留置静脉导管或导尿管及静脉药物滥用患者,应加做真菌培养。结果阴性时应延长培养时间,并使用特殊分离技术。

(6)采血之前已使用抗生素患者的处理:如果临床高度怀疑感染性心内膜炎而患者已使用了抗生素治疗,应谨慎评估,病情允许时可以暂停用药数天后再次培养。

(二)超声心动图

所有临床上怀疑感染性心内膜炎的患者均应接受超声心动图检查,首选经胸超声心动图(TTE);如果 TTE 结果阴性,而临床高度怀疑感染性心内膜炎,应加做经食管超声心动图(TEE);TEE 结果阴性,而仍高度怀疑,2~7 天后应重复 TEE 检查。如果是有经验的超声医师,且超声机器性能良好,多次 TEE 检查结果阴性基本可以排除感染性心内膜炎诊断。

超声心动图诊断感染性心内膜炎的主要证据包括:赘生物,附着于瓣膜、心腔内膜面或心内植入物的致密回声团块影,可活动,用其他解剖学因素无法解释;脓肿或瘘;新出现的人工瓣膜部分裂开。

临床怀疑感染性心内膜炎的患者,其中约 50% 经 TTE 可检出赘生物。在人工瓣膜,TTE 的诊断价值通常不大。TEE 又效弥补了这一不足,其诊断赘生物的敏感度为 88%~100%,特异度达91%~100%。

（三）其他检查

感染性心内膜炎患者可出现血白细胞计数升高,核左移;血沉及 C 反应蛋白升高;高丙种球蛋白血症,循环中出现免疫复合物,类风湿因子升高,血清补体降低;贫血,血清铁及血清铁结合力下降;尿中出现蛋白和红细胞等。心电图和胸片检查也可能有相应的变化,但均不具有特异性。

七、诊断和鉴别诊断

（一）诊断

首先应根据患者的临床表现筛选出疑似病例。

1.高度怀疑

（1）新出现杂音或杂音性质、强度较前改变。

（2）来源不明的栓塞事件。

（3）感染源不明的败血症。

（4）血尿、肾小球肾炎或怀疑肾梗死。

（5）发热伴以下任何一项:①心内有植入物;②有感染性心内膜炎的易患因素;③新出现的室性心律失常或传导障碍;④首次出现充血性心力衰竭的临床表现;⑤血培养阳性(为感染性心内膜炎的典型病原微生物);⑥皮肤或黏膜表现;⑦多发或多变的浸润性肺感染;⑧感染源不明的外周(肾、脾和脊柱)脓肿。

2.低度怀疑

发热,不伴有以上任何一项。对于疑似病例应立即进行超声心动图和血培养检查。

1994 年,Durack 及其同事提出了 Duke 标准,给感染性心内膜炎的诊断提供了重要参考。后来经不断完善形成了目前的 Duke 标准修订版,包括 2 项主要标准和 6 项次要标准。具备 2 项主要标准,或 1 项主要标准＋3 项次要标准,或 5 项次要标准为明确诊断;具备 1 项主要标准＋1 项次要标准,或 3 项次要标准为疑似诊断。

（1）主要标准包括:①血培养阳性:2 次血培养结果一致,均为典型的感染性心内膜炎病原微生物如溶血性链球菌、牛链球菌、HACEK 菌、无原发灶的社区获得性金黄色葡萄球菌或肠球菌。连续多次血培养阳性,且为同一病原微生物,这种情况包括:至少 2 次血培养阳性,且间隔时间＞12 h;3 次血培养均阳性或≥4 次血培养中的多数均阳性,且首次与末次血培养间隔时间至少 1 h。②心内膜受累证据:超声心动图阳性发现赘生物,附着于瓣膜、心腔内膜面或心内植入物的致密回声团块影,可活动,用其他解剖学因素无法解释;脓肿或瘘;新出现的人工瓣膜部分裂开。

（2）次要标准包括:①存在易患因素:如基础心脏病或静脉药物滥用。②发热:体温＞38 ℃。③血管栓塞表现:主要动脉栓塞、感染性肺梗死、霉菌性动脉瘤、颅内出血、结膜出血及 Janeway 损害。④自身免疫反应的表现:肾小球肾炎、Osler 结节、Roth 斑及类风湿因子阳性。⑤病原微生物证据:血培养阳性,但不符合主要标准;或有感染性心内膜炎病原微生物的血清学证据。⑥超声心动图证据:超声心动图符合感染性心内膜炎表现,但不符合主要标准。

（二）鉴别诊断

感染性心内膜炎需要和以下疾病鉴别,包括心脏肿瘤、系统性红斑狼疮、Marantic 心内膜炎、抗磷脂综合征、类癌综合征、高心输出量肾细胞癌、血栓性血小板减少性紫癜及败血症等。

八、治疗

（一）治疗原则

（1）早期应用:连续采集 3～5 次血培养后即可开始经验性治疗,不必等待血培养结果。对于病情平稳的患者可延迟治疗 24～48 h,对预后没有影响。

（2）充分用药:使用杀菌性而非抑菌性抗生素,大剂量,长疗程,旨在完全杀灭包裹在赘生物内的病原微生物。

(3)静脉给药为主:保持较高的血药浓度。

(4)病原微生物不明确的经验性治疗:急性者首选对金黄色葡萄球菌、链球菌和革兰阴性杆菌均有效的广谱抗生素,亚急性者首选对大多数链球菌(包括肠球菌)有效的广谱抗生素。

(5)病原微生物明确的针对性治疗:应根据药物敏感试验的结果选择针对性的抗生素,有条件时应测定最小抑菌浓度(minimum inhibitory concentration,MIC)以判定病原微生物对抗生素的敏感程度。

(6)部分患者需要外科手术治疗。

(二)病原微生物不明确的经验性治疗

治疗应基于临床及病原学证据。病原微生物未明确的患者,如果病情平稳,可在血培养3~5次后立即开始经验性治疗;如果过去的8天内患者已使用了抗生素治疗,可在病情允许的情况下延迟24~48 h再进行血培养,然后采取经验性治疗。《2004年欧洲心脏协会(ESC)指南》推荐的方案以万古霉素和庆大霉素为基础。我国庆大霉素的耐药率较高,而且庆大霉素的肾毒性大,多选用阿米卡星(丁胺卡那霉素)替代庆大霉素,0.4~0.6 g分次静脉给药或肌注。万古霉素费用较高,也可选用青霉素类,如青霉素320万~400万U静脉给药,每4~6 h一次;或萘夫西林2 g静脉给药或静脉给药,每4 h一次。

病原微生物未明确的治疗流程图见图9-1,经验性治疗方案见表9-1。

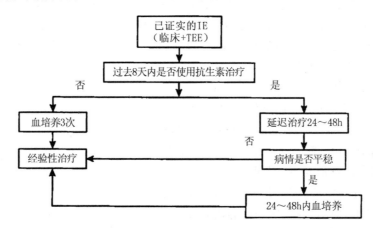

图9-1 病原微生物未明确的治疗流程图

表9-1 经验性治疗方案

自体瓣膜IE	剂量	疗程
万古霉素	15.0 mg/kg静脉给药,每12 h一次	4~6周
+庆大霉素	1.0 mg/kg静脉给药,每8 h一次	2周
人工瓣膜IE		
万古霉素	15.0 mg/kg静脉给药,每12 h一次	4~6周
+利福平	300~450 mg口服,每8 h一次	4~6周
+庆大霉素	1.0 mg/kg静脉给药,每8 h一次	2周

注:* 每日最大剂量2 g,需要监测药物浓度,必要时可加用氨苄西林

(三)病原微生物明确的针对性治疗

1.链球菌感染性心内膜炎

根据药物的敏感性程度选用青霉素、头孢三嗪、万古霉素或替考拉宁。

(1)自体瓣膜感染性心内膜炎且对青霉素完全敏感的链球菌感染(MIC≤0.1 mg/L):年龄≤65岁,血清肌酐正常的患者,给予青霉素1 200万~2 000万U/24 h,分4~6次静脉给药,疗程4周;加庆大霉素24 h 3 mg/kg(最大剂量240 mg/d),分2~3次静脉给药,疗程2周。年龄>65岁,或血清肌酐升高的患者,根据肾功能调整青霉素的剂量,或使用头孢三嗪 2 g/24 h,每日 1 次静脉给药,疗程均为 4 周。对青霉素和头孢菌素过敏的患者使用万古霉素 24 h30 mg/kg,每日 2 次静脉给药,疗程 4 周。

(2)自体瓣膜感染性心内膜炎且对青霉素部分敏感的链球菌感染(MIC 0.1~0.5 mg/L)或人工瓣膜感染性心内膜炎:青霉素2 000 万~2 400 万 U/24 h,分 4~6 次静脉给药,或使用头孢三嗪 2 g/24 h,每日 1 次静脉给药,疗程均为 4 周;加庆大霉素 24 h 3 mg/kg,分 2~3 次静脉给药,疗程 2 周;之后继续使用头孢三嗪 2 g/24 h,每日1 次静脉给药,疗程 2 周。对这类患者也可单独选用万古霉素,24 h 30 mg/kg,每日 2 次静脉给药,疗程 4 周。

(3)对青霉素耐药的链球菌感染(MIC>0.5 mg/L):治疗同肠球菌。

替考拉宁可作为万古霉素的替代选择,推荐用法为 10 mg/kg 静脉给药,每日 2 次,9 次以后改为每日 1 次,疗程 4 周。

2.葡萄球菌感染性心内膜炎

葡萄球菌感染性心内膜炎约占所有感染性心内膜炎患者的 1/3,病情危重,有致死危险。90%的致病菌为金黄色葡萄球菌,其余 10%为凝固酶阴性的葡萄球菌。

(1)自体瓣膜感染性心内膜炎的治疗方案有以下几种。①对甲氧西林(新青霉素)敏感的金黄色葡萄球菌(methicillin-susceptible staphylococcus aureus,MSSA)感染:苯唑西林 8~12 g/24 h,分 4 次静脉给药,疗程 4 周(静脉药物滥用患者用药 2 周);加庆大霉素 3 mg/(kg・d)(最大剂量240 mg/d),分 3 次静脉给药,疗程至少 3~5 天。②对青霉素过敏患者 MSSA 感染:万古霉素 30 mg/(kg・d),每日 2 次静脉给药,疗程4~6 周;加庆大霉素 3 mg/(kg・d)(最大剂量240 mg/d),分 3 次静脉给药,疗程至少 3~5 天。③对甲氧西林耐药的金黄色葡萄球菌(methicillin-resistant staphylococcus aureus,MRSA)感染:万古霉素30 mg/(kg・d),每日 2 次静脉给药,疗程 6 周。

(2)人工瓣膜感染性心内膜炎的治疗方案有以下几点。①MSSA 感染:苯唑西林 8~12 g/24 h,分 4 次静脉给药,加利福平 900 mg/d,分 3 次静脉给药,疗程均为 6~8 周;再加庆大霉素3 mg/(kg・d)(最大剂量240 mg/d),分 3 次静脉给药,疗程 2 周。②MRSA 及凝固酶阴性的葡萄球菌感染:万古霉素 30 mg/(kg・d),每日 2 次静脉给药,疗程 6 周;加利福平 300 mg/d,分 3 次静脉给药,再加庆大霉素 3 mg/(kg・d)(最大剂量 240 mg/d),分 3 次静脉给药,疗程均为 6~8 周。

3.肠球菌及青霉素耐药的链球菌感染性心内膜炎

与一般的链球菌不同,多数肠球菌对包括青霉素、头孢菌素、克林霉素和大环内酯类抗生素在内的许多抗生素耐药。甲氧嘧啶-磺胺异噁唑及新一代喹诺酮类抗生素的疗效也不确定。

(1)青霉素 MIC≤8 mg/L,庆大霉素 MIC<500 mg/L:青霉素 1 600 万~2 000 万 U/24 h,分4~6 次静脉给药,疗程 4 周;加庆大霉素 3 mg/(kg・d)(最大剂量240 mg/d),分 2 次静脉给药,疗程 4 周。

(2)青霉素过敏或青霉素/庆大霉素部分敏感的肠球菌感染:万古霉素 30 mg/(kg・d),每日 2 次静脉给药,加庆大霉素 3 mg/(kg・d),分 2 次静脉给药,疗程均 6 周。

(3)青霉素耐药菌株(MIC>8 mg/L)感染:万古霉素 30 mg/(kg・d),每日 2 次静脉给药,加庆大霉素 3 mg/(kg・d),分 2 次静脉给药,疗程均 6 周。

(4)万古霉素耐药或部分敏感菌株(MIC 4~16 mg/L)或庆大霉素高度耐药菌株感染:需要寻求微生物学家的帮助,如果抗生素治疗失败,应及早考虑瓣膜置换。

4.革兰阴性菌感染性心内膜炎

约 10%自体瓣膜感染性心内膜炎和 15%人工瓣膜感染性心内膜炎,尤其是瓣膜置换术后 1 年发生者多由革兰阴性菌感染所致。其中 HACEK 菌属最常见,包括嗜血杆菌(Haemophilus)、放线杆菌(Acti-nobacillus)、心杆菌(Cardiobacterium)、埃肯菌(Eikenella)和金氏杆菌(Kingella)。常用治疗方案为头孢三嗪 2 g/24 h 静脉给药,每日 1 次,自体瓣膜感染性心内膜炎疗程 4 周,人工瓣膜感染性心内膜炎疗程 6 周。也可选用氨苄西林 12 g/24 h,分 3~4 次静脉给药,加庆大霉素 3 mg/(kg・d),分 2~3 次静脉给药。

5.立克次体感染性心内膜炎

立克次体感染性心内膜炎可导致 Q 热,治疗选用多西环素(强力霉素)100 mg 静脉给药,每 12 h 一次,加利福平。为预防复发,多数患者需要进行瓣膜置换。由于立克次体寄生在细胞内,因此术后抗生素治疗还需要至少 1 年,甚至终生。

6.真菌感染性心内膜炎

近年来,真菌感染性心内膜炎有增加趋势,尤其是念珠菌属感染。由于单独使用抗真菌药物死亡率较高,而手术的死亡率下降,因此真菌感染性心内膜炎首选外科手术治疗。药物治疗可选用两性霉素 B 或其脂质体,1 mg/kg,每日 1 次,连续静脉滴注有助减少不良反应。

(四)外科手术治疗

手术指征包括以下几点。

(1)急性瓣膜功能不全造成血流动力学不稳定或充血性心力衰竭。

(2)有瓣周感染扩散的证据。

(3)正确使用抗生素治疗 7～10 天后,感染仍然持续。

(4)病原微生物对抗生素反应不佳,如真菌、立克次体、布鲁杆菌、里昂葡萄球菌、对庆大霉素高度耐药的肠球菌、革兰阴性菌等。

(5)使用抗生素治疗前或治疗后 1 周内,超声心动图探测到赘生物直径>10 mm,可以活动。

(6)正确使用抗生素治疗后,仍有栓塞事件复发。

(7)赘生物造成血流机械性梗阻。

(8)早期人工瓣膜感染性心内膜炎。

九、预后

影响预后的因素不仅包括患者的自身情况及病原微生物的毒力,还与诊断和治疗是否正确、及时有关。总体而言,住院患者出院后的长期预后尚可(10 年生存率 81%),其中部分开始给予药物治疗的患者后期仍需要手术治疗。既往有感染性心内膜炎病史的患者,再次感染的风险较高。人工瓣膜感染性心内膜炎患者的长期预后较自体瓣膜感染性心内膜炎患者差。

(石　瑜)

第三节　心包炎

一、急性心包炎

急性心包炎是一种以心包膜急性炎症病变为特点的临床综合征。

(一)病因

(1)急性非特异性。

(2)感染:细菌(包括结核杆菌)、病毒、真菌、寄生虫、立克次体。

(3)肿瘤:原发性、继发性。

(4)自身免疫和结缔组织病:风湿热及其他胶原性疾病如系统性红斑狼疮、结节性动脉炎、类风湿关节炎等;心脏损伤后(心肌梗死后综合征、心包切开后综合征)、血清病。

(5)内分泌、代谢异常:尿毒症、黏液性水肿、胆固醇性、痛风。

(6)邻近器官疾病:急性心肌梗死、胸膜炎。

(7)先天性异常:心包缺损、心包囊肿。

（8）其他：外伤、放射治疗、药物等。

（二）病理

急性心包炎根据病理变化可分为纤维蛋白性和渗液性心包炎。心包渗出液体无明显增加时为急性纤维蛋白性心包炎，渗出液增多时称渗液性心包炎。渗液可分为浆液纤维蛋白性、浆液血性、化脓性和出血性几种，多为浆液纤维蛋白性。液体量 $100\sim500$ mL，也可多达 $2\sim3$ L。心包渗液一般在数周至数月内吸收，但也可发生脏层和壁层的粘连。增厚而逐渐形成慢性心包炎。

（三）诊断

1.症状

（1）胸痛：心前区呈锐痛或钝痛，随体位改变、深呼吸、吞咽而加剧，常放射到左肩、背部或上腹部。病毒性者多伴胸膜炎，心前区疼痛剧烈。

（2）呼吸困难：是心包渗液时最突出的症状。在心脏压塞时，可有端坐呼吸、呼吸浅而快、身躯前倾、发绀等。

（3）全身症状：随病变而异。结核性者起病缓慢，低热、乏力、食欲缺乏等。化脓性者起病急，高热及中毒症状严重。病毒性者常有上呼吸道感染及其他病毒感染的表现。

2.体征

（1）心包摩擦音：是纤维蛋白性心包炎的重要体征，呈抓刮样音调，粗糙，以胸骨左缘 3、4 肋间及剑突下最显著，前倾坐位较易听到。心包摩擦音是一种由心房、心室收缩和心室舒张早期 3 个成分所组成的三相摩擦音，也可仅有心室收缩早期所组成的双相摩擦音。心包渗液增多时消失，但如心包两层之间仍有摩擦，则仍可听到摩擦音。

（2）心包积液引起的相应体征：心包积液在 300 mL 以上者心浊音界向两侧扩大，且随体位而改变。平卧时心底浊音区增宽，坐位时下界增宽，心尖搏动减弱或消失，或位于心浊音界左缘之内侧，心音遥远，心率快。大量心包积液可压迫左肺引起左下肺不张，于左肩胛下叩诊浊音，并可听到支气管呼吸音，即左肺受压征（Ewart 征）。如积液迅速积聚，可发生急性心脏填塞。患者气促加剧、面色苍白、发绀、心输出量显著下降，产生休克。若不及时解除心脏填塞，可迅速致死；如积液较慢，形成慢性心脏填塞，表现为发绀、颈静脉怒张、肝肿大、腹腔积水、皮下水肿、脉压小，常有奇脉。

（四）辅助检查

1.化验检查

感染性者常有白细胞计数增加及血沉增快等炎性反应。

2.X 线检查

一般渗液＞200 mL 时可出现心影；向两侧扩大，积液多时心影呈烧瓶状，心脏搏动减弱或消失，肺野清晰。

3.心电图检查

主要由心外膜下心肌受累而引起。

（1）常规 12 导联（除 aVR 及 V_1 外）皆出现 ST 抬高，呈弓背向下。

（2）一至数日后 ST 段回到基线，出现 T 波低平以至倒置。

（3）T 波改变持续数周至数月，逐渐恢复正常，有时保留轻度异常。

（4）心包积液时可有 QRS 波群低电压。

（5）心脏填塞或大量渗液时可见电交替。

（6）无病理性 Q 波。

4.超声心动图检查

M 型超声心动图中，右室前壁与胸壁之间或左室后壁之后与肺组织之间均可见液性暗区。二维超声心动图中很容易见有液性暗区，且还有助于观察心包积液量的演变。

5.放射性核素心腔扫描

用^{99m}Tc肌内注射后进行心脏血池扫描,正常人心血池扫描图示心影大小与X线心影基本相符,心包积液时心血池扫描心影正常而X线心影明显增大。两者心影横径的比值小于0.75。

6.心包穿刺

(1)证实心包积液的存在,检查其外观和进行有关的实验室检查,如细菌培养,寻找肿瘤细胞,渗液的细胞分类,解除心脏压塞症状等。

(2)心包腔内注入抗生素,化疗药物。心包穿刺主要指征是心脏填塞和未能明确病因的渗液性心包炎。

7.心包活检

心包活检主要指征为病因不明确而持续时间较长的心包积液,可以通过心包组织学、细菌学等检查以明确病因。

(五)鉴别诊断

1.心脏扩大

心包积液与心脏扩大的鉴别见表9-2。

表9-2 心包积液与心脏扩大的鉴别

项目	心包积液	心脏扩大
心尖搏动	不明显或于心浊音内侧	与心浊音界一致
奇脉	常有	无
心音及杂音	第一心音远,一般无杂音(风湿性例外)	心音较清晰,常有杂音或奔马律
X线检查	心影呈三角形,肺野清晰	心影呈球形,肺野淤血
心电图	Q-T间期多正常或缩短或有电交替	Q-T间期延长,心肌病变者伴有室内阻滞,左室肥大,心律失常多见
超声心动图	有心包积液征象,心腔大小正常	无心包积液征象,心腔多扩大
放射性核素扫描	心腔扫描大小正常,而X线片心影大	心腔大小与X线片心影大体一致
心包穿刺	见心包积液	不宜心包穿刺

2.急性心肌梗死

心包炎者年龄较轻,胸痛之同时体温、白细胞即升高、血沉加快;而急性心肌梗死常在发病后期48~72 h出现体温、白细胞计数升高、血沉加快。此外,心包炎时多数导联ST段抬高,且弓背向下,无对应导联ST段压低,ST段恢复等电位线后T波才开始倒置,亦无Q波。心肌酶谱仅轻度升高且持续时间较长。

3.早期复极综合征

本综合征心电图中抬高的ST段与急性心包炎早期的心电图改变易混淆,前者属正常变异。以下有助于鉴别,早期复极时ST段抬高很少超过2 mm,在aVR及V_1导联中ST段常不压低,运动后抬高的ST段可转为正常,在观察过程中不伴有T波演变。

(六)治疗

1.一般对症治疗

患者卧床休息,直至疼痛及发热等症状消退;解除心脏压迫和对症处理,疼痛剧烈时可给予镇痛剂如阿司匹林325 mg,每4小时一次,吲哚美辛(消炎痛)25 mg,每4小时一次等。心包积液量多时,行心包穿刺抽液以解除压迫症状。

2.心包穿刺

心包穿刺以解除心脏填塞症状和减轻大量渗液引起的压迫症状,并向心脏内注入治疗药物。

3.心包切开引流

心包切开引流用于心包穿刺引流不畅的化脓性心包炎。

4.心包切除术

心包切除术主要指征为急性非特异性心包炎有反复发作,以致长期致残。

(七)常见几种不同病因的急性心包炎

1.急性非特异性心包炎

急性非特异性心包炎是一种浆液纤维蛋白性心包炎,病因尚未完全肯定。病毒感染和感染后发生过敏反应可能是主要病因,起病前1~8周常有呼吸道感染史。

(1)临床表现:起病多急骤,表现为心前区或胸骨后疼痛,为剧烈的刀割样痛,也可有压榨痛或闷痛。有发热,体温在于4 h内达39 ℃或更高,为稽留热或弛张热。其他症状有呼吸困难、咳嗽、无力、食欲缺乏等。心包摩擦音是最重要的体征。心包渗液少量至中等量,很少发生心脏填塞。部分患者合并肺炎或胸膜炎。

(2)实验室检查:白细胞计数正常或中度升高,心包积液呈草黄色或血性,以淋巴细胞居多,心包液细菌培养阴性。X线检查示有心影增大或伴有肺浸润或胸膜炎改变。心电图有急性心包炎表现。病毒所致者,血清或心包积液的补体结合实验效价常增高。

(3)治疗:本病能自愈,但可多次反复发作。无特异性治疗方法,以对症治疗为主,如休息,止痛剂给予水杨酸钠制剂或吲哚美辛,肾上腺皮质激素可抑制本病急性期,如有反复发作,应考虑心包切除。

2.结核性心包炎

5%~10%的结核患者发生结核性心包炎,占所有急性心包炎的7%~10%,在缩窄性心包炎的比例更大。结核性心包炎常由纵隔淋巴结结核、肺或胸膜结核直接蔓延而来,或经淋巴、血行播散而侵入心包。

(1)临床表现:①起病缓慢,不规则发热。②胸痛不明显,心包摩擦音较少见,心包积液量较多,易致心脏压塞。③病程长,易演变为慢性缩窄性心包炎。

(2)实验室检查:①心包积液多呈血性,积液内淋巴细胞占多数。②涂片、培养及动物接种有时可发现结核杆菌。③结核菌素试验阳性对本病诊断有一定帮助。

(3)治疗:①急性期卧床,增加营养。②抗结核治疗一般用链霉素、异烟肼及对氨基水杨酸钠联合治疗,疗程1.5~2年,亦可用异烟肼5 mg/(kg·d)、乙胺丁醇25 mg/(kg·d)及利福平10 mg/(kg·d)联合治疗。③常用肾上腺皮质激素4~6周,逐渐停药,减少渗出或粘连。④有心包填塞征象者,应进行心包穿刺,抽液后可向心包腔内注入链霉素及激素。⑤若出现亚急性渗液缩窄性心包炎表现或有心包缩窄趋势者,应尽早做心包切除。

3.化脓性心包炎

化脓性心包炎主要致病菌为葡萄球菌、革兰阳性杆菌、肺炎球菌等。多为邻近的胸内感染直接蔓延如肺炎、脓胸、纵隔炎等,也可由血行细菌播散,如败血症等,或心包穿刺性损伤带入细菌。偶可因膈下脓肿或肝脓肿蔓延而来。

(1)临床表现:为高热伴严重毒血症,胸痛,心包摩擦音,部分患者可出现心脏填塞。发病后2~12周易发展为缩窄性心包炎。

(2)实验室检查:白细胞总数明显升高,血和心包液细菌培养阳性,心包液呈脓性,中性粒细胞占多数。

(3)治疗:①针对病原菌选择抗生素,抗生素用量要足,并在感染被控制后维持2周。②应及早做心包切开引流。

4.肿瘤性心包炎

心包的原发性肿瘤主要为间皮瘤,且较少见。转移性肿瘤较多见,主要来自支气管和乳房的肿瘤,淋巴瘤和白血病也可侵犯心包。

(1)临床表现:为心包摩擦音、心包渗液的体征,渗液为血性,渗液抽走后又迅速产生,可引起心脏压塞。预后极差。

(2)实验室检查:心包渗液中寻找肿瘤细胞可以确诊。

(3)治疗:包括用心包穿刺术、心包切开术,甚至心包切除术以解除心脏填塞及心包内滴注抗癌药。

5.急性心肌梗死并发心包炎

透壁性心肌梗死累及心包时可引起心包炎,多呈纤维蛋白性,偶有少量渗液。临床发生率7%～16%,常在梗死后2～4 h发生,出现胸痛及短暂而局限的心包摩擦音,心电图示ST段再度升高,但无与心肌梗死部位方向相反的导联ST段压低。治疗以对症处理为主,予以吲哚美辛、阿司匹林等,偶需要用肾上腺皮质激素。

6.心脏损伤后综合征

心脏损伤后综合征包括心包切开术后综合征、心脏创伤后综合征及心肌梗死后综合征,一般症状于心脏损伤后2～3周或数月出现,反复发作,每次发作1～4周,可能为自身免疫性疾病,也可能与病毒感染有关。

(1)临床表现:有发热、胸痛、心包炎、胸膜炎渗液和肺炎等。白细胞计数总数增高,血沉加快,半数患者有心包摩擦音,也可有心包渗液。症状有自限性,预后良好,但易复发,每次1周至数周。心包压塞常见。

(2)治疗:并有心包积液或胸腔积液者,需穿刺抽液。发热胸痛者可用吲哚美辛,重症患者可予以肾上腺皮质激素,有较好效果。

7.风湿性心包炎

风湿性心包炎为风湿性全心炎的一部分,常伴有其他风湿病的临床表现,胸痛及心包摩擦音多见,心脏可有杂音,心包积液量少,多呈草绿色。抗链"O"滴定度及血清黏蛋白增高,血沉增快,抗风湿治疗有效。愈后可有心包粘连,一般不发展为缩窄性心包炎。

8.尿毒症性心包炎

尿毒症性心包炎是急、慢性肾功能不全的晚期并发症,发生率为40%～50%,通常为纤维蛋白性,少数为浆液纤维蛋白性或血性,机制不明。

(1)临床表现:一般无症状,或有发热、胸痛。心包摩擦音多见,如心包积液量多也可导致心脏填塞。

(2)治疗:除按肾衰竭处理外,对无症状且未充分透析者应加强血液透析,对疑出血性心包炎者应采用局部肝素化或改行腹膜透析,以防心包填塞。如经充分透析,心包积液反见增多者应暂停透析。对心包炎可给予吲哚美辛25 mg,一日3次,部分患者可奏效。对大量心包积液者应予心包穿刺引流,或留置导管作持续引流24～72 h,并向心包注入不易吸收的肾上腺皮质激素——羟氟烯索50 mg也有效。若上述治疗仍不能解除心脏填塞,应考虑做心包胸膜开窗术。已发展成为亚急性或慢窄性心包炎者,在尿毒症基本控制以后,应考虑心包切除术。

9.放射性心包炎

约5%接受4 000 rad照射的胸部或纵隔肿瘤患者,数月或数年后可患放射性心包炎,尤以霍奇金病中发病率为高。通常表现为急性纤维蛋白性心包炎、心包积液、亚急性渗出缩窄性心包炎或慢性缩窄性心包炎。心肌、心内膜也可受损,发展为纤维化,也可伴发肺炎及胸膜炎。放疗所致心包积液可予激素治疗,有心脏填塞者应做心包穿刺。若出现反复心包填塞或缩窄性心包炎,应施行心包切除。

10.胆固醇性心包炎

胆固醇性心包炎常见于甲状腺功能减退、类风湿关节炎、结核病或其他原因所致高胆固醇血症,也可发生于特发性(非特异性)心包炎。发生机制未明,可能是心包表面细胞坏死,释放出细胞内胆固醇;或心包积血,红细胞溶解,释放出胆固醇;也可能因心包炎影响,减少了心包淋巴引流,使胆固醇的回吸收减少所致。心包渗液中胆固醇含量高,可有胆固醇结晶析出,胆固醇可刺激心包,使渗液增加,心包增厚。临床上表现为缓慢发展的非缩窄性大量积液(除非是血性积液),心包积液混浊而闪光,但也可澄清。胆固醇结晶使渗液呈金黄色。治疗应针对病因,多数患者需做心包切除。由黏液水肿所致者给予甲状腺片,从小剂量始,每日15 mg,以后每1～2周增加15～30 mg,平均每日量为120～180 mg,待症状改善,基础代谢正常后减量维持之。

二、慢性心包炎

急性心包炎以后,可在心包上留下瘢痕粘连和钙质沉着。多数患者只有轻微的疤痕形成和疏松的或局部的粘连,心包无明显的增厚,不影响心脏的功能,称为慢性粘连性心包炎(chronic adhesive pericarditis)。部分患者心包渗液长期存在,形成慢性渗出性心包炎(chronic effusive pericarditis),主要表现为心包积液,预后良好。少数患者由于形成坚厚的瘢痕组织,心包失去伸缩性,明显地影响心脏的收缩和舒张功能,称为缩窄性心包炎,它包括典型的慢性缩窄性心包炎(chronic constrictive pericarditis)和在心包渗液的同时已发生心包缩窄的亚急性渗液性缩窄性心包炎(subacute effusive constrictive pericarditis),后者在临床上既有心包堵塞又有心包缩窄的表现,并最终演变为典型的慢性缩窄性心包炎。

(一)病因

部分由结核性、化脓性和非特异性心包炎引起,也见于心包外伤后或类风湿关节炎的患者。有许多缩窄性心包炎患者虽经心包病理组织检查也不能确定其病因。心包肿瘤和放射治疗也偶可引起本病。

(二)发病机制及病理改变

在慢性缩窄性心包炎中,心包脏层和壁层广泛粘连增厚和钙化,心包腔闭塞成为一个纤维瘢痕组织外壳,紧紧包住和压迫整个心脏和大血管根部,也可以局限在心脏表面的某些部位,如在房室沟或主动脉根部形成环状缩窄。在心室尤其在右心室表面,疤痕往往更坚厚,常为 0.2~2 cm 或更厚。在多数患者中,瘢痕组织主要由致密的胶原纤维构成,呈斑点状或片状玻璃样变性,因此不能找到提示原发病变的特征性变化。有些患者则心包内尚可找到结核性或化脓性的肉芽组织。

由于时常发现外有纤维层包裹、内为浓缩血液成分和体液存在,提示心包内出血是形成心包缩窄的重要因素。心脏外形正常或较小,心包病变常累及贴近其下的心肌。缩窄的心包影响心脏的活动和代谢,有时导致心肌萎缩、纤维变性、脂肪浸润和钙化。

(三)临床表现

缩窄性心包炎的起病常隐袭。心包缩窄的表现出现于急性心包炎后数月至数十年,一般为 2~4 年。在缩窄发展的早期,体征常比症状显著,即使在后期,已有明显的循环功能不全的患者也可能仅有轻微的症状。

1.症状

劳累后呼吸困难常为缩窄性心包炎的最早期症状,是由于心输出量相对固定,在活动时不能相应增加所致。后期可因大量的胸腔积液、腹水将膈抬高和肺部充血,以致休息时也发生呼吸困难,甚至出现端坐呼吸。大量腹水和肿大的肝脏压迫腹内脏器,产生腹部膨胀感。此外可有乏力、食欲缺乏、眩晕、衰弱、心悸、咳嗽、上腹疼痛、水肿等。

2.体征

(1)心脏本身的表现:心浊音界正常或稍增大。心尖冲动减弱或消失,心音轻而远,这些表现与心脏活动受限制和心输出量减少有关。第二心音的肺动脉瓣成分可增强。部分患者在胸骨左缘第三四肋间可听到一个在第二心音后 0.1 s 左右的舒张早期额外音(心包叩击音),性质与急性心包炎有心脏填塞时相似。心率常较快。心律一般是窦性,可出现过早搏动、心房颤动、心房扑动等异位心律。

(2)心脏受压的表现:颈静脉怒张、肝大、腹水、胸腔积液、下肢水肿等与心脏舒张受阻,使心输出量减少,导致水、钠潴留,从而使血容量增加,及静脉回流受阻使静脉压升高有关。缩窄性心包炎常有大量腹水,而且较皮下水肿出现得早,与一般心力衰竭有所不同。一些患者可发生胸腔积量,有时出现奇脉,心输出量减少使动脉收缩压降低,静脉淤血,反射性引起周围小动脉痉挛使舒张压升高,因此脉压变小。

(四)影像心电图及导管

1.X 线检查

心脏阴影大小正常或稍大,心影增大可能由于心包增厚或伴有心包积液,左右心缘正常弧弓消失,呈平直僵硬,心脏搏动减弱,上腔静脉明显增宽,部分患者心包有钙化呈蛋壳状,此外,可见心房增大。

2.心电图检查

多数有低电压,窦性心动过速,少数可有房颤,多个导联 T 波平坦或倒置。有时 P 波增宽或增高呈"二尖瓣型 P 波"或"肺型 P 波"表现,左、右心房扩大,也可有右心室肥厚。

3.超声心动图检查

可见右心室前壁或左心室后壁振幅变小,如同时有心包积液,则可发现心包壁层增厚程度。

4.心导管检查

右心房平均压升高,压力曲线呈"M"形或"W"形,右心室压力升高,压力曲线呈舒张早期低垂及舒张晚期高原、的图形,肺毛细楔嵌压也升高。

5.诊断

有急性心包炎病史,伴有体、肺循环淤血的症状和体征,而无明显心脏增大,脉压小,有奇脉,X 线显示心包钙化,诊断并不困难。

6.鉴别诊断

本病应与肝硬化门静脉高压症及充血性心力衰竭相鉴别。肝硬化有腹水及下肢水肿,但无静脉压增高及颈静脉怒张等。充血性心力衰竭者多有心瓣膜病的特征性杂音及明显心脏扩大而无奇脉,超声心动图及 X 线检查有助鉴别。

限制型心肌病的血流动力学改变与缩窄性心包炎相似,故其临床表现与钙化的缩窄性心包炎极为相似,很难鉴别,其鉴别要点可参见表 9-3。

表 9-3　缩窄性心包炎和限制性心肌病的鉴别

鉴别项目	缩窄性心包炎	限制型心肌病
疲劳和呼吸困难	逐渐发生,后来明显	一开始就明显
吸气时颈静脉扩张	有	无
心尖搏动	常不明显	常扪及
奇脉	常有	无
二尖瓣与三尖瓣关闭不全杂音	无	常有
舒张期杂音	在第二心音之后较早出现,较响,为舒张早期额外音(心包叩击音)	在第二心音之后较迟出现,较轻,为第三心音,常可听到第四六心音
X 线	心脏轻度增大,常见心包钙化	心脏常明显增大,无心包钙化,可有心内膜钙化
心电图	QRS 波群低电压和广泛性 T 波改变,可有心房颤动或提示左房肥大的 P 波改变	可有波群低电压和广泛性 T 波改变,有时出现异常 Q 波,常有房室和心室内传导阻滞(特别是左束支传到阻滞)和心室肥大劳损,也有心房颤动
收缩时间间期测定	正常	异常(PEP 延长,LVET 缩短,PEP/LVET 比值增大)
超声心电图		
心房显著扩大	不常见	常见
舒张早期二尖瓣血流速率	有明显的呼吸变化	随呼吸变化极小
彼此相反的心室充盈	有	无
血流动力学检查		
左、右室舒张末期压	相等,相差≤0.67 kPa(5 mmHg)	>0.67 kPa(5 mmHg)
右室收缩压	≤0.67 kPa(5 mmHg)	>50 mmHg
右室舒张末期压	大于 1/3 右室收缩压	<1/3 右室收缩压
计算机化断层显像	心包增厚	心包正常
心内膜心肌活组织检查	正常	异常
洋地黄治疗反应	静脉压不变	静脉压下降

7.治疗

应及早施行心包剥离术。如病程过久，心肌常有萎缩和纤维变性，影响手术的效果。因此，只要临床表现为心脏进行性受压，用单纯心包渗液不能解释，或在心包渗液吸收过程中心脏受压重征象越来越明显，或在进行心包腔注气术时发现壁层心包显著增厚，或磁共振显像显示心包增厚和缩窄，如心包感染已基本控制，就应及早争取手术。结核性心包炎患者应在结核活动已静止后考虑手术，以免过早手术造成结核的播散。如结核尚未稳定，但心脏受压症状明显加剧时，可在积极抗结核治疗下进行手术。手术中心包应尽量剥离，尤其两心室的心包必须彻底剥离。因心脏长期受到束缚，心肌常有萎缩和纤维变性，所以，手术后心脏负担不应立即过重，应逐渐增加活动量。静脉补液必须谨慎，否则会导致急性肺水肿。由于萎缩的心肌恢复较慢，因此，手术成功的患者常在术后4～6月才逐渐出现疗效。

手术前应改善患者一般情况，严格休息，低盐饮食，使用利尿剂或抽除胸水和腹水，必要时给以少量多次输血。有心力衰竭或心房颤动的患者可适应应用洋地黄类药物。

8.预后

如能及早进行心包的彻底剥离手术，大部分患者可获满意的效果。少数患者因病程较久，有明显心肌萎缩和心源性肝硬化等严重病变，则预后较差。

（石　瑜）

第十章

心肌疾病

第一节 限制型心肌病

限制型心肌病(restrictive cardiomyopathy,RCM)以一侧或双侧心室充盈受限和舒张期容量降低为特征,收缩功能和室壁厚度正常或接近正常,可见间质纤维化。其病因为特发性、心肌淀粉样变性、心内膜病变伴或不伴嗜酸性细胞增多症。无论在西方国家或我国,RCM 都是少见的。男女之比为 3∶1,发病年龄多在 15～50 岁。

一、病因

RCM 的病因目前仍未阐明,可能与非化脓性感染、体液免疫反应异常、变态反应和营养代谢不良等有关。最近报道本病可以呈家族性发病,可伴有骨骼肌疾病和房室传导阻滞。心肌淀粉样变性是继发性限制型心肌病的常见原因。

二、病理

在疾病早期阶段,心肌活检可见心内膜增厚,内膜下心肌细胞排列紊乱、间质纤维化。随着病情的进展,患者的心内膜明显增厚,外观呈珍珠样白色,质地较硬,致使心室壁轻度增厚。这种损害首先累及心尖部,继而向心室流出道蔓延,可伴有心室内附壁血栓形成。患者心脏的心室腔可无增大,心房增大与心室顺应性减低有关。冠状动脉很少受累。在病变发展到严重阶段,心内膜增厚和间质纤维化显著,组织学变化为非特异性。

三、临床表现

临床表现可分为左心室型、右心室型和混合型,以左心室型最常见。在早期阶段,患者可无症状,随着病情进展出现运动耐量降低、倦怠、乏力、劳力性呼吸困难和胸痛等症状,这主要是由于 RCM 患者心输出量不能随着心率加快而增加所致。左心室型早期可出现左心功能不全的表现,如易疲劳、呼吸困难、咳嗽及肺部湿啰音等。右心室型及混合型则以右心功能不全为主,如颈静脉怒张、吸气时颈静脉压增高(Kussmaul 征)、肝大、腹水、下肢或全身水肿。心脏可闻及第三心音奔马律。当二尖瓣或三尖瓣受累时,可出现相应部位的收缩期反流性杂音,心房压力增高和心房扩大可导致心房颤动。发生栓塞者并非少见。此外,血压常偏低,脉压小。除有心力衰竭和栓塞表现外,可发生猝死。

四、辅助检查

（一）心电图检查

ST 段及 T 波非特异性改变。部分患者可见 QRS 波群低电压、病理性 Q 波、束支传导阻滞、心房颤动和病窦综合征等心律失常。

（二）X 线胸片检查

心影正常或轻中度增大，可有肺淤血表现，偶见心内膜钙化影。

（三）超声心动图检查

心室壁增厚和重量增加，心室腔大致正常，心房扩大。约 1/3 的病例有少量心包积液。较严重的病例可有附壁血栓形成。多普勒心动图的典型表现是舒张期快速充盈随之突然终止。

（四）心导管检查

心房压力曲线出现右房压升高和快速的 Y 下陷；左心充盈压高于右心充盈压；心室压力曲线上表现为舒张早期下降和中晚期高原波；肺动脉高压。

（五）心内膜心肌活检

右心室活检可证实嗜酸性细胞增多症患者的心内膜心肌损害，对心内膜弹力纤维增生症和原发性限制型心肌病的组织学诊断具有重要价值。

五、诊断和鉴别诊断

RCM 临床诊断比较困难。对于出现倦怠、乏力、劳力性呼吸困难、胸痛、腹水、水肿等症状，心室没有明显扩大而心房扩大的患者，应考虑本病。心内膜心肌活检有助于确定限制型心肌病，属原发性和继发性。本病主要与缩窄性心包炎鉴别诊断。

六、治疗

限制型心肌病缺乏特异性治疗方法，其治疗原则包括缓解临床症状，改善心脏舒张功能，纠正心力衰竭，针对原发病的治疗。

（一）对症治疗

1.改善心室舒张功能

钙拮抗药可以防止心肌细胞钙超负荷引起的细胞僵直，改善心室舒张期顺应性，降低心室舒张末压，从而改善心室舒张功能。可试用地尔硫䓬 30 mg，每日 3 次；或氨氯地平 5 mg，每日 1 次；或尼群地平 10 mg，每日 2 次。

β-受体阻滞药能减慢心率，延长心室充盈时间，减少心肌耗氧量，降低室壁张力，从而有利于改善心室舒张功能。美托洛尔从小剂量开始（6.25 mg，每日 2 次），酌情逐渐增加剂量。

ACEI 可以常规应用，如卡托普利 12.5 mg，每日 2 次；培哚普利 4 mg，每日 1 次；或贝那普利 5～10 mg，每日 1 次。

利尿药能有效地降低心脏前负荷，减轻肺循环和体循环淤血，降低心室充盈压，改善患者气急和易疲乏等症状。

2.洋地黄类药物

对于伴有快速性房颤或心力衰竭的患者，可选用洋地黄制剂，使用时必须小剂量和谨慎观察。

3.抗心律失常治疗

发生房颤者较常见，可选用胺碘酮转复和维持心律。对于严重的缓慢性心律失常患者，可置入永久性心脏起搏器。

4.抗凝治疗

为防止血栓形成,应给予阿司匹林抗血小板药物治疗。心腔内附壁血栓形成者,应尽早给予华法林或肝素治疗。

(二)特殊治疗

对嗜酸性细胞增多症及其引起的心内膜心肌病变,皮质激素(泼尼松)和羟基脲或其他细胞毒性药物,能有效地减少嗜酸性粒细胞,阻止内膜心肌纤维化进展。最近报道,联合应用左旋苯丙氨酸氮芥、泼尼松和秋水仙碱对淀粉样变性有一定疗效,心、肾功能损害较小。

(三)手术治疗

对严重的内膜心肌纤维化可行心内膜剥脱术,切除纤维性心内膜。伴有瓣膜反流者,可行人工瓣膜置换术。对于附壁血栓者,行血栓切除术。

七、预后

本病预后不良。有报道认为,手术后难治性心力衰竭可显著好转,术后随访 2～7 年未见纤维化病变复发。

(黄瑞霞)

第二节　扩张型心肌病

扩张型心肌病(dilated cardiomyopathy,DCM)是以一侧或双侧心腔扩大,收缩性心力衰竭为主要特征的一组疾病。病因不明者称为原发性扩张型心肌病,由于主要表现为充血性心力衰竭,以往又被称为充血性心肌病,该病常伴心律失常,五年存活率低于 50%,发病率约为 5/10 万～10/10 万,近年来有增高的趋势,男多于女,2.5∶1。

一、病因

(一)遗传因素

包括单基因遗传和基因多态性。前者包括显性和隐性两种,根据基因所在的染色体进一步分为常染色体和性染色体遗传。致病基因已经清楚者归为家族性心肌病,未清楚而又有希望的基因是编码 dystrophin 和 cardiotrophin-1 的基因。基因多态性目前以 ACE 的 DD 型研究较多,但与原发性扩张型心肌病的关系尚有待进一步证实。

(二)病毒感染

主要是柯萨奇病毒,此外尚有巨细胞病毒、腺病毒(小儿多见)和埃柯病毒等。以柯萨奇病毒研究较多。病毒除直接引起心肌细胞损伤外,尚可通过免疫反应,包括细胞因子和抗体损伤心肌细胞。

(三)免疫障碍

免疫障碍分两大部分:一是引起机体抵抗力下降,机体易于感染,尤其是嗜心肌病毒如柯萨奇病毒感染;第二是以心肌为攻击靶位的自身免疫损伤,目前已知的有抗 β-受体抗体,抗 M-受体抗体,抗线粒体抗体,抗心肌细胞膜抗体,抗 ADP/ATP 载体蛋白抗体等。有些抗体具强烈干扰心肌细胞功能作用,如抗 β-受体抗体的儿茶酚胺样作用较去甲肾上腺素强 100 倍以上,抗 ADP/ATP 抗体严重干扰心肌能量代谢等。

(四)其他

某些营养物质、毒物的作用或叠加作用应注意。

二、病理及病理生理

(一)大体解剖

心腔大、室壁相对较薄、附壁血栓,瓣膜及冠状动脉正常,随着病情发展,心腔逐渐变为球形。

(二)组织病理

心肌细胞肥大、变长、变性坏死、间质纤维化。组化染色(抗淋巴细胞抗体)淋巴细胞增多,约 46% 符合 Dallas 心肌炎诊断标准。

(三)细胞病理(超微结构)

(1)收缩单位变少,排列紊乱。

(2)线粒体增多变性,细胞化学染色示线粒体嵴排列紊乱、脱失及融合;线粒体分布异常,膜下及核周分布增多,而肌纤维间分布减少。

(3)脂褐素增多。

(4)严重者心肌细胞空泡变性,脂滴增加。

在上述病理改变的基础上,原发扩张型心肌病的病理生理特点可用一句话概括:收缩功能障碍为主,继发舒张功能障碍。扩张型心肌病的可能发生机制见图10-1。

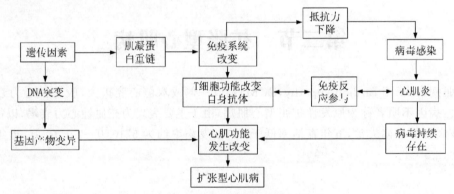

图 10-1　扩张型心肌病发病机制

三、临床表现

(1)充血性心力衰竭的临床表现。

(2)心律失常:快速、缓慢心律失常及各种传导阻滞,以室内阻滞较有特点。

(3)栓塞:以肺栓塞多见。绝大部分是细小动脉多次反复栓塞,表现为少量咯血或痰中带血,肺动脉高压等。周围动脉栓塞在国内较少见,可表现为脑、脾、肾、肠系膜动脉及肢体动脉栓塞。有栓塞者预后一般较差。

四、辅助检查

(一)超声心动图检查

房室腔内径扩大,瓣膜正常,室壁搏动减弱、呈"大腔小口"样改变是其特点。早期仅左室和左房大,晚期全心大。可伴二、三尖瓣功能性反流,很少见附壁血栓。

(二)ECG 检查

QRS 可表现为电压正常、增高(心室大)和减低。有室内阻滞者 QRS 增宽。可见病理性 Q 波,多见于侧壁和高侧壁。左室极度扩大者,胸前导联 R 波呈马鞍形改变,即 V_3、V_4 呈 rS,$V_{1R} > V_{2R}$,$V_{5R} > V_{4R} > V_{3R}$。可见继发 ST-T 改变。有各种心律失常,常见的有室早、室性心动过速、房室传导阻滞、室内传导阻滞、心房颤动、心房扑动等。

（三）X 线检查

普大心影,早期肺淤血明显,晚期由于肺动脉高压和(或)右心衰竭,肺野透亮度可增加,肺淤血不明显,左、右室同时衰竭者肺淤血也可不明显。伴有心衰者常有胸腔积液,以右侧或双侧多见,单左侧胸腔积液十分少见。

（四）SPECT 检查

核素心血池显像示左室舒张末容积(EDV)扩大,严重者可达 800 mL,EF 下降<40%,严重者仅3%～5%,心肌显像左室大或左、右室均大,左室壁显影稀疏不均,呈花斑样。

（五）心肌损伤标志

CK-MB、cTnT、cTnI 可增高。心肌损伤标志阳性者往往提示近期疾病活动、心衰加重,也提示有病毒及免疫因素参加心肌损伤。

（六）其他检查

包括肝功、肾功、血常规、电解质、血沉异常等。

五、诊断及鉴别诊断

原发性扩张型心肌病目前尚无公认的诊断标准。可采用下列顺序:①心脏大,心率快,奔马律等心衰表现;②EF<40%(UCG、SPECT、LVG);③超声心动图表现为"大腔小口"样改变,左室舒张末内径指数≥27 mm/m²,瓣膜正常;④SPECT 示 EDV 增大,心肌显像呈花斑样改变;⑤以上表现用其他原因不能解释,即除外继发性心脏损伤。在临床上遇到难以解释的充血性心力衰竭首先应想到本病,通过病史询问、查体及上述检查符合①～④,且仍未找到可解释的原因即可诊断本病。

鉴别诊断:①应与所有引起心脏普大的原因鉴别;②ECG 有病理性 Q 波者应与陈旧性心梗鉴别。

六、治疗

与心力衰竭治疗基本相同,但强调的是:β-受体阻滞剂及保护心肌药物(如辅酶 Q_{10}、B 族维生素)的应用。见心力衰竭。

（黄瑞霞）

第三节　右心室心肌病

这是近年来提出的另一种原因不明的心肌病。Fontaine 在 1976 年首先报告右心室心肌病(ARVD),以后欧洲等地及我国都有病例报告,目前,已逐渐受到临床医生的重视。

一、病因

本病病因尚未阐明。有人认为是先天性右心室发育异常所致,在一组大系列的报告中,约 35% 的病例是家族性的,家系调查呈常染色体显性遗传。也有人认为,本病并非发生在新生儿和婴儿,患者的心肌萎缩并非胚胎发生异常所致,可能是后天获得的疾病。化学性毒素,特别是病毒感染都被提出过为致病因素。

二、病理生理

病理所见均来自尸检报告。右心室心肌部分或全部缺如,由纤维、脂肪组织代替,肌小梁变平,心壁变薄,心内膜可贴近心外膜。病变广泛地累及右室,更多地集中在三尖瓣和肺动脉瓣下及心尖部。镜下见心肌灶性坏死和退行性变,伴有纤维组织增生和脂肪浸润,坏死心肌细胞周围有单核细胞浸润,但并不多见。

心肌病变使右心室心肌收缩力明显减弱,心搏量减低,右心室收缩末期和舒张末期容量增多,射血分数减少,右心室腔扩大,以后发生右心衰竭,部分患者发生起源于右心室的室性心律失常,多为折返机制引起,可致猝死。

三、临床表现

由于病情轻重不同,临床表现差异很大。80%病例发生在7~40岁之间,未见新生儿或婴儿的报告。轻者心脏不增大,也无症状,死后尸检才发现患本病;也有心脏增大但症状不明显,仅在活动时感觉心悸不适,在体格检查或尸检时才被发现。重者心脏增大,发生室性心律失常,可因反复出现室性心动过速而多次晕厥以致猝死。也有以猝死为首发表现的患者。无论有无心律失常,本病患者均发生右心衰竭,在病变广泛的患者中尤为如此,心衰前常有乏力,易疲劳等不适。

本病体征不多,近半数患者体检无异常发现,部分患者肺动脉瓣区第二心音呈固定分裂,很少闻及病理性杂音,偶可闻及右心室奔马律。右心室显著增大者,心浊音界增大,心前区可隆起,有室性心律失常者听诊或触诊脉搏时可以发现。

四、实验室检查

(一)X线检查

可见心影正常或增大。右心室已经增大的患者,X线检查未必能显示心影的增大,有时可呈球形。

(二)心电图检查

胸导联T波倒置,多局限于 V_1 至 V_3 导联,亦可波及 V_4~V_6 导联。可有右束支传导阻滞,但不多见。出现室性心律失常者,其室早或室速的QRS波群多呈左束支传导阻滞,偶有呈右束支传导阻滞者,后者反映左心室受累。病变累及其他部位的患者亦可出现窦性或房性心律失常和窦房或房室传导阻滞。严重者发生心室颤动。心脏不增大也无症状的患者,运动试验常有诱发室性心动过速的可能。

(三)超声心动图检查

可见右心室扩大或局限性扩张,伴随运动幅度减低,肌小梁排列紊乱;右室射血分数减低。而左室功能正常。

(四)心导管检查和选择性心血管造影

多数患者右心房和右心室压在正常范围,少数患者右心室舒张压增高,右心房 α 波压力读数增高。右心室造影见心腔扩大,肌小梁消失,室壁活动减弱或室壁节段性运动异常,甚至呈室壁瘤样突出。

(五)心内膜心肌活体组织检查

可见心肌组织变性坏死、纤维化、脂肪浸润和单核细胞浸润等,该项检查对心脏不增大、无明显症状或仅有室性心动过速发作的患者,诊断价值更大。

五、诊断和鉴别论断

主要依据右心室扩大,发生右心衰竭或晕厥、有室性过早搏动或室性心动过速、右胸导联心电图T波倒置、室速发作时心电图QRS波群呈左束支传导阻滞型、超声心动图、放射性核素或选择性心血管造影检查示右心室扩大、右心室收缩力减弱或节段性运动异常、左心室功能正常,心内膜心肌活检有助于进一步确诊。凡有不明原因的晕厥或阵发性心动过速患者,宜考虑本病可能,并做进一步检查以确诊。鉴别诊断要注意排除冠状动脉粥样硬化性心脏病和其他类型的心肌病和右心室明显受累的疾病,尤其是三尖瓣病变等。

六、治疗

在心功能代偿期中,宜避免劳累和呼吸道感染以预防发生心力衰竭。有室性心律失常的患者,宜避免剧烈的运动、焦虑或过度兴奋,因为这些情况可导致血中儿茶酚胺浓度的增高而诱发室性心动过速。对有频发的室性早搏者应予抗心律失常药物治疗。β-受体阻滞剂及胺碘酮的有效率各为33%,如联合使用两种药,有效率可达83%。通过心脏电生理检查诱发室性心律失常来选择药物,疗效会更好。药物治疗无效时,通过电生理检查确定室性心律失常的起源部位,可施行手术切除或分离病灶,亦可用直流电击、射频波或激光消蚀。发生心室颤动时应立即进行电除颤和其他心肺复苏的措施。

(黄瑞霞)

第四节 肥厚型心肌病

肥厚型心肌病(hypertrophic cardiomyopathy,HCM)是指心室壁明显肥厚而又不能用血流动力学负荷解释,或无引起心室肥厚原因的一组疾病。肥厚可发生在心室壁的任何部位,可以是对称性,也可以是非对称性,室间隔、左室游离壁及心尖部较多见,右室壁罕见。根据有无左室内梗阻,可分为梗阻性和非梗阻性。根据梗阻部位又可分为左心室中部梗阻和左室流出道梗阻,后者又称为特发性肥厚型主动脉瓣下狭窄(idiopathic hypertrophic subaortic stenosis,IHSS),以室间隔明显肥厚,左室流出道梗阻为其特点,此种类型约占肥厚型心肌病的1/4。

一、病因

本病约30%~40%有明确家族史,余为散发。梗阻性肥厚型心肌病有家族史者更多见,可高达60%左右。目前认为系常染色体显性遗传疾病,收缩蛋白基因突变是主要的致病因素。儿茶酚胺代谢异常、高血压和高强度体力活动可能是本病的促进因素。

二、病理生理

收缩功能正常乃至增强,舒张功能障碍为其共同特点。梗阻性肥厚型心肌病在心室和主动脉之间可出现压力阶差,在心室容量和外周阻力减小、心脏收缩加强时压力阶差增大。

三、临床表现

与发病年龄有关,发病年龄越早,临床表现越严重。部分可无任何临床表现,仅在体检或尸检时才发现。心悸、劳力性呼吸困难、心绞痛、劳力性晕厥、猝死是常见的临床表现。目前认为,晕厥及猝死的主要原因是室性心律失常,剧烈活动是其常见诱因。心脏查体可见心界轻度扩大,有病理性第四心音。晚期由于心房扩大,可发生心房颤动。也有少数演变为扩张型心肌病者,出现相应的体征。梗阻性肥厚型心肌病可在胸骨左缘3~4肋间和心尖区听到粗糙混合性杂音,该杂音既具喷射性杂音的性质,亦有反流性杂音的特点。目前认为,该杂音系不对称肥厚的室间隔造成左室流出道梗阻,血液高速流过狭窄的左室流出道,由于Venturi效应(流体的流速越快,压力越低)将二尖瓣前叶吸引至室间隔,加重梗阻,同时造成二尖瓣关闭不全所造成的。该杂音受心肌收缩力、左心室容量和外周阻力影响明显。凡能增加心肌收缩力、减少左心室容量和外周阻力的因素均可使杂音加强,反之则减弱。如含服硝酸甘油片或体力活动使左室容量减少或增加心肌收缩力,均可使杂音增强,使用β-受体阻滞剂或下蹲位,使心肌收缩力减弱或左室容量增加,则均可使杂音减弱。

四、辅助检查

(一)心电图检查

最常见的表现为左心室肥大和继发性 ST-T 改变,病理性 Q 波亦较常见,多出现在Ⅱ、Ⅲ、aVF、aVL、V₅、V₆ 导联,偶有 V$_{1R}$增高。上述改变可出现在超声心动图发现室壁肥厚之前,其机制不清。以 V₃、V₄ 为中心的巨大倒置 T 波是心尖肥厚型心肌病的常见心电图表现。此外,尚有室内阻滞、心房颤动及期前收缩等表现。

(二)超声心动图检查

对本病具诊断意义,且可以确定肥厚的部位。梗阻性肥厚型心肌病室间隔厚度与左室后壁之比≥1.3(见图 10-2A,B,D);室间隔肥厚部分向左室流出道突出,二尖瓣前叶在收缩期前向运动(systolic anterior motion,SAM)(见图 10-2C)。主动脉瓣在收缩期呈半开放状态。二尖瓣多普勒超声血流图示 A 峰>E 峰,提示舒张功能低下。

(三)心导管检查和心血管造影

左室舒张末压升高,左室腔与左室流出道压力阶差大于 2.7 kPa(20 mmHg)者则可诊断梗阻存在。Brockenbrough 现象为梗阻性肥厚型心肌病的特异性表现。该现象系指具完全代偿期间的室早后心搏增强、心室内压增高而主动脉内压降低的反常现象。这是由于心搏增强加重左室流出道梗阻造成。心室造影显示左室腔变形,呈香蕉状(室间隔肥厚)、舌状或黑桃状(心尖肥厚)。冠状动脉造影多为正常,供血肥厚区域的冠状动脉分支常较粗大。

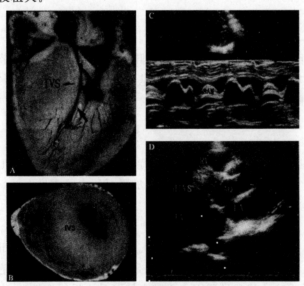

图 10-2 肥厚型心肌病

A:心脏纵切面观,室间隔厚度与之比>1.3;B:梗阻性肥厚心肌病横断面;C:梗阻性肥厚心肌病 M 超声心动图 SAM 征;D:左室游离壁梗阻性肥厚心肌病 B 型超声心动图 HIVS 征象,HIVS:室间隔肥厚 RV:右心室,LV:左心室,IVS:室间隔,AO:主动脉 LVPW:左室后壁,SAM:收缩期前向运动。

(四)同位素心肌显像

可显示肥厚的心室壁及室壁显影稀疏,提示心肌代谢异常。此与心脏淀粉样变性心室壁厚而显影密度增高相鉴别。

(五)心肌 MRI

可显示心室壁肥厚和心腔变形。

（六）心内膜心肌活检（病理改变）

心肌细胞肥大、畸形、排列紊乱。

五、诊断及鉴别诊断

临床症状、体征及心电图可提供重要的诊断线索。诊断主要依靠超声心动图、同位素心肌显像、心脏MRI等影像学检查，心导管检查对梗阻性肥厚型心肌病亦具诊断意义，而 X 线心脏拍片对肥厚型心肌病诊断帮助不大。心绞痛及心电图 ST-T 改变需与冠心病鉴别。心室壁肥厚需与负荷过重引起的室壁肥厚及心脏淀粉样变性室壁肥厚鉴别。冠心病缺乏肥厚型心肌病心室壁肥厚的影像特征，通过冠状动脉造影可显示冠状动脉狭窄。后负荷过重引起的心室壁肥厚可查出后负荷重疾病，如高血压、主动脉狭窄、主动脉缩窄等；心脏淀粉样变性心室壁肥厚时，心电图表现为低电压，可资鉴别。

六、治疗及预后

基本治疗原则为改善舒张功能，防止心律失常的发生。可用 β-受体阻滞剂及主要作用于心脏的钙拮抗剂。对重症梗阻性肥厚型心肌病［左室腔与左室流出道压力阶差≥8.0 kPa（60 mmHg）］患者可安装DDD 型起搏器，室间隔化学消融及手术切除肥厚的室间隔心肌等方法治疗。本病的预后因人而异。一般而言，发病年龄越早，预后越差。成人多死于猝死，小儿多死于心力衰竭，其次是猝死。家族史阳性者猝死率较高。应指导患者避免剧烈运动、持重及屏气，以减少猝死发生。

（黄瑞霞）

第五节　未定型心肌病

未定型心肌病（unclassified cardiomyopathy，UCM）是指不适合归类于扩张型心肌病、肥厚型心肌病、限制型心肌病和右室心肌病等类型的心肌病，如弹性纤维增生症、非致密性心肌病、线粒体受累、心室扩张甚轻而收缩功能减弱等。

一、心室肌致密化不全

心室肌致密化不全（noncompaction of ventricular myocardium，NVM）是一种先天性心室肌发育不全性心肌病，主要特征为左心室和（或）右心室，腔内存在大量粗大突起的肌小梁及深陷隐窝，常伴或不伴有心功能不全、心律失常及血栓栓塞。1984 年，德国的 Engberding 等通过心血管造影和二维超声检查首次发现一成年女性患者左心室肌发育异常，心肌肌束间如海绵状的血液窦状隙持续存在；1985 年，德国的 Goebel 等提出此类患者病变可能为一种新型疾病，从而引起人们关注。随着类似病例的不断发现，研究者们曾一度将此病称为"海绵样心肌病"，直至 1990 年美国的 Chin 等将其正式命名为"心室肌致密化不全"。我国于 2000 年首次报道，其后 3 年陆续发现 30 余例，近 2 年有增多趋势。

（一）病因

NVM 病因迄今不明，儿童病例多呈家族性。近年基因学研究认为，它可能与 Xq28 染色体上的G415 基因突变有关，另有报道基因 RKBP12、11p15、LMNA 等也可能与本病相关。通常在胚胎早期，心肌为由心肌纤维形成的肌小梁和深陷的小梁间隙（即隐窝）交织成的"海绵"样网状结构，其中小梁间隙与心室腔相通，血液通过此通道供应心肌。胚胎发育 4～6 周后，心肌逐渐致密化，大部分隐窝压缩成毛细血管，形成冠状动脉微循环系统。心肌致密化过程是从心外膜向心内膜、从基底部向心尖部进行的，在此过程中，若某区域心肌致密化停止，将造成相应区域的致密化心肌减少，而由多个粗大的肌小梁取代，导致心肌供血失常，影响心肌收缩功能；而粗大的肌小梁又可使心室壁顺应性下降、舒张功能障碍。另外，心肌结构的变异、血流的紊乱易致心律失常和附壁血栓形成,甚至发生猝死。

（二）病理

病理学特征为心室腔内有大量粗大突起的肌小梁和与心室腔交通的深陷隐窝,组织学表现为隐窝表面覆以内皮细胞并与心外膜相延续。随着病程进展,心脏逐渐扩大,类似于 DCM,发展到此阶段仍然可见扩大的心室腔内有大量粗大突起肌小梁和与心室腔交通深陷的隐窝,在心脏超声检查中应当注意这种病变的识别。

（三）临床表现

本病起病隐匿,有些患者出生即发病,有些直至中年时才出现症状,也有终身无症状者。病程的进展由非致密化心肌范围和慢性缺血程度决定,临床表现为进行性收缩和(或)舒张功能障碍、各种类型的心律失常(以快速室性心律失常多见)和系统性血栓栓塞,少数患儿病例可伴有面部畸形,前额突出、低位耳和高颚弓等。

（四）诊断

由于其临床表现无特异性,冠状动脉造影显示正常,X 线和心电图检查很难将其与 DCM 鉴别,而超声心动图则可显示本病心室肌的异常结构特征与功能。

2001 年,Jenni 等总结提出以下超声心动图诊断标准:①心室壁异常增厚并呈现两层结构,即薄且致密的心外膜层和厚而非致密的心内膜层,后者由粗大突起的肌小梁和小梁间的隐窝构成,且隐窝与左室腔交通而具有连续性。成人非致密化的心内膜层最大厚度/致密化的心外膜层厚度>0.2,幼儿则>1.4(心脏收缩末期胸骨旁短轴)。②主要受累心室肌(>80%)为心尖部、心室下壁和侧壁。③小梁间的深陷隐窝充满直接来自于左心室腔的血液(彩色多普勒显示),但不与冠状动脉循环交通。④排除其他先天性或获得性心脏病的存在。

少数 DCM 患者和正常心脏心室腔内也可能存在粗大的肌小梁(通常不超过 3 个),此时若无高质量的超声心动图识别,可通过磁共振成像提供更清晰的形态结构和更高的空间分辨率,心血管造影也可明确诊断。此外,这些影像学检查还可有助本病与肥厚型心肌病、心律失常型心肌病、心脏肿瘤和心室附壁血栓的鉴别。

NVM 在成年人多因心力衰竭就诊时,超声心动图检查表现为左心室扩大,薄且致密的心外膜层和厚而非致密的心内膜层,后者由粗大突起的肌小梁和小梁间的隐窝构成,隐窝与左室腔交通具有连续性,主要累及心尖部、心室下壁和侧壁,小梁间的深陷隐窝充满直接来自左心室腔的血液。在诊断扩张型心肌病时应当注意病因诊断与鉴别诊断。

（五）治疗与预后

目前尚无有效治疗方法。目前主要针对心力衰竭、各种心律失常和血栓栓塞等各种并发症治疗。药物可选用 β-受体阻滞药和血管紧张素转化酶抑制药等抗心力衰竭;同时可使用辅酶 Q_{10} 和维生素 B 等改善心肌能量代谢;应用阿司匹林或华法林行抗栓治疗;必要时安置 ICD 控制恶性室性心律失常。Oechslin 等对 34 例有症状成人 NVM 患者随访(44±39)个月,18 例(53%)因心力衰竭住院,12 例(35%)死亡(心力衰竭死亡和猝死各 6 例),14 例(41%)出现室性心律失常,8 例(24%)发生血栓栓塞事件,提示本病预后不良。关注超声心动图对 NVM 特征性病变的识别,提高本病早期诊断水平,有助于延缓患者寿命。由于本病为心室肌发育不良,心脏移植是终末阶段的主要治疗方法。

二、线粒体病累及心脏

线粒体病是指编码线粒体基因出现致病突变或与线粒体疾病相关的核 DNA 损害,导致 ATP 电子传递链酶的缺陷,ATP 产生障碍,线粒体的形态发生改变而出现的一组多系统疾病。该疾病主要累及神经肌肉系统,心肌组织也是最易受累的组织之一。患者在心脏表现为心肌病,包括肥厚型心肌病、扩张型心肌病及左室致密化不全。有学者曾收治一例 16 岁男性线粒体病患者,主要表现为显著的 LVH、心肌酶水平持续升高、静息及运动时乳酸及丙酮酸水平增高,乳酸与丙酮酸比值＞20,肌肉与心肌活检显示心肌纤维间大量异型的线粒体堆积,见图 10-3。

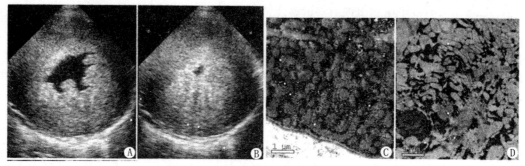

图 10-3 线粒体病累及心肌

二维超声心动图切面:A.左心室大小无明显增大,左心室后壁 3.4 cm,侧壁 3.2 cm;B.左心室在收缩末期几乎闭塞,内径 1.2 cm。透射电镜:C.股四头肌活检,骨骼肌肌膜下肌原纤维间大量异型线粒体堆积,糖原含量增多;D.心内膜心肌活检,心肌细胞肌纤维排列紊乱粗细不等,肌原纤维间也可见大量异型线粒体堆积,糖原含量增多

(黄瑞霞)

第六节 围生期心肌病

围生期心肌病(peripartum cardiomyopathy)是指在妊娠末期或产后 5 个月内,首次发生以累及心肌为主的一种心脏病,以往曾称产后心脏病。其临床表现为呼吸困难、血痰、肝大、水肿等心力衰竭症状,类似于扩张型心肌病。

一、定义

妊娠与心力衰竭的关系早在 1849 年已经被认识,1930 年才将它完整地描述为一个病种。围生期心肌病是一种以充血性心力衰竭为主要表现的心肌病,但是围生期心肌病与妊娠伴发心力衰竭不是同一概念。1971 年,Demakis 等提出围生期心肌病的诊断标准:①心力衰竭发生在产前 1 个月或产后 5 个月内;②缺乏确定的心力衰竭原因;③在产前 1 个月之前缺乏心脏病证据;④超声心动图证实左心室收缩功能损害。在诊断围生期心肌病时,必须排除其他与围生期心力衰竭有关的原因,如感染性、中毒性、代谢性疾病,缺血性和瓣膜性心脏病及妊娠晚期并发症,包括妊娠毒血症、羊膜腔动脉或肺动脉栓塞。

二、流行病学

围生期心肌病发病率尚未明确,发病率占分娩者的 1/15 000～1/1 300。Cunningham 等回顾分析 106 000 例孕妇,发现初诊为围生期心肌病 28 例,其中 21 例(75%)先前有潜在的疾病,如高血压、二尖瓣狭窄、甲状腺毒症、感染或先兆子痫。Burch 等对初诊 34 例围生期心肌病进行回顾性分析,其中 11 例是败血症,18 例有贫血,23 例有妊娠中毒症。由于上述回顾性分析均提示围生期心肌病诊断不够严谨,故认为围生期心肌病发病率可能低于 1/15 000。

三、病因及危险因素

(一)围生期心肌病的危险因素

围生期心肌病多见于 30 岁以上孕妇,并且以多产妇发病率为高。最初认为,营养不良与本病的发生有关,但是在许多营养良好的妇女中也发生围生期心肌病。双胞胎妊娠妇女发生围生期心肌病的危险性更高（7%～10%），其他危险因素包括妊娠中毒症、产后高血压、母亲有可卡因恶习、病毒感染或硒缺乏。

（二）围生期心肌病的病因

围生期心肌病作为一个独特病种，资料主要来源于流行病学，病因尚不明确，其发病因素可能是多方面的。本病发生在妊娠分娩期前后的年轻妇女，然而，在年轻妇女中，特发性扩张型心肌病罕见。目前，多数学者认为，本病心肌病变可能为病毒感染。1982 年，Melvin 提出心肌炎作为围生期心肌病的病因，因在围生期心肌病患者右室心内膜心肌中发现有弥漫性淋巴细胞浸润和大量肌细胞水肿、坏死及纤维化。1990 年，Midei 再次强调围生期心力衰竭的发生与心肌炎有关，对 18 例围生期心肌病患者进行心内膜心肌活检，其中 14 例（78%）是心肌炎，4 例有慢性心力衰竭症状的围生期心肌病患者中 3 例心肌活检标本表现为持续性心肌炎，而 5 例心力衰竭改善患者的心肌活检，4 例结果阴性。O'Connell 以心肌活检诊断心肌炎将本病与特发性扩张型心肌病比较，发现围生期心肌病心肌炎的发生率（29%）比特发性扩张型心肌病（9%）更高。最近，Rizeq 报道本病与特发性扩张型心肌病比较，围生期心肌病患者心肌炎发生率很低（8.8%）。在病毒与围生期心肌病关系的研究中，Cenac 用补体结合试验检测 38 例围生期心肌病患者血中肠病毒，并设置同等条件的对照组，结果两组柯萨奇病毒和埃柯病毒检出率没有差别。

目前，心肌炎与围生期心肌病发病学的关系还不能确立，尚需进一步研究。有人试图用免疫学机制来解释围生期心肌病的病因，但目前尚缺乏母亲或胎儿免疫应答的证据。Cenac 报道一组尼日尔围生期心肌病患者没有自身体液免疫的证据。有关围生期心肌病免疫学亦有待继续研究。

四、病理

围生期心肌病患者的心脏扩大，心肌呈苍白色，常见心室腔附壁血栓，心脏没有明显结构损坏，心内膜增厚和心包积液不常见。显微镜检查心肌纤维肥大，肌纤维变性，纤维化，心肌间质水肿，偶见淋巴细胞浸润。

五、临床表现

围生期心肌病 78% 起病发生于产后 0～4 个月，9% 发生在产前 1 个月，其他时间起病约 13%。围生期心肌病的症状：劳力性呼吸困难，端坐呼吸、夜间阵发性呼吸困难，疲劳，心悸、咳嗽、咯血，胸痛，腹痛。

体征：颈静脉充盈，心脏增大，病理性第三心音，P2 亢进，二尖瓣、三尖瓣反流性杂音、肺部啰音、水肿、腹水、心律失常、栓塞、肝大。

六、辅助检查

（一）心电图检查

大多数患者表现为窦性心动过速，极少数表现为心房颤动，肢体导联低电压，左室肥厚。常有非特异性 ST-T 波改变，偶见前间壁 Q 波，PR 间期和 QRS 时限延长，束支阻滞。

（二）X 线胸片检查

心脏扩大和双侧少量胸腔积液。

（三）超声心动图检查

左心室扩大和左室收缩功能损害，室壁局部收缩增厚不均匀，二尖瓣反流，左房扩大，少量心包积液。

（四）心内膜心肌活检

有助于排除心肌感染性病因。

（五）血清学检查

可行细菌培养和病毒培养，柯萨奇 B 病毒抗体测定。

七、诊断与鉴别诊断

妊娠末期或产后 5 个月内,首次发生以累及心肌为主的心脏病,其临床表现为呼吸困难、血痰、肝大、水肿等心力衰竭症状,可以诊断围生期心肌病。围生期心肌病与扩张型心肌病的鉴别,围生期心肌病的临床表现与扩张型心肌病一样,主要表现为充血性心力衰竭,但栓塞现象较常见。心电图、超声心动图和X 线胸片检查均为非特异性变化,对两种疾病的鉴别诊断没有意义。血清抗心肌自身抗体检查对扩张型心肌病诊断有重要价值,也有助于与围生期心肌病鉴别。肠病毒 RNA 在扩张型心肌病心肌检出率为30%~49%,CVB-IgM 在 7%~33%扩张型心肌病患者血清中持续存在。心内膜心肌病原学检查、血清病原学和免疫学检查对围生期心肌病与扩张型心肌病的诊断与鉴别诊断价值还需要进一步研究。

八、治疗

本病的治疗与其他心脏病引起的充血性心力衰竭相似,主要是应用地高辛、利尿药、限制钠盐和减轻后负荷。地高辛的作用是增加心室肌收缩和减慢心房颤动的心室率,通过胎盘屏障治疗子宫内胎儿过速性心律失常,还可以通过乳汁分泌,但婴儿摄入剂量非常小,对婴儿没有不良影响。由于围生期心肌病患者对地高辛特别敏感,宜小剂量使用。利尿药应用是心力衰竭治疗的基础,可以缓解呼吸困难症状。血管扩张药治疗减轻后负荷,降低左室舒张末压,增加心输出量。血管紧张素转换酶抑制药(ACEI)可以延长非妊娠心力衰竭患者的生命。然而,卡托普利与动物和人类产期病死率增加有关,故不宜应用。ACEI 通过乳汁分泌,对新生儿较安全。最近资料认为,ACEI 对胎儿有危险。

围生期心肌病栓塞发生率为 53%,妊娠晚期凝血因子 Ⅱ、Ⅶ、Ⅷ和纤维蛋白原浓度增加,血小板黏附性增加,这种高凝状态可以持续到产后 4~6 周。产期患者可以短期选用肝素抗凝治疗。卧床休息易导致静脉血栓形成,最近不主张围生期心肌病患者长期卧床,应进行适当的主动或被动的肢体活动。

心脏移植已在围生期心肌病患者中成功地进行,对难治性围生期心肌病是一线生机。

九、预后

围生期心肌病可因心力衰竭进行性恶化而死亡,也可因肺栓塞或室性心律失常而猝死。多数围生期心肌病患者经过临床治疗得以恢复,心脏大小可恢复正常;少数患者遗留心脏扩大,可在数年内死于心力衰竭或猝死。

(黄瑞霞)

第七节　酒精性心肌病

长期过度饮酒可以引起心力衰竭、高血压、脑血管意外、心律失常和猝死,过量饮酒是西方国家非缺血性扩张型心肌病的第二大病因。据统计,成年人中有一定的酒量者约占 2/3,过量饮酒者在 1/10 以上。与扩张型心肌病相比,酒精性心肌病(Alcoholic cardiomyopathy)若能够早期发现并及早戒酒,可以逆转或中止左心室功能减退。

一、发病机制与病理变化

过度饮酒对心肌损害有 3 种途径:①乙醇或其毒性产物对心肌的直接毒性作用;②营养不良,最常见为硫胺缺乏,引起脚气病性心脏病;③可能与乙醇添加剂(如钴)的毒性有关。乙醇经过肠道吸收后,在肝乙醇脱氢酶作用下,乙醇转化为乙醛,再经乙醛脱氢酶转换为醋酸盐,进入柠檬酸循环,继续氧化分解为CO_2 和 H_2O。乙醛是导致酒精中毒的主要中间代谢产物。乙醇和乙醛可以干扰细胞功能,涉及 Ca^{2+} 的转运和结合、线粒体的呼吸、心肌脂代谢、心肌蛋白合成及肌纤维的 ATP 酶活性等方面。乙醇通过抑制钙与肌丝之间的相互作用,干扰离体乳头肌的兴奋—收缩偶联,降低心肌收缩性。乙醇的代谢产物在心肌内蓄积还可以干扰心肌的脂代谢。

酒精性心肌病的心脏病变为非特异性改变。大体解剖及镜检与扩张型心肌病相似。酒精性心肌病的心脏可见血管壁水肿和心肌内冠状动脉周围纤维化,因而推测其心肌损害由心肌壁内小冠状动脉缺血所引起。据一组 30 例有多年饮酒史猝死病例的报道,其中 17 例临死时血液内乙醇浓度增高,与醉酒致死者相比,这些患者心室肥厚、局灶性心肌纤维化和心肌坏死及单核细胞浸润更为突出。50％无症状的酒精性心肌病患者有心室肥厚,多数患者早期左心室壁增厚,不伴有心肌收缩功能减退,左心室舒张期末内径仍正常;晚期心室内径增大,室壁无增厚。但是无论心室内径有无增大,所有患者左室舒张末压均有不同程度增高。

乙醇、乙醛不仅可以促使 α-受体张力增高、交感神经兴奋、心率增快、血管收缩,还可能引起心电生理紊乱,心肌细胞膜变性和膜电位改变,尤其同时伴有低血镁和(或)低血钾时,可以导致 Ca^{2+} 运转失调,引起除极延缓和复极不均性传导减慢,成为折返和自律性电生理异常的基础。

二、临床表现

酒精性心肌病常见于 30～55 岁的男性,通常都有 10 年以上过度饮酒史。患者的营养状况因其生活条件而异,可伴有酒精性肝硬化和周围血管疾病。患者首次就诊的症状差异颇大,包括胸痛、心悸、晕厥或栓塞等表现。症状一般为隐匿性,有些患者可出现急性左心衰竭。疾病早期表现为酒后感到心悸、胸部不适或晕厥,阵发性心房颤动是早期常见表现之一。随着病情进展,心输出量降低,乏力、肢软最为常见。当患者发生心力衰竭时,表现为劳力性或夜间阵发性呼吸困难、气短和端坐呼吸。体循环栓塞多因左室或左房附壁血栓脱落引起,常在大量饮酒后发生。年轻的酒精性心肌病患者猝死可能由室颤所致。

体征主要包括心脏扩大、窦性心动过速、舒张压增高、脉压减小,常伴有室性或房性奔马律。乳头肌功能失调时,心尖区可出现收缩期吹风样杂音。当发生慢性心力衰竭时,可出现肺动脉高压症。右心衰竭表现轻重不一,多表现为颈静脉怒张和周围水肿。患者常合并有骨骼肌疾病,肌无力症状与心脏表现平行。

在心力衰竭早期,心脏中度扩大,如果不伴乳头肌功能失调所引起的二尖瓣关闭不全,经过治疗肺淤血可获得缓解,心脏大小也有可能恢复正常。

三、辅助检查

(一)心电图检查

常为酒精性心肌病临床前期的唯一表现,多呈非特异性改变。对嗜酒者定期进行心电图普查,有助于本病的早期发现。Ⅰ度房室传导阻滞、室内传导阻滞、左心室肥厚、心前区导联 R 波逐渐减低和复极异常是常见的心电图改变。Q-T 延长占无心力衰竭患者的 42.8％。ST 段和 T 波改变非常多见,一般在停止饮酒后可恢复正常。最常见的心律失常是心房扑动、心房颤动和室性期前收缩。饮酒也可在无酒精性心肌病者中诱发心房颤动和心房扑动,另外低血钾、低血镁也参与诱发心律失常。猝死患者可能是心室颤动所致。

(二)胸部 X 线检查

无心力衰竭症状期,17.2％的嗜酒患者胸部 X 线显示心脏扩大,对于长期嗜酒者定期进行 X 线胸片普查,也有助于对本病的早期诊断。胸部 X 线常见表现为心影普遍性增大,合并心力衰竭患者可合并有肺淤血或肺水肿征。晚期患者多有心脏显著扩大、肺淤血和肺动脉高压表现,胸腔积液也常见。

(三)超声心动图检查

是诊断酒精性心肌病的主要手段。亚临床期,多数患者可有左心室容量增加,室间隔和左心室后壁轻度增厚,左心房内径增大。心力衰竭患者则表现为心脏不同程度扩大,室壁活动减弱,心室功能减退,如左室射血分数和左室周径缩短率降低等。酒精性心肌病的心肌异常声学表现为左心室心肌内散在异常斑点状回声,该征象在伴有左心功能异常的饮酒者中检出率达85.7％,而心功能正常的饮酒者为37.5％($P<0.05$),无饮酒史对照组无此征象。

（四）血流动力学检查

与扩张型心肌病大致相同。较低的心脏指数和较高的左房压力常提示病情较重。

四、诊断

酒精性心肌病的诊断：①符合扩张型心肌病的诊断标准；②长期过量饮酒（WHO 标准：女性＞40 g/d，男性＞80 g/d，饮酒 5 年以上）；③既往无其他心脏病病史；④疾病发现早期戒酒 6 个月后，扩张型心肌病临床状态可得到缓解。饮酒是导致心功能损害的独立原因，建议戒酒 6 个月后再进行临床状态评价。

酒精性心肌病患者常伴有高血压，因为大量饮酒可以引起高血压发病率的增加，两者鉴别诊断主要依据病史。如果高血压的病程难以解释短期内发生的心脏扩大，则应考虑酒精性心肌病的诊断；高血压达到诊断标准的患者，也可以同时诊断高血压病。由于酒精性心肌病常合并有酒精性肝硬化，当患者的腹水难以控制时，除了考虑心力衰竭伴发心源性肝硬化外，还要注意酒精性肝硬化原因。

五、治疗

酒精性心肌病的治疗关键在于早期诊断、立即戒酒。如果出现心功能不全的临床表现仍然持续饮酒，将失去治愈的机会。因本病有维生素 B_1 缺乏的证据，除了戒酒外，可以应用维生素 B_1 20～60 mg，每天3 次。因乙醇、乙醛干扰心肌细胞膜的 Ca^{2+} 的转运，钙拮抗药，如地尔硫䓬、尼群地平可以试用。辅酶 Q_{10} 每日 10～20 mg，因乙醇、乙醛影响线粒体的呼吸，每日 3 次。本病心力衰竭的治疗与扩张型心肌病相同。

六、预后

酒精性心肌病确诊后仍然持续饮酒，预后不良，40%～60%的患者在 3～6 年死亡。据法国对一组心力衰竭入院的 108 例患者的观察，42 例被诊断为酒精性心肌病，其中 2/3 患者在 3 年内死亡；而非酒精性心肌病患者 3 年内死亡仅占 1/3。另一组 64 例嗜酒患者随访 4 年，戒酒患者 4 年死亡率为 9%，而持续饮酒患者的病死率达 57%。日本报道 10 例酒精性心肌病患者戒酒后 10 年生存率可达 100%。因此，酒精性心肌病患者早期诊断、立即戒酒，预后较好；戒酒对病程的影响可能与心肌损害的程度有关，心肌损害程度轻者预后更好。

（黄瑞霞）

第八节　药物性心肌病

药物性心肌病（drug-induce cardiomyopathy）是指接受某些药物治疗的患者，因药物对心肌的毒性作用，导致心肌损害，产生类似扩张型心肌病和非梗阻性肥厚型心肌病的心肌疾病。临床上这类药众多，最常见的药物包括抗肿瘤药物，如多柔比星（阿霉素）、柔红霉素；抗精神病药物，如氯丙嗪、奋乃静、三氟拉嗪；三环类抗抑郁药，如氯丙咪嗪、阿米替林、多虑平等。

一、诊断

主要根据曾服用某些药物，而服药之前无心脏病证据，服药后出现心律失常、心脏增大和心功能不全的征象，又不能用其他心脏病解释者可诊断本病。

二、治疗

严格掌握用药适应证和剂量是预防本病的关键。药物性心肌损害可用辅酶 Q_{10} 10～20 mg，每日 3 次以改善心肌能量代谢。另外，针对心律失常和心功能不全可采用相应的治疗措施。

（黄瑞霞）

第十一章

心脏瓣膜病

第一节　二尖瓣关闭不全

一、病因

二尖瓣关闭不全(mitral incompetence,MI)严格来说不是一种原发病而是一种临床综合征。任何引起二尖瓣复合装置包括二尖瓣环、瓣膜、腱索、乳头肌病变的因素都可导致二尖瓣关闭不全,其诊断容易但确定病因难。按病程进展的速度和病程的长短可分为急性和慢性。

1.慢性病变

慢性二尖瓣关闭不全进展缓慢、病程较长,病因包括以下几点。

(1)风湿性心脏病:在不发达国家风湿性心脏病引起者占首位,其中半数以上合并二尖瓣狭窄。

(2)退行性病变:在发达国家,二尖瓣脱垂为最多见原因;二尖瓣黏液样退行性变、二尖瓣环及环下区钙化等退行性病变也是常见原因。

(3)冠心病:常见于心肌梗死致乳头肌功能不全。

(4)其他少见原因,先天性畸形、系统性红斑狼疮、风湿性关节炎、心内膜心肌纤维化等。

2.急性病变

急性二尖瓣关闭不全进展快、病情严重、病程短,病因包括以下几点。

(1)腱索断裂:可由感染性心内膜炎、二尖瓣脱垂、急性风湿热及外伤等原因引起。

(2)乳头肌坏死或断裂:常见于急性心肌梗死致乳头肌缺血坏死而牵拉作用减弱。

(3)瓣膜毁损或破裂:多见于感染性心内膜炎。

(4)心瓣膜替换术后人工瓣膜裂开。

二、病理生理

由于风湿性炎症使二尖瓣瓣膜纤维化、增厚、萎缩、僵硬、畸形,甚至累及腱索和乳头肌使之变粗、粘连、融合缩短,致使瓣膜在心室收缩期不能正常关闭,血液由左心室向左心房反流,病程长者尚可见钙质沉着。

1.慢性病变

慢性二尖瓣关闭不全者,依病程进展可分为左心室代偿期、左心室失代偿期和右心力衰竭期3个阶段(图 11-1)。

二尖瓣关闭不全时,在心室收缩期左心室内的血流存在两条去路,即通过主动脉瓣流向主动脉和通过关闭不全的二尖瓣流向左心房。这样,在左心房舒张期,左心房血液来源除通过四条肺静脉回流外,还包括左心室反流的血液而使其容量和压力负荷增加。由于左心房顺应性好,在反流血液的冲击下,左心房肥大,缓解了左心房压力的增加,且在心室舒张期,左心房血液迅速注入左心室而使容量负荷迅速下降,延缓了左心房压力的上升,这实际上是左心房的一种代偿机制,体积增大而压力正常(见图11-2),可使肺静脉与肺毛细血管压长期维持正常。与急性二尖瓣关闭不全相比,肺淤血发生晚、较轻,患者主述乏力而呼吸困难。

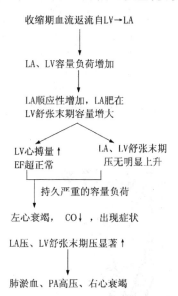

图 11-1　慢性二尖瓣关闭不全血流动力学图解

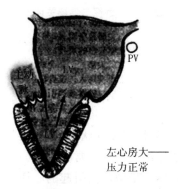

图 11-2　慢性二尖瓣关闭不全

对于左心室,在心室收缩期由于反流,使得在舒张期时由左心房流入左心室的血液除了正常肺循环回流外还包括反流的部分,从而增加了左心室的容量负荷。早期左心室顺应性好,代偿性扩大而使左心室舒张末期压力上升不明显,且收缩时左心室压力迅速下降,减轻了室壁紧张度和能耗而有利于代偿。左心室这种完善的代偿机制,可在相当长时间(大于20年)无明显左心房肥大和肺淤血,左心输出量维持正常而无临床症状。但一旦出现临床症状说明病程已到一定阶段,心输出量迅速下降而致头昏、困倦、乏力,迅速出现左心力衰竭、肺水肿、肺动脉高压和右心力衰竭,心功能达Ⅳ级,成为难治性心力衰竭,病死率高,患者出现呼吸困难、体循环淤血症状。

2.急性病变

急性二尖瓣关闭不全早期反流量大,进展迅速,左心房、左心室容量和压力负荷迅速增加,没有经过充分的代偿即出现急性左心力衰竭,使得心输出量迅速下降,心室压力上升,左心房及肺静脉压迅速上升,导致肺淤血和肺间质水肿。患者早期即出现呼吸困难、咯血等左心力衰竭和肺淤血症状,病程进展迅速,多较快死于急性左心力衰竭。由于来不及代偿,左心房、左心室肥大不明显(见图11-3、图11-4),X线检查示左心房、左心室大小正常,反流严重者可见肺淤血和肺间质水肿征象。

收缩期血流返流自LV→LA

↓

LA、LV容量负荷骤增
急性扩张能力有限

LV舒张末期压、LA压急剧↑

↓

急性左心衰竭：肺淤血
急性肺水肿

图 11-3　急性二尖瓣关闭不全血流动力学图解

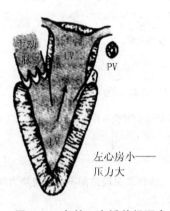

图 11-4　急性二尖瓣关闭不全

三、临床表现

(一)症状

1.慢性病变

患者由于左心良好的代偿功能而使病情有无症状期长,有症状期短的特点。

(1)代偿期:左心代偿功能良好,心输出量维持正常,左心房压力及肺静脉压也无明显上升,患者可多年没有明显症状,偶有因左心室舒张末期容量增加而引起的心悸。

(2)失代偿期:患者无症状期长,通常情况下,从初次感染风湿热到出现明显二尖瓣关闭不全的症状,时间可长达 20 年之久。但一旦出现临床症状即说明已进入失代偿期。随着左心功能的失代偿,心输出量迅速下降,患者出现疲劳、头昏、乏力等症状。左心室舒张末期压力迅速上升,左心房、肺静脉及肺毛细血管压上升,引起肺淤血及间质水肿,出现劳力性呼吸困难,开始为重体力劳动或剧烈运动时出现,随着左心力衰竭的加重,出现夜间阵发性呼吸困难及端坐呼吸等。

(3)右心力衰竭期:肺淤血及肺水肿使肺小动脉痉挛硬化而出现肺动脉高压,继而引起右心力衰竭,患者出现体循环淤血症状,如肝大、上腹胀痛、下肢浮肿等。

2.急性病变

轻度二尖瓣反流仅有轻度劳力性呼吸困难。严重反流,病情常短期内迅速加重,患者出现呼吸困难,不能平卧,咯粉红色泡沫痰等急性肺水肿症状,随后可出现肺动脉高压及右心力衰竭征象。处理不及时,则心输出量迅速下降出现休克,患者常迅速死亡。

(二)体征

1.慢性病变

(1)代偿期:心尖搏动:呈高动力型,左心室肥大时向左下移位。

心音：①瓣叶缩短所致的重度关闭不全(如风湿性心脏病)，S_1 常减弱。②S_2 分裂，代偿期无肺动脉高压时，由于左心室射血时间缩短，主动脉提前关闭，产生 S_2 分裂，吸气时明显；失代偿产生肺动脉高压后，肺动脉瓣延迟关闭可加重 S_2 分裂。③心尖区可闻及 S_3，大约出现在第二心音后 $0.10\sim0.18$ s，是中重度二尖瓣关闭不全的特征性体征，卧位时明显，其产生是由于血液大量快速流入左心室使之充盈过度，引起肥大的左心室壁振动所致。

心脏杂音：心尖区全收缩期吹风样杂音，是二尖瓣关闭不全的典型体征。其强度取决于瓣膜损害程度、反流量及左心房、室压差，可以是整个收缩期强度均等，也可以是收缩中期最强，然后减弱。杂音在左心力衰竭致反流量小时可减弱，在吸气时由于膈下降，心脏顺时针转位，回左心血流量减少，杂音相应减弱，呼气时相反。

杂音一般音调高、粗糙、呈吹风样、时限长，累及腱索或乳头肌时呈乐音样。其传导与前后瓣的解剖位置结构和血液反流方向有关，在前交界和前瓣损害时，血液反流至左心房的左后方，杂音可向左腋下和左肩胛间区传导；后交界区和后瓣损害时，血液冲击左心房的右前方，杂音可传导至肺动脉瓣区和主动脉瓣区；前后瓣均损害时，血液反流至左心房前方和左右侧，杂音向整个心前区和左肩胛间部传导。

心尖区舒张中期杂音，系由于发生相对性二尖瓣狭窄所致。通过变形的二尖瓣口血液的速度和流量增加，产生一短促、低调的舒张中期杂音，多在 S_3 之后，无舒张晚期增强，S_3 和它的出现提示二尖瓣关闭不全为中至重度。

(2)失代偿期(左心力衰竭期)：心前区可触及弥散性搏动，心尖区可闻及舒张期奔马律，全收缩期杂音减弱。

(3)右心力衰竭期：三尖瓣区可闻及收缩期吹风样杂音。由于右心力衰竭，体静脉血回流障碍产生体循环淤血，患者可有颈静脉怒张、搏动，肝肿大，肝颈静脉回流征阳性，腹水及下垂性水肿等。

2.急性病变

患者迅速出现左心力衰竭，甚至出现肺水肿或心源性休克，常迅速死亡。

四、辅助检查

(一)心电图检查

病情轻者无明显异常，重者 P 波延长，可有双峰，同时左心室肥大、电轴左偏，病程长者心房颤动较常见。急性者，心电图可正常，窦性心动过速常见。

(二)X 线检查

慢性二尖瓣关闭不全早期，左心房、左心室形态正常，晚期左心房、左心室显著增大且与病变严重程度成比例，有不同程度肺淤血及间质水肿，严重者有巨大左心房，肺动脉高压和右心力衰竭征象(见图 11-5、图 11-6)。偶可见瓣膜瓣环钙化，随心脏上下运动，透视可见收缩时左心房膨胀性扩大。

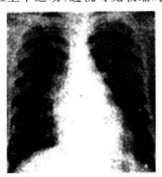

图 11-5 示两肺充血,肺门大而模糊

心脏明显增大，以左心室为主，心尖下沉。心影中可见双心房阴影，肺动脉段及左心耳段皆突出。主动脉球缩小

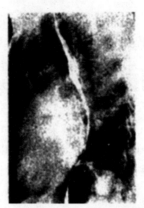

图 11-6　示左心房段有明显压迹及后移

急性者心脏大小正常,反流严重者可有肺淤血及间质水肿征象,1～2周内左心房、左心室开始扩大,一年还存活者,其左心房、左心室扩大已达慢性患者程度。

（三）超声心动图检查

（1）M型UCC:急性者心脏大小正常,慢性者可见左心房、左心室肥大,左心房后壁与室间隔运动幅度增强。

（2）二维UCG检查:可确定左心室容量负荷,评价左心室功能和确定大多数病因,可见瓣膜关闭不全,有裂隙,瓣膜增厚变形、回声增强,左心房、左心室肥厚,肺动脉增宽。

（3）多普勒UCG检查:可见收缩期血液反流,并可测定反流速度,估计反流量。

（四）心导管检查

一般没有必要,但可评估心功能和二尖瓣关闭不全的程度,确定大多数病因。

五、并发症

急性者较快出现急性左心力衰竭,慢性者与二尖瓣狭窄相似,以左心力衰竭为主,但出现晚,一旦出现则进展迅速。感染性心内膜炎较常发生(＞20％),体循环栓塞少见,常由感染性心内膜炎引起,心房颤动发生率高达75％,此时栓塞较常见。

六、诊断与鉴别诊断

（一）诊断

根据典型的心尖区全收缩期吹风样杂音伴有左心房、左心室肥大,诊断应不困难。但应结合起病急缓、患者年龄、病情严重程度、房室肥大情况及相应辅助检查来确定诊断及明确病因。

（二）鉴别诊断

1.相对性二尖瓣关闭不全

由扩大的左心室及二尖瓣环所致,但瓣叶本身活动度好,无增厚、粘连等。杂音柔和,多出现在收缩中晚期。常有高血压、各种原因的主动脉关闭不全或扩张型心肌病、心肌炎、贫血等病因。

2.二尖瓣脱垂

可出现收缩中期喀喇音－收缩晚期杂音综合征。喀喇音是由于收缩中期,拉长的腱索在二尖瓣脱垂到极点时骤然拉紧,瓣膜活动突然停止所致。杂音是由于收缩晚期,瓣叶明显突向左心房,不能正常闭合所致。轻度脱垂时可仅有喀喇音,较重时喀喇音和杂音均有,严重时可只有杂音而无喀喇音。

3.生理性杂音

杂音一般为1～2级,柔和,短促,位于心尖和胸骨左缘。二尖瓣关闭不全的临床表现及实验室检查与血流动力学变化密切相关,血流动力学发展的每一阶段,均可引起相应的临床表现及实验室检查结果。

七、治疗

(一)内科治疗

急性者一旦确诊,经药物改善症状后应立即采取人工瓣膜置换术,以防止变为慢性而影响预后,积极的内科治疗仅为手术争取时间。

慢性患者由于长期无症状,一般仅需定期随访,避免过度的体力劳动及剧烈运动,限制钠盐摄入,保护心功能,对风心病患者积极预防链球菌感染与风湿活动及感染性心内膜炎。如出现心功能不全的症状,应合理应用利尿剂、ACE抑制剂、洋地黄、β-受体阻滞剂和醛固酮受体拮抗剂。血管扩张剂,特别是减轻后负荷的血管扩张剂,通过降低左心室射血阻力,可减少反流量,增加前向心输出量,从而产生有益的血流动力学作用。慢性患者可用ACE抑制剂,急性者可用硝普钠、硝酸甘油或酚妥拉明静脉滴注。洋地黄类药物宜用于心功能Ⅱ、Ⅲ、Ⅳ级的患者,对伴有快心室率心房颤动者更有效。晚期的心力衰竭患者可用抗凝药物防止血栓栓塞。心律失常的处理参见相关章节。

(二)外科治疗

人工瓣膜替换术是几乎所有二尖瓣关闭不全病例的首选治疗。对慢性患者,应在左心室功能尚未严重损害和不可逆改变之前考虑手术,过分推迟可增加手术死亡率和并发症。手术指征为:①心功能Ⅲ~Ⅳ级,Ⅲ级为理想指征,Ⅳ级死亡率高,预后差,内科疗法准备后应行手术。②心功能Ⅱ级或以下,缺乏症状者,若心脏进行性肥大,左心功能下降,应行手术。③EF>50%,左心室舒张末期直径<8.0 cm,收缩末期直径<5.0 cm,心排指数>2.0 L/(min·m²),左心室舒张末压<1.6 kPa(12 mmHg),收缩末容积指数<50 mL/m²患者,适于手术,效果好。④中度以上二尖瓣反流。

八、预后

慢性二尖瓣关闭不全患者代偿期较长,可达20年。一旦失代偿,病情进展迅速,心功能恶化,成为难治性心力衰竭。

内科治疗后5年生存率为80%,10年生存率近60%,而心功能Ⅳ级患者,内科治疗5年生存率仅45%。

急性二尖瓣关闭不全患者多较快死于急性左心力衰竭。

(刘英华)

第二节 二尖瓣狭窄

一、病因与病理

1.风湿热

虽然近几十年来风湿性心脏瓣膜病的发生率逐年降低,但仍是临床上二尖瓣狭窄(mitral stenosis, MS)的常见病因。风湿性心脏病患者中约25%为单纯二尖瓣狭窄,40%为二尖瓣狭窄并二尖瓣关闭不全。其中女性患者占2/3。一般而言,从急性风湿热发作到形成重度二尖瓣狭窄,至少需2年,在温带气候大多数患者能保持十年以上的无症状期。风湿热反复多次发作者易罹患二尖瓣狭窄。

风湿性二尖瓣损害,早期病理变化为瓣膜交界处和基底部发生水肿、炎症及赘生物形成,随后由于纤维蛋白的沉积和纤维性变,发生瓣叶交界处粘连、融合,瓣膜增粗、硬化、钙化,腱索缩短并相互粘连,限制瓣膜的活动与开放,致使瓣口狭窄,与鱼嘴或钮孔相似。一般后瓣病变程度较前瓣重,后瓣显著增厚、变硬、钙化、缩短,甚至完全丧失活动能力,而前瓣仍能上下活动者并不罕见。

2.二尖瓣环及环下区钙化

常见于老年人退行性变。尸检发现,50 岁以上人群中约 10％有二尖瓣环钙化,其中糖尿病患者尤为多见,女性比男性多 2～3 倍,超过 90 岁的女性患者二尖瓣环钙化率高达 40％以上。偶见于年轻人,可能与合并 Maffan 氏综合征或钙代谢异常有关。

瓣环钙化可影响二尖瓣的正常启闭,引起狭窄和(或)关闭不全。钙化通常局限于二尖瓣的瓣环处,多累及后瓣。然而,最近研究表明,老年人二尖瓣环钙化,其钙质沉着主要发生于二尖瓣环的前方及后方,而非真正的瓣环处,钙化延伸至膜部室间隔或希氏束及束支时,可引起心脏传导功能障碍。

3.先天性发育异常

单纯先天性二尖瓣狭窄甚为少见。

4.其他罕见病因

如结缔组织疾病、恶性类癌瘤、多发性骨髓瘤等。

二、病理生理

正常人二尖瓣开放时瓣口面积为 4～6 cm^2,当瓣口面积小于 2.5 cm^2 时,才会出现不同程度的临床症状。临床上根据瓣口面积缩小程度不同,将二尖瓣狭窄分为轻度(2.5～1.5 cm^2)、中度(1.5～1.0 cm^2)、重度(＜1.0 cm^2)狭窄。根据二尖瓣狭窄程度和代偿状态分为如下 3 期(见图11-7)。

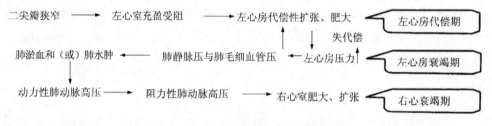

图 11-7　二尖瓣狭窄血流动力学图解

1.左心房代偿期

轻度二尖瓣狭窄时,只需在心室快速充盈期、心房收缩期存在压力梯度,血液便可由左心房充盈左心室。因此左心房发生代偿性扩张及肥大以增强收缩力,延缓左心房压力的升高。此期内,临床上可在心尖区闻及典型的舒张中、晚期递减型杂音,收缩期前增强(左心房收缩引起)。患者无症状,心功能完全代偿,但有二尖瓣狭窄的体征(心尖区舒张期杂音)和超声心动图改变。

2.左心房衰竭期

随着二尖瓣狭窄程度的加重,左心房代偿性扩张、肥大及收缩力增强难以克服瓣口狭窄所致血流动力学障碍时,房室压力梯度必须存在于整个心室舒张期,房室压力阶差在 2.7 kPa(20 mmHg)以上,才能维持安静时心输出量,因此左心房压力升高。由于左心房与肺静脉之间无瓣膜存在,当左心房压力升至 3.3～4.0 kPa(25～30 mmHg)时,肺静脉与肺毛细血管压力亦升至 3.3～4.0 kPa(25～30 mmHg),超过血液胶体渗透压水平,引起肺毛细血管渗出。若肺毛细血管渗出速度超过肺淋巴管引流速度,可引起肺顺应性下降,发生呼吸功能障碍和低氧血症,同时,血浆及血细胞渗入肺泡内,可引起急性肺水肿,出现急性左心房衰竭表现。本期患者可出现劳力性呼吸困难,甚至端坐呼吸、夜间阵发性呼吸困难,听诊肺底可有湿啰音,胸部 X 线检查常有肺淤血和(或)肺水肿征象。

3.右心力衰竭期

长期肺淤血可使肺顺应性下降。早期,由于肺静脉压力升高,可反射性引起肺小动脉痉挛、收缩,肺动脉被动性充血而致动力性肺动脉高压,尚可逆转。晚期,因肺小动脉长期收缩、缺氧,致内膜增生、中层肥厚,肺血管阻力进一步增高,加重肺动脉高压。肺动脉高压虽然对肺毛细血管起着保护作用,但明显增加了右心负荷,使右心室壁肥大、右心腔扩大,最终引起右心力衰竭。此时,肺淤血和左心房衰竭的症状反而减轻。

三、临床表现

（一）症状

1.呼吸困难和乏力

当二尖瓣狭窄进入左心房衰竭期时，可产生不同程度的呼吸困难和乏力，是二尖瓣狭窄的主要症状。前者为肺淤血所引起，后者是心输出量减少所致。早期仅在劳动、剧烈运动或用力时出现呼吸困难，休息即可缓解，常不引起患者注意。随狭窄程度的加重，日常生活甚至静息时也感气促，夜间喜高枕，甚至不能平卧，须采取半卧位或端坐呼吸，上述症状常因感染（尤其是呼吸道感染）、心动过速、情绪激动、心房颤动诱发或加剧。

2.心悸

心慌和心前区不适是二尖瓣狭窄的常见早期症状。早期与偶发的房性早搏有关，后期发生心房颤动时心慌常是患者就诊的主要原因。自律性或折返活动引起的房性早搏，可刺激左心房易损期而引起心房颤动，由阵发性逐渐发展为持续性。而心房颤动又可引起心房肌的弥漫性萎缩。导致心房增大及不应期、传导速度的更加不一致，最终导致不可逆心房颤动。快心室率心房颤动时，心室舒张期缩短，左心室充盈减少，左心房压力升高，可诱发急性肺水肿的发生。

3.胸痛

15％的患者主诉胸痛，其产生原因有：①心输出量下降，引起冠状动脉供血不足，或伴冠状动脉粥样硬化和（或）冠状动脉栓塞。②右心室压力升高，冠状动脉灌注受阻，致右心室缺血。③肺动脉栓塞，常见于右心力衰竭患者。

4.咯血

咯血发生于10％患者。二尖瓣狭窄并发的咯血有如下几种。

（1）突然出血，出血量大，有时称为肺卒中，却很少危及生命。因为大出血后，静脉压下降，出血可自动停止。此种咯血是由于突然升高的左心房和肺静脉压，传至薄而扩张的支气管静脉壁使其破裂所致，一般发生于病程早期。晚期，因肺动脉压力升高，肺循环血流量有所减少，该出血情况反而少见。

（2）痰中带血，二尖瓣狭窄患者，因支气管水肿罹患支气管炎的机会增多，若支气管黏膜下层微血管破裂，则痰中带有血丝。

（3）粉红色泡沫痰，急性肺水肿的特征性表现，是肺泡毛细血管破裂，血液、血浆与空气互相混合的缘故。

（4）暗红色血液痰，病程晚期，周围静脉血栓脱落引起肺栓塞时的表现。

5.血栓栓塞

左心房附壁血栓脱落引起动脉栓塞，是二尖瓣狭窄常见的并发症。在抗凝治疗和手术治疗时代前，二尖瓣病变患者中，约1/4死亡继发于栓塞，其中80％见于心房颤动患者。若为窦性心律，则应考虑一过性心房颤动及潜在感染性心内膜炎的可能。35岁以上的患者合并心房颤动，尤其伴有心输出量减少和左心耳扩大时是形成栓子的最危险时期，主张接受预防性抗凝治疗。

6.吞咽困难、声嘶

增大的左心房压迫食管，扩张的左肺动脉压迫左喉返神经所致。

7.感染性心内膜炎

增厚、钙化的瓣膜少发。

8.其他

肝肿大、体静脉压增高、水肿、腹水，均为重度二尖瓣狭窄伴肺血管阻力增高及右心力衰竭的症状。

（二）体征

重度二尖瓣狭窄患者常有"二尖瓣面容"——双颧呈绀红色。右心室肥大时，心前区可扪及抬举性搏动。

1.二尖瓣狭窄的心脏体征

(1)心尖搏动正常或不明显。

(2)心尖区 S_1 亢进是二尖瓣狭窄的重要特点之一,二尖瓣狭窄时,左心房压力升高,舒张末期左心房室压力阶差仍较大,且左心室舒张期充盈量减少,二尖瓣前叶处于心室腔较低位置,心室收缩时,瓣叶突然快速关闭,可产生亢进的拍击样 S_1 。S_1 亢进且脆,说明二尖瓣前叶活动尚好,若 S_1 亢进且闷,则提示前叶活动受限。

(3)开瓣音亦称二尖瓣开放拍击音,由二尖瓣瓣尖完成开放动作后瓣叶突然绷紧而引起,发生在二尖瓣穹隆进入左心室的运动突然停止之际。

(4)心尖部舒张中、晚期递减型隆隆样杂音,收缩期前增强,是诊断二尖瓣狭窄的重要体征。心室舒张二尖瓣开放的瞬间,左心房室压力梯度最大,产生杂音最响,随着左心房血液充盈到左心室,房室压力梯度逐渐变小,杂音响度亦逐渐减轻,最后左心房收缩将 $15\%\sim25\%$ 的血液灌注于左心室,产生杂音的收缩期前增强部分。心房颤动患者,杂音收缩期前增强部分消失。但据 Criley 氏报道,此时若左心房压力超过左心室压力 1.3 kPa$(10$ mmHg$)$ 或更高,则可有收缩期前增强部分。

二尖瓣狭窄的舒张期杂音于左侧卧位最易听到,对于杂音较轻者,可嘱运动、咳嗽、用力呼气或吸入亚硝酸异戊酯等方法使杂音增强。拟诊二尖瓣狭窄而又听不到舒张期杂音时,可嘱患者轻微运动(仰卧起坐10 次)后左侧卧位,或左侧卧位后再深呼吸或干咳数声,杂音可于最初 10 个心动周期内出现。杂音响度还与瓣口狭窄程度及通过瓣口的血流量和血流速度有关。在一定限度内,狭窄愈重,杂音愈响,但若狭窄超过某一范围,以致在左心室形成漩涡不明显或不引起漩涡,反而使杂音减轻或消失,后者即所谓的“无声性二尖瓣狭窄”。

2.肺动脉高压和右心室肥大的体征

(1)胸骨左缘扪及抬举性搏动。

(2)P_2 亢进、S_2 分裂,肺动脉高压可引起 S_2 的肺动脉瓣成分亢进,肺动脉压进一步升高时,右心室排血时间延长,S_2 分裂。

(3)肺动脉扩张,于胸骨左上缘可闻及短的收缩期喷射性杂音和递减型高调哈气性舒张早期杂音(Graham Steell 杂音)。

(4)右心室肥大伴三尖瓣关闭不全时,胸骨左缘四五肋间有全收缩期吹风样杂音,吸气时增强。

四、辅助检查

1.心电图检查

中、重度二尖瓣狭窄,可显示特征性改变。左心房肥大(P 波时限大于 0.12 s,并呈双峰波形,即所谓“二尖瓣型 P 波”,见图 11-8),是二尖瓣狭窄的主要心电图特征,可见于 90% 的显著二尖瓣狭窄伴窦性心律者。心房颤动时,V_1 导联颤动波幅超过 0.1 mV,也提示存在心房肥大。

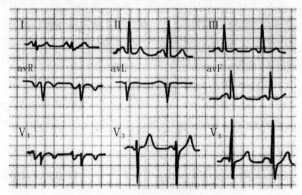

图 11-8　左心房肥大:二尖瓣型 P 波

右心室收缩压低于9.3 kPa(70 mmHg)时右心室肥大少见;介于9.3~13.3 kPa(70~100 mmHg)之间时,约50%患者可有右心室肥大的心电图表现;超过13.3 kPa(100 mmHg)时,右心室肥大的心电图表现一定出现(见图11-9)。

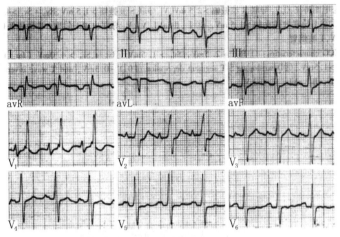

图11-9 左心房肥大,右心室肥大

心律失常在二尖瓣狭窄患者早期可表现为房性早搏,频发和多源房性早搏往往是心房颤动的先兆,左心房肥大的患者容易出现心房颤动。

2.X线检查

轻度二尖瓣狭窄心影可正常。

左心房肥大时,正位片(见图11-10)可见增大的左心房在右心室影后面形成一密度增高的圆形阴影,使右心室心影内有双重影。食管吞钡检查,在正位和侧位(见图11-11)分别可见食管向右向后移位。

肺动脉高压和右心室肥大时,正位片示心影呈"梨形",即"二尖瓣型"心,尚可见左主支气管上抬。肺部表现主要为肺淤血,肺门阴影加深。由于肺静脉血流重新分布,常呈肺上部血管阴影增多而下部减少。肺淋巴管扩张,在正位及左前斜位可见右肺外下野及肋膈角附近有水平走向的纹状影,即Kerley B线,偶见Kerley A线(肺上叶向肺门斜行走行的纹状影)。此外,长期肺淤血尚可引起肺野内含铁血黄素沉积点状影。

严重二尖瓣狭窄和老年性瓣环及环下区钙化者,胸片相应部位可见钙化影。

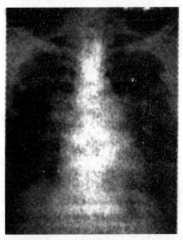

图11-10 心脏左缘中段丰满,右缘右心房之上左心房凸出呈双弓

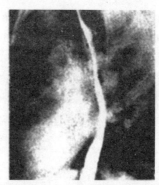

图 11-11　食管下段受左心房压迫向后移位,肺动脉圆锥隆起

3.超声心动图(UCG)检查

UCG 是诊断二尖瓣狭窄较有价值的无创伤性检查方法,有助于了解二尖瓣的解剖和功能情况。

(1)M 型 UCG:①直接征象。二尖瓣前叶活动曲线和 EF 斜率减慢,双峰消失,前后叶同向运动,形成所谓"城墙样"图形(见图 11-12)。②间接征象。左心房肥大,肺动脉增宽,右心房、右心室肥大。

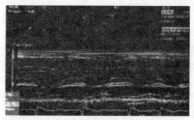

图 11-12　M 型左心室波群显示右心室增大,二尖瓣前叶 EF 斜率减低,呈城墙样改变

(2)二维 UCG(见图 11-13):①直接征象。二尖瓣叶增厚,回声增强,活动僵硬,甚至钙化,二尖瓣舒张期开放受限,瓣口狭窄,交界处粘连。②间接征象。瓣下结构钙化,左心房附壁血栓。

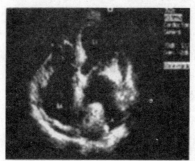

图 11-13　二尖瓣开放受限,左心房顶部可见团块状血栓附着

(3)多普勒 UCG:二尖瓣口可测及舒张期高速射流频谱,左心室内可有湍流频谱,测定跨二尖瓣压力阶差可判定狭窄的严重程度。彩色多普勒检查可显示舒张期二尖瓣口高速射流束及多色镶嵌的反流束(见图 11-14)。

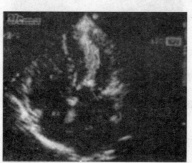

图 11-14　舒张期二尖瓣口高速射流束及多色镶嵌的血流束

(4)经食道 UCG:采用高频探头,直接在左心房后方探查,此法在探查左心房血栓方面更敏感,可达90%以上。

4.心导管检查

仅在决定是否行二尖瓣球囊扩张术或外科手术治疗前,需要精确测量二尖瓣口面积及跨瓣压差时才做心导管检查。

5.其他检查

抗链球菌溶血素 O(ASO)滴度 1∶400 以上、血沉加快、C 反应蛋白阳性等,尤见于风湿活动患者。长期肝淤血患者可有肝功能指标异常。

二尖瓣狭窄的临床表现及实验室检查与血流动力学变化密切相关,血流动力学发展的每一阶段,均可引起相应的临床表现及实验室检查结果。

五、并发症

1.心房颤动

见于晚期患者,左心房肥大是心房颤动持续存在的解剖学基础。出现心房颤动后,心尖区舒张期隆隆样杂音可减轻,且收缩期前增强消失。心房颤动早期可能是阵发性的,随着病程发展多转为持续性心房颤动。

2.栓塞

多见于心房颤动患者,以脑梗死多见,栓子也可到达全身其他部位。

3.急性肺水肿

这是重度二尖瓣狭窄严重而紧急的并发症,病死率高。往往由于剧烈体育活动、情绪激动、感染、妊娠或分娩、快心室率心房颤动等诱发,可导致左心室舒张充盈期缩短,左心房压升高,进一步引起肺毛细血管压升高,致使血浆渗透到组织间隙或肺泡,引起急性肺水肿。患者突发呼吸困难、不能平卧、发绀、大汗、咳嗽及咯粉红色泡沫样浆液痰,双肺布满湿啰音,严重者可昏迷或死亡。

4.充血性心力衰竭

晚期 50%～75%患者发生右心充血性心力衰竭,是此病常见的并发症及主要致死原因。呼吸道感染为心力衰竭常见诱因,年轻女性妊娠、分娩常为主要诱因。临床上主要表现为肝区疼痛、食欲缺乏、黄疸、浮肿、尿少等症状,体检有颈静脉怒张、肝大、腹水及下肢浮肿等。

5.呼吸道感染

二尖瓣狭窄患者,常有肺静脉高压、肺淤血,因此易合并支气管炎、肺炎。

6.感染性心内膜炎

单纯二尖瓣狭窄较少发生。风湿性瓣膜病患者在行牙科手术或其他能引起菌血症的手术时,应行抗生素预防治疗。

六、诊断与鉴别诊断

根据临床表现,结合有关实验室检查,尤其是超声心动图检查多能做出诊断。但应与其他引起心尖部舒张期杂音的疾病相鉴别(见表 11-1)。

表 11-1　其他疾病引起的心尖部舒张期杂音特点

相对性二尖瓣狭窄	严重的二尖瓣关闭不全左向右分流的先天性心脏病,如 VSD,PDA 等此杂音的产生是由于血容量增加,致二尖瓣相对狭窄所致
Carey-Coombs 杂音	急性风湿热时活动性二尖瓣瓣膜炎征象该杂音柔和,发生于舒张早期,变化较大,比器质性二尖瓣狭窄的音调高可能由严重的二尖瓣反流通过非狭窄的二尖瓣口所致,也可能是一短的紧随 S_3 的杂音
Austin-Flint 杂音	见于主动脉瓣关闭不全等疾病该杂音历时短,性质柔和,吸入亚硝酸异戊酯后杂音减轻应用升压药后杂音可增强
三尖瓣狭窄	慢性肺心病患者,由于右心室肥大,心脏顺时针转位可在心尖部听到三尖瓣相对性狭窄所致的杂音
左心房黏液瘤	左心房黏液瘤部分堵塞二尖瓣口所致,与体位有关

七、治疗

狭窄程度轻无明显临床症状者,无须治疗,应适当避免剧烈运动,风湿热后遗症者应预防风湿热复发。有症状的二尖瓣患者,应予以积极治疗。

(一)内科治疗

1.一般治疗

(1)适当休息,限制钠盐入量(2 g/d),使用利尿剂,通过减轻心脏前负荷改善肺淤血症状。

(2)急性肺水肿的处理(详见心力衰竭):洋地黄的应用需谨慎,因洋地黄可增强右心室收缩力,有可能使右心室射入肺动脉内的血量增多,导致肺水肿的加重,但可应用常规负荷量的1/2~2/3,其目的是减慢心率而非增加心肌收缩力,以延长舒张期,改善左心室充盈,提高左心室搏出量。适合于合并快心室率心房颤动和室上性心动过速者。

(3)栓塞性并发症的处理:有体循环栓塞而不能手术治疗的患者,可口服抗凝剂,如华法林等。对于有栓塞危险的患者,包括心房颤动、40 岁以上伴巨大左心房者,也应接受口服抗凝药治疗。

(4)心律失常的处理:快心室率心房颤动应尽快设法减慢心室率,可使用洋地黄类药物,若疗效不满意,可联合应用地尔硫䓬、维拉帕米或β-受体阻滞剂。对于轻度二尖瓣狭窄患者不伴巨大左心房,心房颤动<6 个月,可考虑药物复律或电复律治疗。

2.介入治疗

经皮球囊二尖瓣成形术(PBMV)是治疗二尖瓣狭窄划时代的进展,患者无须开胸手术,痛苦小,康复快,且具有成功率高、疗效好的特点。

(1)PBMV 的适应证:①中、重度单纯二尖瓣狭窄,瓣叶柔软,无明显钙化,心功能Ⅱ、Ⅲ级是 PBMV 最理想的适应证;轻度二尖瓣狭窄有症状者亦可考虑;心功能Ⅳ级者需待病情改善,能平卧时才考虑。②瓣叶轻、中度钙化并非禁忌,但若严重钙化且与腱索、乳头肌融合者,易并发二尖瓣关闭不全,因此宜做瓣膜置换手术。③合并慢性心房颤动患者,心腔内必须无血栓。④合并重度肺动脉高压,不宜外科手术者。⑤合并轻度二尖瓣关闭不全,左心室无明显肥大者。⑥合并轻度主动脉瓣狭窄或关闭不全,左心室无明显肥大者。

(2)PBMV 禁忌证:①合并中度以上二尖瓣关闭不全。②心腔内有血栓形成。③严重钙化,尤其瓣下装置病变者。④风湿活动。⑤合并感染性心内膜炎。⑥妊娠期,因放射线可影响胎儿,除非心功能Ⅳ级危及母子生命安全。⑦全身情况差或合并其他严重疾病。⑧合并中度以上的主动脉狭窄和(或)关闭不全。

(二)外科治疗

目的在于解除瓣口狭窄,增加左心搏出量,改善肺血循环。

(1)手术指征:凡诊断明确,心功能Ⅱ级以上,瓣口面积小于 1.2 cm² 而无明显禁忌证者,均适合手术治疗。严重二尖瓣狭窄并发急性肺水肿患者,如内科治疗效果不佳,可行急诊二尖瓣扩张术。

(2)手术方式:包括闭式二尖瓣分离术、直视二尖瓣分离术、瓣膜修补术或人工瓣膜替换术。

八、预后

疾病的进程差异很大,从数年至数十年不等。预后主要取决于狭窄程度及心脏肥大程度,是否多瓣膜损害及介入、手术治疗的可能性等。

一般而言,首次急性风湿热发作后,患者可保持 10~20 年无症状。然而,出现症状后如不积极进行治疗,其后 5 年内病情进展非常迅速。研究表明,有症状的二尖瓣狭窄患者 5 年死亡率为 20%,10 年死亡率为 40%。

(刘英华)

第三节　三尖瓣关闭不全

一、病因

三尖瓣关闭不全多为功能性,常继发于左心瓣膜病变致肺动脉高压和右心室扩张,器质性病变者多见于风湿性心脏病,常为联合瓣膜病变。单纯性三尖瓣关闭不全非常少见,见于先天性三尖瓣发育不良、外伤、右心感染性心内膜炎等。

二、病理生理

先天性三尖瓣关闭不全可有以下病变:①瓣叶发育不全或阙如。②腱索、乳头肌发育不全、阙如或延长。③瓣叶、腱索发育尚可,瓣环过大。

后天性单独的三尖瓣关闭不全可发生于类癌综合征。

三尖瓣关闭不全引起的病理变化与二尖瓣关闭不全相似,但代偿期较长;病情若逐渐进展,最终可导致右心室、右房肥大,右心室衰竭。如肺动脉高压显著,则病情发展较快。

三、临床表现

(一)症状

二尖瓣关闭不全合并肺动脉高压时,才出现心输出量减少和体循环淤血的症状。三尖瓣关闭不全合并二尖瓣疾患者,肺淤血的症状可由于三尖瓣关闭不全的发展而减轻,但乏力和其他心输出量减少的症状可更为加重。

(二)体征

主要体征为胸骨左下缘全收缩期杂音,吸气及压肝后可增强;如不伴肺动脉高压,杂音难以闻及。反流量很大时,有第三心音及三尖瓣区低调舒张中期杂音。颈静脉脉波图 V 波(又称回流波,为右心室收缩时,血液回到右房及大静脉所致)增大;可扪及肝脏搏动。瓣膜脱垂时,在三尖瓣区可闻及非喷射性喀喇音。其淤血体征与右心力衰竭相同。

四、辅助检查

(一)X 线检查

可见右心室、右房增大。右房压升高者,可见奇静脉扩张和胸腔积液;有腹水者,横膈上抬。透视时可看到右房收缩期搏动。

(二)心电图检查

无特征性改变。可示右心室肥厚、劳损右房肥大;并常有右束支阻滞。

(三)超声心动图检查

可见右心室、右房增大,上下腔静脉增宽及搏动;二维超声心动图声学造影可证实反流,多普勒可判断反流程度。

五、诊断及鉴别诊断

根据典型杂音,右心室右房增大及体循环淤血的症状及体征,一般不难做出诊断。应与二尖瓣关闭不全、低位室间隔缺损相鉴别。超声心动图声学造影及多普勒可确诊,并可帮助做出病因诊断。

六、治疗

（1）针对病因的治疗。

（2）由于右心压力低，三尖瓣口血流缓慢，易产生血栓，且三尖瓣置换有较高的手术病死率并且远期存活率低，一般尽量采用三尖瓣成形术来纠正三尖瓣关闭不全。如单纯瓣环扩大、瓣叶病变轻、外伤性乳头肌断裂等可行三尖瓣成形术治疗。成形方法包括瓣环成形术和瓣膜成形术。

（刘英华）

第四节　三尖瓣狭窄

一、病因

三尖瓣狭窄病变较少见，几乎均由风湿病所致，小部分病因有三尖瓣闭锁、右房肿瘤。临床特征为症状进展迅速，类癌综合征常同时伴有三尖瓣反流；偶尔，右心室流出道梗阻可由心包缩窄、心外肿瘤及赘生物引起。

风湿性三尖瓣狭窄几乎均同时伴有二尖瓣病变，在多数患者中主动脉瓣亦可受累。

二、病理生理

风湿性二尖瓣狭窄的病理变化与二尖瓣狭窄相似，腱索有融合和缩短，瓣叶尖端融合，形成一隔膜样孔隙。

当运动或吸气使三尖瓣血流量增加时及当呼气使三尖瓣血流减少时，右房和右心室的舒张期压力阶差即增大。若平均舒张期压力阶差超过 0.7 kPa（5 mmHg）时，即足以使平均右房压升高而引起体静脉淤血，表现为颈静脉充盈、肝肿大、腹水和水肿等体征。

三、临床表现

（一）症状

三尖瓣狭窄致低心输出量可引起疲乏，体静脉淤血可引起恶心呕吐、食欲缺乏等消化道症状及全身不适感，由于颈静脉搏动的巨大"a"波，使患者感到颈部有搏动感。

（二）体征

主要体征为胸骨左下缘低调隆隆样舒张中晚期杂音，也可伴舒张期震颤，可有开瓣拍击音。增加体静脉回流方法可使之更明显，呼气及 Valsalva 动作使之减弱。

四、辅助检查

（一）X 线检查

主要表现为右房明显扩大，下腔静脉和奇静脉扩张，但无肺动脉扩张。

（二）心电图检查

示 Ⅱ、V_1 导电压增高；由于多数二尖瓣狭窄患者同时合并有二尖瓣狭窄，故心电图亦常提示双侧心房肥大。

（三）超声心动图检查

其变化与二尖瓣狭窄时观察到的相似，M 型超声心动图常显示瓣叶增厚，前叶的 EF 斜率减慢，舒张期与隔瓣示矛盾运动、三尖瓣钙化和增厚;二维超声心动图对诊断三尖瓣狭窄较有帮助,其特征为舒张期瓣叶呈圆顶状,增厚、瓣叶活动受限。

五、诊断及鉴别诊断

根据典型杂音、心房扩大及体循环淤血的症状和体征,一般即可做出诊断,对诊断有困难者可行右心导管检查,若三尖瓣平均跨瓣舒张压差低于 0.3 kPa(2 mmHg),即可诊断为三尖瓣狭窄。应注意与右房黏液瘤、缩窄性心包炎等疾病相鉴别。

六、治疗

限制钠盐摄入及应用利尿剂,可改善体循环淤血的症状和体征;如狭窄显著,可行三尖瓣分离术或经皮球囊扩张瓣膜成形术。

(张　羿)

第五节　主动脉瓣关闭不全

一、病理生理

主动脉瓣关闭不全引起的基本血流动力学障碍是舒张期左心室内压力大大低于主动脉,故大量血液反流回左心室,使左心室舒张期负荷加重,左心室舒张期末容积逐渐增大,容量负荷过度。早期收缩期左心室每搏量增加,射血分数正常,晚期左心室进一步扩张,心肌肥厚,当左心室收缩减弱时,每搏量减少,左心室舒张期末压力升高,最后导致左心房、肺静脉和肺毛细血管压力升高,出现肺淤血。主动脉瓣反流明显时,主动脉舒张压明显下降,冠脉灌注压降低,心肌供血减少,进一步使心肌收缩力减弱。

(一)左心室容量负荷过度

主动脉瓣关闭不全时,左心室在舒张期除接纳从左心房流入的血液外,还接受从主动脉反流的血液,造成左心室舒张期充盈量过大,容量负荷过度。左心室的代偿能力是影响病理生理改变的重要因素,也决定了急、慢性主动脉瓣关闭不全血流动力学障碍的明显差异。

1.急性主动脉瓣关闭不全

左心室顺应性及心腔大小正常,面对舒张期急剧增加的充盈量,左心室来不及发生代偿性扩张和肥大,导致舒张期充盈压显著增高,迫使左心房压、肺静脉和肺毛细血管压力升高,引起呼吸困难和肺水肿,并导致肺动脉高压和右心功能障碍,此时患者表现出体循环静脉压升高和右心力衰竭的症状和体征。

当左心室舒张末期压力超过 4.0～5.3 kPa(30～40 mmHg)时,可使二尖瓣提前关闭,对肺循环有一定的保护作用,但效力有限。由于急性者左心室舒张末容量仅能有限的增加,即使左心室收缩功能正常或增加,并有代偿性心动过速,心输出量仍减少。

2.慢性主动脉瓣关闭不全

主动脉反流量逐渐增大,左心室充分发挥代偿作用,通过 Frank-Starling 定律调节左心室容量－压力关系,使总的左心室心搏量增加。长期左心室舒张期充盈过度,使心肌纤维被动牵张,刺激左心室发生离心性心肌肥大,心脏重量明显增加,心腔明显扩大。

代偿期扩张肥大的心肌收缩力增强,能充分将心腔内血液排出,每搏量明显增加,前向血流量、射血分数及收缩末期容量正常。

由于主动脉反流血量过大及肥大心肌退行性变和纤维化,左心室舒张功能受损。当左心室容量负荷超过心肌的代偿能力时,进入失代偿期。此时,心肌顺应性降低,心室舒张速度减慢,左心室舒张末压升高,左心房压和肺循环压力升高,引起肺淤血和呼吸困难。同时,心肌收缩力减弱,每搏量减少,前向血流量及射血分数降低。左心室收缩末期容量增加是左心收缩功能障碍的敏感指标之一。

(二)脉压增宽

慢性主动脉瓣关闭不全时,因左心室充盈量增加,每搏量增加,主动脉收缩压升高,而舒张期血液向左心室反流又使主动脉舒张压降低,压差增大。当主动脉舒张压<6.7 kPa(50 mmHg)时,提示有严重的主动脉瓣关闭不全。急性主动脉瓣关闭不全时,因心肌收缩功能受损,主动脉收缩压不高甚至降低,而左心室舒张末压明显升高,主动脉舒张压正常或轻度降低,压差可接近正常。

(三)心肌供血减少

由于主动脉舒张压降低和左心室舒张压升高,冠状动脉灌注压降低;左心室壁张力增加压迫心肌内血管,使心肌供血减少。交感神经兴奋反射性引起心率加快及心肌肥大和室壁张力增加又再次增加心肌耗氧量,故主动脉瓣关闭不全患者可出现心肌缺血和心绞痛,多出现在主动脉瓣关闭不全的晚期。

二、临床表现

(一)症状

主动脉瓣关闭不全患者一旦出现症状(表 11-2),往往有不可逆的左心功能不全。

表 11-2　重度主动脉瓣关闭不全典型体征

视诊及触诊	
de Musset's sign	伴随每次心搏的点头征,由于动脉搏动过强所致
Muller's sign	腭垂的搏动或摆动
Quincke's sign	陷落脉或水冲脉,即血管突然短暂的充盈及塌陷
听诊	
Hill's sign	袖带测压时,上下肢收缩压相差 8.0 kPa(60 mmHg),正常时<2.7 kPa(20 mmHg)
Traube's sign	股动脉收缩音及舒张音增强,即枪击音
Duroziez's sign	用听诊器轻压股动脉产生的杂音
De tambour 杂音	第二心音增强,带有铃声特点,常见于梅毒性主动脉瓣反流

1.心悸和头部搏动

心脏冲动的不适感可能是最早的主诉,由于左心室明显增大,左心室每搏量明显增加,患者常感受到强烈的心悸。情绪激动或体力活动引起心动过速时,每搏量增加明显,此时症状更加突出。由于脉压显著增大,患者常感身体各部有强烈的动脉搏动感,尤以头颈部为甚。

2.呼吸困难

劳力性呼吸困难出现表示心脏储备能力已经降低,以后随着病情进展,可出现端坐呼吸和夜间阵发性呼吸困难,在合并二尖瓣病变时此症状更加明显。

3.胸痛

由于冠脉灌注主要在舒张期,所以主动脉舒张压决定了冠脉流量。重度主动脉瓣关闭不全患者舒张压明显下降,特别是夜间睡眠时心率减慢,舒张压下降进一步加重,冠脉血流更加减少。此外,胸痛发作还可能与左心室射血时引起升主动脉过分牵张或心脏明显增大有关。

4.眩晕

当快速变换体位时,可出现头晕或眩晕,晕厥较少见。

5.其他

如疲乏、过度出汗,尤其在夜间心绞痛发作时出现,可能与自主神经系统改变有关。晚期右心力衰竭时可出现食欲缺乏、腹胀、下肢水肿、胸腔积液、腹水等。

（二）体征

1.视诊

颜面较苍白,头部随心脏搏动频率上下摆动(De-Musset's sign);指(趾)甲床可见毛细血管搏动征(Quincke'踝 pulse);心尖冲动向左下移位,范围较广,且可见有力的抬举样搏动;右心力衰竭时可见颈静脉怒张。

2.触诊

（1）颈动脉搏动明显增强,并呈双重搏动。

（2）主动脉瓣区及心底部可触及收缩期震颤,并向颈部传导。胸骨左下缘可触及舒张期震颤。

（3）颈动脉、桡动脉可触及水冲脉(Corrigan's pulse),即脉搏呈现高容量并迅速下降的特点,尤其是将患者前臂突然高举时更为明显。

（4）肺动脉高压和右心力衰竭时,可触及增大的肝脏,肝颈静脉回流征可阳性,下肢指凹性水肿。

3.叩诊

心界向左下扩大。

4.听诊

（1）主动脉舒张期杂音,为一与第二心音同时开始的高调叹气样递减型舒张早期杂音,坐位并前倾和深呼气时明显。一般主动脉瓣关闭不全越严重,杂音的时间越长,响度越大。轻度反流时,杂音限于舒张早期,音调高。中度或重度反流时,杂音粗糙,为全舒张期。杂音为音乐时,提示瓣叶脱垂、撕裂或穿孔。

（2）心底部及主动脉瓣区常可闻及收缩期喷射性杂音,较粗糙,强度2/6～4/6级,可伴有震颤,向颈部及胸骨上凹传导,为极大的每搏量通过畸形的主动脉瓣膜所致,并非由器质性主动脉瓣狭窄所致。

（3）Austin-Flint 杂音:心尖区常可闻及一柔和、低调的隆隆样舒张中期或收缩前期杂音,即Austin-Flint杂音,此乃由于主动脉瓣大量反流,冲击二尖瓣前叶,使其振动和移位,引起相对性二尖瓣狭窄;同时主动脉瓣反流与左心房回流血液发生冲击、混合,产生涡流所致。此杂音在用力握拳时增强,吸入亚硝酸异戊酯时减弱。

（4）当左心室明显扩大时,由于乳头肌外移引起功能性二尖瓣反流,可在心尖区闻及全收缩期吹风样杂音,向左腋下传导。

（5）心音:第一心音减弱,第二心音主动脉瓣成分减弱或阙如,但梅毒性主动脉炎时常亢进。由于舒张早期左心室快速充盈增加,心尖区常有第三心音。

（6）周围血管征听诊:股动脉枪击音(Traube sign);股动脉收缩期和舒张期双重杂音(Duro-ziez sign);脉压增大(Hill sign)。

三、辅助检查

（一）X 线检查

急性期心影多正常,常有肺淤血或肺水肿征。慢性主动脉瓣关闭不全常有以下特点:

（1）左心室明显增大,心脏呈主动脉型。

（2）升主动脉普遍扩张,可以波及主动脉弓。

（3）透视下主动脉搏动明显增强,与左心室搏动配合呈"摇椅样"摆动。

（4）左心房可增大,肺动脉高压或右心力衰竭时,右心室增大并可见肺静脉充血、肺间质水肿。

（二）心电图检查

轻度主动脉瓣关闭不全者心电图可正常。严重者可有左心室肥大和劳损,电轴左偏。Ⅰ、aVL、$V_{5\sim6}$导联 Q 波加深,ST 段压低和 T 波倒置;晚期左心房增大,也可有束支阻滞(图 11-15)。

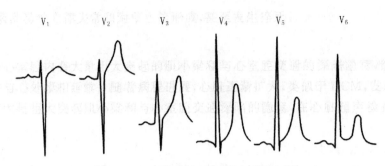

图 11-15　主动脉关闭不全示心电图改变

V_5、V_6 导联出现深 Q 波，R 波增大，ST 段抬高，T 波增大

（三）超声心动图检查

对主动脉瓣关闭不全及左心室功能评价很有价值，还可显示二叶式主动脉瓣、瓣膜脱垂、破裂或赘生物形成及升主动脉夹层等，有助于病因的判断。

1.M 型超声检查

显示舒张期二尖瓣前叶和室间隔纤细扑动，为主动脉瓣关闭不全的可靠诊断征象。但敏感度低。

2.二维超声检查

可显示瓣膜和升主动脉根部的形态改变，可见主动脉瓣增厚，舒张期关闭对合不佳，有助于病因确定。

3.彩色多普勒超声

由于舒张早期主动脉压和左心室舒张压间的高压差，主动脉瓣反流导致很高流速（超过 4 m/s）的全舒张期湍流。彩色多普勒超声探头在主动脉瓣的心室侧可探及全舒张期高速血流，为最敏感的确定主动脉瓣反流方法，并可通过计算反流量与每搏量的比例，判断其严重程度。

（四）主动脉造影

当无创技术不能确定反流程度并且考虑外科治疗时，可行选择性主动脉造影，可半定量反流程度。

升主动脉造影提示：舒张期造影剂反流至左心室，可以显示左心室扩大。根据造影剂反流量可以估计关闭不全的程度。①Ⅰ度：造影剂反流仅限于主动脉口附近，一次收缩即可排出。②Ⅱ度：造影剂反流于左心室中部，一次收缩即可排出。③Ⅲ度：造影剂反流于左心室全部，一次收缩不能全部排出。

（五）磁共振显像

诊断主动脉疾病如主动脉夹层极准确。可目测主动脉瓣反流射流，可半定量反流程度，并能定量反流量和反流分数。

四、诊断和鉴别诊断

发现典型的主动脉瓣关闭不全的舒张期杂音伴周围血管征即可诊断，超声心动图可明确诊断。主动脉瓣舒张早期杂音应与下列杂音和疾病鉴别。

（1）Graham Steell 杂音：见于严重肺动脉高压伴肺动脉扩张所致肺动脉瓣关闭不全，常有肺动脉高压体征，如胸骨左缘抬举样搏动、第二心音肺动脉瓣成分亢进等。

（2）肺动脉瓣关闭不全：胸骨左缘舒张期杂音吸气时增强，用力握拳时无变化。颈动脉搏动正常，肺动脉瓣区第二心音亢进，心电图示右房和右心室肥大，X 线检查示肺动脉主干突出。多见于二尖瓣狭窄及房间隔缺损。

（3）冠状动静脉瘘：可闻及主动脉瓣区舒张期杂音，但心电图及 X 线检查多正常，主动脉造影可见主动脉与右心房、冠状窦或右心室之间有交通。

（4）主动脉窦瘤破裂：杂音与主动脉瓣关闭不全相似，但有突发性胸痛，进行性右心功能衰竭，主动脉造影及超声心动图检查可确诊。

五、并发症

(1)充血性心力衰竭:为主动脉瓣关闭不全的主要死亡原因。一旦出现心功能不全的症状,往往在2～3年内死亡。

(2)感染性心内膜炎:较常见。

(3)室性心律失常:较常见。

六、治疗

(一)内科治疗

1.预防感染性心内膜炎

避免上呼吸道感染及全身感染,防止发生心内膜炎。

2.控制充血性心力衰竭

避免过度的体力劳动及剧烈运动,限制钠盐摄入。无症状患者出现左心室扩大,特别是 EF 降低时,应给予地高辛。

3.控制高血压

控制高血压至关重要,因为它可加重反流程度。当伴发升主动脉根部扩张时,高血压也可促进主动脉夹层的发生。目前研究证实,应用血管扩张药特别是血管紧张素转换酶抑制药(ACEI)能防止或延缓左心扩大,逆转左心室肥厚,防止心肌重构。

(二)外科治疗

主动脉瓣关闭不全,一旦心脏失去代偿功能,病情将急转直下,多数在出现心力衰竭后 2 年内死亡。主动脉瓣关闭不全的彻底治疗方法是主动脉瓣置换术。最佳的手术时机为左心室功能衰竭刚刚开始即严重心力衰竭发生之前手术,或虽无症状,但左心室射血分数低于正常和左心室舒张末期内径＞60 mm 左右,应进行手术治疗。

对于左心室功能正常而无症状的患者,心脏结构改变不明显的应密切随诊,每 6 个月复查超声心动图及时发现手术时机。一旦出现症状或出现左心室功能衰竭或左心室明显增大应及时手术。

1.人工瓣膜置换术

风湿性和绝大多数其他病因引起的主动脉瓣关闭不全均宜施行瓣膜置换术。分机械瓣和生物瓣两种。心脏明显扩大、长期左心功能不全的患者,手术死亡率约为 10％,尽管如此,由于药物治疗的预后较差,即使有左心衰竭也应考虑手术治疗。

2.瓣膜修复术

较少用,通常不能完全消除主动脉瓣反流,仅适用于感染性心内膜炎主动脉瓣赘生物或穿孔、主动脉瓣与其瓣环撕裂。由于升主动脉动脉瘤使瓣环扩张所致的主动脉瓣关闭不全,可行瓣环紧缩成形术。

3.急性主动脉瓣关闭不全的治疗

严重急性主动脉瓣关闭不全迅速发生急性左心功能不全、肺水肿和低血压,极易导致死亡,故应在积极内科治疗的同时,及早采用手术治疗,以挽救患者的生命。术前应静脉滴注正性肌力药物如多巴胺或多巴酚丁胺和血管扩张药如硝普钠,以维持心功能和血压。

（张　羿）

第六节　主动脉瓣狭窄

一、病理生理

正常主动脉瓣口面积超过 3.5 cm²,当瓣口面积减小 1.5 cm² 时,为轻度狭窄;1.0 cm² 时为中度狭窄;<1.0 cm² 时为重度狭窄。主动脉瓣狭窄引起的基本血流动力学改变是收缩期左心室血液流出受阻,进而左心室压力增高,严重时左心房压、肺动脉压、肺毛细血管楔嵌压及右心室压均可上升,心输出量减少,造成心力衰竭和心肌缺血。

(一)左心室壁增厚

主动脉瓣严重狭窄时收缩期左心室血液流出受阻,左心室压力负荷增加,左心室代偿性通过进行性室壁向心性肥厚以平衡左心室收缩压升高,维持正常收缩期室壁应力和左心室心输出量。

(二)左心房肥厚

左心室舒张末压进行性升高后,左心房后负荷增加,左心房代偿性肥厚,肥厚的左心房在舒张末期的强有力收缩有利于左心室的充盈,使左心室舒张末容量增加,达到左心室有效收缩时所需水平,以维持心搏量正常。左心房有力收缩也可使肺静脉和肺毛细血管内压力避免持续性增高。

(三)左心室功能衰竭

主动脉瓣狭窄晚期,左心室壁增厚失代偿,左心室舒张末容量增加,最终由于室壁应力增高,心肌缺血和纤维化等导致左心室功能衰竭。

(四)心肌缺血

严重主动脉瓣狭窄引起心肌缺血,机制为:①左心室壁增厚、心室收缩压升高和射血时间延长,增加心肌耗氧。②左心室肥厚,心肌毛细血管密度相对减少。③舒张期心腔内压力增高,压迫心内膜下冠状动脉。④左心室舒张末压升高致舒张期主动脉-左心室压差降低,减少冠状动脉灌注压。

二、临床表现

(一)症状

主动脉瓣狭窄症状出现晚,由于左心室代偿能力较强,相当长的时间内患者可无明显症状,直至瓣口面积小于 1 cm² 才出现临床症状,主要表现为呼吸困难、心绞痛、晕厥三联征,有 15%~20% 发生猝死。

1.呼吸困难

劳力性呼吸困难为晚期肺淤血引起的常见首发症状,见于 90% 的有症状患者,主要由于左心室顺应性降低和左心室扩大,左心室舒张期末压力和左心房压力上升,引起肺毛细血管楔嵌压和肺动脉高压所致,以后随着病程发展,可发生夜间阵发性呼吸困难、端坐呼吸和急性肺水肿。

2.心绞痛

见于 60% 有症状患者,常由运动诱发,休息后缓解,多为劳力性心绞痛。主要由于瓣口严重狭窄,心输出量下降,平均动脉压降低,使冠状动脉血流量减少,活动时不足以代偿增加的耗氧量,造成心肌缺血缺氧。极少数由瓣膜的钙质栓塞冠状动脉引起。

3.晕厥

轻者为黑矇,可为首发症状。多发生于直立、运动中或运动后即刻,由于脑缺血引起。机制为:运动时周围血管扩张,而狭窄的主动脉瓣口限制心输出量的增加;运动致心肌缺血加重,使左心室收缩功能降低,心输出量减少;运动时左心室收缩压急剧上升,过度激活心室内压力感受器,通过迷走神经传入纤维兴奋血管减压反应,导致外周血管阻力降低;运动停止后回心血量减少,左心室充盈量及心输出量进一步减少;休息后由于心律失常导致心输出量骤减也可导致晕厥。

4.其他症状

主动脉瓣狭窄晚期可出现心输出量降低的各种表现,如明显的疲乏、虚弱、周围性发绀。血栓栓塞及胃肠道出血主要多见于老年退行性主动脉瓣钙化男性患者,妇女少见。

(二)体征

1.视诊

心尖冲动位置正常或在腋中线以内,为缓慢的抬举样心尖冲动,若心尖冲动很活跃,则提示同时合并有主动脉瓣或二尖瓣关闭不全。

2.触诊

心尖区可触及收缩期抬举样搏动,左侧卧位时可呈双重搏动,第1次为心房收缩以增加左心室充盈,第2次为心室收缩,持续而有力。心底部可触及收缩期震颤,在坐位、胸部前倾、深呼气后屏气时易触及,胸骨上窝、颈动脉和锁骨下动脉处也可触及。

脉搏较特殊,为细脉或迟脉,与强有力的心尖冲动不相称,脉率较低,在心力衰竭时可低于70次/分。

3.叩诊

心浊音界正常,心力衰竭时向左扩大。

4.听诊

(1)胸骨右缘第2肋间可听到低调、粗糙、响亮的喷射性收缩期杂音,呈递增、递减型,第一心音后出现,收缩中期达到最响,以后逐渐减弱,主动脉瓣关闭前终止。胸骨右缘第2肋间或胸骨左缘第3肋间最响,杂音向颈动脉及锁骨下动脉传导,有时向胸骨下端或心尖区传导。通常杂音越长、越响,收缩高峰出现越迟,主动脉瓣狭窄越严重。合并心力衰竭时,通过瓣口的血流速度减慢,杂音变轻而短促。主动脉瓣狭窄杂音在吸入亚硝酸异戊酯或平卧时增强,在应用升压药或站立时减轻。

(2)瓣膜活动受限或钙化明显时,主动脉瓣第二心音减弱或消失,也可出现第二心音逆分裂。

(3)左心室扩大和左心力衰竭时可闻及第三心音(舒张期奔马律)。

(4)左心室肥厚和舒张期末压力升高时,肥厚的左心房强有力收缩产生心尖区明显的第四心音。

三、辅助检查

(一)X线检查

左心缘圆隆,心影不大。升主动脉根部发生狭窄后扩张,透视下可见主动脉瓣钙化。晚期心力衰竭时左心室明显扩大,左心房扩大,肺动脉主干突出,肺静脉增宽及肺淤血的征象。

1.左心室增大

心尖部下移和(或)左心室段圆隆是左心室增大的轻度早期征象。由于左心室增大,心脏向右呈顺钟向转位,心脏呈"主动脉"型(图11-16)。

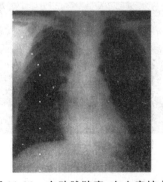

图11-16 主动脉狭窄,左心室扩大

2.升主动脉扩张

升主动脉根部因长期血流的急促喷射而发生狭窄后梭形扩张,使右上纵隔膨凸,侧位透视下可见主动脉钙化。

3.肺淤血征象

晚期心力衰竭可出现左心室明显扩大,左心房扩大,肺动脉主干突出,肺静脉增宽及肺淤血的征象,表现为肺纹理普遍增多、增粗,边缘模糊,以中下肺野明显;肺门影增大,上肺门影增宽明显;肺野透光度降低;肺内含铁血黄素沉着、钙化。

(二)心电图检查

大约85%患者有左心室肥厚的心电图表现,伴有继发性 ST-T 改变、左心房肥厚、房室阻滞、室内阻滞(左束支传导阻滞或左前分支阻滞)、心房颤动及室性心律失常。

多数患者左胸导联中 T 波倒置,并有轻度 ST 段压低,系左心室收缩期负荷过重的表现。左胸导联中的 ST 段压低超过 0.3 mV,提示存在严重的左心室肥厚。左心房肥厚心电图表现为 V_1 导联 P 波的负性部分明显延迟(图 11-17)。其他心电图表现如房室阻滞主要是钙化浸润范围从主动脉瓣扩大到传导系统,在男性主动脉瓣钙化中较多见。

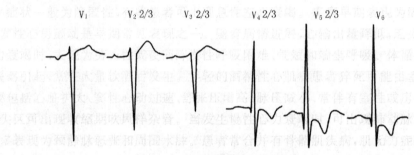

图 11-17 主动脉狭窄时心电图改变

$V_{4\sim6}$ 导联 R 波异常增大;ST 段呈下斜型下降;T 波倒置

(三)超声心动图检查

M 型超声诊断此病不敏感和缺乏特异性。二维超声心动图探测主动脉瓣异常敏感,有助于显示瓣叶数目、大小、增厚、钙化、瓣环大小、瓣口大小和形状等。彩色多普勒测定通过主动脉瓣的最大血流速度,可计算平均和跨膜压差及瓣口面积,对瓣膜狭窄程度进行评价。

1.M 型超声检查

可见主动脉瓣叶增厚、钙化、开放受限,瓣膜开放幅度<15 mm,瓣叶回声增强提示瓣膜钙化。

2.二维超声检查

可观察左心室向心性肥厚,主动脉瓣收缩呈向心性穹形运动,并能明确先天性瓣膜畸形、鉴别瓣膜狭窄原因(图 11-18)。

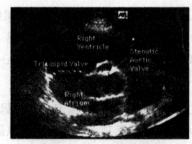

图 11-18 主动脉瓣狭窄

箭头所指为狭窄的主动脉瓣

3.多普勒超声检查

多普勒超声可准确测定主动脉瓣口流速,计算跨瓣压力阶差,评价瓣膜狭窄程度。彩色多普勒超声可帮助区别二尖瓣反流和主动脉狭窄的血流。连续多普勒超声提示主动脉瓣流速超过 2 m/s,又无过瓣血流增加(如主动脉瓣反流、动脉导管未闭等)时,是诊断主动脉瓣狭窄的根据之一。

(四)心导管检查

当超声心动图不能确定狭窄程度并考虑人工瓣膜置换时,应行心导管检查。将导管经股动脉置于主动脉根部及左心室,可探测左心室腔与主动脉收缩期压力阶差,并可推算出主动脉瓣口面积,从而明确狭窄程度。但对于重度主动脉瓣狭窄患者,应将导管经股静脉送入右心,经房间隔穿刺进入左心室,测左心室-主动脉收缩期峰压差。如怀疑合并冠状动脉病变,应同时行冠脉造影。

四、诊断及鉴别诊断

发现主动脉瓣狭窄典型的心底部喷射样收缩期杂音及震颤,即可诊断主动脉瓣狭窄。超声心动图检查可明确诊断。

(1)主动脉瓣收缩期杂音与下列疾病相鉴别。①二尖瓣关闭不全:心尖区全收缩期吹风样杂音,向左腋下传导;吸入亚硝酸异戊酯后杂音减弱。第一心音减弱,主动脉瓣第二心音正常。②三尖瓣关闭不全:胸骨左缘下端闻及高调的全收缩期杂音,吸气时回心血量增加可使杂音增强,呼气时减弱。③肺动脉瓣狭窄:于胸骨左缘第2肋间可闻及粗糙响亮的收缩期杂音,常伴收缩期喀喇音,肺动脉瓣区第二心音减弱并分裂,主动脉瓣区第二心音正常。④主动脉扩张:见于各种原因如高血压、梅毒所致的主动脉扩张。可在胸骨右缘第2肋间闻及短促的收缩期杂音,主动脉瓣区第二心音正常或亢进,无第二心音分裂。

(2)主动脉瓣狭窄还应与其他左心室流出道梗阻性疾病相鉴别。①先天性主动脉瓣上狭窄:杂音最响在右锁骨下,杂音和震颤明显传导至胸骨右上缘和右颈动脉,喷射音少见。②先天性主动脉瓣下狭窄:常合并轻度主动脉瓣关闭不全,无喷射音,第二心音非单一性。③肥厚梗阻性心肌病:杂音为收缩中晚期喷射性杂音,胸骨左缘最响,不向颈部传导。

五、并发症

(一)感染性心内膜炎

多见于先天性二叶式主动脉瓣狭窄,老年妇女钙化性主动脉瓣狭窄发病率较男性低,合并感染性心内膜炎危险性亦较低。

(二)心律失常

10%患者可发生心房颤动,致左心房压升高和心输出量明显减少,可致严重低血压、晕厥或肺水肿。左心室肥厚、心内膜下心肌缺血或冠状动脉栓塞可致室性心律失常。

(三)充血性心力衰竭

50%~70%的患者死于心力衰竭。发生左心力衰竭后,自然病程明显缩短,因此终末期的右心力衰竭少见。

(四)心脏性猝死

多发生于先前有症状者,无症状者发生猝死少见。

(五)胃肠道出血

15%~25%的患者有胃肠道血管发育不良,可合并胃肠道出血。多见于老年患者,出血为隐匿性或慢性。人工瓣膜置换术后出血停止。

六、治疗

无症状的轻度狭窄患者每 2 年复查一次,应包括超声心动图定量测定,中重度狭窄的患者应避免体力活动,每 6~12 个月复查一次。

(一)内科并发症治疗

1.心律失常

因左心房增大,约 10% 患者可发生房性心律失常,如有频发房性期前收缩,应积极给予抗心律失常药物以预防心房颤动的发生。主动脉瓣狭窄的患者不能耐受心房颤动,一旦出现,病情会迅速恶化,发生低血压、心绞痛或心电图显示心肌缺血,故应及时用电转复或药物转复为窦性心律。其他有症状或影响血流动力学的心律失常也应积极治疗。

2.感染性心内膜炎

对于风湿性心脏病患者,应积极预防风湿热。如已合并亚急性或急性感染性心内膜炎,治疗同二尖瓣关闭不全。

3.心力衰竭

应限制钠盐摄入,使用洋地黄制剂和利尿药。利尿药使用需慎重,因过度利尿使血容量减少,降低主动脉瓣狭窄患者心输出量,导致严重的直立性低血压。扩张小动脉药物也应慎用,以防血压过低。

(二)介入治疗——经皮球囊主动脉瓣成形术(PBAV)

由于 PBAV 操作死亡率 3%,1 年死亡率 45%,故临床上应用远远不如 PBMV,它主要治疗对象为高龄、有心力衰竭和手术高危患者,对于不适于手术治疗的严重钙化性主动脉瓣狭窄的患者仍可改善左心室功能和症状。

适应证:①儿童和青年的先天性主动脉瓣狭窄。②不能耐受手术者。③重度狭窄危及生命;④明显狭窄伴严重左心功能衰竭的手术过渡。⑤手术禁忌的老年主动脉瓣狭窄钙化不重的患者。

常用方法是经皮股动脉穿刺后将球囊导管沿动脉逆行送至主动脉瓣,用生理盐水与造影剂各半的混合液体充盈球囊,裂解钙化结节,伸展主动脉瓣环和瓣叶,撕裂瓣叶和分离融合交界处,减轻狭窄和症状。成形术后主动脉瓣口面积一般可比术前增加 0.2~0.4 cm^2,术后再狭窄率为 42%~83%。

(三)外科治疗

治疗关键是解除主动脉瓣狭窄,降低跨瓣压力阶差。常用有两种手术方法:一是人工瓣膜置换术;二是直视下主动脉瓣交界分离术。

1.人工瓣膜置换术

人工瓣膜置换术为治疗成人主动脉瓣狭窄的主要方法。重度狭窄(瓣口面积 < 0.75 cm^2 或平均跨瓣压差 > 50 mmHg)伴心绞痛、晕厥或心力衰竭症状为手术的主要指征。无症状的重度狭窄患者,如伴有进行性心脏增大和明显左心室功能不全,也应考虑手术。术前多常规做冠状动脉造影,如合并冠心病,需同时做冠状动脉旁路移植术(CABG)。

手术适应证:①有症状,重度主动脉瓣狭窄,或跨瓣压差 > 6.7 kPa(50 mmHg)。②重度主动脉瓣狭窄合并冠心病需冠状动脉旁路移植术治疗。③重度主动脉瓣狭窄,同时合并升主动脉或其他心脏瓣膜病变需手术治疗。④冠心病、升主动脉或心脏瓣膜病变需手术治疗,同时合并中度主动脉瓣狭窄[平均压差 4.0~6.7 kPa(30~50 mmHg),或流速 3~4 m/s](分级Ⅱa)。⑤无症状,重度主动脉瓣狭窄,同时有左心室收缩功能受损表现(分级Ⅱa)。⑥无症状,重度主动脉瓣狭窄,但活动后有异常表现,如低血压(分级Ⅱa)。

手术禁忌证:晚期合并重度右心力衰竭,经内科治疗无效;心功能 4 级及 75 岁以上高龄患者;严重心力衰竭合并冠状动脉病变者。

手术死亡率小于 2%,主动脉瓣机械瓣替换术后,患者平均年龄 57 岁时,5 年生存率 80% 左右,10 年生存率在 60%。生物瓣替换术后,患者平均年龄 74 岁时,5 年生存率 70%,10 年生存率 35%。术后的远期预后优于二尖瓣疾病和主动脉瓣关闭不全的换瓣患者。

2.直视下主动脉瓣交界分离术

适用于儿童和青少年先天性主动脉瓣狭窄且无钙化者。妇女主动脉瓣狭窄患者多行介入治疗及换瓣术,行直视下主动脉瓣交界分离术者少见。

(张　羿)

第七节　肺动脉瓣关闭不全

一、病理生理

因原发性或继发性肺动脉高压,肺动脉瓣环性损伤引起的器质性肺动脉瓣关闭不全相对较少。肺动脉瓣关闭不全者,由于反流发生于低压低阻力的肺循环,故血流动力学改变通常不严重。若瓣口反流量增大可致右心室容量负荷增加。肺动脉瓣关闭不全的基本血流动力学改变是舒张期肺动脉瓣反流使右心室容量负荷增大,严重时引起右心室扩大、肥厚,最后导致右心力衰竭。伴发肺动脉高压、出现急性反流或反流程度严重者,病情发展较快。

二、临床表现

(一)症状

肺动脉瓣关闭不全患者,在未发生右心力衰竭前,临床上无症状。严重反流引起右心力衰竭时,可有腹胀、尿少、水肿等症状。

(二)体征

1.视诊

胸骨左缘第 2 肋间隙可见肺动脉收缩期搏动。

2.触诊

胸骨左缘第 2 肋间隙可扪及肺动脉收缩期搏动,有时可伴收缩或舒张期震颤。胸骨左下缘可扪及右心室高动力性收缩期搏动。

3.叩诊

心界向右扩大。

4.听诊

(1)胸骨左缘第 2～4 肋间隙有随第二心音后立即开始的舒张早期叹气性高调递减型杂音,吸气时增强,称为 Graham Steell 杂音,系继发于肺动脉高压所致。

(2)合并肺动脉高压时,肺动脉瓣区第二心音亢进、分裂。反流量大时,三尖瓣区可闻及收缩期杂音,也可能有收缩期前低调杂音(右 Austin-Flint 杂音)。如瓣膜活动度好,可听到肺动脉喷射音。肺动脉高压者,第二心音肺动脉瓣成分增强。由于右心室心搏量增多,射血时间延长,第二心音呈宽分裂。有心搏量增多致已扩大的肺动脉突然扩张产生收缩期喷射音,在胸骨左缘第 2 肋间隙最明显。胸骨左缘第 4 肋间隙常有右心室第三和第四心音,吸气时增强。

三、辅助检查

(一)X 线检查

右心室增大,伴肺动脉高压时有肺动脉段凸出,肺门阴影增宽,尤其是右下肺动脉增宽(>10 mm),胸透可见肺门动脉搏动。

（二）心电图检查

继发于肺动脉高压者可有右束支阻滞和（或）右心室肥厚图形。

（三）超声心动图检查

1.M型超声检查

主要呈右心室舒张期容量负荷改变。

2.二维超声检查

可明确病因。

3.彩色超声检查

多普勒右心室流出道内，于舒张期可测得源于肺动脉口的逆向血流束。

四、诊断和鉴别诊断

根据肺动脉瓣区舒张早期杂音，吸气时增强，可做出肺动脉瓣关闭不全的诊断。多普勒超声可明确诊断并可帮助与主动脉瓣关闭不全的鉴别。

五、治疗

继发于肺动脉高压的肺动脉瓣关闭不全者，主要应治疗其原发疾病。对原发于瓣膜的病变应进行病因治疗。如反流量大或右心室容量负荷进行性加重者，可施行人工心脏瓣膜置换术。

（张 羿）

现代心脏病诊断与治疗

（下）

李志华等◎编著

吉林科学技术出版社

第十二章

周围血管疾病

第一节 腹主动脉瘤

腹主动脉是主动脉在腹部的延续，是人体最大的动脉，主要负责腹腔内脏和腹壁的血液供应。当腹主动脉某段动脉中层结构破坏，动脉壁不能承受血流冲击的压力而形成的局部或者广泛性的永久性扩张或膨出，使该段血管的直径超过正常腹主动脉直径的 1.5 倍以上时，医学上就称之为腹主动脉瘤。

一、病因

（一）动脉粥样硬化

为最常见的原因。粥样斑块侵蚀主动脉壁，破坏中层成分，弹力纤维发生退行性变。管壁因粥样硬化而增厚，使滋养血管受压，发生营养障碍，或滋养血管破裂而在中层积血。

（二）感染

以梅毒为显著，常侵蚀胸主动脉。败血症、心内膜炎时的菌血症使病菌经血流到达主动脉，主动脉邻近的脓肿直接蔓延，或在粥样硬化性溃疡的基础上继发感染，都可形成细菌性动脉瘤。致病菌以链球菌、葡萄球菌和沙门菌属为主，较少见。

（三）囊性中层坏死

为一种比较少见的病因未明的病变。主动脉中层弹力纤维断裂，代之以异染性酸性黏多糖。

（四）外伤

贯通伤直接作用于受损处主动脉引起动脉瘤，可发生于任何部位。间接损伤时暴力常作用于不易移动的部位，受力较多处易形成动脉瘤。

（五）先天性

以主动脉窦瘤为主。

（六）其他

包括巨细胞性主动脉炎、贝赫切特综合征（白塞病）、多发生大动脉炎等。

二、病理生理及病理解剖

主动脉发生动脉粥样硬化后，中层弹性纤维断裂，管壁薄弱，不能耐受主动脉内血流压力而发生局部膨大，形成主动脉瘤。由于动脉瘤承受的血流压力较大，使动脉瘤逐渐扩大，并可压迫邻近器官，或向体表膨出，成为搏动性肿块。在膨大的瘤部，血流减慢，形成涡流，可产生附壁血栓。患者可因动脉瘤严重压迫重要脏器或破裂而死亡,囊性的动脉瘤较梭形的更容易破裂。

三、临床表现

(一)疼痛

疼痛是腹主动脉瘤较为常见的临床症状,约在1/3的患者表现出疼痛。其部位多位于腹部脐周,两肋部或腰部,疼痛的性质可为钝痛、胀痛、刺痛或刀割样疼痛。一般认为疼痛是瘤壁的张力增加,引起动脉外膜和后腹膜的牵引,压迫邻近的躯体神经所致。巨大的腹主动脉瘤当瘤体侵蚀脊柱,亦可引起神经根性疼痛。

(二)压迫症状

随着腹主动脉瘤瘤体的不断扩大,可以压迫邻近的器官而引起相应的症状。

1.肠道压迫症状

肠道是腹主动脉瘤最常压迫的器官,可出现腹部不适,饱满感,食欲下降,重者会出现恶心,呕吐,排气排便停止等不全或完全性肠梗阻等症状。

2.泌尿系压迫症状

由于腹主动脉瘤压迫或炎性腹主动脉瘤侵犯到输尿管时可以出现输尿管的梗阻,肾盂积液。由于解剖学的关系,左侧输尿管最易受累。

3.胆管压迫症状

临床上比较少见。

(三)栓塞症状

腹主动脉瘤的血栓,一旦发生脱落便成为栓子,栓塞其供血的脏器或肢体而引起与之相应的急性缺血性症状。如栓塞部位为肠系膜血管,表现为肠缺血,严重者可引起肠坏死。患者出现剧烈的腹痛和血便,继而表现为低血压和休克,及全腹的腹膜刺激征状。栓塞至肾动脉,则可引起肾脏相应部位的梗死,患者表现为剧烈的腰痛和血尿。栓塞至下肢主要动脉时,则出现相应肢体的疼痛,脉搏减弱以至消失,肢体瘫痪,颜色苍白,及感觉异常等。

(四)腹部搏动性包块

腹部搏动性包块是腹主动脉瘤最常见最重要的体征。肿块多位于左侧腹部,具有持续性和向着多方向的搏动和膨胀感。腹部触诊也是诊断腹主动脉瘤最简单而有效的方法,其准确率在30%～90%。

(五)破裂症状

腹主动脉瘤破裂是一种极其危险的外科急症。死亡率高达50%～80%。动脉瘤的直径是决定破裂的最重要的因素。

四、辅助检查

(一)腹部正侧位片

约有67%～75%患者腹主动脉壁可有钙化影,并且有2/3的患者可通过其钙化的影像来粗略的判断动脉瘤的大小,但阴性的病例也不能否定腹主动脉瘤的存在。

(二)腹主动脉造影

对于了解动脉瘤的大小,腔内管壁的病变情况及所属分支血管是否有病变,在一定的情况下有不可代替的作用。有选择地使用主动脉造影是非常必要的。

(三)血管超声检查

避免了电离辐射,为无痛性的非创伤检查,检查费用相对比较低,在血管横向及纵向上均能探测成像,检查患者方便。目前已被作为腹主动脉瘤的首选检测方法。据资料报道,直径 3 cm 以上的动脉瘤即可被超声检查发现。

（四）CT 检查

CT 获得的是关于主动脉和身体其他结构的横截面图像,是目前检查主动脉瘤的最好方法之一。

（五）MRI 检查

MRI 是一种无创伤性检查,可以得到冠状面、矢状面和横断面等任何断层像。

（六）DSA 检查

比血管造影更为先进完善的检查方法,能测得各种血管口径,为动脉瘤腔内隔绝术提供准确的数据。

五、治疗

（一）非手术治疗

瘤体直径<5 cm 时,视各种情况可保守治疗,但应密切随诊观察。

（二）手术治疗

瘤体直径>5 cm 的患者应手术修复,对较小的病灶可进行修补,尤其是超声图显示动脉瘤有进行性增大且患者在其他方面是健康的应手术治疗。理想的治疗方法是手术将动脉瘤切除及血管重建手术,手术死亡率<5%。血管重建可选用涤纶或真丝人造血管,效果良好。

（三）介入治疗

为微创技术,创伤小,患者痛苦少,只需在一侧腹股沟处行 5 cm 切口,游离出股动脉,另一侧行股动脉穿刺即可,用支架型人工血管行瘤体隔绝术。从而可消除腹主动脉瘤破裂及其他危险情况。

六、护理

（一）术前护理

1.防止腹主动脉瘤破裂

对较大的或疼痛严重的腹主动脉瘤患者,要警惕随时破裂的可能,应嘱患者卧床休息,减少活动范围,减少引起腹内压增高的因素,预防感冒,防止咳嗽,保持大便通畅,避免用力过猛、屏气等;控制血压增高是预防动脉瘤破裂的关键,对原有高血压病史者应严密监测并控制血压。

2.双下肢血运观察

腹主动脉瘤常伴有附壁血栓形成,造成管腔狭窄,有时血栓脱落,出现急慢性下肢缺血症状,因此应注意观察下肢有无疼痛、皮肤苍白、皮温下降、感觉减退、运动障碍和末梢动脉搏动减弱或消失等缺血症状。

3.做好患者的术前准备

对有营养不良的患者,术前应补充维生素、高蛋白、高热量及低脂饮食,必要时输血浆,以改善其营养状况,提高对手术的耐受力;对有心衰,糖尿病患者应调整饮食,并给予药物治疗,待心功能改善,血糖控制在 8~10 mmol/L 以下方可手术;对于吸烟的患者,应劝患者戒烟,并教会患者正确有效的卧位咳嗽、咳痰方法;帮助患者掌握肌肉收缩运动的训练方法,预防术后肺部感染及静脉血栓形成。

4.完善术前各项检查

常规完成三大常规,凝血 4 项,D-二聚体,3P 试验,乙醇凝胶试验,肝肾功能,生化,心血管功能及结构检查,肺功能检查,全面评估患者的脏器功能。

5.术前准备

术前一周开始口服肠溶阿司匹林 50 mg,1 次/天,双嘧达莫 25 mg,3 次/天,术前应用抗生素。术前一日穿刺部位皮肤消毒,做碘过敏试验。术前留置导尿管,测量基础尿量,心功能不全者,术前避免使用阿托品,只用镇静药。

（二）术后护理

1.呼吸道管理

患者术后常规气管插管应用人工呼吸机辅助呼吸,防止术后成人呼吸窘迫综合征(ARDS)的发生,应注意做好气道内的湿化和吸痰,保持呼吸道通畅。停用呼吸机后给予持续吸氧,有利于增加组织氧供,避免缺氧,二氧化碳蓄积。严密观察患者的呼吸动度,常规监测血氧饱和度,及时行血气检查,必要时拍摄肺部 X 线片。

2.严密观察生命体征变化

持续心电、血压及氧饱和度的监测,观察动脉瘤术后早期破裂征象。

3.下肢血运的观察

注意双下肢皮温、皮色、感觉及动脉搏动情况,观察是否有血栓形成及内支架堵塞现象发生。正常皮肤呈淡红色,有光泽,富有弹性,皮肤温度与通过皮肤的血流量成正比,双下肢足背动脉和胫后动脉搏动对称有力。鼓励患者早期下床活动可减少血栓发生率。

4.预防肝肾衰竭

(1)术后留置尿管,在严密监测 CVP 下,持续动态观察尿量,尿比重,pH,使尿量不少于 50 mL/h。

(2)补足液体量,术后患者的血红蛋白应保持在 90 g/L 以上,贫血者应适当输血,维持稳定血压,血压应将其维持在 $140\sim150/80\sim90$ mmHg,必要时可使用硝普钠降压,但血压不能低于 140/90 mmHg,必须保持稳定的肾动脉灌注压。

(3)血压过低者可使用多巴胺静滴,以提高血压、扩张肾血管,并可口服妥拉唑林 $25\sim50$ mg,3 次/天,以防止肾动脉痉挛。

5.术后抗凝药物的使用

为预防血栓形成,术中及术后应使用抗凝剂及祛聚剂,应使用输液泵静脉补液,以便准确调整抗凝药物进入人体内的速度。应定期检测有关凝血指标,注意有无出血倾向,发现异常及时通知医生,以调整使用药物的剂量及间隔时间。

6.内漏及破裂的护理

术后内漏是目前腔内隔绝术后存在的主要问题,其原因主要来自复合体近端与颈主动脉壁之间的裂隙,复合体远端与主动脉壁间的反流,人造血管的微破损及腰动脉和肠系膜下动脉的反流等。部分内漏可发生血栓栓塞而自行封闭,继而腹主动脉瘤缩小,部分内漏如不治疗可逐渐增大直至破裂,对于可能诱发动脉瘤破裂者,应及时行传统的开腹手术治疗。护理中应密切观察血压和腹痛情况,及时发现病情变化,及时处理。

（三）心理护理

患者术前对手术能否成功治愈,手术后并发症及家庭经济条件等出现担忧心理,护理人员应关心体贴患者,加强心理护理,解除或减轻患者各种消极的心理负担,避免精神紧张致血压升高。详细介绍手术过程,着重强调手术的正面效果,积极配合手术。

（四）出院指导

(1)每半年复查 B 超 1 次。

(2)经常自我检查有无搏动性肿块。

(3)高血压患者应遵医嘱服药控制血压。

(4)注意有无下肢血栓形成的症状。

（邱　雯）

第二节　主动脉夹层

主动脉夹层(aortic dissection,AD)是在胸主动脉瘤病理改变的基础上,主动脉内膜破损,主动脉腔内的血液从主动脉内膜撕裂口进入主动脉中膜,使中膜分离,并沿主动脉长轴方向扩展,从而造成主动脉真假两腔分离的一种病理改变。

一、病因

病因至今未明。80％以上主动脉夹层的患者有高血压,不少患者有囊性中层坏死。高血压并非引起囊性中层坏死的原因,但可促进其发展。临床与动物实验发现,不是血压的高度而是血压波动的幅度,与主动脉夹层分裂相关。遗传性疾病马方综合征中主动脉囊性中层坏死颇常见,发生主动脉夹层的机会也多,其他遗传性疾病如特纳(Turner)综合征、埃－当(Ehlers－Danlos)综合征,也有发生主动脉夹层的趋向。主动脉夹层还易在妊娠期发生,其原因不明,猜想妊娠时内分泌变化使主动脉的结构发生改变而易于裂开。

二、病理生理及病理解剖

动脉中层弹性纤维有局部断裂或坏死,基质有黏液样和囊肿形成。夹层分裂常发生于升主动脉,此处经受血流冲击力最大,而主动脉弓的远端则病变少而渐轻。主动脉壁分裂为2层,其间积有血液和血块,该处主动脉明显扩大,呈梭形或囊状。病变如涉及主动脉瓣则环扩大而引起主动脉瓣关闭不全。病变可从主动脉根部向远处扩延,最远可达髂动脉及股动脉,亦可累及主动脉的各分支,如无名动脉、颈总动脉、锁骨下动脉、肾动脉等。冠状动脉一般不受影响,但主动脉根部夹层血块对冠状动脉开口处可有压迫作用。多数夹层的起源有内膜的横行裂口,常位于主动脉瓣的上方,裂口也可有两处,夹层与主动脉腔相通。少数夹层的内膜完整无裂口。部分病例外膜破裂而引起大出血,破裂处都在升主动脉,出血容易进入心包腔内,破裂部位较低者亦可进入纵隔、胸腔易进入心包腔内,破裂部位较低者亦可进入纵隔、胸腔或腹膜后间隙。慢性裂开的夹层可以形成一双腔主动脉,一个管道套于另一个管道之中,此种情况见于胸主动脉或主动脉弓的降支。

三、临床表现

(一)疼痛

夹层分离突然发生时,多数患者突感胸部疼痛,向胸前及背部放射,随夹层涉及范围可以延至腹部、下肢及颈部。疼痛剧烈难以忍受,起病后即达高峰,呈刀割或撕裂样。少数起病缓慢者疼痛不显著。

(二)高血压

患者因剧痛而有休克外貌,焦虑不安、大汗淋漓、面色苍白、心率加速,如外膜破裂出血则血压降低。不少患者原有高血压,起病后剧痛使血压更增高。

(三)心血管症状

(1)主动脉瓣关闭不全:夹层血肿涉及主动脉瓣或影响心瓣一叶的支撑时发生,故可突然在主动脉瓣区出现舒张期吹风样杂音,脉压增宽,急性主动脉瓣反流可以引起心力衰竭。

(2)脉搏改变:一般见于颈、肱或股动脉,一侧脉搏减弱或消失,反映主动脉的分支受压迫或内膜裂片堵塞其起源。

(3)胸锁关节处出现搏动或在胸骨上窝可触到搏动性肿块。

(4)心包摩擦音:夹层破裂入心包腔可引起心包堵塞。

(5)胸腔积液:夹层破裂入胸膜腔内引起。

(四)神经症状

主动脉夹层延伸至主动脉分支颈动脉或肋间动脉,可造成脑或脊髓缺血,引起偏瘫、昏迷、神志模糊、截瘫、肢体麻木、反射异常、视力与大小便障碍。

(五)压迫症状

主动脉夹层压迫腹腔动脉、肠系膜动脉时可引起恶心、呕吐、腹胀、腹泻、黑便等症状;压迫颈交感神经节引起霍纳(Horner)综合征;压迫喉返神经致声嘶;压迫上腔静脉致上腔静脉综合征;累及肾动脉可有血尿、尿闭及肾缺血后血压增高。

四、辅助检查

(一)心电图检查

可示左心室肥大,非特异性 ST-T 改变。病变累及冠状动脉时,可出现心肌急性缺血甚至急性心肌梗死改变。心包积血时可出现急性心包炎的心电图改变。

(二)X 线胸部平片检查

可见上纵隔或主动脉弓影增大,主动脉外形不规则,有局部隆起。如见主动脉内膜钙化影,可准确测量主动脉壁的厚度。正常在 2～3 mm,增到 10 mm 时则提示夹层分离可能性,若超过 10 mm 则可肯定为本病。

(三)超声检查

(1)呈在 M 型超声检查中可见主动脉根部扩大,夹层分离处主动脉壁由正常的单条回声带变成两条分离的回声带。

(2)在二维超声检查中可见主动内分离的内膜片呈内膜摆动征,主动脉夹层分离形成主动脉真假双腔征。有时可见心包或胸腔积液。

(3)多普勒超声不仅能检出主动脉夹层分离管壁双重回声之间的异常血流,而且对主动脉夹层的分型、破口定位及主动脉瓣反流的定量分析都具有重要的诊断价值。

(四)磁共振成像(MRI)扫描

MRI 扫描能直接显示主动脉夹层的真假腔,清楚显示内膜撕裂的位置和剥离的内膜片或血栓。能确定夹层的范围和分型,及与主动脉分支的关系。

(五)数字减影血管造影(DSA)检查

无创伤性 DSA 检查可发现夹层的位置及范围,有时还可见撕裂的内膜片。还能显示主动脉的血流动力学和主要分支的灌注情况。易于发现血管造影不能检测到的钙化。

(六)血和尿检查

白细胞计数常迅速增高。可出现溶血性贫血和黄疸。尿中可有红细胞,甚至肉眼血尿。

五、治疗

(一)非手术治疗

1.镇静

给予地西泮、氯丙嗪、异丙嗪等。

2.镇痛

根据疼痛程度及体重可选用布桂嗪(强痛定)、哌替啶(杜冷丁)或吗啡,一般哌替啶 100 mg 或吗啡 5～10 mg,静注效果好,必要时可每 6～8 小时一次。

3.降压

对合并有高血压的患者,可采用普萘洛尔 5 mg 静脉间歇给药与硝普钠静滴 25～50 μg/min,调节滴速,使血压降低至临床治疗指标,保持收缩压于 100～120 mmHg。血压下降后疼痛明显减轻或消失是夹层分离停止扩展的临床指征。需要注意的问题是:合并有主动脉大分支阻塞的高血压患者,因降压能使缺血加重,不可采用降压治疗。对血压不高者,也不应用降压药,但可用普萘洛尔减低心肌收缩力。

4.补充血容量

胸腔或主动脉破裂者需输血治疗。

5.对症处理

如制动、防止腹压增加、处理并发症等。疼痛缓解是夹层动脉瘤停止发展、治疗显效的指标,只有疼痛缓解后,才可行主动脉造影检查。

(二)手术治疗

对近端主动脉夹层、已破裂或濒临破裂的主动脉夹层,伴主动脉瓣关闭不全的患者应进行手术治疗。微创是腔内隔绝术最突出的特点,手术仅需在大腿根部作一个 3 cm 长的小切口即可完成,患者术后恢复快,并发症率、死亡率低,并且使许多因高龄及不能耐受传统手术的患者获得了治疗机会。

六、护理

(一)术前护理

1.一般护理

绝对卧床休息,严密监测心率、血压、心律、呼吸等生命体征变化,发现异常及时报告医生。计 24 小时出入水量,给予清淡易消化的半流质或软饭食,给予通便药以保持大便通畅,忌用力排便,以免加重病情。

2.防止瘤体破裂

卧床休息,适当活动,避免体位不当、外伤及剧烈运动导致瘤体破裂;严密监测生命体征变化,特别是血压、脉搏的监测,急性主动脉夹层时夹层范围尚未定型,在强有力血流的冲击下,夹层仍可能发展,并对分支动脉的血流造成影响,术前有效控制血压有利于夹层的稳定;预防感冒,避免剧烈咳嗽、打喷嚏等。高度重视胸背部疼痛的主诉,若血压先升后降、脉搏加快,提示破裂,应立即报告医生。

3.对症处理

由于主动脉夹层血肿不断伸延常导致剧烈疼痛,焦虑者夜间可适量应用镇静剂,胸痛明显者在严格监测生命体征的条件下适量应用镇痛药物,如哌替啶 50～100 mg 肌内注射,或吗啡 5～10 mg 静注或静脉滴注,当疼痛缓解,示夹层血肿停止伸延,如疼痛反复出现,应警惕夹层血肿扩展。

4.控制血压

主动脉夹层主要病因是高血压,主动脉夹层发生后早期血压正常或升高,由于夹层血肿压迫造成一侧血压降低或上肢血压高于下肢形成四肢血压不对称,所以应严密观察四肢血压变化并详细记录,在测压时应左、右、上、下肢血压同时测量,为医生提供诊断及鉴别诊断依据之一。如血压升高者可用硝普钠滴注,加血管紧张素转化酶抑制剂(卡托普利)12.5 mg,2 次/天。

5.完善术前各项检查,全面评估各脏器的功能,积极处理其他并发症

6.术前准备

(1)对吸烟者应严格戒烟,指导患者进行呼吸功能锻炼。

(2)术前 3 天给予软食,术前禁食 12h,禁饮水 6h。

(3)术前一日常规药物过敏试验、备皮、备血,测体重。

(二)术后护理

1.术后严密观察

术后安置 ICU 病房,严密监测血压、心率、尿量、疼痛等变化,继续控制血压在 90～100/60～70 mmHg,

5 天后改为口服降压药。密切观察切口处渗血情况,保持敷料干燥。

2.预防肢体活动障碍

术后患者穿刺侧肢体平伸制动24h,48h后床上轻微活动,应注意做好皮肤护理,定时给予全身皮肤按摩、翻身,并协助加强肢体活动锻炼。

3.预防血栓形成

因血管内膜受损,有血栓形成的倾向,术后常规给予抗凝治疗,注意观察下肢皮温、皮色、感觉及动脉搏动情况,发现异常及时通知医生给予相应处理。

4.预防感染

术中严格无菌操作,术后静脉给予抗生素治疗,保持环境整洁及空气清新,病室空气消毒每天两次。

(三)心理护理

主动脉夹层的最大危险是瘤体破裂大出血,多数患者对此背负沉重的思想包袱,护理人员应关心体贴患者,耐心解释,详细介绍手术过程,着重强调手术的正面效果,以消除恐惧、焦虑心情,积极配合手术。

(四)出院指导

(1)保持情绪稳定,坚持服药,控制血压在 100~110/70~80 mmHg。

(2)保持大便通畅,避免下蹲过久和屏气用力的动作。

(3)按时复诊。

(邱　雯)

第三节　急性动脉栓塞

急性动脉栓塞(acute arterial embolism,AAE)是指血栓或动脉硬化斑块形成的栓子自心脏或近侧动脉壁脱落,或自外界进入动脉的栓子,被血流冲向远侧,停顿在口径相当的动脉内,骤然造成血流障碍,而导致肢体或内脏器官缺血以至坏死的一种病理过程。

一、病因

动脉栓塞的栓子90%以上来自心血管系统,特别是左心。非心脏病栓塞,可来源于血管、人造瓣膜、人造血管及各种介入疗法应用所产生的并发症。另外肿瘤、空气、脂肪、异物等虽然都可以成为栓塞动脉的栓子,但均极少见。血栓的来源有下列几方面:

(一)心源性栓子

心源性栓子是最常见的来源,心脏疾病中以风湿性心脏病、二尖瓣狭窄和心肌梗死引起的心房颤动占多数。

1.心房纤颤

80%的动脉栓塞患者伴有心房纤颤,在二尖瓣狭窄时,心房内血流滞缓,心房纤颤使之更为加剧,加上内膜的风湿病变,使血液中的血小板更易与心房壁黏附、聚集和形成血栓。在应用洋地黄或利尿剂时,使血液浓缩,血黏稠度增高,纤维蛋白浓度升高,促使血栓形成。

2.心肌梗死

致心肌纤维化,室壁瘤形成,相应部位心内膜上形成附壁血栓,后者脱落形成栓子。有时动脉栓塞可成为心肌梗死的首要表现。随着动脉硬化发病率的增高,由缺血性心脏病造成动脉栓塞的比例日趋增高。

3.心脏瓣膜移植术

人造瓣膜的表面,并没有内皮细胞覆盖,因而容易发生血栓形成。

4.其他因素

亚急性细菌性或真菌性心内膜炎也可成为动脉栓塞的病因,特别在年轻患者中,对取出的血栓做病理检查,若血栓中发现白细胞和细菌,即应考虑该类疾病。

(二)血管源性栓子

占动脉栓塞的5%。动脉瘤、动脉硬化、动脉壁炎症或创伤时,血管壁上可有血栓形成,血栓或动脉硬化斑块脱落形成栓子。

(三)医源性栓子

随着心脏、大血管手术的不断开展,医源性栓塞也成为动脉栓塞的重要原因之一。二尖瓣置换术较主动瓣置换术的动脉栓塞率高,分别为17%和11.5%。采用股动脉穿刺插管技术,将药物注入病变部位治疗各种肿瘤、股骨头缺血坏死,可收到显著疗效。但随着该疗法的广泛深入开展,其操作不当所造成的股动脉栓塞并发症逐渐增多。

(四)外源性栓子

非心源性肿瘤或其他外源性物质(脂肪、空气和羊水)等进入血管系统,常见原发性或转移性肺恶性肿瘤,易侵犯肺血管和心脏。年轻的急性肢体动脉栓塞患者应首先排除肺癌的可能,延误诊治可导致致命性后果。

(五)来源不明性栓子

一般认为有4%~5%患者经仔细检查仍不能发现血栓的来源。如特殊人群的高凝状态引起的血栓导致的动脉栓塞。

二、病理生理和病理解剖

肢体因动脉栓塞而发生急性缺血后,主要有3种病理变化或3个病理阶段。首先,栓子远端动脉由于血液灌注急剧减少,血液缓慢甚至停止而继发血栓形成,堵塞动脉分支及侧肢循环。其次,缺血组织尤其是肌肉组织水肿,导致肌筋膜室内高压,继而可发生骨筋膜室综合征。最后,小血管的细胞缺血肿胀,进一步加重微循环灌注阻力。所有这些病理变化都急剧加重组织缺血,如不予及时治疗,其结果必然是组织细胞不可逆性坏死。

三、临床表现

动脉栓塞的症状轻重,决定于栓塞的位置、程度、侧支循环的多寡和是否发挥作用、新的血栓形成情况及对全身影响等因素。

(一)局部症状

动脉栓塞的肢体常具有特征性的所谓"6P"征:疼痛、苍白、无脉、肢体发凉、麻木和运动障碍现分述如下。

1.疼痛

大多数患者的主要症状是剧烈、持久的疼痛,疼痛部位低于栓塞动脉平面,以后渐向远处伸延。动脉栓塞后期,疼痛减轻常提示病情加重。

2.皮肤苍白

由于组织缺血,皮肤呈蜡样苍白。后期,在苍白皮肤间可出现散在大理石样青紫花斑,进一步发展引起皮肤坏死脱落。肢体周径缩小,浅表静脉萎瘪。

3.无脉

栓塞部位的动脉有压痛,栓塞以下动脉搏动消失或减弱。

4.肢体发凉

皮下出现细蓝色线条,皮肤厥冷,肢体远端尤为明显,皮温可降低 3 ℃～5 ℃。

5.麻木

患肢远端呈袜套型感觉丧失区,还可以有针刺样感觉。

6.运动障碍

肌力减弱,可出现不同程度的足和腕下垂,足下垂与腓总神经缺血有关。

(二)全身症状

动脉栓塞后加重对心血管系统的扰乱,重者可并发心力衰竭,最常见的是急性充血性心力衰竭合并全身水肿、急性心肌梗死、慢性阻塞性肺疾病。

四、辅助检查

(一)皮温测定

能精确测定皮温正常与降低交界处,从而推测栓塞发生部位。

(二)超声波检查

多普勒超声波检查能测定动脉血流情况,能更精确地作出栓塞的定位,而且可以提供供血不足基线,便于术前和术后比较,达到了解血管重建情况和监测血管通畅等。

(三)动脉造影检查

造影是栓塞定位最正确的方法,大多数患者根据临床症状和体征及多普勒超声就能做出诊断。仅在诊断上有疑问,或在取栓术后必须了解动脉是否通畅才进行动脉造影。

(四)实验室检查

血常规和肝、肾功能检查有助于判断急性动脉栓塞严重程度。当 CPK 和 LDH 明显升高时,提示可能已发生肌肉坏死。

五、治疗

周围动脉栓塞后,治疗的早晚与肢体的存活有密切关系。肢体急性动脉栓塞应尽早手术取栓,并予溶栓抗凝治疗。治疗原则是首先要考虑治疗严重心、肺疾病,如心肌梗死、心力衰竭、严重心律失常和(或)休克等以挽救生命,其次是积极治疗动脉栓塞,解除肢体急性缺血。

(一)非手术治疗

非手术治疗是手术治疗的有效辅助方法,术前和术后经过适当非手术治疗的准备和处理,更能提高手术疗效。

1.肢体局部处理

患肢安置在心脏平面以下的位置,一般下垂15°左右,以利于动脉血液流入肢体。室温保持在27 ℃左右。避免局部冷敷热敷,前者可加重血管收缩,减少血供。后者增高组织代谢,加重肢体缺氧。

2.抗凝治疗

动脉栓塞后应用肝素和香豆素类衍化物等抗凝剂,可防止栓塞的远近端动脉内血栓延伸。

3.溶栓治疗

溶栓剂(尿激酶等)仅能溶解新鲜血栓,一般对发病 3 天以内的血栓效果最好。抗凝与溶栓不可同时给予,两者的疗效常不能预断,疗效显然较正规取栓术为差。

4.祛聚治疗

即抗血小板聚集药物,除少数直接作用于血小板外,主要抑制花生四烯酸的代谢过程。用药期间需检测血小板计数、出凝血时间。

5.解除血管痉挛的治疗

血管扩张药,如罂粟碱 30～60 mg 或妥拉唑林 25～50 mg,可直接注入栓塞近端的动脉腔内,也可肌内注射或静脉滴注。

6.其他

高压氧舱可增加血氧饱和度,对改善肢体缺血有一定帮助。

(二)手术治疗

1.取栓术加内膜切除术

当动脉栓塞发生在粥样硬化的动脉部位时,单作取栓术常难以充分恢复局部血流循环,此时需同时将增厚的动脉内膜切除。

2.血管架桥移植术

原则是膝关节以上者,可用人工血管,过膝者应采用自体静脉移植为宜。

六、护理要点

(一)术前护理

1.卧床休息

患者入院后应绝对卧床休息,患肢应低于心脏水平约 15°左右,下肢动脉栓塞患者应抬高床头 15°,而上肢动脉栓塞患者则应采取半卧位。

2.完善术前检查和准备

对伴有心功能不全者应做好心电监控,并准备急救物品及药品。

3.注意患肢保暖

禁用热水袋,以免加重患肢的缺血性变化。

4.术前用药

应用抗生素预防感染,使用肝素和低分子右旋糖酐静脉滴注,以预防血栓繁衍,诊断明确者可使用哌替啶类止痛剂,以减轻患者痛苦。

(二)术后护理

1.严密观察生命体征变化

定时测量血压、脉搏及呼吸,并注意神志变化。

2.密切监护心功能变化

继续治疗心脏疾病,恢复正常心律。

3.观察患肢足背动脉搏动、末梢血运及皮温情况

在动脉搏动不清时,用多普勒血流仪探测血流,怀疑有患肢动脉供血不良时,应及时通知主管医师。

4.血管再通综合征的护理

临床常出现重度酸中毒、高钾血症、低血压休克及肾衰竭,因此术后应密切注意患者的全身状况、精神状态、呼吸情况及尿量改变。

5.骨筋膜室综合征的护理

骨筋膜室综合征是急性动脉栓塞的一种严重并发症,表现为小腿前方骤然剧痛、局部水肿、皮肤呈紫红色、局部压痛明显、足和足趾不能跖曲,出现胫前神经麻痹,第一趾间感觉障碍。对于此类患者应早期发现,进行深筋膜切开减压术,以避免截肢。

6.抗凝及溶栓治疗的护理

应遵医嘱按时用药,严密检测各项凝血指标,注意观察刀口有无渗血及皮下血肿,拔针时注意针眼渗血情况,有无齿龈出血及血尿等表现,以观察药物对凝血功能的影响,发现异常及时通知医生,以调整药物的剂量和间隔时间,防止出血并发症的发生。

7.其他

卧位时避免被子对患肢末梢的压迫,可在床尾使用支被架,肢体保暖可保证末梢血管扩张,但局部不可热敷,以免组织代谢增高,加重缺血缺氧。

(三)心理护理

理解同情患者,运用治疗性沟通技巧,消除患者的紧张及恐惧感,更好地配合手术。

(四)出院指导

(1)指导患者戒烟戒酒。

(2)指导患者应是饮食清淡,避免食用高胆固醇,高脂肪含量的食物。

(3)避免寒冷刺激,积极治疗原发病。

(邱 雯)

第四节 动脉硬化性闭塞症

动脉硬化闭塞症(arteriosclerosis obliterans,ASO)是动脉粥样硬化引起的四肢中等和大动脉的慢性闭塞性疾病。多发生于50岁以上人群,男女之比约为6:1~9:1,发病率约0.74%。多见于腹主动脉及下肢大、中型动脉硬化狭窄和继发血栓形成引起闭塞,使肢体发生缺血。

一、病因

发病原因一般认为该病可能与年龄、性别、性激素、血脂、吸烟、高血压等因素有关。动脉硬化性闭塞症的发病机制是低密度脂蛋白可以通过内皮细胞间隙进入内皮下,动脉壁内酶活性减退则有利于胆固醇沉积,低密度脂蛋白在内膜下聚积后如不能及时被细胞内线粒体酶代谢,其吞噬脂细胞的肌细胞就会变为噬脂细胞,噬脂细胞增多、堆积,逐渐形成粥样斑块,导致血管内膜受损,血栓形成。

(一)类代谢紊乱

应用高胆固醇和动物脂肪饮食给家兔等动物形成动脉粥样硬化斑,结果与人类相似,提出了脂类代谢与本病有关的看法,经血管紧张素和其他血管收缩剂实验表明:可能是通过血管收缩剂增加细胞收缩和细胞松解,使细胞裂隙加大,有利于脂类进入。在人类高脂血症者有多少人发生了动脉粥样硬化还不清楚,但糖尿病者可见经常发生动脉硬化,而且起病较早。同时高脂血症者未必都会患动脉粥样硬化症,这在近年的研究已得到证实,可能与高密度脂蛋白含量高,比例未见失调,或与载脂蛋白比例失调等有关。

(二)血栓生成学说

有人认为动脉粥样硬化斑系血凝块之误,并无脂质潴留在血管壁,但此说法虽难以证实,然而,可看到血栓形成,纤维蛋白堆积和纤维蛋白的溶解,在本病的发病中是起一定作用的。

(三)动脉壁血供改变

(1)血管滋养管分支穿过外膜,但不进入内膜。

(2)血管腔内营养物质直接供应内膜。当动脉一旦出现病变,则毛细血管形成并穿进内膜,与血管滋养管分支吻合,伸到血管腔内,若压力改变或支撑组织坏死,这些血管即破裂,引起内膜下小出血,其结果引起脂肪变性而导致动脉粥样硬化斑块。

(四)动脉壁异常负载

高血压患者的动脉粥样硬化,其发生率比正常人高2~3倍,且血压的高、低与动脉硬化及组织学改变的程度成正比,高压血流对动脉壁产生张力性机械性损伤,促使局部血栓形成,脂肪变性沉积物促进动脉粥样硬化形成。

（五）遗传因素

如同一家族或同胞兄弟本病发生率较其他人高。应引起重视。

（六）感染

近年来,感染因素在动脉粥样硬化发病中的作用,引起了诸多学者的重视。感染可以引起血管壁细胞功能改变,血管通透性改变,及形成的免疫复合物沉积在血管壁,激活补体进一步损伤血管内膜,都可促使血栓形成。另外感染影响脂质代谢也可促使动脉硬化。

（七）其他

肥胖、糖尿病、维生素缺乏、微量元素平衡失调等因素,都与动脉粥样硬化有一定的关系。

二、病理解剖和病理生理

动脉粥样硬化的病理变化主要累及体循环系统的大型弹力型动脉(如主动脉)和中型肌弹力型动脉(以冠状动脉和脑动脉最多,肢体各动脉、肾动脉和肠系膜动脉次之,脾动脉亦可受累),而肺循环动脉极少受累。病变分布多为数个组织和器官同时受累,但有时亦可集中在某一器官的动脉,而其他动脉则正常。最早出现病变的部位多在主动脉后壁及肋间动脉开口等血管分支处;这些部位血压较高,管壁承受血流的冲击力较大,因而病变也较明显。

正常动脉壁由内壁、中膜和外膜3层构成。内膜由单层内皮细胞、结缔组织和有孔的内弹力板组成,在内皮细胞和弹力板之间(也称内皮下层),除结缔组织外,尚有平滑肌细胞和基质(包括酸性蛋白多糖、可溶性蛋白、脂质、葡萄糖和电解质等)。儿童时期平滑肌细胞极其少见,随年龄的增长内膜平滑肌细胞及基质成分逐渐积聚。在肌弹力型动脉中,中膜几乎全由斜行的平滑肌细胞构成,并有数量不定的胶原、弹力纤维和糖蛋白等环绕平滑肌细胞,其形态一般不随年龄而改变。外膜包含成纤维细胞,此外尚有胶原、糖蛋白,并夹杂平滑肌细胞。外膜与中膜间还分隔着一层不连续的外弹力板。发生动脉粥样硬化时,动脉壁出现脂质条纹、纤维斑块和复合病变3种类型的变化。

（一）脂质条纹病变

为早期的病变,常见于青年人,局限于动脉内膜,呈现数毫米大小的黄色脂点或长度可达数厘米的黄色脂肪条纹。其特征是内膜的巨噬细胞和少数平滑肌细胞呈灶性积聚,细胞内外有脂质沉积。脂质成分主要是胆固醇和胆固醇酯,还有磷脂和甘油三酯等;由于脂质条纹属平坦或仅稍高出内膜的病变,故不使受累的动脉阻塞,不引起临床症状,其重要性在于它有可能发展为斑块。

（二）纤维斑块病变

为进行性动脉粥样硬化最具有特征性的病变,一般呈淡黄色,稍隆起而突入动脉腔内或围绕血管分支的开口处,引起管腔狭窄。此种病变主要由内膜增生的结缔组织和含有脂质的平滑肌细胞、巨噬细胞所组成。脂质主要是胆固醇和胆固醇酯,细胞外周由脂质、胶原、弹力纤维和糖蛋白围绕。病灶处纤维组织增生形成一纤维膜,覆盖于深部大量脂质之上,脂质沉积物中混有细胞碎片和胆固醇结晶。斑块体积增大时,向管壁中膜扩展,可破坏管壁的肌纤维和弹力纤维而代之以结缔组织和增生的新生毛细血管。脂质沉积较多后,其中央基底部常因营养不良发生变性、坏死而崩解,这些崩解物与脂质混合形成粥样物质,是为粥样斑块或粥样瘤。

（三）复合病变

为纤维斑块发生出血、坏死、溃疡、钙化、血栓形成。粥样斑块可因内膜表面破溃而形成所谓粥样溃疡;破溃后粥样物质进入血流成为栓子,破溃处可引起出血,溃疡表面粗糙易产生血栓,附壁血栓形成又加重管腔的狭窄甚至使之闭塞。在血管逐渐闭塞的同时,也逐渐出现来自附近血管的侧支循环,血栓机化后又可以再通,从而使局部血流得以部分恢复。

三、临床表现

本病以中年男性(50～70 岁)发病者居多,女性患者占 10%。临床症状取决于肢体缺血的发展速度和程度。闭塞性病变的范围不论何等广泛,只要动脉阻塞发展速度缓慢,虽动脉主干的管腔进行性变小,但侧支循环有效地建立,分支血流却相应地增加,血液供应得以补偿。因此,组织遭受缺血和缺氧的程度可以缓和,临床上甚至没有任何明显症状,如果病理演变进展非常快,侧支循环不能及时地建立,补偿有限,患者便开始有典型的间歇性跛行和肢体疼痛出现。

间歇性跛行典型症状是肌肉疼痛、痉挛及疲乏无力,被迫停止活动。当患者在一定速度下行走相当路程时,即在下肢的一组肌肉(最常见者为小腿部)因血液供应不足,而引起缺氧反应,产生一种紧张、痉挛痛或剧痛,以致不能行走,迫使患者需要站立或休息 1～5min 后,疼痛才可消失。如再行走一段路程,疼痛又复出现。行走速度相等,间歇性跛行距离亦常相同(200～500 m)。通常发病开始时,一侧肢体先有症状,然后累及健侧。间歇行跛行位置,有时有助于确定阻塞性病变的水平。小腿负荷最重,最早出现症状,而后相应肌组也出现症状。

静息痛是最突出的症状,在晚期,当患者平卧后 10～15min 发生,这是缺血程度严重的表现,使患肢在休息时也感到疼痛、麻木和感觉异常,最初在足趾发生难以忍受的疼痛,而后逐渐发展至足底部,甚至足踝部。如将肢体抬高,疼痛加剧;放低或稍作活动,站起来行走片刻,症状减轻或消失。再次平睡时,疼痛又出现,夜间由于全身血压低下,使疼痛更剧烈,常抱足而坐,彻夜难眠,严重地影响患者睡眠和日常生活。

其他常见症状还有肢体怕冷,沉重无力,麻木感,刺痛感,甚至烧灼感。有时患者感到一阵剧痛。这些症状起自缺血性神经炎,其严重性取决于局部缺血的程度和患者痛阈的高低。发绀、淤黑、冰冷、持续静息痛,夜间更为剧烈,甚至肢端出现坏疽或溃疡感染,严重者出现全身中毒症,往往导致心、脑、肾等血管病变。

四、诊断标准与临床分期

(一)诊断标准

1995 年 10 月,中国中西医结合学会周围血管疾病专业委员会修订的诊断标准如下。

(1)男女之比为 8.5：1,发病年龄大多在 40 岁以上。

(2)有慢性肢体动脉缺血性表现:麻木、怕冷(或灼热)、间歇跛行、淤血、营养障碍改变,甚至发生溃疡或坏疽,常四肢发病,以下肢为重,有 20%～25%发生急性动脉栓塞或动脉血栓形成。

(3)患肢近心端有收缩期血管杂音。

(4)各种检查证明,有肢体动脉狭窄闭塞性改变,下肢、股动脉以上病变为多见(常累及肢体大、中动脉)。

(5)常伴有高血压病、冠心病、高脂血症、糖尿病、脑血管动脉硬化等疾病。

(6)排除血栓闭塞性脉管炎、大动脉炎、雷诺病、冷损伤血管病等其他肢体缺血性疾病。

(7)动脉造影显示:①下肢动脉病变,、股动脉以上病变占 60%以上;②动脉多为节段性闭塞,闭塞段之间的动脉和近心端动脉多呈纤曲、狭窄,因粥样斑块沉积,动脉呈虫蚀样缺损;③由于广泛肢体动脉硬化,侧支血管很少,而肠系膜下动脉,骶中动脉,髂内动脉和股深动脉等主要分支动脉,就成为侧支血管,可发生纤曲、狭窄、闭塞。X 线平片检查,主动脉弓、腹主动脉和下肢动脉有钙化阴影。

(二)临床分期标准

1995 年 10 月中国中西医结合学会周围血管疾病专业委员会修订的临床分期标准如下。

一期(局部缺血期):有慢性肢体缺血表现,以间歇性跛行为主,有发凉、麻木、胀痛、抗寒能力减退。

二期(营养障碍期):肢体缺血表现加重,同时有皮肤粗糙,汗毛脱落,趾(指)甲增厚,趾(指)脂肪垫萎缩,肌肉萎缩,间歇性跛行,有静息疼痛。

三期(坏死期):除具有慢性肢体缺血表现,间歇性跛行,静息疼痛之外,发生肢体溃疡坏疽,根据坏死范围又分为3级。

1级坏死(坏疽):局限于足趾或手指。

2级坏死(坏疽):扩延至足背或足底,超过跖趾关节(手指超过指掌关节)。

3级坏死(坏疽):扩延到踝关节或小腿(手部至腕关节者)。

五、辅助检查

首先进行抬高下垂试验:把肢体抬高45°,1~2min后,观察足底面的皮色,正常人保持粉红色,如有缺血显示苍白,然后令患者坐起来,使肢体下垂,观察足背静脉充盈证明足部发红时间,正常人的静脉充盈时间在20s以内,发红时间在10秒以内。如果延长至15s,发红为中度缺血,延长到30s为缺血明显,延长至60s为重度缺血。这种检查应当在温室内进行,以消除交感神经因素,并排除静脉曲张症。

(一)血脂测定

血胆固醇或(与)甘油三酯升高胆固醇正常值2.8~5.9mmol/L(110~230 mg/dL)以下,甘油三酯正常值0.22~1.24mmol/L(20~110 mg/dL)。

(二)脂蛋白醋酸纤维薄膜电泳测定

α-脂蛋白正常值为30%~40%,β-脂蛋白为60%~70%,前β-脂蛋白为0~14.5%。一般说来,血清前β-脂蛋白含量的变化常与甘油三酯含量的变化相一致,而β-脂蛋白含量的变化则与血清总胆固醇的含量相一致。

(三)心电图检查

运动前、后的检查,证实有无冠状动脉因粥样硬化而受累情况。

(四)眼底检查

直接观察有无动脉硬化,并确定硬化程度和进展程度。心电图及眼底检查的目的是除外血栓闭塞性脉管炎,确诊有否动脉硬化症。

(五)X线检查

X线平片如发现有动脉钙化阴影,在腹主动脉或下肢动脉显示有不规则斑点分布,在诊断上有特殊价值。整个动脉出现弥散而均匀的钙化或齿状钙化阴影,乃是动脉中层钙化的征象。X线检查可同时发现骨质疏松,尤其是对有坏死或溃疡的患者,必须作足部摄片,以确定有无骨萎缩、骨髓炎或关节破坏等病变。这些病变都可能影响预后的好坏,并可作为选定治疗方法的依据。

动脉造影术或数字减影血管造影可显示动脉闭塞的正确部位及其涉及的范围,价值很大。对手术适应证和手术方法的选择具有决定性意义。它不但显示出闭塞或狭窄的部位和侧支循环,而且能了解病变上下端血管直径大小,尤其是远段血管床的情况。在下肢动脉硬化性闭塞的患者,动脉造影术最为理想,能显示从膈肌平面至足趾整个动脉系统的硬化情况。

(六)其他检查

在动脉硬化性闭塞病的患者,应用皮肤测温,多普勒超声波,血压和流量测定,及示波计测定等,可以估计下肢的血流情况。这些无损伤性检查,可以反复进行,而且操作简单易行,通过这些无损伤性检查可以明确病变部位,目前已在广泛应用。

一般说来,如临床上已经证实了下肢血液流通不畅,患者年龄又超过了40岁以上,约95%被认为由动脉硬化性闭塞病所引起。如果患者年龄较轻,则确定引起闭塞的病因就比较困难。若在X线平片中显示动脉斑状钙化,同时血浆中脂质含量显著增高,或兼有糖尿病,一侧股动脉或腹主动脉搏动减弱或消失,听诊发现杂音等体征,则有助于作出闭塞性动脉硬化病的诊断。

六、治疗

可根据情况采用非手术治疗和手术治疗。一般要注意饮食、戒烟、运动和药物治疗;50 岁以上健康人要注意预防,定期健康体检,多食清淡饮食。一旦发现血脂增高,要及时就诊,防止病情加重。

（一）非手术治疗

1.戒烟、控制高血压、高脂血症,适当运动,但不宜搬动重物

2.药物治疗

(1)抗凝、抗血小板疗法:长期口服阿司匹林。

(2)扩张血管药治疗:①直接作用小动脉药物:烟酸 50～100 mg,3 次/天,或环扁桃酯 100～200 mg, 1 次/天,或己酮可可碱 200～600 mg,3 次/天。②α-受体阻滞剂:妥拉唑林 25 mg,3 次/天,或酚妥拉明 25 mg,3 次/天。③β-受体兴奋剂:布酚宁 10 mg,2 次/天,或丁酚胺 25～50 mg,3 次/天。

(3)溶纤及去纤疗法:选择克栓酶、腹蛇抗栓酶、尿激酶任何一种,采用选择性动脉插管,在病变区经微量输液泵施行连续灌注。

(4)中医药治疗:内治法。阴寒血凝(初期),肢体怕冷,趾温低,触之发凉,遇冷疼痛,夜间痛重,皮肤苍白,行走沉重麻木,易疲劳,有间歇跛行,舌暗或有瘀斑,苔白,脉沉紧。

（二）手术治疗

1.球囊扩张术

血管开通后,根据狭窄、闭塞病变部位、范围、程度选择大小适宜的球囊导管,置入球囊扩张导管,扩张闭塞段血管,扩张后再次行血管造影,观察血管球囊扩张效果。

2.血管内支架置入术

经溶栓和 PTA 治疗尚不满意者,可行血管内支架置入术。支架类型主要依据病变性质、部位、所需精确度的程度决定。跨关节区域常常选择柔韧性较好的自膨式支架,封堵漏口时需用覆膜支架,支架直径一般应大于球囊直径 1～2 mm,长度大于病变长度 1～2 cm。

3.动脉内膜剥脱术

一般认为,病变仅局限于髂动脉分叉处时可行动脉内膜切除术。横行或纵行切开动脉后,行内膜切除,范围包括管壁外弹力层,病变内膜需全部剥脱,将剥脱边缘的内膜予以缝合固定一般可以直接关闭动脉切口,必要时可行补片防止管腔狭窄。

4.旁路转流术

(1)主—股动脉旁路转流术:采用人工血管行从肾下腹主动脉到腹股沟区股动脉的旁路移植,已经成为治疗主—髂闭塞病变的标准式。主动脉的近端可行端—端吻合,也可做端—侧吻合,端—端吻合通常适用于有瘤样变或者腹主动脉的闭塞已经累及到肾动脉水平的患者。该术式的优点是符合血流动力学的生理要求,术后具有较高的远期通畅率。

(2)股—动脉旁路转流术:动脉硬化病变可以累及股总动脉、股浅动脉及腘动脉、胫动脉,但是病变发展到引起狭窄、闭塞、血流显著减少的程度还要很长时间。因此,股—动脉旁路架桥治疗股动脉硬化闭塞的适应证一般选择为:间歇性跛行距离在 500 m 以内,药物治疗无效;保守治疗不能缓解的中度或重度静息痛;难以治愈的足或趾的溃疡或坏疽。

七、护理

（一）术前护理

(1)生活调理:穿宽松鞋袜,经常更换,避免摩擦和受压。患肢注意保温,脚部保持干燥清洁,修剪趾甲,避免足部损伤,避免用冷水、温度过高的水洗脚。

(2)饮食调理:饮食以清淡为主,可吃易消化的营养品,多食水果蔬菜、豆类食品。忌食高脂油腻不易

消化及刺激性食物及含胆固醇高的食物。

（3）精神调理：该类患者多为中老年人，病程长，多呈进行性加重，故患者对该病感到十分恐惧，害怕肢体坏疽或截肢。应向患者详细解释，鼓励开导，使他们树立战胜疾病的信心，以积极的态度配合治疗。

（4）走路步伐不宜过快，以免引起缺血症状发作。适当运动可增加侧支循环。但不能搬动重物。

（二）术后护理

（1）患肢保持合适体位，避免旁路血管受压，从而影响动脉供血，甚至导致手术失败。跨关节人工血管旁路术后肢体制动3周。

（2）观察刀口渗血情况，如刀口出现较多鲜红色渗血或渗血范围加大，应通知医生及时处理。

（3）观察肢体远端血运变化，观察内容包括患肢远端的皮色、皮温、足背动脉搏动情况，了解动脉供血程度。

（4）加强尿管护理，防止泌尿系感染的发生，鼓励患者多饮水以起到冲洗尿路的作用，会阴擦洗，2次/天，更换尿袋每周2次，保持引流袋低于耻骨联合水平。

（5）加强皮肤护理，防止压疮发生，保持床铺平整、干燥、无皱褶，2h协助患者翻身一次。

（6）加强肺部护理，指导患者正确的咳嗽咳痰，防止呼吸道并发症的发生。

（三）出院指导

重视饮食及生活调理，戒烟、禁食高脂油腻不易消化及刺激性食物，患肢注意保温，适当运动可增加侧支循环。避免损伤，加强身体的抗病能力，患高血压、高脂血症、糖尿病者，应积极治疗原发病，严密监视病情，肥胖患者应减轻体重。

（黄建明）

第五节　下肢深静脉血栓形成

深静脉血栓形成（deep venous thrombosis，DVT）是指血液在深静脉不正常的凝结，好发于下肢，其发病率为上肢的10倍，深静脉血栓形成在急性阶段如不及时诊断和处理，一些患者可因血栓脱落造成肺动脉栓塞，此外，未能及时处理者，多数不能幸免慢性血栓形成后遗症的发生，造成患者长期病痛，影响生活和工作能力，严重者可以致残。下肢深静脉血栓形成，属于中医学的"股肿""脉痹"范畴。

一、病因与发病机制

1836年，Virchow提出静脉内膜损伤、血流缓慢和血液高凝状态，为导致深静脉血栓形成的三大因素。

（一）静脉内膜损伤

静脉内膜具有良好的抗凝和抑制血小板黏附和聚集功能，完整的静脉内膜是防止深静脉血栓形成的前提，静脉壁因外伤如手术、创伤、电击或感染等使内膜造成破坏，内膜下的胶原裸露，导致血小板的黏附，并进一步发生聚集和释放反应，释放的生物活性物质可使血小板进一步聚集，形成血小板血栓，内膜下的胶原可激活凝血因子Ⅶ，启动内源性凝血系统，血管壁损伤释放的组织因子则可启动外源性凝血系统，最终导致血液中大量的纤维蛋白形成网络样结构，血小板血栓，加上局部产生的纤维蛋白和血细胞的沉积，于是形成了血栓。

（二）血流缓慢

血流缓慢是造成下肢深静脉血栓形成的首要因素，但单一的静脉淤血常不至引起深静脉血栓形成，静脉血流淤滞，增加了激活的血小板和凝血因子与静脉壁的时间，容易引起血栓形成。如果发生在受损的静脉内膜,则血栓发生的几率大大增加,静脉瓣膜的瓣窝内血流缓慢,且易产生涡流,是产生血栓的主要部位。另一个解剖学因素是左髂静脉易受右髂总动脉骑跨压迫,造成远侧静脉血液回流障碍而发生血栓,这是为什么左侧髂股静脉血栓形成的发生率远较右侧为高的缘故。

（三）血液高凝状态

近年来,血液高凝状态在血栓形成中的作用,日益受到重视,人体三大抗凝机制为抗凝血酶（AT Ⅲ）、蛋白 C 和纤溶系统,这三大抗凝机制的异常,可导致体内生理性抗凝机制损害,造成血液高凝状态。

在三大因素中,每一因素都与血栓的发生密切相关,历来得到公认的观点是,单独一种因素并不足以引起血栓形成,而是多种因素共同作用的结果。

二、病理解剖与病理生理

（一）静脉血栓可分为 3 种类型

1.红血栓或凝固血栓

组成比较均匀,血小板和白细胞散在分布在红细胞和纤维素的胶状块内。

2.白血栓

包括纤维素、成层的血小板和白细胞,只有极少的红细胞。

3.混合血栓

最常见,包含白血栓组成头部,板层状的红血栓和白血栓构成体部,红血栓或板层状的血栓构成尾部。

（二）病理生理

静脉血栓形成所引起的病理生理改变,主要是静脉回流障碍所发生的各种影响。静脉血液回流障碍的程度取决于受累血管的大小和部位,及血栓形成的范围和性质。静脉血栓形成后,在血栓远侧静脉压力升高所引起的一系列病理生理变化,如小静脉甚至毛细静脉处于明显的淤血状态,毛细血管的渗透压因静脉压力改变而升高,血管内皮细胞内缺氧而渗透性增加,以致血管内液体成分向外渗出,移向组织间隙,往往造成肢体肿胀。如有红细胞渗出于血管外,其代谢产物含铁血黄素,形成皮肤色素沉着。在静脉血栓形成时,可伴有一定程度的动脉痉挛,在动脉搏动减弱的情况下,会引起淋巴淤滞,淋巴回流障碍,加重肢体的肿胀。

三、临床表现

1)深静脉血栓形成的患者中有相当一部分并无症状,当血栓导致血管壁及其周围组织炎症反应,及血栓堵塞静脉管腔,造成静脉血液回流障碍后,依据病变部位不同,可造成各异的临床表现,急性期主要表现为下肢肿胀、疼痛、代偿性浅静脉曲张,一般认为急性深静脉血栓形成 3～6 个月后,即进入后遗症期。

2)下肢深静脉血栓形成有三种类型,即周围型、中央型和混合型。

(1)周围型:也称小腿肌肉静脉丛血栓形成。是手术后深静脉血栓的好发部位,血栓形成后,因血栓局限,全身症状不明显,主要表现为小腿疼痛和轻度肿胀,活动受限,经治疗多数可溶解,也可自溶,少数未治疗或治疗不当,可向大腿扩展而成为混合型,小栓子脱落可引起轻度肺动脉栓塞。

(2)中央型:也称髂股静脉血栓形成。是指髂总、髂外到股总静脉范围内血栓形成,以左侧多见,表现为臀部以下肿胀,下肢、腹股沟及患侧腹壁浅静脉怒张,深静脉走向压痛,皮肤温度升高。血栓向上可延伸至下腔静脉,向下可累及整个下肢深静脉,成为混合型,血栓脱落可导致肺动脉栓塞,威胁患者生命。

(3)混合型:即全下肢深静脉主干均充满血栓,可以由周围型扩展而来,开始症状较轻,以后肿胀平面逐渐上升,直至全下肢水肿,也可以由中央型向下扩展所致,其临床表现不易与中央型鉴别。

四、辅助检查

（一）肢体容积描记

最常用的是组抗容积描记（IPG），其原理是使下肢静脉达到最大充盈后，观察静脉最大流出率。

（二）多普勒超声检查

利用多普勒信号观察血流频谱，及超声成像系统对血管不同方向的扫描，能相当可靠地判断主干静脉内是否有血栓，是一种简便有效的无创性检查方法。

（三）静脉压力测定

穿刺足背静脉，与压力传感器和记录仪连接，以测量静脉压，正常人站立时，患者心脏至地面的垂直距离代表静息静脉压力。

（四）^{125}I 纤维蛋白原摄入检查

利用放射性核素，^{125}I 的人体纤维蛋白原能被在形成的血栓所摄取，每克血栓中的含量要比等量血液多 5 倍以上，因而形成放射显像。

（五）静脉造影检查

静脉造影检查被认为是诊断的"金标准"，其缺点是侵入性和需使用造影剂，碘过敏和肾功能不全者不能施行此项检查，虽然这是一种创伤性检查，但能使静脉直接显像，可以有效地判断有无血栓，血栓的位置、范围、形态和侧支循环的情况。

五、治疗

（一）非手术疗法

适用于周围型及超过 3 日以上的中央型和混合型。

1.卧床休息和抬高患肢

卧床休息 1～2 周，避免活动和用力排便，以免引起血栓脱落。垫高床脚 20～25 cm，使下肢高于心脏平面，可改善静脉回流，减轻水肿和疼痛。开始下床活动时，需穿弹力袜或用弹力绷带，使用时间因栓塞部位而异：小腿肌肉静脉丛血栓形成使用 1～2 周；静脉血栓形成，使用不超过六周；髂股静脉血栓形成，可用 3～6 个月。

2.抗凝疗法

抗凝疗法是治疗急性深静脉血栓形成最主要的方法，常作为溶栓疗法与手术取栓术的后续治疗，其目的是防止已形成的血栓扩散和其他部位新的血栓形成，能促使血栓静脉的再血管化和减少血栓形成的后遗症。适应证为急性深静脉血栓形成及血栓取出术后，或以往有肺栓塞病史者。禁忌证为有出血疾病史、严重肝肾功能不良、有溃疡病出血、脑出血和其他疾病出血史者。抗凝疗法大致 4 周左右，一般开始或急症时先用肝素，延续 5～7 天，第 6 天开始可口服香豆素类衍化物，常用的抗凝药物有肝素和香豆素类衍生物。

肝素为非常有效的抗凝药物，一般成人剂量 1～1.5 mg/kg，每 4～6 小时静脉或肌内注射 1 次，并监测试管法凝血时间，以控制在 20～25min 为宜，若小于 15 或大于 30min，应增大或减少剂量。

香豆素衍生物常用的有华法林（warfarin）、醋硝香豆素和双香豆乙酯等，一般用药后 24～48h 开始发生效用，故常与肝素联合应用。一般在联合用药 2 天后，停止应用肝素，而用本药维持量。维持抗凝治疗时间，应按照病情和血栓形成的部位而定。小腿深静脉血栓形成，需维持 4～7 周；髂股静脉血栓形成，需 3～6 个月。用药期间，应监测凝血酶原时间，使其控制在 20～30s 左右。目前临床常用华法林，一般第 1 日10～15 mg，第 2 日 5 mg，以后应用维持量，每日 2.5 mg 左右。

3.溶栓疗法

在发病的 7 天内可采用溶血栓疗法，其禁忌证同抗凝疗法。常用的药物有链激酶和尿激酶，都是纤维蛋白溶解系统的激活剂,使纤维蛋白原转变为纤维蛋白酶,具有溶解血栓的作用。常用药物有尿激酶、链激酶和纤维蛋白溶酶。

(1)链激酶:从溶血性链球菌的培养液中提制。成人首次剂量为50万U,溶于5%葡萄糖溶液中,在30min内静脉滴入,以后按10万U/h的维持剂量,连续静脉滴注,直到临床症状消失,并再继续维持3~4h,疗程一般3~5天。用药期间,应监测凝血酶时间和纤维蛋白原含量。凝血酶时间正常15s左右,使控制在正常值的2~3倍。纤维蛋白原正常2~4 g/L,不宜低于0.5~1 g/L。

(2)尿激酶:从人尿中提取,不良反应小,优于链激酶。国外用药剂量较大,首次剂量3 000~4 000 U/kg,在10~30min内静脉滴入,疗程一般12~72小时。国内多用小剂量,一般3~5万U,2次/天。以后根据监测纤维蛋白原及优球蛋白溶解时间,若纤维蛋白原低于2 g/L,或优球蛋白溶解时间小于70min,均需暂停用药1次,可延续应用7~10天。

(3)纤维蛋白溶酶(纤维酶,血浆酶):首次注射剂量为5~15万U,静脉滴注,以后每隔8~12h注射5万U,共7天。

4.祛聚疗法

临床常用的有低分子右旋糖酐、阿司匹林和双嘧达莫等是抑制血小板聚集的药物。

5.中医中药

可用消栓通脉汤(丹参、川芎、当归、牛膝、水蛭、土鳖虫、穿山甲)加味。

(二)手术疗法

1.静脉血栓取出术

适用于病期在3天以内的中央型和混合型。可切开静脉壁直接取栓,现多用Fogarty带囊导管取栓,手术简便。

2.下腔静脉结扎或滤网成形术

适于下肢深静脉血栓形成向近心端伸延达下腔静脉并发肺栓塞者。下腔静脉结扎,术后心输出量突然减少,可造成死亡,且并发下肢静脉回流障碍,现多不主张应用,而以各种滤网成形术代替。

3.原位大隐静脉移植术

本手术仅适用于股腘静脉血栓形成,方法非常简单,只需要膝后显露腘静脉,将大隐静脉远侧与膝以下腘静脉作端侧吻合。但必须具备下述条件:大隐静脉近端以上的股静脉和髂静脉通畅;小腿部深静脉通畅;大隐静脉无曲张及栓塞且瓣膜功能良好。本手术只需作一个吻合口,使同侧大隐静脉取代了股腘静脉的血液回流功能。

4.大隐静脉转流移植术

适用于近侧髂股静脉血栓形成,股静脉中下段及小腿深静脉无明显继发血栓的病例。在患侧股静脉部位作一纵行切开,剖出管腔通畅的股浅静脉一段备用。继分离健侧大隐静脉,结扎、切断各分支,分离至膝以下达足够长度,在近股静脉处暂时阻断大隐静脉,于远端切断大隐静脉,腔内充盈肝素溶液(肝素20 mg加生理盐水100 mL)。大隐静脉远端经耻骨上皮下脂层隧道引向患侧股浅静脉。全身肝素化(肝素1 mg/kg)后作大隐静脉与股浅静脉端侧吻合术。为提高吻合口通畅率,可在患肢吻合口远端加作暂时性动静脉瘘,并预置两根缝线于动静脉瘘处,将缝线引出皮肤外,3~4周待吻合口血管内膜愈合,再结扎此动静脉瘘。

5.带蒂大网膜移植术

髂股静脉血栓形成患者,如健侧或患肢的大隐静脉均不能利用(如已切除或曲张、栓塞等),可采用带蒂大网膜移植术。

(三)中医中药治疗

1.中医中药治疗

根据临床表现中医辨证急性期多属湿热下注证,慢性期属血瘀湿重证,两者之间还有一个比较模糊的

"迁延期",其时间长短难以界定。中医辨证属血淤湿阻夹热之证。脉痹饮以活血化瘀、利湿消肿、清热凉血为原则组方。

2.肿消散外敷

肿消散是以芒硝,冰片为主要成分,外加三黄散按一定比例,配成的一种外治剂,利用芒硝的脱水作用和冰片能够改变皮肤通透性的原理及三黄散的消炎利湿,活血化淤的作用,能够迅速吸收组织间液,减轻肢体张力促进侧支循环的开放,使肢体血管扩张,改善血液循环,达到肢体消肿的目的。

六、护理

(一)术前护理

(1)病房安静、整洁、减少不良刺激,使患者保持良好的精神状态,有利于气血运行及疾病的康复。

(2)饮食宜清淡,忌食油腻,辛辣等食物,进食低脂且富含纤维素的饮食,保持大便通畅,减少用力排便而致腹压增高,影响下肢静脉回流。说服患者严格戒烟。烟草中的尼古丁可使血管强烈收缩,指(趾)皮温降低 2.5 ℃~3.5 ℃。

(3)体位疗法:急性期患者应绝对卧床休息 10~14 天,患肢抬高,高于心脏水平 20~30 cm,床上活动时避免动作过大,禁止按摩患肢,待血栓机化黏附于静脉内壁,以防血栓脱落,发生肺动脉栓塞。膝关节屈曲 15°,使髂股静脉呈松弛不受压状态,并可缓解静脉牵拉。避免膝下垫枕,以免影响小腿静脉回流。

(4)观察患肢皮温、脉搏的变化,每日测量并记录患肢不同平面的周径,以判断治疗效果。

(5)肿消散外敷的护理:①防止药物聚集成堆,以保证皮肤与药物的有效接触面积。②药物外敷要保持连续性。③药物外敷过程中要密切观察患肢血运。

(二)术后护理

1.体位

术后需抬高患肢 30°,以利于静脉回流,减轻肢体肿胀。

2.早期活动

深静脉血栓取栓术后,鼓励患者尽早活动,以免血栓再次形成、延伸而并发肺栓塞。

3.血管通畅度的观察

血管取栓术后需观察患肢远端的皮肤温度、色泽、感觉和脉搏强度来判断血管通畅情况。如患肢高度肿胀,皮肤苍白,或是暗紫色,皮温降低,足背动脉搏动消失,说明有发生股白肿或股青肿的可能,应立即通知医生紧急处理。

4.置管溶栓的护理

将溶栓导管与微量注射泵连接,根据凝血指标,经溶栓导管泵入溶栓,抗凝药物,导管引出皮肤处每日用 0.05% 聚维酮碘消毒,更换无菌敷料,全身性应用抗生素,防止局部感染和导管菌血症发生。

5.抗凝及溶栓治疗的护理

溶栓或抗凝治疗过程中,无论采用何种给药途径,均应常规在给药前 1 小时用试管法测定凝血时间,以调节下次注射剂量。

6.并发症的观察

(1)出血倾向的观察:出血是 DVT 最常见并发症,在治疗护理过程中,除定时检测凝血时间及凝血酶原时间外,还应严密观察生命体征变化,观察切口、穿刺点、鼻、牙龈部有无异常出血及有无血尿、黑便等,必要时做尿、大便潜血检查,严格遵医嘱用药,用药剂量准确。发现异常报告医生并及时处理。

(2)肺栓塞的观察:肺栓塞是下肢深静脉血栓形成最严重的并发症之一。一般在血栓形成 1~2 周发生,多发生在久卧开始活动时,因此在血栓形成后的 1~2 周内及溶栓治疗早期,应绝对卧床休息,床上活动时避免动作过大,禁止按摩、挤压或热敷患肢,保持大便通畅,避免屏气用力的动作。肺动脉栓塞发生率一般为 10%,也有报道 51%。多发生于血栓形成后 1~2 周。主要症状为胸闷、胸痛、呼吸困难、咳嗽、咯血、发绀、血压下降。

7.医用循序减压袜和弹力绷带的应用

急性期过后,开始下床活动时,需要穿医用循序减压袜或医用弹力绷带,能够提供不同程度的外部压力。通过将外部压力作用于静脉管壁来增加血液流速和促进血液回流,及维持最低限度的静脉压有利于肢体肿胀的消退。

8.鼓励恢复期的患者逐渐增加活动量

如增加行走距离和锻炼下肢肌肉的活动量,以促进下肢深静脉再通和建立侧支循环。

(三)出院指导

(1)增加活动:长期卧床者定时翻身、深呼吸、咳嗽,膝关节的伸屈运动、内外翻、环转运动。

(2)避免血液淤滞:避免膝下垫硬枕、过度屈髋。

(3)预防静脉管壁受损:静脉注射时保护血管。

(4)严格戒烟,避免烟碱对血管的刺激作用。

(5)穿着医用循序减压袜。

(6)低脂肪高纤维素饮食,保持大便通畅。

(7)遵医嘱服药,定期检查。

（黄建明）

第十三章

肺动脉高压与肺源性心脏病

第一节　肺动脉高压

肺动脉高压实际上是由多种原因,包括基因突变、药物、免疫性疾病、分流性心脏畸形、病毒感染等侵犯小肺动脉,引发小肺动脉发生闭塞性重构,导致肺血管阻力增加,进而右心室肥厚扩张的一类恶性心脏血管疾病。患者早期诊断困难,治疗棘手,预后恶劣,症状出现后多因难以控制的右心衰竭死亡。

这一类疾病因病因谱广,预后差而成为日益突出的公共卫生保健沉重负担。不仅在西方发达国家备受重视,在我国等发展中国家也逐渐成为心血管疾病防治的重要任务。因此,心血管专科高级医师应该熟练掌握肺动脉高压临床特点、诊治规范、特别是右心室衰竭处理与左心衰竭的不同特点。

根据英国、美国及我国有关肺动脉高压专家共识等指南性文件,建议临床医师首诊发现肺血管疾病患者,应该及时转往相应专科医师处进行专科评估和靶向治疗,以免贻误最佳治疗时机。另外,国内外经验表明,培训专科医师,建立专业准入制度及相应区域性专科诊疗中心是提高肺血管疾病诊治水平的重要途径。值得强调的是,由中华医学会心血管病分会、中华心血管病杂志编辑委员会组织编写的我国第一个"《中国肺动脉高压筛查诊断与治疗专家共识》"(以下简称《专家共识》)于 2007 年 11 月在《中华心血管病杂志》正式发表,为更好规范我国心血管医师的临床诊治行为,提供了重要参考依据。

一、概念和分类

(一)历史回顾

1973 年,世界卫生组织(WHO)在日内瓦召开了第 1 次世界肺高血压会议,会议初步把肺高血压分为原发性肺高血压(primary pulmonary hypertension,PPH)和继发性肺高血压两大类。1998 年,在法国Evian举行的第 2 次 WHO 肺高压专题会议首次将肺动脉高压与肺静脉高压、血栓栓塞性肺高压区分开;并将直接影响肺动脉及其分支的肺动脉高压(pulmonary arterial hypertension,PAH)与其他类型肺高血压严格区分;还将应用多年的原发性肺高血压分为散发性和家族性两大类。2003 年,在威尼斯举行的第 3 次WHO 会议正式取消了原发性肺高血压这一术语,并使用特发性肺动脉高压(idiopathic pulmonary arterial hypertension,IPAH)和家族性肺动脉高压(familial pulmonary arterial hypertension,FPAH)取而代之,特发性肺动脉高压和家族性肺动脉高压并列为肺动脉高压的亚类。

国内有专家建议使用"动脉型肺动脉高压"和"静脉型肺动脉高压"等概念。但肺静脉高压初期并不伴随肺动脉高压,如患者没有得到及时治疗,或导致肺静脉高压原因没有及时消除,才会逐渐伴随出现肺动脉高压。这一点在第 4 次世界卫生组织肺动脉高压会议(美国加州洛杉矶橘子郡,2008 年 2 月)上明确提出,称为"孤立的肺静脉高压(isolated pulmonary venous hypertension)",属于肺高血压。所以,目前国际上多数专家还是倾向于把孤立的肺动脉高压和肺高血压严格进行区分来进行定义。

目前,关于 2008 年 2 月第 4 次世界肺高血压学术会议上术语的最新进展,还有几点必须强调:①"家族性肺动脉高压"已经更改为"遗传性家族型肺动脉高压",而有骨形成蛋白 2 型受体(bone morphogenetic protein receptor 2,BMPR2)基因突变的特发性肺动脉高压患者,目前建议诊断为"遗传性散发型肺动脉高压";②小孔房间隔缺损等左向右分流性先天性心脏病合并重度肺动脉高压患者,目前建议诊断为"类特发性肺动脉高压综合征(IPAH like physiology)"。

(二)肺高血压和肺动脉高压

肺高血压是指肺内循环系统发生高血压,整个肺循环,任何系统或者局部病变而引起的肺循环血压增高均可称为肺高血压(简称肺高压,pulmonary hypertension)。

肺动脉高压(PAH)是指孤立的肺动脉血压增高,肺静脉压力应正常,同时肺毛细血管嵌顿压正常。

特发性肺动脉高压(IPAH)是肺动脉高压的一种,指没有发现任何原因,包括遗传、病毒、药物而发生的肺动脉高压。研究发现 26% 的特发性肺动脉高压患者合并 BMPR2 突变,但目前认为合并基因突变应诊断为"遗传性散发型肺动脉高压"。

肺高血压的诊断标准:在海平面状态下,静息时,右心导管检查肺动脉收缩压>30 mmHg(1 mmHg=0.133 kPa)和(或)肺动脉平均压>25 mmHg,或者运动时肺动脉平均压>30 mmHg。而诊断肺动脉高压的标准,除了上述肺高压标准之外,尚需肺毛细血管嵌顿压(PCWP)≤15 mmHg,肺血管阻力>3。

(三)威尼斯会议肺高血压临床分类

尽管 2008 年 2 月第 4 次世界肺高血压会议重新对肺高血压进行了分类,但鉴于正式分类尚未发表,个别问题还存在争议,因此,本教材仍采用威尼斯第 3 次世界卫生组织肺动脉高压专题会议制定的肺高血压诊断分类标准(表 13-1)。

表 13-1　2003 年威尼斯会议肺高血压临床诊断分类

1.肺动脉高压	3.与呼吸系统疾病或缺氧相关肺高压
1.1 特发性肺动脉高压	3.1 慢性阻塞性肺疾病
1.2 家族性肺动脉高压	3.2 间质性肺病
1.3 相关因素所致	3.3 睡眠呼吸障碍
1.3.1 胶原血管病	3.4 肺泡低通气综合征
1.3.2 先天性体-肺分流性心脏病	3.5 慢性高原病
1.3.3 门静脉高压	3.6 肺泡-毛细血管发育不良
1.3.4 HIV 感染	4.慢性血栓和(或)栓塞性肺高压
1.3.5 药物和毒物	4.1 血栓栓塞近端肺动脉
1.3.6 其他:甲状腺疾病,糖原贮积症,戈谢病,遗传性出血性毛细血管扩张症,血红蛋白病,骨髓增生性疾病,脾切除	4.2 血栓栓塞远端肺动脉
1.4 因肺静脉或毛细血管病变导致的肺动脉高压	4.3 非血栓性肺栓塞[肿瘤,虫卵和(或)寄生虫,外源性物质]
1.4.1 肺静脉闭塞病	5.混合性肺高压
1.4.2 肺毛细血管瘤	类肉瘤样病,组织细胞增多症,淋巴血管瘤病,肺血管迫(腺瘤,肿瘤,纤维性纵隔炎)
1.5 新生儿持续性肺动脉高压	
2.左心疾病相关肺高压	
2.1 主要累及左房或左室的心脏疾病	
2.2 左心瓣膜病	

二、流行病学

(一)流行病学资料

由于特发性肺动脉高压发病率较低,而其他类型肺动脉高压诊断分类十分复杂,加之早期临床症状隐匿,不易发现,而且确诊依赖右心导管检查,因此普通人群流行病学方面资料较少。

特发性肺动脉高压可发生于任何年龄,但平均诊断年龄为 36 岁,男性确诊时年龄略高于女性。我国特发性和家族性肺动脉高压注册登记研究表明,女性发病率高于男性,女男比例约为 2.4∶1,与国外报道的(1.7～3.5)∶1相似,儿童特发性肺动脉高压性别比女性∶男性为1.8∶1,目前研究未发现特发性肺动脉高压的发病率存在种族差异。

根据1987年公布的美国国立卫生研究院(NIH)注册登记研究结果,人群中原发性肺高血压(PPH)年发病率为1/100万～2/100万。2006年法国研究表明法国成年人群中肺动脉高压年发病率和患病率分别为2.4/100万和15.0/100万。

虽然普通人群肺动脉高压发病率较低,但服用食欲抑制药人群中年发病率可达到25/100万～50/100万。而尸检研究得到的患病率更高达1 300/100万。

儿童肺动脉高压发病率同样很低。中国肺动脉高压注册登记研究初步结果表明,儿童肺动脉高压患者中特发性、家族性及结缔组织病、先天性心脏病相关性肺动脉高压所占比例分别为31%、3%、8%、59%。

(二)危险因素

肺动脉高压的危险因素是指在肺动脉高压发展过程中可能起促进作用的任何因素,包括药物、疾病、年龄及性别等。

2003年,第3次WHO肺高血压会议上对肺动脉高压危险因素进行了系统阐述(表13-2)。临床医师应熟悉肺动脉高压的常见危险因素,并应用到肺动脉高压诊断流程中。

表13-2　2003年威尼斯会议上确定的肺动脉高压危险因素

A.药物和毒物	3.不太可能的相关因素
1.已明确有致病作用	肥胖
阿米雷司	C.疾病
芬氟拉明	1.已明确的疾病
右芬氟拉明	HIV感染
毒性菜籽油	2.非常有可能的疾病
2.非常可能有致病作用	门静脉高压/肝病
安非他明	胶原血管病
L-色氨酸	先天性体-肺分流性心脏病
3.可能有致病作用	3.可能的疾病
甲基-安非他明	甲状腺疾病
可卡因	血液系统疾病
化疗药物	脾切除术后
4.不太可能有致病作用	镰刀细胞性贫血
抗抑郁药	β-地中海贫血
口服避孕药	慢性骨髓增生性疾病
治疗剂量的雌激素	少见的遗传或代谢疾病
吸烟	1a型糖原贮积症
B.有统计学意义的相关因素	戈谢病
1.明确的相关因素	遗传性出血性毛细血管扩张症
性别	
2.可能的相关因素	
妊娠	
高血压	

三、分子生物学

(一)基因突变

1954 年,Dresdale 首次报道了 1 例家族性原发性肺动脉高压家系,提示某些肺动脉高压可能与基因突变有关。1997 年发现染色体 2q31-32 有一个与家族性肺动脉高压有关的标记,2000 年明确该区域中编码骨形成蛋白 2 型受体(BMPR2)基因突变是肺动脉高压重要的遗传学机制。最近发现,ALK1/Endoglin 基因突变与遗传性出血性毛细血管扩张症合并特发性肺动脉高压的发病有关,可引起内皮细胞增殖(血管新生)和肺动脉平滑肌细胞增生,引起肺动脉高压特征性病理改变。各种类型肺动脉高压可能均有遗传因素参与。

(二)钾通道

缺氧可抑制小肺动脉平滑肌细胞的电压门控钾通道(K_V),导致钙通道开放增加,从而引起缺氧性肺血管收缩反应及血管重构。研究表明肺动脉高压以肺动脉平滑肌细胞的 K_{VL5} 表达下调为主,慢性缺氧性肺高压则 K_{VL5}、$K_{V2.1}$ 的表达均下调;食欲抑制药如芬氟拉明、阿米雷司则可直接抑制 K_{VL5} 和 $K_{V2.1}$;二氯乙酸甲酯(DCA)和西地那非可增加钾通道的表达及活性。因此,钾通道功能异常在肺动脉高压发病机制中起重要作用。

(三)增殖和凋亡

小肺动脉重构与内皮细胞过度增殖及凋亡抵抗有关。目前认为缺氧、机械剪切力、炎症、某些药物或毒物及遗传易患性均可导致内皮细胞的异常增生。病理学研究发现,丛样病变是由异常增殖的内皮细胞和成纤维细胞构成的通道。而特发性肺动脉高压丛样病变为单克隆起源内皮细胞构成,与生长抑制基因如转化生长因子 β(TGF-β)2 型受体和凋亡相关基因 Bax 缺陷有关。另外,特发性肺动脉高压及先心病相关性肺动脉高压丛样病变中还存在内皮细胞凋亡抵抗,导致不可逆性小肺动脉重构。

(四)5-羟色胺转运系统

肺动脉高压患者血液中 5-羟色胺(5-HT)水平升高,而最主要储存库-血小板中的含量却是下降的。多种类型肺动脉高压患者血浆中 5-HT 水平升高,即使肺移植或前列环素治疗也不能纠正;食欲抑制药阿米雷司、芬氟拉明与 5-HT 载体相互作用促使血小板释放 5-HT,并抑制其再摄取,导致血浆 5-HT 水平升高,因此也是一种钾通道拮抗药。临床及动物实验均证实,肺动脉平滑肌细胞中 5-HT 载体的表达和(或)活性升高均可引起小肺动脉重构。

(五)炎症机制

部分系统性红斑狼疮合并肺动脉高压患者经免疫抑制药治疗后病情明显改善,某些肺动脉高压患者体内可检测到循环自身抗体如抗核抗体及炎性细胞因子如 IL-1 和 IL-6 表达升高,肺组织学检查发现巨噬细胞和淋巴细胞炎性浸润,趋化因子 RANTSE 和 fractalkine 表达增加,提示炎症机制在肺动脉重构机制中起重要作用。

四、病理

肺动脉高压患者各级肺动脉均可发生结构重建,且严重程度和患者预后有一定相关性。肌型和弹性肺动脉、微细肺动脉的主要病理改变是中膜肥厚、弹性肺动脉扩张及内膜粥样硬化。各级肺小叶前或小叶内肺动脉主要表现为狭窄型动脉病变和复合型动脉病变;狭窄型病变包括肺动脉中膜平滑肌肥厚、内膜及外膜增厚;复合病变则包括丛样病变、扩张性病变和动脉炎性病变。对临床表现复杂、诊断困难的肺动脉高压患者,尽量争取行肺动脉病理解剖学检查。

五、血流动力学

(一)正常肺循环血流动力学特点

正常肺循环是一个低压、低阻、顺应性高的血液循环系统。肺血管床横截面积较大,因而阻力和压力均较低。肺血管壁薄,与气道解剖关系毗邻,因此肺血流动力学易受气道、纵隔及左右心室压力变化的影响。与临床关系密切的肺血流动力学参数有:肺动脉压、肺毛细血管楔压、肺血管阻力和右心输出量(或肺血流量)等,正常值范围,见表 13-3。肺动脉收缩压正常值为 1.7~3.5 kPa(13~26 mmHg),舒张压为 0.8~2.1 kPa(6~16 mmHg),肺动脉压随年龄增长略有升高。肺毛细血管楔压通过导管直接嵌顿在小肺动脉远端测量获得,正常值为 1.1~1.5 kPa(8~12 mmHg),临床上常用肺毛细血管楔压代替左心房压力。

表 13-3　肺循环血流动力学参数的正常参考值

参数	平均值	正常值
Q(L/分)	6.4	4.4~8.4
PAP$_{systolic}$(mmHg)	19	13~26
PAP$_{diastolic}$(mmHg)	10	6~16
PAP$_{mean}$(mmHg)	13	7~19
PAOP(mmHg)	9	5~13
PCWP(mmHg)	10	8~12
RAP(mmHg)	5	1~9
PVR(dyn·s-1cm5)	55	11~99

Q,肺血流量;PAPsystolic,肺动脉收缩压;PAPmean,肺动脉平均压;PAPdiastolic,肺动脉舒张压;PAOP,肺动脉闭塞压;PCWP,肺毛细血管楔压;RAP,右房压;PVR,肺血管阻力。

肺血管阻力(pulmonary vascular resistence,PVR):计算公式是 $R = \dfrac{\overline{P}_{PA} - \overline{P}_{LA}}{\overline{Q}_T}$,其中 $P_{PA} - P_{LA}$=肺动脉与左房之间的平均压差可以用 P_W 肺毛细血管楔压代替 P_{LV},单位是 mmHg。$\overline{Q}_T$=平均肺血流量,单位用 mL/s 表示。

心输出量:正常情况下左心输出量略高于右心,主要是由于 1%~2% 支气管静脉血直接回流到肺静脉所致。目前临床上常用计算右心输出量的方法有两种:热稀释法和 Fick 法。右心输出量的正常值为 4.4~8.4 L/min。

常用肺循环血流动力学参数的正常参考值,见表 13-3。

(二)肺动脉高压血流动力学特点

肺动脉高压血流动力学特征是肺动脉压力和肺血管阻力进行性升高,右心输出量逐渐下降,最终导致右室扩张,肥厚进而功能衰竭。

肺动脉高压无症状期为安静状态下肺动脉压正常,活动后明显升高,但是心输出量基本正常;有症状期为安静状态下肺动脉压、肺血管阻力升高,心输出量下降是症状出现的主要原因,此期可出现右室扩张和肥厚;恶化期为肺阻力进一步升高,心输出量继续下降,导致肺动脉压力也开始下降,此期肺循环血流动力学改变超过右室代偿范围,发生右心衰竭(图 13-1)。

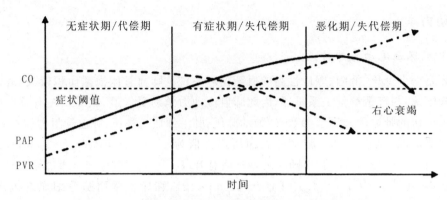

图 13-1　肺动脉高压不同时期血流动力学参数变化特点

（三）不同类型肺高血压血流动力学特点

1.肺动脉压

安静状态下肺动脉平均压＞3.3 kPa(25 mmHg)即可定义为肺高血压。根据诊断分类不同,肺动脉高压的升高可以分为被动性(如肺静脉压力升高)、运动相关性(心输出量增加所致)和肺血管阻力增加性(肺循环自身病变)。

2.毛细血管后性肺高压

又称肺静脉高压,肺毛细血管楔压≥2.0 kPa(15 mmHg),跨肺压差(TPG)正常;毛细血管前性肺高压,又称肺动脉高压,肺毛细血管楔压＜2.0 kPa(15 mmHg),跨肺压差因肺血管阻力或心输出量增加而升高。

3.肺静脉回流受阻

如左室功能不全和二尖瓣疾病可被动引起肺动脉压升高。一些少见疾病如肺血管中层纤维化和肺静脉闭塞性疾病,也可直接引起肺静脉回流受阻导致肺高压。

4.肺血流增多

也可引起肺动脉压升高,如存在先天性左向右分流性心脏疾病。当肺血流明显增加和肺血管扩张能力达到最大时,肺血流略增加就可导致肺动脉压明显升高。

5.肺血管阻力增加

主要与小肺动脉重构、血管收缩和原位血栓形成有关。根据影响因素不同将肺血管阻力分为两种类型:固定型和(或)可逆型。固定型成分与肺动脉阻塞、闭塞及重构有关;可逆型成分与肺血管张力变化有关,肺血管张力与肺血管内皮、血管平滑肌细胞、细胞外基质、循环血细胞和血液成分相互作用有关。肺动脉高压时肺血管阻力＞3。肺血管阻力增加往往与远端小肺动脉或近端肺动脉面积明显减少有关。

六、临床表现

（一）症状

肺动脉高压早期无明显症状,往往病情发展至心功能失代偿才引发症状。我国注册登记研究结果表明,患者首发症状至确诊时间为(26.4±27.6)个月。首发就诊症状是活动后气短,发生率高达98.6%。其后依次为胸痛、晕厥、咯血、心悸、下肢水肿及胸闷,发生率分别为29.2%、26.4%、20.8%、9.7%、4.2%和2.8%。

（二）既往史

采集病史时应注意询问:减肥药服用史,习惯性流产史,鼻出血,慢性支气管炎,HIV感染史,肝病,贫血,甲状腺疾病,打鼾史及深静脉血栓史等。上述病史可以提示一些病因诊断,对患者进行准确的诊断分类有重要价值。例如,鼻出血需要考虑患者是否合并遗传性出血性毛细血管扩张症。

（三）体格检查

肺动脉高压的体征没有特异性,P2亢进最为常见,发生率为88.9%。其他常见体征有三尖瓣收缩期杂音;右心功能不全时可出现颈静脉充盈或怒张,下肢水肿;先天性心脏病合并肺动脉高压可出现发绀,杵状指(趾)等。另外还需对背部仔细听诊,如发现血管杂音应考虑肺动静脉畸形可能。

（四）WHO肺动脉高压功能评级

1998年第2次世界卫生组织肺高压专题会议就已提出肺动脉高压患者的心功能分级标准,即WHO功能分级。该分级与NYHA心功能分级的差别在于增加了晕厥的分级指标(表13-4)。功能分级不但是治疗策略的依据,也是判断患者预后的重要资料。

表 13-4　世界卫生组织肺动脉高压患者功能分级评价标准

分级	描述
I	患者体力活动不受限,日常体力活动不会导致气短、乏力、胸痛或黑矇
II	患者体力活动轻度受限,休息时无不适,但日常活动会出现气短、乏力、胸痛或近乎晕厥
III	患者体力活动明显受限,休息时无不适,但低于日常活动量时即出现气短、乏力、胸痛或近乎晕厥
IV	患者不能进行任何体力活动,有右心衰竭的征象,休息时可有气短和(或)乏力,任何体力活动都可加重症状

七、辅助检查

（一）心电图检查

肺动脉高压患者的心电图表现缺乏特异性,电轴右偏、I导联出现S波、右心室高电压及右胸前导联可出现ST-T波改变有助于提示肺动脉高压。

（二）胸部X线检查

肺动脉高压患者胸部X线检查征象可能有肺动脉段凸出及右下肺动脉扩张,伴外周肺血管稀疏——“截断现象”,右心房和右心室扩大。

（三）超声心动图检查

超声心动图是肺动脉高压疑诊患者最主要的无创检查手段。超声心动图检查的右心房大小、左心室舒张末期内径及心包积液等是评估病情严重程度、评价疗效和估计预后的重要参数,还可发现心内畸形、大血管畸形及左心病变,在肺动脉高压病因诊断中具有重要价值。但由于超声心动图检查易受操作者的经验、仪器型号等因素影响,并且不能准确测量肺动脉平均压、肺毛细血管楔压及心输出量等参数,因此不能用于确诊肺动脉高压。

（四）肺功能检查

特发性肺动脉高压、先天性心脏病相关性肺动脉高压和结缔组织病相关性肺动脉高压均存在不同程度的外周气道通气功能障碍和弥散功能障碍。其中结缔组织病相关性肺动脉高压患者的一氧化碳弥散量(DLco)下降最为明显。

（五）睡眠监测

睡眠监测为常规检查方法之一,大约15%的睡眠呼吸障碍患者可发生肺高压。

（六）胸部CT、肺灌注扫描

胸部CT、肺灌注扫描是诊断肺栓塞,肺血管畸形等肺血管疾病重要的无创检查手段。高分辨率胸部CT也是鉴别特发性肺动脉高压和肺静脉闭塞病重要方法。

（七）心脏MRI检查

心脏MRI可以测量右心室舒张末期容积、右心室壁厚度、右心室射血分数等参数,是评价右心功能的重要检查手段。

（八）右心导管检查

右心导管检查是诊断肺动脉高压唯一的金标准,也是指导确定科学治疗方案必不可少的手段。对病情稳定、WHO 肺动脉高压功能分级Ⅰ～Ⅲ级、没有明确禁忌证的患者均应积极开展标准的右心导管检查。右心导管检查时测定的项目包括:心率、右心房压、右心室压、肺动脉压(收缩压、舒张压和平均压)、肺毛细血管嵌压、心输出量、体循环血压、肺血管阻力和体循环阻力及导管径路各部位的血氧饱和度等。

（九）急性肺血管扩张试验

部分肺动脉高压尤其是特发性肺动脉高压的发病机制可能与肺血管痉挛有关,急性肺血管扩张试验是筛选这些患者的有效手段。国内急性肺血管扩张试验常选择腺苷或伊洛前列素。急性肺血管扩张试验阳性标准为:肺动脉平均压下降到 5.3 kPa(40 mmHg)之下,且下降幅度超过 1.3 kPa(10 mmHg),心输出量增加或至少不变。必须同时满足此 3 项标准,才可将患者诊断为试验结果阳性。初次检查阳性的患者服用足量的钙通道阻滞药治疗 12 个月时应及时随访,如果患者心功能稳定在Ⅰ～Ⅱ级,而肺动脉平均压基本或接近正常,则认为该患者符合钙通道阻滞剂长期敏感者的诊断标准。

（十）肺动脉造影

肺动脉造影是诊断肺栓塞、肺血管炎、肺血管肿瘤的金标准,在肺动脉高压诊断分类中具有重要价值。肺动脉造影显示的肺血管末端血液充盈状况对于判断患者肺动脉高压是否小动脉闭塞具有重要临床实用价值。需要注意,肺动脉造影并非肺动脉高压常规检查项目。血流动力学不稳定肺动脉高压患者进行肺动脉造影可能导致右心衰竭加重,甚至猝死。

（十一）6 min 步行距离试验

肺动脉高压患者首次入院后常规进行 6 min 步行距离试验。6 min 步行距离试验是评价患者活动耐量的客观指标,也是评价疗效的关键方法。另外首次住院的 6 min 步行距离试验结果与预后有明显相关性。进行 6 min 步行距离试验同时还应同时评价 Borg 呼吸困难分级,具体分级方法,见表 13-5。

表 13-5　Borg scale 分级

分级	描述
0 级	没有任何呼吸困难症状
0.5 级	呼吸困难症状非常非常轻微(刚刚觉察到)
1 级	呼吸困难症状非常轻微
2 级	呼吸困难症状轻微(轻)
3 级	有中等程度的呼吸困难症状
4 级	呼吸困难症状稍微有点重
5 级	呼吸困难症状严重(重)
6 级	
7 级	呼吸困难症状非常重
8 级	
9 级	
10 级	呼吸困难症状非常非常严重(最重)

八、诊断及鉴别诊断

根据肺高血压最新诊断分类标准,肺高血压共分为五大类,21 亚类,30 余小类,因此只有遵循根据规范的诊断流程才能对肺高血压患者进行准确的诊断分类(图 13-2)。

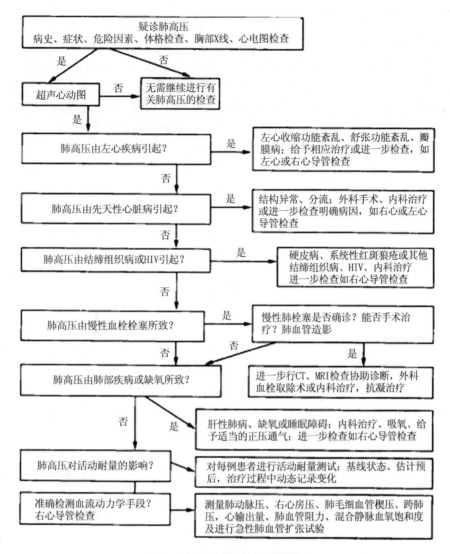

图 13-2　肺高血压的诊断流程

肺动脉高压的诊断和鉴别诊断要点:①首先提高肺动脉高压的诊断意识,尽量早期诊断,缩短确诊时间;②判断是否存在肺动脉高压的危险因素;③完善常规实验室检查,对肺动脉高压进行详细分类诊断;④右心导管检查及急性血管扩张试验确诊;⑤对患者心肺功能进行评估,确定治疗策略。

九、治疗

肺动脉高压的治疗大体分为 3 个不同阶段。第 1 个阶段通常称为"传统治疗时代",也叫作"零靶向治疗时代"。第 2 个阶段称为"不充分靶向治疗时代"。第 3 个治疗时代称为"多元化时代"。

传统治疗时代指 1992 年以前。这个阶段的治疗实际上是针对肺动脉痉挛,右心衰竭和肺血管原位血栓形成。药物有钙通道阻滞药(CCBs)、氧气、地高辛和利尿药、华法林。

1992 年起,随着依前列醇(epoprostenol,商品名:FLOLAN)进入临床,肺动脉高压患者的预后发生了革命性改变。一直到 1999 年波生坦(Bosentan,商品名:全可利)的出现,这期间依前列醇是唯一靶向治疗肺动脉高压药物,因此称为不充分靶向治疗时代,也有专家称为"FLOLAN 时代"。

1999 年以后,波生坦、曲前列素、西地那非等药物逐渐进入临床使各类肺动脉高压患者预后得到更好的改善,球囊扩张等介入治疗方法使慢性血栓栓塞性肺高压患者多了治疗的选择。药物治疗无效的危重患者可以选择房间隔打孔技术或者肺移植技术也成为全球性的专家共识,因此这个阶段称为"多元化新时代"。下面将着重强调治疗中几个重要部分。

（一）传统治疗

首先，除了合并房性心动过速，心房颤动等快速性心律失常，地高辛被推荐仅能应用于心输出量和心脏指数小于正常值的患者。利尿药应谨慎使用，短期改善患者症状之后，即应减量并逐渐停用，因右心室充盈压对于维持足够心输出量非常关键。华法林应用之前需评估患者有无禁忌证。如无禁忌，则部分凝血酶原活动度的国际标准比值（INR）应该控制在 1.5～2.5，主要是对抗肺血管原位血栓形成和发展。

其次需要着重强调急性肺血管反应试验结果是患者能否服用 CCBs 的唯一根据，因为试验阳性往往提示大量小肺动脉痉挛。而试验阴性，则提示血管重塑而闭塞是主要病理基础，此时使用 CCBs 则有导致体循环血压下降、矛盾性肺动脉压力升高、心力衰竭加重、诱发肺水肿等危险。

服用 CCBs 之后的 1 年随访结果又是患者是否为 CCBs 长期敏感者的唯一证据，只有 CCBs 长期敏感者才能长期服用 CCBs 并能显著获益。服用 CCBs 之前应该根据 24 h HOLTER 的结果评估患者的基础心率，基础心率较慢的患者选择二氢吡啶类；基础心率较快的患者则选择地尔硫䓬。

原则上对于各类肺动脉高压患者，禁忌使用血管紧张素转换酶抑制药，血管紧张素 II 受体拮抗药和硝酸酯类等血管扩张药。

（二）靶向治疗

对急性肺血管扩张试验结果阴性，病情稳定的肺动脉高压患者，建议采用前列环素类药物、内皮素受体拮抗药、5 型磷酸二酯酶抑制药等新型血管扩张药进行靶向治疗或联合治疗。

目前，国内可以使用的靶向治疗药物有波生坦，西地那非和万他维等。

1.内皮素受体拮抗药

波生坦是非选择性内皮素受体拮抗药，是临床应用时间最长的口服靶向治疗药物，也是除了 FLOLAN 之外，目前唯一有 5 年生存率随访结果的治疗方法。目前国外大量的研究报道已经证实，该药物可以明确治疗特发性肺动脉高压，结缔组织病相关肺动脉高压，先心病相关肺动脉高压，艾滋病毒感染相关肺动脉高压，慢性血栓栓塞性肺动脉高压，儿童肺动脉高压，右心衰竭早期心功能 II 级的肺动脉高压患者。该药可改善患者的临床症状和血流动力学指标，提高运动耐量，改善生活质量和生存率，推迟到达临床恶化时间。国内研究也初步证实，波生坦可以安全有效治疗肺动脉高压患者。

目前推荐用法是初始剂量 62.5 mg，2 次/天，4 周，后续 125 mg，2 次/天，维持治疗。如无禁忌，是治疗心功能 II 级、III 级肺动脉高压患者的首选治疗。注意事项：①如患者是儿童，或体重＜40 kg，则用药剂量需要根据体重而调整为半量。如是体重＜20 kg 的婴幼儿患者，则建议剂量为 1/4 量；②由于具有潜在肝脏酶学指标升高作用。建议治疗期间监测肝功能，至少每月 1 次。如转氨酶增高小于等于正常值高限 3 倍，可以继续用药观察；小于正常值 3～5 倍，可以减半剂量继续使用或暂停用药，每 2 周监测一次肝功能，待转氨酶恢复正常后再次使用；小于正常值 5～8 倍，暂停用药，每 2 周监测一次肝功能，待转氨酶恢复正常后可考虑再次用药；小于正常值 8 倍以上时需要停止使用，不再考虑重新用药。转氨酶恢复正常后再次使用波生坦，大多数患者肝功能会保持正常。

波生坦和环孢素 A 有配伍禁忌，不推荐和格列本脲、氟康唑合用。

目前，欧洲和美国分别有西他生坦和安贝生坦等选择性内皮素受体 A 拮抗药上市，也可以有效治疗肺动脉高压，但是长期预后资料尚需时日。

2.5 型磷酸二酯酶抑制药

西地那非已被美国食品与药品管理局（FDA）批准用于肺动脉高压治疗，在国外上市的商品名"Revatio"。目前该药治疗患者的 2 年生存率已经在 2008 年美国胸科年会上公布，与传统治疗对比，确实明显延长了患者的生存时间。是值得推荐治疗肺动脉高压的重要方法。我国虽然还未批准治疗肺动脉高压的适应证，但是目前国内已有大量患者在接受或自发购买相同成分的"万艾可"用于治疗肺动脉高压，使用方法很不规范，甚至错误。因此亟待强调该药物正确临床使用方法。

根据 SUPER 研究结果及国内外专家共识,西地那非被推荐的标准剂量是 20 mg,3 次/天,且增加剂量不能增加疗效,但却增加不良反应发生率。

使用西地那非需要注意以下不良反应:腹泻、视觉障碍、肌肉疼痛、儿童发育增快及头痛和潮红。

同类药物伐地那非虽然在国内外都没有适应证,但随机双盲安慰剂对照多中心临床试验(E-VALUATION-1)正在进行,且前期开放对照研究也在 2008 年美国胸科年会公布,初步证明可以有效安全治疗肺动脉高压患者。因该药服用方便,5 mg,2 次/天即可,价格相对低廉,因此对于我国经济情况相对较差患者,是可以考虑尝试的方法。其不良反应与西地那非类似。

3.前列环素及结构类似物

我国目前唯一上市药物是伊洛前列素(ILOPROST,商品名万他维),短期内吸入伊洛前列素可降低肺动脉压力和肺血管阻力,提高运动耐量,改善生活质量。但伊洛前列素是否可长期单独应用治疗肺动脉高压目前还没有很好的研究来证实。目前,大多数有经验专家建议,对于心功能较差患者可短期应用,病情缓解之后应及时替换为口服制剂如 5 型磷酸二酯酶抑制药或内皮素受体拮抗药波生坦。另外,对于急诊室或者重症监护病房及手术中遇到肺动脉高压危象,或者急性和(或)重度右心衰竭患者,伊洛前列素吸入或者静脉泵入是非常重要的治疗选择。

需要强调:前列腺素 E_1(即前列地尔)与前列环素不同,不建议用于肺动脉高压的治疗。

曲前列素在欧美上市多年,可以经皮下注射、静脉注射和吸入途径等多种方法给药,方便、安全、有效。在治疗肺动脉高压药物中是目前公认最好的前列环素类药物。有望近期进入国内临床应用。

4.治疗目标

对于肺动脉高压这类恶性疾病,国内外专家倾向于"以目标为导向的靶向治疗",即治疗之前,先预设治疗目标,随后给予靶向治疗方案。3 个月为 1 个周期,检查患者是否达到治疗目标,如达到,继续治疗。如没有达到目标,更换方案或者联合治疗。

一般来说,预先设定的治疗目标是下列生理指标至少 50% 改善,而其他指标没有恶化:如 6 min 步行距离、WHO 功能分级、Borg 呼吸困难指数、动脉氧饱和度、左心室舒张末内径、右心室内径、肺功能、平均肺动脉压、肺血管阻力、心排血指数、右心室射血分数、右心房平均压、右心室舒张末压和临床恶化事件等。

(三)联合治疗方案

1.靶向联合方案

如果患者经单药治疗,没有达到预先设定的治疗目标或者病情仍进行性加重,建议采用联合治疗。目前尚无公认最佳联合治疗方案。根据专家经验,波生坦+西地那非或波生坦+伐地那非可能疗效最佳。

一般情况下,根据患者经济状况可以首选波生坦、西地那非或伐地那非来启动治疗。3 个月后评估,如达标,则继续治疗。如没有达标,则联合治疗。国内联合治疗,PDE_5 抑制药一般不变动剂量,而波生坦先用 62.5 mg,2 次/天。如再次评估达标,继续治疗,如没有达标,则波生坦可以增加剂量至 125 mg,2 次/天。如仍未达标,可以考虑适当增加伊洛前列素,或者曲前列素。再不达标或继续恶化,考虑静脉使用伊洛前列素,择机进行肺移植或房间隔打孔。

2.靶向治疗之外的综合治疗

他汀:初步研究,证实可以加用,对抗肺动脉内皮的损伤。但需要进一步研究。

(四)介入治疗

对于肺血管炎或者血栓栓塞而导致的肺血管局部狭窄相关的肺动脉高压,可以考虑介入治疗。球囊扩张和支架置入可以明显改善患者的肺血液灌注,从而改善通气血流比值,提高动脉血氧饱和度,降低肺动脉阻力。其进一步机制有待于阐明。

(五)肺移植

药物治疗无效的肺动脉高压患者,可以考虑单侧、双侧或者部分肺叶肺移植。国外经验表明可有效纠正右心衰竭。国内经验有限。

（六）其他新技术

血管活性肠肽、弹性蛋白酶抑制药等都是初步证实有效的靶向治疗药物；而基因治疗、细胞移植治疗肺动脉高压的研究报道也初步显示其希望。同步起搏技术研究初步显示也可有效改善肺动脉高压患者的右心功能。但上述方法尚未成熟，仍在研究阶段，目前尚不能临床应用。

（李晓鹃）

第二节　肺源性心脏病

一、急性肺源性心脏病

急性肺源性心脏病是由于内源性或外源性栓子堵塞肺动脉或其分支使肺循环阻力增加，心输出量降低，引起右心室急剧扩张和急性右心功能衰竭的临床病理生理综合征。大块肺动脉栓塞尚可引起猝死。肺栓塞在西方发达国家年发病率约为 0.05%，未经治疗患者病死率约 30%。我国尚无这方面的流行病学资料，曾被认为是我国的少见病，以致长期以来国内临床界在很大程度上忽视了对该病的识别与诊断，使临床肺栓塞的识别与检出率低下。实际上，肺栓塞在我国也绝非少见，近年来，由于对肺栓塞诊断的重视，临床病例有增加趋势。

（一）病因

引起急性肺源性心脏病的肺动脉栓塞（pulmonary embolism，PE）主要由右心或周围静脉内血栓脱落所形成。

栓子可来自：①右心房［如有心力衰竭和（或）心房颤动时］、右心室（如心肌梗死波及右心室心内膜下引起附壁血栓时）、肺动脉瓣或三尖瓣（如发生心内膜炎时）；②周围静脉，绝大多数见于下肢和盆腔深静脉。

常见的诱因包括：久病或手术后长期卧床、静脉曲张、右心衰竭、静脉内插管、红细胞增多症、血小板增多症、抗凝血酶的缺乏、口服避孕药等引起的高凝状态所致血流淤滞、创伤、外科手术、静脉炎后等致静脉管壁损伤均易致血栓形成。

其他栓子可造成肺动脉栓塞者包括：长骨骨折所致脂肪栓，手术或腹腔镜、心血管造影等检查后的气栓，细菌性心内膜炎、动脉内膜炎、化脓性静脉炎后的菌栓，恶性肿瘤的瘤栓，羊水栓及寄生虫卵等。在我国，血栓性静脉炎和静脉曲张是下肢深静脉血栓形成的最主要原因。

（二）病理解剖和病理生理

当静脉血栓从其形成的位点脱落，可通过静脉系统到达肺循环，如果栓子为大块型且非常大，可以停留在肺动脉分叉处，形成鞍形栓子或分别阻塞左、右肺动脉。分叉处有时栓子向右心室延伸至阻塞部分肺动脉瓣。右心室扩大，其心肌及左心室心肌，尤其是心内膜下心肌，可能因休克或冠状动脉反射性痉挛引起严重缺氧而常有灶性坏死。非大块型小的栓子位于肺动脉分支可致肺梗死，多发生在下叶，尤其在肋膈角附近，常呈楔形，其底部在肺表面略高于周围的正常肺组织，呈红色。存活者梗死处组织最后形成瘢痕。

肺血管阻塞的程度和潜在的心肺疾病，很可能是决定最终是否发生右心功能不全的最重要的因素。阻塞越重，肺动脉压力越高。缩血管物质的释放（例如 5-羟色胺）反射性引起肺动脉收缩，加之低氧血症，可进一步增加肺血管阻力而导致肺动脉高压。

肺动脉压力突然升高，使右心室后负荷急剧增加，右心室扩张，右室壁张力增加，继而功能不全。右心室扩张，室间隔向左心室移动，由于因心包的限制而出现的心腔充盈不足，加上右心室收缩功能不全，可使右心室输血量减少，从而进一步降低左心室的前负荷。一旦右心室扩张，冠状静脉压增高，同时左心室舒张期扩张亦减少。左心室前负荷的降低亦可使室间隔移向左心室，左心室充盈不足输血量减少，体循环血流量和压力均降低,冠状血管灌注受到潜在危机而引起心肌缺血。这种循环的不断持续可引起循环衰竭甚至死亡。总之,肺栓塞后可导致下述病理生理改变。

(1)由于肺血管阻塞,神经体液因素或肺动脉压力感受器的作用,引起肺血管阻力增加。

(2)肺血管阻塞,肺泡无效腔增加,使气体交换受损,肺泡通气减少导致低氧血症,从而使V/Q单位降低,血液由右向左分流,气体交换面积减少,使二氧化碳的运输受影响。

(3)刺激性受体反射性兴奋(过度换气)。

(4)支气管收缩,气道阻力增加。

(5)肺水肿、肺出血、肺泡表面活性物质减少,肺顺应性降低。

(三)临床表现

1.症状

起病急骤,有呼吸困难、胸痛、窒息感。重者有烦躁不安、出冷汗、神志障碍、晕厥、发绀、休克等。可迅速死亡,亦可表现为猝死。如能度过低血压阶段,可出现肺动脉压增高和心力衰竭。亦可有剧烈咳嗽、咯血、中度发热等。然而,临床表现有典型肺梗死三联症者(呼吸困难、胸痛及咯血)不足1/3。

2.体征

常见呼吸急促、肤色苍白或发绀,脉细速、血压低或测不到,心率增快等。心底部肺动脉段浊音可增宽,可伴明显搏动。肺动脉瓣区第二音亢进、分裂,有响亮收缩期喷射性杂音伴震颤,也可有高频舒张期杂音。三尖瓣区可有反流性全收缩期杂音。可出现阵发性心动过速、心房扑动或颤动等心律失常。右室负荷剧增时,可有右心衰竭体征出现。气管有时向患侧移位,肺部可闻及哮鸣音和干湿啰音,也可有肺血管杂音,并随吸气增强,此外还有胸膜摩擦音等。

(四)实验室检查和辅助检查

1.血液检查

白细胞可正常或增高,血沉可增快,血清肌钙蛋白、乳酸脱氢酶、肌磷酸激酶(主要是CK-MB)、血清胆红素常正常或轻度增高。血浆D-二聚体(肺交联纤维蛋白特异的降解产物)增高,如小于500 $\mu g/L$ 提示无肺栓塞存在。动脉血气分析动脉氧分压可降低,但肺泡-动脉氧离曲线正常者,不能排除急性PE的诊断。因此,当怀疑PE时,进行动脉血气分析并非诊断所必需。

2.心电图检查

心电图不仅有助于除外急性心肌梗死,而且可对某些大块肺栓塞者做出快速鉴别,此类患者的心电图上存在右心室劳损的表现。发生大块肺栓塞的患者可出现窦性心动过速,ST和T波异常,但也可表现为正常的心电图。其中最有价值的一个发现是,倒置的T波出现在 $V_1 \sim V_4$ 导联。其他的异常包括:不完全或完全性右束支传导阻滞,或出现SI-QⅢ-TⅢ(Ⅰ导联S波深,Ⅲ导联Q波显著和T波倒置)的表现。上述变化多为一过性的,动态观察有助于对本病的诊断。

3.胸部X线检查

急性肺源性心脏病本身X线表现的特异性不强。

(1)栓塞部位肺血减少(Westermark征),上腔静脉影扩大,肺门动脉扩张,右肺下动脉横径可增宽,也可正常或变细。

(2)肺梗死时可发现肺周围浸润性阴影,形状不一,常累及肋膈角,也可出现盘状肺不张及Hampton驼峰征,系继发性肺小叶血液填充影,患侧膈肌抬高,呼吸轻度减弱及少量至中量胸腔积液。

(3)心影可向两侧扩大。

4.CT扫描

最新一代的多排CT扫描仪,只需被检查者屏气不到10 s钟即可完成整个胸部的扫描,而且分辨率在1 mm或不到1 mm。恰当地使用新一代的多排CT扫描,似乎可以取代肺动脉造影,成为诊断肺栓塞影像学上的金标准。

5.磁共振成像

常规采用自旋回波和梯度回波脉冲序列扫描,对肺总动脉和左、右肺动脉主干的栓塞诊断有一定价值。但是,由于 MRI 对中央型肺栓塞诊断的敏感性与特异性均低于多排 CT,因此,在没有 CT 设备时,MRI 可以作为二线检查方法用于诊断。

6.选择性肺动脉造影

是诊断肺栓塞最可靠的方法,如今已很少进行。这是因为新一代的多排 CT 扫描仪解决了大多数诊断上遇到的难题。然而,选择性肺动脉造影仍适用于准备进行介入治疗的患者,如导管介导的溶栓、吸出性栓子切除术、机械性血栓粉碎等。肺动脉造影检查有一定危险性,特别是并发肺动脉高压的患者应谨慎使用。

7.超声心动图检查

经胸超声心动图检查适用于肺动脉总干及其左右分支的栓塞。表现为右室扩大,室壁不同步活动,右室运动减弱,肺动脉增宽等。经食管二维超声心动图可见右心室或肺动脉内游浮血栓,血管腔内超声检查则可能更为清晰。

8.放射性核素肺扫描

^{99m}Tc-标记聚合人血清白蛋白(MAA)肺灌注扫描是安全、无创及有价值的肺栓塞诊断方法。典型所见是呈肺段分布的灌注缺损,不呈肺段性分布者诊断价值受限。肺灌注扫描的假阳性率较高,为减少假阳性可做肺通气扫描以提高诊断的准确性。

(五)诊断和鉴别诊断

本类疾病由于诊断困难,易被漏诊或误诊,非常重要的是提高对肺栓塞的诊断意识。若患者出现突发"原因不明"的气短,特别是劳力性呼吸困难、窒息、心悸、发绀、剧烈胸痛、晕厥和休克,尤其发生在长期卧床或手术后,应考虑肺动脉大块栓塞引起急性肺源性心脏病的可能;如发生体温升高、心悸、胸痛和血性胸腔积液,则应考虑肺梗死的可能。结合相关检查有助于诊断。诊断仍不明确时可行选择性肺动脉造影。本病需与其他原因引起的休克和心力衰竭,尤其是急性心肌梗死及心脏压塞等相鉴别。

(六)治疗

绝大多数的肺栓塞都是可以治疗的。其治疗措施随临床类型而不同。近年,肺栓塞的治疗研究进展迅速,治疗更趋规范化。接受治疗的患者病死率为 5%～8%,不治疗者为 25%～30%。

大块肺动脉栓塞引起急性肺源性心脏病时,必须紧急处理以挽救生命。

1.一般处理

密切监测呼吸、心率、血压、心电图及血气等变化。使患者安静,绝对卧床 2～3 周,已采取了有效抗凝治疗者卧床时间可适当缩短。吸氧,保持大便通畅,勿用力排便,应用抗生素控制下肢血栓性静脉炎和预防肺栓塞并发感染。

2.急救处理

合并休克者,可用多巴胺 20～40 mg、多巴酚丁胺 5～15 $\mu g/(kg \cdot min)$ 加入至 5% 葡萄糖溶液 250～500 mL 中静脉滴注,并迅速纠正引起低血压的心律失常,如心房扑动、心房颤动等。胸痛重者可用罂粟碱 30～60 mg 皮下注射或哌替啶 50 mg 或吗啡 5 mg 皮下注射以止痛及解痉。心力衰竭时按常规处理。

溶栓主要用于 2 周内的新鲜血栓栓塞,愈早愈好,2 周以上也可能有效。指征包括:①大块肺栓塞(超过 2 个肺叶血管);②肺栓塞伴休克;③原有心肺疾病的次大块肺栓塞引起循环衰竭患者。具体用药方案:链激酶负荷量 30 min 25 000 U,继而 100 000 U/h,维持 24 h 静脉滴注;尿激酶负荷量 10 min 4 400 U/kg 静脉滴注,继而 2 200 U/(kg·h)维持 24 h 静脉滴注;重组组织型纤溶酶原激活剂(rt-PA)2 h 100 mg,静脉滴注。国内常用尿激酶 2～4 h 20 000 U/kg 静脉滴注;rt-PA 2 h 50～100 mg,静脉滴注。溶栓数小时后病情明显好转。溶栓治疗结束后继以肝素或华法林抗凝治疗。

3.外科疗法

(1)去栓术:即在呼吸机和体外循环支持下的急诊去栓手术,为一种成功、有效的治疗手段。主要是对于那些发生大块肺栓塞或中等大小肺栓塞,但有溶栓禁忌的及需要进行右心房血块切除或关闭卵圆孔的患者。在心源性休克发生前进行的去栓术结果一般较乐观,成活率高达89%。

(2)放置下腔静脉滤网。其主要指征为:较多的出血而无法抗凝治疗;正规的抗凝治疗无法预防肺栓塞的复发。介入治疗,置入心导管粉碎或吸出栓子,同时可局部行溶栓治疗,本治疗不宜用于有卵圆孔未闭的患者,以免栓子脱落流入左心,引起体循环栓塞。

(七)预后和预防

大多数肺动脉栓塞经正确治疗后预后良好。近年,随着溶栓治疗与去栓术的开展,可使大部分患者恢复。然而,进一步提高肺栓塞的诊断意识,减少误诊和漏诊,是改善患者预后的关键。肺栓塞的预防主要防止栓子进入肺动脉,其中以防止静脉血栓形成和脱落最为重要。对下肢静脉炎、静脉曲张应及时彻底治疗,采用手术、药物及物理等方法,必要时放置入下腔静脉滤网,防止下肢静脉血栓形成和脱落导致肺栓塞。避免长期卧床或下肢固定姿势不活动,鼓励手术后早期下床活动,促进血液循环。对慢性心肺疾病或肿瘤患者,要提高可能并发肺栓塞的警惕性,高危患者可用肝素和(或)阿司匹林等药物抗凝、抗血小板治疗。

二、慢性肺源性心脏病

慢性肺源性心脏病简称肺心病,是指由肺组织、胸廓或肺动脉系统病变引起的肺动脉高压,伴或不伴有右心衰竭的一类疾病。

肺心病在我国是常见病、多发病,平均患病率为0.48%,病死率在15%左右。本病占住院心脏病的构成比为38.5%～46%。我国北部及中部地区15岁以上人口患病率为3%,估计全国有2500万人罹患此病,约有30%为非吸烟人群,与国外有明显差别,而且以农村女性多见,个体易感因素、遗传、气道高反应性、环境因素、职业粉尘和化学物质、空气污染等与本病的发病密切相关。

(一)病因

影响支气管-肺为主的疾病,主要包括以下几个方面。

(1)COPD、支气管哮喘、支气管扩张等气道疾病,其中在我国80%～90%的慢性肺心病病因为COPD。

(2)影响肺间质或肺泡为主的疾病,如特发性肺间质纤维化、结节病、慢性纤维空洞性肺结核、放射性肺炎、尘肺及结缔组织疾病引起的肺部病变等。

(3)神经肌肉及胸壁疾病,如重症肌无力、多发性神经病,胸膜广泛粘连,类风湿关节炎等造成的胸廓或脊柱畸形等疾病,影响呼吸活动,造成通气不足,导致低氧血症。

(4)通气驱动失常的疾病,如肥胖-低通气综合征、睡眠呼吸暂停低通气综合征、原发性肺泡通气不足等,因肺泡通气不足,导致低氧血症。

(5)以肺血管病变为主的疾病,如反复肺动脉栓塞、广泛结节性肺动脉炎、结缔组织疾病系统性红斑狼疮(SLE)引起的肺血管病变等。

(6)特发性疾病,如原发性肺动脉高压,即不明原因的持续性、进行性肺动脉压力升高。各种肺血管病变可导致低氧血症及肺动脉高压,并最终导致慢性肺心病。

(二)病理解剖

由于支气管黏膜炎变、增厚、黏液腺增生、分泌亢进,支气管腔内炎症渗出物及黏液分泌物潴留,支气管纤毛上皮受损,影响了纤毛上皮净化功能。病变向下波及细支气管,可出现平滑肌肥厚,使管腔狭窄而不规则;又加上管壁痉挛、软骨破坏、局部管腔易闭陷等改变,使细支气管不完全或完全阻塞,致排气受阻肺泡内残气量增多压力增高,肺泡过度膨胀,肺泡在弹力纤维受损基础上被动扩张,泡壁断裂,使几个小泡融合成一个大泡而形成肺气肿。又慢性阻塞性肺病常反复发作支气管周围炎及肺炎,炎症可累及邻近肺小动脉,使腔壁增厚、狭窄或纤维化,肺细动脉Ⅰ及Ⅲ型胶原增多;此外可有非特异性肺血管炎,肺血管内血栓形成等。最后致右心室肥大、室壁增厚、心腔扩张、肺动脉圆锥膨隆、心肌纤维肥大、萎缩、间质水肿、灶性坏死,坏死灶后为纤维组织所替代。部分患者可合并冠状动脉粥样硬化性病变。

(三)发病机制

肺的功能和结构改变致肺动脉高压(pulmonary hypertension,PH)是导致肺心病的先决条件。

1.呼吸功能改变

由于上述支气管及肺泡病理改变出现阻塞性通气功能障碍。限制性肺部疾病或胸部活动受限制可出现限制性通气功能障碍,使肺活量、残气量和肺总量减低。进一步发展则通气/血流比值失调而出现换气功能失常,最终导致低氧血症和高碳酸血症。

2.血流动力学改变

主要改变在右心及肺动脉,表现为右室收缩压升高和肺动脉高压。低氧作用于肺血管平滑肌细胞膜上的离子通道,引起钙内流增加和钾通道活性阻抑;刺激血管内皮细胞,使内皮衍生的收缩因子如内皮素－Ⅰ合成增加而内皮衍生的舒张因子如一氧化氮和降钙素产生和释放减少;某些血管活性物质如血栓素A_2、血管紧张素Ⅱ、血小板激活因子及肿瘤坏死因子等形成和释放均促使肺血管收缩。加上二氧化碳潴留使血中H^+浓度增高,均可加重肺动脉高压。缺氧又使肺血管内皮生长释放因子(平滑肌细胞促分裂素)分泌增加,使血管平滑肌增殖;成纤维细胞分泌的转化生长因子β表达增加,使肺动脉外膜成纤维细胞增殖,这种肺血管结构重建使肺血管顺应性下降,管腔变窄,血管阻力增加。缺氧引起的代偿性红细胞增多,血容量增加,血黏稠度和循环阻力增高。慢性炎症使肺血管重构、肺血管数量减少,肺微动脉中原位血栓形成,均更加重了肺动脉高压。

3.心脏负荷增加,心肌功能抑制

肺心病由于心肌氧张力减低,红细胞增多和肺血管分流,使左、右心室尤其是右心室负荷增加,右心室扩大,右室排血不完全,最后产生右心衰竭。一般认为,肺心病是右心室受累的心脏病,但肺心病也有左心室损害。尸检证明,肺心病有左室肥大者占61.1%~90.0%。缺氧、高碳酸血症、肺部感染对心肌的损害,心输出量的增加,及支气管肺血管分流的形成对左心室负担的增加及老年人合并冠心病存在,均可使心脏功能受损加重。

4.多脏器损害

肺心病引起多脏器衰竭与低灌注、感染所致休克,炎症介质的释放,抗原抗体复合物形成,激活补体、释放C_3等活性物质,使中性粒细胞黏附于复合体,释出氧自由基而引起血管内皮严重损害,肺毛细血管内皮细胞受损使血中微聚物及血管壁活性物质难以清除,从而自左心室排出而引起全身器官损害,最后导致多脏器衰竭。

(四)临床表现

本病病程进展缓慢,可分为代偿与失代偿两个阶段,但其界限有时并不清楚。

1.功能代偿期

患者都有慢性咳嗽、咳痰或哮喘史,逐步出现乏力、呼吸困难。体检示明显肺气肿表现,包括桶状胸、肺部叩诊呈过度清音、肝浊音上界下降、心浊音界缩小甚至消失。听诊呼吸音低,可有干湿啰音,心音轻,有时只能在剑突下听到。肺动脉区第二音亢进,剑突下有明显心脏搏动,是病变累及心脏的主要表现。颈静脉可有轻度怒张,但静脉压并不明显增高。

2.功能失代偿期

肺组织损害严重引起缺氧、二氧化碳潴留,可导致呼吸和(或)心力衰竭。

(1)呼吸衰竭:多见于急性呼吸道感染后。缺氧早期主要表现为发绀、心悸和胸闷等。病变进一步发展时发生低氧血症,可出现各种精神神经障碍症状,称为肺性脑病。

（2）心力衰竭：亦多发生在急性呼吸道感染后，因此，常合并有呼吸衰竭，以右心衰竭为主，可出现各种心律失常。此外，由于肺心病是以心、肺病变为基础的多脏器受损害的疾病，因此，在重症患者中，可有肾功能不全、弥散性血管内凝血、肾上腺皮质功能减退所致面颊色素沉着等表现。

（五）实验室检查和辅助检查

1.血液检查

红细胞计数和血红蛋白增高，血细胞比容正常或偏高，全血黏度、血浆黏度和血小板黏附率及聚集率常增高，红细胞电泳时间延长，血沉一般偏快；动脉血氧饱和度常低于正常，二氧化碳分压高于正常，以呼吸衰竭时显著。在心力衰竭期，可有丙氨酸氨基转移酶和血浆尿素氮、肌酐、血及尿 β 微球蛋白、血浆肾素活性、血浆血管紧张素Ⅱ含量增高等肝肾功能受损表现。合并呼吸道感染时，可有白细胞计数增高。在呼吸衰竭不同阶段可出现高钾、低钠、低钾或低氯、低钙、低镁等变化。

2.痰细菌培养

旨在指导抗生素的应用。

3.X 线检查

诊断标准：①右肺下动脉横径≥15 mm；②肺动脉中度凸出或其高度≥3 mm；③右心室增大。

通常分为以下 3 型。

（1）正常型：心肺无异常表现。

（2）间质型：非血管性纹理增多，迷乱（含轨道征）或（和）网织结节阴影，多见于肺下野或中下野，或兼有一定程度的肺气肿。

（3）肺气肿型：表现为肺过度膨胀（如横膈低平、左肋膈角开大＞35°等），肺血管纹理自中或内带变细、移位变形或（和）稀疏，有肺大疱或不规则局限透明区，或兼有一定程度的间质改变。

4.心电图检查

通过心电图发现，右心室肥大具有较高的特异性但其敏感性较差，有一定易变性。急性发作期由于缺氧、酸中毒、碱中毒、电解质紊乱等可引起 ST 段与 T 波改变和各种心律失常，当解除诱因，病情缓解后常可有所恢复及心律失常消失。心电图常表现为右心房和右心室增大。V_1 的 R 波振幅、V_1 的 R/S 比值和肺动脉压水平无直接关系。肺动脉高压伴 COPD 的患者心电图上的异常表现通常要少于肺动脉高压伴随其他疾病的患者。因为前者肺动脉高压的程度相对较轻，而且胸腔过度充气造成的桶状胸往往导致心电图呈低电压。

心电图诊断右心房及心室增大的标准如下。

（1）在Ⅱ、Ⅲ、aVF、V_1、V_2 导联 P 波电压达到 0.25 mV。

（2）Ⅰ导联 R 波电压达到 0.2 mV。

（3）A＋R－PL＝0.7 mV（Butler 心电图诊断标准：A 为 V_1 或 V_2 导联 R 或 R′波的最大振幅，R 为Ⅰ或 V_6 导联 S 波最大振幅，PL 为 V_1 最小的 S 波或者Ⅰ或 V_6 最小的 r 波振幅）。用此标准评估肺动脉高压时，其敏感性可高达 89%。

5.超声心动图检查

常表现为右心房和右心室增大，左心室内径正常或缩小，室间隔增厚。右心室压力过高引起的室间隔活动异常具有特征性。而右心室壁和周围组织结构的分辨能力限制了心脏超声对于右心室扩大的辨别能力。右心室的功能障碍很难用心脏超声来量化，但可通过室间隔的位置和偏曲度从侧面得以反映。如果心脏超声发现心包积液，右房扩大，间隔移位，通常提示预后较差。由于慢性右心室压力负荷过重及左心室充盈不足，二尖瓣收缩期脱垂及室间隔运动异常相当常见。通过测量三尖瓣反流速度，用 Bernoulli 公式可得到右心室收缩高压的多普勒超声心动图证据。多普勒超声心动图显示，二尖瓣反流及右室收缩压增高。多平面经食管超声心动图检查可显示右室功能射血分数（RVEF）下降。

6.肺功能检查

在心肺功能衰竭期不宜进行本检查，症状缓解期可考虑测定。患者均有通气和换气功能障碍。表现为时间肺活量及最大通气量减少,残气量增加。此外,肺阻抗血流图及其微分图的检查在一定程度上能反映机体内肺血流容积改变,了解肺循环血流动力学变化、肺动脉压力大小和右心功能;核素心血管造影有助于了解右心功能;肺灌注扫描如肺上部血流增加、下部减少,则提示有肺动脉高压存在。

(六)诊断

本病由慢性广泛性肺、胸部疾病发展而来,呼吸和循环系统的症状常混杂出现,故早期诊断比较困难。一般认为,凡有慢性广泛性肺、胸部疾病患者,一旦发现有肺动脉高压、右心室增大而同时排除了引起右心增大的其他心脏疾病可能时,即可诊断为本病。肺动脉高压和右心室增大是肺心病早期诊断的关键。肺心病常可并发酸碱平衡失调和电解质紊乱。其他尚有上消化道出血和休克,其次为肝、肾功能损害及肺性脑病,少见的有自发性气胸、弥散性血管内凝血等,后者病死率高。

(七)鉴别诊断

1.冠状动脉粥样硬化性心脏病

慢性肺心病和冠心病均多见于老年人,且均可有心脏扩大、心律失常及心力衰竭,少数肺心病患者心电图的胸导联上可出现 Q 波。但前者无典型心绞痛或心肌梗死的表现,其酷似心肌梗死的图形多发生于急性发作期严重右心衰竭时,随病情好转,酷似心肌梗死的图形可很快消失。

2.风湿性心瓣膜病

慢性肺心病的右房室瓣关闭不全与风湿性心瓣膜病的右房室瓣病变易混淆,但依据病史及临床表现,结合 X 线、心电图、超声心动图、血气分析等检查所见,不难做出鉴别。

3.其他

原发性心肌病(有心脏增大、心力衰竭及房室瓣相对关闭不全所致杂音)、缩窄性心包炎(有颈静脉怒张、肝大、水肿、腹水及心电图低电压)及发绀型先天性心脏病伴胸廓畸形时,均需与慢性肺心病相鉴别。一般通过病史、X 线、心电图及超声心动图检查等进行鉴别诊断。

(八)并发症

最常见的为酸碱平衡失调和电解质紊乱。其他尚有上消化道出血和休克,其次为肝、肾功能损害及肺性脑病。少见的有自发性气胸、弥散性血管内凝斑等,后者病死率高。

(九)治疗

肺心病是原发于重症胸、肺、肺血管基础疾病的晚期并发症,防治很困难,其中81.8%的患者由慢性支气管炎、支气管哮喘并发肺气肿发展而来,因此,积极防治这些疾病是避免肺心病发生的根本措施。应讲究卫生、戒烟和增强体质,提高全身抵抗力,减少感冒和各种呼吸道疾病的发生。对已发生肺心病的患者,应针对缓解期和急性期分别加以处理。呼吸道感染是发生呼吸衰竭的常见诱因,故需要积极予以控制。

1.缓解期治疗

是防止肺心病发展的关键。可采用以下方式。

(1)冷水擦身和膈式呼吸及缩唇呼气,以改善肺脏通气等耐寒及康复锻炼。

(2)镇咳、祛痰、平喘和抗感染等对症治疗。

(3)提高机体免疫力药物如核酸酪素注射液(麻疹减毒疫苗的培养液)皮下或肌内注射,或核酸酪素口服液 10 mL/支,3 次/天,36 个月为一个疗程。气管炎菌苗皮下注射、卡介苗素注射液肌内注射等。

(4)临床试验表明,长期氧疗可以明显改善有缺氧状态的慢性肺心病患者的生存率。

(5)中医中药治疗,宜扶正固本、活血化瘀,以提高机体抵抗力,改善肺循环情况。对缓解期患者,进行康复治疗及开展家庭病床工作能明显降低急性期的发作。

2.急性期治疗

1)控制呼吸道感染:呼吸道感染是发生呼吸衰竭和心力衰竭的常见诱因,故需积极应用药物予以控制。目前主张联合用药。宜根据痰培养和致病菌对药物敏感的测定选用,但不要受痰菌药物试验的约束。

可考虑经验性抗菌药物治疗。加拿大胸科学会 2000 年推荐的 COPD 急性期抗菌治疗方案,曾经被广泛引用。急性发作的 COPD 分为单纯型、复杂型和慢性化脓型 3 型,其中单纯型推荐的经验性治疗抗菌药物是阿莫西林、多西环素、复方磺胺甲噁唑;复杂型推荐的是喹诺酮类、β_2 内酰胺酶抑制剂复方制剂、第2 代或第 3 代头孢菌素、新大环内酯类;慢性化脓型推荐的是环丙沙星、其他静脉用抗假单胞菌抗生素(哌拉西林钠、头孢他啶、头孢吡肟、碳青霉烯类、氨基苷类)。除全身用药外,尚可局部雾化吸入或气管内滴注药物。长期应用抗生素要防止真菌感染。一旦真菌已成为肺部感染的主要病原菌,应调整或停用抗生素,给予抗真菌治疗。

2)改善呼吸功能,抢救呼吸衰竭:采取综合措施,包括缓解支气管痉挛、清除痰液、畅通呼吸道,可用沐舒坦 15 mg,2 次/天,雾化吸入;或 60 mg,口服 2 次/天,静脉滴注。持续低浓度给氧,应用呼吸兴奋剂,BiPAP 正压通气等,必要时施行气管切开、气管插管和机械呼吸器治疗等。

3)控制心力衰竭:轻度心力衰竭给予吸氧,改善呼吸功能,控制呼吸道感染后,症状即可减轻或消失。较重者加用利尿剂亦能较快予以控制。

(1)利尿剂:一般以间歇、小量呋塞米及螺内酯(安体舒通)交替使用为妥,目的为降低心脏前、后负荷,增加心输出量,降低心腔充填压,减轻呼吸困难。使用时应注意到可引起血液浓缩,使痰液黏稠,加重气道阻塞;电解质紊乱尤其是低钾、低氯、低镁和碱中毒,诱致难治性水肿和心律失常。若需长时间使用利尿剂,可合用有保钾作用血管紧张素转换酶抑制剂,如卡托普利、培哚普利、福辛普利等,以避免肾素分泌增加、血管痉挛,增强利尿作用。中草药如复方五加皮汤、车前子、金钱草等均有一定利尿作用。

(2)洋地黄类:在呼吸功能未改善前,洋地黄类药物疗效差,且慢性肺心病患者肝、肾功能差,因此,用量宜小,否则极易发生毒性反应,出现心律失常。急性加重期以静脉注射毛花苷丙(西地兰)或毒毛花苷 K 为宜,见效快,可避免在体内蓄积,若心力衰竭已纠正,可改用地高辛维持。

(3)血管扩张剂:除减轻心脏的前、后负荷,还可扩张肺血管,降低肺动脉压。全身性血管扩张药大多对肺血管也有扩张作用,如直接扩张血管平滑肌药物肼屈嗪、钙离子拮抗药硝苯地平、α-受体阻断药酚妥拉明、ACEI 卡托普利及 β-受体激动药、茶碱类、依前列醇等,均可不同程度地降低肺动脉压力。但应注意这些药物对心输出量及动脉血压的影响,应从小剂量开始。慢性肺心病是以右心病变为主的全心病变,可发生右心衰竭、急性肺水肿或全心衰竭。并且心力衰竭往往与呼吸衰竭并存,因此,治疗心力衰竭前应先治疗呼吸衰竭,一般随着呼吸功能的改善,急性增高的肺动脉压可随之下降,右心室负担减轻,轻症心力衰竭患者可得到纠正。

4)控制心律失常:除常规处理外,需注意治疗病因,包括控制感染、纠正缺氧、纠正酸碱和电解质平衡失调等。病因消除后心律失常往往会自行消失。此外,应用抗心律失常药物时,还要注意避免应用普萘洛尔等 β-受体阻滞剂,以免引起气管痉挛。

5)应用肾上腺皮质激素:在有效控制感染的情况下,短期大剂量应用肾上腺皮质激素,对抢救早期呼吸衰竭和心力衰竭有一定作用。通常用氢化可的松 100~300 mg 或地塞米松 10~20 mg 加于 5% 葡萄糖溶液 500 mL 中静脉滴注,每日 1 次,后者亦可静脉推注,病情好转后 2~3 天停用。如胃肠道出血,肾上腺皮质激素的使用应十分慎重。

6)并发症的处理:并发症如酸碱平衡失调和电解质紊乱、消化道出血、休克、弥散性血管内凝血等应积极治疗。

7)中医中药治疗:肺心病急性发作期表现为本虚标实,病情多变,治疗应按急则治标、标本兼治的原则。中西医结合治疗是一种很好的治疗途径。

(十)预后和预防

本病常年存在,但多在冬季,由于呼吸道感染而导致呼吸衰竭和心力衰竭,病死率较高。1973 年前肺心病住院病死率在 30% 左右,1983 年已下降到 15% 以下,目前仍在 10%~15%,这与肺心病发病高峰年龄向高龄推移、多脏器合并症、感染菌群的改变等多层因素有关,主要死因依次为肺性脑病、呼吸衰竭、心力衰竭、休克、消化道出血、弥散性血管内凝血、全身衰竭等。本病病程中多数环节是可逆的,因此,积极控制感染、宣传戒烟、治理环境污染,以减少自由基的生成,并通过饮食中添加高抗氧化效能的食物及服用某些抗氧化剂来相应地提高抗氧化系统的功能,对保护肺心病者的肺功能有重要意义。对已发生肺心病的患者,应针对病情发展分别加以处理,通过适当治疗,心肺功能都可有一定程度的恢复,发生心力衰竭并不表示心肌已丧失收缩能力。

（左　耿）

第十四章

心力衰竭

第一节　急性左心衰竭

急性左心衰竭（AHF）是临床医生面临的最常见的心脏急症之一。许多国家随着人口老龄化及急性心肌梗死患者存活率的升高，慢性心衰患者的数量快速增长，同时也增加了心功能失代偿的患者的数量。AHF 60%～70%是由冠心病所致，尤其是在老年人。在年轻患者，AHF 的原因更多见于扩张型心肌病、心律失常、先天性或瓣膜性心脏病、心肌炎等。

AHF 患者预后不良。急性心肌梗死伴有严重心力衰竭患者病死率非常高，12 个月的病死率 30%。据报道：急性肺水肿院内病死率为 12%，1 年病死率 40%。

2008 年欧洲心脏病学会更新了急性和慢性心力衰竭指南。2010 年中华医学会心血管病分会公布了我国急性心力衰竭诊断和治疗指南。

一、急性心力衰竭的临床表现

AHF 是指由于心脏功能异常而出现的急性临床发作。无论既往有无心脏病病史，均可发生。心功能异常可以是收缩功能异常，亦可为舒张功能异常，还可以是心律失常或心脏前负荷和后负荷失调。它通常是致命的，需要紧急治疗。

急性心力衰竭可以在既往没有心功能异常者首次发病，也可以是慢性心力衰竭（CHF）的急性失代偿。急性心力衰竭的患者的临床表现：

（一）基础心血管疾病的病史和表现

大多数患者有各种心脏病的病史，存在引起急性心衰的各种病因。老年人中的主要病因为冠心病、高血压和老年性退行性心瓣膜病，而在年轻人中多由风湿性心瓣膜病、扩张型心肌病、急性重症心肌炎等所致。

（二）诱发因素

常见的诱因有：①慢性心衰药物治疗缺乏依从性。②心脏容量超负荷。③严重感染，尤其肺炎和败血症。④严重颅脑损害或剧烈的精神心理紧张与波动。⑤大手术后。⑥肾功能减退。⑦急性心律失常如室性心动过速（室速）、心室颤动（室颤）、心房颤动（房颤）或心房扑动（房扑）伴快速心室率、室上性心动过速及严重的心动过缓等。⑧支气管哮喘发作。⑨肺栓塞。⑩高心输出量综合征，如甲状腺功能亢进危象、严重贫血等。⑪应用负性肌力药物如维拉帕米、地尔硫䓬、β-受体阻断药等。⑫应用非类固醇消炎药。⑬心肌缺血。⑭老年急性舒张功能减退。⑮吸毒。⑯酗酒。⑰嗜铬细胞瘤。这些诱因使心功能原来尚可代偿的患者骤发心衰，或者使已有心衰的患者病情加重。

（三）早期表现

原来心功能正常的患者出现急性失代偿的心衰（首发或慢性心力衰竭急性失代偿）伴有急性心衰的症状和体征，出现原因不明的疲乏或运动耐力明显降低及心率增加 15～20 次/分，可能是左心功能降低的最早期征兆。继续发展可出现劳力性呼吸困难、夜间阵发性呼吸困难、睡觉需用枕头抬高头部等，检查可发现左心室增大、闻及舒张早期或中期奔马律、肺动脉第二音亢进、两肺尤其肺底部有细湿啰音，还可有干性啰音和哮鸣音，提示已有左心功能障碍。

（四）急性肺水肿

起病急骤，病情可迅速发展至危重状态。突发的严重呼吸困难、端坐呼吸、喘息不止、烦躁不安并有恐惧感，呼吸频率可达 30～50 次/分；频繁咳嗽并咯出大量粉红色泡沫样血痰；听诊心率快，心尖部常可闻及奔马律；双肺满布湿啰音和哮鸣音。

（五）心源性休克

主要表现为以下。

（1）持续低血压，收缩压降至 90 mmHg 以下，或原有高血压的患者收缩压降幅≥60 mmHg，且持续30min 以上。

（2）组织低灌注状态，可有：①皮肤湿冷、苍白和发绀，出现紫色条纹；②心动过速＞110 次/分；③尿量显著减少（＜20 mL/h），甚至无尿；④意识障碍，常有烦躁不安、激动焦虑、恐惧和濒死感；收缩压低于70 mmHg，可出现抑制症状如神志恍惚、表情淡漠、反应迟钝，逐渐发展至意识模糊甚至昏迷。

（3）血流动力学障碍：肺毛细血管楔压（PCWP）≥18 mmHg，心排血指数（CI）≤36.7 mL/(s·m²)[≤2.2 L/(min·m²)]。

（4）低氧血症和代谢性酸中毒。

二、急性左心衰竭严重程度分级

主要分级有 Killip 法（表 14-1）、Forrester 法（表 14-2）和临床程度分级（表 14-3）3 种。Killip 法主要用于急性心肌梗死患者，分级依据临床表现和胸部 X 线的结果。

表 14-1　急性心肌梗死的 Killip 法分级

分级	症状与体征
Ⅰ级	无心衰
Ⅱ级	有心衰，两肺中下部有湿啰音，占肺野下 1/2，可闻及奔马律。X 线胸片有肺淤血
Ⅲ级	严重心衰，有肺水肿，细湿啰音遍布两肺（超过肺野下 1/2）
Ⅳ级	心源性休克、低血压（收缩压＜90 mmHg）、发绀、出汗、少尿

注：1 mmHg＝0.133 kPa

表 14-2　急性左心衰竭的 Forrester 法分级

分级	PCWP(mmHg)	CI[mL/(s·m²)]	组织灌注状态
Ⅰ级	≤18	＞36.7	无肺淤血，无组织灌注不良
Ⅱ级	＞18	＞36.7	有肺淤血
Ⅲ级	＜18	≤36.7	无肺淤血，有组织灌注不良
Ⅳ级	＞18	≤36.7	有肺淤血，有组织灌注不良

注：PCWP，肺毛细血管楔压；CI，心排血指数，其法定单位[mL/(s·m²)]与旧制单位[L/(min·m²)]的换算因数为 16.67。1 mmHg＝0.133 kPa

表 14-3　急性左心衰竭的临床程度分级

分级	皮肤	肺部啰音
I级	干、暖	无
II级	湿、暖	有
III级	干、冷	无/有
IV级	湿、冷	有

Forrester 分级依据临床表现和血流动力学指标,可用于急性心肌梗死后 AHF,最适用于首次发作的急性心力衰竭。临床程度的分类法适用于心肌病患者,它主要依据临床发现,最适用于慢性失代偿性心衰。

三、急性心力衰竭的诊断

AHF 的诊断主要依据症状和临床表现,同时辅以相应的实验室检查,例如 ECG、胸片、生化标志物、多普勒超声心动图等,诊断的流程见图 14-1。

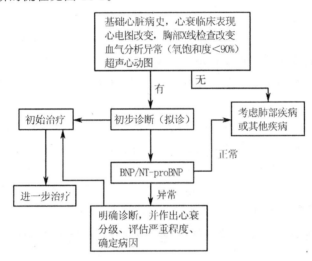

图 14-1　急性左心衰竭的诊断流程

在急性心衰患者,需要系统地评估外周循环、静脉充盈、肢端体温。

在心衰失代偿时,右心室充盈压通常可通过中心静脉压评估。AHF 时中心静脉压升高应谨慎分析,因为在静脉顺应性下降合并右室顺应性下降时,即便右室充盈压很低也会出现中心静脉压的升高。

左室充盈压可通过肺部听诊评估,肺部存在湿啰音常提示左室充盈压升高。进一步的确诊、严重程度的分级及随后可出现的肺淤血、胸腔积液应进行胸片检查。左室充盈压的临床评估常被迅速变化的临床征象所误导。应进行心脏的触诊和听诊,了解有无室性和房性奔马律(S_3,S_4)。

四、实验室检查及辅助检查

(一)心电图(ECG)检查

急性心衰时 ECG 多有异常改变。ECG 可以辨别节律,可以帮助确定 AHF 的病因及了解心室的负荷情况。这在急性冠脉综合征中尤为重要。ECG 还可了解左右心室/心房的劳损情况、有无心包炎及既往存在的病变如左右心室的肥大。心律失常时应分析 12 导联心电图,同时应进行连续的 ECG 监测。

(二)胸片及影像学检查

对于所有 AHF 的患者,胸片和其他影像学检查宜尽早完成,以便及时评估已经存在的肺部和心脏病变(心脏的大小及形状)及肺淤血的程度。它不但可以用于明确诊断,还可用于了解随后的治疗效果。胸片还可用作左心衰的鉴别诊断,除外肺部炎症或感染性疾病。胸部 CT 或放射性核素扫描可用于判断肺部疾病和诊断大的肺栓塞。CT、经食管超声心动图可用于诊断主动脉夹层。

（三）实验室检查

AHF 时应进行一些实验室检查。动脉血气分析可以评估氧合情况(氧分压 PaO_2)、通气情况(二氧化碳分压 $PaCO_2$)、酸碱平衡(pH)和碱缺失,在所有严重 AHF 患者应进行此项检查。脉搏血氧测定及潮气末 CO_2 测定等无创性检测方法可以替代动脉血气分析,但不适用于低心输出量及血管收缩性休克状态。静脉血氧饱和度(如颈静脉内)的测定对于评价全身的氧供需平衡很有价值。

血浆脑钠尿肽(B 型钠尿肽,BNP)是在心室室壁张力增加和容量负荷过重时由心室释放的,现在已用于急诊室呼吸困难的患者作为排除或确立心力衰竭诊断的指标。BNP 对于排除心衰有着很高的阴性预测价值。如果心衰的诊断已经明确,升高的血浆 BNP 和 N 末端脑钠尿肽前体(NT-proBNP)可以预测预后。

（四）超声心动图检查

超声心动图对于评价基础心脏病变及与 AHF 相关的心脏结构和功能改变是极其重要的,同时对急性冠脉综合征也有重要的评估值。

多普勒超声心动图应用于评估左右心室的局部或全心功能改变、瓣膜结构和功能、心包病变、急性心肌梗死的机械性并发症和比较少见的占位性病变。通过多普勒超声心动图测定主动脉或肺动脉的血流时速曲线可以估测心输出量。多普勒超声心动图还可估计肺动脉压力(三尖瓣反流射速),同时可监测左室前负荷。

（五）其他检查

在涉及与冠状动脉相关的病变,如不稳定型心绞痛或心肌梗死时,血管造影是非常重要的,现已明确血运重建能够改善预后。

五、急性心力衰竭患者的监护

急性心力衰竭患者应在进入急诊室后就尽快地开始监护,同时给予相应的诊断性检查以明确基础病因。

（一）无创性监护

在所有的危重患者,必须监测的项目有血压、体温、心率、呼吸、心电图。有些实验室检查应重复做,例如电解质、肌酐、血糖及有关感染和代谢障碍的指标。必须纠正低钾或高钾血症。如果患者情况恶化,这些指标的监测频率也应增加。

1.心电监测

在急性失代偿阶段 ECG 的监测是必需的(监测心律失常和 ST 段变化),尤其是心肌缺血或心律失常是导致急性心衰的主要原因时。

2.血压监测

开始治疗时维持正常的血压很重要,其后也应定时测量(例如每 5 分钟测量一次),直到血管活性药、利尿药、正性肌力药剂量稳定时。在并无强烈的血管收缩和不伴有极快心率时,无创性自动袖带血压测量是可靠的。

3.血氧饱和度监测

脉搏血氧计是测量动脉氧与血红蛋白结合饱和度的无创性装置(SaO_2)。通常从联合血氧计测得的 SaO_2 的误差在 2% 之内,除非患者处于心源性休克状态。

4.心输出量和前负荷

可应用多普勒超声的方法监测。

（二）有创性监测

1.动脉置管

置入动脉导管的指征是因血流动力学不稳定需要连续监测动脉血压或需进行多次动脉血气分析。

2.中心静脉置管

中心静脉置管联通了中心静脉循环，所以可用于输注液体和药物，也可监测中心静脉压（CVP）及静脉氧饱和度（SvO_2）（上腔静脉或右心房处），后者用以评估氧的运输情况。

在分析右房压力时应谨慎，避免过分注重右房压力，因为右房压力几乎与左房压力无关，因此也与AHF时的左室充盈压无关。CVP也会受到重度三尖瓣关闭不全及呼气末正压通气（PEEP）的影响。

3.肺动脉导管

肺动脉导管（PAC）是一种漂浮导管，用于测量上腔静脉（SVC）、右房、右室、肺动脉压力、肺毛细血管楔压及心输出量。现代导管能够半连续性地测量心输出量及混合静脉血氧饱和度、右室舒张末容积和射血分数。

虽然置入肺动脉导管用于急性左心衰的诊断通常不是必需的，但对于伴发有复杂心肺疾病的患者，它可以用来鉴别是心源性机制还是非心源性机制。对于二尖瓣狭窄、主动脉关闭不全、高气道压或左室僵硬（如左室肥厚、糖尿病、纤维化、使用正性肌力药、肥胖、缺血）的患者，肺毛细血管楔压并不能真实反映左室舒张末压。

建议PAC用于对传统治疗未产生预期疗效的血流动力学不稳定的患者，及合并淤血和低灌注的患者。在这些情况下，置入肺动脉导管以保证左室最恰当的液体负荷量，并指导血管活性药物和正性肌力药的使用。

六、急性心力衰竭的治疗

（一）临床评估

对患者均应根据上述各种检查方法及病情变化作出临床评估，包括：①基础心血管疾病；②急性心衰发生的诱因；③病情的严重程度和分级，并估计预后；④治疗的效果。此种评估应多次和动态进行，以调整治疗方案。

（二）治疗目标

（1）控制基础病因和矫治引起心衰的诱因：应用静脉和（或）口服降压药物以控制高血压；选择有效抗生素控制感染；积极治疗各种影响血流动力学的快速性或缓慢性心律失常；应用硝酸酯类药物改善心肌缺血。糖尿病伴血糖升高者应有效控制血糖水平，又要防止出现低血糖。对血红蛋白低于60 g/L的严重贫血者，可输注浓缩红细胞悬液或全血。

（2）缓解各种严重症状：①低氧血症和呼吸困难：采用不同方式的吸氧，包括鼻导管吸氧、面罩吸氧及无创或气管插管的呼吸机辅助通气治疗。②胸痛和焦虑：应用吗啡。③呼吸道痉挛：应用支气管解痉药物。④淤血症状：利尿药有助于减轻肺淤血和肺水肿，亦可缓解呼吸困难。

（3）稳定血流动力学状态，维持收缩压≥90 mmHg，纠正和防止低血压可应用各种正性肌力药物。血压过高者的降压治疗可选择血管扩张药物。

（4）纠正水、电解质紊乱和维持酸碱平衡。

（5）保护重要脏器如肺、肾、肝和大脑，防止功能损害。

（6）降低死亡危险，改善近期和远期预后。

（三）急性左心衰竭的处理流程

急性左心衰竭确诊后，即按图14-2的流程处理。初始治疗后症状未获明显改善或病情严重者应行进一步治疗。

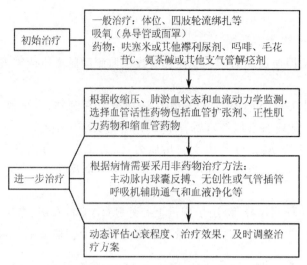

图 14-2 急性左心衰竭的处理流程

1.急性左心衰竭的一般处理

(1)体位:静息时明显呼吸困难者应半卧位或端坐位,双腿下垂以减少回心血量,降低心脏前负荷。

(2)四肢交换加压:四肢轮流绑扎止血带或血压计袖带,通常同一时间只绑扎三肢,每隔 15～20 分钟轮流放松一肢。血压计袖带的充气压力应较舒张压低 10 mmHg,使动脉血流仍可顺利通过,而静脉血回流受阻。此法可降低前负荷,减轻肺淤血和肺水肿。

(3)吸氧:适用于低氧血症和呼吸困难明显(尤其指端血氧饱和度<90%)的患者。应尽早采用,使患者 $SaO_2 \geqslant 95\%$(伴 COPD 者 $SaO_2 > 90\%$)。可采用不同的方式:①鼻导管吸氧:低氧流量(1～2 L/min)开始,如仅为低氧血症,动脉血气分析未见 CO_2 潴留,可采用高流量给氧 6～8 L/min。酒精吸氧可使肺泡内的泡沫表面张力降低而破裂,改善肺泡的通气。方法是在氧气通过的湿化瓶中加 50%～70% 乙醇或有机硅消泡剂,用于肺水肿患者。②面罩吸氧:适用于伴呼吸性碱中毒患者。必要时还可采用无创性或气管插管呼吸机辅助通气治疗。

(4)做好救治的准备工作:至少开放 2 条静脉通道,并保持通畅。必要时可采用深静脉穿刺置管,以随时满足用药的需要。血管活性药物一般应用微量泵泵入,以维持稳定的速度和正确的剂量。固定和维护好漂浮导管、深静脉置管、心电监护的电极和导联线、鼻导管或面罩、导尿管及指端无创血氧仪测定电极等。保持室内适宜的温度、湿度,灯光柔和,环境幽静。

(5)饮食:进易消化食物,避免一次大量进食,在总量控制下,可少量多餐(6～8 次/天)。应用襻利尿药情况下不要过分限制钠盐摄入量,以避免低钠血症,导致低血压。利尿药应用时间较长的患者要补充多种维生素和微量元素。

(6)出入量管理:肺淤血、体循环淤血及水肿明显者应严格限制饮水量和静脉输液速度,对无明显低血容量因素(大出血、严重脱水、大汗淋漓等)者的每天摄入液体量一般宜在 1500 mL 以内,不要超过 2 000 mL。保持每天水出入量负平衡约 500 mL/d,严重肺水肿者的水负平衡为 1 000～2 000 mL/d,甚至可达 3 000～5 000 mL/d,以减少水钠潴留和缓解症状。3～5 天后,如淤血、水肿明显消退,应减少水负平衡量,逐渐过渡到出入水量大体平衡。在水负平衡下应注意防止发生低血容量、低血钾和低血钠等。

2.药物治疗

1)AHF 时吗啡及其类似物的使用:吗啡一般用于严重 AHF 的早期阶段,特别是患者不安和呼吸困难时。吗啡能够使静脉扩张,也能使动脉轻度扩张,并降低心率。应密切观察疗效和呼吸抑制的不良反应。伴明显和持续低血压、休克、意识障碍、COPD 等患者禁忌使用。老年患者慎用或减量。也可应用哌替啶 50～100 mg 肌内注射。

2)AHF 治疗中血管扩张药的使用:对大多数 AHF 患者,血管扩张药常作为一线药,它可以用来开放

泄,并增强对利尿药的反应。大剂量>2 μg/(kg·min)的多巴胺直接或间接刺激β-受体,增加心肌的收缩力和心输出量。当剂量>5 μg/(kg·min)时,它作用于α-受体,增加外周血管阻力。此时,虽然它对低血压患者很有效,但它对 AHF 患者可能有害,因为它增加左室后负荷,增加肺动脉压和肺阻力。

多巴胺可以作为正性肌力药[>2 μg/(kg·min)]用于 AHF 伴有低血压的患者。当静脉滴注低剂量≤2~3 μg/(kg·min)时,它可以使失代偿性心衰伴有低血压和尿量减少的患者增加肾血流量,增加尿量。但如果无反应,则应停止使用。

(3)多巴酚丁胺:多巴酚丁胺的主要作用在于,通过刺激 β_1-受体和 β_2-受体产生剂量依赖性的正性变时、正性变力作用,并反射性地降低交感张力和血管阻力,其最终结果依个体而不同。小剂量时,多巴酚丁胺能产生轻度的血管扩张反应,通过降低后负荷而增加射血量。大剂量时,它可以引起血管收缩。心率通常呈剂量依赖性增加,但增加的程度弱于其他儿茶酚胺类药物。但在房颤的患者,心率可能增加到难以预料的水平,因为它可以加速房室传导。全身收缩压通常轻度增加,但也可能不变或降低。心衰患者静脉滴注多巴酚丁胺后,观察到尿量增多,这可能是它提高心输出量而增加肾血流量的结果。

多巴酚丁胺用于外周低灌注(低血压,肾功能下降)伴或不伴有淤血或肺水肿、使用最佳剂量的利尿药和扩血管剂无效时。

多巴酚丁胺常用来增加心输出量。它的起始静脉滴注速度为 2~3 μg/(kg·min),可以逐渐增加到 20 μg/(kg·min)。无须负荷量。静脉滴注速度根据症状、尿量反应或血流动力学监测结果来调整。它的血流动力学作用和剂量成正比,在静脉滴注停止后,它的清除也很快。

在接受 β-受体阻断药治疗的患者,需要增加多巴酚丁胺的剂量,才能恢复它的正性肌力作用。

单从血流动力学看,多巴酚丁胺的正性肌力作用增加了磷酸二酯酶抑制剂(PDEI)作用。PDEI 和多巴酚丁胺的联合使用能产生比单一用药更强的正性肌力作用。

长时间地持续静脉滴注多巴酚丁胺(24~48 小时以上)会出现耐药,部分血流动力学效应消失。长时间应用应逐渐减量。

静脉滴注多巴酚丁胺常伴有心律失常发生率的增加,可来源于心室和心房。这种影响呈剂量依赖性,可能比使用 PDEI 时更明显。在使用利尿药时应及时补钾。心动过速时使用多巴酚丁胺要慎重,多巴酚丁胺静脉滴注可以促发冠心病患者的胸痛。现在还没有关于 AHF 患者使用多巴酚丁胺的对照试验,一些试验显示它增加不利的心血管事件。

(4)磷酸二酯酶抑制剂:米力农和依诺昔酮是两种临床上使用的Ⅲ型磷酸二酶酶抑制剂(PDEI)。在 AHF 时,它们能产生明显的正性肌力、松弛性及外周扩血管效应,由此增加心输出量和搏出量,同时伴随有肺动脉压、肺毛细血管楔压的下降,全身和肺血管阻力下降。它在血流动力学方面,介于纯粹的扩血管剂(如硝普钠)和正性肌力药(如多巴酚丁胺)之间。因为它们的作用部位远离 β-受体,所以在使用 β-受体阻断药的同时,PDEI 仍能够保留其效应。

Ⅲ型 PDEI 用于低灌注伴或不伴有淤血,使用最佳剂量的利尿药和扩血管剂无效时应用。

当患者在使用 β-受体阻断药时,和(或)对多巴酚丁胺没有足够的反应时,Ⅲ型 PDEIs 可能优于多巴酚丁胺。

由于其过度的外周扩血管效应可引起的低血压,静脉推注较静脉滴注时更常见。有关 PDEI 治疗对 AHF 患者的远期疗效目前数据尚不充分,但人们已提高了对其安全性的重视,特别是在缺血性心脏病心衰患者。

(5)左西孟旦:这是一种钙增敏剂,通过结合于心肌细胞上的肌钙蛋白 C 促进心肌收缩,还通过介导 ATP 敏感的钾通道而发挥血管舒张作用和轻度抑制磷酸二酯酶的效应。其正性肌力作用独立于 β 肾上腺素能刺激,可用于正接受 β-受体阻断药治疗的患者。左西孟旦的乙酰化代谢产物,仍然具有药理活性,半衰期约 80 小时,停药后作用可持续 48h。

临床研究表明,急性心衰患者应用本药静脉滴注可明显增加 CO 和每搏输出量,降低 PCWP、全身血管阻力和肺血管阻力;冠心病患者不会增加病死率。用法:首剂 12~24 μg/kg 静脉注射(大于 10min),继以 0.1 μg/(kg·min)静脉滴注,可酌情减半或加倍。对于收缩压<100 mmHg 的患者,不需要负荷剂量,可直接用维持剂量,以防止发生低血压。

在比较左西孟旦和多巴酚丁胺的随机对照试验中,已显示左西孟旦能改善呼吸困难和疲劳等症状,并产生很好的结果。不同于多巴酚丁胺的是,当联合使用 β-受体阻断药时,左西孟旦的血流动力学效应不会减弱,甚至会更强。

在大剂量使用左西孟旦静脉滴注时,可能会出现心动过速、低血压,对收缩压低于 85 mmHg 的患者不推荐使用。在与其他安慰剂或多巴酚丁胺比较的对照试验中显示,左西孟旦并没有增加恶性心律失常的发生率。

3.非药物治疗

1)IABP:临床研究表明,这是一种有效改善心肌灌注同时又降低心肌耗氧量和增加 CO 的治疗手段。

(1)IABP 的适应证:①急性心肌梗死或严重心肌缺血并发心源性休克,且不能由药物治疗纠正;②伴血流动力学障碍的严重冠心病(如急性心肌梗死伴机械并发症);③心肌缺血伴顽固性肺水肿。

(2)IABP 的禁忌证:①存在严重的外周血管疾病;②主动脉瘤;③主动脉瓣关闭不全;④活动性出血或其他抗凝禁忌证;⑤严重血小板缺乏。

2)机械通气。急性心衰者行机械通气的指征:①出现心跳呼吸骤停而进行心肺复苏时;②合并Ⅰ型或Ⅱ型呼吸衰竭。机械通气的方式有下列两种。

(1)无创呼吸机辅助通气:这是一种无需气管插管、经口/鼻面罩给患者供氧、由患者自主呼吸触发的机械通气治疗。分为持续气道正压通气(CPAP)和双相间歇气道正压通气(BiPAP)两种模式。

作用机制:通过气道正压通气可改善患者的通气状况,减轻肺水肿,纠正缺氧和 CO_2 潴留,从而缓解Ⅰ型或Ⅱ型呼吸衰竭。

适用对象:Ⅰ型或Ⅱ型呼吸衰竭患者经常规吸氧和药物治疗仍不能纠正时应及早应用。主要用于呼吸频率≤25 次/分、能配合呼吸机通气的早期呼吸衰竭患者。在下列情况下应用受限:不能耐受和合作的患者、有严重认知障碍和焦虑的患者、呼吸急促(频率>25 次/分)、呼吸微弱和呼吸道分泌物多的患者。

(2)气道插管和人工机械通气:应用指征为心肺复苏时、严重呼吸衰竭经常规治疗不能改善者,尤其是出现明显的呼吸性和代谢性酸中毒并影响到意识状态的患者。

3)血液净化治疗。

(1)机制:此法不仅可维持水、电解质和酸碱平衡,稳定内环境,还可清除尿毒症毒素(肌酐、尿素、尿酸等)、细胞因子、炎症介质及心脏抑制因子等。治疗中的物质交换可通过血液滤过(超滤)、血液透析、连续血液净化和血液灌流等来完成。

(2)适应证:本法对急性心衰有益,但并非常规应用的手段。出现下列情况之一时可以考虑采用:①高容量负荷如肺水肿或严重的外周组织水肿,且对襻利尿药和噻嗪类利尿药抵抗;②低钠血症(血钠<110 mmol/L)且有相应的临床症状,如神志障碍、肌张力减退、腱反射减弱或消失、呕吐及肺水肿等,在上述两种情况应用单纯血液滤过即可;③肾功能进行性减退,血肌酐>500 μmol/L 或符合急性血液透析指征的其他情况。

(3)不良反应和处理:建立体外循环的血液净化均存在与体外循环相关的不良反应,如生物不相容、出血、凝血、血管通路相关并发症、感染、机器相关并发症等。应避免出现新的内环境紊乱,连续血液净化治疗时应注意热量及蛋白的丢失。

4)心室机械辅助装置:急性心衰经常规药物治疗无明显改善时,有条件的可应用此种技术。此类装置有体外膜式氧合(ECMO)、心室辅助泵(如可置入式电动左心辅助泵、全人工心脏)。根据急性心衰的不同类型,可选择应用心室辅助装置,在积极纠治基础心脏病的前提下,短期辅助心脏功能,可作为心脏移植或心肺移植的过渡。ECMO 可以部分或全部代替心肺功能。临床研究表明,短期循环呼吸支持(如应用ECMO)可以明显改善预后。

(陈礼学)

第二节　急性右心衰竭

急性右心衰竭又称急性右心功能不全,它是由于某些原因使患者的心脏在短时间内发生急性功能障碍,同时其代偿功能不能满足实际需要而导致的以急性右心输出量减低和体循环淤血为主要表现的临床综合征。该病很少单独出现,多见于急性大面积肺栓塞、急性右室心肌梗死等,或继发于急性左心衰竭及慢性右心功能不全者由于各种诱因病情加重所致。因临床较为多见,若处理不及时也可威胁生命,故需引起临床医生特别是心血管病专科医生的足够重视。

一、病因

(一)急性肺栓塞

在急性右心功能不全的病因中,急性肺栓塞占有十分重要的地位。患者由于下肢静脉曲张、长时间卧床、机体高凝状态及手术、创伤、肿瘤甚至矛盾性栓塞等原因,使右心或周围静脉系统内栓子(矛盾性栓塞除外)脱落,回心后突然阻塞主肺动脉或左右肺动脉主干,造成肺循环阻力急剧升高,心输出量显著降低,引起右心室迅速扩张,一般认为栓塞造成肺血流减少>50%时临床上即可发生急性右心衰竭。

(二)急性右室心肌梗死

在急性心肌梗死累及右室时,可造成右心输出量下降,右室充盈压升高,容量负荷增大。上述变化发生迅速,右心室尚无代偿能力,易出现急性右心衰竭。

(三)特发性肺动脉高压

特发性肺动脉高压的基本病变是致丛性肺动脉病,即由动脉中层肥厚、细胞性内膜增生、向心性板层性内膜纤维化、扩张性病变、类纤维素坏死和丛样病变形成等构成的疾病,迄今其病因不明。该病存在广泛的肺肌型动脉和细动脉管腔狭窄和阻塞,导致肺循环阻力明显增加,可超过正常的12~18倍,由于右心室后负荷增加,右室肥厚和扩张,当心室代偿功能低下时,右心室舒张末期压和右房压明显升高,心输出量逐渐下降,病情加重时即可出现急性右心功能不全。

(四)慢性肺源性心脏病急性加重

慢性阻塞性肺疾病(COPD)由于低氧性肺血管收缩、继发性红细胞增多、肺血管慢性炎症重构及血管床的破坏等原因可造成肺动脉高压,加重右室后负荷,造成右室肥大及扩张,形成肺源性心脏病。当存在感染、右室容量负荷过重等诱因时,即可出现急性右心功能不全。

(五)瓣膜性心脏病

肺动脉瓣狭窄等造成右室流出道受阻的疾病可增加右室收缩阻力;三尖瓣大量反流增加右室前负荷并造成体循环淤血;二尖瓣或主动脉病变使肺静脉压增高,间接增加肺血管阻力,加重右心后负荷。上述原因均可导致右心功能不全,严重时出现急性右心衰竭。

(六)继发于左心系统疾病

如冠心病急性心肌梗死、扩张型心肌病、急性心肌炎等这些疾病由于左室收缩功能障碍,造成不同程度的肺淤血,使肺静脉压升高,晚期可引起不同程度的肺动脉高压,形成急性右心功能不全。

(七)心脏移植术后急性右心衰竭

急性右心衰是当前困扰心脏移植手术的一大难题。据报道,移植术前肺动脉高压是移植的高危因素,因此术前需常规经 Swan-Ganz 导管测定血流动力学参数。肺血管阻力大于 4 wu(32×10^3 Pa·s/L),肺血管阻力指数大于 6 wu/m² [48×10^3 Pa·s/(L·m²)],肺动脉峰压值大于 60 mmHg(1 mmHg=0.1333 kPa)或跨肺压力差大于 15 mmHg 均是肯定的高危人群,而有不可逆肺血管阻力升高者其术后病死率较可逆者高 4 倍。术前正常的肺血管阻力并不绝对预示术后不发生右心衰。因为离体心脏的损伤,体外循环对心肌、肺血管的影响等,也可引起植入心脏不适应绝对或相对的肺动脉高压、肺血管高阻力而发生右心衰。右心衰所致心腔扩大,心肌缺血、肺循环血量减少及向左偏移的室间隔等又能干扰左心回血,从而诱发全心衰竭。

二、病理生理

正常肺循环包括右心室、肺动脉、毛细血管及肺静脉,其主要功能是进行气体交换,血流动力学有以下4 个特点:第一,压力低,肺动脉压力约为正常主动脉压力的 $1/7 \sim 1/10$;第二,阻力小,正常人肺血管阻力为体循环阻力的 $1/5 \sim 1/10$;第三,流速快,肺脏接受心脏搏出的全部血液,但其流程远较体循环为短,故流速快;第四,容量大,肺血管床面积大,可容纳 900 mL 血液,约占全血量的 9%。由于肺血管有适应其生理需要的不同于体循环的自身特点,所以其血管的组织结构功能也与体循环血管不同。此外,右心室室壁较薄,心腔较小,心室顺应性良好,其解剖结构特点有利于右室射血,适应高容量及低压力的肺循环系统,却不耐受高压力。同时右心室与左心室拥有共同的室间隔和心包,其过度扩张会改变室间隔的位置及心腔构形,影响左心室的容积和压力,从而使左心室回心血量及射血能力发生变化,因此左、右心室在功能上是相互依赖的。

当各种原因造成体循环重度淤血,右心室前/后负荷迅速增加,或原有的异常负荷在某种诱因下突然加重,及右心室急性缺血功能障碍时,均可出现急性右心功能不全。临床常见如前负荷增加的急性钠水潴留、三尖瓣大量反流,后负荷增加的急性肺栓塞、慢性肺动脉高压急性加重,急性左心衰致肺循环阻力明显升高,及右心功能受损的急性右室心肌梗死等。急性右心衰竭发生时肺毛细血管楔压和左房压可正常或升高,多数出现右室肥厚和扩张,当超出心室代偿功能时(右室心肌梗死则为右室本身功能下降),右室舒张末期压和右房压明显升高,表现为体循环淤血的体征,扩大的右室还可压迫左室造成心输出量逐渐下降,重症患者常低于正常的 50% 以下,同时体循环血压下降,收缩压常降至 $90 \sim 100$ mmHg 或更低,脉压变窄,组织灌注不良,甚至会出现周围性发绀。对于心脏移植的患者,术前均存在严重的心衰,肺动脉压力可有一定程度的升高,受体心脏(尤其是右心室)已对其产生了部分代偿能力,而供体是一个完全正常的心脏,当开始工作时右心室对增加的后负荷无任何适应性,加之离体心脏的损伤,体外循环对心肌、肺血管的影响等,也可引起植入心脏不适应绝对或相对的肺动脉高压、肺血管高阻力而发生右心衰。

三、临床表现

(一)症状

1.胸闷气短,活动耐量下降

可由于肺通气/血流比例失调,低氧血症造成,多见于急性肺栓塞、肺心病等。

2.上腹部胀痛

是右心衰竭较早的症状。常伴有食欲缺乏、恶心、呕吐,此多由于肝、脾及胃肠道淤血所引起,腹痛严重时可被误诊为急腹症。

3.周围性水肿

右心衰竭早期,由于体内先有钠、水潴留,故在水肿出现前先有体重的增加,随后可出现双下肢、会阴及腰骶部等下垂部位的凹陷性水肿,重症者可波及全身。

4.胸腔积液

急性右心衰竭时,由于静脉压的急剧升高,常出现胸腔积液及腹水,一般为漏出液。胸腔积液可同时见于左、右两侧胸腔,但以右侧较多,其原因不甚明了。由于壁层胸膜静脉回流至腔静脉,脏层胸膜静脉回流至肺静脉,因而胸腔积液多见于全心衰竭者。腹水大多发生于晚期,由于心源性肝硬化所致。

5.发绀

右心衰竭者可有不同程度的发绀,最早见于指端、口唇和耳郭,较左心衰竭者为明显。其原因除血液中血红蛋白在肺部氧合不全外,常因血流缓慢,组织从毛细血管中摄取较多的氧而使血液中还原血红蛋白增加有关(周围型发绀)。严重贫血者发绀可不明显。

6.神经系统症状

可有神经过敏、失眠、嗜睡等症状,重者可发生精神错乱。此可能由于脑淤血、缺氧或电解质紊乱等原因引起。

7.不同原发病各自的症状

如急性肺栓塞可有呼吸困难、胸痛、咯血、血压下降;右室心肌梗死可有胸痛;慢性肺心病可有咳嗽、咳痰、发热;瓣膜病可有活动耐力下降等。

(二)体征

1.皮肤及巩膜黄染

长期慢性肝淤血缺氧,可引起肝细胞变性、坏死、最终发展为心源性肝硬化,肝功能呈现不正常,胆红素异常升高并出现黄疸。

2.颈静脉怒张

是右心衰竭的一个较明显征象。其出现常较皮下水肿或肝肿大为早,同时可见舌下、手臂等浅表静脉异常充盈,压迫充血肿大的肝脏时,颈静脉怒张更加明显,此称肝-颈静脉回流征阳性。

3.心脏体征

主要为原有心脏病表现,由于右心衰竭常继发于左心衰竭,因而左、右心均可扩大。右心室扩大引起三尖瓣关闭不全时,在三尖瓣听诊可听到吹风性收缩期杂音,剑突下可有收缩期抬举性搏动。在肺动脉压升高时可出现肺动脉瓣区第二心音增强及分裂,有响亮收缩期喷射性杂音伴震颤,可有舒张期杂音,心前区可有奔马律,可有阵发性心动过速,心房扑动或颤动等心律失常。由左心衰竭引起的肺淤血症状和肺动脉瓣区第二心音亢进,可因右心衰竭的出现而减轻。

4.胸腹腔积液

可有单侧或双侧下肺呼吸音减低,叩诊呈浊音;腹水征可为阳性。

5.肝脾肿大

肝脏肿大、质硬并有压痛。若有三尖瓣关闭不全并存,触诊肝脏可感到有扩张性搏动。

6.外周水肿

由于体内钠、水潴留,可于下垂部位如双下肢、会阴及腰骶部等出现凹陷性水肿。

7.发绀

慢性右心功能不全急性加重时常因基础病的不同存在发绀,甚至可有杵状指。

四、实验室检查

(一)血常规

缺乏特异性。长期缺氧者可有红细胞、血红蛋白的升高,白细胞计数可正常或增高。

(二)血生化

血清丙氨酸氨基转移酶及胆红素常升高,乳酸脱氢酶、肌酸激酶亦可增高,常伴有低蛋白血症、电解质紊乱等。

(三)凝血指标

血液多处于高凝状态,国际标准化比值(INR)可正常或缩短,急性肺栓塞时D-二聚体明显升高。

(四)血气分析

动脉血氧分压、氧饱和度多降低,二氧化碳分压在急性肺栓塞时降低,在肺心病、先天性心脏病时可升高。

五、辅助检查

(一)心电图检查

多显示右心房、室的增大或肥厚。此外还可见肺型 P 波、电轴右偏、右束支传导阻滞和 Ⅱ、Ⅲ、aVF 及右胸前导联 ST-T 改变。急性肺栓塞时心电图变化由急性右心室扩张所致,常示电轴显著右偏,极度顺钟向转位。Ⅰ导联 S 波深、ST 段呈 J 点压低,Ⅲ导联 Q 波显著和 T 波倒置,呈 $S_ⅠQ_ⅢT_Ⅲ$ 波形。aVF 和Ⅲ导联相似,aVR 导联 R 波常增高,右胸导联 R 波增高、T 波倒置。可出现房性或室性心律失常。急性右室心肌梗死时右胸导联可有 ST 段抬高。

(二)胸部 X 线检查

急性右心功能不全 X 线表现的特异性不强,可具有各自基础病的特征。肺动脉高压时可有肺动脉段突出(>3 mm),右下肺动脉横径增宽(>15 mm),肺门动脉扩张与外围纹理纤细形成鲜明的对比或呈"残根状";右心房、室扩大,心胸比率增加,右心回流障碍致奇静脉和上腔静脉扩张。肺栓塞在起病 12～36h 后肺部可出现肺下叶卵圆形或三角形浸润阴影,底部常与胸膜相连;也可有肋膈角模糊或胸腔积液阴影;膈肌提升及呼吸幅度减弱。

(三)超声心动图检查

急性右心功能不全时,UCG 检查可发现右心室收缩期和舒张期超负荷,表现为右室壁增厚及运动异常,右心输出量减少,右心室增大(右室舒张末面积/左室舒张末面积比值>0.6),室间隔运动障碍,三尖瓣反流和肺动脉高压。常见的肺动脉高压征象有:右室肥厚和扩大,中心肺动脉扩张,肺动脉壁顺应性随压力的增加而下降,三尖瓣和肺动脉瓣反流。右室心肌梗死除右心室腔增大外,常出现左心室后壁或下壁运动异常。心脏瓣膜病或扩张型心肌病引起慢性左心室扩张时,不能通过测定心室舒张面积比率评价右心室扩张程度。某些基础心脏病,如先心病、瓣膜病等心脏结构的异常,也可经超声心动图明确诊断。

(四)其他检查

肺部放射性核素通气/灌注扫描显示不匹配及肺血管增强 CT 对肺栓塞的诊断有指导意义。CT 检查亦可帮助鉴别心肌炎、心肌病、COPD 等疾病,是临床常用的检查方法。做选择性肺动脉造影可准确地了解栓塞所在部位和范围,但此检查属有创伤性,存在一定的危险,只宜在有条件的医院及考虑手术治疗的患者中做术前检查。

六、鉴别诊断

急性右心功能不全是一组较为常见的临床综合征,包括腹胀、肝脾肿大、胸腹腔积液、下肢水肿等。由于病因的不同,其主要表现存在一定的差异。除急性右心衰竭表现外,如突然发病、呼吸困难、窒息、心悸、发绀、剧烈胸痛、晕厥和休克,尤其是发生于长期卧床或手术后的患者,应考虑大块肺动脉栓塞引起急性肺源性心脏病的可能;如胸骨后呈压榨性或窒息性疼痛并放射至左肩、臂,一般无咯血,心电图有右心导联 ST-T 特征性改变,伴心肌酶学或特异性标志物的升高,应考虑急性右室心肌梗死;如既往有慢性支气管炎、肺气肿病史,此次为各种诱因病情加重,应考虑慢性肺心病急性发作;如结合体格检查及超声心动图资料,发现有先天性心脏病或瓣膜病证据,应考虑为原有基础心脏病所致。限制型心肌病或缩窄性心包炎等疾病由于心室舒张功能下降或心室充盈受限,使得静脉回流障碍,在肺静脉压升高的同时体循环重度淤血,某些诱因下(如入量过多或出量不足)即出现肝脾肿大、下肢水肿等症状,也应与急性右心功能不全相鉴别。

七、治疗

(一)一般治疗

应卧床休息及吸氧,并严格限制入液量。若急性心肌梗死或肺栓塞剧烈胸痛时,可给予吗啡 3～5 mg

静脉推注或罂粟碱 30~60 mg 皮下或肌内注射以止痛及解痉。存在低蛋白血症时应静脉输入清蛋白治疗,同时注意纠正电解质及酸碱平衡紊乱。

(二)强心治疗

心力衰竭时应使用直接加强心肌收缩力的洋地黄类药物,如快速作用的去乙酰毛花苷注射液 0.4 mg 加入 5% 的葡萄糖溶液 20 mL 中,缓慢静脉注射,必要时 2~4h 再给 0.2~0.4 mg;同时可给予地高辛 0.125~0.25 mg,每天 1 次治疗。

(三)抗休克治疗

出现心源性休克症状时可应用直接兴奋心脏 β-肾上腺素受体,增强心肌收缩力和心搏量的药物,如多巴胺 20~40 mg 加入 200 mL 5% 葡萄糖溶液中静脉滴注,或 2~10 μg/(kg·min)以微量泵静脉维持输入,依血压情况逐渐调整剂量;也可用多巴酚丁胺 2.5~15 μg/(kg·min)微量泵静脉输入或滴注。

(四)利尿治疗

急性期多应用襻利尿药,如呋塞米(速尿)20~80 mg、布美他尼(丁尿胺)1~3 mg、托拉塞米(特苏尼)20~60 mg 等静脉推注以减轻前负荷,并每日口服上述药物辅助利尿。同时可服用有醛固酮拮抗作用的保钾利尿药,如螺内酯(安体舒通)20 mg,每天 3 次,以加强利尿效果,减少电解质紊乱。症状稳定后可应用噻嗪类利尿药,如氢氯噻嗪 50~100 mg 与上述襻利尿药隔日交替口服,减少耐药性。

(五)扩血管治疗

应从小剂量起谨慎应用,以免引起低血压。若合并左心衰竭可应用硝普钠 6.25 μg/min 起微量泵静脉维持输入,依病情及血压数值逐渐调整剂量,起到同时扩张小动脉和静脉的作用,有效地减低心室前、后负荷;合并急性心肌梗死可应用硝酸甘油 5~10 μg/min 或硝酸异山梨酯 50~100 μg/min 静脉滴注或微量泵维持输入,以扩张静脉系统,降低心脏前负荷。口服硝酸酯类或 ACEI 类等药物也可根据病情适当加用,剂量依个体调整。

(六)保肝治疗

对于肝脏淤血肿大,肝功能异常伴黄疸或腹水的患者,可应用还原型谷胱甘肽 600 mg 加入 250 mL 5% 葡萄糖溶液中每日 2 次静脉滴注,或多烯磷脂酰胆碱(易善复)465 mg(10 mL)加入 250 mL 5% 葡萄糖溶液中每日 1~2 次静脉滴注,可同时静脉注射维生素 C 5~10 g,每天 1 次,并辅以口服葡醛内酯(肝太乐)、肌苷等药物,加强肝脏保护作用,逆传肝细胞损害。

(七)针对原发病的治疗

由于引起急性右心功能不全的原发疾病各不相同,治疗时需有一定的针对性。如急性肺栓塞应考虑 rt-PA 或尿激酶溶栓及抗凝治疗,必要时行急诊介入或外科手术;特发性肺动脉高压应考虑前列环素、内皮素-1 受体拮抗剂、磷酸二酯酶抑制剂、一氧化氮吸入等针对性降低肺动脉压及扩血管治疗;急性右室心肌梗死应考虑急诊介入或 rt-PA、尿激酶溶栓治疗;慢性肺源性心脏病急性发作应考虑抗感染及改善通气、稀释痰液等治疗;先心病、瓣膜性心脏病应考虑在心衰症状改善后进一步外科手术治疗;心脏移植患者,术前应严格评价血流的动力学参数,判断肺血管阻力及经扩血管治疗的可逆性,并要求术前肺血管处于最大限度的舒张状态,术后长时间应用血管活性药物,如前列环素等。

总之,随着诊断及治疗水平的提高,急性右心功能不全已在临床工作中得到广泛认识,且治疗效果明显改善,对患者整体病情的控制起到了一定的帮助。

(陈礼学)

第三节 舒张性心力衰竭

心力衰竭是一个包括多种病因和发病机制的临床综合征。其中,舒张性心力衰竭(diastolic heart failure,DHF)是近 20 年才得到研究和认识的一类心力衰竭。其主要特点是,有典型的心力衰竭的临床症状、体征和实验室检查证据(如胸部 X 线检查肺淤血表现),而超声心动图等影像检查显示左心室射血分数(LVEF)正常,并除外了瓣膜病和单纯右心衰。研究发现,DHF 患者约占所有心衰患者的 50%。与收缩性心力衰竭(SHF)比较,DHF 有更长的生存期,而且两者的治疗措施不尽相同。

一、舒张性心力衰竭的临床特点

(一)病因特点

DHF 通常发生于年龄较大的患者,女性比男性发病率和患病率更高。最常发生于高血压患者,特别是有严重心肌肥厚的患者。冠心病也是常见病因,特别是由一过性缺血发作造成的可逆性损伤及急性心肌梗死早期,心肌顺应性急剧下降,左室舒张功能损害。DHF 还见于肥厚型心肌病、糖尿病性心肌病、心内膜弹力纤维增生症、浸润型心肌病(如心肌淀粉样变性)等。DHF 急性发生常由血压短期内急性升高和快速心率的心房颤动发作引起。DHF 与 SHF 可以合并存在,这种情况见于冠心病心衰,既可以因心肌梗死造成的心肌丧失或急性缺血发作导致心肌收缩力急剧下降而致 SHF,也可以由非扩张性的纤维瘢痕替代了正常的可舒张心肌组织,心室的顺应性下降而引起 DHF。长期慢性 DHF 的患者,如同 SHF 患者一样,逐渐出现劳动耐力、生活质量下降。瓣膜性心脏病同样会引起左心室舒张功能异常,特别是在瓣膜病的早期,表现为舒张时间延长,心肌僵硬度增加,甚至换瓣术后的部分患者,舒张功能不全也会持续数年之久,即使此刻患者的收缩功能正常。通常所说的 DHF 是不包括瓣膜性心脏病等的单纯 DHF。

(二)病理生理特点

心脏的舒张功能取决于心室肌的主动松弛和被动舒张的特性。被动舒张特性的异常通常是由心脏的质量增加和心肌内的胶原网络变化共同导致的,心肌主动松弛性的异常与各种原因造成的细胞内钙离子调节异常有关。其结果是心肌的顺应性下降,左心室充盈时间变化,左心室舒张末压增加,表现为左心室舒张末压力与容量的关系曲线变得更加陡直。在这种情况下,中心血容量、静脉张力或心房僵硬度的轻度增加,或它们共同增加即可导致左心房或肺静脉压力骤然增加,甚至引起急性肺水肿。

心率对舒张功能有明显影响,心率增快时心肌耗氧量增加,同时使冠状动脉灌注时间缩短,即使在没有冠心病的情况下,也可引起缺血性舒张功能不全。心率过快时舒张期缩短,使心肌松弛不完全,心室充盈压升高,产生舒张功能不全。

舒张功能不全时的血流动力学改变和代偿机制:舒张功能不全时舒张中晚期左心室内压力升高,左室充盈受限,虽然射血分数正常,但每搏输出量降低,心输出量减少。左心房代偿性收缩增强,以增加左室充盈。长期代偿结果是左房内压力增加,左心房逐渐扩大,到一定程度时发生心房颤动。在前、后负荷突然增加,急性应激,快速房颤等使左室充盈压突然升高时,发生急性失代偿心力衰竭,出现急性肺淤血、水肿,表现出急性心力衰竭的症状和体征。

舒张功能不全的患者,不论有无严重的心力衰竭临床表现,其劳动耐力均是下降的,主要有两个原因:一是左心室舒张压和肺静脉压升高,导致肺的顺应性下降,这可引起呼吸做功增加或呼吸困难的症状;二是运动时心输出量不能充分代偿性增加,结果导致下肢和辅助呼吸肌的显著乏力。这一机制解释了较低的运动耐力和肺毛细血管楔压(PCWP)变化之间的关系。

(三)临床表现

舒张性心力衰竭的临床表现与收缩性心力衰竭近似,主要为肺循环淤血和体循环淤血的症状和体征,如劳动耐力下降,劳力性呼吸困难,夜间阵发性呼吸困难,颈静脉怒张,淤血性肝肿大和下肢水肿等。X线胸片可显示肺淤血,甚至肺水肿的改变。超声心动图显示 LVEF 大于 50% 和左心室舒张功能减低的证据。

(四)诊断

对于有典型的心力衰竭的临床表现,而超声心动图显示左心室射血分数正常(LVEF>50%)或近乎正常(LVEF 40%～50%)的患者,在除外了瓣膜性心脏病、各种先天性心脏病、各种原因的肺心病、高动力状态的心力衰竭(严重贫血、甲状腺功能亢进、动静脉瘘等)、心脏肿瘤、心包缩窄或压塞等疾病后,可初步诊断为舒张性心力衰竭,并在进一步检查获得左室舒张功能不全的证据后,确定舒张性心力衰竭的诊断。

超声心动图在心力衰竭的诊断中起着重要的作用,因为物理检查、心电图、X线胸片等都不能够提供用于鉴别收缩或舒张功能不全的证据。超声心动图所测的左心室射血分数正常(LVEF>50%)或近乎正常(LVEF 40%～50%)是诊断 DHF 的必需条件。超声心动图能够简便、快速地用于鉴别诊断,如明确是否有急性二尖瓣、主动脉瓣反流或缩窄性心包炎等。

多普勒超声能够测量心内的血流速度,这有助于评价心脏的舒张功能。在正常窦性心律条件下,穿过二尖瓣的血流频谱从左心房到左心室有两个波形,E 波:反映左心室舒张早期充盈;A 波:反映舒张晚期心房的收缩。因为跨二尖瓣的血流速度有赖于二尖瓣的跨瓣压差,E 波的速率受到左心室早期舒张和左心房压力的影响。而且,研究发现,仅在轻度舒张功能不全时可以看出 E/A<1,一旦患者的舒张功能达到中度或严重损害,则由于左心房压的显著升高,其超声的表现仍为 E/A>1,近似于正常的图像。由此也可以看出,二尖瓣标准的血流模式对容量状态(特别是左心房压)极度敏感,但是这一速率的变化图像还是能够部分反映左心室的舒张功能(特别是在轻度左心室舒张功能减低时)。其他评价舒张功能的无创检测方法有:多普勒超声评价由肺静脉到左心房的血流状态,组织多普勒显像能够直接测定心肌长度的变化速率。而对于缺血性心脏病患者,心导管技术则可以反映左心室充盈压的增高,在实际应用中,更适合于由心绞痛发作诱发的心力衰竭患者的评价。

DHF 的诊断标准目前还不完全统一。美国心脏病学会和美国心脏病协会(ACC/AHA)建议的诊断标准是:有典型的心力衰竭症状和体征,同时超声心动图显示患者没有心脏瓣膜异常,左心室射血分数正常。欧洲心脏病学会建议 DHF 的诊断应当符合下面 3 个条件:①有心力衰竭的证据;②左心室收缩功能正常或轻度异常;③左心室松弛、充盈、舒张性或舒张僵硬度异常的证据。欧洲心力衰竭工作组和ACC/AHA使用的术语"舒张性心力衰竭"有别于广义的"有正常射血分数的心力衰竭",后者包括了急性二尖瓣反流和其他原因的循环充血状态。

在实际工作中,临床医生诊断 DHF 时常常面临挑战。主要是要取得心力衰竭的临床证据,其中,胸片在肺水肿的诊断中有很高的价值。血浆 BNP 和 NT-proBNP 的检测也有重要诊断价值,心源性呼吸困难患者的血浆 BNP 水平升高,尽管有资料显示,DHF 患者的 BNP 水平增加不如 SHF 患者的增加显著。

二、舒张性心力衰竭的治疗

DHF 的治疗目的同其他各种心力衰竭,即缓解心力衰竭的症状,减少住院次数,增加运动耐量,改善生活质量和预后。治疗措施也同其他心力衰竭,包括三方面的内容:①对症治疗,缓解肺循环和体循环淤血的症状和体征。②针对病因和诱因的治疗,即积极治疗导致 DHF 的危险因素或原发病,如高血压、左心室肥厚、冠心病、心肌缺血、糖尿病等,及心动过速等,对阻止或延缓 DHF 的进展至关重要。③针对病理生理机制的治疗。在具体的治疗方法上 DHF 有其自己的特点。

(一)急性期治疗的特点

在急性肺水肿时,可以给予氧疗(鼻导管或面罩吸氧)、吗啡、静脉用利尿药和硝酸甘油。需要注意的是,对于 DHF 患者过度利尿可能会导致严重的低血压,因为 DHF 时左心室舒张压与容量的关系呈一个陡直的曲线。如果有严重的高血压,则有必要使用硝普钠等血管活性药物。如果有缺血发作,则使用硝酸甘油和相关的药物治疗。心动过速能够导致心肌耗氧量增加和降低冠状动脉的灌注时间,容易导致心肌缺血,即使在非冠心病患者;还可因缩短了舒张时间而使左心室的充盈受损,所以,在舒张功能不全的患者,快心室率的心房颤动常常会导致肺水肿和低血压,在一些病例中需要进行紧急心脏电复律。预防心动过速的发生或降低患者的心率,可以积极应用β-受体阻断药(如比索洛尔、美托洛尔和卡维地洛)或非二氢吡啶类钙通道阻滞药(如地尔硫草),剂量依据患者的心率和血压调整,这点与SHF时不同,因为SHF时β-受体阻断药要谨慎应用、逐渐加量,并禁用非二氢吡啶类钙通道阻滞药。对大多数DHF患者,无论在急性期与慢性期都不能从正性肌力药物治疗中获益。重组人脑钠尿肽(rh-BNP)是近年来用于治疗急性心力衰竭疗效显著的药物,它具有排钠利尿和扩展血管的作用,对那些急性发作或加重的SHF的临床应用收到了肯定的疗效。但对DHF的临床研究尚不多。从药理作用上看,它有促进心肌早期舒张的作用,加上排钠利尿、减轻肺淤血的作用,对DHF的急性发作可收到显著效果。

(二)长期药物治疗的特点

1.血管紧张素转化酶抑制剂(ACEI)和血管紧张素Ⅱ受体阻断药(ARB)

不但可降低血压,而且对心肌局部的RAAS也有直接的作用,可减轻左心室肥厚,改善心肌松弛性。非常适合用于治疗高血压合并的DHF,在血压降低程度相同时,ACEI和ARB减轻心肌肥厚的程度优于其他抗高血压药物。

2.β-受体阻断药

具有降低心率和负性肌力作用。对左心室舒张功能障碍有益的机制可能是:①降低心率可使舒张期延长,改善左心室充盈,增加舒张期末容积。②负性肌力作用可降低耗氧量,改善心肌缺血及心肌活动的异常非均一性。③抑制交感神经的血管收缩作用,降低心脏后负荷,也可改善冠状动脉的灌注。④能阻止通过儿茶酚胺引起的心肌损害和灶性坏死。已有研究证明,此类药物可使左心室容积-压力曲线下移,具有改善左心室舒张功能的作用。

目前认为,β-受体阻断药对改善舒张功能最主要的作用来自减慢心率和延长舒张期。在具体应用时可以根据患者的具体情况选择较大的初始剂量和较快地增加剂量。这与SHF有明显的不同。在SHF患者,β-受体阻断药的机制是长期应用后上调β-受体,改善心肌重塑,应从小剂量开始,剂量调整常需要2~4周。应用β-受体阻断药时一般将基础心率维持在60~70次/分。

3.钙通道阻滞药

可减低细胞质内钙浓度,改善心肌的舒张和舒张期充盈,并能减轻后负荷和心肌肥厚,在扩张血管降低血压的同时可改善心肌缺血,维拉帕米和地尔硫草等还可通过减慢心率而改善心肌的舒张功能。因此在DHF的治疗中,钙通道阻滞药发挥着重要的作用。这与SHF不同,由于钙通道阻滞药有一定程度的负性肌力作用而不宜应用于SHF的治疗。

4.利尿药

通过利尿能减轻水钠潴留,减少循环血量,降低肺及体循环静脉压力,改善心力衰竭症状。当舒张性心力衰竭为代偿期时,左心房及肺静脉压增高虽为舒张功能障碍的结果,但同时也是其重要的代偿机制,可以缓解因心室舒张期充盈不足所致的舒张期末容积不足和心输出量的减少,从而保证全身各组织的基本血液供应。如此时过量使用利尿药,可能加重已存在的舒张功能不全,使其由代偿转为失代偿。当DHF患者出现明显充血性心力衰竭的临床表现并发生肺水肿时,利尿药则可通过减少部分血容量使症状得以缓解。

5.血管扩张药

由于静脉血管扩张药能扩张静脉,使回心血量及左室舒张期末容积减小,故对代偿期DHF可能进一步降低心输出量;而对容量负荷显著增加的失代偿期患者,可减轻肺循环、体循环压力,缓解充血症状。动脉血管扩张药能有效地降低心脏后负荷,对周围血管阻力增加的患者(如高血压心脏病)可能有效改善心室舒张功能,但对左心室流出道梗阻的肥厚型心肌病患者可能加重梗阻,使心输出量进一步减少。因此,扩张剂的应用应结合实际病情并慎重应用。

6.正性肌力药物

由于单纯 DHF 患者的左心室射血分数通常正常,因而正性肌力药物没有应用的指征,而且有使舒张性心功能不全恶化的危险,尤其是在老年急性失代偿 DHF 患者中。例如,洋地黄类药物通过抑制 Na^+-K^+-ATP 酶,并通过 Na^+-Ca^{2+} 交换的机制增加细胞内钙离子浓度,在心脏收缩期增加能量需求,而在心脏舒张期增加钙负荷,可能会促进舒张功能不全的恶化。DIG(digitalis investigators group)研究的数据也显示,在使用地高辛过程中,与心肌缺血及室性心律失常相关的终点事件增加。对于那些伴有快室率房颤的 DHF 患者,应用洋地黄是有指征也有益处的。因为可以通过控制心室率改善肺充血及心输出量。

7.抗心律失常药物

心律失常,特别是快速性心律失常对 DHF 患者的血流动力学常产生很大影响,故预防心律失常的发生对 DHF 患者有重要意义:①快速心律失常增加心肌氧耗,减少冠状动脉供血时间,从而可诱发心肌缺血,加重 DHF,在左心室肥厚者尤为重要;②舒张期缩短使心肌舒张不完全,导致舒张期心室内容量相对增加;③DHF患者,左心室舒张速度和心率呈相对平坦甚至负性关系,当心率增加时,舒张速度不增加甚至减慢,从而引起舒张末期压力增加。因此当 DHF 患者伴有心律失常时,应根据其不同的病因和病情特点来选用抗心律失常药物。

8.其他药物

抑制心肌收缩的药物如丙吡胺,具有较强的负性肌力作用,可用于左室流出道梗阻的肥厚型心肌病。此药缩短射血时间,增加心输出量,降低左室舒张期末压。多数患者长期服用此药有效。丙吡胺的另一个作用是抗心律失常,而严重肥厚型心肌病患者,尤其是静息时有流出道梗阻者,常有心律失常,此时用丙吡胺可达到一举两得的效果。

目前,我们尚无充分的随机临床试验来评价不同药物对 CHF 或其他心血管事件的疗效,也没有充分的证据说明某一单药或某一组药物比其他的优越。已经建议,将那些有生物学效应的药物用于 DHF 的治疗,治疗心动过速和心肌缺血,如β-受体阻断药或非二氢吡啶类钙通道阻滞药;逆转左心室重塑,如利尿药和血管紧张素转化酶抑制剂;减轻心肌纤维化,如螺内酯;阻断肾素—血管紧张素—醛固酮系统的药物能够产生这样一些生物学效应,还需要更多的资料来说明这些生物学效应能够降低心力衰竭的危险。

总之,在现阶段,对于 DHF 的发病机制、病理生理、直到诊断和治疗还需要有更多的临床试验和实验证据来不断完善。

(陈礼学)

第四节　全心衰竭与难治性心力衰竭

一、全心衰竭

全心衰竭是指左、右心力衰竭同时存在的心力衰竭,传统被称之为充血性心力衰竭。全心衰竭几乎都是由左心力衰竭缓慢发展而来,即先有左心衰竭,然后出现右心衰竭;也不除外极少数情况下是由于左、右心室病变同时或先后导致左、右心力衰竭并存之可能。一般来说,全心衰竭的病程多属慢性。其病理生理和血流动力学特点为左、右室心输出量均降低、体、肺循环均淤血或水肿伴神经内分泌系统激活。

(一)病因

(1)同左心衰竭(参见左心衰竭)。

(2)不除外极少数情况下有右心衰竭的病因(参见右心衰竭)并存。

(二)临床表现

1.症状

先有左心衰竭的症状(见左心衰竭),随后逐渐出现右心衰竭的症状(见右心衰竭);由于右心衰竭时,右心输出量下降能减轻肺淤血或肺水肿,故左心衰竭症状可随右心衰竭症状的出现而减轻。

2.体检

既有左心衰竭的体征(见左心衰竭),又有右心衰竭的体征(见右心力衰竭)。全心衰竭时,由于右心衰竭存在,左心衰竭的体征可因肺淤血或水肿的减轻而减轻。

(三)检查

1.ECG 检查

显示反映左心房、室肥厚扩大为主或左右房室均肥厚扩大(见左、右心力衰竭)和所患心脏病的相应变化,及多种形式的房、室性心律失常,房室传导阻滞、束支阻滞和室内阻滞图形。可有 QRS 波群低电压。

2.胸部 X 线检查

心影普大或以左心房、室增大为主,及与所患心脏病相关的形态变化;可见肺淤血、肺水肿(左心衰竭),上、下腔静脉增宽和胸腔积液(右心衰竭)。

3.超声多普勒心动图检查

可见左、右心房、室均增大或以左心房、室扩大为主,左室整体和节段收缩功能低下,LVEF 降低(<40%),并可显示与所患心肌、瓣膜和心包疾病相关的解剖和病理生理的特征性改变。

4.心导管检查(必要时)

肺毛细血管楔压(左心衰竭时)和中心静脉压(右心衰竭)均增高,分别大于 18 mmHg 和 15 cmH$_2$O。

(四)诊断和鉴别诊断

同左、右心衰竭。

(五)治疗

和左心衰竭一样,全心衰竭治疗的基本目标是减轻或消除体、肺循环淤血或水肿,增加 SV 和 CO,改善心功能;最终目标不仅要改善症状,提高生活质量,而且要阻止心室重塑和心衰进展,提高生存率。这不仅需要改善心衰的血流动力学,而且也要阻断神经内分泌异常激活不良效应。治疗原则为利尿、扩血管、强心并使用神经内分泌阻滞药。治疗措施如下:

(1)去除心衰诱因。

(2)体力和精神休息。

(3)严格控制静脉和口服液体入量,适当(无需严格)限制钠盐摄入(应用利尿药者可放宽限制),低钠患者还应给予适量咸菜或直接补充氯化钠治疗纠正。

(4)急性失代偿时,给予呼吸机加压吸纯氧和静脉缓慢推注吗啡 3 mg(必要时可重复 1~2 次)。

(5)利尿药:能减轻或消除体、肺循环淤血或水肿,同时可降低心脏前负荷,改善心功能。可选用噻嗪类如氢氯噻嗪 25~50 mg,每天 1 次;襻利尿药,如呋塞米 20~40 mg,每天 1 次;利尿效果不好者可选用布美他尼(丁尿胺)1~2 mg,每天 1 次;或托拉塞米(伊迈格)20~40 mg,每天 1 次;也可选择以上两种利尿药,每两天交替使用,待心力衰竭完全纠正后,可酌情减量并维持。利尿必须补钾,可给缓释钾 1.0 g,1 天 2~3 次,与传统保钾利尿药合用,如螺内酯 20~40 mg,每天 1 次;或氨苯蝶啶 25~50 mg,每天 1 次;也应注意低钠低氯血症的预防(不必过分严格限盐),利尿期间仍应严格控制入量直至心衰得到纠正时。螺内酯 20~40 mg,每天 1 次,作为醛固酮拮抗剂,除有上述保钾作用外,更有拮抗肾素-血管紧张素-醛固酮系统(RAS)的心脏毒性和间质增生作用,能作为神经内分泌拮抗剂阻滞心室重塑,延缓心衰进展。RALES 研究显示,螺内酯能使中重度心衰患者的病死率在血管紧张素转化酶抑制剂(ACEI)和 β-受体阻断药基础上再降低 27%,因此,已成为心衰治疗的必用药。需特别注意的是,螺内酯若与 ACEI 合用时,潴钾作用较强,为预防高钾血症发生,口服补钾量应酌减或减半,并监测血钾水平和肾功能。螺内酯特有的不良反应是男性乳房发育症,伴有疼痛感,停药后可消失。

(6)血管扩张药:首选血管紧张素转化酶抑制剂(ACEI),除扩血管作用外,还能拮抗心衰时肾素-血管紧张素-醛固酮系统(RAS)激活的心脏毒性作用,从而延缓心室重塑和心衰的进展,降低了心衰患的病死率27%,是慢性心力衰竭患者的首选用药,可选用卡托普利、依那普利、贝那普利、赖那普利和雷米普利等,从小剂量开始渐加至目标剂量,如:卡托普利6.25~50 mg,每天3次;依那普利2.5~10 mg,每天2次。不良反应除降低血压外,还有剧烈咳嗽。若因咳嗽不能耐受时,可换用血管紧张素Ⅱ-受体(AT-1)拮抗剂,如氯沙坦12.5~50 mg,每天2次,或缬沙坦40~160 mg,每天1次。若缺血性心衰有心肌缺血发作时,可加用硝酸酯类如亚硝酸异山梨酯10~20 mg,6小时1次,或单硝酸异山梨醇10~20 mg,1天2~3次;若合并高血压和脑卒中史可加用钙通道阻滞药如氨氯地平2.5~10 mg,每天1次。历史上使用的小动脉扩张剂,如肼屈嗪,α_1-受体阻断药,如哌唑嗪不再用于治疗心衰。服药期间,应密切观察血压变化,并根据血压水平来调整用药剂量。

中、重度心力衰竭时可同时应用硝普钠或酚妥拉明或乌拉地尔静脉滴注(见左心衰竭),心衰好转后停用并酌情增加口服血管扩张药的用量。

(7)正性肌力药:轻度心力衰竭患者,可给予地高辛0.125~0.25 mg,每天1次,口服维持,对中、重度心力衰竭患者,可短期加用正性肌力药物,如静脉内给去乙酰毛花苷注射液、多巴酚丁胺、多巴胺和磷酸二酯酶抑制剂,如氨力农或米力农(见左心衰竭)等。

(8)β-受体阻断药:能拮抗和阻断心衰时的交感神经系统异常激活的心脏毒性作用,从而延缓心室重塑和心衰的进展。大规模临床试验显示,β-受体阻断药能使心衰患者的病死率降低35%~65%,故也是治疗心衰之必选,只是应在心力衰竭血流动力学异常得到纠正并稳定后使用,应从小剂量开始,渐渐(每周或每2周加量1次)加量至所能耐受的最大剂量,即目标剂量。可选用卡维地洛3.125~25 mg,每天2次,或美托洛尔6.25~50 mg,每天2次,或比索洛尔1.25~10 mg,每天1次。不良反应有低血压、窦性心动过缓、房室传导阻滞和心功能恶化,故用药期间应密切观察血压、心率、节律和病情变化。

(9)支气管解痉:对伴有支气管痉挛或喘鸣的患者,应用酚间羟异丙肾上腺素(喘啶)或氨茶碱0.1 g,每天3次。

(10)经过上述治疗一段时间(1~2周)后,临床效果不明显甚至出现恶化者,应按难治性心力衰竭处理。

二、难治性心力衰竭

严重的慢性心力衰竭患者,经上述常规利尿药、血管扩张药、血管紧张素转化酶抑制剂和正性肌力药物积极治疗后,心力衰竭症状和体征无明显改善甚至恶化,称为难治性心力衰竭。其血流动力学特征是严重的肺和体循环的淤血、水肿和SV、CO的降低。难治性心力衰竭的处理重点如下。

(一)纠治引起难治性心力衰竭的原因

(1)重新评价并确定引起心力衰竭的心脏病病因,给予纠治。如甲状腺功能亢进或减退、贫血、脚气病、先天性心脏病、瓣膜病、心内膜炎、风湿热等。可通过特殊的内科或外科治疗而得以纠治。

(2)重新评价并确定引起心力衰竭的病理生理机制,有针对性地治疗。如确定以收缩性心力衰竭抑或舒张性心力衰竭为主,前负荷过重抑或后负荷过重为主,有无严重心律失常等。

(3)寻找使心力衰竭加重或恶化的诱因,并加以纠治。如肺部感染、肺栓塞、泌尿道感染、电解质平衡失调、药物的不良反应等。

(4)重新评价已用的治疗措施到位与否,给予加强治疗。如洋地黄剂量是否不足或过量;积极利尿和过分限盐引起了低血钾、低血钠和低血氯使利尿更加困难;是否应用了抑制心肌的或使液体潴留的药物;是否患者饮水或入量过多或未按医嘱服药等。极个别患者出现高血钠高血氯,机制不明,可能还是摄入或补充氯化钠过多所导致。

(二)加强治疗措施

1.严格控制液体入量,加强利尿

24h总入量宜控制在<1 500 mL,尿量>1 500 mL,并使24h出、入量呈负平衡(出>入)并维持

3~5天,将体内潴留的钠和水充分排出体外,以逐渐消除严重的肺水肿和组织水肿。每日出、入量负平衡的程度应依据临床和床旁X线胸片所示肺水肿的程度而定,间质性肺水肿应负500~1 000 mL,肺泡性肺水肿应负1 000~1 500 mL,极重度肺泡性肺水肿(大白肺)时24小时负平衡1 500~2 000 mL也不为过。经过3~5天的加强利尿治疗,临床上肺水肿或组织水肿均能明显地减轻或消失,以床旁X线胸片显示肺水肿渐渐减轻或消退的影像为治疗目标和评价标准。加强利尿期间,尿量多时应补钾,可给缓释钾1.0 g,每天3次,也可以0.3%左右浓度静脉补钾;尤其特别注意低钠和低氯的预防(不必过分限盐)。若出现低钠($<$130 mmol/L)和低氯($<$90 mmol/L)血症,则利尿效果不好,可使心衰加重,故必须先给予纠正(3%NaCl 100 mL静脉内缓慢输注),再同时加强利尿,既要纠正低氯和低钠血症,又要排出体内潴留的水和钠。需要强调的是,严格控制液体总入量,比出$>$入量的负平衡对于难治性心衰患者的心功能保护更重要。因为患者保持负500 mL液体平衡不变,若入量严格控制在24h内$<$1 500 mL(出量$>$2 000 mL)和控制入量$>$3 000 mL(出量$>$3 500 mL)对心功能的容量负荷完全不同,前者可使心脏去前负荷减轻,而后者则会大大加重心脏前负荷。

2.给予合理足量的血管扩张药治疗

以静脉扩张剂(硝酸酯类)和动脉扩张剂(硝普钠、基因重组脑钠尿肽(BNP)、ACEI和α-受体阻断药,如酚妥拉明和乌拉地尔)联合应用并给予足量治疗(将血压控制在100~110/60~70 mmHg),才能充分降低心室前、后负荷,既能大大降低PCWP和LVEDP,又能明显增加SV和CO,达到最佳血流动力学效果。多数患者的心力衰竭会明显好转。

3.加用正性肌力药物

适用于左室功能严重低下,上述治疗效果差的严重的心力衰竭患者。可使用多巴酚丁胺[5~10 μg/(kg·min)]+硝普钠(10~50 μg/min)或α-受体阻断药酚妥拉明或乌拉地尔持续静滴,通过正性肌力和降低外周阻力的作用能显著增加SV和CO,同时降低PCWP和LVEDP,明显改善心功能,使心力衰竭明显好转。对于尿量偏少(非低钠和低氯血症所致)或血压偏低($\leq$90/60 mmHg)的重症心力衰竭伴心源性休克患者,应改用多巴胺[3~15 μg/(kg·min)]+小剂量硝普钠(5~30 μg/min)或α-受体阻断药联合持续静滴,除能改善心功能外,还可升压、增加肾血流量并改善组织灌注。

4.血流动力学监测指导治疗

适用上述积极治疗依然反应差的重症心力衰竭患者。依据PCWP、CO和外周阻力等重要血流动力学指标调整用药方案。若PCWP高($>$18 mmHg),应加强利尿并使用静脉扩张剂如硝酸酯类,降低左室充盈压,减轻肺水肿;若CO低($<$5.0 L/min)且外周阻力高($>$1 400 dyn·s/cm^5)应用动脉扩张剂,如硝普钠、重组BNP或α-受体阻断药(酚妥拉明或乌拉地尔),降低外周阻力,增加CO,改善心功能;若CO低($<$5.0 L/min),而外周阻力正常(1 000~1 200 dyn·s/cm^5),则应使用正性肌力药物,如多巴酚丁胺或多巴胺,增加心肌收缩力,增加CO;若PCWP高,CO低,外周阻力高和动脉血压低($<$80 mmHg),已是心源性休克时,则应在多巴胺升压和正性肌力作用的基础上,联合应用动、静脉血管扩张药和利尿药。必要时应考虑插入主动脉内球囊泵(IABP)给予循环支持。

5.纠正低钠、低氯血症

对于严重肺水肿或外周组织水肿而利尿效果不佳者,若是由于严重稀释性低钠血症($<$130 mmol/L)和低氯血症($<$90 mmol/L)所致,则应在补充氯化钠(每日3 g口服或严重时静脉内给予)的基础上应用大剂量的襻利尿药(呋塞米100~200 mg,布美他尼1~3 mg)静注或静滴,边纠正稀释性低钠、低氯血症,边加强利尿效果,可望排出过量水潴留,使心力衰竭改善。对出现少尿或无尿伴有急性肾衰竭,药物治疗难以见效者,可考虑用血液超滤或血液透析或腹膜透析治疗。

6.气管插管和呼吸机辅助呼吸

对严重肺水肿伴严重低氧血症(吸氧状态下PO$_2$$<$50 mmHg)和(或)CO$_2$潴留(PCO$_2$$>$50 mmHg),药物治疗不能纠正者,应尽早使用,既可纠正呼吸衰竭,又有利于肺水肿的治疗与消退。

7.纠正快速心律失常

对伴有快速心律失常如心房颤动、心房扑动心室率快者,可用胺碘酮治疗。

8.左心辅助治疗

对左室心功能严重低下,心力衰竭反复发作,药物治疗难以好转的患者,有条件可考虑行体外膜式氧合(ECMO)、左心辅助治疗,为心脏移植术做准备。

(陈礼学)

第五节　高输出量性心力衰竭

高输出量性心力衰竭是一种较常见的临床综合征。正常心脏对运动的反应为增加输血量4～6倍而不表现肺静脉淤血症状,然而,受严重心肌、瓣膜和心包疾病影响的心脏,不能代偿心输出量增加的需要。在其他方面无症状的患者中,持续超过正常心输出量需要的情况可引起充血性心力衰竭的症状。有充血性心力衰竭症状,血流动力学检查时心输出量正常或升高的患者,可能出现高输出量性心力衰竭。

引起高输出量性心力衰竭常见的原因有体循环动静脉瘘、贫血性心脏病、脚气性心脏病、甲状腺功能亢进性心脏病等。

一、临床表现

(一)症状

高输出量性心力衰竭常表现为乏力、水肿、活动时气短和心悸。因为这些症状在其他类型的心力衰竭中也很常见,单独出现上述症状不足于鉴别为何种心脏综合征。高输出量性心力衰竭的具有鉴别意义的是导致其发生的病因特征,如甲亢的症状和维生素B_1缺乏导致的神经病变等。

(二)体征

高输出量的各种病因都有其独特的体检发现。但下列表现在所有高输出量性心力衰竭中均较常见。心率加快、脉压增大或正常;心脏体检时可以发现心尖的高动力冲动,短促、清脆的第一心音,主动脉瓣和肺动脉瓣区可闻及收缩中期血流杂音;在心尖和胸骨左下缘部可闻及舒张期杂音,提示通过房室瓣的血流增加;四肢温暖和潮红。

二、诊断

高输出量性心力衰竭的确诊需右心导管检查,可发现静息状态下右心压力正常或轻度升高,肺毛细血管楔压升高,高心输出量,低体循环阻力及静息状态下心动过速等。

三、治疗

针对导致高输出量性心力衰竭的病因,治疗方法也不同。下面将引起高输出量性心力衰竭的常见原因分别介绍如下。

(一)体循环动静脉瘘

动静脉瘘是指动静脉之间出现不经过毛细血管网的异常通道,血液由高压力动脉流向低压力静脉,常伴有动脉瘤的形成,因此也有动静脉瘤之称。它是引起高输出量性心力衰竭的重要病因之一。

1.病因与病理解剖

动静脉瘘是指无毛细血管床介于其间的动静脉间的连接。体循环动静脉瘘有先天性和后天性之分,先天性动静脉瘘是由于血管发育畸形,导致动静脉之间有异常交通;后天性动静脉瘘大多由外伤或有创性操作造成,比较常见,早期容易漏诊。梅毒性主动脉瘤破裂时,如穿破上腔静脉、肺动脉、右心房或右心室,其所产生的血流动力学改变与动静脉瘘相同。先天性动脉导管未闭实际上也是动静脉瘘的一种。病理解剖显示动静脉瘘近端的动脉发生扩张,动脉壁变薄,有时可形成动脉瘤。动静脉瘘的静脉也因压力的升高而发生扩张,静脉壁有增厚现象。

2.病理生理

由于较大的动静脉间(体循环)有直接通道,所以部分动脉血流(20%～50%)就从动脉通过此短路直接进入静脉而不经过毛细血管,使周围血管阻力下降,静脉回流增加,心输出量增加,循环血容量多有增加,循环时间正常或缩短,继发心脏扩大,心力衰竭。病理生理改变明显与否取决于体循环动静脉瘘管口径的大小和瘘口离心脏的距离;瘘口越大、离近心脏,则其病理生理改变越为明显。心脏扩大和心力衰竭出现与否也与上述两个因素有关,但可能也与动静脉瘘存在的时期有关。

3.临床表现

在动静脉瘘处可闻及连续性、机器样杂音,在收缩期更为明显,多伴有震颤。动静脉瘘处可发生动脉瘤。

收缩压正常或略为升高,舒张压降低,脉压增宽。此外,水冲脉、毛细血管搏动等周围循环体征也多有出现,脉搏多明显增速。因此,临床上如发现明显的脉压增宽现象而无主动脉瓣关闭不全或其他病因可找,应仔细寻找体循环动静脉瘘的存在,特别是在有创伤或外科手术的时候。如用手压瘘使瘘管关闭,则舒张压可立即升高 1.33～1.99 kPa,脉搏立即缓慢,减慢 10～30 次/分,心输出量也立即降低(心动过缓反射)。这个反应只持续几分钟,血压升高是因为瘘管被阻塞,血液不能通过瘘管而必须通过微血管,因而周围阻力增加。脉搏频率降低是由于主动脉压的升高刺激了主动脉壁的神经(阿托品可使心动过缓反射消失)。

心脏增大是一种普遍性发现,增大的程度与动脉的大小、瘘孔的口径及瘘的存在时期有关。心脏增大主要是心脏扩张所致,心脏肥厚因素所占地位并不重要,因为瘘管结扎后,增大的心脏可在短期内有明显的缩小。心脏增大的原理是由于静脉回流量增加使心脏的舒张期容积增加,从而引起心脏扩张和肥厚。长期及较大的动静脉瘘患者,可以发生高输出量性心力衰竭。

瘘的近段静脉的压力多不升高,其血液的含氧量可较一般静脉为高。瘘的远段肢体往往有缺血表现,如局部溃疡,甚至局部组织坏死。但因侧支循环的形成与心输出量的增加,肢体的血液供给可以恢复正常,有时可较对侧肢体的血液供应为多,以致有瘘管的肢体的皮肤温度可比对侧为高。

先天性动静脉瘘,也称为蔓状血管瘤,可累及全身各个部位,以下肢最为常见,而且大都是多发性的。

4.诊断

动静脉瘘的诊断除了上述典型的临床表现以外,主要依赖于各种影像学检查。它的影像学诊断手段主要包括:①胸部 X 线平片:是最常用的初筛本病的检查方法;②超声心动图:其敏感性高于胸部 X 线平片;③胸部 CT:它对小病灶的检出能力较高,增强 CT 是诊断本病最方便、有效的方法,有助于确诊;④磁共振血管造影;⑤择性数字减影血管造影:它是诊断的"金标准",但为有创性检查,并受一定的条件限制。以上这些诊断技术相结合,可以更为准确地判断病变的大小、部位、数量、形态,血管壁及管腔内血流的情况,及血流动力学特点。

5.治疗

介入放射学、栓塞技术及材料的发展,进一步提高了本病治疗的技术成功率和临床远期疗效。目前,治疗动静脉瘘的方法有经导管动脉介入栓塞术、经皮穿刺瘤腔内药物硬化治疗、手术切除。其中,经导管动脉介入栓塞术是治疗该病的主要方法,常用的栓塞材料有固体和液体之分,如吸收性明胶海绵、聚乙烯醇泡沫微粒、微弹簧圈及球囊、二氰基丙烯酸正丁酯、无水乙醇、平阳霉素碘油乳剂等;对于局限型先天性动静脉瘘患者应首选手术切除,但手术时必须尽可能保持动脉的完整(静脉部分可以结扎之);而对于病变无法彻底清除或难以手术的患者,可首选经皮穿刺瘤腔内药物硬化治疗。另外,体循环动静脉瘘管易于发生细菌性动脉内膜炎,因此在必要时应采取预防细菌性动脉炎的措施。

(二)贫血性心脏病

贫血性心脏病是由于长期中度以上(血红蛋白低于 70 g/L)贫血引起心脏扩大和(或)心力衰竭等一系列心血管系统的病变。

1.病理生理

贫血患者会出现血液载氧量的减少,当血液的载氧量降低到一定的限度(血红蛋白低于 70 g/L)并持续一定的时间,可以引起血液循环系统明显的改变。长期严重的慢性贫血可导致贫血性心脏病。严重贫血可以从下列三方面影响心脏:①可引起心输出量增加,外周血管阻力下降,即高输出量型血液循环,从而增加心脏负荷,导致心脏扩大和心肌肥厚,最终进展为充血性心力衰竭;②可诱发心绞痛或导致其他冠状动脉血液供应不足;③可因心肌长期缺血而引起心肌脂肪变性等改变,以致心肌异常松弛,心肌收缩力下降。

2.临床表现

当血红蛋白为 65~75 g/L 时,患者除了一般贫血的症状之外,常伴有循环系统的表现,可有气急、疲倦、心悸等症状,有时可出现心绞痛。体格检查可发现窦性心动过速,心尖搏动强烈,周围血管扩张,皮肤温暖,水冲脉,脉压增大及周围血管征。心尖区可闻及收缩期吹风样杂音,是循环血量增加、心脏扩大导致二尖瓣相对性关闭不全所致;心尖区轻度低音调舒张中期杂音,是通过二尖瓣口血流的速度增加所致;或胸骨左缘有轻度高音调、吹风样舒张期杂音,是由于主动脉瓣环扩张所产生。

当血红蛋白低于 30 g/L 时,心脏明显增大,并可出现充血性心力衰竭,特别在心脏有额外负荷时,如体力劳动、发热、妊娠等,表现为体循环淤血的征象,包括颈静脉怒张、肝脏肿大(偶尔可达脐水平)和压痛、腹水、肺底啰音等。

但必须指出,当贫血患者有充血性心力衰竭表现时,首先应考虑到其他器质性心脏病的合并存在,如风湿性心脏病、脚气性心脏病等,因单纯贫血所引起的充血性心力衰竭甚为少见。

3.实验室检查

中度以上的慢性贫血患者 X 线检查大多有心脏轻至中度增大。当血红蛋白低于 30 g/L 时,心脏可明显扩大,且可以出现肺淤血、肺水肿等征象。心电图可显示低电压、ST 段压低、窦性心动过速、左心前区导联上 T 波平坦或倒置。血常规和外周血涂片检查可用于确定是否存在贫血及贫血的程度。骨髓检查有助于明确病因。

以上所述的心血管方面改变均是可逆性现象,贫血纠正后,心脏改变可有不同程度的恢复。

4.治疗

无心衰的贫血性心脏病,心功能处于代偿期,主要是针对贫血进行病因治疗,根据情况补充铁剂、叶酸或维生素 B_{12} 等。

重度贫血性心脏病发生心力衰竭时,除了一般治疗心衰的措施外,还要积极治疗贫血。输血是最主要的治疗手段,应少量多次输血或输入浓缩红细胞混悬液,同时配合使用利尿药,以减少血容量,预防肺水肿。由于属于高输出量型心力衰竭,因此治疗心衰时以利尿和扩血管为主。应用洋地黄类和非洋地黄类正性肌力药物可促进或加重心衰,所以只有当利尿药、血管扩张药及输血治疗无效时才小剂量应用,一般使用快速起效制剂。

(三)脚气性心脏病

维生素 B_1(硫胺)缺乏症也称脚气病,常累及神经系统和心血管系统。脚气性心脏病是由于严重的维生素 B_1 缺乏持续 3 个月以上,出现以心血管系统病变为主,及充血性心力衰竭的心脏病,又称湿型脚气病。

1.病理解剖

病理改变可因脚气病的严重程度而有差异。可表现为:心肌细胞水肿、变性、坏死;心肌间质水肿;心脏明显增大,尤以右心室的扩张肥大突出。

2.病理生理

维生素 B_1 是碳水化合物代谢过程中所必需的酶系统的主要成分,是丙酮酸氧化所必需的酶。维生素 B_1 缺乏时,碳水化合物的氧化作用即在丙酮酸阶段停顿,血液内积聚过多的酸性物质,如丙酮酸和乳酸,发生代谢性酸中毒,影响心肌的能量代谢,造成心肌能量供应不足。

维生素 B_1 的缺乏对机体产生以下两种影响:①血液中丙酮酸和乳酸浓度的增加使周围小动脉扩张,周围阻力降低,静脉回流量增多,因而心输出量及心脏工作量都有增加;②心脏的代谢功能衰竭,主要是由于心肌对乳酸盐、丙酮酸盐与氧的利用率降低。因此维生素 B_1 的缺乏影响了心脏本身及周围循环。脚气性心脏病属于高动力循环性心脏病。

3.临床表现

先驱症状有活动后的心悸、气促,端坐呼吸,心前区疼痛,心动过速与水肿。病情较重时可突然发生急性心力衰竭,出现烦躁不安、恶心、呕吐、上腹闷胀、发绀、阵发性呼吸困难或急性肺水肿、胸腔积液、皮下水肿、颈静脉怒胀、肝脏肿胀、休克等。体检发现心脏向两侧增大、心前区可闻及收缩期吹风样杂音、第一心音减弱(第一心音减弱加上心动过速可引起胎样心音)、右心室性舒张期奔马律及肺动脉瓣区第二心音亢进,脉压因舒张压降低而增大、大动脉上有枪击音、水冲脉与毛细血管搏动等体征。静脉压显著升高。

心电图检查除窦性心动过速外,常显示 T 波平坦或倒置、低电压、QT 间期延长等。心功能测定显示高输出量性心力衰竭。

4.诊断

本病的主要诊断依据是:有 3 个月以上的维生素 B_1 缺乏史,伴或不伴有周围神经炎征象;急骤出现的高输出量性心衰;心脏增大,心律规律,无其他原因可查;维生素 B_1 治疗后症状明显改善。

5.治疗

主要是补充足量的维生素 B_1,轻症者可口服(每次 5～10 mg,每日 3 次)或肌内注射(每次 50～100 mg,每日 1 次),重症者应给予缓慢静脉注射(50～100 mg 加入 50％葡萄糖中)。有心衰的患者要积极治疗心衰,同时还要纠正导致本病的饮食因素。

(四)甲状腺功能亢进性心脏病

甲状腺功能亢进(甲亢)性心脏病是指由于多种原因导致甲状腺激素分泌过多,引起以心血管系统为主要表现的临床综合征。甲亢大多发生于 20～40 岁的女性,男女之比约为 1∶5。甲亢性心脏病的患者则多在 40 岁以上,男女比例约为 1∶2。

1.发病机制

甲亢性心脏病的发病机制尚未完全明确。主要是由于甲状腺激素对心肌蛋白的合成、心肌代谢、心肌酶、心肌收缩性、血流动力学和心脏电生理等均有直接作用,及交感神经系统兴奋性增加和迷走神经兴奋能力障碍,使得甲亢患者的心脏,特别是有基础心脏病的患者,不能承受甲亢时高动力状态的额外负担,也不能满足机体代谢增加的需要,最终导致了甲亢性心脏病的发生。

2.病理解剖

甲亢中的心脏一般没有明显的病理变化。有甲亢性心脏病者一般皆有心脏肥厚及扩张,在心力衰竭的病例中尤为显著。

3.病理生理

甲状腺激素增加心肌细胞的蛋白合成,使心肌肥厚,但心肌含水量和胶原都没有增加。甲状腺激素对心肌收缩性的作用是增加心肌收缩率,同时也使每搏输出量增高,故心输出量可有明显的增加。一般认为,甲状腺激素使心肌收缩力增加的主要原因是由于钙离子－磷酸蛋白质复合物形成增多,使肌凝蛋白钙离子激活 ATP 酶活性增高,从而导致肌质网钙离子转运增加而引起的。同时,也与甲状腺激素能增加心肌细胞膜上的肾上腺素能 β-受体的数量有关。以上变化均使左、右心室做功增加,心肌氧耗量增多。较长时间的甲状腺激素分泌过多可导致心脏储备能力下降。

甲亢时,外周血管阻力下降。心输出量增加的原因至少部分与此有关。外周血管扩张是继发于甲亢所致的组织代谢率增高及热量产生和代谢产物的增加。心输出量增加和外周血管阻力下降使患者的收缩压增大,舒张压下降,因而脉压增大。同时循环时间缩短,血容量增加。

甲状腺激素增加心率,造成心动过速。剂量－效应试验表明,过多的甲状腺激素并不能改变心血管系统组织对儿茶酚胺的敏感性。甲亢患者的心率增快可能是甲状腺激素的毒性作用和交感神经系统兴奋性增高共同作用的结果。为此,普萘洛尔等β-受体阻断药可以降低甲亢患者的心率,但不能使之恢复正常。此外,有证据表明,甲亢中的心动过速也与迷走神经兴奋性受损有关。

过多的甲状腺激素分泌所引起的上述变化使心脏功能下降。心脏每次收缩所消耗的能量较正常为多,而效率却极低,逐渐不胜负担,终于导致心力衰竭。甲亢患者出现心力衰竭时,心输出量下降,但其绝对值仍较正常为高,故属高输出量性心力衰竭。有时,病情很严重时,心输出量可降至正常范围之内或低于正常。

心房颤动的发生机制可能是甲状腺激素直接作用于心肌,使心房肌兴奋性增加,不应期缩短而造成。动物实验中,甲状腺激素可以增加心房率,舒张期去极化率并缩短窦房结细胞动作电位时间。

4.临床表现

甲亢的心脏方面的症状有心悸,呼吸困难和心前区疼痛。心悸常伴有心动过速。有时在颈部也有冲击感。心悸的程度有轻有重,轻的可仅为患者自觉心脏在搏动,重的可为剧烈的心脏冲撞,一般是在情绪激动或进食后出现,但也有一些患者在静息状态下出现。据研究,和正常人相比,甲亢患者的氧耗量较大而肺活量较低,所以在轻度或中度活动后可出现呼吸困难,这与因心力衰竭而发生者不同。心前区疼痛常甚轻微,一般是一种沉重的痛感,但有时可出现典型的心绞痛,常是发作性心律失常所引起,也可以是甲亢增加了原来已有冠状动脉粥样硬化的心脏的负荷所致。这两种疼痛皆常在甲亢治愈后消失。以上几种症状中,以心悸为最多,呼吸困难次之,心前区疼痛远较少见。

心房颤动是甲亢的心血管方面的一个重要表现,为产生心力衰竭的重要因素。发作性房颤常提示甲亢的存在,尤以年轻的患者中更是如此。房颤在毒性结节性甲状腺肿中远较为多见。它在 45 岁以下的患者中较少发生,30 岁以下中更少,在男性中比较多见。甲亢病程越长,房颤的发病率越高,而与甲亢的严重程度无一定的关系。如不治疗甲亢,对发作性及持久性房颤使用洋地黄或奎尼丁皆不利于控制心室率或消除房颤。满意地控制甲亢后,一般不会再发生阵发性房颤。其他不常见的心律失常有期前收缩、心房扑动、阵发性房性心动过速,甚或阵发性室性心动过速等。

甲亢的心脏体征有:心尖搏动强烈,故极易查得。有时搏动的震动极为强烈,扩散于胸壁,扪之有如收缩期震颤。单纯的甲亢心脏不增大,但心音响亮且具有冲击性。第一心音常明显亢进,易与二尖瓣狭窄的第一心音的特征相混淆。心底部的心音也增强。整个心前区常可闻及Ⅱ～Ⅲ级收缩期杂音,在肺动脉瓣区最为显著。收缩期血压升高,舒张压则略降低,以致脉压增大。少数患者的脉压极大,故可见明显的颈动脉搏动、水冲脉、枪击声、毛细血管搏动等周围血管征。心率通常每分钟 100～120 次,有时可达120～140 次,但当达到180～200 次时易发生甲状腺危象。心率在活动或情绪激动时显著加快,睡眠和休息时虽有所降低,但仍高于正常。在颈部肿大的甲状腺上,常可听到连续性的血管杂音,提示有动静脉沟通。

单纯的甲亢很少引起心力衰竭,尤以在 40 岁以下的患者中更为少见;伴有其他病因性心脏病者的心力衰竭发生率大为增加,可高达 25％。发生房颤后心力衰竭的发生率显著增加。甲亢治愈前,通常的心力衰竭的治疗常不见效。心力衰竭的发生率随着甲亢病程的加长而增高,而与后者的严重程度无明显相关。因甲亢时肺动脉及右心室压力均有增高,故甲亢患者的心力衰竭主要表现为右心衰竭。

除心血管方面外,甲亢的主要表现如典型的突眼、凝视姿态、皮肤湿热、甲状腺增大、肌肉震颤等,对诊断皆甚为重要,但在甲亢性心脏病中有时可不甚明显,甚至无甲状腺肿大或眼部体征。这种隐匿性甲亢如有心力衰竭,可因未能发现甲亢而仅对心力衰竭进行治疗,以致收效不大。

X 线检查常示心脏的大小正常,心脏搏动有力。本病导致血流加速致使肺动脉明显扩张。如有长期的房颤或心力衰竭,则可见心影增大。严重心力衰竭时,心影向两侧增大。

心电图常无特殊改变,可见窦性心动过速、心房颤动或其他较为少见的心律失常。有时可见 P 波振幅增加及顶高而圆的 T 波,这是交感神经张力增加的表现。有心脏病变时,可出现 ST 段压低与 T 波平坦或倒置。

5.诊断

甲亢性心脏病的诊断依据,除有甲亢的佐证外,同时有:①阵发性或持久性心房颤动、心房扑动、心脏增大或心力衰竭者;②排除其他原因的心脏病;③甲亢治愈后,心脏病表现随之消失。

不典型甲状腺功能亢进者,可能仅有心血管疾病方面的表现。因此,凡遇到以下情况应考虑甲亢的可能:①原因不明的阵发性或持久性心房颤动,心室率快而不易被洋地黄类药物控制;②非克山病流行区发生的原因不明的右心衰竭;或有循环时间不延长的心力衰竭,但患者没有贫血、发热或脚气病等,洋地黄疗效不佳;③无法解释的心动过速;④血压波动而脉压增大者;⑤患有器质性心脏病患者发生心力衰竭,常规治疗疗效不佳者,也应想到甲亢。

因心力衰竭本身有时可增加基础代谢率,甚至可高达 40% 以上,故要证实有无甲亢,除仔细搜寻临床表现外,尚需进行血清游离 T_4 和 T_3、促甲状腺激素(TSH)等的测定。

6.治疗

甲亢性心脏病的治疗基础是控制甲亢本身。不然,心脏病的一般处理对它难以获得满意的疗效。对甲亢合并心力衰竭者,应该是在用洋地黄和利尿药等处理心力衰竭的同时,使用抗甲状腺药物积极治疗甲亢。有心房颤动者,在甲亢未控制前,用电击复律和奎尼丁治疗甚难恢复窦性心律。如药物治疗甲亢已有 1 个月左右或甲状腺切除后已有 2 周,甲亢已满意控制而心房颤动未自动复律,则可试行电击复律或奎尼丁治疗来恢复窦性心律。甲状腺手术前患者有心脏病表现并不是手术禁忌证,对心房颤动也是如此。如有心力衰竭,它在被控制后经过 1 个月左右,即可进行手术。

对甲亢本身的治疗可分为一般支持疗法和减少甲状腺激素分泌治疗。前者包括精神因素的去除、对患者的关怀和安慰、足够的休息、适量的镇静剂、高热量饮食和足够维生素。后者包括抗甲状腺药物、甲状腺次全切除术和放射性碘治疗。

7.病程及预后

甲亢性心脏病可治愈。即使已发生心力衰竭,在获得确实诊断后及时处理也能使患者恢复健康。如未能及时发现,因而治疗未能针对病因,则可使心力衰竭恶化。伴有其他病因心脏病的甲亢,及时治疗甲亢甚为重要,因如将后者治愈即可避免或延缓心力衰竭的发生,如已有心力衰竭,则也可使对心力衰竭的治疗收效。

(陈礼学)

第十五章

高血压

第一节　原发性高血压

高血压是一种以体循环动脉压升高为主要表现的临床综合征,是最常见的心血管疾病。可分为原发性及继发性两大类。在绝大多数患者中,高血压的病因不明,称之为原发性高血压,又称高血压病,占总高血压患者的 95％以上;在不足 5％的患者中,血压升高是某些疾病的一种临床表现,本身有明确而独立的病因,称之为继发性高血压。

我国高血压的发病率较高,1991 年全国高血压的抽样普查显示,血压＞140/90 mmHg(18.7/12.0 kPa)的人占 13.49％,美国＞140/90 mmHg(18.7/12.0 kPa)的人占 24％。在我国高血压的致死率和致残率也较高。

我国高血压的知晓率、治疗率和控制率均较低。据 2 000 年的资料,我国高血压的知晓率为 26.3％;治疗率为 21.2％,控制率为 2.8％。

一、病因和发病机制

原发性高血压的病因尚未完全阐明,目前认为是在一定的遗传背景下由于多种后天环境因素作用使正常血压调节机制失代偿所致。

(一)遗传和基因因素

高血压病有明显的遗传倾向,据估计人群中至少 20％～40％的血压变异是由遗传决定的。流行病学研究提示高血压发病有明显的家族聚集性。双亲无高血压、一方有高血压或双亲均有高血压,其子女高血压发生率分别为 3％、28％和 46％。单卵双生的同胞血压一致性较双卵双生同胞更为明显。

(二)环境因素

高血压可能是遗传易感性和环境因素相互影响的结果。体重超重、膳食中高盐和中度以上饮酒是国际上已确定且亦为我国的流行病学研究证实的与高血压发病密切相关的危险因素。

国人平均体重指数(BMI)中年男性和女性分别为 21～24.5 和 21～25,近 10 年国人的 BMI 均值及超重率有增加的趋势。BMI 与血压呈显著相关,前瞻性研究表明,基线 BMI 每增加 1 kg/m^2,高血压的发生危险 5 年内增加 9％。每日饮酒量与血压呈线性相关。

膳食中钠盐摄入量与人群血压水平和高血压病患病率呈显著相关性。每天为满足人体生理平衡仅需摄入 0.5 g 氯化钠。国人食盐量每天北方为 12～18 g,南方为 7～8 g,高于西方国家。每人每天食盐平均摄入量增加 2 g,收缩压和舒张压分别增高 2.0 mmHg(0.3 kPa)和 1.2 mmHg(0.16 kPa)。我国膳食钙摄入量低于中位数人群中,膳食钠/钾比值亦与血压呈显著相关。

（三）交感神经活性亢进

交感神经活性亢进是高血压发病机制中的重要环节。动物实验表明,条件反射可形成狗的神经精神源性高血压。长期处于应激状态如从事驾驶员、飞行员、外科医生、会计师、电脑等职业者高血压的患病率明显增加。原发性高血压患者中约 40% 循环中儿茶酚胺水平升高。长期的精神紧张、焦虑、压抑等所致的反复应激状态及对应激的反应性增强,使大脑皮质下神经中枢功能紊乱,交感神经和副交感神经之间的平衡失调,交感神经兴奋性增加,其末梢释放儿茶酚胺增多。

（四）肾素－血管紧张素－醛固酮系统（RAAS）

体内存在两种 RAAS,即循环 RAAS 和局部 RAAS。血管紧张素Ⅱ（AngⅡ）是循环 RAAS 的最重要成分,通过强有力的直接收缩小动脉或通过刺激肾上腺皮质球状带分泌醛固酮而扩大血容量,或通过促进肾上腺髓质和交感神经末梢释放儿茶酚胺,均可显著升高血压。此外,体内其他激素如糖皮质激素、生长激素、雌激素等升高血压的途径亦主要经 RAAS 而产生。近年来发现,很多组织,例如血管壁、心脏、中枢神经、肾脏肾上腺中均有 RAAS 各成分的 mRNA 表达,并有 AngⅡ受体和盐皮质激素受体存在。

引起 RAS 激活的主要因素有:肾灌注减低,肾小管内液钠浓度减少,血容量降低,低钾血症,利尿剂及精神紧张,寒冷,直立运动等。

目前认为,醛固酮在 RAAS 中占有不可缺少的重要地位。它具有依赖于 AngⅡ的一面,又有不完全依赖于 AngⅡ的独立作用,特别是在心肌和血管重塑方面。它除了受 AngⅡ的调节外,还受低钾、ACTH 等的调节。

（五）血管重塑

血管重塑既是高血压所致的病理改变,也是高血压维持的结构基础。血管壁具有感受和整合急、慢性刺激并做出反应的能力,其结构处于持续的变化状态。高血压伴发的阻力血管重塑包括营养性重塑和肥厚性重塑两类。血压因素、血管活性物质和生长因子及遗传因素共同参与了高血压血管重塑的过程。

（六）内皮细胞功能受损

血管管腔的表面均覆盖着内皮组织,其细胞总数几乎和肝脏相当,可看做人体内最大的脏器之一。内皮细胞不仅是一种屏障结构,而且具有调节血管舒缩功能、血流稳定性和血管重塑的重要作用。血压升高使血管壁剪切力和应力增加,去甲肾上腺素等血管活性物质增多,可明显损害内皮及其功能。内皮功能障碍可能是高血压导致靶器官损害及其合并症的重要原因。

（七）胰岛素抵抗

高血压病患者中约有半数存在胰岛素抵抗现象。胰岛素抵抗指的是机体组织对胰岛素作用敏感性和（或）反应性降低的一种病理生理反应,还使血管对体内升压物质反应增强,血中儿茶酚胺水平增加。高胰岛素血症可影响跨膜阳离子转运,使细胞内钙升高,加强缩血管作用。此外,还可影响糖、脂代谢及脂质代谢。上述这些改变均能促使血压升高,诱发动脉粥样硬化病变。

二、病理解剖

高血压的主要病理改变是动脉的病变和左心室的肥厚。随着病程的进展,心、脑、肾等重要脏器均可累及,其结构和功能因此发生不同程度的改变。

（一）心脏

高血压病引起的心脏改变主要包括左心室肥厚和冠状动脉粥样硬化。血压升高和其他代谢内分泌因素引起心肌细胞体积增大和间质增生,使左心室体积和重量增加,从而导致左心室肥厚。血压升高和冠状动脉粥样硬化有密切的关系。冠状动脉粥样硬化病变的特点为动脉壁上出现纤维素性和纤维脂肪性斑块,并有血栓附着。随斑块的扩大和管腔狭窄的加重,可产生心肌缺血;斑块的破裂、出血及继发性血栓形成等可堵塞管腔造成心肌梗死。

（二）脑

脑小动脉尤其颅底动脉环是高血压动脉粥样硬化的好发部位，可造成脑卒中，颈动脉的粥样硬化可导致同样的后果。近半数高血压病患者脑内小动脉有许多微小动脉瘤，这是导致脑出血的重要原因。

（三）肾

高血压持续5～10年，即可引起肾脏小动脉硬化（弓状动脉硬化及小叶间动脉内膜增厚，入球小动脉玻璃样变），管壁增厚，管腔变窄，进而继发肾实质缺血性损害（肾小球缺血性皱缩、硬化，肾小管萎缩，肾间质炎性细胞浸润及纤维化），造成良性小动脉性肾硬化症。良性小动脉性肾硬化症发生后，由于部分肾单位被破坏，残存肾单位为代偿排泄废物，肾小球即会出现高压、高灌注及高滤过（"三高"），而此"三高"又有两面性，若持续存在又会促使残存肾小球本身硬化，加速肾损害的进展，最终引起肾衰竭。

三、临床特点

（一）血压变化

高血压病初期血压呈波动性，血压可暂时性升高，但仍可自行下降和恢复正常。血压升高与情绪激动、精神紧张、焦虑及体力活动有关，休息或去除诱因血压便下降。随病情迁延，尤其是在并发靶器官损害或有合并症之后，血压逐渐呈稳定和持久升高，此时血压仍可波动，但多数时间血压处于正常水平以上，情绪和精神变化可使血压进一步升高，休息或去除诱因并不能使之满意下降和恢复正常。

（二）症状

大多数患者起病隐袭，症状阙如或不明显，仅在体检或因其他疾病就医时才被发现。有的患者可出现头痛、心悸、后颈部或颞部搏动感，还有表现为神经官能症状如失眠、健忘或记忆力减退、注意力不集中、耳鸣、情绪易波动或发怒及神经质等。病程后期心脑肾等靶器官受损或有合并症时，可出现相应的症状。

（三）合并症的表现

左心室肥厚的可靠体征为抬举性心尖搏动，表现为心尖搏动明显增强，搏动范围扩大及心尖搏动左移，提示左心室增大。主动脉瓣区第2心音可增加，带有金属音调。合并冠心病时可发生心绞痛，心肌梗死甚至猝死。晚期可发生心力衰竭。

脑血管合并症是我国高血压病最为常见的合并症，年发病率为120/10万～180/10万，是急性心肌梗死的4～6倍。早期可有一过性脑缺血发作（TIA），还可发生脑血栓形成、脑栓塞（包括腔隙性脑梗死）、高血压脑病及颅内出血等。长期持久血压升高可引起良性小动脉性肾硬化症，从而导致肾实质的损害，可出现蛋白尿、肾功能损害，严重者可出现肾衰竭。

眼底血管被累及可出现视力进行性减退，严重高血压可促使形成主动脉夹层并破裂，常可致命。

四、实验室和特殊检查

（一）血压的测量

测量血压是诊断高血压和评估其严重程度的主要依据。目前评价血压水平的方法有以下3种。

1.诊所偶测血压

诊所偶测血压（简称偶测血压）系由医护人员在标准条件下按统一的规范进行测量，是目前诊断高血压和分级的标准方法。应相隔2 min重复测量，以2次读数平均值为准，如2次测量的收缩压或舒张压读数相差超过5 mmHg（0.7 kPa），应再次测量，并取3次读数的平均值。

2.自测血压

采用无创半自动或全自动电子血压计在家中或其他环境中患者给自己或家属给患者测量血压，称为自测血压，它是偶测血压的重要补充，在诊断单纯性诊所高血压，评价降压治疗的效果，改善治疗的依从性等方面均极其有益。

3.动态血压监测

一般监测的时间为 24 h,测压时间间隔白天为 30 min,夜间为 60 min。动态血压监测提供 24 h,白天和夜间各时间段血压的平均值和离散度,可较为客观和敏感地反映患者的实际血压水平,且可了解血压的变异性和昼夜变化的节律性,估计靶器官损害与预后,比偶测血压更为准确。

动态血压监测的参考标准正常值为:24 h 低于 130/80 mmHg(17.3/10.7 kPa),白天低于 135/85 mmHg(18.0/11.3 kPa),夜间低于 125/75 mmHg(16.7/10.0 kPa)。夜间血压均值一般较白天均值低 10%～20%。正常血压波动曲线形状如长柄勺,夜间 2～3 时处于低谷,凌晨迅速上升,上午6～8 时和下午 4～6 时出现两个高峰,尔后缓慢下降。早期高血压患者的动态血压曲线波动幅度较大,晚期患者波动幅度较小。

(二)尿液检查

肉眼观察尿的透明度、颜色,有无血尿;测比重、pH、蛋白和糖含量,并做镜检。尿比重降低(<1.010)提示肾小管浓缩功能障碍。正常尿液 pH 在 5.0～7.0。某些肾脏疾病如慢性肾炎并发的高血压可在血糖正常的情况下出现糖尿,系由于近端肾小管重吸收障碍引起。尿微量蛋白可采用放免法或酶联免疫法测定,其升高程度,与高血压病程及合并的肾功能损害有密切关系。尿转铁蛋白排泄率更为敏感。

(三)血液生化检查

测定血钾、尿素氮、肌酐、尿酸、空腹血糖、血脂,还可检测一些选择性项目如血浆肾素活性(PRA)、醛固酮。

(四)X 线胸片

早期高血压患者可无特殊异常,后期患者可见主动脉弓迂曲延长、左心室增大。X 线胸片对主动脉夹层、胸主动脉及腹主动脉缩窄有一定的帮助,但进一步确诊还需做相关检查。

(五)心电图检查

体表心电图对诊断高血压患者是否合并左心室肥厚、左心房负荷过重和心律失常有一定帮助。心电图诊断左心室肥厚的敏感性不如超声心动图,但对评估预后有帮助。

(六)超声心动图(UCG)检查

UCG 能可靠地诊断左心室肥厚,其敏感性较心电图高 7～10 倍。左心室重量指数(LVMI)是一项反映左心肥厚及其程度的较为准确的指标,与病理解剖的符合率和相关性较高。UCG 还可评价高血压患者的心脏功能,包括收缩功能、舒张功能。如疑有颈动脉、外周动脉和主动脉病变,应做血管超声检查;疑有肾脏疾病的患者,应做肾脏 B 超。

(七)眼底检查

可发现眼底的血管病变和视网膜病变。血管病变包括变细、扭曲、反光增强、交叉压迫及动静脉比例降低。视网膜病变包括出血、渗出、视乳盘水肿等。高血压眼底改变可分为 4 级。

Ⅰ级,视网膜小动脉出现轻度狭窄、硬化、痉挛和变细。

Ⅱ级,小动脉呈中度硬化和狭窄,出现动脉交叉压迫征,视网膜静脉阻塞。

Ⅲ级,动脉中度以上狭窄伴局部收缩,视网膜有棉絮状渗出、出血和水肿。

Ⅳ级,视神经乳盘水肿并有Ⅲ级眼底的各种表现。

高血压眼底改变与病情的严重程度和预后相关。Ⅲ和Ⅳ级眼底,是急进型和恶性高血压诊断的重要依据。

五、诊断和鉴别诊断

高血压患者应进行全面的临床评估。评估的方法是详细询问病史、做体格检查和实验室检查,必要时还要进行一些特殊的器械检查。

(一)诊断标准和分类

如表 15-1 所示,根据 1999 年世界卫生组织高血压专家委员会(WHO/ISH)确定的标准和中国高血压防治指南(1999 年 10 月)的规定,18 岁以上成年人高血压定义为:在未服抗高血压药物的情况下收缩压≥140 mmHg(18.7 kPa)和(或)舒张压≥90 mmHg(12.0 kPa)。患者既往有高血压史,目前正服用抗高血压药物,血压虽已低于 140/90 mmHg(18.7/12.0 kPa),也应诊断为高血压;患者收缩压与舒张压属于不同的级别时,应按两者中较高的级别分类。

(二)高血压的危险分层

高血压是脑卒中和冠心病的独立危险因素。高血压病患者的预后和治疗决策不仅要考虑血压水平,还要考虑到心血管疾病的危险因素、靶器官损害和相关的临床状况,并可根据某几项因素合并存在时对心血管事件绝对危险的影响,做出危险分层的评估,即将心血管事件的绝对危险性分为 4 类:低危、中危、高危和极高危。在随后的 10 年中发生一种主要心血管事件的危险性低危组、中危组、高危组和极高危组分别为低于 15%、15%～20%、20%～30%和高于 30%(见表 15-2)。

高血压危险分层的主要根据是弗明翰研究中心的平均年龄 60 岁(45～80 岁)患者随访 10 年心血管疾病死亡、非致死性脑卒中和心肌梗死的资料。但西方国家高血压人群中并发的脑卒中发病率相对较低,而心力衰竭或肾脏疾病较常见,故这一危险性分层仅供我们参考(见表 15-3)。

表 15-1　1999 年 WHO 血压水平的定义和分类

类别	收缩压(mmHg)	舒张压(mmHg)
理想血压	<120	<80
正常血压	<120	<85
正常高值	130～139	85～89
1 级高血压(轻度)	140～159	90～99
亚组:临界高血压	140～149	90～94
2 级高血压(中度)	160～179	100～109
3 级高血压(重度)	≥180	≥110
单纯收缩期高血压	≥140	<90
亚组:临界收缩期高血压	140～149	<90

注:1 mmHg=0.133 kPa

表 15-2　影响预后的因素

心血管疾病的危险因素	靶器官损害	合并的临床情况
用于危险性分层的危险因素: 1.收缩压和舒张压的水平(1～3 级) 2.男性>55 岁 3.女性>65 岁 4.吸烟 5.胆固醇>5.72 mmol/L 　(2.2 mg/dL) 6.糖尿病 7.早发心血管疾病家族史(发病年龄<55 岁,女<65 岁) 加重预后的其他因素: 1.高密度脂蛋白胆固醇降低 2.低密度脂蛋白胆固醇升高 3.糖尿病伴微量白蛋白尿 4.葡萄糖耐量减低 5.肥胖 6.以静息为主的生活方式 7.血浆纤维蛋白原增高	1.左心室肥厚(心电图、超声心动图或 X 线) 2.蛋白尿和(或)血浆肌酐水平升高 106～177 μmol/L(1.2～2.0 mg/dL) 3.超声或 X 线证实有动脉粥样硬化斑块(颈、髂、股或主动脉) 4.视网膜普遍或灶性动脉狭窄	脑血管疾病: 1.缺血性脑卒中 2.脑出血 3.短暂性脑缺血发作(TIA) 心脏疾病: 1.心肌梗死 2.心绞痛 3.冠状动脉血运重建 4.充血性心力衰竭 肾脏疾病: 1.糖尿病肾病 2.肾衰竭(血肌酐水平>177 μmol/L 或 2.0 mg/dL) 血管疾病: 1.夹层动脉瘤 2.症状性动脉疾病 重度高血压性视网膜病变 1.出血或渗出 2.视乳盘水肿

表 15-3　高血压病的危险分层

危险因素和病史	血压(kPa)		
	1 级	2 级	3 级
Ⅰ 无其他危险因素	低危	中危	高危
Ⅱ 1~2 危险因素	中危	中危	极高危
Ⅲ ≥3 个危险因素或靶器官损害或糖尿病	高危	高危	极高危
Ⅳ 并存的临床情况	极高危	极高危	极高危

(三)鉴别诊断

在确诊高血压病之前应排除各种类型的继发性高血压,因为有些继发性高血压的病因可消除,其原发疾病治愈后,血压即可恢复正常。常见的继发性高血压有下列几种类型。

1.肾实质性疾病

慢性肾小球肾炎、慢性肾盂肾炎、多囊肾和糖尿病肾病等均可引起高血压。这些疾病早期均有明显的肾脏病变的临床表现,在病程的中后期出现高血压,至终末期肾病阶段高血压几乎都和肾功能不全相伴发。因此,根据病史、尿常规和尿沉渣细胞计数不难与原发性高血压的肾脏损害相鉴别。肾穿刺病理检查有助于诊断慢性肾小球肾炎;多次尿细菌培养和静脉肾盂造影对诊断慢性肾盂肾炎有价值。糖尿病肾病者均有多年糖尿病史。

2.肾血管性高血压

单侧或双侧肾动脉主干或分支病变可导致高血压。肾动脉病变可为先天性或后天性。先天性肾动脉狭窄主要为肾动脉肌纤维发育不良所致;后天性狭窄由大动脉炎、肾动脉粥样硬化、动脉内膜纤维组织增生等病变所致,此外,肾动脉周围粘连或肾蒂扭曲也可导致肾动脉狭窄。此病在成人高血压中不足 1%,但在骤发的重度高血压和临床上有可疑诊断线索的患者中则有较高的发病率。如有骤发的高血压并迅速进展至急进性高血压、中青年尤其是 30 岁以下的高血压且无其他原因、腹部或肋脊角闻及血管杂音,提示肾血管性高血压的可能。可疑病例可做肾动脉多普勒超声、口服卡托普利激发后做同位素肾图和肾素测定、肾动脉造影,数字减影血管造影术(DSA),有助于做出诊断。

3.嗜铬细胞瘤

嗜铬细胞瘤 90% 位于肾上腺髓质,右侧多于左侧。交感神经节和体内其他部位的嗜铬组织也可发生此病。肿瘤释放出大量儿茶酚胺,引起血压升高和代谢紊乱。高血压可为持续性,亦可呈阵发性。阵发性高血压发作的持续时间从十多分钟至数天,间歇期亦长短不等。发作频繁者一天可数次。发作时除血压骤然升高外,还有头痛、心悸、恶心、多汗、四肢冰冷和麻木感、视力减退、上腹或胸骨后疼痛等。典型的发作可由于情绪改变如兴奋、恐惧、发怒而诱发。年轻人难以控制的高血压,应注意与此病相鉴别。此病如表现为持续性高血压则难与原发性高血压相鉴别。血和尿儿茶酚胺及其代谢产物香草基杏仁酸(VMA)的测定、酚妥拉明试验、胰高血糖素激发试验、可乐宁抑制试验、甲氧氯普胺(灭吐灵)试验有助于做出诊断。超声、放射性核素及电子计算机 X 线体层显像(CT)、磁共振显像可显示肿瘤的部位。

4.原发性醛固酮增多症

病因为肾上腺肿瘤或增生所致的醛固酮分泌过多,典型的症状和体征见以下 3 个方面。

(1)轻至中度高血压。

(2)多尿尤其夜尿增多、口渴、尿比重下降、碱性尿和蛋白尿。

(3)发作性肌无力或瘫痪、肌痛、抽搐或手足麻木感等。

凡高血压者合并上述 3 项临床表现,并有低钾血症、高血钠性碱中毒而无其他原因可解释的,应考虑此病之可能。实验室检查可发现血和尿醛固酮升高,血浆肾素降低、尿醛固酮排泄增多等。

5.皮质醇增多症

系肾上腺皮质肿瘤或增生分泌糖皮质激素过多所致。除高血压外,有向心性肥胖、满月脸、水牛背、皮肤紫纹、毛发增多、血糖增高等特征,诊断一般并不困难。24 h尿中17-羟及17-酮类固醇增多,地塞米松抑制试验及肾上腺皮质激素兴奋试验阳性有助于诊断。颅内蝶鞍X线检查、肾上腺CT扫描及放射性碘化胆固醇肾上腺扫描可用于病变定位。

6.主动脉缩窄

多数为先天性血管畸形,少数为多发性大动脉炎所引起。特点为上肢血压增高而下肢血压不高或降低,呈上肢血压高于下肢血压的反常现象。肩胛间区、胸骨旁、腋部可有侧支循环动脉的搏动和杂音或腹部听诊有血管杂音。胸部X线摄影可显示肋骨受侧支动脉侵蚀引起的切迹。主动脉造影可确定诊断。

六、治疗

(一)高血压患者的评估和监测程序

如图15-1所示,确诊高血压病的患者应根据其危险因素、靶器官损害及相关的临床情况做出危险分层。高危和极高危患者应立即开始用药物治疗。中危和低危患者则先监测血压和其他危险因素,而后再根据血压状况决定是否开始药物治疗。

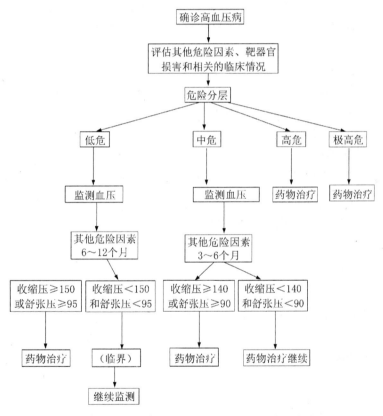

图 15-1 高血压病患者评估和处理程序(血压单位为 mmHg)

(二)降压的目标

根据新指南的精神,中青年高血压患者血压应降至130/85 mmHg(17.3/11.3 kPa)以下。HOT研究表明,舒张压达到较低目标血压组的糖尿病患者,其心血管病危险明显降低,故伴糖尿病者应把血压降至130/80 mmHg(17.3/10.7 kPa)以下;高血压合并肾功能不全、尿蛋白超过1 g/24 h,至少应将血压降至130/80 mmHg(17.3/10.7 kPa),甚至125/75 mmHg(16.7/10.0 kPa)以下;老年高血压患者的血压应控制在140/90 mmHg(18.7/12.0 kPa)以下,且尤应重视降低收缩压。

（三）非药物治疗

高血压应采取综合措施治疗，任何治疗方案都应以非药物疗法为基础。积极有效的非药物治疗可通过多种途径干扰高血压的发病机制，起到一定的降压作用，并有助于减少靶器官损害的发生。非药物治疗的具体内容包括以下几项。

1.戒烟

吸烟所致的加压效应使高血压合并症如脑卒中、心肌梗死和猝死的危险性显著增加，并降低或抵消降压治疗的疗效，加重脂质代谢紊乱，降低胰岛素敏感性，减弱内皮细胞依赖性血管扩张效应和增加左心室肥厚的倾向。戒烟对心血管的良好益处，任何年龄组在戒烟 1 年后即可显示出来。

2.戒酒或限制饮酒

戒酒和减少饮酒可使血压显著降低。

3.减轻和控制体重

体重减轻 10％，收缩压可降低 6.6 mmHg(0.8 kPa)。超重 10％以上的高血压患者体重减少 5 kg，血压便明显降低，且有助于改善伴发的危险因素如糖尿病、高脂血症、胰岛素抵抗和左心室肥厚。新指南中建议体重指数(kg/m²)应控制在 24 以下。

4.合理膳食

按 WHO 的建议，钠摄入每天应少于 2.4 g(相当于氯化钠 6 g)。通过食用含钾丰富的水果(如香蕉、橘子)和蔬菜(如油菜、苋菜、香菇、大枣等)，增加钾的摄入。要减少膳食中的脂肪，适量补充优质蛋白质。

5.增加体力活动

根据新指南提供的参考标准，常用运动强度指标可用运动时的最大心率达到180 或170 次/分减去平时心率，如要求精确则采用最大心率的 60％～85％作为运动适宜心率。运动频度一般要求每周 3～5 次，每次持续 20～60 min 即可。中老年高血压患者可选择步行、慢跑、上楼梯、骑自行车等。

6.减轻精神压力，保持心理平衡

长期精神压力和情绪忧郁既是导致高血压，又是降压治疗效果欠佳的重要原因。应对患者作耐心的劝导和心理疏导，鼓励其参加体育/文化和社交活动，鼓励高血压患者保持宽松、平和、乐观的健康心态。

（四）初始降压治疗药物的选择

高血压病的治疗应采取个体化的原则。应根据高血压危险因素、靶器官损害及合并疾病等情况选择初始降压药物。

（五）高血压病的药物治疗

1.药物治疗原则

(1)采用最小的有效剂量以获得可能有的疗效而使不良反应减至最小。

(2)为了有效防止靶器官损害，要求一天 24 h 内稳定降压，并能防止从夜间较低血压到清晨血压突然升高而导致猝死、脑卒中和心脏病发作。要达到此目的，最好使用每日一次给药而有持续降压作用的药物。

(3)单一药物疗效不佳时不宜过多增加单种药物的剂量，而应及早采用两种或两种以上药物联合治疗，这样有助于提高降压效果而不增加不良反应。

(4)判断某一种或几种降压药物是否有效及是否需要更改治疗方案时，应充分考虑该药物达到最大疗效所需的时间。在药物发挥最大效果前过于频繁地改变治疗方案是不合理的。

(5)高血压病是一种终身性疾病，一旦确诊后应坚持终身治疗。

2.降压药物的选择

目前临床常用的降压药物有许多种类。无论选用何种药物，其治疗目的均是将血压控制在理想范围，预防或减轻靶器官损害。"新指南"强调，降压药物的选用应根据治疗对象的个体情况、药物的作用、代谢、不良反应和药物的相互作用确定。

3.临床常用的降压药物

临床常用的药物主要有六大类:利尿剂、α-受体阻滞剂、钙通道阻滞剂、血管紧张素转换酶抑制剂(ACEI)、β-受体阻滞剂及血管紧张素Ⅱ受体拮抗剂。降压药物的疗效和不良反应情况个体间差异很大,临床应用时要充分注意。具体选用哪一种或几种药物就参照前述的用药原则全面考虑。

(1)利尿剂

作用机制:此类药物可减少细胞外液容量、降低心输出量,并通过利钠作用降低血压。降压作用较弱,起作用较缓慢,但与其他降压药物联合应用时常有相加或协同作用,常可作为高血压的基础治疗。螺内酯不仅可以降压,而且能抑制心肌及血管的纤维化。

种类和应用方法:有噻嗪类、保钾利尿剂和襻利尿剂3类。降压治疗中比较常用的利尿剂有下列几种:氢氯噻嗪 12.5～25 mg,每日一次;阿米洛利 5～10 mg,每日一次;吲达帕胺 1.25～2.5 mg,每日一次;氯噻酮 12.5～25 mg,每日一次;螺内酯 20 mg,每日一次;氨苯蝶啶 25～50 mg,每日一次。在少数情况下用呋塞米(速尿)20～40 mg,每日 2 次。

主要适应证:利尿剂可作为无并发症高血压患者的首选药物,主要适用于轻中度高血压,尤其是老年高血压包括老年单纯性收缩期高血压、肥胖及并发心力衰竭患者。襻利尿剂作用迅速,肾功能不全时应用较多。

注意事项:利尿剂应用可降低血钾,尤以噻嗪类和呋塞米为明显,长期应用者应适量补钾(每日 1～3 g),并鼓励多吃水果和富含钾的绿色蔬菜。此外,噻嗪类药物可干扰糖、脂和尿酸代谢,故应慎用于糖尿病和血脂代谢失调者,禁用于痛风患者。保钾利尿剂因可升高血钾,应尽量避免与 ACEI 合用,禁用于肾功能不全者。利尿剂的不良反应与剂量密切相关,故宜采用小剂量。

(2)β-受体阻滞剂

作用机制:通过减慢心率、减低心肌收缩力、降低心输出量、减低血浆肾素活性等多种机制发挥降压作用。其降压作用较弱,起效时间较长(1～2 周)。

主要适应证:主要适用于轻中度高血压,尤其是在静息时心率较快(>80 次/分)的中青年患者,也适用于高肾素活性的高血压、伴心绞痛或心肌梗死后及伴室上性快速心律失常者。

种类和应用方法:常用于降压治疗的 β1-受体阻滞剂有:美托洛尔 25～50 mg,每日 1～2 次;阿替洛尔 25 mg,每日 1～2 次;比索洛尔 2.5～10 mg,每日 1 次。选择性 α1-和非选择性 β-受体阻滞剂有:拉贝洛尔每次 0.1 g,每日 3～4 次,以后按需增至 0.6～0.8 g,重症高血压可达每日 1.2～2.4 g;卡维地洛 6.25～12.5 mg,每日 2 次。拉贝洛尔和美托洛尔均有静脉制剂,可用于重症高血压或高血压危象而需要较迅速降压治疗的患者。

注意事项:常见的不良反应有疲乏和肢体冷感,可出现躁动不安、胃肠功能不良等。还可能影响糖代谢、脂代谢,因此伴有心脏传导阻滞、哮喘、慢性阻塞性肺部疾患及周围血管疾病患者应列为禁忌;因此类药可掩盖低血糖反应,因此应慎用于胰岛素依赖性糖尿病患者。长期应用者突然停药可发生反跳现象,即原有的症状加重、恶化或出现新的表现,较常见有血压反跳性升高,伴头痛、焦虑、震颤、出汗等,称之为撤药综合征。

(3)钙通道阻滞剂(CCB)

作用机制:主要通过阻滞细胞质膜的钙离子通道、松弛周围动脉血管的平滑肌,使外周血管阻力下降而发挥降压作用。

主要适应证:可用于各种程度的高血压,尤其是老年高血压、伴冠心病心绞痛、周围血管病、糖尿病或糖耐量异常妊娠期高血压及合并有肾脏损害的患者。

种类和应用方法:应优先考虑使用长效制剂如非洛地平缓释片 2.5～5 mg,每日 1 次;硝苯地平控释片 30 mg,每日 1 次;氨氯地平 5 mg,每日 1 次;拉西地平 4 mg,每日 1～2 次;维拉帕米缓释片 120～240 mg,每日 1 次;地尔硫䓬缓释片 90～180 mg,每日 1 次。由于有诱发猝死之嫌,速效二氢吡啶类钙拮抗剂的临床使用正在逐渐减少,而提倡应用长效制剂。其价格一般较低廉,在经济条件落后的农村及边远地区速效制剂仍不失为一种可供选择的抗高血压药物,可使用硝苯地平或尼群地平普通片剂 10 mg,每日 2～3 次。

注意事项:主要不良反应为血管扩张所致的头痛、颜面潮红和踝部水肿,发生率在 10％以下,需要停药的只占极少数。踝部水肿系由于毛细血管前血管扩张而非水钠潴留所致。硝苯地平的不良反应较明显且可引起反射性心率加快,但若从小剂量开始逐渐加大剂量,可明显减轻或减少这些不良反应。非二氢吡啶类对传导功能及心肌收缩力有负性影响,因此禁用于心脏传导阻滞和心力衰竭时。

(4)血管紧张素转换酶抑制剂(ACEI)

作用机制:通过抑制血管紧张素转换酶使血管紧张素Ⅱ生成减少,并抑制缓激肽,使缓激肽降解。这类药物可抑制循环和组织的 RAAS,减少神经末梢释放去甲肾上腺素和血管内皮形成内皮素;还可作用于缓激肽系统,抑制缓激肽降解,增加缓激肽和扩张血管的前列腺素的形成。这些作用不仅能有效降低血压,而且具有靶器官保护的功能。

ACEI 对糖代谢和脂代谢无影响,血浆尿酸可能降低。即使合用利尿剂亦可维持血钾稳定,因 ACEI 可防止利尿剂所致的继发性高醛固酮血症。此外,ACEI 在产生降压作用时不会引起反射性心动过速。

种类和应用方法:常用的 ACEI 有:卡托普利 25～50 mg,每日 2～3 次;依那普利 5～10 mg,每日 1～2 次;苯那普利 5～20 mg,雷米普利 2.5～5 mg,培哚普利 4～8 mg,西那普利 2.5～10 mg,福辛普利 10～20 mg,均每日 1 次。

主要适应证:ACEI 可用来治疗轻中度或严重高血压,尤其适用于伴左心室肥厚、左心室功能不全或心力衰竭、糖尿病并有微量蛋白尿、肾脏损害(血肌酐＜265 μmol/L)并有蛋白尿等患者。本药还可安全地使用于伴有慢性阻塞性肺部疾患或哮喘、周围血管疾病或雷诺现象、抑郁症及胰岛素依赖性糖尿病患者。

注意事项:最常见不良反应为持续性干咳,发生率为 3％～22％。多见于用药早期(数天至几周),亦可出现于治疗的后期,其机制可能由于 ACEI 抑制了激肽酶Ⅱ,使缓激肽的作用增强和前列腺素形成。症状不重应坚持服药,半数可在 2～3 月内咳嗽消失。改用其他 ACEI,咳嗽可能不出现。福辛普利和西拉普利引起干咳少见。其他可能发生不良反应有低血压、高钾血症、血管神经性水肿(偶尔可致喉痉挛、喉或声带水肿)、皮疹及味觉障碍。

双侧肾动脉狭窄或单侧肾动脉严重狭窄、合并高血钾血症或严重肾衰竭等患者 ACEI 应列为禁忌。因有致畸危险也不能用于合并妊娠的妇女。

(5)血管紧张素Ⅱ受体拮抗剂(ARB)

作用机制:这类药物可选择性阻断 AngⅡ的Ⅰ型受体而起作用,具有 ACEI 相似的血流动力学效应。从理论上讲,其比 ACEI 存在如下优点:①作用不受 ACE 基因多态性的影响。②还能抑制非 ACE 催化产生的 AngⅡ的致病作用。③促进 AngⅡ与血管紧张素Ⅱ型受体(AT$_2$)结合发挥"有益"效应。这 3 项优点结合起来将可能使 ARB 的降血压及对靶器官保护作用更有效,但需要大规模的临床试验进一步证实,目前尚无循证医学的证据表明 ARB 的疗效优于或等同于 ACEI。

种类和应用方法:目前在国内上市的 ARB 有 3 类。第一、二、三代分别为氯沙坦、缬沙坦、依贝沙坦。氯沙坦 50～100 mg,每日 1 次,氯沙坦和小剂量氢氯噻嗪(25 mg/d)合用,可明显增强降压效应;缬沙坦 80～160 mg,每日 1 次;依贝沙坦 150 mg,每日 1 次;替米沙坦 80 mg,每日 1 次;坎地沙坦 1 mg,每日 1 次。

主要适应证:适用对象与 ACEI 相同。目前主要用于 ACEI 治疗后发生干咳等不良反应且不能耐受的患者。氯沙坦有降低血尿酸作用,尤其适用于伴高尿酸血症或痛风的高血压患者。

注意事项:此类药物的不良反应轻微而短暂,因不良反应需中止治疗者极少。不良反应为头晕、与剂量有关的体位性低血压、皮疹、血管神经性水肿、腹泻、肝功能异常、肌痛和偏头痛等。禁用对象与 ACEI 相同。

（6）α₁-受体阻滞剂

作用机制：这类药可选择性阻滞血管平滑肌突触后膜 α₁-受体，使小动脉和静脉扩张，外周阻力降低。长期应用对糖代谢并无不良影响，且可改善脂代谢，升高 HDL-C 水平，还能减轻前列腺增生患者的排尿困难，缓解症状。降压作用较可靠，但是否与利尿剂、受体阻滞剂一样具有降低病死率的效益，尚不清楚。

种类和应用方法：常用制剂有哌唑嗪 1 mg，每日 1 次；多沙唑嗪 1～6 mg，每日 1 次；特拉唑嗪 1～8 mg，每日 1 次；苯哌地尔 25～50 mg，每日 2 次。

适应证：目前一般用于轻中度高血压，尤其适用于伴高脂血症或前列腺肥大患者。

注意事项：主要不良反应为"首剂现象"，多见于首次给药后 30～90 min，表现为严重的直立性低血压、眩晕、晕厥、心悸等，系由于内脏交感神经的收缩血管作用被阻滞后，静脉舒张使回心血量减少。首剂现象以哌唑嗪较多见，特拉唑嗪较少见。合用 β-受体阻滞剂、低钠饮食或曾用过利尿剂者较易发生。防治方法是首剂量减半，临睡前服用，服用后平卧或半卧休息 60～90 min，并在给药前至少一天停用利尿剂。其他不良反应有头痛、嗜睡、口干、心悸、鼻塞、乏力、性功能障碍等，常可在连续用药过程中自行减轻或缓解。有研究表明哌唑嗪能增加高血压患者的病死率，因此现在临床上已很少应用。

（六）降压药物的联合应用

降压药物的联合应用已公认为是较好和合理的治疗方案。

1.联合用药的意义

研究表明，单药治疗使高血压患者血压达标（＜140/90 mmHg 或 18.7/12.0 kPa）比率仅为 40%～50%，而两种药物的合用可使 70%～80% 的患者血压达标。HOT 试验结果表明，达到预定血压目标水平的患者中，采用单一药物、两药合用或三药合用的患者分别占 30%～40%、40%～50% 和少于 10%，处于联合用药状态约占 68%。

联合用药可减少单一药物剂量，提高患者的耐受性和依从性。单药治疗如效果欠佳，只能加大剂量，这就增加不良反应发生的危险性，且有的药物随剂量增加，不良反应增大的危险性超过了降压作用增加的效益，亦即药物的危险/效益比转向不利的一面。联合用药可避免此种两难局面。

联合用药还可使不同的药物互相取长补短，有可能减轻或抵消某些不良反应。任何药物在长期治疗中均难以完全避免其不良反应，如 β-受体阻滞剂的减慢心率作用，CCB 可引起踝部水肿和心率加快。这些不良反应如能选择适当的合并用药就有可能被矫正或消除。

2.利尿剂为基础的两种药物联合应用

大型临床试验表明，噻嗪类利尿剂可与其他降压药有效地合用，故在需要合并用药时利尿剂可作为基础药物。常采用下列合用方法。

（1）利尿剂＋ACEI 或血管紧张素Ⅱ受体拮抗剂：利尿剂的不良反应是激活肾素－血管紧张素醛固酮（RAAS），造成一系列不利于降低血压的负面作用。然而，这反而增强了 ACEI 或血管紧张素Ⅱ受体拮抗剂对 RAAS 的阻断作用，亦即这两种药物通过利尿剂对 RAAS 的激活，可产生更强有力的降压效果。此外，ACEI 和血管紧张素Ⅱ受体拮抗剂由于可使血钾水平稍上升，从而能防止利尿剂长期应用所致的电解质紊乱，尤其是低血钾等不良反应。

（2）利尿剂＋β-受体阻滞剂或 α₁-受体阻滞剂：β-受体阻滞剂可抵消利尿剂所致的交感神经兴奋和心率增快作用，而噻嗪类利尿剂又可消除 β-受体阻滞剂或 α₁-受体阻滞剂的促肾滞钠作用。此外，在对血管的舒缩作用上噻嗪类利尿剂可加强 α₁-受体阻滞剂的扩血管效应，而抵消 β-受体阻滞剂的缩血管作用。

3.CCB 为基础的两药合用

我国临床上初治药物中仍以 CCB 最为常用。国人对此类药一般均有良好反应，CCB 为基础的联合用药在我国有广泛的基础。

（1）CCB＋ACEI：前者具有直接扩张动脉的作用，后者通过阻断 RAAS 和降低交感活性，既扩张动脉，又扩张静脉，故两药在扩张血管上有协同降压作用。二氢吡啶类 CCB 产生的踝部水肿可被 ACEI 消除。两药在心肾和血管保护上，在抗增殖和减少蛋白尿上亦均有协同作用。此外，ACEI 可阻断 CCB 所致反射性交感神经张力增加和心率加快的不良反应。

（2）二氢吡啶类 CCB+β-受体阻滞剂：前者具有的扩张血管和轻度增加心输出量的作用，正好抵消β-受体阻滞剂的缩血管及降低心输出量作用。两药对心率的相反作用可使者心率不受影响。

4.其他的联合应用方法

如两药合用仍不能奏效，可考虑采用 3 种药物合用，例如噻嗪类利尿剂加 ACEI 加水溶性 β-受体阻滞剂（阿替洛尔），或噻嗪类利尿剂加 ACEI 加 CCB，及利尿剂加 β-受体阻滞剂加其他血管扩张剂（肼屈嗪）。

七、高血压危象

(一)定义和分类

已经有许多不同的名词被用于血压重度急性升高的情况。但多数研究者将高血压急症定义为收缩压或舒张压急剧增高（如舒张压增高到 $120\sim130$ mmHg 或 $16.0\sim17.3$ kPa 以上），同时伴有中枢神经系统、心脏或肾脏等靶器官损伤。高血压急症较少见，此类患者需要在严密监测下通过静脉给药的方法使血压立即降低。与高血压急症不同，如果患者的血压重度增高，但无急性靶器官损害的证据，则定义为高血压次急症。对此类患者，需在 $24\sim48$ h 内使血压逐渐下降。两者统称为高血压危象（见表15-4）。

表 15-4　高血压危象的分类

高血压急症	高血压次急症
高血压脑病	进急性恶性高血压
颅内出血	循环中儿茶酚胺水平过高
动脉硬化栓塞性脑梗死	降压药物的撤药综合征
急性肺水肿	服用拟交感神经药物
急性冠脉综合征	食物或药物与单胺氧化酶抑制剂相互作用
急性主动脉夹层	围术期高血压
急性肾衰竭	
肾上腺素能危象	
子痫	

(二)临床表现

高血压危象的症状和体征的轻重往往因人而异。一般症状可有出汗、潮红、苍白、眩晕、濒死感、耳鸣、鼻出血；心脏症状可有心悸、心律失常、胸痛、呼吸困难、肺水肿；脑部症状可有头痛、头晕、恶心、眩目、局部症状、痛性痉挛、昏迷等；肾脏症状有少尿、血尿、蛋白尿、电解质紊乱、氮质血症、尿毒症；眼部症状有闪光、点状视觉、视力模糊、视觉缺陷、复视、失明。

(三)高血压危象的治疗

1.治疗的一般原则

对高血压急症患者，需在 ICU 中严密监测（必要时进行动脉内血压监测），通过静脉给药迅速控制血压（但并非降至正常水平）。对高血压次急症患者，应在 $24\sim48$ h 内逐渐降低血压（通常给予口服降压药）。

静脉用药控制血压的即刻目标是在 $30\sim60$ min 内将舒张压降低 $10\%\sim15\%$，或降到 110 mmHg（14.7 kPa）左右。对急性主动脉夹层患者，应 $15\sim30$ min 内达到这一目标。以后用口服降压药维持。

2.高血压急症的治疗

导致高血压急症的疾病基础很多。目前有多种静脉用药可作降压之用（见表15-5）。

表 15-5　高血压急症静脉用药的选择

	药物选择
急性肺水肿	硝普钠或乌拉地尔,与硝酸甘油和一种祥利尿剂合用
急性心肌缺血	柳氨苄心定或美托洛尔,与硝酸甘油合用。如血压控制不满意,可加用尼卡地平或非诺多泮(fenoldopam)
脑卒中	柳氨苄心定、尼卡地平或 fenoldopam
急性主动脉夹层	柳氨苄心定、或硝普钠加美托洛尔
子痫	肼苯哒嗪,亦可选用柳氨苄心定或尼卡地平
急性肾衰竭/微血管性贫血	fenoldopam 或尼卡地平
儿茶酚胺危象	尼卡地平、维拉帕米或 fenoldopam

(1)高血压脑病:高血压脑病的首选治疗包括静脉注射硝普钠、柳氨苄心定、乌拉地尔或尼卡地平。

(2)脑血管意外:对任何种类的急性脑卒中患者给予紧急降压治疗所能得到的益处目前还都是推测性的,还缺少充分的临床和实验研究证据。①颅内出血:血压小于 180/105 mmHg(24.0/14.0 kPa)无须降压。血压大于 230/120 mmHg(30.7/16.0 kPa)可静脉给予柳胺苄心定、拉贝洛尔、硝普钠、乌拉地尔。血压在 180～230/150～120 mmHg(24.0～30.7/20.0～16.0 kPa)之间可静脉给药,也可口服给药。②急性缺血性脑卒中(中风):参照颅内出血的治疗方案。

(3)急性主动脉夹层:一旦确定为主动脉夹层的诊断,即应力图在 15～30 min 内使血压降至最低可以耐受的水平(即保持足够的器官灌注)。最初的治疗应包括联合使用静脉硝普钠和一种静脉给予的 β-受体阻滞剂,其中美托洛尔最为常用。尼卡地平或 fenoldopam 也可使用。柳氨苄心定兼有 α-和 β-受体阻滞作用,可作为硝普钠和 β-受体阻滞剂联合方案的替代。另外,地尔硫䓬静脉滴注也可用于主动脉夹层。

(4)急性左心室衰竭和肺水肿:严重高血压可诱发急性左心室衰竭。在这种情况下,可给予扩血管药如硝普钠直接减轻心脏后负荷。也可选用硝酸甘油。

(5)冠心病和急性心肌梗死:静脉给予硝酸甘油是这种高血压危象时的首选药物。次选药为柳氨苄心定,静脉给予。如血压控制不满意,可加用尼卡地平或 fenoldopam。

(6)围术期高血压:降压药物的选用应根据患者的背景情况,在密切观察下可选用乌拉地尔、柳氨苄心定、硝普钠和硝酸甘油等。

(7)子痫:近年来,在舒张压超过 115 mmHg(15.3 kPa)或发生子痫时,传统上采用肼曲嗪(肼苯哒嗪)静脉注射,此药能有效降低血压而不减少胎盘血流。现今在有重症监护的条件下,静脉给予柳氨苄心定和尼卡地平被认为更安全有效。如惊厥出现或迫近,可注射硫酸镁。

3.高血压次急症的治疗

对高血压次急症患者,过快降压会影响心脏和脑的血流供应(尤其是老年人),引起严重的不良反应。如果血压暂时升高的原因是容易识别的,如疼痛或急性焦虑,则合适的治疗是止痛药或抗焦虑药。如果血压增高的原因不明,可给予各种口服降压药(见表 15-6)。降压治疗的目的是使增高的血压在 24～48 h 内逐渐降低,这种治疗方法需要在发病后头几天对患者进行密切的随访。

在目前缺少任何对各种高血压药物长期疗效进行比较的资料的情况下,药物品种的选择应根据其作用机制、疗效和安全性资料确定。

硝苯地平和卡托普利加快心率,可乐宁和柳氨苄心定则减慢心率。这对于冠心病患者特别重要。其他应注意的问题包括:柳氨苄心定慎用于支气管痉挛和心动过缓及Ⅱ度以上房室传导阻滞患者;卡托普利不可用于双侧肾动脉狭窄患者。在血容量不足的患者,抗高血压药的使用均应小心。

表 15-6　治疗高血压次急症常用的口服药

药名	作用机制	剂量(mg)	说明
卡托普利	ACE 抑制剂	25～50	口服或舌下给药。最大作用见于给药后 30～90min 内。在体液容量不足者,易有血压过度下降。肾动脉狭窄患者禁用
硝酸甘油	血管扩张剂	1.25～2.5	舌下给药,最大作用见于 15～30 min 内。推荐用于冠心病患者
尼卡地平	钙拮抗剂	30	口服或舌下给药。仅有少量心率增快。比硝苯地平起效慢而降压时间更长。可致低血压的潮红
柳氨苄心定	α-和 β-受体阻滞剂	200～1 200	口服给药。禁用于慢性阻塞性肺病、充血性心力衰竭恶化、心动过缓的患者。可引起低血压、眩晕、头痛、呕吐、潮红
可乐宁	α-激动剂	0.1,每 20 分钟一次	口服后 30min 至 2h 起效,最大作用见于 1～4h 内,作用维持 6～8h。不良反应为嗜睡、眩晕、口干和和停药后血压反跳
呋塞米(速尿)	襻利尿剂	40～80	口服给药。可继其他抗高血压措施之后给药

(余　强)

第二节　继发性高血压

继发性高血压也称症状性高血压,是指由一定的基础疾病引起的高血压,占所有高血压患者的1%～5%。由于继发性高血压的出现与某些确定的疾病和原因有关,一旦这些原发疾病(如原发性醛固酮增多症、嗜铬细胞瘤、肾动脉狭窄等)治愈后,高血压即可消失。所以临床上,对一个高血压患者(尤其是初发病例),应给予全面详细评估,以发现有可能的继发性高血压的病因,以利于进一步治疗。

一、继发性高血压的基础疾病

1.肾性高血压
(1)肾实质性:急、慢性肾小球肾炎,多囊肾,糖尿病肾病,肾积水。
(2)肾血管性:肾动脉狭窄、肾内血管炎。
(3)肾素分泌性肿瘤。
(4)原发性钠潴留(Liddles 综合征)。
2.内分泌性高血压
(1)肢端肥大症。
(2)甲状腺功能亢进。
(3)甲状腺功能减退。
(4)甲状旁腺功能亢进。
(5)肾上腺皮质:库欣综合征、原发性醛固酮增多症、嗜铬细胞瘤。
(6)女性长期口服避孕药。
(7)绝经期综合征等等。
3.血管病变
主动脉缩窄、多发性大动脉炎。
4.颅脑病变
脑肿瘤、颅内压增高、脑外伤、脑干感染等。

5.药物

如糖皮质激素、拟交感神经药、甘草等。

6.其他

高原病、红细胞增多症、高血钙等。

二、常见的继发性高血压几种类型的特点

（一）肾实质性疾病所致的高血压

1.急性肾小球肾炎

（1）多见于青少年。

（2）起病急。

（3）有链球菌感染史。

（4）发热、血尿，水肿等表现。

2.慢性肾小球肾炎

应注意与高血压病引起的肾脏损害相鉴别。

（1）反复水肿史。

（2）贫血明显。

（3）血浆蛋白低。

（4）蛋白尿出现早而血压升高相对轻。

（5）眼底病变不明显。

3.糖尿病肾病

无论是胰岛素依赖型糖尿病（1型）或非胰岛素依赖型糖尿病（2型），均可发生肾损害而有高血压，肾小球硬化、肾小球毛细血管基膜增厚为主要的病理改变，早期肾功能正常，仅有微量蛋白尿，血压也可能正常；病情发展，出现明显蛋白尿及肾功能不全时血压升高。

对于肾实质病变引起的高血压，可以应用ACEI治疗，对肾脏有保护作用，除降低血压外，还可减少蛋白尿，延缓肾功能恶化。

（二）嗜铬细胞瘤

肾上腺髓质或交感神经节等嗜铬细胞肿瘤，间歇或持续分泌过多的肾上腺素和去甲肾上腺素，出现阵发性或持续性血压升高。其临床特点包括以下几个方面。

（1）有剧烈头痛，心动过速、出汗、面色苍白、血糖增高、代谢亢进等特征。

（2）对一般降压药物无效。

（3）血压增高期测定血或尿中儿茶酚胺及其代谢产物香草基杏仁酸（VMA），显著增高。

（4）超声、放射性核素、CT、磁共振显像可显示肿瘤的部位。

（5）大多数肿瘤为良性，可作手术切除。

（三）原发性醛固酮增多症

此病系肾上腺皮质增生或肿瘤分泌过多醛固酮所致。其特征包括以下几点。

（1）长期高血压伴顽固的低血钾。

（2）肌无力、周期性瘫痪、烦渴、多尿等。

（3）血压多为轻、中度增高。

（4）实验室检查：有低血钾、高血钠、代谢性碱中毒、血浆肾素活性降低、尿醛固酮排泄增多。

（5）螺内酯（安体舒通）试验（＋）具有诊断价值。

（6）超声、放射性核素、CT可作定位诊断。

（7）大多数原发性醛固酮增多症是由单一肾上腺皮质腺瘤所致，手术切除是最好的治疗方法。

(8)螺内酯是醛固酮拮抗剂,可使血压降低,血钾升高,症状减轻。

(四)皮质醇增多症(库欣综合征)

由于肾上腺皮质肿瘤或增生,导致皮质醇分泌过多。其临床特点表现为以下几点。

(1)水钠潴留,高血压。

(2)向心性肥胖、满月脸、多毛、皮肤纹、血糖升高。

(3)24 h 尿中 17-羟类固醇或 17-酮类固醇增多。

(4)肾上腺皮质激素兴奋者试验阳性。

(5)地塞米松抑制试验阳性。

(6)颅内蝶鞍 X 线检查、肾上腺 CT 扫描及放射性碘化胆固醇肾上腺扫描可用于病变定位。

(五)肾动脉狭窄

(1)可为单侧或双侧。

(2)青少年患者的病变性质多为先天性或炎症性,老年患者多为动脉粥样硬化性。

(3)高血压进展迅速或高血压突然加重,呈恶性高血压表现。

(4)舒张压中、重度升高。

(5)四肢血压多不对称,差别大,有时呈无脉症。

(6)体检时可在上腹部或背部肋脊角处闻及血管杂音。

(7)眼底呈缺血性进行性改变。

(8)对各类降压药物疗效较差。

(9)大剂量断层静脉肾盂造影,放射性核素肾图有助诊断。

(10)肾动脉造影可明确诊断。

(11)药物治疗可选用 ACEI 或钙拮抗剂,但双侧肾动脉狭窄者不宜应用,以避免可能使肾小球滤过率进一步降低,肾功能恶化。

(12)经皮肾动脉成形术(PTRA)手术简便,疗效好,为首选治疗。

(13)必要时,可行血流重建术、肾移植术、肾切除术。

(六)主动脉缩窄

为先天性血管畸形,少数为多发性大动脉炎引起。其临床特点表现为以下几点。

(1)上肢血压增高而下肢血压不高或降低,呈上肢血压高于下肢的反常现象。

(2)肩胛间区、胸骨旁、腋部可有侧支循环动脉的搏动和杂音或腹部听诊有血管杂音。

(3)胸部 X 线摄影可显示肋骨受侧支动脉侵蚀引起的切迹。

(4)主动脉造影可确定诊断。

(余　强)

第三节　高血压急症

一、概述

区别高血压急症和次急症,注意高血压急症类型。

高血压急症特点:

(1)血压≥200/120 mmHg。

(2)自主神经功能失调征象:发热、多汗、口干、心悸、尿频。

(3)靶器官急性损害的表现。

(4)静脉使用降压药物及保护相应的靶器官,以降低死亡率。

二、病因

常见诱因:①寒冷刺激、精神创伤、外界不良刺激、情绪波动和过度疲劳等。②应用拟交感神经药物后发生的儿茶酚胺释放。③高血压患者突然停用可乐定等降压药物。④经期或绝经期内分泌紊乱。⑤嗜铬细胞瘤。

三、病史

(1)血压显著升高,可达 200/120 mmHg 以上。
(2)自主神经功能失调征象:发热、多汗、口干、心悸、尿频。
(3)靶器官急性损害的表现。
(4)前庭和耳蜗内小动脉痉挛:耳鸣、眩晕、恶心、呕吐、平衡失调、眼球震颤等。
(5)视网膜小动脉痉挛:视力模糊、偏盲、眼前网状物及黑矇。
(6)肠系膜动脉痉挛:腹部绞痛。
(7)冠状动脉痉挛:心绞痛、胸闷。
(8)肾小动脉痉挛时出现尿频、排尿困难或尿少。
(9)脑部小动脉痉挛:一过性感觉障碍、偏瘫或失语。
(10)高血压脑病:烦躁不安、精神萎靡、嗜睡、昏迷等脑水肿表现。
(11)高血压并急性左心力衰竭:呼吸困难、不能平卧、咳嗽、咳泡沫痰。

四、体检要点

(一)血压

通常收缩压>200 mmHg 或舒张压>120 mmHg。

(二)心脏血管

左心力衰竭:心率快、S_3、肺部湿啰音。

主动脉夹层:心底部收缩期、舒张期或双期杂音。左右上肢或上下肢血压不对称,腹部肾动脉杂音。

(三)神经系统

脑卒中和高血压脑病,表现为定向障碍、感觉障碍、意识障碍和运动障碍。

(四)眼底

高血压危象、高血压脑病和先兆子痫均可出现眼底改变,如眼底动脉收缩、视盘水肿渗出、视网膜出血。

五、实验室及相关检查

(一)尿常规检查

血尿、蛋白尿、尿比重降低。

(二)肾功能检查

尿素氮、肌酐升高,提示肾衰竭。

(三)电解质检查

钾升高或降低,提示肾衰竭;血钾降低提示醛固酮增多症。

(四)心电图检查

ST 弓背向上抬高伴异常 Q 波提示心肌梗死。

（五）胸片检查

心脏扩大、肺间质水肿、胸腔积液提示左心功能衰竭。

（六）B超检查

双肾上腺、双肾超声检测是否有肿瘤（嗜铬细胞瘤）。

（七）超声心动图检查

主动脉根部扩张、主动脉内膜撕裂提示主动脉夹层。

（八）CT或MRI检扫描

鉴别脑出血或脑梗死；发现胸腹部主动脉夹层。

六、诊断及鉴别诊断

诊断及鉴别诊断见表15-7。

表15-7　高血压急症鉴别诊断

高血压急症	临床线索	诊断性试验
高血压脑病	精神状态改变、视神经盘水肿	头部CT
脑梗死、脑出血	神经系统定位体征	头部CT
蛛网膜下腔出血	突然发作的严重头痛，颈项强直	头部CT、腰椎穿刺
心肌梗死	压榨性前胸痛、恶心、出汗	心电图、心肌酶
左心力衰竭	气短、呼吸困难、夜间阵发性呼吸困难	胸片、超声心动图
主动脉夹层	撕裂样胸痛、急性主动脉反流、胸片上纵隔增宽	主动脉造影、胸部CT或MRI、经食管超声心动图
先兆子痫或子痫	血压升高、蛋白尿、水肿	尿蛋白定量

七、危险分层

根据临床症状及有无靶器官损害分为高血压急症和高血压次急症。高血压急症必须快速有效降压。高血压次急症一般不需静脉用药快速降压，口服降压药物即可。

八、治疗

（1）高血压危象的处理：静脉应用硝普钠、硝酸甘油、尼卡地平、艾司洛尔或酚妥拉明。一般不用利尿剂。

（2）合并急性左心力衰竭：静脉用硝普钠或硝酸甘油、镇静、利尿、吸氧。

（3）合并急性心肌梗死：止痛、镇静、吸氧、硝酸甘油、阿司匹林抗血小板、低分子肝素抗凝，血流动力学稳定时加用β-受体阻滞剂、溶栓或直接经皮冠脉血运重建术。

（4）合并主动脉夹层：静脉用硝普钠联合β-受体阻滞剂快速降低血压、减慢心率，吗啡镇痛。急性近端主动脉夹层、急性远端主动脉夹层并发重要脏器进行性损害、夹层破裂或即将破裂、逆行延伸到升主动脉等需外科手术。

（5）合并急性脑卒中：血压在180～230/105～120 mmHg超过60 min或血压高于230/120 mmHg且超过20min者要降低血压20%～25%。

（6）先兆子痫或子痫：硫酸镁解痉，硝苯地平、肼曲嗪或阿替洛尔（氨酰心安）等降压，安定镇静，血浆或全血或白蛋白或低分子右旋糖酐扩容。

（7）嗜铬细胞瘤：明确肿瘤部位后行外科手术。

（余　强）

第十六章

心律失常

第一节　窦性心动过速

正常窦房结发放冲动的频率易受自主神经的影响,且取决于交感神经与迷走神经的相互作用,此外,还受其他许多因素的影响,包括缺氧、酸中毒、温度、机械张力和激素(如三碘甲状腺原氨酸)等。

窦性心率一般在 60~100 次/分,成人的窦性心率超过 100 次/分即为窦性心动过速(sinus tachycardia)。包括生理性窦性心动过速和不适当窦性心动过速。

生理性窦性心动过速(physiological sinus tachycardia)是一种人体对适当的生理刺激或病理刺激的正常反应,是常见的窦性心动过速。

不适当窦性心动过速(inappropriate sinus tachycardia)是指静息状态下窦性心率持续增快,或窦性心率的增快与生理、情绪、病理状态或药物作用水平无关或不相一致,是少见的一种非阵发性窦性心动过速。

一、原因

生理性窦性心动过速与生理、情绪、病理状态或药物作用有关。健康人运动、情绪紧张和激动、体力活动、吸烟、饮酒、喝茶和咖啡,及感染、发热、贫血、失血、低血压、血容量不足、休克、缺氧、甲状腺功能亢进、呼吸功能不全、心力衰竭、心肌炎和心肌缺血等均可引起窦性心动过速。药物的应用如儿茶酚胺类药物、阿托品、氨茶碱和甲状腺素制剂等也是引起窦性心动过速的原因。其发生机制通常认为是由于窦房结细胞舒张期 4 相除极加速引起了窦性心动过速。窦房结内起搏细胞的位置上移也可使发放冲动的频率增加。

不适当窦性心动过速见于健康人。其发生机制可能是窦房结本身的自律性增高,或者是自主神经对窦房结的调节失衡,表现为交感神经兴奋性增高,迷走神经张力减低。也见于导管射频消融治疗房室结折返性心动过速术后。

二、临床表现

生理性窦性心动过速时,频率通常逐渐加快,再逐渐减慢至正常,心率一般在 100~180 次/分,有时可高达 200 次/分。刺激迷走神经的操作如按摩颈动脉窦、Valsalva 动作等均可使窦性心动过速逐渐减慢,当增高的迷走神经张力减弱或消失时,心率可恢复到以前的水平。患者大多感觉心悸不适,其他症状取决于原发疾病。

不适当窦性心动过速患者绝大多数为女性,约占 90%。主要症状为心悸,也可有头晕、眩晕、先兆晕厥、胸痛、气短等不适表现。轻者可无症状,只是在体格检查时发现;重者活动能力受限制。

三、心电图与电生理检查

（一）生理性窦性心动过速

表现为窦性 P 波，频率＞100 次/分，PP 间期可有轻度变化，P 波形态正常，但振幅可变大或高尖。PR 间期一般固定。心率较快时，有时 P 波可重叠在前一心搏的 T 波上。

（二）不适当窦性心动过速

诊断有赖于有创性和无创性的检查。

(1)心动过速及其症状呈非阵发性。

(2)动态心电图提示患者出现持续性窦性心动过速，心率超过 100 次/分。

(3)P 波的形态和心内激动顺序与窦性心律时完全相同。

(4)排除继发性窦性心动过速的原因，如甲状腺功能亢进等。

四、治疗

（一）生理性窦性心动过速

生理性窦性心动过速的治疗主要在于积极查找并去除诱因，治疗原发疾病，如戒烟、避免饮酒、勿饮用浓茶和咖啡；感染者应予以控制，发热者应退热，贫血者应纠治，血容量不足者应补液等。少数患者可短期服用镇静剂，必要时选用 β-受体阻滞剂、非二氢吡啶类钙通道阻滞剂等以减慢心率。

（二）不适当窦性心动过速

是否需要治疗主要取决于症状。药物治疗首选 β-受体阻滞剂，非二氢吡啶类钙通道阻滞剂也能奏效。对于症状明显、药物疗效不佳的顽固性不适当窦性心动过速患者，有报道采用导管射频消融改善窦房结功能取得了较好的效果。利用外科手术切除窦房结或闭塞窦房结动脉的方法进行治疗也有成功的个案报道。

（柯淑敏）

第二节　期前收缩

期前收缩(premature beats)也称早搏、期外收缩或额外收缩，是指起源于窦房结以外的异位起搏点提前发出的激动。期前收缩是临床上最常见的心律失常。

一、期前收缩的分类

期前收缩可起源于窦房结(包括窦房交界区)、心房、房室交界区和心室，分别称为窦性、房性、房室交界性和室性期前收缩。前 3 种起源于希氏束分叉以上，统称为室上性期前收缩。室性期前收缩起源于希氏束分叉以下部位。在各类期前收缩中，以室性期前收缩最为常见，房性和交界性期前收缩次之，而窦性期前收缩极为罕见，且根据心电图不易作出肯定的诊断。

(1)根据期前收缩发生的频度可分为偶发和频发期前收缩。一般将每分钟发作＜5 次称为偶发期前收缩，每分钟发作≥5 次称为频发期前收缩。

(2)根据期前收缩的形态可分为单形性和多形性期前收缩。

(3)依据发生部位分为单源性和多源性期前收缩，单源性期前收缩是指期前收缩的形态和配对间期均相同，而多源性期前收缩的形态和配对间期均不同。

期前收缩与主导心律心搏成组出现称为"联律"。"二联律""三联律"和"四联律"指主导心律搏动和期前收缩交替出现，每个主导心律搏动后出现一个期前收缩称为二联律；每两个主导心律搏动后出现一个期前收缩称为三联律;每 3 个主导心律搏动后出现一个期前收缩称为四联律。两个期前收缩连续出现称为成对的期前收缩,3～5 次期前收缩连续出现称为成串或连发的期前收缩。一般将≥3 次连续出现的期前收缩称为心动过速。

期前收缩按照发生机制可分为自律性增高、触发激动和折返激动。目前认为折返激动是期前收缩发生的主要原因,也是大部分心动过速发生的主要机制。

二、期前收缩的病因

期前收缩可发生于正常的人,但器质性心脏病患者更常见,也可以由心脏以外的因素诱发。期前收缩可以发生于任何年龄,在儿童相对少见,但随着年龄增长发病率升高,在老年人较多见。炎症、缺血、缺氧、麻醉、心导管检查、外科手术和左心室假腱索等均可使心肌受到机械、电、化学性刺激而发生期前收缩。期前收缩常见于冠心病、心肌病、风湿性心脏病、肺心病、高血压左心室肥厚、二尖瓣脱垂患者,尤其是在发生急性心肌梗死和心力衰竭时。洋地黄、酒石酸锑钾、普鲁卡因胺、奎尼丁、三环类抗抑郁药中毒等也可以引起期前收缩。电解质紊乱可诱发期前收缩,特别是低钾。期前收缩也可以因神经功能性因素引起,如激烈运动、精神紧张、长期失眠,过量摄入烟、酒、茶、咖啡等。

三、临床表现

期前收缩患者的主要症状是心悸,表现为短暂心搏停止的漏搏感。偶发期前收缩者可以无任何症状,或仅有心悸、"停跳"感。期前收缩次数过多者可以有头晕、乏力、胸闷甚至晕厥等症状。

心脏体检听诊时,发现节律不齐,有提前出现的心脏搏动,其后有较长的停搏间歇。期前收缩的第一心音可明显增强,也可减弱,主要与期前收缩时房室瓣的位置有关。第二心音大多减弱或消失。室性期前收缩因左、右心室收缩不同步而常引起第一、第二心音的分裂。期前收缩发生越早,心室的充盈量和搏出量越少,桡动脉搏动也相应地减弱,甚至完全不能扪及。

四、心电图检查

(一)窦性期前收缩

窦性期前收缩(sinus premature beats)是窦房结起搏点提前发放激动或在窦房结内折返引起的期前收缩。

心电图特点:①在窦性心律的基础上提前出现 P 波,与窦性 P 波完全相同;②期前收缩的配对间期多相同;③等周期代偿间歇,即代偿间歇与基本窦性周期相同;④期前收缩下传的 QRS 波群多与基本窦性周期的 QRS 波群相同,少数也可伴室内差异性传导而呈宽大畸形。

(二)房性期前收缩

房性期前收缩(atrial premature beats)是起源于心房并提前出现的期前收缩。

心电图特点:①提前出现的房波(P′波),P′波有时与窦性 P 波很相似,但是多数情况下二者有明显差别;当基础窦性节律不断变化时,房性期前收缩较难判断,但房波(P′波与窦性 P 波)之间形态的差异可提示诊断;发生很早的房性期前收缩的 P′波可重叠在前一心搏的 T 波上而不易辨认造成漏诊,仔细比较 T 波形态的差别有助于识别 P′波。②P′R 间期正常或延长。③房性期前收缩发生在舒张早期,如果适逢房室交界区仍处于前次激动过后的不应期,该期前收缩可产生传导的中断(称为未下传的房性期前收缩)或传导延迟(下传的 P′R 间期延长,>120ms);前者表现为 P′波后无 QRS 波群,P′波未能被识别时可误诊为窦性停搏或窦房阻滞。④房性期前收缩多数呈不完全代偿间歇,因 P′波逆传使窦房结提前除极,包括房性期前收缩 P′波在内的前后两个窦性下传 P 波的间距短于窦性 PP 间距的 2 倍,称为不完全代偿间歇;若房性期前收缩发生较晚或窦房结周围组织的不应期较长,P′波未能影响窦房结的节律,期前收缩前后两个窦性下传 P 波的间距等于窦性 PP 间距的两倍,称为完全代偿间歇。⑤房性期前收缩下传的 QRS 波群大多与基本窦性周期的 QRS 波群相同,也可伴室内差异性传导而呈宽大畸形(图 16-1)。

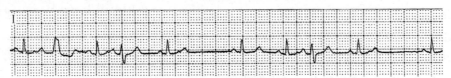

图 16-1 房性期前收缩

提前发生的 P′波,形态不同于窦性 P 波,落在其前的 QRS 波群的 ST 段上,P′R 间期延长,在 T 波后
产生 QRS 波群,呈不同程度的心室内差异性传导,有的未下传,无 QRS 波群,均有不完全代偿间歇

(三)房室交界性期前收缩

房室交界性期前收缩(junctional premature beats)是起源于房室交界区并提前出现的期前收缩。提前的异位激动可前传激动心室和逆传激动心房(P′波)。

心电图特点:①提前出现的 QRS 波群,形态与窦性相同,部分可伴室内差异性传导而呈宽大畸形;②逆行 P′波可出现在 QRS 波群之前(P′R 间期<0.12s)、之后(RP′间期<0.20s),也可埋藏在QRS 波群之中;③完全代偿间歇,因房室交界性期前收缩起源点远离窦房结,逆行激动常与窦性激动在房室交界区或窦房交界区发生干扰,窦房结的节律不受影响,表现为包含房室交界性期前收缩在内的前后两个窦性 P波的间距等于窦性节律 PP 间距的两倍(图 16-2)。

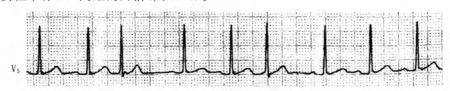

图 16-2 房室交界性期前收缩

第 3 个和第 6 个 QRS 波群提前发生,畸形不明显,前无相关 P 波,后无逆行的 P′波,完全代偿间歇

(四)室性期前收缩

室性期前收缩(ventricular premature beats)是由希氏束分叉以下的异位起搏点提前激动产生的期前收缩。

心电图特点:①提前发生的宽大畸形的 QRS 波群,时限通常≥0.12s,T 波方向多与 QRS 波群的主波方向相反;②提前的 QRS 波群前无 P 波或无相关的 P 波;③完全代偿间歇,因室性期前收缩很少能逆传侵入窦房结,故窦房结的节律不受室性期前收缩的影响,表现为包含室性期前收缩在内的前后 2 个窦性下传搏动的间距等于窦性节律 RR 间距的 2 倍(图 16-3)。

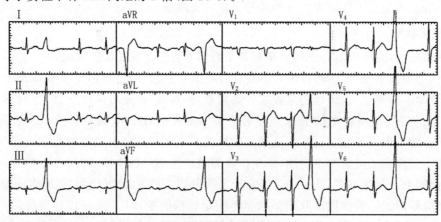

图 16-3 室性期前收缩

各导联均可见提前发生的宽大畸形 QRS 波群及 T 波倒置,前无 P 波,代偿间歇完全

室性期前收缩可表现为多种类型:①插入性室性期前收缩:这种期前收缩发生在两个正常窦性搏动之间,无代偿间歇;②单源性室性期前收缩:起源于同一室性异位起搏点的期前收缩,形态和配对间期完全相同;③多源性室性期前收缩:同一导联出现两种或两种以上形态和配对间期不同的室性期前收缩;④多形性室性期前收缩:在同一导联上配对间期相同但形态不同的室性期前收缩;⑤室性期前收缩二联律:每一个室性期前收缩和一个窦性搏动交替发生,具有固定的配对间期;⑥室性期前收缩三联律:每两个窦性搏动后出现一个室性期前收缩;⑦成对的室性期前收缩:室性期前收缩成对出现;⑧R-on-T 型室性期前收缩:室性期前收缩落在前一个窦性心搏的 T 波上;⑨室性反复心搏:少数室性期前收缩的冲动可逆传至心房,产生逆行 P 波(P′波),后者可再次下传激动心室,形成反复心搏;⑩室性并行心律:室性期前收缩的异位起搏点以固定间期或固定间期的倍数规律的自动发放冲动,并能防止窦房结冲动的入侵,其心电图表现为室性期前收缩的配对间期不固定而 QRS 波群的形态一致,异位搏动的间距有固定的倍数关系,偶有室性融合波。

五、诊断

患者的心悸等不适症状可提示期前收缩的诊断线索。体检时心脏听诊大多容易诊断期前收缩。频发的期前收缩有时不易与心房颤动等相鉴别,但后者心室律更为不整齐;运动后心率增快时部分期前收缩可减少或消失。心搏呈二联律者,大多数由期前收缩引起,此外也可以是房室传导阻滞3:2房室传导。

心电图检查是明确期前收缩诊断的重要步骤,并能进一步确定期前收缩的类型。尤其是某些特殊类型的期前收缩,如未下传的房性期前收缩、插入性期前收缩、多源性期前收缩等,更需要心电图确诊。

六、治疗

(一)窦性期前收缩

通常不需治疗,应针对原发病处理。

(二)房性期前收缩

一般不需治疗,频繁发作伴有明显症状或引发心动过速者,应适当治疗。主要包括去除诱因、消除症状和控制发作。患者应避免劳累、精神过度紧张和情绪激动,戒烟戒酒,不要饮用浓茶和咖啡。有心力衰竭时应适当给予洋地黄制剂。治疗的药物可酌情选用 β-受体阻滞剂、钙通道阻滞剂、普罗帕酮及胺碘酮等。

(三)房室交界性期前收缩

通常不需治疗。由心力衰竭引起的房室交界性期前收缩,适当给予洋地黄制剂即可控制。频繁发作伴有明显症状者,可酌情选用 β-受体阻滞剂、钙通道阻滞剂、普罗帕酮等。起源于房室结远端的期前收缩,有可能由于发生在心动周期的早期而诱发快速性室性心律失常,这种情况下,治疗与室性期前收缩相同。

(四)室性期前收缩

首先应积极消除引起室性期前收缩的诱因、治疗基础疾病。室性期前收缩本身是否需要治疗取决于室性期前收缩的临床意义。

(1)临床上大多数室性期前收缩患者无器质性心脏病,室性期前收缩不增加这类患者心源性猝死的危险,可视为良性室性期前收缩,如果无明显症状则不需要药物治疗。对于这些患者,不应过分强调治疗室性期前收缩,以避免引起过度紧张焦虑。如果患者症状明显,则给予治疗,目的在于消除症状。患者应避免劳累、精神过度紧张和焦虑,戒烟戒酒,不饮用浓茶和咖啡等,鼓励适当的活动,如果无效则应给予药物治疗,包括镇静剂、抗心律失常药物等。β-受体阻滞剂可首先选用,如果室性期前收缩随心率的增加而增多,β-受体阻滞剂特别有效。无效时可改用的其他药物有美西律、普罗帕酮等。

患者无器质性心脏病客观依据,若室性期前收缩起源于右心室流出道,可首选 β-受体阻滞剂,也可选用普罗帕酮;若室性期前收缩起源于左心室间隔,首选维拉帕米。对于室性期前收缩频发、症状明显、药物治疗效果不佳的患者,可考虑射频导管消融治疗,大多数患者能取得良好的效果。

(2)发生于急性心肌梗死早期的室性期前收缩,尤其是频发、成对、多源、R-on-T 型室性期前收缩,应首先静脉使用胺碘酮,也可选用利多卡因。如果急性心肌梗死患者早期出现窦性心动过速伴发室性期前收缩,则早期静脉使用 β-受体阻滞剂等能有效减少心室颤动的发生。室性期前收缩发生于某些暂时性心肌缺血的情况下,如变异型心绞痛、溶栓和冠状动脉介入治疗后的再灌注心律失常等,可静脉使用利多卡因。

器质性心脏病伴轻度心功能不全(EF 40%～50%)时发生的室性期前收缩,如果无症状,原则上积极治疗基础心脏病,并去除诱因,不必针对室性期前收缩采用药物治疗。如果症状明显,可选用 β-受体阻滞剂、美西律、普罗帕酮、莫雷西嗪、胺碘酮。

器质性心脏病合并中重度心力衰竭时发生的室性期前收缩,心源性猝死的危险性增加。β-受体阻滞剂对于减少室性期前收缩的疗效虽不明显,但能降低心肌梗死后猝死的发生率。胺碘酮对于心肌梗死后心力衰竭伴有室性期前收缩的患者能有效抑制室性期前收缩,致心律失常作用发生率低,对心功能抑制轻微,可小剂量维持使用以减少不良反应的发生。CAST 试验结果显示,某些Ⅰc类抗心律失常药物用于治疗心肌梗死后室性期前收缩,尽管药物能有效控制室性期前收缩,但是总死亡率反而显著增加,原因是这些药物本身具有致心律失常作用。因此,心肌梗死后室性期前收缩应当避免使用Ⅰ类,特别是Ⅰc类抗心律失常药物。

二尖瓣脱垂患者常见室性期前收缩,但很少出现预后不良,治疗可依照无器质性心脏病并发室性期前收缩的处理原则。如患者合并二尖瓣反流及心电图异常表现,发生室性期前收缩时有一定的危险,可首先选用 β-受体阻滞剂,无效时再改用Ⅰ类或Ⅲ类抗心律失常药物。

(柯淑敏)

第三节　窦房结折返性心动过速

窦房结折返性心动过速(sinoatrial reentrant tachycardia)是由于窦房结内或其周围组织发生折返而形成的心动过速。约占室上性心动过速的 5%～10%。可见于各年龄组,尤其是高龄者,无明显性别差异。常见于器质性心脏病患者,冠心病、心肌病、风心病尤其是病态窦房结综合征是常见病因,也可见于无器质性心脏病患者。

一、心电图表现

心动过速呈阵发性,中间夹杂窦性搏动,多由房性期前收缩诱发和终止。P 波形态与窦性 P 波相同或非常相似。P 波常重叠在 T 波或 ST 段,有时不易与窦性 P 波区别。频率大多在 80～200 次/分,平均多在 130～140 次/分。PR 间期与心动过速的频率有关。心动过速的 RR 间期比 PR 间期长。PR 间期比窦性心律时稍有延长,通常在正常参考值范围内并保持 1∶1 房室传导,可伴有文氏现象。刺激迷走神经可使心动过速减慢,然后突然终止。在心动过速终止前可出现房室传导时间延长或发生房室传导阻滞,但不影响窦房结折返(图 16-4)。

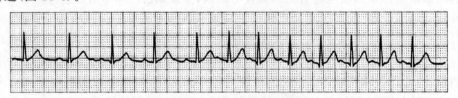

图 16-4　窦房结折返性心动过速

第 6 个 QRS 波群开始出现连续规则的心动过速,其前的 P 波形态与窦性 P 波形态基本一致

二、诊断

窦房结折返性心动过速的诊断有赖于有创性和无创性心脏电生理检查。房性期前收缩后出现心动过速,而 P 波形态与窦性 P 波相同,应考虑窦房结折返性心动过速的诊断。以下特点高度提示窦房结折返性心动过速。

(1)心动过速及其症状呈阵发性。

(2)P 波形态与窦性 P 波相同,其向量方向是从上向下、从右向左。

(3)心房激动顺序与窦性心律时相同,是从高向低、从右向左。

(4)心房期前刺激可诱发和终止心动过速。

(5)心动过速的诱发不需要房内或房室结传导时间的延长。

(6)心动过速可被迷走神经刺激或腺苷终止。

三、治疗

由于心动过速的频率较慢,症状轻微或无症状,许多患者并未就医。对于有症状的患者,如果是与焦虑所致心动过速有关,可给予镇静药物和 β-受体阻滞剂。刺激迷走神经的方法、β-受体阻滞剂、非二氢吡啶类钙通道阻滞剂、洋地黄、腺苷、胺碘酮等能有效终止和预防发作。对于顽固病例,可采用射频导管消融部分或全部房室结的方法进行治疗。

(柯淑敏)

第四节　房性心动过速

房性心动过速(atrial tachycardia),简称房速,按照发生机制与心电图表现的不同可分为自律性房速、折返性房速和紊乱性房速。其发生机制分别为自律性增高、折返和触发活动。

一、病因

自律性房速在各年龄组均可发生。多见于器质性心脏病患者,如冠心病、肺心病、心肌病、风心病等。洋地黄中毒可发生自律性房速,常伴有房室传导阻滞。大量饮酒及各种代谢障碍均为致病原因,也可见于无器质性心脏病患者。其发生是由于心房异位起搏点自发性 4 相舒张期除极速率加快所致。

折返性房速大部分见于器质性心脏病和心脏病手术后患者,极少见于正常人。其发生是由于外科手术瘢痕周围、解剖上的障碍物和心房切开术等引起心房肌不应期和传导速度的不同,形成房内折返。

紊乱性房速也称为多源性房速,常见于慢性阻塞性肺疾病、充血性心力衰竭的老年患者,有时也可见于儿童。氨茶碱过量也可引起紊乱性房速,而洋地黄中毒引起者并不多见。一般认为紊乱性房速与触发机制有关。

二、临床表现

房速患者症状的严重程度除了与基础疾病状况有关外,还与房速发作的方式、持续时间和心室率有关。房速的发作可呈短暂、间歇或持续性。短暂发作的患者绝大多数无明显症状,有些患者仅有心悸不适。持续性发作的患者可出现头晕、胸痛、心悸、先兆晕厥、晕厥、乏力和气短等症状,少数患者因心率长期增快可引起心脏增大,出现心力衰竭,类似扩张型心肌病,称为心动过速性心肌病。体检可发现心率不恒定,第一心音强度变化。颈动脉窦按摩可减慢心室率,但不能终止房速的发作。

三、心电图与电生理检查

房速的心房率一般在 150～200 次/分,房波(P'波)形态与窦性 P 波不同,通常在各导联可见等电位线,$RP'>P'R$。$P'R$ 间期受房率的影响,频率快时可出现 $P'R$ 间期延长,常有文氏现象或Ⅱ度二型房室传导阻滞。刺激迷走神经的方法通常不能终止心动过速,但能加重房室传导阻滞。P' 波在 aVL 导联正向或正负双向提示房速起源于右心房,在 V_1 导联正向提示起源于左心房。不同机制的房速,心电图和电生理检查可呈以下不同特点。

(1)自律性房速发作开始时多有"温醒"现象,心房率逐渐加快而后稳定在一定水平,通常不超过 200 次/分,而在终止前呈"冷却"现象。电生理检查时,心房期前刺激不能诱发、终止和拖带心动过速,但可被超速抑制。心动过速的发作不依赖于房内或房室结的传导延缓,心房激动顺序与窦性心律时不同。其发作的第一个 P' 波与随后的 P' 波形态一致,这与大多数折返性室上性心动过速发作时的情形不同,后者第一个 P' 波与随后的 P' 波形态有差异(图 16-5)。

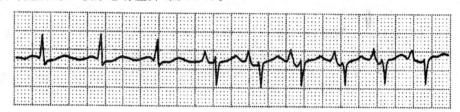

图 16-5　自律性房性心动过速
第 4 个 QRS 波群开始出现连续规则的心动过速,其前的 P 波形
态与随后的 P 波一致,但与窦性 P 波形态不同,心率逐渐加快

(2)折返性房速的频率可达 140～250 次/分。电生理检查时,心房期前刺激能诱发、终止和拖带心动过速,并能用心房超速抑制刺激终止。当心房处于相对不应期而致房内传导延缓时易诱发心动过速。心房激动顺序和 P 波形态与窦性心律时不同,刺激迷走神经不能终止心动过速,但可加重房室传导阻滞,如未经电生理检查或未观察到发作的开始和终止,则不易与自律性房性心动过速相区别(图 16-6)。

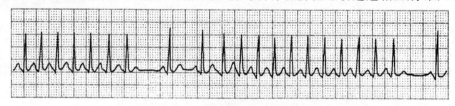

图 16-6　折返性房性心动过速
连续快速的 QRS 波群前均可见 P 波,但与第 8 及第 21 个窦性 P 波形态不同

(3)紊乱性房速通常在同一导联有 3 种或 3 种以上形态各异、振幅明显不同的 P' 波,节律极不规则,心房率较慢,100～130 次/分,大多数 P' 波可下传心室。因部分 P' 波过早发生而下传受阻,心室率也不规则。紊乱性房速最终可发展为心房颤动(图 16-7)。

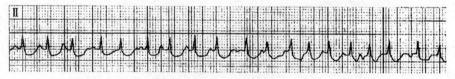

图 16-7　紊乱性房性心动过速
P' 波形态各异、振幅明显不同,$P'P'$不规则,$P'R$ 和 RR 间期不等,P' 波之间有等电位线

四、治疗

(一)自律性房速的治疗

根据不同临床情况进行处理。

(1)非洋地黄引起者,可选用β-受体阻滞剂、非二氢吡啶类钙通道阻滞剂、洋地黄等药物以减慢心室率。如房速未能转复为窦性心律而持续存在,可加用Ⅰa、Ⅰc或Ⅲ类抗心律失常药物。药物治疗无效时可采用射频导管消融。

(2)洋地黄引起者,应立即停用洋地黄。如血清钾不高,首选氯化钾口服或静脉滴注,并注意血清钾和心电图的检查,防止出现高钾;血清钾增高或不能应用氯化钾者,可选用苯妥英钠、利多卡因、β-受体阻滞剂或普罗帕酮。对于心室率不快者,只需停用洋地黄。

(二)折返性房速的治疗

可参照房室结折返性心动过速。

(三)紊乱性房速的治疗

重点是积极治疗原发疾患。在此基础上,选用维拉帕米、胺碘酮可能有效。β-受体阻滞剂在无禁忌证时患者如能耐受也可选用。补充钾盐和镁盐可抑制心动过速发作,也是有效方法之一。电复律和导管消融不是治疗的适应证。

(柯淑敏)

第五节 非阵发性房室交界性心动过速

非阵发性房室交界性心动过速(non-paroxysmal AV junctional tachycardia)的发生与房室交界区异位起搏点的自律性增高或触发活动有关。其发生与终止过程缓慢,故称非阵发性。常在窦性心率变慢、房室交界区异位起搏点的自律性超过窦房结时开始,窦性心率加快时可暂停或终止。

一、病因

最常见的病因是洋地黄中毒,通常发生于器质性心脏病患者,如急性下壁心肌梗死、急性风湿热、心肌炎、低钾血症、慢性阻塞性肺疾病及心脏手术后。此外,偶见于正常人。也常出现在房室结折返性心动过速进行导管射频消融过程中。

二、临床表现

很少引起血流动力学改变,患者多无症状,临床表现与心率和原发疾病的病因有关。体征取决于心房和心室的关系及两者的频率。第一心音可以稳定或出现变化,颈静脉可出现或不出现大炮a波。

三、心电图表现

非阵发性房室交界性心动过速的QRS波群形态与窦性心律时相同,频率大多为70~130次/分,在经过短暂的心率加快后节律常规则。洋地黄中毒引起者常合并房室交界区文氏型传导阻滞,因而心室律变得不规则。房室交界区的异位激动虽可逆传心房,但心房多由窦房结、心房或房室交界区的第2个异位起搏点控制,心室由房室交界区发出的激动控制,因此可出现干扰性房室分离和房性融合波(图16-8)。

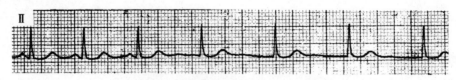

图 16-8　非阵发性房室交界性心动过速

第 4、5、6、7 个 QRS 波群推迟出现,呈室上性,其前、后无 P 波,频率 71 次/分

四、治疗

非阵发性房室交界性心动过速通常能自行消失,如果患者能耐受则只需密切观察。因不会引起明显的血流动力学障碍,一般不需特殊治疗,主要是针对原发疾病进行治疗。对于洋地黄中毒者立即停药,应用钾盐、苯妥英钠、利多卡因、β-受体阻滞剂治疗。对于其他病因引起者,可选用Ⅰa、Ⅰc 或Ⅲ类抗心律失常药物。

(柯淑敏)

第六节　心房扑动

心房扑动(atrial flutter),简称房扑,是一种大折返的房性心律失常,因其折返环通常占据了心房的大部分区域,故房扑又称为大折返性房速。依其折返环解剖结构及心电图表现不同分为典型房扑(一型)及非典型房扑(二型)。典型房扑围绕三尖瓣环、终末嵴和欧氏嵴呈逆钟向或顺钟向折返;其他已知的确定的房扑类型还包括围绕心房手术切开瘢痕的、心房特发性纤维化区域的、心房内其他解剖结构或功能性传导屏障的大折返,由于引起这些房扑的屏障多变,因此称为非典型房扑。

一、病因

临床所见房扑较房颤为少。阵发性房扑可见于无器质性心脏病患者,而持续性房扑则多伴有器质性心脏病,如风湿性心脏病、冠心病、心肌病等。其他病因尚有房间隔缺损、肺栓塞,二尖瓣、三尖瓣狭窄或关闭不全,慢性心功能不全使心房扩大,及涉及心脏的中毒性、代谢性疾病,如甲状腺功能亢进性心脏病、心包炎、酒精中毒等,也可见于胸腔手术后、胸部外伤,甚至子宫内的胎儿亦可发生。少数患者病因不明。儿童持续发作心房扑动增加猝死的可能性。

二、临床表现

临床表现为心悸、胸闷、乏力等症状。有些房扑患者症状较为隐匿,仅表现为活动时乏力。房扑可加重或诱发心力衰竭。

房扑可被看作是一种过渡性异常心电活动,常自行转复为窦性心律或进展为房颤,持续数月乃至数年的房扑十分罕见。房扑引发的系统栓塞少于房颤。颈动脉窦按摩一般可使房扑时心室率逐步成倍数减慢,但难以转复为窦性心律。一旦停止按摩,心室率即以相反的方式恢复如初。体力活动、增强交感神经张力或减弱副交感神经张力可成倍加快心室率。

体格检查:在颈静脉波中可见快速扑动波,如果扑动波与下传的 QRS 波群关系不变,则第一心音强度亦恒定不变。有时听诊可闻及心房收缩音。

三、心电图表现

典型房扑的心房率通常在 250～350 次/分,基本心电图特征表现为:①完全相同的规则的锯齿形扑动波(F 波)及持续的电活动(扑动波之间无等电位线);②心室律可规则或不规则;③QRS 波群形态多正常,当出现室内差异性传导或原先合并有束支传导阻滞时,QRS 波群增宽,形态异常。扑动波在 Ⅱ、Ⅲ、aVF 导联或 V₁ 导联中较清楚,按摩颈动脉窦或使用腺苷可暂时减慢心室反应,有助于看清扑动波。逆钟向折返的 F 波心电图特征为 Ⅱ、Ⅲ、aVF 导联呈负向,V₁ 导联呈正向,V₆ 导联呈负向(图 16-9);顺钟向折返的 F 波心电图特征则相反,表现为 Ⅱ、Ⅲ、aVF 导联呈正向,V₁ 导联呈负向,V₆ 导联呈正向。

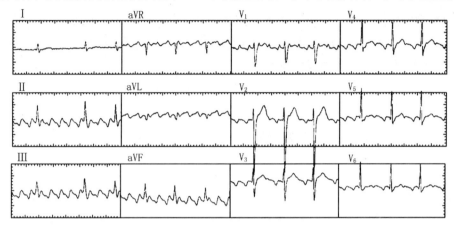

图 16-9　心房扑动

各导联 P 波消失,代之以规则的 F 波,以 Ⅱ、Ⅲ、aVF 和 V1 导联最为
明显,QRS 波群形态正常,F 波与 QRS 波群的比为 2∶1~4∶1

典型房扑的心室率可以呈以下几种情况。在未经治疗的患者,2∶1 房室传导多见,心室率快而规则,此时心室率为心房率的一半;F 波和 QRS 波群有固定时间关系,通常以 4∶1、6∶1 较为多见,3∶1、5∶1 少见,心室率慢而规则;若房扑持续时心室率明显缓慢(除外药物影响),F 波和 QRS 波群无固定时间关系,心室率慢而规则,表明有完全性房室传导阻滞的存在;F 波和 QRS 波群无固定时间关系,通常以 2∶1~7∶1 传导,心室率不规则。儿童、预激综合征患者,偶见于甲亢患者,心房扑动可以呈 1∶1 的形式下传心室,造成 300 次/分的心室率,从而产生严重症状。由于隐匿性传导的存在,RR 间期可出现长短交替。不纯房扑(或称扑动-颤动)心房率常快于单纯房扑,其 F 波形态及时限亦变化多样。在某些情况下,此种心电图特点提示心房电活动的不一致。例如,一侧心房为颤动样激动,同时另一侧心房可能被相对缓慢且规整的扑动样激动所控制。现已证实,房内传导时间延长是房扑发生的危险因素之一。

如上所述,由于非典型房扑的折返环(不依赖下腔静脉至三尖瓣环之间的峡部)变异性很大,因此非典型房扑的大折返心电图特征存在很大差异,心房率或 F 波形态各不相同。然而,非典型房扑的 F 波频率通常与典型房扑相同,即 250~350 次/分。

四、治疗

(一)直流电复律

如果房扑患者有严重的血流动力学障碍或心力衰竭,应立即给予同步直流电复律,所需能量相对较低(50 J)。若电休克引起房颤,可用较高的能量再次进行电休克以求恢复窦性心律,或根据临床情况不予处理。少数患者在恢复窦性心律即刻有发生血栓栓塞的可能。

(二)心房程序调搏

食管调搏或右心房导管快速心房起搏在大多数患者中可有效终止一型房扑或部分二型房扑,恢复窦性心律或转变为伴有较慢心室率的心房颤动,临床症状改善。

(三)药物治疗

可选用胺碘酮、洋地黄、钙拮抗剂或 β-受体阻滞剂减慢房扑时的心室率,若心房扑动持续存在,可试用 Ⅰa 和 Ⅰc 类抗心律失常药物以恢复窦性心律和预防复发。小剂量(200 mg/d)胺碘酮也可预防复发。除非心房扑动时的心室率已被洋地黄、钙拮抗剂或β-受体阻滞剂减慢,否则不应使用Ⅰ类和Ⅲ类抗心律失常药物,因上述药物有抗胆碱作用,且Ⅰ类抗心律失常药物能减慢 F 波频率,使房室传导加快,引起 1∶1 传导,使心室率加快。

(四)射频消融

通过导管射频消融阻断三尖瓣环和下腔静脉之间的峡部,造成双向阻滞,对于治疗典型房扑十分有效,长期成功率达 90％～100％,目前已成为典型房扑首选治疗方法。其他类型的房扑消融治疗也很有效,但成功率略低于典型房扑,且各类型房扑消融治疗的成功率不同。

(柯淑敏)

第七节 心房颤动

心房颤动(atrial fibrillation),简称房颤,是指心房无序除极、电活动丧失,产生快速无序的颤动波,导致心房无有效收缩,是最严重的心房电活动紊乱。有学者研究表明,30 岁以上患者 20 年内发生心房颤动的总几率为 2％,60 岁以后发病率显著增加,平均每 10 年发病率增加 1 倍。目前国内房颤的流行病学资料较少,一项对 14 个自然人群房颤现状的大规模流行病学调查显示,房颤发生率为 0.77％。在所有房颤患者中,房颤发生率按病因分类,非瓣膜性、瓣膜性和孤立性房颤所占比例分别为 65.2％、12.9％和 21.9％。非瓣膜性房颤发生率明显高于瓣膜性房颤和孤立性房颤,其中 1/3 为阵发性房颤,2/3 为持续或永久性房颤。

一、病因和发病机制

房颤的病因与房扑相似。阵发性房颤可见于无器质性心脏病患者,而持续性房颤则多伴有器质性心脏病,如高血压心脏病、风湿性心脏病、冠心病、心肌病等。其他病因尚有房间隔缺损、肺栓塞,二尖瓣、三尖瓣狭窄或关闭不全,慢性心功能不全使心房扩大,及涉及心脏的中毒性、代谢性疾病,如甲状腺功能亢进性心脏病、心包炎、酒精中毒等。亦可见于胸腔手术后、胸部外伤,甚至子宫内的胎儿亦可发生。少数患者病因不明,称为特发性房颤。

房颤的发生机制主要涉及两个方面。其一是房颤的触发因素(trigger),包括交感神经和副交感神经刺激、心动过缓、房性期前收缩或心动过速、房室旁路和急性心房牵拉等。其二是房颤发生和维持的基质(substrate),这是房颤发作和维持的必要条件,以心房有效不应期的缩短和心房扩张为特征的电重构和解剖重构是房颤持续的基质,重构变化可能有利于形成多发折返子波(multiple-wavelet)。此外,还与心房某些电生理特性变化有关,包括有效不应期离散度增加、局部阻滞、传导减慢和心肌束的分隔等。

随着对局灶驱动机制、心肌袖、电重构的认识,及非药物治疗方法的不断深入,目前认为房颤是多种机制共同作用的结果。①折返机制:包括多发子波折返学说和自旋波折返假说。②触发机制:由于异位局灶自律性增强,通过触发和驱动机制发动和维持房颤,而绝大多数异位兴奋灶(90％以上)在肺静脉内,尤其是左、右上肺静脉。组织学上可看到肺静脉入口处的平滑肌细胞中有横纹肌成分,即心肌细胞呈袖套样延伸到肺静脉内,而且上肺静脉比下肺静脉的袖套样结构更宽、更完善,形成心肌袖(myocardial sleeve)。肺静脉内心肌袖是产生异位兴奋的解剖学基础。腔静脉和冠状静脉窦在胚胎发育过程中也可形成肌袖,并有可以诱发房颤的异位兴奋灶存在。异位兴奋灶也可以存在于心房的其他部位,包括界嵴(crista terminalis)、房室交界区、房间隔、Marshall 韧带和心房游离壁等。③自主神经机制:心房肌的电生理特性不同程度地受自主神经系统的调节,自主神经张力改变在房颤中起着重要作用。部分学者称其为神经源性房颤,并根据发生机制的不同将其分为迷走神经性房颤和交感神经性房颤两类。前者多发生在夜间或餐后,尤其多见于无器质性心脏病的男性患者;后者多见于白昼,多由运动、情绪激动和静脉滴注异丙肾上腺素等诱发。迷走神经性房颤与不应期缩短和不应期离散性增高有关;交感神经性房颤则主要是由于心房肌细胞兴奋性增高、触发激动和微折返环形成。而在器质性心脏病中,心脏生理性的迷走神经优势逐渐丧失,交感神经性房颤更为常见。

二、房颤的分类

临床上常根据病因、起病时间、心室率、自主神经作用、发生机制及部位等对房颤进行分类。然而,到目前为止仍没有一种分类方法能满足所有的要求。目前,临床上常将房颤分为初发房颤、阵发性房颤、持续性房颤、永久性房颤。①初发房颤(initial event):首次发现,不论其有无症状和能否自行复律;②阵发性房颤(paroxysmal AF):持续时间<7 天,一般<48h,多为自限性;③持续性房颤(persistent AF):持续时间>7 天,常不能自行复律,药物复律的成功率较低,常需电转复;④永久性房颤(permanent AF):复律失败或复律后 24h 内又复发的房颤,可以是房颤的首发表现或由反复发作的房颤发展而来,对于持续时间较长、不适合复律或患者不愿意复律的房颤也归于此类。有些房颤患者不能获得准确的房颤病史,尤其是无症状或症状轻微者,常采用新近发生的(recent onset)或新近发现的(recent discovered)房颤来命名,新近发生的房颤也可指房颤持续时间<24h。房颤的一次发作事件是指发作持续时间>30s。

三、临床表现

房颤是临床上最为常见的心律失常之一。充血性心力衰竭、瓣膜性心脏病、卒中病史、左心房扩大、二尖瓣和主动脉瓣功能异常、经治疗的高血压及高龄是房颤发生的独立危险因素。阵发性房颤可见于器质性心脏病患者,尤其在情绪激动时,或急性酒精中毒、运动、手术后,但更多见于器质性心脏病患者。持续性房颤患者多有心血管疾病,最常见于二尖瓣病变、高血压性心脏病、房间隔缺损、冠心病、肺心病等。新近发生的房颤则应考虑甲状腺功能亢进等代谢性疾病。

心房无序的颤动失去了有效的收缩与舒张,心房泵血功能恶化或丧失,加之房室结对快速心房激动的递减传导,引起心室极不规则的反应。因此,心室律(率)紊乱、心功能受损和心房附壁血栓形成是房颤患者的主要病理生理特点。房颤可有症状,也可无症状,即使对于同一患者也是如此。房颤引起的症状由多种因素决定,包括发作时的心室率、心功能、伴随的疾病、房颤持续时间及患者感知症状的敏感性等,其危害主要有三方面:①引起胸闷、心悸、体力下降等症状;②降低心泵功能;③导致系统栓塞等严重并发症。严重时可出现低血压、心绞痛、急性肺水肿、昏厥甚至猝死。

大多数患者有心悸、呼吸困难、胸痛、疲乏、头晕和黑朦等症状,由于心房利钠肽的分泌增多还可引起多尿。部分房颤患者无任何症状,偶然的机会或者出现房颤的严重并发症如卒中、栓塞或心力衰竭时才被发现。有些患者有左心室功能不全的症状,可能继发于房颤时持续的快速心室率。晕厥并不常见,但却是一种严重的并发症,常提示存在窦房结功能障碍及房室传导功能异常、主动脉瓣狭窄、肥厚型心肌病、脑血管疾病或存在房室旁路等。

典型的房颤体征为心律绝对不规则、第一心音强弱不等、脉搏短绌。如果房颤患者心室率突然变得规整,应怀疑它可能转变成窦性心律、房性心动过速、下传比例固定的心房扑动或交界性、室性心动过速。

四、心电图诊断

房颤的心电图特点为:①P 波消失,仅见心房电活动呈振幅不等、形态不一的小的不规则的基线波动,称为 f 波,频率为 350～600 次/分;②QRS 波群形态和振幅略有差异,RR 间期绝对不等。其原因在于大量心房冲动由于波振面的冲突而相互抵消,或侵入房室结,使房室结对后来的冲动部分地不起反应,阻滞在房室交界区未下传到心室(即隐匿性传导,导致心室律不规则),此时决定心室反应速率的主要因素是房室结的不应期和最大起搏频率(图 16-10)。

房颤时的心室率取决于房室结的电生理特性、迷走神经和交感神经的张力水平,及药物的影响等。在未经治疗的房室传导正常的患者,则伴有不规则的快速心室反应,心室率通常在 100～160 次/分。当患者伴有预激综合征时,房颤的心室反应有时超过300次/分,可导致心室颤动。如果房颤合并房室传导阻滞,由于房室传导系统发生不同程度的传导障碍,可以出现长RR间期。房颤持续过程中,心室节律若快且规则(超过100次/分),提示交界性或室性心动过速;若慢且规则(30~60次/分),提示完全性房室传导阻滞。如出现RR间期不规则的宽QRS波群,常提示存在房室旁路前传或束支阻滞。当f波细微、快速而难以辨认时,经食管或心腔内电生理检查将有助诊断。

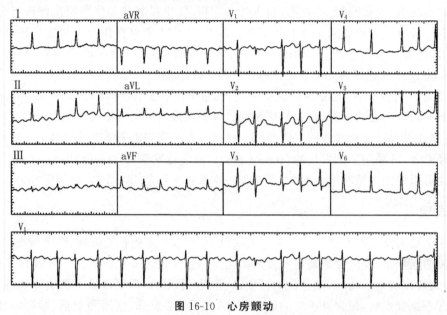

图16-10　心房颤动

各导联P波消失,代之以不规则的f波,以Ⅱ、Ⅲ、aVF和V$_1$导联为明显,QRS波群形态正常,RR间期绝对不等

五、治疗

房颤患者的治疗目标是减少血栓栓塞和控制症状。后者主要是控制房颤时的心室率和(或)恢复及维持窦性心律。其治疗主要包括以下5方面。

(一)复律治疗

对阵发性、持续性房颤和经选择的慢性房颤患者,转复为窦性心律是所希望的治疗终点。

初发48h内的房颤多推荐应用药物复律,时间更长的则采用电复律。对于房颤伴较快心室率并且症状重、血流动力学不稳定的患者,包括伴有经房室旁路前传的房颤患者,则应尽早或紧急电复律。伴有潜在病因的患者,如甲亢、感染、电解质紊乱等,在病因未纠正前,一般不予复律。

1.药物复律

新近发生的房颤用药物转复为窦性心律的成功率可达70%以上,但持续时间较长的房颤复律成功率较低。静脉注射依布利特复律的速度最快,用2mg可使房颤在30分钟内或以后的30~40min内转复为窦性心律,比静脉注射普鲁卡因胺或索他洛尔的疗效更好。依布利特的主要不良反应是尖端扭转型室性心动过速,对心动过缓、低钾血症、低镁血症、心室肥厚、心力衰竭者及女性患者应慎用。静脉应用普罗帕酮、普鲁卡因胺和胺碘酮也可复律。胺碘酮复律的速度较慢,虽然控制心室率的效果在给予300~400mg时已达到,但静脉给药剂量≥1g约需要24h才能复律。对持续时间较短的房颤,Ⅰc类抗心律失常药物氟卡尼和普罗帕酮在2.5h复律的效果优于胺碘酮,而氟卡尼和普罗帕酮的复律效果无差异。快速静脉应用艾司洛尔(esmolol)对复律房颤有效,而洋地黄制剂对复律无效。

目前最常用于复律的静脉药物有普罗帕酮、胺碘酮和依布利特。静脉应用抗心律失常药物时应行心电监护。如有心功能不良或器质性心脏病,首选胺碘酮;如心功能正常或无器质性心脏病,可首选普罗帕酮,也可用氟卡尼或索他洛尔。对于症状不明显的房颤患者也可口服抗心律失常药物进行复律。

对新近发生的房颤采用药物复律,需要仔细分析患者的临床情况,对拟用的抗心律失常药物的药理特性要有充分了解。无器质性心脏病的房颤患者静脉应用或口服普罗帕酮是有效和安全的,而对有缺血性心脏病、左心室射血分数降低、心力衰竭或严重传导障碍的患者,应该避免应用Ⅰc类药物。胺碘酮、索他洛尔和新Ⅲ类抗心律失常药物如依布利特和多菲利特,复律是有效的,但有少数患者(1%~4%)可能并发尖端扭转型室性心动过速,因此在住院期间进行复律较为妥当。对房颤电复律失败或早期复发的病例,在择期行电复律前应先应用胺碘酮、索他洛尔等药物以提高房颤复律的成功率。对房颤持续时间≥48h或持续时间不明的患者,在复律前后均应常规应用华法林抗凝治疗。

2.直流电复律

(1)体外直流电复律:体外(经胸)直流电复律对房颤转复为窦性心律十分有效和简便,并且只要操作得当则相对安全。主要的适应证是药物复律失败的阵发性或持续性房颤且必须维持窦性心律者,对于心室率快、症状重且有血流动力学恶化倾向的房颤患者常作为一线治疗。起始能量以150~200 J为宜,如复律失败,可用更高的能量。电复律必须与R波同步。

房颤患者经适当的准备和抗凝治疗,电复律并发症很少,但也可发生包括体循环栓塞、室性期前收缩、非持续性或持续性室性心动过速、窦性心动过缓、低血压、肺水肿及暂时性ST段抬高等症状、体征。体外电复律对左心室功能严重损害的患者要十分谨慎,因为有发生肺水肿的可能。体外直流电复律的禁忌证包括洋地黄毒性反应、低钾血症、急性感染性或炎性疾病、未代偿的心力衰竭及未满意控制的甲状腺功能亢进等。恢复窦性心律后可进一步了解窦房结功能状况或房室传导情况。如果患者疑有房室传导阻滞或窦房结功能低下,电复律前应有预防性心室起搏的准备。

(2)心内直流电复律:自1993年以来,复律的低能量(<20 J)心内电击技术已用于临床。该技术采用两个表面积大的导管电极,分别置于右心房(负极)和冠状静脉窦(正极)。其中一根电极导管也可置于左肺动脉作为正极,或者因冠状静脉窦插管失败作为替代(正极)。对房颤的各种亚组患者,包括体外直流电复律失败的房颤患者,复律的成功率可达70%~89%。该技术也可用于对电生理检查或导管消融过程中发生的房颤进行复律,但放电必须与R波准确同步。

(3)电复律与药物联合应用:对于反复发作的持续性房颤,约25%的患者电复律不能成功,或虽复律成功,但窦性心律仅能维持数个心动周期或数分钟后又转为房颤,另25%的患者复律成功后2周内复发。若电复律失败,可在应用抗心律失常药物后再次体外电复律,必要时考虑心内电复律。与电复律前给予安慰剂或频率控制药物比较,胺碘酮可提高电复律的成功率,复律后房颤复发的比例也降低。给予地尔硫䓬、氟卡尼、普鲁卡因胺、普罗帕酮和维拉帕米并不提高复律的成功率,对电复律成功后预防房颤复发的作用也不明确。有研究提示,在电复律前28天给予胺碘酮或索他洛尔,两者对房颤自发复律和电复律的成功率效益相同(P=0.98)。对房颤复律失败或早期复发的病例,推荐在择期复律前给予胺碘酮、索他洛尔。

(4)植入型心房除颤器:心内直流电复律的研究已近20年,为了便于重复多次尽早复律,20世纪90年代初已研制出一种类似植入型心律转复除颤器(implantable cardioverter defibril lator,ICD)的植入型心房除颤器(implantable atrial defibrillator,IAD)。IAD发放低能量(<6 J)电击,以尽早有效地终止房颤,恢复窦性心律,尽可能减少患者的不适感觉。尽管动物实验和早期的临床经验表明,低能量心房内除颤对阵发性房颤、新近发生的房颤或慢性房颤患者都有较好的疗效(75%~80%),能减少房颤负荷和住院次数,但由于该技术为创伤性的治疗方法、费用昂贵,且不能预防复发,因此不推荐常规使用。

(二)维持窦性心律

无论是阵发性还是持续性房颤,大多数房颤在转复成功后都会复发,因此,通常需要应用抗心律失常药物预防房颤复发以维持窦性心律。常选用Ⅰa、Ⅰc及Ⅲ类(胺碘酮、索他洛尔)抗心律失常药物及导管消融预防复发。

在使用抗心律失常药物前,应注意检查有无心血管疾病和其他相关因素。首次发现的房颤、偶发房颤或可以耐受的阵发性房颤,很少需要预防性用药。β-受体阻滞剂对仅在运动时发生的房颤比较有效。

在选择抗心律失常药物进行窦性心律的长期维持治疗时,首先要评估药物的有效性、安全性及耐受性。有研究提示,现有的抗心律失常药物在维持窦性心律中,虽可改善患者的症状,但有效性差,不良反应较多,且不降低总病死率。

在考虑疗效的同时,药物选择还需密切注意和妥善处理以下问题。

1.对脏器的毒性作用

普罗帕酮、氟卡尼、索他洛尔、多菲利特、丙吡胺对脏器的毒性作用相对较低,如患者应用胺碘酮治疗,则需注意并尽可能防止胺碘酮对脏器的毒性作用。

2.致心律失常作用

一般说来,在结构正常的心脏,Ⅰc类抗心律失常药物很少诱发室性心律失常。在有器质性心脏病的患者,致心律失常作用的发生率较高,其发生率及类型与所用药物和本身心脏病的类型有关。Ⅰ类抗心律失常药物一般应当避免在心肌缺血、心力衰竭和显著心室肥厚的情况下使用。选择药物的原则如下:

(1)若无器质性心脏病,首选Ⅰc类抗心律失常药物;索他洛尔、多菲利特、丙吡胺和阿齐利特可作为第二选择。

(2)若伴高血压,药物的选择与第一条相同。若伴有左心室肥厚,有可能引起尖端扭转型室性心动过速,故胺碘酮可作为第二选择。但对有显著心室肥厚(室间隔厚度≥14 mm)的患者,Ⅰ类抗心律失常药物不适宜使用。

(3)若伴心肌缺血,避免使用Ⅰ类抗心律失常药物。可选择胺碘酮、索他洛尔,也可选择多菲利特与β-受体阻滞剂合用。

(4)若伴心力衰竭,应慎用抗心律失常药物,必要时可考虑应用胺碘酮,或多菲利特,并适当加用β-受体阻滞剂。

(5)若合并预激综合征(WPW综合征),应首选对房室旁路行射频消融治疗。

(6)对迷走神经性房颤,丙吡胺具有抗胆碱能活性,疗效肯定;不宜使用胺碘酮,因该药具有一定的β-受体阻断作用,可加重该类房颤的发作。对交感神经性房颤,β-受体阻滞剂可作为一线治疗药物,此外还可选用索他洛尔和胺碘酮。

(7)对孤立性房颤可先试用β-受体阻滞剂;普罗帕酮、索他洛尔和氟卡尼的疗效肯定;胺碘酮和多菲利特仅作为替代治疗。

在药物治疗过程中,如出现明显不良反应或患者要求停药,则应该停药;如药物治疗无效或效果不肯定,应及时停药。

鉴于目前已有的抗心律失常药物的局限性和现有导管消融研究的结果,在维持窦性心律方面经导管消融优于药物治疗。

(三)控制过快的心室率

药物维持窦性心律和控制心室率的研究显示,没有发现控制心室率在死亡率和生活质量方面逊于维持窦性心律的治疗。主要原因可能是复律并维持窦性心律治疗过程中的风险,尤其是抗心律失常药物的不良反应,抵消了维持窦性心律所带来的益处,故在降低房颤复发率的同时并没有改善患者的预后。因此,长期用药时应评价抗心律失常药物的益处和风险。对于部分房颤患者而言,心室率控制后可显著减轻或消除症状,改善心功能,提高生活质量。控制心室率在以下情况下可作为一线治疗:①无转复窦性心律指征的持续性房颤;②房颤已持续数年,在没有其他方法干预的情况下(如经导管消融治疗),即使转复为窦性心律也很难维持;③抗心律失常药物复律和维持窦性心律的风险大于房颤本身;④心脏器质性疾病,如左心房内径大于55 mm、二尖瓣狭窄等,如未纠正,很难长期保持窦性节律。

控制房颤患者过快心室率,使患者静息时心室率维持在60～80次/分,运动时维持在90～115次/分,可采用洋地黄制剂、钙通道阻滞剂(地尔硫䓬、维拉帕米)及β-受体阻滞剂单独应用或联合应用、某些抗心律失常药物。β-受体阻滞剂是房颤时控制心室率的一线药物,钙拮抗剂如维拉帕米和地尔硫䓬也是常用的一线药物,对控制运动时快速心室率的效果比地高辛好,β-受体阻滞剂和地高辛合用控制心室率的效果优于单独使用。洋地黄制剂(例如地高辛)对控制静息时的心室率有效,但对控制运动时的心室率无效,仅用于伴有慢性心力衰竭的房颤患者,对其他房颤患者不单独作为一线药物。对伴有房室旁路前传的房颤患者,禁用钙拮抗剂、洋地黄制剂和β-受体阻滞剂,因房颤时心房激动经房室结前传受到抑制后可使其经房室旁路前传加快,致心室率明显加快,产生严重血流动力学障碍,甚或诱发室性心动过速和(或)心室颤动。对伴有房室旁路前传且血流动力学不稳定的房颤患者,首选直流电复律;血流动力学异常不明显者,静脉注射普罗帕酮、胺碘酮或普鲁卡因胺。为了迅速地控制心室率,可经静脉应用β-受体阻滞剂或维拉帕米、地尔硫草。

对于发作频繁、药物不能控制的快速心室率患者或不能耐受药物治疗且症状严重的患者,可考虑导管消融改良房室结以减慢心室率、消融房室结阻断房室传导后植入永久性人工心脏起搏器治疗。

(四)抗凝治疗

房颤是卒中的独立危险因素,房颤患者发生卒中的危险是窦性心律者的5～6倍。在有血栓栓塞危险因素的房颤患者中,应用华法林进行抗凝治疗是目前唯一可明确改善患者预后的药物治疗手段。任何有血栓栓塞危险因素的房颤患者如无抗凝治疗禁忌证均应给予长期口服华法林治疗,并使其国际标准化比率(INR)维持在2.0～3.0,而最佳值为2.5左右,75岁以上患者的INR宜维持在2.0～2.5。INR<1.5不可能有抗凝效果;INR>3.0出血风险明显增加。对年龄<65岁无其他危险因素的房颤患者可不予以抗凝剂,65～75岁无危险因素的持续性房颤患者可给予阿司匹林300～325 mg/d预防治疗。

对阵发性或持续性房颤,如行复律治疗,当房颤持续时间在48h以内,复律前不需要抗凝。当房颤持续时间不明或≥48h,临床可有两种抗凝方案。一种是先开始华法林抗凝治疗,使INR达到2.0～3.0三个星期后复律。在3周有效抗凝治疗之前,不应开始抗心律失常药物治疗。另一种是行经食管超声心动图检查,且静脉注射肝素,如果没有发现心房血栓,可进行复律。复律后肝素和华法林合用,直到INR≥2.0停用肝素,继续应用华法林。在转复为窦性心律后几周,患者仍然有全身性血栓栓塞的可能,不论房颤是自行转复为窦性心律或是经药物或直流电复律,均需再行抗凝治疗至少4周,复律后在短时间内心房的收缩功能尚未完全恢复。

华法林抗凝治疗可显著降低缺血性脑卒中的发生率,但应注意其出血性事件的危险,对每例患者应当评估风险/效益比。华法林初始剂量2.5～3 mg/d,2～4日起效,5～7日达治疗高峰。因此,在开始治疗时应隔天监测INR,直到INR连续2次在目标范围内,然后每周监测2次,共1～2周。稳定后,每月复查2次。华法林剂量根据INR调整,如果INR低于1.5,则增加华法林的剂量,如高于3.0,则减少华法林的剂量。华法林剂量每次增减的幅度一般在0.625 mg/d以内,剂量调整后需重新监测INR。由于华法林的药代动力学受多种食物、药物、酒精等的影响,因此,华法林的治疗需长期监测和随访,将INR控制在治疗范围内。

阿司匹林有预防血栓栓塞事件的作用,但其效果远比华法林差,仅应用于对华法林有禁忌证或者脑卒中的低危患者。因阿司匹林与华法林联合应用的抗凝作用并不优于单独应用华法林,而出血的危险却明显增加,因此不建议两者联用。氯吡格雷也可用于预防血栓形成,临床多用75 mg顿服,其优点是不需要监测INR,出血危险性低,但预防脑卒中的效益远不如华法林,即使氯吡格雷与阿司匹林合用,其预防卒中的作用也不如华法林。

(五)非药物治疗

对一部分反复发作、症状较重而药物治疗效果不理想的患者,可选择进行非药物治疗,包括心房起搏、导管消融及心房除颤器等。

(柯淑敏)

第八节　室上性心动过速

室上性心动过速(supraventricular tachycardia,SVT)是临床上最常见的心律失常之一。经典的定义是指异位快速激动形成和(或)折返环路位于希氏束分叉以上的心动过速,传统上分为起源于心房和房室交界区的室上性快速性心律失常。包括许多起源部位、传导径路和电生理机制及临床表现、预后意义很不相同的一组心律失常。临床实践中,室上性心动过速包括多种类型,发生部位除了涉及心房、房室结、希氏束外,心室也参与房室折返性心动过速的形成,后者也归属于室上性心动过速的范畴。因此,有学者将其重新定义为激动的起源和维持需要心房或房室交界区参与的心动过速。

按照新定义,室上性心动过速包括窦房结折返性心动过速、房性心动过速、房室结折返性心动过速、房室折返性心动过速、房扑、房颤及其他旁路参与的心动过速。

心电图上室上性心动过速除了功能性和原有的束支阻滞、旁路前传引起 QRS 波群增宽(QRS 时限≥0.12s)外,表现为窄 QRS 波群(QRS 时限<0.12s)。虽然室上性心动过速的名称应用较广,"窄 QRS 波群心动过速"这一术语较之更合适,且有临床价值。从心电图形态上可以将窄 QRS 波群心动过速和宽 QRS 波群心动过速容易地区别开来。

电生理研究表明,室上性心动过速的发生机制包括折返性、自律性增高和触发活动,其中绝大多数为折返性。

本节主要叙述房室结折返性心动过速、房室折返性心动过速,及其他旁路参与的心动过速。窦房结折返性心动过速、房性心动过速、房扑和房颤在其他章节讨论。

一、房室结折返性心动过速

(一)病因

房室结折返性心动过速(atrioventricular nodal reentrant tachycardia,AVNRT)是阵发性室上性心动过速(paroxysmal supraventricular tachycardia,PSVT)最常见的类型。患者通常无器质性心脏病的客观证据,不同年龄和性别均可发病,但 20～40 岁是大多数患者的首发年龄,多见于女性。

(二)发生机制

AVNRT 的电生理基础是房室结双径路(DAVNP)或多径路。Mines 在 1913 年就首次提出 DAVNP 的概念,以后由 Moe 等证实在房室结内存在电生理特性不同的两条传导路径,其中一条传导速度快(AH 间期短),但不应期较长,称为快径路(β径路),另外一条传导速度慢(AH 间期长),但不应期较短,称为慢径路(α径路)。正常窦性心律时,心房激动沿快径路和慢径路同时下传,因快径路传导速度快,沿快径路下传的激动先抵达希氏束,当沿慢径路下传的激动抵达时,因希氏束正处于不应期而传导受阻。由于 DAVNP(或多径路)的存在,并且传导速度和不应期不一致,分别构成折返环路的前向支和逆向支,一个适时的房性或室性期前刺激可诱发 AVNRT。

AVNRT 有 3 种不同的临床类型。一种是慢—快型,又称为常见型,其折返方式是激动沿慢径路前传、快径路逆传;另一种是快—慢型,又称为少见型,其折返方式是激动沿快径路前传、慢径路逆传。此外,还有一种慢—慢型,是罕见的类型,折返方式是激动沿一条慢径路前传、再沿另一条电生理特性不同的慢径路逆传。

典型的 AVNRT(慢—快型)是最常见的类型,占 90%。当一个适时的房性期前收缩下传恰逢快径路不应期时,激动不能沿快径路传导,但能沿不应期较短的慢径路缓慢传导,当激动抵达远端共同通路时,快径路因获得足够时间再次恢复应激性,激动从快径路远端逆传抵达近端共同通路,此时慢径路可再次应激折返形成环形运动。若反复折返便形成慢—快型 AVNRT。

非典型 AVNRT(快—慢型)较少见,约占 5%～10%。当快径路不应期短于慢径路,并且适时的房性期前收缩或程序期前刺激下传恰遇慢径路不应期时,激动便由快径路前传再沿慢径路逆传,若反复折返形成环形运动,则形成快—慢型 AVNRT。

慢—慢型 AVNRT 的形成是由于多径路的存在,房性期前收缩下传恰逢快径路不应期而不能下传,只能沿慢径路下传,因快径路没有逆传功能或者不应期太长,激动便沿另一条慢径路逆传,若反复折返形成环形运动,则形成慢—慢型 AVNRT。

DAVNP 是否有解剖学基础一直存在争议。近年的研究显示,快径路纤维主要位于房室结前上方与心房肌相连,而慢径路纤维主要位于下后方与冠状窦口相连,两者在近端和远端分别形成近端、远端共同通路,组成折返环。导管消融的实践证实,在快、慢径路所在的区域进行消融能选择性地阻断快、慢径路的传导。由于房室结快、慢径路在组织学上尚无明显差别,目前仍然以房室结功能性纵向分离为主导学说进行解释,认为 DAVNP 可能与房室结的复杂结构形成了非均一的各向异性传导有关。

(三)临床表现

AVNRT 患者心动过速发作呈突然发作、突然终止的特点,症状包括心悸、紧张、焦虑,可出现心力衰竭、休克、心绞痛、眩晕甚至晕厥。症状的严重程度取决于心动过速的频率、持续时间及有无基础心脏病等。心动过速的频率通常在 160～200 次/分,有时可低至 110 次/分,高达 240 次/分。每次发作持续时间为数秒至数小时,可反复发作。持续时间较长的患者常自行尝试通过兴奋迷走神经的方法终止心动过速,包括 Valsalva 动作、咳嗽、平躺后平静呼吸、刺激咽喉催吐等。

心脏体检听诊可发现规则快速的心率(律),心尖区第一心音无变化。

(四)心电图和电生理特点

1.慢—快型 AVNRT(图 16-11～图 16-13)

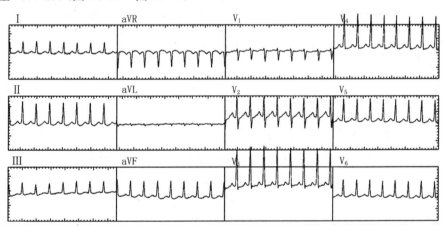

图 16-11 慢—快型 AVNRT

心动过速 RR 周期匀齐,窄 QRS 波群,QRS 波群前后无逆行 P 波,V1 导联出现假性 r′波

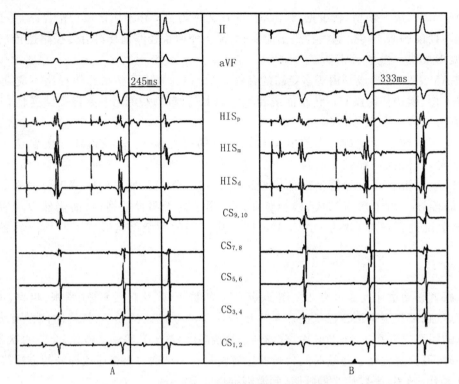

图 16-12　房室结跳跃性前传

同一病例,自上至下依次为体表心电图Ⅱ、aVF、V1 导联和希氏束近中远(HISp、HISm、HISd)和冠
状静脉窦由近至远(CS9,10～CS1,2)心内记录。A 图为心房 S1S1/S1S2＝500/290 ms 刺激,AV
间期＝245 ms;B 图为心房 S1S1/S1S2＝500/280 ms 刺激时房室结跳跃性前传,AV 间期＝333 ms

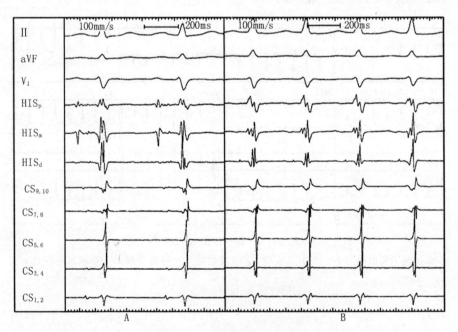

图 16-13　慢—快型 AVNRT

同一病例,A 图为窦性心律记录,B 图为心动过速记录。心动过速周长 320 ms,希氏束部位逆行心房激动最早,希
氏束部位记录(HISd)呈 HAV 关系,VA 间期＝0,HA 间期＝50 ms,AH 间期＝270 ms,符合典型 AVNRT 诊断

　　(1)房性或室性期前收缩能诱发和终止心动过速,诱发心搏的 $P'R$ 间期或 AH 间期突然延长≥50ms,
呈 DAVNP 的跳跃现象。

　　(2)心动过速呈窄 QRS 波群,少数因功能性或原有的束支阻滞,QRS 波群增宽(QRS 时限

≥0.12秒)、畸形;RR周期匀齐,心室率大多在160~200次/分。

(3)由于快速逆传,心房、心室几乎同时除极,体表心电图P'波多埋藏在QRS波群中而无法辨认,少数情况下逆行P'波(Ⅱ、Ⅲ、aVF导联倒置)位于QRS波群终末部分,在Ⅱ、Ⅲ、aVF导联出现假性S波,在V₁导联出现假性r'波,RP'间期<70ms,RP'间期<P'R间期。

(4)心动过速时逆行A'波呈向心性激动,即最早心房激动点位于希氏束附近,希氏束电图上VA间期<70ms。

(5)兴奋迷走神经、期前收缩或期前刺激可使心动过速终止。

(6)心动过速时,心房与心室多数呈1:1传导关系。由于折返环路局限于房室交界区及其周围的组织,心房、希氏束和心室不是折返环的必需组成部分。因此,心动过速时房室和室房可出现文氏型和2:1传导阻滞,或出现房室分离。

2.快—慢型AVNRT(图16-14~图16-15)

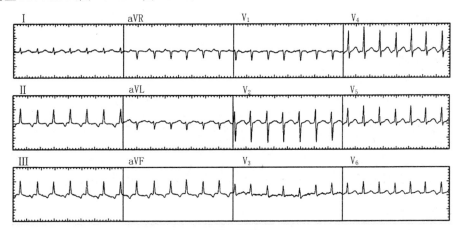

图16-14 快—慢型AVNRT

心动过速周长365ms,RR周期匀齐,窄QRS波群,Ⅱ、Ⅲ、aVF导联P波倒置,aVL导联P波直立,RP'间期>P'R间期

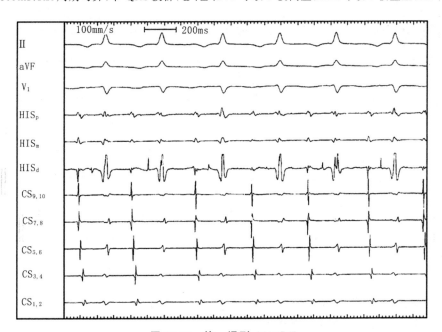

图16-15 快—慢型AVNRT

同一病例,心动过速周长365ms,希氏束部位记录(HIS_d)呈HVA关系,HA间期=270 ms,AH间期=95 ms,类似快—慢型AVNRT,但是希氏束部位与冠状窦近端的心房激动均为最早,不很符合快—慢型AVNRT,可能与冠状静脉窦电极位置过深有关

(1)不需要期前刺激,心率增快时即可诱发,且反复发作,发作时无 P′R 间期或 AH 间期突然延长;房性或室性期前收缩也能诱发和终止心动过速,一些患者可出现室房传导的跳跃现象。

(2)心动过速呈窄 QRS 波群,少数因功能性或原有的束支阻滞,QRS 波群增宽(QRS 时限≥0.12s)、畸形;RR 周期匀齐,心室率大多在 100~150 次/分。

(3)由于前传较快、逆传较慢,逆行 P′波(Ⅱ、Ⅲ、aVF 导联倒置)出现较晚,与 T 波融合或在 T 波上,位于下一个 QRS 波群之前,故 RP′间期>P′R 间期。

(4)心动过速时逆行 A′波的最早激动点位于冠状窦口附近,希氏束电图上 HA′间期>A′H 间期。

(5)刺激迷走神经、期前收缩或期前刺激可使心动过速终止,药物治疗效果较差,但可自行终止。

3.慢—慢型 AVNRT(图 16-16)

(1)房性或室性期前收缩能诱发和终止心动过速,诱发心搏的 P′R 间期或 AH 间期突然延长≥50ms,常有一次以上的跳跃现象。

(2)心动过速呈窄 QRS 波群,少数因功能性或原有的束支阻滞,QRS 波群增宽(QRS 时限≥0.12s)、畸形;RR 周期匀齐。

(3)逆行 P′波(Ⅱ、Ⅲ、aVF 导联倒置)出现稍晚,位于 ST 段上,RP′间期<P′R 间期。

(4)心动过速时逆行 A′波的最早激动点位于冠状窦口附近,希氏束电图上 HA′间期>A′H 间期。

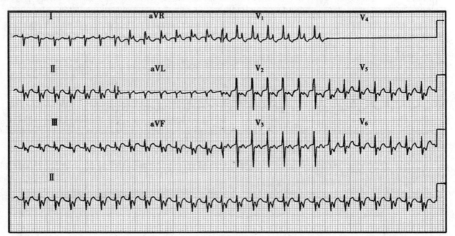

图 16-16　慢—慢型 AVNRT

心动过速周长 370ms,RR 周期匀齐,窄 QRS 波群,Ⅱ、Ⅲ、aVF 导联 P 波倒置,V₁ 导联 P 波直立,RP′间期<P′R 间期

(五)治疗

1.急性发作的处理

根据患者有无器质性心脏病、既往的发作情况及患者的耐受程度作出适当的处理。有些患者仅需休息或镇静即可终止心动过速发作,有些患者采用兴奋迷走神经的方法就能终止发作,但大多数患者需要进一步的处理,包括药物治疗、食管心房调搏甚至直流电复律等。洋地黄制剂、钙拮抗剂、β-受体阻滞剂和腺苷等可通过抑制慢径路的前向传导而终止发作,Ⅰa、Ⅰc 类抗心律失常药物则通过抑制快径路的逆向传导而终止心动过速。

2.预防发作

频繁发作者可选用钙拮抗剂(维拉帕米)、β-受体阻滞剂(美托洛尔或比索洛尔)、Ⅰc 类抗心律失常药物(普罗帕酮)、洋地黄制剂等作为预防用药。

3.射频导管消融

反复发作、症状明显而又不愿服药或不能耐受药物不良反应的患者,进行射频导管消融能达到根治的目的,是治疗的首选。目前,AVNRT 的射频导管消融治疗成功率达 98%以上,复发率低于 5%,二度和三度房室传导阻滞的发生率低于 1%。

二、房室折返性心动过速

房室折返性心动过速(atrioventricular reentrant tachycardia,AVRT)是预激综合征最常见的快速性心律失常。其发生机制是由于预激房室旁路参与房室折返环的形成。折返环包括心房、房室交界区、希普系统、心室和旁路。按照折返过程中激动的运行方向,AVRT分为两种类型:顺向型房室折返性心动过速(orthodromic AVRT,O-AVRT)和逆向型房室折返性心动过速(antidromic AVRT,A-AVRT)。前者的折返激动运行方向是沿房室交界区、希普系统前向激动心室,然后沿房室旁路逆向激动心房;后者的折返激动运行方向正相反,经房室旁路前向激动心室,然后经希普系统、房室交界区逆向传导或沿另一条旁路逆向激动心房。

房室旁路及其参与的AVRT具有以下电生理特征:

(1)心室刺激时,房室旁路的室房传导表现为"全或无"的传导形式,而无文氏现象。

(2)心室刺激或心动过速发作时,室房传导呈偏心性,即希氏束旁记录的A波激动较其他部位晚(希氏束旁旁路例外)。

(3)心动过速发作时,在希氏束不应期给予心室期前收缩刺激,可提早激动心房。

(4)心动过速发作时,体表心电图大多可见逆传P波,且RP'间期>80ms。

(5)发生旁路同侧束支阻滞时,心动过速的心率减慢。

(6)心房和心室是折返环的组成部分,两者均参与心动过速,不可能合并房室传导阻滞。

(一)顺向型房室折返性心动过速

O-AVRT是预激综合征最常见的心动过速,约占AVRT的90%~95%。房室交界区和希普系统作为折返环的前传支,而房室旁路作为逆传支。心动过速多由房性(或室性)期前收缩诱发,一个适合的房性期前收缩恰好遇到旁路的不应期,在旁路形成单向阻滞,而由房室交界区下传心室,由于激动在房室交界区传导缓慢,心室除极后旁路已脱离不应期恢复了传导性,激动便沿旁路逆传激动心房,形成折返回波,如反复折返即形成O-AVRT。

心电图表现:心室律规则,频率通常在150~240次/分;QRS波群时限正常(除非有功能性或原有束支阻滞),无δ波;如出现逆行P'波,则逆行P'波紧随QRS波群之后,RP'间期<P'R间期(图16-17)。

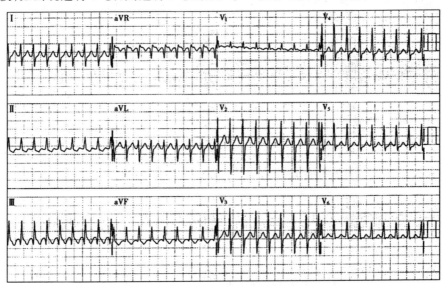

图 16-17 O-AVRT

RR周期匀齐,窄QRS波群,在Ⅱ、aVF导联QRS波群后隐约可见P波

本型应与P'波位于QRS波群之后的慢—快型AVNRT鉴别。后者心动过速时心电图RP'间期及希氏束电图上VA间期<70ms,逆行A'波呈向心性激动,即最早心房激动点位于希氏束附近;而O-AVRT患者心

动过速时心电图 RP′间期及希氏束电图上 VA 间期大多＞80ms,逆行 A′波呈偏心性激动(图 16-18)。

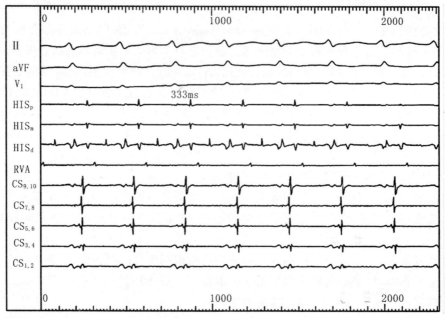

图 16-18　O-AVRT

同一病例,心动过速时,可见 CS7,8 记录的逆行心房激动最早,希氏束部位逆行激动较晚

(二)逆向型房室折返性心动过速

A-AVRT 是预激综合征较少见的心动过速,约占 AVRT 的 5%～10%,有此类心动过速发作的患者多旁路的发生率较高。其发生机制与 O-AVRT 相似,心动过速多由房性(或室性)期前收缩诱发,房室旁路作为折返环的前传支,而逆传支可以是房室交界区、希普系统,但更多见的是另一条旁路作为逆传支,因此多旁路折返是 A-AVRT 的重要特征。期前收缩诱发 A-AVRT 需具备以下条件:完整的旁路传导、房室交界区或希普系统的前向阻滞、完整的房室交界区和希普系统逆向传导功能。

心电图表现:心室律规则,频率通常在 150～240 次/分;QRS 波群宽大、畸形,起始部分可见到 δ 波;如出现逆行 P′波,则逆行 P′波在下一个 QRS 波群之前,RP′间期＞P′R 间期(图 16-19)。

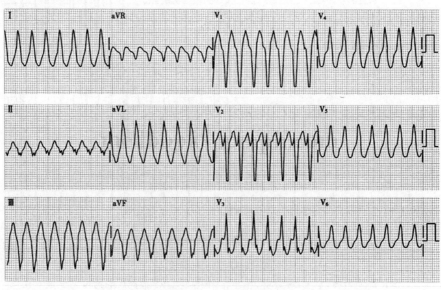

图 16-19　A-AVRT

一例右后侧壁显性旁路前传发生逆向型 AVRT,呈完全预激图形

本型因 QRS 波群为完全预激图形难与室性心动过速鉴别。如心动过速时 P 波在宽 QRS 波群之前而窦性心律的心电图表现为心室预激,则提示 A-AVRT 的诊断;如心动过速时出现房室分离或二度房室传导阻滞则可排除 AVRT 的诊断。

（三）治疗

AVRT 的治疗包括心动过速发作期的治疗及非发作期的治疗两方面。治疗方法有药物治疗、物理治疗、导管消融和外科手术等。

AVRT 发作时的治疗原则是采取有效的措施终止心动过速或控制心室率。多数患者在心动过速发作后的短时间内不会复发,部分患者可反复发作,或发作后心室率很快,血流动力学不稳定或症状严重,应选择适当的治疗预防复发。心动过速发作频繁、临床症状严重、抗心律失常药物治疗无效或不愿接受药物治疗的患者,可施行射频导管消融房室旁路以达到根治的目的。并存先天性心脏病或其他需外科手术纠治的器质性心脏病患者,在外科治疗前可试行射频导管消融,成功阻断房室旁路可降低外科治疗的难度、缩短手术时间。

1.药物治疗

是目前终止 AVRT 发作或者减慢心动过速心率的主要方法。

(1)O-AVRT:电生理检查和临床观察心动过速的终止证实房室交界区是大多数 O-AVRT 的薄弱环节,有效抑制房室交界区传导的药物更易终止心动过速发作。希普系统、房室旁路、心房、心室也是折返环的必需成分,抑制这些部位的药物也可终止心动过速的发作。

腺苷或三磷酸腺苷(ATP)、钙拮抗剂、β-受体阻滞剂、洋地黄制剂、升压药物等,通过抑制房室交界区的前向传导终止心动过速的发作;而普罗帕酮、胺碘酮等通过抑制 O-AVRT 折返环的多个部位终止心动过速的发作。

(2)A-AVRT:A-AVRT 的药物治疗不同于 O-AVRT。单纯抑制房室交界区传导的药物对 O-AVRT 有良好的效果,但对 A-AVRT 的治疗作用较差甚至有害。一方面,多数 A-AVRT 系多房室旁路折返,房室交界区和希普系统不是心动过速的必需成分;另一方面,多数抑制房室交界区的药物对其逆向传导的抑制作用不如对前向传导的抑制作用强,单纯抑制房室交界区效果也欠佳。因此,药物治疗应针对房室旁路。

Ⅰa、Ⅰc 和Ⅲ类抗心律失常药物均可抑制房室旁路的传导,其中以普鲁卡因胺、普罗帕酮、胺碘酮较常用。这 3 种药物除可抑制房室旁路传导外,还可抑制房室交界区的传导。国内常以普罗帕酮、胺碘酮为首选终止 A-AVRT 的发作。A-AVRT 常对血流动力学有影响,所以对于心动过速引起血压下降、心功能不全、心绞痛,或既往有晕厥病史的患者,当药物不能及时有效终止心动过速时,应考虑体表直流电复律。有效复律后应继续使用抗心律失常药物以预防复发。

2.物理治疗

主要有手法终止 O-AVRT、心脏电脉冲刺激、体表直流电复律。

(1)手法终止 O-AVRT:某些手法如 Valsalva 动作、咳嗽、刺激咽喉催吐等通过兴奋刺激迷走神经以抑制房室交界区的传导,使部分患者 O-AVRT 终止于房室交界区。

(2)心脏电脉冲刺激:主要机制是利用适时的刺激引起心房或心室侵入心动过速折返环的可激动间隙,造成前向或逆向阻滞而使心动过速终止。

食管心房调搏刺激终止 AVRT 成功率达 95% 以上,操作简便、安全,是终止 AVRT 的有效方法。但该技术并没有作为 AVRT 患者的常规治疗措施,大多数时候只是在药物治疗无效时才考虑使用。

食管心房调搏终止 AVRT 的适应证有:①抗心律失常药物治疗无效的 AVRT,尤其是经药物治疗后心动过速频率减慢但不终止者,此时食管心房调搏易使心动过速终止并转复为窦性心律。②并存有窦房结功能障碍或部分老年人,尤其是既往药物治疗心动过速后继发严重窦性心动过缓、窦性停搏或窦房传导阻滞者,或者心动过速自发终止后出现黑矇或晕厥者,这类患者宜选择食管心房调搏终止心动过速,如果心动过速终止后继发心动过缓,可经食管临时起搏予以保护。③部分血流动力学稳定的宽 QRS 波群心动过速,食管心房刺激前可记录食管心电图,了解心动过速的房室激动关系以帮助诊断,也可根据食管心房刺激能终止心动过速来排除室性心动过速。④并存器质性心脏病或 AVRT 诱发的心功能不全,药物治疗有可能进一步抑制心功能,此时可选择食管心房调搏终止心动过速。

刺激的方式可选择短阵(8~10 次)猝发脉冲刺激(较心动过速频率快 20~40 次),如不能终止心动过速,可重复多次或换用其他刺激方式如程控期前刺激,大多能奏效。

(3)体表直流电复律:是各种快速性心律失常引起血流动力学异常的首选措施。主要适用于 AVRT 频率较快伴有血压下降、心功能不全等需立即终止心动过速或各种治疗方法无效者(非常少见)。

3.外科手术

最早的非药物治疗是外科开胸手术切断旁路,此后又经历了 20 世纪 80 年代的直流电消融房室交界区或直接毁损旁路,但效果不令人满意且并发症较多,目前已基本被射频导管消融取代。

4.射频导管消融

1985 年以后开展的射频导管消融治疗可有效阻断房室旁路,具有成功率高、并发症少等诸多优点,且技术已相当成熟,是目前国内许多大型医疗机构治疗预激综合征合并房室折返性心动过速及房颤的首选治疗。

(邱 进)

第九节 室性心动过速

室性心动过速(ventricular tachycardia,VT)简称室速,是临床上较为严重的一类快速性心律失常,大多数发生于器质性心脏病患者,可引起血流动力学变化,若未能得到及时有效的治疗,可导致心源性猝死。室速也可见于结构正常的无器质性心脏病患者。

一、定义和分类

室性心动过速(室速),是指发生于希氏束分叉以下的束支、普肯野纤维、心室肌的快速性心律失常。目前室速的定义大多采用 Wellens 的命名方法,将室速定义为频率超过 100 次/分、自发、连续 3 个或 3 个以上的室性期前搏动或程序刺激诱发的至少连续 6 个室性期前搏动。

室速的分类方法较多,各有其优缺点,但尚无统一的国际标准。根据室速的心电图表现、持续时间、发作方式、对血流动力学的影响、病因等不同特征可将室速分为不同的类型。

(一)根据室速发作的心电图形态分类

1.单形性室速

是指室速发作时 QRS 波群形态在心电图同一导联上单一而稳定(图 16-20),既可呈短阵性(非持续性),也可呈持续性。有一些患者在多次发作心动过速时,QRS 波群形态并非一致,但只要每次心动过速发作时的 QRS 波群形态单一,均可确定为单形性室速。

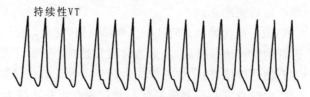

持续性VT

图 16-20 持续性单形性室速

QRS 波群形态在同一导联上单一而稳定

大部分的室速属单形性,根据 QRS 波群的形态可分为右束支传导阻滞型室速和左束支传导阻滞型室速。右束支传导阻滞型室速是指 V1 导联的 QRS 波群呈 rsR′、qR、RS 型或 RR′型(图 16-21),而 V₁ 导联的 QRS 波群呈 QS、rS 或 qrS 型则称为左束支传导阻滞型室速(图 16-22)。

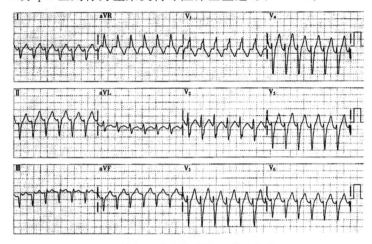

图 16-21　右束支传导阻滞型室速

V₁ 导联的 QRS 波群呈 rsR′型

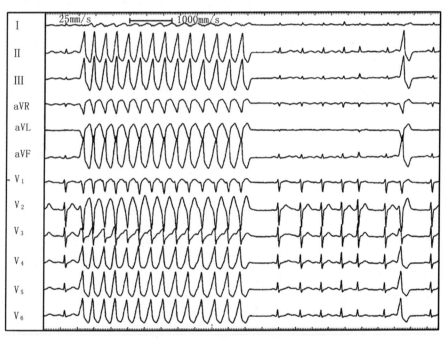

图 16-22　左束支传导阻滞型室速

V₁ 导联的 QRS 波群呈 QS 型

2.多形性室速(polymorphic VT)

是指室速发作时 QRS 波群在心电图同一导联上出现 3 种或 3 种以上形态。根据室速发作前基础心律的 QT 间期长短可进一步将多形性室速分为两种类型:①尖端扭转型室性心动过速(torsade de pointes,Tdp):室速发作前的 QT 间期延长,发作时 QRS 波群沿着一基线上下扭转(图 16-23);②多形性室性心动过速:室速发作前的 QT 间期正常,发作时心电图同一导联上出现 3 种或 3 种以上形态的 QRS 波群(图 16-24)。

近几年一些学者发现,有些多形性室速患者表现为极短联律间期,无明显器质性心脏病依据。窦性心律时 QT 间期、T 波、U 波均正常,常常具有极短的联律间期,其病因尚不明确,有的发生机制可能为触发活动。

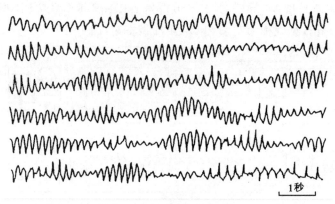

图 16-23　尖端扭转型室速

QRS 波群增宽,振幅和形态变化较大,主波方向围绕基线出现上下扭转

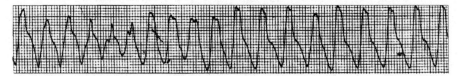

图 16-24　多形性室速

心室率 170 次/分,QRS 波群增宽畸形,呈 3 种以上的形态,第 4、第 5 个 QRS 波群似融合波

3.双向性室速(bidirectional VT)

是指室速发作时心电图的同一导联上 QRS 波群呈现两种形态并交替出现,表现为肢体导联 QRS 波群主波方向交替发生正负相反的改变,或胸前导联 QRS 波群呈现左、右束支传导阻滞图形并交替变化(图 16-25)。双向性室速在临床上比较少见,主要见于严重的器质性心脏病(如扩张型心肌病、冠心病等)或洋地黄中毒,该型室速患者的基本心律失常为心房颤动。发生在正常人的双向性室速意义不太清楚,有人认为可能对预示心脏骤停具有一定的意义。

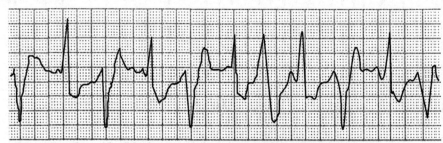

图 16-25　双向性室速

QRS 波群呈两种形态并交替出现

(二)根据室速的发作时间分类

根据室速发作的持续时间和血流动力学改变,可分为 3 种类型。

1.持续性室速(sustained VT)

是指心动过速的发作时间达到或超过 30s 以上,或虽未达到 30s 但发作时心动过速引起严重血流动力学改变。

由于此型多见于器质性心脏病患者,室速的发作时间较长,常伴有严重血流动力学改变,患者出现心慌、胸闷、晕厥等症状,需要立即体外直流电复律。

若室速不间断发作,虽然其间有窦性心律但大部分时间为室速,称为无休止性室速。它是持续性室速的一种严重类型,发作时间持续 24h 以上,使用各种抗心律失常药物或体外直流电复律等均不能有效终止心动过速的发作。多见于冠心病或扩张型心肌病患者,预后不良,病死率很高。

2.非持续性室速(non-sustained VT)

是指室速发作持续时间较短,持续时间在30s内能自行终止者(图16-22)。此型在临床上十分常见,在无器质性心脏病患者中占0~6%,在器质性心脏病患者中占13%。由于持续时间较短,一般不出现晕厥等严重血流动力学改变的症状,患者常仅有心慌、胸闷等不适。

(三)根据有无器质性心脏病分类

1.病理性室速

各种器质性心脏病导致的室速。根据引起室速的病因,可分为冠心病室速、心肌病室速、药物性室速、右心室发育不良性室速等。

2.特发性室速

发生在形态和结构正常的心脏的室速。根据发生部位,可分为左心室特发性室速和右心室特发性室速。

(四)根据发作方式分类

可分为阵发性室速(又称为期前收缩型室速)及非阵发性室速(又称为加速性室性自主心律)。

(五)根据室速发作的血流动力学和预后分类

1.良性室速

室速发作时未造成明显血流动力学障碍,发生心源性猝死的危险性很低。主要见于无器质性心脏病患者。

2.潜在恶性室速

非持续性但反复发作的室速,不常导致血流动力学障碍,但可能引起心源性猝死,患者大多有器质性心脏病的客观依据。

3.恶性室速

反复发作持续性室速,造成明显血流动力学障碍,表现为黑矇、晕厥或晕厥前期、心功能不全恶化、心绞痛发作甚至猝死。常发生在心脏扩大、LVEF小于30%的患者。常见类型有多形性室速、尖端扭转型室速、束支折返性室速等。

(六)根据室速的发生机制分类

1.折返性室速

由折返机制引起的室速,折返是室速最常见的发生机制。

2.自律性增高性室速

由心室内异位起搏点自律性增高引起的室速,见于加速性室性自主心律。

3.触发活动性室速

由后除极引起的室速,主要见于由长QT间期综合征引起的尖端扭转型室速、洋地黄中毒引起的室速。

(七)特殊命名的室速

包括束支折返性室速、维拉帕米敏感性室速或分支型室速、儿茶酚胺敏感性室速、致心律失常性右心室发育不良性室速、尖端扭转型室速、并行心律性室速、无休止性室速、多形性室速、双向性室速。

二、病因和发病机制

(一)病因

1.器质性心脏病

是室速的主要病因,约80%的室速具有器质性心脏病的病理基础。最常见为冠心病,特别是急性心肌梗死及陈旧性心肌梗死伴有室壁瘤或心功能不全。其次为心肌病、心力衰竭、急性心肌炎、二尖瓣脱垂、心瓣膜病、先天性心脏病等。

2.药物

除β-受体阻滞剂外,各种抗心律失常药物都可能引起室速。常见的有Ⅰa、Ⅰc类抗心律失常药、索他洛尔等。拟交感神经药、洋地黄制剂、三环类抗抑郁药等大剂量使用时也可出现室速。

3.电解质紊乱、酸碱平衡失调

特别是低钾血症时。

4.其他病因

如先天性、获得性长QT间期综合征,麻醉,心脏手术和心导管操作等。

5.特发性

约10%的室速无器质性心脏病客观依据和其他原因可寻,称为特发性室速。少数正常人在运动和情绪激动时也可出现室速。

(二)发生机制

室速的发生机制包括折返、触发活动和自律性增高。冠心病心肌缺血及心肌梗死、心肌病等由于心肌缺血、缺氧、炎症、局部瘢痕形成、纤维化导致传导缓慢,为折返提供了形成条件,细胞外钾离子、钙离子浓度的改变,pH降低等也影响心肌的自律性和传导性,可成为室速的诱因并参与折返的形成。触发活动是除折返外的另一种重要机制,尖端扭转型室速、洋地黄制剂中毒可能与触发活动有关。自律性增高是部分室速的发生机制。在急性心肌梗死早期,室性心律失常的发生机制包括折返、自律性增高和触发活动,陈旧性心肌梗死单形性持续性室速的机制多为折返,非持续性室速的机制可能与单形性持续性室速不同。致心律失常性右心室发育不良的室速机制可能为折返,特发性室速的发生机制主要为触发活动,也可能包括折返和自律性增高。

三、临床表现

室速发作的临床表现主要取决于室速是否导致血流动力学障碍,与室速发生的频率、持续时间、有无器质性心脏病及其严重程度、原有的心功能状态等有关。

临床上,大多数患者室速发作为阵发性,其临床特征是发病突然,一般会突感心悸、心慌、胸闷、胸痛等心前区不适,头部或颈部发胀及跳动感,严重者还可出现精神不安、恐惧、全身乏力、面色苍白、四肢厥冷,甚至黑矇、晕厥、休克、阿-斯综合征发作,少数患者可致心脏性猝死。也有少数患者症状并不明显。若为非器质性心脏病引起者,持续时间大多短暂,症状也较轻,可自行恢复或经治疗后室速终止,虽然反复发作但预后一般良好。而具有较严重的器质性心脏病基础者,在心动过速发作后可因心肌收缩力减弱,心室和心房的收缩时间不同步,心室的充盈和心输出量明显减弱,患者可迅速出现心力衰竭、肺水肿或休克等严重后果,有的甚至可发展为心室颤动而致心脏性猝死。

室速发作时,体格检查可发现心率一般在130～200次/分,也有的较慢,约70次/分,少数患者的频率较快,可达300次/分,节律多较规则,有的不绝对规则(如多形性室速发作时),心尖部第一心音和外周脉搏强弱不等,可有奔马律和第一、第二心音分裂,有的甚至只能听到单一的心音或大炮音。第一心音响度和血压随每一次心搏而发生变化,提示心动过速时发生了房室分离,是室性心动过速发作时较有特征性的体征。有些室速发作时,因QRS波群明显增宽而第一、第二心音呈宽分裂,可见颈静脉搏动强弱不等,有时可见颈静脉搏动出现大炮波,比心尖部搏动频率慢。

四、心电图表现

室速的心电图主要有以下表现(图16-20～25)。

(1)3个或3个以上连续出现畸形、增宽的QRS波群,QRS间期一般≥0.12s,伴有继发性ST-T改变。少数起源于希氏束分叉处的室速,QRS间期可不超过0.12s。QRS波群前无固定P波,心室率＞100次/分,常为130~250次/分。有些特殊类型室速的心室率低至70次/分,少数高达300次/分。单形性室速RR间距规整,一般相差＜20ms,而多形性室速RR间距往往不规则,差别较大。

(2)大多数患者室速发作时的心室率快于心房率,心房和心室分离,P波与QRS波群无关或埋藏在增宽畸形的QRS波群及ST段上而不易辨认。部分患者可呈现1:1室房传导,也有部分患者呈现室房2:1或文氏传导阻滞。

(3)心室夺获:表现为室速发作伴有房室分离时,偶有适时的窦性激动下传心室,出现所谓提前的窦性心搏,QRS波群为室上性,其前有P波且PR间期＞0.12s。

(4)室性融合波:系不完全性心室夺获,由下传的窦性激动和室性异位搏动共同激动心室而形成,图形介于窦性和室速的QRS波群之间。心室夺获和室性融合波是室速的可靠证据,但发生率较低,仅见于5%左右的患者。

(5)室速常由室性期前收缩诱发,即在发作前后可出现室性期前收缩,后者QRS波群形态与室速相同、近似或者不一致。少数情况下,室速也可由室上性心动过速诱发。

五、室速的诊断和鉴别诊断

室速的诊断主要依靠心电图表现,病史、症状、体征等临床资料可为诊断提供线索,应与宽QRS波群的室上性心动过速鉴别,诊断不明确时对有适应证的患者需进行心脏电生理检查才能确诊。

(一)临床资料

一般而言,室速大多发生在有器质性心脏病的患者,而室上性心动过速患者多无器质性心脏病的依据。冠心病心肌梗死、急性心肌炎、心肌病、心力衰竭等患者发生的宽QRS波群心动过速,室速的可能性大。而心脏形态、结构正常,心动过速反复发作多年,甚至从年轻时就有发作,尤其是不发作时心电图有预激综合征表现者,室上性心动过速的可能性较大。发作时刺激迷走神经能终止心动过速者,大多是室上性心动过速;有时室速呈1:1室房传导,刺激迷走神经虽然不能终止心动过速,但可延缓房室结传导,如果心动过速时室房由1:1传导转变为2:1或文氏传导,有助于室速的诊断。

体格检查时如颈静脉出现大炮波,第一心音闻及大炮音,有助于室速的诊断。

(二)心电图检查

室速发作时QRS波群增宽,间期≥0.12秒,表现为宽QRS波群心动过速。此外,室上性心动过速伴室内差异性传导、原有束支传导阻滞伴发的室上性心动过速、旁路前向传导的房性心动过速、心房扑动、心房颤动及预激综合征逆向性房室折返性心动过速均可见其QRS波群增宽。由于不同原因的宽QRS波群心动过速,其治疗和预后不尽相同,如果诊断错误导致治疗严重失误,则可能出现严重不良后果。因此,室速应与这些宽QRS波群的室上性心动过速相鉴别。临床上,室速是宽QRS波群心动过速的最常见类型,约占80%。对于任何一例宽QRS波群心动过速在没有依据表明是其他机制所致以前,均初步拟诊为室速。除非有差异性传导的证据,否则不宜轻易诊断室上性心动过速伴室内差异性传导。

表16-1列举了室上性心动过速伴室内差异性传导与室速的区别,可供鉴别诊断参考。

1991年,Brugada等对554例宽QRS波群心动过速患者进行了心内电生理检查,提出了简便有效的分步式诊断标准,显著提高了诊断室速的敏感性和特异性,两者分别为98.7%、96.5%。诊断共分4个步骤:①首先看胸前导联V_1~V_6的QRS波群是否均无RS(包括rS、Rs)图形,如任何一个胸前导联无RS波,则应诊断为室速。②如发现有一个或几个胸前导联有RS波,则要进行第2步观察,即测量胸前导联R波开始至S波最低点之间的时限,选择最长的RS时限,如果超过100ms则应诊断为室速;如未超过100ms,则应进行第3步分析。③观察有无房室分离,如有,可诊断为室速;如无,则进行最后一步分析。④观察V_1及V_6导联的QRS波群形态,如果这两个导联的QRS波群形态都符合表16-1中室速的QRS波群形态特征则应诊断为室速,否则可诊断为室上性心动过速。

表 16-1　室性心动过速与室上性心动过速伴室内差异性传导的区别

	支持室性心动过速的依据	支持室上性心动过速伴室内差异性传导的依据
P波与QRS波群的关系	房室分离或逆向P'波	宽QRS波群前或后有P'波,呈1∶1关系,偶有2∶1、3∶2房室传导阻滞
心室夺获或室性融合波	可见到,为诊断的有力证据	无
QRS额面电轴	常左偏(−30°～−180°)	很少左偏(3%～13%)
QRS波形态		
右束支传导阻滞型	QRS间期>0.14s	QRS间期为0.12～0.14s
V₁导联	R形波或双相波(qR、QR或RS型)伴R>R'	三相波(rsR'、RSR'型)(85%)
V₆导联	rs或QS形,R/S<1	qRs形,R/S很少小于1
左束支传导阻滞型	QRS间期>0.16s	QRS间期为0.14s
V₁导联	R波>30ms,R波开始至S波最低点>60ms,S波顿挫	很少有左述形态
V₆导联	QR或QS形	R波单向
刺激迷走神经	无效	可终止发作或减慢心率
其他	V₁～V₆导联都呈现正向或负向QRS波群,QRS波群形态与窦性心律时室性期前收缩一致	原有的束支阻滞或预激QRS波群形态与心动过速时一致,QRS波群形态与室上性期前收缩伴室内差异性传导时一致

在临床实践中,绝大多数宽QRS波群心动过速可以通过仔细分析12导联心电图进行正确诊断,但有少数患者在进行鉴别诊断时仍然十分困难。利用希氏束电图及心脏电生理检查不但能区分室性与室上性心动过速,还可以了解心律失常的发生机制是折返还是自律性增高。室上性心动过速时,V波前都有H波,且HV间期都大于30ms。室速时,V波与H波是脱节的,可以出现以下几种图形:①H波与V波同时出现,H波隐藏在V波之中,不易被发现,或者H波在V波之前出现,但HV间期小于30ms,其H波来自窦性搏动而V波来自室性搏动;②H波在V波后出现,H波是室性搏动逆行激动希氏束产生的,H波后可有心房夺获;③A波后有H波,但H波与其后的V波无关,HV时间变化不定,两者是脱节的。利用心房调搏法,给心房以高于室率的频率刺激,使心室夺获。如果夺获的QRS波为窄的心室波,则证明原来的宽QRS波为室速。

六、治疗

(一)一般治疗原则

室速发作时,一部分患者可能病情很凶险,导致血流动力学障碍,出现严重症状甚至危及生命,必须立即给予药物或直流电复律及时有效地终止发作,而另一部分患者可以没有症状或者只有很轻微的症状,体检时血压无明显降低,不做任何处理,血流动力学也未见有恶化迹象。研究表明,许多抗心律失常药物有致心律失常作用,长期使用并不能减少室性心律失常的发生率,甚至增加病死率。因此,在选择治疗措施前,需要根据室速发作时患者的血流动力学状况、有无器质性心脏病,准确评估室速的风险,并采取合理的治疗对策:持续性室速患者,无论有无器质性心脏病,均应积极处理;器质性心脏病患者,无论是持续性室速还是非持续性室速,均应治疗;无器质性心脏病患者发生的非持续性室速,如无症状或血流动力学障碍,可不必药物治疗。其治疗原则主要有以下。

(1)立即终止发作:包括药物治疗、直流电复律等方法。

(2)尽力去除诱发因素:如低钾血症、洋地黄中毒等。

(3)积极治疗原发病:切除心室壁瘤,控制伴发的心功能不全等。

(4)预防复发。

（二）终止发作

1.药物治疗

血流动力学稳定的室速，一般先采取静脉给药。

（1）发生于器质性心脏病患者的非持续性室速很可能是恶性室性心律失常的先兆，应该认真评估预后并积极寻找可能存在的诱发因素。治疗主要针对病因和诱因，即治疗器质性心脏病和纠正如心力衰竭、电解质紊乱、洋地黄中毒等诱因。对于上述治疗措施效果不佳且室速发作频繁、症状明显者，可以按持续性室速用抗心律失常药，以预防或减少发作。

（2）发生于器质性心脏病患者的持续性室速大多预后不良，容易引起心脏性猝死。除了治疗基础心脏病、认真寻找可能存在的诱发因素外，必须及时治疗室速本身。应用的药物为胺碘酮、普鲁卡因胺、β-受体阻滞剂和索他洛尔。心功能不全患者首选胺碘酮，心功能正常者也可以使用普罗帕酮，药物治疗无效时应及时使用电转复。

（3）无器质性心脏病、无心功能不全患者可以选用胺碘酮，也可以考虑应用Ⅰa类抗心律失常药（如普鲁卡因胺）或Ⅰc类抗心律失常药（如普罗帕酮、氟卡尼等）；特殊病例可选用维拉帕米或普萘洛尔、艾司洛尔、硫酸镁静注。在无明显血流动力学紊乱、病情不很紧急的情况下，也可选用口服给药如β-受体阻滞剂、Ⅰb类抗心律失常药美西律或Ⅰc类抗心律失常药普罗帕酮等。

（4）尖端扭转型室性心动过速（TdP）：首先寻找并处理引起QT间期延长的原因，如血钾、血镁浓度降低或药物作用等，停用一切可能引起或加重QT间期延长的药物。采用药物终止心动过速时，首选硫酸镁，无效时，可试用利多卡因、美西律或苯妥英钠静脉给药。上述治疗效果不佳者行心脏起搏，可以缩短QT间期，消除心动过缓，预防心律失常进一步加重。异丙肾上腺素能加快心率，缩短心室复极时间，有助于控制扭转型室速，但可能使部分室速恶化为室颤，使用时应小心，适用于获得性QT间期延长综合征患者、心动过缓所致TdP而没有条件立即行心脏起搏者。

（5）洋地黄类药物中毒引起的室速应立即停用该类药物，避免直流电复律，给予苯妥英钠静脉注射；无高钾血症的患者应给予钾盐治疗；镁离子可对抗洋地黄类药物中毒引起的快速性心律失常，可静脉注射镁剂。

2.电学治疗

（1）同步直流电复律：对持续性室速，无论是单形性或多形性，有血流动力学障碍者不考虑药物终止，而应立即同步电复律。情况紧急（如发生晕厥、多形性室速或恶化为室颤）或因QRS波严重畸形而同步有困难者，也可进行非同步转复。

（2）抗心动过速起搏：心率在200次/分以下，血流动力学稳定的单形性室速可以置右心室临时起搏电极进行抗心动过速起搏。

（三）预防复发

包括药物治疗、射频导管消融及外科手术切除室壁瘤等。

可以用于预防的药物包括胺碘酮、利多卡因、β-受体阻滞剂、普罗帕酮、美西律、硫酸镁、普鲁卡因胺等。在伴有器质性心脏病的室速中，可用β-受体阻滞剂或胺碘酮，β-受体阻滞剂也可以和其他抗心律失常药如胺碘酮等合用。由于CAST试验已证实心肌梗死后抗心律失常药物（恩卡尼、氟卡尼、莫雷西嗪）治疗可增加远期病死率，因此心肌梗死后患者应避免使用恩卡尼、氟卡尼、莫雷西嗪。无器质性心脏病的室速患者，如心功能正常，也可选用普罗帕酮。

有血流动力学障碍的顽固性室速患者，在有条件的情况下，宜安装埋藏式心脏转复除颤器（ICD）。CASH和AVID试验结果表明，ICD可显著降低器质性心脏病持续性室速患者的总死亡率和心律失常猝死率，效果明显优于包括胺碘酮在内的抗心律失常药物。

七、特殊类型的室性心动过速

(一)致心律失常性右心室发育不良的室性心动过速

致心律失常性右心室发育不良(arrhythmogenic right ventricular dysplasia,ARVD),又称为致心律失常性右心室心肌病,是一种遗传性疾病,也可能与右心室感染心肌炎、右心室心肌变性或心肌进行性丧失有关。在文献中曾被称为羊皮纸心、Uhl 畸形、右心室脂肪浸润或脂肪过多症、右心室发育不良、右心室心肌病。其最常见的病理改变是右心室心肌大部分被纤维脂肪组织所替代,并伴有散在的残存心肌和纤维组织;右心室可有局限性或弥漫性扩张,在扩张部位存在不同程度的心肌变薄,而左心室和室间隔一般无变薄,也可有局限性右心室室壁瘤形成。ARVD 主要发生于年轻的成年人,尤其是男性,大多在 40 岁以前发病。临床主要表现为伴有左束支传导阻滞的各种室性心律失常,如反复发作性持续性室性心动过速;也可出现房性心律失常,如房性心动过速、心房扑动、心房颤动。患者常表现为晕厥和猝死,晕厥和猝死的原因可能是心室颤动,晚期可发展为心力衰竭。患者最重要的心电图异常为右胸前导联 $V_1 \sim V_3$ T 波倒置、Epsilon 波及心室晚电位阳性。右心室心肌病的诊断依据为超声心动图、螺旋 CT、心脏磁共振、心室造影等检查发现局限性或广泛性心脏结构和功能异常,仅累及右心室,无瓣膜病、先天性心脏病、活动性心肌炎和冠状动脉病变,心内膜活检有助于鉴别诊断。

其发作期的急性治疗与持续性室速的治疗相同,维持治疗可用 β-受体阻滞剂、胺碘酮,也可两者联用,但效果不确切。也有采用射频消融治疗的报道,但容易复发和出现新型室速,不作为常规手段。有晕厥病史、心脏骤停还史、猝死家族史或不能耐受药物治疗的患者,应考虑安装 ICD。

(二)尖端扭转型室性心动过速

尖端扭转型室性心动过速(torsade pointes,TdP)是多形性室速的一个典型类型,一般发生在原发性或继发性 QT 间期延长的患者,主要临床特征是反复晕厥,有的甚至猝死。其病因、发生机制、心电图表现和治疗与其他类型室速不同。1966 年,Dessertenne 根据该型室速发作时的心电图特征而命名。

正常人经心率校正后 QT 间期(Q-Tc)的上限是 0.40 秒,当 Q-Tc 大于 0.40 秒时即为 QT 间期延长,又称为复极延迟。目前认为,TdP 与心室的复极延迟和不均一有关,其中 QT 间期延长是导致 TdP 的主要原因之一,因此将 QT 间期延长并伴有反复发生的 TdP 称为长 QT 综合征(LQTS)。

1.长 QT 间期综合征的分类

LQTS 一般分为先天性和后天性两类。

(1)先天性 LQTS 又可分为 QT 间期延长伴有先天性耳聋(Jervell-Lange-Nielson 综合征)和不伴有耳聋(Romano-Ward 综合征),两者都有家族遗传倾向,患者多为儿童和青少年。一般在交感神经张力增高的情况下发生 TdP,被认为是肾上腺素能依赖性。

(2)后天性 LQTS 通常发生在服用延长心肌复极的药物后或有严重心动过缓、低钾/低镁血症等情况下,多为长间歇依赖性,触发 TdP 通常在心率较慢或短-长-短的 RR 间期序列时。

有关 TdP 的发生机制仍有争议,目前认为主要与早期后除极引起的触发活动和复极离散度增加导致的折返有关。先天性 LQTS 的发生机制与对肾上腺素能或交感神经系统刺激产生异常反应有关。某些引起先天性 LQTS 的因素是由于单基因缺陷改变了细胞内钾通道调节蛋白的功能,导致 K^+ 电流如 I_{Kr}、I_{Ks} 或 I_{to} 等减少和(或)内向除极 Na^+/Ca^{2+} 流增强,动作电位时间和 QT 间期延长,出现早期后除极。在早期后除极幅度达阈电位时,引起触发活动而出现 TdP。后天性 LQTS 因复极离散度增加的折返机制和早期后除极的触发活动等引起 TdP。

2.心电图特点

TdP 时 QRS 波振幅变化,并沿等电位线扭转,频率为 200~250 次/分(图 16-23),常见于心动过速与完全性心脏阻滞,LQTS 除有心动过速外,尚有心室复极延长伴 QT 间期超过 500ms。室性期前收缩始于 T 波结束时,由 R-on-T 引起 TdP,TdP 经过数十次心搏可以自行终止并恢复窦性心律,或间隔一段时间后再次发作,TdP 也可以恶化成心室搏动。患者静息心电图上 u 波往往明显。

3.LQTS 的治疗

对 LQTS 和 TdP 有效治疗的基础是确定和消除诱因或纠正潜在的有害因素。其后在弄清离子机制的基础上,一个适当的治疗计划就可以常规展开。将来特殊的治疗可能针对减弱引起早期后除极的离子流进行,现在的治疗一般着眼于抑制或阻止早期后除极的产生和传导,可通过增强外向复极 K^+,加强对内向 Na^+ 或 Ca^{2+} 的阻滞,或抑制早复极电流从起点向周围心肌的传导实现。

(1)K^+ 通道的激活:实验已证实早期后除极和 TdP 可被 K^+ 通道的开放所抑制,但临床尚未证实。似乎有效的短期治疗包括采用超速起搏、利多卡因或注射异丙肾上腺素以增强 K^+,但异丙肾上腺素注射对于先天性 LQTS 是禁忌。

(2)Na^+ 通道的阻断:TdP 可被具有 Na^+、K^+ 双重阻滞功能的 Ⅰa 类药物诱发,但可被单纯 Na^+ 通道阻滞剂抑制。

(3)Ca^{2+} 通道的阻滞:在先天性 Ca^{2+} 依赖性和心动过缓依赖性 TdP 中,维拉帕米可抑制心室过早除极并减少早期后除极振幅。

(4)镁:静脉用镁是临床上一种抑制 TdP 的安全有效的方法。其作用可能是通过阻断 Ca^{2+} 或 Na^+ 电流来实现的,与动作电位时程缩短无关。

(5)异丙肾上腺素注射:肾上腺素能刺激对先天性 LQTS 相关的 TdP 是禁忌的。但临床上,异丙肾上腺素注射对长间歇依赖性很强的 LQTS 经常是有效的。虽然小剂量可能增强早期后除极所需的除极电流,但大剂量可以增强外向 K^+ 电流,加快心率和复极,抑制早期后除极和 TdP。

(6)起搏:对先天性和后天性 LQTS 持续的超速电起搏是一种有效的治疗方法。可能因为加强了复极或阻止长的间歇,从而抑制早期后除极。

(7)肾上腺素能阻滞和交感神经节切除术:所有先天性 LQTS 可采用 β-受体阻滞剂治疗。有些权威专家认为高位左胸交感神经节切除术在单纯药物治疗失败的病例中可作为首选或辅助治疗。在心脏神经支配中占优势的左侧交感神经被认为是先天性 LQTS 的发病基础。在临床上,β-受体阻滞剂禁忌用于后天性 LQTS,因其可减慢心率。

(8)电复律器-除颤器的植入:伴有先天性 LQTS 的高危患者或不能去除诱因的后天性 LQTS 患者,可能需要埋植一个电复律器-除颤器。有复发性晕厥、有过心脏停搏而幸存的或内科治疗无效的患者应被视为高危患者。

(三)加速性室性自主心律

加速性室性自主心律又称为加速性室性自搏心律、室性自主性心动过速、非阵发性室性心动过速或心室自律过速、加速性室性逸搏心律、心室自搏性心动过速、缓慢的室性心动过速等。

加速性室性自主心律是由于心室的异位节律点自律性增高而接近或略微超过窦性起搏点的自律性而暂时控制心室的一种心动过速。其频率大多为 60~130 次/分。由于室性异位起搏点周围不存在保护性的传入阻滞,因此会受到主导节律的影响。只有当异位起搏点自律性增高又无传出阻滞并超过窦性心律的频率时,心电图才显示室性自主心律,一旦窦性心律的频率增快而超过异位起搏点的自律性即可激动心室而使这种心动过速被窦性心律取代。与折返性室速不同,加速性室性自主心律的心室搏动有逐渐"升温-冷却"的特征,不会突然发生或终止。由于其频率不快,与窦性心律接近,因此可与窦性心律竞争,出现心室夺获或室性融合波。

心电图特征是:①宽大畸形的 QRS 波群连续出现 3 个或 3 个以上,频率为 60~130 次/分;②心动过速的持续时间较短,大多数患者的发作仅仅为 4~30 个心搏;③心动过速常常以舒张晚期的室性期前收缩或室性融合波开始,QRS 波群的前面无恒定的 P 波,部分 QRS 波群之后可见逆行性 P′波,有时以室性融合波结束,并随之过渡到窦性心律;④室速可与窦性心律交替出现,可出现心室夺获或室性融合波(图 16-26)。

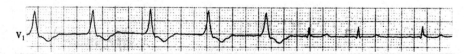

图 16-26　加速性室性自主心律

QRS 波群宽大畸形,心率 66 次/分,窦性激动夺获心室后,加速的室性心律被抑制

加速性室性自主心律在临床上比较少见,绝大多数发生在器质性心脏病如急性心肌梗死、心肌炎、洋地黄中毒或高钾血症等患者,偶见于正常人。在急性心肌梗死溶栓再灌注治疗时,若出现加速性室性自主心律,可视为治疗有效的指标之一。其发作时间短暂,多在 4～30 个室性心搏后消失,一般不会发展为心室颤动,也无明显血流动力学障碍,因此这类心律失常本身是良性的,预后较好,不需要治疗。治疗主要针对原有的基础心脏病。

(四)束支折返性室性心动过速

束支折返性室性心动过速是由左右束支作为折返环路的组成部分而构成的大折返性室性心动过速,其折返环由希氏束—普肯耶系统和心室肌等组成,具有明确的解剖学基础。其心动过速也表现为持续性单形性室性心动过速。自从 1980 年首次报告 1 例束支折返性心动过速以后,临床报告逐渐增多。一般仅见于器质性心脏病患者,最多见于中老年男性扩张型心肌病患者,也可见于缺血性心脏病、瓣膜病、肥厚型心肌病、Ebstein 畸形患者,此外也可见于希氏束—普肯耶系统传导异常伴有或不伴有左心室功能异常患者。其发生率约占室性心动过速的 6% 左右。因此,在临床上并不少见。

心电图上束支折返性室性心动过速发作时,频率较快,一般在 200 次/分以上,范围 170～250 次/分;多呈完全性左束支传导阻滞图形,电轴正常或左偏,少数可呈右束支传导阻滞图形(图 16-27);若出现束支阻滞,心动过速即终止。平时室速不发作时,一般均有房室传导功能障碍,如 PR 间期延长,呈一度房室传导阻滞;QRS 波群增宽,多呈类似左束支传导阻滞图形。

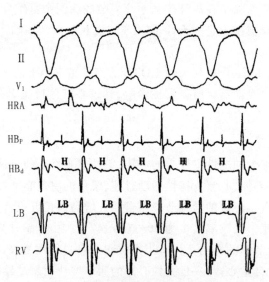

图 16-27　束支折返性室性心动过速

呈右束支阻滞型,束支折返性激动由右束支逆传,通过希氏束,然后经由左束支下传,希氏束电位(H)在左束支电位(LB)之前

由于绝大多数束支折返性室性心动过速患者都有较严重的器质性心脏病,心功能常常有不同程度的恶化,因此一旦室速发作,患者常常有明显的临床症状,如心慌、胸闷、胸痛、低血压、黑矇、晕厥,甚至发生心脏性猝死。体格检查主要是原发性心脏病的体征,束支折返性室性心动过速发作时,常常出现心功能不全的体征。其确诊有赖于心内电生理检查。束支折返性室性心动过速发作时如不能得到及时有效的控制,常常呈加速的趋势,易转化为心室扑动或心室颤动。

束支折返性室性心动过速的治疗手段与其他类型室速相类似,但是药物疗效不佳;而射频导管消融阻断右束支是根治左束支传导阻滞型室速的首选方法,成功率近100%;极少数患者需安装ICD。

（邱　进）

第十节　心室扑动与心室颤动

一、心电图诊断

心室扑动(ventricular flutter)简称室扑,心电图表现为连续出现的畸形QRS波群,呈正弦波曲线,时限在0.12秒以上,无法分开QRS波与T波,也无法明确为负向波或为正向波。QRS波频率常为180～250次/分,有时可低到150次/分,或高达300次/分;P波看不到,QRS波之间无等电位线;室扑常为暂时性,大多数转为室颤,也有些转为室速,或恢复为窦性心律(图16-28)。

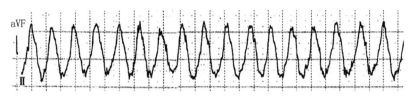

图16-28　心室扑动
QRS波群宽大畸形,呈正弦波曲线,无法分开QRS波与T波,QRS波之间无等电位线

心室颤动(ventricular fibrillation)简称室颤,是P波及QRS-T波消失,代之以形态和振幅均不规则的颤动波,形态极不一致。颤动波的电压低(振幅<0.2 mV),往往是临终前的表现。颤动波之间无等电位线。颤动波的频率不等,多在250～500次/分,很慢的颤动波预示着心脏停搏即将发生(图16-29)。

室扑应与阵发性室性心动过速相鉴别。后者心室率也常在180次/分左右,但QRS波清楚,波间有等电位线,QRS波与T波之间可以分清,且QRS波时限不如室扑长。室扑与室颤之间的区别也应注意,室扑波呈连续而规则的畸形波,而室颤波则为电压较小的完全不规则的频率快的波。

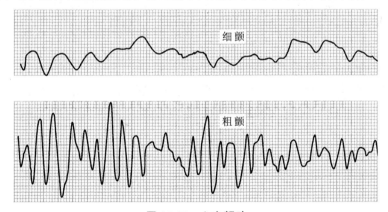

图16-29　心室颤动
QRS-T波消失,代之以形态和振幅均不规则的颤动波

二、临床表现

发展为室扑及室颤者其典型表现为意识丧失或四肢抽搐后意识丧失:①抽搐:为全身性,持续时间长短不一,可达数分钟,多发生于室颤后10s内;②心音消失:呼吸呈叹息样,以后呼吸停止,常发生在室颤后20～30s内;③昏迷:常发生在室颤后30s后;④瞳孔散大:多在室扑或室颤后30～60s出现;⑤血压测不到。

室颤与室扑见于许多疾患的终末期,例如冠心病、心肌缺氧及药物中毒等。在发生室颤与室扑而被复苏的患者中,冠心病占75%,但透壁心肌梗死只占20%～30%。非梗死患者1年内又发生室颤者大约有22%,2年复发率为40%。而心肌梗死并发室颤者,1年中复发率为2%。R-on-T性室性期前收缩是诱发室颤的重要因素,窦性心律明显减慢或加快都可促进室颤发生。射血分数低、室壁运动异常、有充血性心力衰竭病史、有心肌梗死史(但不在急性期)、有室性心律失常者,室颤与室扑难以复苏,病死率高。

三、治疗

治疗室扑、室颤应遵循基本生命支持和进一步循环支持的原则。

对于室颤及神志丧失的室扑患者应该即刻进行非同步直流电除颤,一般不需麻醉。先做电除颤后再行其他心肺复苏措施,以免耽误时间。如果已恢复窦性心律,但循环衰竭,血压低,应继续胸外按压及人工通气,并连续心电检测以防心律失常复发。循环衰竭后马上会发生代谢性酸中毒。如果心律失常在30～60s内终止,则酸中毒不显著。如时间较长,常需用碳酸氢钠纠正酸中毒,但其应用不应该延迟肾上腺素或电除颤的应用。

(邱　进)

第十一节　窦性心动过缓

由窦房结控制的心率,成人每分钟小于60次者,称为窦性心动过缓(sinus bradycardia)。

一、病因

窦性心动过缓常因为迷走神经张力亢进或交感神经张力减弱及窦房结器质性疾病引起。常见原因:

(1)正常情况:健康青年人不少见,尤其是运动员或经常锻炼的人,也见于部分老年人。正常人在睡眠时心率可降至35～40次/分,尤以青年人多见,并可伴有窦性心律不齐,有时可以出现2s或更长的停搏。颈动脉窦受刺激也可引起窦性心动过缓。

(2)病理状态:颅内压增高(脑膜炎、颅内肿瘤等)、黄疸、急性感染性疾病恢复期、眼科手术、冠状动脉造影、黏液性水肿、低盐、Chagas病、纤维退行性病变、精神抑郁症等。窦性心动过缓也可发生于呕吐或血管神经性晕厥。

(3)各种原因引起的窦房结及窦房结周围病变。

(4)药物影响:迷走神经兴奋药物、锂剂、胺碘酮、β-受体阻滞剂、可乐定、洋地黄和钙拮抗剂等。

二、临床表现

一般无症状。心动过缓显著或伴有器质性心脏病者,可有头晕、乏力,甚至晕厥,可诱发心绞痛甚至心力衰竭。心率一般在50次/分左右,偶有低于40次/分者。急性心肌梗死时约10%～15%可发生窦性心动过缓,若不伴有血流动力学失代偿或其他心律失常,心肌梗死后的窦性心动过缓比窦性心动过速可能更为有益,常为一过性并多见于下壁或右室心肌梗死。窦性心动过缓也是溶栓治疗后常见的再灌注性心律失常,但心脏停搏复苏后的窦性心动过缓常提示预后不良。

三、心电图表现

(1)P波在QRS波前,形态正常,为窦性。

(2)PP间期(或RR间期)超过1s;无房室传导阻滞时PR间期固定且超过0.12s,为0.12～0.20s,常伴有窦性心律不齐(图16-30)。

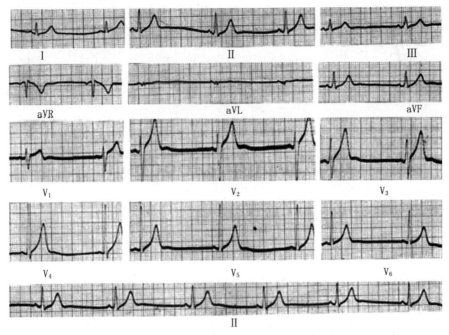

图 16-30 窦性心动过缓

四、治疗

无症状者可以不治疗,有症状者针对病因治疗。窦性心动过缓出现头晕、乏力等症状者,可对症治疗,常用阿托品 0.3～0.6 mg,每日 3 次,或沙丁胺醇 2.4 mg,每日 3 次口服。长期窦性心动过缓引起充血性心力衰竭或心输出量降低的患者则需要电起搏治疗。心房起搏保持房室顺序收缩比心室起搏效果更佳。对于持续性窦性心动过缓,起搏治疗比药物治疗更为优越,因为没有一种增快心率的药物长期应用能够安全有效而无明显不良反应。

(邱 进)

第十二节 窦性停搏或窦性静止

窦房结在某个时间内兴奋性低下,不能产生激动而使心脏暂时停止活动,称为窦性停搏(sinus pause)或窦性静止(sinus arrest)。

一、病因

迷走神经张力增高、颈动脉窦过敏、高血钾;洋地黄、奎尼丁、乙酰胆碱等药物;也见于各种器质性心脏病、窦房结变性、纤维化导致窦房结功能障碍。

二、临床表现

临床症状轻重不一,轻者无症状或偶尔出现心搏暂停,严重者窦房结活动长时间停顿,心脏活动依靠下级起搏点维持。如果下级起搏点功能低下,则长时间心脏停搏,可出现头晕,近乎晕厥,短暂晕厥甚至阿—斯综合征。

三、心电图表现

(1)在正常的窦性心律中,突然出现较长时间的间歇,长间歇中无 P 波出现。

（2）间歇长短不等，前后 PP 距离与正常的 PP 距离不呈倍数关系。

（3）长间歇中往往出现交界性或室性逸搏心律，发作间歇心电图可无异常（图 16-31）。

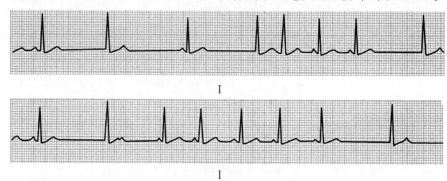

I

I

图 16-31　窦性停搏伴交界区逸搏

四、治疗

窦性停搏可以自然恢复正常或在活动后转为正常，也可引起猝死。有症状的窦性停搏，针对病因治疗，如停用有关药物，纠正高血钾。频繁出现时可用阿托品、麻黄碱或异丙肾上腺素治疗。有晕厥发作者或慢性窦房结病变者常需永久起搏器治疗。　　　　　　　　　　　　　　　　　　　　　　　（邱　进）

第十三节　窦房传导阻滞

窦房传导阻滞（sinoatrial block）是窦房结与心房之间发生的阻滞，属于传导障碍，是窦房结内形成的激动不能使心房除极或使心房除极延迟，属较为少见的心律失常。由于窦房结的激动受阻没有下传至心房，心房和心室都不能激动，使心电图上消失一个或数个心动周期，P 波、QRS 波及 T 波都不能看到。急性窦房传导阻滞的病因为急性心肌梗死、急性心肌炎、洋地黄或奎尼丁类药物作用和迷走神经张力过高。慢性窦房传导阻滞常见于冠心病、原发性心肌病、迷走神经张力过高或原因不明的窦房结综合征。按阻滞的程度不同，窦房传导阻滞分为 3 度。

一、Ⅰ度窦房传导阻滞

为激动自窦房结发出后，延迟传至心房，即窦房传导的延迟现象。由于常规体表心电图上看不见窦房结激动，故一度窦房传导阻滞在心电图上无法诊断。

二、Ⅱ度窦房传导阻滞

窦房结激动有部分被阻滞，而未能全部下传至心房，心电图上消失一个或数个 P 波，又可以分为 2 型。

（一）Ⅱ度窦房传导阻滞一型（即莫氏或 MobitzⅠ型）

心电图表现：①PP 间距较长的间歇之前的 PP 间距逐渐缩短，以脱漏前的 PP 间距最短；②较长间距的 PP 间距短于其前的 PP 间距的两倍；③窦房激动脱漏后的 PP 间距长于脱漏前的 PP 间距，PR 间期正常且固定。此型应与窦性心律不齐相鉴别，后者无以上规律并且往往随呼吸而有相应的变化。

（二）Ⅱ度窦房传导阻滞二型（即莫氏或 MobitzⅡ型）

心电图上表现为窦性 P 波脱漏，间歇长度约为正常 PP 间距的两倍或数倍（图 16-32）。

三、Ⅲ度窦房传导阻滞（完全性窦房传导阻滞）

心电图上无窦性 P 波。若无窦房结电图难以确定诊断。此型在体表心电图上无法和房室交界性心律(P 波与 QRS 波相重叠)或窦性静止相区别。但如果用阿托品后出现Ⅱ度窦房传导阻滞则可考虑该型。

治疗主要针对病因。轻者无须治疗,心动过缓严重者可以用麻黄碱、阿托品或异丙肾上腺素等治疗。顽固而持久并伴有晕厥或阿-斯综合征的患者应安装起搏器。

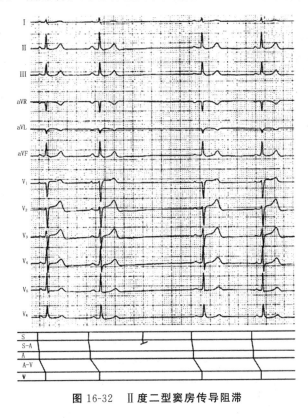

图 16-32 Ⅱ度二型窦房传导阻滞

(邱　进)

第十四节　病态窦房结综合征

病态窦房结综合征(sick sinus syndrome,SSS),简称病窦综合征,又称窦房结功能不全。最初在 1967 年由 Lown 提出,其在研究电复律过程中发现有些患者在房颤转复后窦性心律不稳定,出现紊乱的房性心律失常、窦房阻滞等表现,首次提出病态窦房结综合征的术语,并沿用至今,已被临床广泛使用。

目前认为病态窦房结综合征是由于窦房结及其邻近组织病变引起窦房结起搏功能和(或)窦房传导障碍,从而产生多种心律失常和临床症状的综合征。病态窦房结综合征是心源性晕厥的原因之一,严重者可以发生心脏性猝死,临床上已引起普遍重视。

一、病因

按照病程长短,Bashout 将病态窦房结综合征分为急性和慢性两类,每类又可分为器质性和功能性两种。

(一)急性病态窦房结综合征

1.器质性

(1)缺血性:急性下壁心肌梗死时,5%可伴发病态窦房结综合征,多在急性心肌梗死最初 4 天内出现,1 小时内最多。这种急性窦房结功能不全大多在随后的 1~7 天内恢复,少数由于瘢痕形成而演变为慢性病态窦房结综合征。

心肌梗死发生窦性心动过缓是由于:①右冠状动脉主干闭塞,使窦房结动脉供血中断,或由于左旋支闭塞导致窦房结的供血中断。②窦房结具有丰富的胆碱能神经纤维末梢,急性缺血时,胆碱分泌增高,心动过缓,当心率小于 50 次/分时可导致心输出量下降、血压下降,晕厥发生。

冠状动脉严重痉挛可诱发心绞痛伴窦房结暂时性缺血,可伴有过缓性心律失常、快速异位心律,甚至晕厥。

(2)炎症性:急性心包炎、心肌炎和心内膜炎均可使窦房结受累而发生功能障碍。因窦房结动脉属于小动脉,累及全身小动脉的结缔组织病变也可影响窦房结的供血。

(3)创伤性:右心耳是心脏外科手术的重要途径,可由心脏手术损伤窦房结。

(4)浸润性:肿瘤细胞浸润可造成窦房结细胞功能单位减少,影响窦房结功能。

2.功能性

(1)神经性:自主神经功能失调、迷走神经张力升高是最常见的原因。

(2)药物性:急性药物中毒,如洋地黄、β-受体阻滞剂、维拉帕米、胺碘酮等,均可抑制窦房结的自律性或造成冲动形成障碍。

(3)代谢性:高血钾、高血钙、阻塞性黄疸可抑制窦房结的起搏和传导功能。

(4)医源性:颈动脉窦按摩、Valsalva 动作、压迫眼球、药物或电复律后、冠状动脉造影术中导管刺激右冠状动脉等都可引起缓慢性心律失常。

(二)慢性病态窦房结综合征

1.器质性

(1)缺血性:冠状动脉粥样硬化性心脏病,导致窦房结长期供血不足、纤维化,发展为病窦综合征。

(2)特发性:不能肯定病因者称为特发性,多由窦房结退行性病变所致。

(3)内分泌性:甲状腺功能亢进性心脏病,因甲状腺素毒性造成广泛心肌损害,可累及窦房结。黏液性水肿因代谢率低,对儿茶酚胺的敏感性降低,引起显著窦性心动过缓。

(4)创伤性:心脏手术后纤维组织增生,瘢痕形成,累及窦房结。

(5)家族性:家族性病窦综合征少见,国内外文献报道中多为常染色体显性和常染色体隐性遗传。

2.功能性

(1)神经性:窦房结细胞正常,但由于迷走神经张力异常增高,明显抑制窦房结功能,导致过缓性心律失常,伴有一系列症状。

(2)药物性:个别老年人,窦房结功能处于临界状态,对抗心律失常药物特别敏感,长期用药后显示窦房结功能不全。一旦快速心律失常控制,停用有关药物,不会再次出现过缓性心律失常。

上述原因导致窦房结起搏功能低下或衰竭后,心脏下部的起搏点发出较窦房结频率为慢的逸搏,以保证心脏继续搏动而不致停跳,但临床上病态窦房结综合征患者常因心脏停搏而引起急性脑缺血综合征。这反映其下部起搏点不能发出逸搏,可以理解其病变范围包括了下部传导系统。这种房室交界区也有功能失常者被称为双结病变或双结综合征(binode syndrome)。

二、临床表现

病态窦房结综合征病程发展大多缓慢,从出现症状到症状严重可长达 5~10 年或更久。各个年龄组均可发生,以老年人居多。临床表现轻重不一,可呈间歇发作性。症状多以心率缓慢所致脑、心、肾等脏器供血不足为主。

(一)脑症状

头晕、眼花、失眠、瞬间记忆力障碍、反应迟钝或易激动等,进一步发展可有黑矇、眩晕、晕厥或阿—斯综合征。

(二)心脏症状

主要表现为心悸。无论心动过缓、过速或心律不齐,患者均可感到心悸。部分患者合并短阵室上性心动过速发作,又称慢—快综合征。慢—快综合征房性快速心律失常持续时间长者,易致心力衰竭。一般规律为,心动过速突然终止后可有心脏暂停伴或不伴晕厥发作;心动过缓转为过速,则出现心悸、心绞痛甚至心力衰竭加重。

(三)肾脏和胃肠道症状

心输出量过低,可以影响肾血流灌注,使肾血流量降低,引起尿量减少;胃肠道供血不足,表现为食欲缺乏、消化吸收不良、胃肠道不适。

三、心电图表现

心电图表现主要包括窦房结功能障碍本身及继发于窦房结功能失常的逸搏和(或)逸搏心律,还可以并发短阵快速心律失常和(或)传导系统其他部位受累的表现。

(一)过缓性心律失常

是病态窦房结综合征的基本特征,包括:①单纯的窦性心动过缓,心率多在 60 次/分以下,有时低至 40 次/分;②窦房传导阻滞;③窦性停搏,它可自发也可发生于心动过速后,持续时间短者为数秒,长者为十几秒。

(二)过速性心律失常

常见的有:①阵发性房性心动过速,常由房内或房室交界区形成折返所致;②阵发性交界性心动过速,也是因折返机制所致;③心房扑动;④心房颤动。

(三)心动过缓—过速综合征

阵发或反复发作短阵心房颤动、心房扑动或房性心动过速,与缓慢的窦性心律形成所谓慢—快综合征(bradycardia-tachycardia syndrome)。快速心律失常自动停止后,窦性心律常于 2s 以上的间歇后出现(图 16-33)。

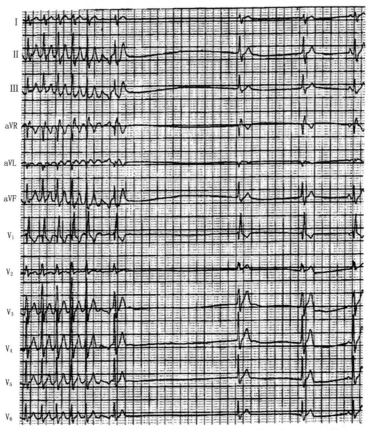

图 16-33 病态窦房结综合征患者快速心律失常停止后出现长间歇

上述这些心律失常可以单独存在、相继出现,也可合并存在,因此病态窦房结综合征患者心律和心率变化明显。

四、诊断

患者有心动过缓伴头晕、晕厥或有心动过缓－心动过速表现者应首先考虑本综合征的可能,但必须排除某些生理性表现、药物的作用及其他病变的影响。诊断主要基于窦房结功能障碍的心电图表现。早期或不典型病例的窦房结功能障碍可能呈间歇性发作,或以窦性心动过缓为主要或唯一表现,常难以确诊本病。下列检查有助于评估窦房结功能。

动态心电图可发现心脏节律变化的特征,借以得到更为有意义的资料,提高病态窦房结综合征的诊断率,结果阴性时可于短期内重复检查。

通过分析病史、连续观察心电图不能确定诊断者,则需要做窦房结功能激发试验。常用的试验有以下几种。

(一)运动试验

窦房结功能不全者,可以显示运动负荷试验不能使窦性节律加速,而呈现异常反应。包括踏车次极量负荷试验和活动平板次极量负荷试验,病态窦房结综合征患者的最高心率显著低于对照组,但这不能作为一种排除或诊断病窦综合征的有识别力的方法。

(二)阿托品试验

阿托品是抗胆碱药,主要作用是阻断 M 型胆碱反应系统,使迷走神经张力减小,消除迷走神经对窦房结的影响。因此如果心动过缓是由于迷走神经张力过高导致的,注射阿托品后(静脉注射阿托品 1～2 mg)心率可立即提高;如果与迷走神经张力无关,是窦房结本身功能低下所致,则注射阿托品后心率不能显著提高(<90 次/分)或诱发心律失常。对于青光眼患者和前列腺肥大患者,此试验禁用。高温季节也应避免使用。

(三)异丙肾上腺素试验

通过刺激 β-受体,兴奋窦房结,提高窦房结的自律性。静脉推注或滴注 1～2 μg,心率<90 次/分或增加<25% 提示窦房结功能低下。冠心病、甲状腺功能亢进、高血压、严重室性心律失常者禁用。

(四)窦房结功能电生理检查

主要有心脏固有心率(in trinsic heart rate,IHR)、窦房节电图、窦房结恢复时间(sinus nodal recovery time,SNRT)和矫正窦房结恢复时间(corrected sinus recovery time,CSNRT)及窦房结传导时间(sinus atrial conduction time,SACT)测定。病窦综合征患者的 SNRT 和 SACT 常显著超过正常高限。

(五)Fisher 结合电生理检查

将 SSS 分为起搏障碍、传导阻滞及迷走神经过敏 3 种类型(表 16-2)。

表 16-2　明显的 SSS 患者的窦房结功能障碍的类型

	迷走神经张力	窦房结实验	结果
起搏障碍(固有自律性低下)	降低	SNRT	延长
		SACT	正常
窦房结传导阻滞或正常	降低	SNRT	延长
		SACT	延长
迷走神经过敏症	增加	SNRT	可变
迷走神经张力亢进	过度增加	SACT	延长
对正常张力的敏感	降低	SNRT	正常
		SACT	正常

迷走神经张力增高延长 SA 传导时间,此时进行 SNRT 试验,快速起搏未能进入窦房结,因此不能产生超速抑制,但是窦性激动传出也会受阻。起搏激发的心动过速所致的迷走神经张力增高可使 SNRT 延长,当迷走神经张力增高是由于窦性心律恢复的第一心跳产生的高血压所致时,有可能产生第二次停搏。

五、治疗

治疗应针对病因,无症状者可以定期随访,密切观察病情。

(一)药物治疗

心率缓慢显著或伴自觉症状者可以试用药物。但是用于提高心率的药物缺乏长期治疗作用,仅能作为暂时的应急处理,为起搏治疗争取时间。常用的药物如下:阿托品、沙丁胺醇、异丙肾上腺素、氨茶碱。当快速心律失常发作时,可慎用洋地黄、胺碘酮。心房扑动或心房颤动发作时不宜进行电复律。

(二)起搏治疗

有下列情况的患者需进行起搏治疗《2002 ACC/NASPE 指南》。

Ⅰ类适应证:①病态窦房结综合征表现为症状性心动过缓,或必须使用某些类型和剂量的药物进行治疗,而这些药物又引起或加重心动过缓并产生症状者;②因窦房结变时性不佳而引起症状者。

Ⅱ类适应证:①Ⅱa:自发或药物诱发的窦房结功能低下,心率<40 次/分,虽有心动过缓的症状,但未证实与所发生的心动过缓有关;不明原因的晕厥,经电生理检查发现窦房结功能不全。②Ⅱb:清醒状态下心率长期低于 40 次/分,但症状轻微。

Ⅲ类适应证:①无症状的患者,包括长期应用药物所致的窦性心动过缓(心率<40 次/分);②虽有类似心动过缓的症状,但已证实该症状并不是由窦性心动过缓造成的;③非必须应用的药物引起的症状性心动过缓。

病态窦房结综合征患者约 50% 有双结病变,因此以 VVI 或房室序贯型起搏较好。有条件者可以应用程控式 VVI 起搏器。DVI、DDD 起搏器虽能按需起搏心房,并备有按需心室起搏功能,附以多参数程控装置可达到生理起搏与抗 SVT、房扑的目的,但仍无法终止房颤。带有程控自动扫描功能的起搏器是治疗慢-快综合征的一种较理想的起搏器,心动过缓时按 VVI 起搏,心动过速发作时则由 VVI 转为 VVT,发放扫描刺激或短阵快速刺激终止心动过速的发作。

(张广宇)

第十五节　房内传导阻滞

房内传导阻滞(intra-atrial block,IAB)是指窦房结发出的冲动在心房内传导时延迟或中断,可分为完全性传导阻滞和不完全性传导阻滞两种。

一、病因

心房肌群的纤维化、脂肪化、淀粉样变的退行性病变;左心房和(或)右心房的肥大或扩张;心房肌的急性或慢性炎症;心房肌的急慢性缺血或心肌梗死。

二、临床特点

(一)不完全性心房内传导阻滞

多发生于二尖瓣狭窄、某些先天性心脏病和心肌梗死。心电图示 P 波增宽(>0.12s),有切迹,P 波的前半部或后半部振幅减低或增高。由于冲动在房内传导延迟,可有 PR 间期延长。因房内传导和不应期的不均匀,可以引起心房内折返性心动过速。

(二)完全性心房内传导阻滞(完全性心房分离)

由于房内传导完全阻滞,出现左、右心房激动完全分离。窦房结冲动仅传到一侧心房,并下传心室产生 QRS 波,而另一侧则由心房异位起搏点控制,形成与窦性 P 波并行的另一组心房波,频率慢且不能下传激动心室。心电图特点是:

(1)同一导联有两种 P 波,一种为窦性,其后有 QRS 波;另一种为心房异位的小 P′波,其频率慢,规律性差,不能下传激动心室。

(2)右心房波是窦性冲动下传引起右心房激动的表现,呈窦性,左心房波为扑动或颤动。

(3)心房波的一部分呈扑动,另一部分呈颤动。

心房分离常发生于危重患者,出现后可于数小时或数天内死亡。但在应用洋地黄等药物过量或中毒时,经过及时纠正治疗心房分离可消失并恢复。

心房分离需要与房性并行心律相鉴别,房性并行心律的 P 波较窦性 P 波稍大或等大,心房分离的 P′波小而不易看清。房性并行心律 PP 间期较恒定,常出现夺获、融合,心房分离则无。迷走神经刺激术可使房性并行心律减慢,而对心房分离无影响。

三、治疗

心房内传导阻滞本身不需治疗,治疗主要针对原发病。完全性心房内传导阻滞极罕见,多见于临终前,预后差。常在记录心电图后短时间内死亡。

(张广宇)

第十六节　心房静止

心房静止(atrial standstill)又称房性静止,系心房肌丧失兴奋性而不能对外界刺激发生反应所致,多见于各种疾病晚期,预示着心室停搏即将来临,应采取积极有效的治疗措施。

诊断标准:

(1)体表心电图的所有导联中均未见到任何 P 波(包括窦性 P 波和房性 P 波)。

(2)食管心电图和心房内心电图未见任何 P 波。

(3)QRS 波为室上性,节律规则。

(4)颈动脉不见 A 波。

(5)心房内压力曲线不见"a"波。

(6)心脏透视下未见搏动。

(张广宇)

第十七节　房性停搏

房性停搏(atrial pause)是指在窦性停搏或高度窦房传导阻滞的情况下,房性起搏点在摆脱高频起搏点的抑制以后,暂时或永久性地不能发放激动而形成房性逸搏或逸搏心律。房性起搏点自律性丧失,或其自律性强度属于 0 级。

心电图的几种表现:

(1)单纯房性停搏:在快速心律失常终止后,窦房结受到抑制,房性起搏点不能及时形成并发放冲动,在长间歇内不见房性逸搏。显著的窦性心动过缓,其频率远远低于房性逸搏心律的频率下限,仍不见房性逸搏,也说明有房性停搏。

(2)与窦性停搏并存的房性停搏:不见窦性 P 波和房性 P 波,基本心律为过缓的交界性逸搏或过缓的交界性逸搏心律、室性逸搏或室性逸搏不伴有心房传导。

(3)与完全性窦房阻滞并存的房性停搏:在较长时间内见不到窦性 P 波和房性 P 波,同时有Ⅱ～Ⅲ度窦房传导阻滞。

(张广宇)

第十八节　房室传导阻滞

房室间的传导障碍统称房室传导阻滞(atrial-ventricular block),是指冲动从心房传到心室的过程中异常延迟,传导被部分阻断或完全阻断。

房室传导过程中(即心房内、房室结、房室束及束支－普肯耶系统),任何部位的传导阻滞都可以引起房室传导阻滞。从解剖生理的角度看,房室结、房室束与束支的近端为传导阻滞的好发部位。房室结的结区传导速度慢而且不均匀,房室束的主干(或称穿入部分)位于两个房室瓣的瓣环间,手术损伤、先天性缺损或瓣环钙化均可累及这个部分,并且房室束的主干、分支、终末部分及左束支前后分支与右束支的近端均呈小束支状,范围不大的病变可以累及全支,甚至同时累及二、三支。

来自心房的冲动经房室束及三分支快速地同时传导至左右心室。三分支的一支或两支传导阻滞并不引起房室传导阻滞,当三分支同时发生同等或不同程度的传导阻滞时,可以形成不同程度的房室传导阻滞合并束支传导阻滞。

房室传导阻滞的分类:①按照阻滞程度分类:分为不全性与完全性房室传导阻滞;②按照阻滞部位分类:分为房室束分支以上与房室束分支以下阻滞两类,其病因、临床表现、发病规律和治疗各不相同;③按照病程分类:分为急性和慢性房室传导阻滞,慢性还可以分为间断发作型与持续发作型。④按照病因分类:分为先天性与后天性房室传导阻滞。从临床角度看,按阻滞程度和阻滞部位分类不但有利于估计阻滞的病因、病变范围和发展规律,还能指导治疗,比较切合临床实际。

一、病因

(一)先天性房室传导阻滞

主要见于孤立性先天性房室传导阻滞、合并其他心脏畸形的先天性心脏传导系统缺损、Kearns-Sayre综合征。

(二)原发性房室传导阻滞

主要见于特发性双束支纤维化、特发性心脏支架退行性变。

(三)继发性房室传导阻滞

主要见于各种急性心肌炎性病变(如急性风湿热、细菌性和病毒性心肌炎)、急性心肌缺血或坏死性病变(如急性心肌梗死)、迷走神经功能亢进、缺氧、电解质紊乱(如高血钾)、药物作用(如洋地黄、奎尼丁、普鲁卡因胺等)、损伤性病变(心脏外科手术及射频消融术)及传导系统钙化等原因导致的房室传导阻滞。

儿童及青少年房室传导阻滞的主要原因为急性心肌炎和炎症所致的纤维性病变,少数为先天性。老年人持续房室传导阻滞的病因以原因不明的传导系统退行性变较为多见。

二、病理

Ⅰ度及Ⅱ度一型房室传导阻滞,其阻滞部位多在房室结(或房室束),病理改变多不明显或为暂时性的房室结缺血、缺氧、水肿或轻度炎症;Ⅱ度二型房室传导阻滞阻滞部位多在两侧束支;Ⅲ度房室传导阻滞阻滞部位多在两侧束支,病理改变较广泛而严重,且持久存在,包括传导系统的炎症或局限性纤维化。急性大面积心肌梗死时,累及房室束、左右束支,引起坏死的病理改变。如果病理改变为可逆的,则阻滞可以在短期内恢复,否则呈持续性。此外,先天性房室传导阻滞患者中可见房室结或房室束的传导组织完全中断或缺如。

三、分型

房室传导阻滞可以发生在窦性心律或房性、交界性、室性异位心律中。冲动自心房向心室方向发生传导阻滞(前向传导或下传阻滞)时,心电图表现为 PR 间期延长,或部分甚至全部 P 波后无 QRS 波群。

(一)Ⅰ度房室传导阻滞

Ⅰ度房室传导阻滞(A-VB)是指激动从窦房结发出后,可以经心房传导到心室,并产生规则的心室律,仅传导时间延长。心电图上 PR 间期在成人超过 0.20s,老年人超过 0.21s,儿童超过 0.18s。Ⅰ度房室传导阻滞可以发生于心房、房室结、房室束、左右束支及末梢纤维的传导系统中的任何部位。据统计发生在房室结的阻滞约占 90%,因为房室结的传导纤维呈网状交错,激动在传导中相互干扰,易使传导延迟。在房室束中,由于传导纤维呈纵行排列,所以传导速度较快,正常不易受到阻滞,但在房室束发生病变时,也可使房室传导延迟。发生在束支及末梢部位的阻滞约占 6%,发生机制多为传导系统相对不应期的病理性延长。心房率的加速或颈动脉窦按摩引起的迷走神经张力增高可导致Ⅰ度房室传导阻滞转化为Ⅱ度一型房室传导阻滞,反之,Ⅱ度一型房室传导阻滞在窦性心率减慢时可以演变为Ⅰ度房室传导阻滞。

1.心电图特点

PR 间期大于 0.20 秒,每次窦性激动都能传到心室,即每个 P 波后都有一个下传的 QRS 波(图 16-34)。PR 间期显著延长时,P 波可以隐伏在前一个心搏的 T 波内,引起 T 波增高、畸形、切迹,或延长超过 PP 间距,而形成一个 P 波越过另一个 P 波传导。后者多见于快速房性异位心律。显著窦性心律不齐伴二度Ⅰ型房室传导阻滞时,PR 间期可以随着其前面的 RP 间期的长或短而相应地缩短或延长。如果体表心电图显示 QRS 波群的时间与形态正常,则房室传导延迟几乎均发生于房室结,而非希氏束本身;如果 QRS 波群呈现束支阻滞图形,传导延迟可能发生于房室结和(或)希普系统,希氏束电图有助于后一类型的传导阻滞的正确定位。

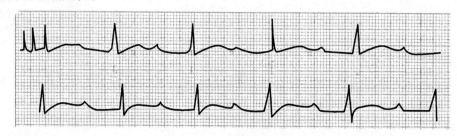

图 16-34　Ⅰ度房室传导阻滞

2.希氏束电图特点

希氏束电图可反映阻滞部位:①心房内阻滞:PA 间期>60ms,而 AH 和 HV 间期都正常;②房室结传导阻滞(最常见):AH 间期延长(>140ms),而 PA、HV 间期正常;③希氏束内阻滞:HH′间期延长(>20ms);④束支阻滞:HV 间期延长>60ms。

3.鉴别希氏束近端阻滞与希氏束远端阻滞的临床意义

绝大多数一度房室传导阻滞系希氏束近端阻滞,见于各种感染性心肌炎、风心病和冠心病患者,或迷走神经张力亢进的正常人,表现为 AH 间期延长而 HV 间期正常,预后良好。而当希氏束电图示 HV 间期延长,则提示希氏束远端阻滞,预后较前者差。

(二)Ⅱ度房室传导阻滞

Ⅱ度房室传导阻滞是激动自心房至心室的传导有中断,即一部分室上性激动因阻滞而发生 QRS 波群脱漏,同时也可伴有房室传导的现象,属于不完全性房室传导阻滞中最常见的一种类型。P波与QRS波群可成规则的比例(如3：1,5：4等)或不规则比例。Ⅱ度房室传导阻滞的心电图表现可以分为两型,即莫氏一型(Mobitz一型)和莫氏二型(Mobitz二型)。

1.莫氏一型房室传导阻滞

又称文氏型阻滞(Wencke bach block)。心电图的基本特点是:PR间期逐渐延长,以致出现一个P波后的QRS波脱漏,其后的PR间期重新回到最短(可以正常,也可不正常)。从PR间期最短的心动周期开始到出现QRS波脱漏的心动周期为止,称为一个文氏周期。这种文氏周期反复出现,称为文氏现象(Wenckebach phenomenon)。

(1)心电图特点:P波和下传的QRS波的比例可以用数字表示,如4：3阻滞,表示每4个P波有3个下传,脱漏1个。其特征可归纳为:①PR间期逐渐延长,直至脱漏一次,脱漏前PR间期最长,脱漏后的PR间期最短;②PR间期逐渐延长的增加量逐次减少,由此出现RR间期逐渐缩短的现象;③含有未下传的QRS波的RR间期小于最短的RR间期的2倍(图16-35)。

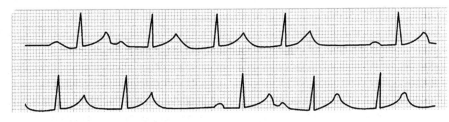

图16-35　Ⅱ度一型房室传导阻滞

(2)希氏束电图特点:莫氏一型房室传导阻滞的部位约80%在希氏束的近端,表现为AH间期进行性延长,直至完全阻滞,而HV间期正常。少数患者也可以在希氏束本身或希氏束远端阻滞,H-H'芎淇诨驿V间期逐渐延长直至完全阻滞。

(3)临床意义:注意鉴别不典型的文氏阻滞。对于PR间期不是逐渐延长而是相对稳定的文氏阻滞,易误诊为莫氏二型房室传导阻滞,此时应仔细测量QRS波脱落前的一个PR间期与脱落后的一个PR间期,如果后者短于前者,应属于莫氏一型房室传导阻滞。莫氏一型房室传导阻滞一般预后良好,只需针对病因治疗而不需要特殊处理。对于远端阻滞而伴有晕厥等临床症状者,应引起重视,随访观察。

2.莫氏二型房室传导阻滞

房、室呈比例的传导中断,多发生于房室结以下的传导系统病变时,其次为房室结,主要由于心脏的传导系统绝对不应期呈病理性延长,少数的相对不应期也有延长,致使PR间期延长。如房室呈3：1或3：1以上阻滞,称为高度房室传导阻滞。

(1)心电图特点:PR间期固定(多数情况下PR间期正常,但也可以延长),若干个心动周期后出现一个QRS波脱漏,长RR间期等于短RR间期的2倍。房室传导比例可固定,如3：1或3：2,也可不定,如3：2到5：4等。下传的QRS波可正常或宽大畸形(图16-36)。

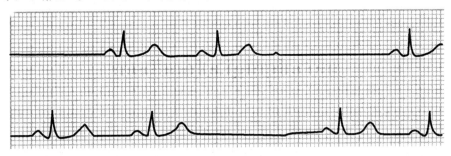

图16-36　Ⅱ度二型房室传导阻滞

(2)希氏束电图特点:莫氏二型阻滞部位大多在希氏束远端,约占70%。①希氏束近端阻滞的特点:

AH 间期延长,但下传的 HV 间期正常,QRS 波也正常,说明冲动可下传,在房室结呈不完全阻滞,而 QRS 波不能下传时 A 波后无 V 波,无 V 波。②希氏束远端阻滞:AH 间期正常,HV 间期延长,冲动不能下传时,心搏的 H 波后无 V 波。

(3)临床意义:莫氏二型房室传导阻滞多发生在希氏束远端,常为广泛的不可逆性病变所致,易发展为持续的高度或完全性房室传导阻滞。预后较莫氏Ⅰ型房室传导阻滞差,有晕厥者需安装心脏起搏器治疗。

莫氏一型和莫氏二型房室传导阻滞需进行鉴别,尽管两者都属于Ⅱ度房室传导阻滞,但是由于阻滞部位多不相同,前者大部分在房室结,而后者几乎都在希氏束-普肯野系统,因而,两者的治疗和预后显著不同。在心电图中的鉴别关键是有下传的 QRS 波的 PR 间期是否恒定。在 PP 间期恒定的情况下,凡 PR 间期固定不变者,可判断为莫氏二型房室传导阻滞。如果 PP 间期不恒定,PR 间期在莫氏二型房室传导阻滞中的变化也不会超过 5ms。具体鉴别见表 16-3。

表 16-3　二度房室传导阻滞一型和二型的比较

	一型	二型
病变性质	多见于功能改变、炎症、水肿	多见于坏死、纤维化、钙化、退行性病变
病因	下壁心肌梗死、心肌炎、药物、迷走神经功能亢进	前间壁心肌梗死、原发性传导系统疾病、心肌病
PR 间期	脱漏前 PR 间期逐渐延长,至少脱漏前 PR 间期比脱漏后的第一次 PR 间期延长	下传搏动的 PR 间期固定
QRS 波群	多正常	长宽大畸形(可呈束支阻滞图形)
对血流动力学影响	较少,症状不明显	较严重,可出现晕厥、黑矇、阿-斯综合征
治疗	病因治疗,一般不需人工起搏器	病因治疗和对症治疗,必要时考虑人工起搏
预后	常为一过性,多能恢复,预后较好	多为永久性并进行性加重,预后较差

(三)近乎完全性房室传导阻滞

绝大多数 P 波后无 QRS 波群,心室基本由房室交界处或心室自主心律控制,QRS 波群形态正常或呈束支传导阻滞型畸形增宽。在少数 P 波后有 QRS 波群,形成一个较交界处或心室自主心律提早的心搏,称为心室夺获(ventricular capture)。心室夺获的 QRS 波群形态与交界处的自主心律相同,而与心室自主心律不同。

(四)Ⅲ度房室传导阻滞

Ⅲ度房室传导阻滞又称完全性房室传导阻滞。心房的冲动完全不能下传到心室,因此心房受窦房结或房颤、房扑、房速控制而独自搏动,心室则受阻滞部位以下的逸搏点控制,形成缓慢而匀齐的搏动,在心电图表现为 P 波与 QRS 波完全无关,各自搏动的现象,即房室分离(atrioventricular dissociation)。

Ⅲ度房室传导阻滞多发生在房室交界部,房室束分叉以上(高位)约占 28%,房室束分叉以下(低位)约占 72%。Ⅲ度房室传导阻滞多为严重的传导系统病变,少数为暂时性的完全性房室传导阻滞,多为高位阻滞,即 QRS 波群不增宽,可由传导系统暂时缺血引起。而低位的完全性房室传导阻滞 QRS 波群增宽畸形,且心室频率缓慢,几乎都是持久性的完全性房室传导阻滞。常见于冠心病、心肌炎后心肌病变、心脏手术后或其他器质性心脏病等。

1.心电图特点

心房激动完全不能下传到心室。即全部 P 波不能下传,P 波和 QRS 波没有固定关系,PP 间距和 RR 间距基本规则,心房频率较快,PP 间期较短,而心室由低位起搏点激动,心室频率缓慢,每分钟约 30～50 次。心室自主心律的 QRS 波群形态与心室起搏部位有关。如果完全阻滞在房室结内,则起搏点在希氏束附近,心电图特点是 QRS 波不宽,心室率在 40 次/分以上。如果完全阻滞在希氏束以下或三束支处,则起搏点低,QRS 波增宽畸形,心室率在 40 次/分以下,且易伴发室性心律失常(图 16-37,图 16-38)。如起搏点位于左束支,QRS 波群呈右束支传导阻滞型;如起搏点位于右束支,QRS 波群呈左束支传导阻滞型。心室起搏点不稳定时,QRS 波形态和 RR 间距可多变。心室起搏点自律功能暂停则引起心室停搏,心电图上仅表现为一系列 P 波。在房颤的心电图中,如果出现全部导联中 RR 间期都相等,则应考虑有Ⅲ度房室传导阻滞的存在。完全性房室传导阻滞时偶有短暂的超常传导表现。心电图表现为一次交界处或心室逸搏后出现一次或数次 P 波下传至心室的现象,称为韦金斯基现象。发生机制为逸搏作为对房室传导阻滞部位的刺激,可使该处心肌细胞的阈电位降低,应激性增高,传导功能短暂改善。

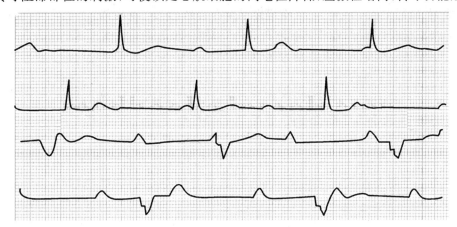

图 16-37　Ⅲ度房室传导阻滞

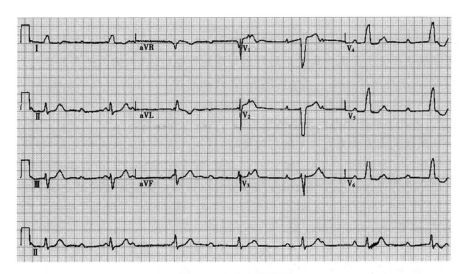

图 16-38　心电图诊断
1.窦性心律不齐;2.Ⅲ度房室传导阻滞,室性逸搏心律

2.希氏束电图特点

完全性房室传导阻滞的希氏束电图可以确定阻滞的具体部位,分为希氏束近端、希氏束内和希氏束远端。①希氏束近端阻滞:少见,多为先天性疾病引起。希氏束电图表现为 AH 阻滞(房室结内阻滞),A 波后无 H 波,而 V 波前有 H 波,HV 固定,A 波与 V 波无固定关系。②希氏束内阻滞:A 波后有 H 波,AH 固定且正常,A 波与 V 波无关,HH′中断,每个 V 波前有 H 波,V 波可以正常。③希氏束远端阻滞:表现为 HV 阻滞,绝大多数为完全性房室传导阻滞。特征为 A 波后无 V 波,AH 固定,但 H 波不能下传,其后无 V 波,完全阻滞于 HV 之间。

3.鉴别诊断

希氏束近端阻滞和远端阻滞的鉴别:①临床症状:有晕厥或阿-斯综合征者,多为希氏束远端阻滞;长期稳定,症状轻的多为希氏束近端阻滞。②心电图 QRS 波宽大畸形者多为远端阻滞,而 QRS 波小于 0.11s 多为近端阻滞。③室性逸搏心率>45 次/分多为近端阻滞,而心率在 40 次/分左右或以下者多为远端阻滞。Ⅲ度房室传导阻滞还应与干扰性房室分离相鉴别,后者是一种生理性传导阻滞。二者的鉴别要点在于前者的心房率大于心室率,而后者的心房率小于心室率。

四、临床表现

Ⅰ度房室传导阻滞很少有症状,听诊第一心音可略减弱。Ⅱ度房室传导阻滞可有心脏停顿或心悸感,听诊可有心音脱漏,脉搏也相应脱漏,心室率缓慢时可有头晕、乏力、易疲倦、活动后气促,甚至短暂晕厥。三度房室传导阻滞时症状较明显,除上述症状外,还可以进一步出现心脑供血不足的表现,如智力减退、心力衰竭等。Ⅲ度房室传导阻滞造成血流动力学的影响取决于心室逸搏频率的快慢。在希氏束分支以上的Ⅲ度房室传导阻滞起搏点频率较快,可达40~60次/分,且心室除极顺序正常,对血流动力学影响较小,患者多不出现晕厥。而在希氏束分支以下的Ⅲ度房室传导阻滞,逸搏心率缓慢,约20~40次/分,甚至更低,且心室收缩协调性差,血流动力学影响显著,患者出现晕厥、阿-斯综合征,甚至猝死,此外尚可有收缩压增高,脉压增宽、颈静脉搏动、心音不一致,及心脏增大等体征,偶可闻及心房音。三度房室传导阻滞的特异性体征是心室率缓慢且规则,并伴有第一心音强弱不等,特别是突然出现的增强的第一心音,即"大炮音",是由于房室收缩不同步造成的,当房室收缩相距较近时(PR间期0.04~0.10s),第一心音明显增强。

心室率过慢、心室起搏点不稳定或心室停搏时,可有短暂的意识丧失。当心室停搏较长时间,可出现晕厥、抽搐和发绀,即所谓的阿-斯综合征发作。迅速恢复心室自主心率可立即终止发作,神志也可立即恢复,否则将导致死亡。

五、治疗

房室传导阻滞的治疗方法原则上取决于房室传导阻滞发生的原因(病因是否能消除)、病程(急性还是慢性)、阻滞的程度(完全性阻滞还是不完全性阻滞)及伴随症状。房室束分支以上阻滞形成的一至二度房室传导阻滞并不影响血流动力学状态,主要针对病因治疗。房室束分支以下阻滞者,不论是否引起房室传导阻滞,均必须结合临床表现和阻滞的发展情况慎重考虑电起搏治疗。

急性房室传导阻滞的病因常为急性下壁心肌梗死,急性心肌炎或其他心外因素,如药物影响或电解质紊乱等。多数情况传导系统的损伤是可以恢复的。因此,对于无明显血流动力学障碍的Ⅰ度或Ⅱ度一型房室传导阻滞可以不必处理。Ⅱ度二型和Ⅲ度房室传导阻滞应根据阻滞部位和心室率采取相应的措施。如果心率能达到50次/分、QRS波正常者,可以给予阿托品,每4小时口服0.3 mg,尤其适于迷走神经张力过高引起的阻滞,必要时肌内或静脉注射,每4~6小时0.5~1.0 mg;对于血压偏低的患者可以选用异丙肾上腺素滴注;对于心室率不足40次/分、QRS波宽大畸形者,房室传导阻滞部位在希氏束以下的,对药物反应差,应考虑临时起搏器治疗。预防或治疗房室传导阻滞引起的阿-斯综合征发作,宜用异丙肾上腺素溶液静脉滴注,使心率控制在60~70次/分。

慢性房室传导阻滞的治疗,主要视阻滞部位、阻滞程度及伴随症状而定,无症状的Ⅰ度或Ⅱ度一型房室传导阻滞一般不需治疗。若下传的QRS波宽大,不能排除有双束支阻滞的,应加强观察,定期随访,必要时进行心电生理检查,特别是已经发生晕厥的患者。慢性Ⅱ度二型房室传导阻滞,因阻滞部位多在希氏束分支以下,心室率缓慢,常伴有头晕、乏力等症状,当发展为Ⅲ度房室传导阻滞时,易发生阿-斯综合征,故应早期植入永久起搏器治疗。慢性Ⅲ度房室传导阻滞,心室率不超过60次/分,在希氏束分支以下者心率仅为20~40次/分,可频繁发生晕厥,应尽快安装永久心脏起搏器治疗。

(魏 哲)

第十九节　室内传导阻滞

室内传导阻滞(intraventricular block),是指阻滞发生在希氏束以下的传导系统,简称室内阻滞,其共同特征是 QRS 波时限延长。

心室内传导纤维包括希氏束远端的左、右束支及两侧的心室普肯野纤维。希氏束在室间隔上端分出左、右束支。右束支较为纤细,沿室间隔右侧心内膜下走行至右心室心尖部再分支至右心室的乳头肌及游离壁。左束支在主动脉下方穿出室间隔膜部后发出很多分支,在室间隔内膜下呈扇形展开,主要分为两组纤维:①前上部分纤维组称为前分支(anterior fascicle),分布于室间隔的前、上部分及左心室前壁及侧壁内膜下;②后下部分纤维组称为后分支(posterior fascicle),分布于室间隔的后下部及左心室下壁、后壁内膜下;③还有一组纤维进入室间隔中部,该组纤维或由左束支分出,或起自前分支或后分支,称为间隔支(septal fascicle)。

室内阻滞可以发生在室内传导纤维的任何部位,可以为一个束支(如左束支或右束支)、一个分支(如左束支的前分支、后分支或间隔支)、数个分支阻滞,或数个分支发生完全性阻滞而其他分支发生不完全性阻滞,也可为完全的室内双束支传导阻滞。正常冲动经房室束及 3 分支系统几乎同时到达心室肌,室内传导时间为 0.08s,不超过 0.10s。左、右心室中如果有一侧束支发生阻滞,心脏就先兴奋健侧,然后再通过室间隔传至阻滞侧,需要增加 40~60ms,这就使正常的心室内传导时间由 60~80ms 延长到 120ms 以上,使 QRS 波明显增宽。正常心脏的不应期右束支比左束支延长约 16%,一般右束支的不应期最长,依次为右束支>左束支前分支>左束支后分支>左束支间隔支。在传导速度方面,左右束支相差25毫秒以内,心电图上 QRS 波范围正常。如相差 20~40ms,则 QRS 波稍增宽,呈部分传导阻滞的图形改变,如相差 40~60ms,则 QRS 波明显增宽(>120ms),QRS 波呈完全性束支阻滞的图形。临床上习惯根据 QRS 波的时限是否大于 120ms 而将束支传导阻滞分为完全性或不完全性。实际上也可以像房室传导阻滞那样分为Ⅰ度、Ⅱ度、Ⅲ度(完全性)。

一、右束支传导阻滞

发生于右束支传导系统内的阻滞性传导延缓或阻滞性传导中断称为右束支传导阻滞(right bundle branch block,RBBB)。右束支传导阻滞远较左束支传导阻滞多见,可见于各年龄组。任何因素使右束支传导变慢或组织损毁使右心室除极在左心室之后,即可出现右束支传导阻滞。最常见的原因有高血压、冠心病、糖尿病、心肌炎、心肌病、先天性心脏病、心脏手术及药物毒性反应等。

(一)心电图特点

右束支传导阻滞后,心室除极的初始向量不受影响,室间隔及左心室仍按正常顺序除极,只是右心室最后通过心肌传导缓慢,所以右束支传导阻滞心电图只是 QRS 波的后半部有变化。在心向量图上 QRS 波最后部分出现了一个向右前突出的、缓慢进行的"附加环"。

完全性右束支传导阻滞的心电图表现有:①QRS 波时间延长,等于或大于 0.12s。②QRS 波形态改变,具有特征性。右侧胸前导联 V_1、V_2 开始为正常的 rs 波,继以一个宽大的 R′波,形成由 rsR′组成的"M"形综合波。V_5、V_6 导联 R 波窄而高,S 波甚宽而且粗钝。Ⅰ导联有明显增宽的 S 波。③继发性 ST 段、T 波改变,在有宽大的 R 波或 R′波的导联如 V_1、aVR 导联,ST 段压低,T 波倒置,而在有增宽的 S 波的导联如 V_5、V_6、Ⅰ、aVL 等导联 ST 段轻度升高,T 波直立。④QRS 波电轴正常(图 16-39)。

具有上述图形特点而 QRS 波时间<0.12s,则称为不完全性右束支传导阻滞。

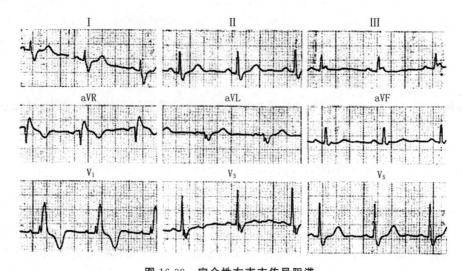

图 16-39　完全性右束支传导阻滞

V_1 导联呈 rsR′，其余导联终末波粗钝，qrs 时间≥0.12s

（二）希氏束电图特点

（1）V 波的时间大于 0.12s，提示心室除极时间延长。

（2）AH 和 HV 时间正常，提示激动从房室结－希氏束－左束支的传导时间是正常的；如果 HV 延长，则表示经左束支下传时间延长。

（3）经左心室记录左束支电位，同时经希氏束电极记录右束支电位，可以证实右束支传导阻滞。

（三）诊断

临床诊断困难，可有第二心音分裂，吸气相更为明显，确诊依靠心电图。

（四）临床意义

由于右束支的特殊生理解剖结构，右束支传导阻滞较常见，可见于正常人，而多数完全性右束支传导阻滞是由器质性心脏病所致，见于右心室受累的各种疾病。儿童发生右束支传导阻滞，应结合超声心动图除外先天性心脏病。发生右束支传导阻滞后，原发性 ST-T 改变被部分或完全掩盖。左、右束支同时发生阻滞可以导致阻滞型心室停搏。各种大手术后突发的右束支传导阻滞应高度警惕急性肺栓塞。应用普罗帕酮等药物以后发生的右束支传导阻滞是药物的毒性反应。

（五）治疗

右束支传导阻滞本身无特殊治疗，主要针对病因治疗。

二、左束支传导阻滞

发生于左束支传导系统内的阻滞性传导延缓或阻滞性传导中断，称为左束支传导阻滞（left bundle branch block，LBBB）。左束支的主干短而粗，由前降支的前穿隔支和后降支的后穿隔支双重供血，这是左束支传导阻滞少见的原因。一旦发生了左束支传导阻滞，就意味着左束支的受损范围广泛，因此其临床意义远较右束支传导阻滞重要。绝大多数左束支传导阻滞是由器质性心脏病引起，常见的病因有急性心肌梗死、原发性高血压、心肌病、原发性传导束退变、低血钾或高血钾等。左束支传导阻滞的好发部位主要在左束支主干与希氏束交界处。

左束支传导阻滞时，心室激动顺序一开始就是异常的，室间隔的除极开始于右侧，穿过室间隔自右前向左后方进行。心室壁传导正常而迅速且两侧协调的除极程序、顺序发生了变化，左心室的除极不再通过左束支及其普肯野纤维传导，而是由右束支的激动经室间隔心肌向左后方的左侧心室壁进行缓慢迂回的除极，整个心室的除极时间明显延长。左束支传导阻滞时，心室除极向量环总的特点是向左后方突出、时间延长。

（一）心电图特点

完全性左束支传导阻滞的心电图表现有：①QRS波时间延长，大于0.12s。②QRS波形态改变，具有诊断意义。由于正常除极开始的室间隔自左后向右前的向量消失，而横面向量一开始就是由右前向左后方，这就决定了胸前导联的以下变化。右侧胸前导联V$_1$、V$_2$呈现宽大而深的QS波或rS波（r波极其微小），V$_5$、V$_6$导联中没有q波而表现为一宽阔而顶端粗钝的R波。Ⅰ导联有明显增宽的R波或有切迹，S波常不存在。③继发性ST段、T波改变，有宽大R波的导联中ST段压低，T波倒置；而在QRS波主波向下的导联中，ST段抬高，T波高耸。④QRS波电轴正常或轻度左偏（图16-40）。

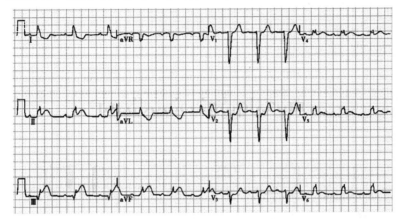

图16-40 急性心肌梗死伴左束支传导阻滞

患者，男，79岁，胸痛5h。心电图：Ⅱ、Ⅲ、aVF、V$_4$～V$_6$导联ST段抬高，T波直立，与CLBBB的继发性ST-T改变方向相反，提示急性下壁侧壁心梗。CLBBB伴前间壁心梗常出现V$_1$～V$_3$导联ST段异常抬高大于0.5mV

具有上述图形特点而QRS波时间<0.12s，则称为不完全性左束支传导阻滞。

（二）希氏束电图特点

（1）V波的时间大于0.12s，提示心室内除极时间延长。

（2）AH和HV时间正常，提示激动从房室结－希氏束－右束支的传导时间是正常的；如果HV延长，则表示经左束支完全阻滞后经右束支的传导也有不完全性阻滞下传。

（3）同时经左心和右心记录左束支电位，可以证实左束支的电位显著晚于右束支（超过40ms）。

（三）诊断

持续性左束支传导阻滞本身可以没有症状，但是某些间歇性、阵发性左束支传导阻滞可以引起心悸、胸闷症状。临床可有第二心音的反常分裂（吸气时分裂减轻，呼气时加重）或有收缩期前奔马律。

（四）临床意义

左束支传导阻滞常代表心脏有弥漫性病变，多见于左心室病变如冠心病、原发性高血压、扩张型心肌病等，预后较差。完全性左束支传导阻滞可以掩盖心肌梗死、心肌缺血、左心室肥厚的心电图特征。对于缺血性胸痛患者新发生的左束支传导阻滞，应考虑心肌梗死，迅速评估溶栓禁忌证，尽快进行抗缺血治疗和再贯注治疗。

（五）治疗

左束支传导阻滞本身无特殊治疗，主要针对病因，预后取决于原有心脏病的程度。

三、左前分支传导阻滞

发生于左束支前分支的阻滞性传导延缓或阻滞性传导中断，称为左前分支阻滞（left anterior fascicular block，LAFB）。在左束支的左前分支、左后分支和间隔支3分支传导系统中，左前分支阻滞最常见,可能与左前分支的生理解剖特点有关。左前分支细长,走行于左心室流出道,由于血流压力较大易受损伤,并且仅有单一血管供血易受缺血性损害。左前分支的不应期最长,容易引起传导延缓。

正常情况下,冲动到达左束支后,同时由两组分支向左心室内膜传出,QRS综合除极向量指向左下方。如果两组分支之一受到损伤,则QRS向量就偏向该分支支配的区域,因为这一区域最后除极。左前分支阻滞时,左心室开始除极后,冲动首先沿左后分支向下方传导,使室间隔的后下部及隔面内膜除极,然后通过普肯野纤维向左上传导以激动左前分支所支配的室间隔前半部、心室前侧壁及心尖部。因此,QRS初始向量(一般不超过0.02秒)向下向右,QRS综合向量指向左上,额面QRS环逆钟向运行,向量轴位于$-90°\sim-30°$。

(一)心电图特点

(1)QRS波电轴显著左偏$-90°\sim-30°$(也有学者认为在$-90°\sim-45°$),多在$-60°$。显著电轴左偏既是左前分支阻滞的主要特征,也是诊断左前分支阻滞的主要条件。

(2)QRS波形态改变:Ⅰ、aVL导联呈qR型,其q波不超过0.02s;Ⅱ、Ⅲ、aVF导联呈rS型,aVL导联的R波最高,其高度大于Ⅰ和aVR导联;$V_1\sim V_3$导联的r波低小;$V_5\sim V_6$导联可以出现较深的S波。

(3)QRS波不增宽或轻度增宽,不超过0.11s(图16-41,图16-42)。

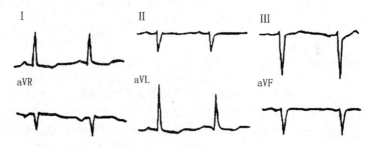

图16-41 左前分支传导阻滞

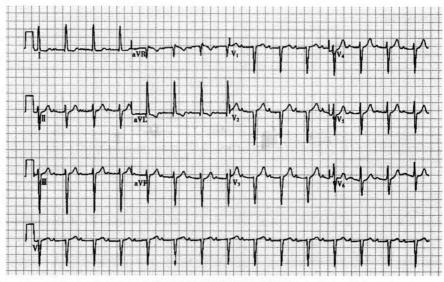

图16-42 左前分支传导阻滞

患者,女,84岁,高血压。ECG显示:①左前分支传导阻滞(left anterior hemiblock),Ⅱ、Ⅲ、aVF呈rS,Ⅰ、aVL呈qR;电轴左偏$>-30°$;排除其他可以导致电轴左偏的因素。②Ⅰ度房室传导阻滞,PR间期$>0.2s$。③左心房大,P波时间$>0.11s$,V_1导联终末电势增大。④左心室高电压(左心房大?),左前分支阻滞时$S_Ⅲ\geqslant 1.5$ mV(15 mm)即可怀疑左心室肥大

(二)希氏束电图特点

单纯左前分支阻滞时,希氏束电图的AH和HV时间正常,提示激动从房室结-希氏束-右束支和

左后分支传导时间是正常的;如果 HV 延长,则表示右束支和左后分支也有不完全性阻滞。

（三）诊断与鉴别诊断

诊断主要依靠心电图。左前分支阻滞应与引起电轴左偏的各种疾病相鉴别,如肺气肿、左心室肥厚、直背综合征、下壁心肌梗死、预激综合征等。左前分支阻滞可以使小范围的下壁心肌梗死受到掩盖,即 Ⅱ、Ⅲ、aVF 导联的 QRS 波不出现 q 波。同时,下壁心肌梗死也可使合并存在的左前分支阻滞表现不出来,如 Ⅱ、Ⅲ、aVF 导联的 QS 波相当深而 Ⅰ、aVL 导联的 R 波很高,须考虑下壁梗死伴有左前分支阻滞。鉴别诊断应结合临床和前后心电图动态改变综合考虑。

（四）临床意义

左前分支与右束支解剖位置较近,并共同接受冠状动脉左前降支供血,因此右束支传导阻滞合并左前分支阻滞常见。常见病因是冠心病,其他还有原发性高血压、先天性心脏病、心肌病等。少数左前分支阻滞无明显器质性心脏病的证据。

四、左后分支传导阻滞

发生于左束支后分支的阻滞性传导延缓或阻滞性传导中断,称为左后分支阻滞(left posterior fascicular block,LPFB)。左后分支阻滞没有左前分支阻滞多见,因为左后分支又短又宽,位于左心室压力较低的流出道,血供较丰富,不易发生损害。

左后分支阻滞时,激动沿左前分支传导到左心室,再通过普肯野纤维传导到左后分支配的左心室下部。因此,QRS 波的初始向量(0.02 秒)向左并略向上,终末向量指向右后下方,综合 QRS 向量介于 +90°～+120°,QRS 环顺钟向运行。左后分支阻滞的程度越严重,QRS 波电轴右偏的程度越明显。

（一）心电图特点

(1)QRS 波电轴右偏,在 +90°～+120°。

(2)QRS 波形态改变:Ⅰ、aVL 导联呈 rS 型;Ⅱ、Ⅲ、aVF 导联呈 qR 型,其 q 波不超过 0.02s;V₁、V₂ 导联可呈正常的 rS 型,S 波变浅;V₅、V₆ 导联 q 波可消失,R 波振幅减少,S 波增宽,呈顺钟向转位图形。

(3)QRS 波不增宽或轻度增宽,不超过 0.11 秒,合并右束支传导阻滞时 QRS 波时间大于 0.12s(图 16-43)。

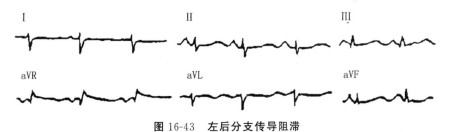

图 16-43　左后分支传导阻滞

（二）希氏束电图特点

单纯左后分支阻滞时,希氏束电图的 AH 和 HV 时间正常,即激动从房室结－希氏束－右束支和左前分支传导到心室的时间是正常的;如果 HV 延长,则表示左后分支阻滞的同时伴有左前分支和右束支不完全性阻滞。

（三）诊断与鉴别诊断

诊断主要依靠以上心电图特征。除上述特征外,尚需除外健康的体型瘦长者,及垂位心、右心室肥厚、广泛前壁心肌梗死、肺气肿、肺心病等患者。右心室肥厚者电轴多显著右偏>120°,S₁ 很深,aVR、V₁、V₂ 导联 R 波振幅增高,V₅、V₆ 导联 S 波增宽,临床上有引起右心室肥厚的疾病,如肺心病、先天性心脏病、肺动脉高压等;广泛前壁心肌梗死也可以引起电轴右偏,但 QRS 波形态改变与左后分支阻滞不同,Ⅰ、aVL 导联呈 QS、Qr、QR 型,Ⅱ、Ⅲ、aVF 导联不一定有小 q 波,冠状动脉造影多阳性。临床上有下列情况方可作出诊断：①同一次或两次心电图记录有电轴左偏与右偏的 QRS 波，电轴右偏时有上述心电图特点；②体型肥胖、高血压、冠心病尤其有左心室肥厚而电轴右偏；③右束支或左束支传导阻滞伴有电轴高度右偏。

（四）临床意义

左后分支的生理解剖结构决定其较少发生缺血性改变，因而如果发生损害，往往表示有较广泛严重的心肌损害，常与不同程度的右束支传导阻滞和左前分支阻滞合并存在，容易发展成为完全性房室传导阻滞。

五、双束支传导阻滞

左束支传导阻滞加右束支传导阻滞，称为双束支传导阻滞（bilateral bundle branch block，BBBB）。

（一）心电图特点

理论上讲，每侧束支阻滞都可以有Ⅰ、Ⅱ、Ⅲ度之分，两侧阻滞程度不同则可以形成许多组合：①双侧传导延迟程度一致，同为一度，表现为 PR 延长，QRS 波正常。②两侧传导延迟程度不一致，则表现为 PR 延长，并有传导慢的一侧束支阻滞的 QRS 波改变。PR 间期延长的程度决定于传导较快的一侧的房室传导时间，QRS 波增宽的程度则取决于两侧束支传导速度的差异。一般来说，如果一侧激动的时间晚于对侧 0.04～0.05s 以上，将出现本侧的完全性束支阻滞的 QRS 波，时限大于 0.12s。如果较对侧延迟时间为 0.02～0.03s，则该侧出现不完全性束支阻滞的 QRS 波，时限小于 0.12s。③两侧均为Ⅱ度或一侧为Ⅰ度另一侧为Ⅱ度、Ⅲ度，则出现程度不同的房室传导阻滞与束支阻滞。④双侧完全阻滞，房室分离，P 波后无对应的 QRS 波，呈完全性房室传导阻滞图形（图 16-44）。

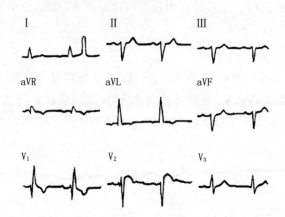

图 16-44　双束支传导阻滞（完全性右束支伴左前分支传导阻滞）

（二）希氏束电图特点

心电图上已呈现一侧束支阻滞，而希氏束电图上显示 HV 延长则说明另一侧束支也有不完全性阻滞。

（三）诊断

当一次心电图或前后对照中能见到同时有完全性左束支传导阻滞合并有完全性右束支传导阻滞的图形，伴或不伴有房室传导阻滞，可以肯定有双侧束支传导阻滞。如仅见到一侧束支阻滞兼有 PR 间期延长或房室传导阻滞，只能作为双侧束支阻滞可疑，因为此时房室传导阻滞可以由房室结、房室束病变引起，若希氏束电图显示仅有 AH 延长而 HV 正常，可以否定双侧束支阻滞。

（四）临床意义

双束支阻滞多由严重的心脏疾病所致，如急性心肌梗死、心肌炎、心肌病等，易发展为完全性房室传导阻滞。

（五）治疗

双侧束支阻滞需考虑安装人工心脏起搏器。

六、3 分支传导阻滞

心肌弥漫性病变可以侵犯右束支、左前分支及左后分支,使三者都出现传导障碍,称为 3 分支传导阻滞(trifascicular block)。

（一）心电图特点

PR 间期延长、右束支传导阻滞加上左束支分支阻滞和 QRS 波漏搏。根据各支阻滞程度及是否同步可以组合成若干种类型,在此不一一详述。

（二）希氏束电图特点

心电图上有 2 束支阻滞的患者,如果第 3 支传导功能正常的话,希氏束电图的 HV 正常。如果希氏束电图显示 HV 延长,说明第 3 支也呈不完全性阻滞。

（三）临床意义

3 分支阻滞的预后不良,常伴有晕厥等血流动力学异常的症状,易发展为Ⅲ度房室传导阻滞。

（四）治疗

根据情况应及时安装人工心脏起搏器。

（曹学敏）

第二十节　逸搏和逸搏心律

窦房结或其他高位起搏点自律性降低或丧失或传导阻滞时,次级起搏点受上级起搏点的高频抑制现象得以解除,次级起搏点按其固有频率被动地发出冲动而产生心搏,仅发放 1～2 个心搏时,称之为逸搏(escape);而连续发放 3 个或 3 个以上的心搏时,称逸搏心律(escape rhythm)。

逸搏和逸搏心律是一种被动性异位心搏及异位心律,其自律性强度属 2 级,都是继发于窦房结或高位(高频)起搏点的停搏、传出阻滞、下行性阻滞(如Ⅱ度或Ⅲ度房室传导阻滞)或心动过缓。由于频率抑制的解除,其他自律性低,频率较慢的潜在起搏点的激动得以发放为有效激动,继而形成逸搏和逸搏心律。逸搏是一种生理性代偿,是一种具有保护作用的生理现象,表明心脏具有产生激动的后备能力。

逸搏和逸搏心律常见于窦房结自律性减低或Ⅱ度以上窦房或房室传导阻滞时,亦见于迷走神经张力增高、病态窦房结综合征、麻醉、洋地黄及奎尼丁等药物中毒、冠心病、心肌病和心肌炎等。

心脏四大起搏点(窦房结、心房、交界区和心室)本身都有固定周期。其中窦房结自律性最高。在没有保护机制的作用下,通过其频率抑制作用使窦房结占据优势地位,而形成单一的窦性心律。单一心律的本质是频率抑制现象,即高频起搏点的激动侵入低频起搏点,抑制了低频激动的形成,使其激动始终不能聚集成熟而发放,故低频起搏点成为无效起搏点。换言之,正常时的窦性心律实际上是高频起搏点窦房结对低频的异位起搏点实施了一系列的节律重整来实现的。当窦房结或其他高频起搏点的激动未能到达低频起搏点时,由于频率抑制作用的解除,其他自律性较低、频率较慢的起搏点的潜在激动得以成熟而发放冲动,形成逸搏或逸搏心律。

根据不同起搏点的位置,逸搏和逸搏心律可以分为房性、房室交界区性及室性 3 种。最常见的是房室交界区性逸搏,室性或房性逸搏少见。常见逸搏心律的特点:①QRS 波前无 P 波;②各个 QRS 波的形态相同;③心率较慢,起搏点的位置越靠下心率越慢,QRS 波的形态越畸形。

一、房性逸搏与房性逸搏心律

(一)房性逸搏

当窦房结激动的形成或传导发生阻滞时,心房中的异位起搏点将从正常的频率抑制效应中解脱出来,以其固有频率产生舒张期自动除极,形成1次或连续2次激动,该激动仍经正常的房室传导系统下传到心室,这种逸搏称为房性逸搏(atrial escape)。

1.心电图特征

房性逸搏常出现在两阵窦性心律或两阵异位心律之间。

(1)在较一基本心动周期为长的间歇之后出现一个房性P′、QRS、T波群。

(2)P′波形态与窦性P波不同,其形态特点视房性异位起搏点而异,可直立、双相或倒置,频率在50~60次/分。

(3)P′R间期>0.12s。

(4)QRS波群形态与窦性心律下传者相同(图16-45)。P′波形态相同者,为单源性房性逸搏。P′形态在两种以上者,称为多源性房性逸搏。

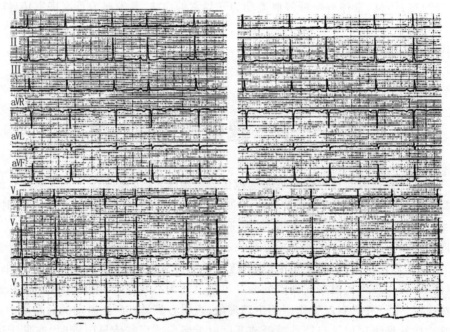

图16-45　房性逸搏

2.临床意义

房性逸搏属于被动性房性心律失常,表明心房有潜在的起搏功能,对机体有保护作用。房性逸搏的临床意义取决于原发性心律失常。

(二)房性逸搏心律

当窦性停搏时间较长,房性逸搏连续出现3次或3次以上,称为房性逸搏心律。其特点是在窦性心率减慢以后出现,又于窦性心率加快后消失。

1.心电图特征

(1)窦性P波消失,连续出现3次或3次以上的房性P′波,其特征与房性逸搏相同。

(2)心房率与心室率相同,缓慢而规则,伴有房性心律不齐者例外。

(3)PP′间期与逸搏前间歇相同,频率为50~60次/分。

(4)P′波常呈多源性,一般房室传导(P′R间期)与室内传导(QRS波群)和窦性激动相同。

2.临床意义

房性逸搏心律常发生于夜间睡眠或午休时。多无临床意义,发生于窦性停搏基础上的房性心律见于多种类型心脏病。

三导联同步记录。各导联PP间期不等,长短交替出现,长PP间期相等;而短PP间期不等,各有其固定形态的P波及PR间期(0.16s及0.18s),提示为心房逸搏—夺获心律,本图极易误诊为房性期前收缩二联律。

二、交界性逸搏与交界性逸搏心律

(一)交界性逸搏

当窦性停搏、窦性心动过缓及不齐、窦性阻滞、不完全性房室传导阻滞及过期前收缩动后的代偿间歇等使心室搏动发生过长的间歇时,交界性起搏点便逃脱窦房结的控制而发出1~2次异位搏动,其逸搏周期在1.0~1.5s之间者,称为交界性逸搏。

1.心电图特征

(1)在一个较长的间歇后出现一个QRS波群。

(2)QRS—T波的形态与由窦性下传者相同,偶伴有室内差异性传导则可宽大畸形。

(3)QRS波群前后可见逆行P′波,P′波在QRS波群前P′R期<0.12s,P′波在QRS波群后P-P′间期<0.20s,或QRS波群前后无P′波可见,此时QRS波群形态应正常。

(4)交界性逸搏前偶尔可以出现窦性P波,但PR间期<0.10s,表明两者无关,此系交界性逸搏与窦性激动发生了房性干扰所致(图16-46)。

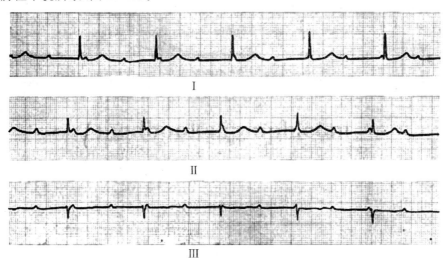

图 16-46 交界性逸搏

2.临床意义

交界性逸搏继发于其他心律失常之后,对机体具有保护作用。其临床意义取决于病因和原发性心律失常。

(二)交界性逸搏心律

当交界性逸搏连续出现3次或3次以上时,称为交界性逸搏心律。

1.心电图特征

(1)窦性P波消失,或虽有窦性P波,但有高度或完全性房室传导阻滞,出现3次或3次以上的室上性QRS-T波,其特点与交界性逸搏相同。

(2)心室率缓慢,节律均匀,频率在40~60次/分,RR间期与逸搏前间歇相同。若有两种不同的逸搏频率则应考虑为交界区内游走心律。

2.临床意义

交界性逸搏心律是一种生理性的保护机制,与室性逸搏心律比较,交界性逸搏心律具有较强的自律性、稳定性、可靠性和有效性。有成千上万的房室传导阻滞患者依靠交界性逸搏心律维持着日常生活和工作。与窦性心律并存或有逆行 P′波的交界性逸搏心律可见于正常人,也可见于器质性心脏病患者。无心房波的交界性逸搏心律易见于器质性心脏病,如冠心病、心肌梗死、病窦综合征、洋地黄中毒、心脏手术后等。

三、室性逸搏与室性逸搏心律

(一)室性逸搏

当窦房结与交界区均处于抑制状态而自律性异常降低时,室性起搏点被动地发出激动,引起心室除极和复极,而产生一个或两个延迟出现的室性 QRS 波群,其逸搏周期在 1.5～3.0s,称为室性逸搏。室性逸搏具有保护作用,可以避免因较长时间的停搏引起的循环功能障碍。

1.心电图特征

(1)在一个较窦性周期长的间歇后,出现一个宽大畸形的室性 QRS 波,QRS 波群时间多在 0.12～0.16s,ST 段、T 波方向与 QRS 波群主波方向相反。

(2)QRS 波群宽大畸形,但其程度与激动点位置及室内传导快慢有关。位置高或室内传导良好则畸形不明显。

(3)室性逸搏的 QRS 波群前后多无相关的 P 波。偶有室性融合波,但 PR 间期亦短于其他的窦性 PR 间期,QRS 波群形态则介于窦性与室性 QRS 波群之间。

(4)室性逸搏偶有逆传至心房者,此时畸形 QRS 波群后有逆行 P 波,R′P′间期＞0.20s(图 16-47)。

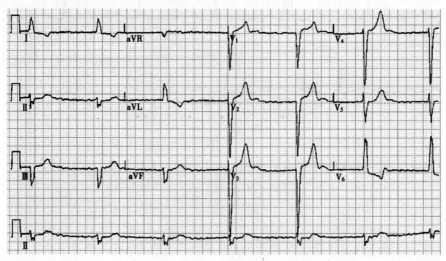

图 16-47 室性逸搏

患者,女,82 岁,晕厥。ECG 示:P 波消失,代之以房颤波,心室率缓慢而规则(33 次/分),QRS 波宽大畸形,为室性逸搏

2.临床意义

室性逸搏是继发的被动性心律失常,对机体有保护作用,其临床意义取决于病因及原发性心律失常。基础心律异常缓慢,伴发室性逸搏,心室长间歇或晕厥发作者应植入人工心脏起搏器。

(二)室性逸搏心律

室性逸搏连续出现 3 次或 3 次以上,频率在 20～40 次/分,称为室性逸搏心律。

1.心电图特征

(1)心室率缓慢,频率在 20～40 次/分,节律可规则。起搏点越低,则频率越慢且节律越不规则,越易继发心室停搏或全心停搏。

(2)QRS 波群宽大畸形,时限大于等于 0.12s,ST 段、T 波方向与 QRS 波群主波方向相反。起搏点越低,QRS 波群宽大畸形越明显,尤其是在严重心脏病临终期,QRS 波群时限超过 0.16s。如果在心室内有两个以上的逸搏起搏点,则可产生两种以上形态不同的 QRS 波。

2.临床意义

室性逸搏心律多见于器质性心脏病患者,也见于高血钾、奎尼丁中毒、完全性房室传导阻滞或临终期患者,一旦出现,多提示预后不良。

3.治疗

室性逸搏心律的自律性极不稳定,易导致心室停搏。高血钾或临终前的心室逸搏心律极慢且不规则,心输出量显著下降,可引起低血压、休克或阿—斯综合征,紧急对症治疗可在心肺复苏的基础上静脉推注乳酸钠或异丙肾上腺素。由希氏束分支以下阻滞所致完全性房室传导阻滞而产生的心室逸搏心律容易突发心室停搏,引起阿—斯综合征,应安装人工起搏器治疗。

（曹学敏）

技术篇

第十七章

心脏电生理检查

第一节 电生理检查的发展史

1887 年 Waller 首次描记出人类心脏电活动后,心电图就成为心脏电活动紊乱最直接的诊断方法,1960 年 Holter 发明动态心电图记录方法后,诊断能力得到提高。但是单纯记录的方法只能在心律失常发生时被动记录。1968 年 Scherlag 首创导管法记录希氏束电图技术,使各种心腔内电图都可以经导管法记录,标志着心腔内电图记录技术的诞生。

20 世纪 70 年代,开始应用多极导管进行心脏程序刺激诱发室性心律失常,并对预激综合征伴发的室上性心动过速(室上速)进行标测。1971 年 Wellens 将自己老师 Durrer 提出的心脏程序刺激规范化:在自身窦性心律或起搏心律的基础上,利用心脏程序刺激器程序输入 1 个或多个期外刺激,刺激心房或心室,观察心脏电活动变化,研究、诊断、诱发和复制各种心律失常。与心电图不同,心脏电生理检查不再是简单的被动心电记录,而是一种相对复杂的主动诱发,可以诱发或复制心动过速,心房颤动、心室颤动等各种心律失常,使患者较少发生的、经心电图不易记录到的心律失常都能被复制。Wellens 将心腔内电图与心腔程序刺激技术(程序刺激)紧密结合,形成了心脏电生理检查的基本方法,标志着心脏电生理学新学科的问世。因此,心律失常的诊断在 19 世纪 70 年代就从心电图时代进入到心脏电生理时代。

此后,随着外科和导管射频消融术治疗心律失常的开展,心脏电生理检查已不单纯是一项诊断检查技术,而有了重要的临床治疗意义。电生理检查不仅能够确定心律失常的最终诊断和发生机制,结合消融技术还能对许多心律失常进行治疗。同时,心脏电生理检查术中的诊断和治疗技术相互促进,不断发展。20 世纪 90 年代,由于心脏电生理记录仪计算机技术的发展,使心脏标测的方法与准确性大大提高,标测的时间明显缩短,导管射频消融的适应证也不断扩大,由早期的室上性心动过速发展到房性心动过速(房速)、心房扑动(房扑)和心房颤动(房颤)以及特发性室性心动过速(室速)和部分器质性心脏病室速的消融。

(陈志飞)

第二节 心脏电生理检查的基本设备和条件

临床心电生理检查虽为有创性方法,但如今尚无满意的无创性方法可以替代。自经皮肤穿刺静脉和动脉技术广泛应用以来,患者一般无甚痛苦,容易接受。只要操作熟练,认真细致,随时注意患者情况并严密监视心律改变,临床心电生理检查是一项安全的方法。

心内电生理检查需要一定的设备和条件,并不是所有的医院均可以进行此项检查。心电生理检查毕竟是一项复杂的有创性技术,持续时间可能较长,并在检查过程中可能诱发可致命的心律失常和(或)其他严重并发症,因此需要具备一定的人员素质和仪器设备等条件。心导管室的房间应当足以放置各种仪器、设备包括急救用器材,允许工作人员进行工作所需的充分的活动空间,包括发生意外事件或紧急情况时,进行紧急工作时足够使用的空间。

北美心脏起搏和电生理学会(NASPE)于1992年制订了关于进行导管消融术的人员和设备配置的基本要求(表17-1)。

表17-1   NASPE提出的进行电生理检查和消融的心导管室的基本要求

1.设备

房间:	(1)为了有创造性电生理研究目的
	(2)能处理急性冠状动脉并发症(冠状动脉痉挛、血栓)
支援:	(1)随时进行支援的心外科班子
	(2)进行PTCA必须设备和器材
	(3)临时性和永久性心脏起搏器植入的必须设备

2.人员

医师:	(1)经过导管消融术训练的合格医师1名
	(2)经过心导管术训练的操纵导管的医师或专科进修医师1名

3.仪器设备

X线:	(1)最低要求是可转动的C型臂式更佳,但并非必须
	(2)荧光影像的录像系统
	(3)质量先进的X线系统可减少X线曝光时间

一般性的:为电生理检查和导管消融治疗所用的各种仪器和设备(表7-2)

一、人员

为安全地进行有价值的心电生理检查,由几个在这方面受过训练、有一定经验和有献身精神的人员组成的检查(手术)小组的协力工作,是最重要的一个条件。这个小组至少应包括2位医生,1或2位护士和技术人员,还要1位麻醉医师做好准备,随时可以提供帮助。很重要的一点是医生、护士和技术员所组成的小组应当是配合默契的一个整体。在每次心电生理检查之前,对检查的目的、步骤和可能产生的并发症,要有共识,要充分了解,并做好应付任何意外事件或紧急情况的思想和物质准备。

二、仪器

设备从某种程度上来说,电生理检查的目的决定所需的仪器。例如仅为明确房室阻滞的阻滞区位置,有一根电极导管和一台简单的放大器和记录器就可以了。但为患者进行快速心律失常的导管消融治疗,诸如对阵发性室上速、心房扑动、房性心动过速或室性心动过速进行射频消融术,为心律失常起源处的定位,必须做详细的心内膜标测,那就需要用多根电极导管(包括为消融术特殊设计的"大头导管",Halo电极导管,冠状静脉窦多极导管),多道(16~24道或更多道)生理记录仪,程序刺激器,射频发生器,并且还需要配有影像增强仪的可转动的C型臂X线造影机。

电生理检查所需的仪器设备见表17-2。

(一)心律转复除颤器

在整个心电生理检查过程中,心律转复除颤器(除颤器)应随时处于待命状态,这在有恶性室性心律失常的患者进行心电生理检查时尤其重要,因为20%~50%的患者在检查中需要心律转复和(或)除颤。最好另有一台除颤器作为备用品。有许多不同型号的除颤器可供选择,但不论用哪种除颤器,最好采用不需要手持的电极板系统,其中一个涂有导电胶的"透明"电极板置于左前胸壁上相当于心尖部的位置,另一个"透明"电极板置于右肩胛下。这两个电极板通过长的导线与除颤器直接相连接。这样的除颤器系统在放电表面提供良好接触,限制除颤器放电时的人为干扰,并有助于保持患者身体放电部位的无菌性。这种除颤器系统,电极板是 X 线"透明"的,不妨碍术者观察心影、心导管走向和其顶端所在位置,且由于电极板系统是事先放置好的,一旦发生心律失常,术者只需按一下钮,就可立即放电除颤或转复心律,迅速简便,心律失常被及时成功转复的机会极大。

表 17-2　电生理检查所需的仪器设备

急救
　　配有监视器的除颤器 2 台
　　临时起搏器
生命体征监测
　　体表心电图(电生理记录仪)
　　动脉内压力(电生理记录仪)
　　自动测定血压的袖件(无创性)
　　脉搏血氧计
　　凝血时间监测器(如果用肝素)
其他
　　静脉输液泵
　　备用的患者连接线
　　运送患者时的监视器
资料记录
　　电生理记录仪系统
　　12 导联心电图仪
　　程序刺激器
　　X 线机
　　计算机
消融
　　能源(射频发生器或其他)
　　监测和控制用的器材
　　各种电极导管

(二)心脏多道电生理记录仪

多道生理记录仪对电生理检查是必需的仪器。为简单的心电生理检查(例如测定房室传导时间、窦房结功能、交界区恢复时间等),4 道甚至 3 道的电生理仪已能满足需要,但较为复杂和细致的心电生理检查,例如对预激综合征和室上性、房性、室性心动过速以及心房颤动的标测,包括激动标测和(或)起搏标测、拖带标测,则必须有更多导程(16～24 道)的生理记录仪,目前已经有 64～128 道的电生理仪出现,足够检查的需要。

(三)电极导管

电极导管有许多种类型。导管管身大多由编织的涤纶(聚酯纤维)所制成,也有以聚氨酯作为导管的材料的。导管管腔为实心,内有金属导丝,远端与电极相连,近端为导管插头,可安插于多道电生理仪的连接转换器中。导管的粗细自 3F～8F,小号的为儿童用,成年人常用的是 5F、6F、7F,其外径分别为 1.67 mm、2.0 mm 和 2.3 mm。导管长度一般为 125 cm。导管上环状电极一般由白金(铂)制成,环宽 2 mm。电极数目和电极间距有多种类型。为常规的起搏和记录,一般用普通的双极导管(电极间距 10 mm)已足够,为了同时进行起搏和记录,需四极导管(两对电极)。若为了对心脏激动方式作细致研究或多处心内膜面进行起搏,则需要更多的电极(6 极、10 极或更多)。电极间距最常用的是 5 mm 或 10 mm,这样的电极间距能满意地精确测定局部激动时间。也有电极间距十分窄小(2 mm 或≤1 mm)的电极导管,可能有助于对心内电图的多个成分的精确了解。

新近的三维标测系统(Carto,EnSite3000 系统)有各自特殊设计的导管(Carto 导管和 EnSite 多电极矩阵导管),有了这些特殊的导管才能进行三维系统的标测和(或)消融。

(陈志飞)

第三节　电极导管置入技术和方法

一、导管置入心腔的技术

导管必须在体外经由血管穿刺建立血管通道后再送入到心脏的各个部位(心腔),才能进行电生理检查。在绝大多数患者,经皮穿刺方法(改进的 seldinger 技术)自上肢或下肢的血管将电极导管放置于心腔内。电极导管可经由股静脉、锁骨下静脉以及颈内静脉进入右心腔。其中以股静脉最常用。为进入左室,须经穿刺股动脉逆向地插入电极导管。为进入左心房,可以行经股静脉—右心房和房间隔穿刺途径或经股动脉逆行法置入电极导管。

(一)经股静脉、动脉穿刺置管技术

1.解剖关系

股动、静脉在大腿根部,位于股三角内。股三角上为腹股沟韧带,外侧为缝匠肌,内侧为耻骨肌和内收肌。股三角内由外向内依次行走着股神经、股动脉、股静脉和淋巴管(图 17-1)。一般股动脉位于腹股沟韧带内 1/2 到内 1/3,而股静脉在股动脉内侧 0.5~1.0 cm 处与之平行走行。

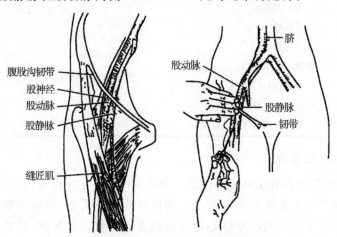

图 17-1　股三角解剖结构及股静脉、动脉穿刺

2.穿刺股静脉操作步骤

一般为操作便利多选择右侧股静脉。

(1)以左手示指、中指和无名指在腹股沟韧带水平触诊股动脉搏动,穿刺点位于股动脉内侧 0.5~1.0 cm、腹股沟韧带下方 2~3 cm 或皮肤皱褶下 1.5~2.0 cm 处。

(2)局部麻醉后用尖刀片在预定穿刺点做一小切口,用文氏钳钝性分离皮下组织。

(3)左手持续触诊股动脉搏动,右手持血管穿刺针。穿刺针针芯斜面向上,针尖指向肚脐,与皮肤成 30°~45°刺入皮肤。

(4)连有注射器的穿刺针带负压缓慢向前推送,直到针头进入股静脉内,此时注射器内可见静脉回血。如果此过程中未进入股静脉,则继续向前推送穿刺针,直至针尖触及髂骨膜,在注射器维持一定负压下缓慢回撤穿刺针,直到针头进入股静脉内。

(5)左手固定穿刺针,右手撤走注射器,可见静脉血液从穿刺针尾部流出,将导引钢丝柔软端插入穿刺针,沿股静脉向前推送一段距离(10～15 cm)。

(6)左手压住穿刺点以上的部位以固定血管内的钢丝,撤走穿刺针,用湿纱布清洁导引钢丝。

(7)沿导引钢丝送入动脉鞘管(包括外鞘管和扩张管),注意使导引钢丝露出套管尾端5～10 cm。

(8)在鞘管全部送入血管后,从鞘管中将扩张管和导引钢丝一起拔出。

(9)抽吸并冲洗鞘管侧壁,关闭侧壁三通。

3.穿刺股动脉操作步骤

一般为操作便利多选择右侧股动脉。

(1)以左手示指、中指和无名指在腹股沟韧带水平触诊股动脉搏动,并定位股动脉行走方向。穿刺点位于股动脉搏动最强处,腹股沟韧带下方2～3 cm或皮肤皱褶下1.5～2.0 cm处。

(2)局部麻醉后用尖刀片在预定穿刺点做一小切口,用文氏钳钝性分离皮下组织。

(3)左手持续触诊股动脉搏动,右手持血管穿刺针。穿刺针针芯斜面向上,针尖指向肚脐,与皮肤成30°～45°刺入皮肤。

(4)穿刺针缓慢向前推送,当针头靠近股动脉时可感到轻微搏动感。向下刺入股动脉内,此时可见动脉血液沿穿刺针尾部搏动性喷出。如果血液喷射不好,可将穿刺针向前或向后调整。

(5)确定穿刺针针尖完全位于血管腔内,将导引钢丝柔软端插入穿刺针,沿股动脉向前推送一段距离(15～20 cm)。

(6)左手压住穿刺点以上的部位以固定血管内的钢丝并防止出血,右手从血管内撤出穿刺针,左手继续压迫以防止出血。用湿纱布清洁导引钢丝。

(7)沿导引钢丝送入动脉鞘管(包括外鞘管和扩张管),注意使导引钢丝露出套管尾端5～10 cm。

(8)在鞘管全部送入血管后,从鞘管中将扩张管和导引钢丝一起拔出。

(9)抽吸并用冲洗鞘管侧壁,关闭侧壁三通。并给予普通肝素50 U/kg。

(二)经锁骨股静脉穿刺置管技术

1.解剖关系

锁骨下静脉是腋静脉的延续,始于第一肋外缘,终于前斜角肌内侧缘,在胸锁关节后与颈内静脉共同汇合形成无名静脉(图17-2)。前斜角肌将锁骨下静脉与锁骨下动脉分开。锁骨下静脉从外下向内上行走,当与第一肋骨交叉后转行于锁骨下动脉的下方(锁骨中1/3后面)。

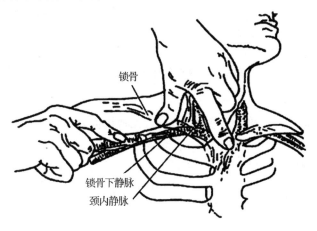

图 17-2　锁骨下静脉穿刺

2.穿刺锁骨下静脉操作步骤

一般为操作便利与放置导管,多选择左侧锁骨下静脉。

(1)选择锁骨中内1/3交点或肩峰与胸锁关节连线的1/2处的下方1～2 cm凹陷处进针。

（2）局部麻醉后用尖刀片在预定穿刺点做一小切口,用文氏钳钝性分离皮下组织。

（3）以左手拇指按在穿刺点内侧,中指放在胸骨上窝上方。

（4）右手持带注射器的血管穿刺针,穿刺针针芯斜面向下,针尖指向胸骨上窝,与皮肤成20°～30°刺入皮肤。

（5）穿刺针在带负压情况下缓慢向前推送,直到针头进入锁骨下静脉内(此时可能有突破感),注射器内可见静脉回血。

（6）左手固定穿刺针,右手撤走注射器,可见静脉血液从穿刺针尾部流出,将导引钢丝柔软端插入穿刺针,沿锁骨下静脉向前推送一段距离(10～15 cm)。

（7）透视下前送导引钢丝,直至导引钢丝进入下腔静脉。

（8）撤走穿刺针,左手压住穿刺部位,用湿纱布清洁导引钢丝。

（9）沿导引钢丝送入动脉鞘管(包括外鞘管和扩张管),注意使导引钢丝露出套管尾端5～10 cm。

（10）在鞘管全部送入血管后,从鞘管中将扩张管和导引钢丝一起拔出。

（11）抽吸并冲洗鞘管侧壁,关闭侧壁三通。

（三）经颈内静脉穿刺置管技术

1.解剖关系

颈内静脉起源于颅骨基底部,下行与颈动脉和迷走神经共同行走于颈鞘。颈内静脉在起始部位位于颈动脉后外侧,但到终末部分与锁骨下静脉交汇点上方时,颈内静脉便走至颈内动脉稍前。颈内静脉下段位于锁骨、胸锁乳突肌锁骨头(外侧)和胸骨头(内侧)形成的三角内。颈内静脉最好的穿刺部位是在此三角的顶部(图17-3)。在接近锁骨的胸骨后面,颈内静脉与锁骨下静脉汇合形成无名静脉。

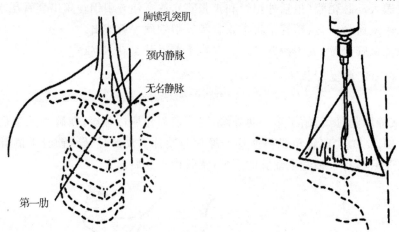

图17-3　颈内静脉解剖结构和穿刺

2.穿刺颈内静脉脉操作步骤

一般为多选择右侧颈静脉。嘱患者将头转向左侧,保持头向左侧的同时让患者头抬离床面,可显示由锁骨、胸锁乳突肌锁骨头和胸骨头形成的三角。三角的底部在下,顶部在上。

（1）左手在三角的顶部触诊颈动脉搏动。穿刺点选在三角的顶部稍外侧。

（2）用尖刀片在预定穿刺点做一小切口,用文氏钳钝性分离皮下组织。

（3）带注射器的穿刺针与胸锁乳突肌锁骨头内缘平行。右手持注射器,穿刺针针芯斜面向上,针尖指向乳头,在颈内静脉正上方与皮肤成30°夹角。

（4）穿刺针带负压缓慢向前推送,直到针头进入颈内静脉内,此时注射器内可见静脉回血。如果此过程中未进入颈内静脉,则可将穿刺针的角度再向内侧调整,但不要使穿刺针指向正中线,以免误穿刺颈动脉。

（5）左手固定穿刺针,嘱患者屏息呼吸并右手迅速撤走注射器,可见静脉血液从穿刺针尾部流出,立即用手指堵住针头尾端,将导引钢丝柔软端插入穿刺针,沿股静脉向前推送一段距离(10～15 cm)。

(6)左手压住穿刺点以上的部位以固定血管内的钢丝,撤走穿刺针,用湿纱布清洁导引钢丝。

(7)透视下前送导引钢丝,直至导引钢丝进入下腔静脉。

(8)撤走穿刺针,左手压住穿刺部位,用湿纱布清洁导引钢丝。

(9)沿导引钢丝送入动脉鞘管(包括外鞘管和扩张管),注意使导引钢丝露出套管尾端5～10 cm。

(10)在鞘管全部送入血管后,从鞘管中将扩张管和导引钢丝一起拔出。

(11)抽吸并冲洗鞘管侧壁,关闭侧壁三通。

二、放置电极导管于不同心腔的技术

心电生理检查时通常把电极导管分别放置在右心房侧壁上部和下部,右心室心尖部,冠状静脉窦和希氏束区域。在一些情况下,需要在心腔内其他一些部位置放电极导管。例如:①对有或可能有室性心动过速患者进行电生理评定,右心室心尖部起搏未能诱发出室性心动过速,需将电极导管置于右室流出道进行程序刺激。②右心室起搏未能诱发室性心动过速,需在左心室进行程序刺激。③需要做左心室标测以确定左心室的激动顺序。④为评定心房激动顺序,除在右心房侧壁上部和下部放置电极导管外,也需要放置1根电极导管于右心房侧壁中部。⑤为进行射频消融术须置入射频消融导管(大头导管)。

(一)右心房电图

自任何静脉均可容易地进入右心房。但是,如果电极导管经由左锁骨下静脉进入,要保持与心内膜良好接触是较难的。右心房后侧壁高部与上腔静脉交界处(窦房结区域)是最常用的记录和刺激部位。其他可辨认并可重复的部位包括:①右心房侧壁中部(在上述窦房结区域之下2～3 cm处)。②右心房侧壁下部与下腔静脉交界处。③冠状静脉窦口。④卵圆孔边缘处的房间隔。⑤心房附件(右心耳)。⑥三尖瓣处的房室交界区。在右心房其他部位进行更细致的标测是困难的,也缺乏重复性。

(二)右心室电图

电极导管通过任何静脉途径都可达到右心室。心尖部是最易辨认的,在此处进行记录和刺激,重复性最高。自流出道到心尖部整个室间隔右侧面,电极导管均可到达。

(三)左心房电图

左心房电活动的记录和起搏较难。最常采用的方法是通过置于冠状静脉窦内的电极导管,间接地记录或起搏左心房。自左锁骨下静脉插入的导管较易进入冠状静脉窦,因为覆盖冠状静脉窦口的便是朝向前上方的。所以从股静脉插入的导管往往较难成功,不过,若使用电极导管先在右心房内打一个圈,进入冠状静脉窦较易。在有未闭卵圆孔或房间隔缺损的患者,电极导管可自右心房穿过房间隔直接到达左心房。不具这种天然途径的患者,可通过用房间隔穿刺针穿刺房间隔的技术,将导管自右心房送入左心房。也可以穿刺动脉插入电极导管,逆向地进入左心室,然后越过二尖瓣逆向地进入左心房。

若不能进入左心房也不能进入冠状静脉窦,也可把电极导管置于主肺动脉,可记录到左心房前部的电位。或自食管插入电极导管,可记录左心房后部的电位。由经食管的电极导管进行起搏需要较高的电流。

(四)左心室电图

常规心电生理检查不必进行左室导管术。但以下情况由于要做左心室刺激(起搏)和记录左心室电图,自动脉插管逆向地将电极导管送入左心室是必需的:①对预激综合征患者进行完全的电生理评定,尤其为了确定房室旁路的数目和对其作精确定位。这是导管射频消融技术成功的关键。②反复发作的室性心动过速,尤其用药物不能控制者。对这类患者需要进行左心室刺激和记录左心室不同部位的电位,以进行心室标测,找出室性心动过速的起源处或确定有无发生室性心律失常的解剖学基质。心室标测[左和(或)右心室]对室性心动过速成功的非药物治疗(外科手术,直流电或导管射频消融术)至关重要。

在左心室内,尤其沿着室间隔左侧面,可以记录到浦肯野纤维的电位。在室间隔的左侧底部主动脉瓣下区域,可记录到左束支电位(图17-4)。

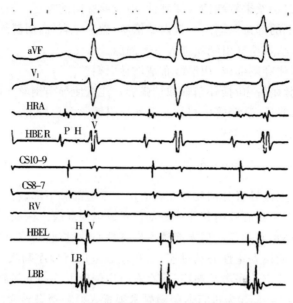

图 17-4　自左右两侧心脏同时记录希氏束电位

左心室导管术也用于：①确定左心室的激动形态顺序。②少数有或可能有室性心动过速的患者，右心室起搏（刺激）未能诱发这种心动过速，而用左心室刺激可能诱发。③为确定不应性和恢复时间的离散，需进行左心室标测和刺激。④为左侧心房室旁路的标测定位和消融。

（五）希氏束电图

希氏束电图是临床心脏电生理检查不可缺少的组成部分。记录希氏束电图，一般用普通的双极电极导管即可。如用特制的三极或四极希氏束导管，由于导管前端的 J 形弧度，其远端电极较易直接接触位于房间隔右侧面下方的希氏束，操作较易，成功率高。当用四极导管时，其远端两个电极用来记录希氏束电图，而近端两个电极此时位于右心房上部，可用以同步记录高位右心房电图或作心房刺激（起搏）用，以进一步了解不同心率时的房室传导功能或进行心房、房室结和希氏－浦肯野系统的不应期评定等心脏电生理检查。

希氏束电图的记录：希氏束位于房间隔的右心房侧下部，冠状静脉窦的左上方，卵圆窝的左下方，靠近三尖瓣口的头侧。在 X 线荧光透视下，将电极导管经静脉送入右心室流入道或心尖部。此时把电极导管近端通过延长导线与记录器的输入端相联。然后，缓慢地后撤导管，当其顶端经三尖瓣口刚退至右心房时，注意操纵导管的方向，使其顶端（远端电极）向在三尖瓣口头侧和背侧的右心房壁靠拢，同时密切观察示波器上心内心电图图形。当导管顶端位于右心房内，A 波（房波）振幅大而 V 波（室波）很小；导管顶端进入右心室时，A 波甚小而 V 波明显；当导管自心室向心房后撤过程中，当 A 波和 V 波都很显著，提示其顶端位于三尖瓣口附近，即所谓的希氏束区域，此时常能发现希氏束波（H 波）。有时需反复地略微推送或后撤导管，并不断改变其顶端的方向，仔细探查希氏束区域，才能找到满意的 H 波。将电极导管做轻度顺钟向转动，有助于使电极接触间隔，易于记录到希氏束电位。需要注意的一点是当电极导管自心室向心房徐徐后撤过程中，恰在心室波（V 波）之前记录到一个尖波，貌似希氏束电位，但在仔细观察下其与 V 波的间距短于 30 ms，这是右束支电位。继续徐徐后撤导管时，往往记录到真正的希氏束电位。它是一个双相或三相的尖波，其正常时限一般在 15～25 ms（图 17-5）。最好能在几对电极之间来记录希氏束电位，因为几对电极中的一对或另一对电极所记录到的希氏束电位是最稳定和持续存在的。最好选用呈现希氏束电位的电极对中最近端的一对，它应当伴随以大的房波（A 波）（图 17-6）。这点是重要的，因为希氏束的起始部分（近段）起自膜部房间隔，因而记录到的希氏束电位若不伴以较高大的房波，有可能是希氏束远段或右束支的电位，这样就有可能遗漏重要的希氏束内病变的表现（图 17-7）。

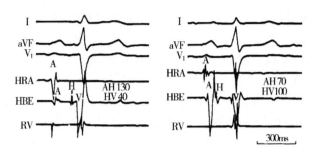

图 17-5　通过后撤电极管来证实希氏束电位

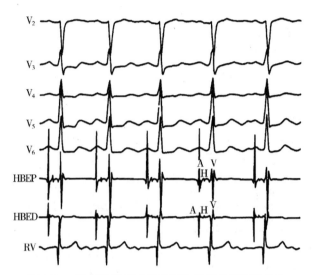

图 17-6　四极导管记录到近段和远段希氏束的电位

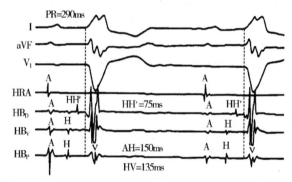

图 17-7　用四级导管记录近段、中段和远段希氏束的电位图

如果第一次尝试未能找到希氏束电位,应将电极导管重新进入右室并再次徐徐向心房后撤,并以不同的方式转动导管,从而探查三尖瓣环的不同部位。一旦电极导管在位,呈现满意的希氏束电位(H 波),应当立即固定导管,同步记录心内电图(希氏束电图和必要时的右心房和右心室电图)和体表导联心电图。后者的数目,视检查目的和具体条件而定。若能同时记录三个导联则用Ⅰ、aVF 和 V_1,分别代表 X、Y、Z三个轴向。

房室结、希氏束和右束支的电激动都发生在体表心电图 PR 段内。用导管技术记录到希氏束电位后,若将导管略微向前(向心室)推送 2～3 mm,有时可录得右束支电位(RB 波),而若将导管向心房方向后撤1～2 mm,偶尔记录到房室结电位(N 波)。

为准确判定房室传导时间,尤其希氏－浦肯野系统内传导时间,有必要验证在 PR 段内录得的电位是否确系希氏束电位(波)而不是右束支电位(波)。希氏束波与右束支波的鉴别如下。

(1)希氏束波时限(15～25 ms)比右束支波(约 10 ms)长。但这点并不很可靠,因为右束支波有时也可有较长的时限,尤其在有传导异常的病例。例如右束支时限可长达 15 ms,而 15 ms 通常是希氏束波的正常时限。

(2)从希氏束波至心室波(V 波)起始处的时间即 HV 间期,在成年人不应短于 35 ms。心脏手术过程中测定的 HV 间期表明,在无心室预激存在的情况下,自希氏束近端除极至心室除极开始的时间为 35~55 ms;而右束支电位总是发生在心室激动之前 30 ms 或不到 30 ms。因此,像希氏束波在其 HV 间期短于 30 ms 表明所记录的电位是右束支电位。但是,这点也不是很可靠的。

(3)观察记录到希氏束波时电极导管的位置。解剖学上,希氏束的近段开始于三尖瓣的心房一侧,最近段的希氏束电位应当伴以较大的心房电图。因此,即使记录到一个大的希氏束波但伴随的却是小的心房波,必须回撤电极导管以获得伴以较大的心房电图的希氏束波(图 17-5)。这样做有时可能显著地改变所测得的 HV 间期,并偶尔可揭示可被忽视的希氏束内阻滞。因此,若用多电极(≥3)导管,自近端电极对至远端电极对同时记录是有助于验证的。

(4)有时,需要用心房起搏方法来区别真正的希氏束波与多个组成部分的心房波。如果这个波是真的希氏束波,当心房起搏频率加快时 AH 间期应当延长而 HV 间期无明显变化(图 17-8)。

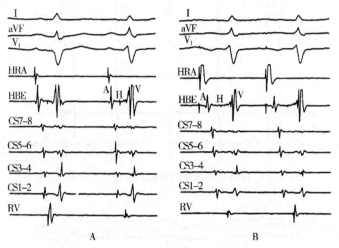

图 17-8　较快频率心脏起搏对 AH 间期的影响

(5)为了验证希氏束波,有时需要经动脉逆向插入电极导管至主动脉根部的无冠脉窦顶部,与右侧的电极导管同时记录希氏束电位。如果左、右两侧均能记录到希氏束波,则证明确是希氏束电位无误(图 17-4)。但需注意左侧的电极导管若进入左心室,往往会记录到左束支电位。由于左束支和右束支事实上同时除极,左束支电位可用来鉴别真的希氏束电位与右束支电位,若经静脉记录到的希氏束波出现较早,表明它是真正的希氏束电位。

(6)选择性希氏束起搏是最可靠的证实方法。希氏束起搏时如能获得:①QRS 和 T 波的时限和形状与窦性心律一样。②刺激信号至 V 波的间期与窦性心律时测定的 HV 间期相等。要同时符合上述两个指标才是可靠的证明。

(陈志飞)

第四节　心脏传导间期和心房、心室的激动方式

有同步记录的希氏束电图,体表心电图上的 P-R 间期可进一步分为 3 个间期,即 PA、AH 和 HV 间期。测量心内间期的准确性与记录时所用的纸速有关。

一、心房内传导

许多学者以 PA 间期作为心房传导的一个指标,PA 间期是自 P 波起始点至希氏束电图上 A 波的起始点,实际上顶多代表了右心房内传导时间。此时,PA 间期为 25~60 ms,平均 40 ms。注意 PA 间期不能作为评定心房内传导的指标。

二、AH 间期

AH 间期代表自房间隔的下部通过房室结至希氏束的传导时间。因而 AH 间期顶多只是大致的房室结传导时间。测量 AH 间期应在希氏束电图上自 A 波上最早和可重复的快速波测至希氏束电位(H 波)的起始处。由于不知道在心房电图上哪一时点冲动进入房室结,因此测量 AH 间期最重要的一点是可重复性。另外,患者的自主神经状态可以明显地影响 AH 间期。因此,不应当把 AH 间期的绝对值作为评估房室结功能的一个肯定指标。AH 间期的正常值大致为 60~130 ms,不同研究报告的数字有差别。AH 间期对起搏和药物(如阿托品)的反应往往提供比单纯测定 AH 间期更有意义的有关房室结功能的资料。用阿托品(0.04 mg/kg)和普萘洛尔(心得安 0.2 mg/kg)分别阻断迷走神经和交感神经后,可较好地了解房室结功能。

三、HV 间期

表示自希氏束近段至心室肌的传导时间,亦即冲动在希氏-浦肯野系统内的传导时间。HV 间期自希氏波(H 波)的起始处测至任何导联上的心室波的最早起始处,包括同步记录的心内导联上的 V 波或体表导联上的 QRS 波。根据多数学者报告的数字,HV 间期的正常值为 35~55 ms。在不同的心率和自主神经张力情况下,HV 间期通常保持恒定。许多常用的药物,如洋地黄、β 受体阻断药、苯妥英钠、利多卡因和阿托品等,一般不影响 HV 间期。但奎尼丁和普鲁卡因胺延长 HV 间期,而异丙肾上腺素缩短之。儿童的 HV 间期较短些。

四、心室内传导

心室内传导的心腔内分析不是心电生理检查的常规组成部分。但心室内标测包括右心室和左心室标测,对下列情况是很有用的:①室内传导障碍的分析,例如区别近段与远段右束支阻滞,区别左束支阻滞与左心室室内差异传导。②室性心动过速起源处的精确定位。③发现有无心室激动和心室兴奋性恢复的离散,以辨识有无致心律失常的病理生理基础,有助于识别可能发生心律失常事件的高危患者。

窦性心律时,从心室除极开始到右心室心尖部心肌激动的心室内传导时间正常时为 30 ms,左心室心内膜的激动时间为 29~52 ms(平均 43 ms)。Josephson 等(1984—1988 年)对 15 例无器质性心脏病的患者进行了细致的左心室心内膜标测。他们用 10 例患者记录的 156 份心室电图来定量评定振幅和时限,用 15 例患者共获得的 215 份心室电图作了左心室心内膜激动时间的分析。观察结果如下。

(1)左心室电图的定性特征:波的偏转迅速,组成部分清楚。在所有的左心室电图中,仅在起始处记录到低振幅的电活动,持续时间仅数毫秒(2~15 ms)。正常的左心室电图无分裂、碎裂或延迟出现的波(即在 QRS 后出现的波)。

(2)正常左心室电图的定量特征:平均振幅为(6.7±3.4)mV,95%的电图其振幅在 3 mV 以上。左心室电图的时限为(54±13)ms,其中 95%的时限在 70 ms 以下。左室底部电图的振幅较低(均值为 6.5 mV)而时限略长(均值 60 ms)。

(3)左心室心内膜激动:于 QRS 起始后 0~15 ms(平均 6 ms)开始。左心室心内膜激动的时限为(28±50)ms(平均为 36 ms),占体表 QRS 时限的 41%(平均 QRS 时限 87 ms,范围是 80~110 ms)。

五、正常的心房、心室和房室激动顺序

(一)心房激动顺序

正常心房激动起始于高位右心房或中侧位右心房,再从该处传向低位右心房和房室交界区以及左心房。正常时心房内传导时间多数认为 50 ms。

心房激动顺序包括前向性传导和逆向性传导。

(1)正常的心房前向激动顺序:窦性心律时,心房激动的顺序依次为高位右心房、中位右心房、低位右心房及冠状静脉窦的近、中、远端邻近的心房。

(2)左心房最早激动部位可以是房室结向左心房内的延伸。左心房的激动比较复杂,房内传导可能存在 3 条途径:①前结间束的分支 Bachmann 束。②位于房间隔中部的卵圆窝。③Koch 三角顶部通过中央纤维体。Koch 三角的顶部总能记录到左心房激动电位。50%~70%的患者,能观察到经 Bachmann 束传导的左心房激动,表现为冠状静脉窦远端(上和侧部)的激动早于冠状静脉窦的中部。

(3)正常的心房逆向激动顺序:心室激动(早搏或心室刺激)经房室传导系统逆向传导后,引起心房逆向激动。正常的心房逆向激动最早为房室结相邻(房室交界区)的心房,呈放射状同步向右心房其他部位与左心房传导。因此,能在心内希氏束电图通道记录到最早的心房逆向激动,然后是相邻的右心房和冠状静脉窦激动,最后为高位右心房和左心房。

前向和逆向心房激动顺序对室上性心律失常的准确诊断至关重要。

(二)正常的心室激动顺序

窦性心律时,从心室除极开始到右心室心尖部心肌激动的心室内传导时间正常时为 30 ms,左心室心内膜的激动时间为 29~52 ms(平均 43 ms)。左心室心内膜激动的形式是明确的,呈现特定的方式:虽然患者之间存在着差异,室间隔中部的下缘是左心室心内膜的最早激动部位,而游离壁的基底部上方是心内膜第二个最早激动点。然后激动从这些突破点呈放射状向心室其他部位传导,而心尖部心肌较晚激动,下后壁的基底部最后激动。左心室心内膜的最早激动点与第二最早激动点不相邻者占 67%。

Durrer 等在 1970 年对人的正常左心室心内膜激动方式做了研究,他们还发现了第三个突破口,它位于下壁中部与室间隔的交界处。

(左　耿)

第五节　电生理检查的心脏刺激方案

程序刺激是为心电生理检查事先设定的刺激方式。临床心电生理检查的基本方法是与体表导联心电图同步的经静脉和(或)经动脉的心腔内电图记录技术与心腔内刺激(起搏)技术相结合。

在心电生理检查前,应当停用各种抗心律失常药。检查过程中,一般不用麻醉药,患者处于清醒状态。患者一般不必空腹。术前把检查目的和步骤向患者说明,取得其同意并签字,这样有助于消除其恐惧,取得配合。

用经皮穿刺插入电极导管的技术,把记录心腔内电图和心腔刺激(起搏)用的电极导管顶端放置于心腔内适当的部位(表 17-3),并将它们的尾部分别连接于生理记录仪和程序刺激仪。在窦性心律或起搏的心律时,引进单个或多个程序的期前刺激是观察动态电生理学的方法。正常心脏以可预期的方式对这些干预做出反应。程序刺激可用来:①刻画出房室传导系统、心房和心室的电生理特性。②诱发心律失常并分析其发生机制。③评定药物、电刺激、导管消融和外科手术干预对房室传导系统、心房和心室功能的影响以及它们对心律失常的治疗效果。

规则的连续刺激:是以周长相等的刺激(S_1)作连续刺激(S_1S_1 刺激),持续 10~60 s 不等。休息 1 min

后再以较短的周长(即较快的频率)再次进行 S_1S_1 刺激。如此继续进行,每次增快刺激(起搏)频率 10 次,逐步增加到 170～200 次/分、或出现房室阻滞时为止。这就是分级递增性刺激(起搏)。心房刺激可达 300 次/分,但较少采用,因为如此快速的刺激易诱发心房颤动或其他房性快速心律失常,妨碍检查进行。心室刺激一般不宜超过 200 次/分,且刺激持续时间应较短。

表 17-3　常用的心腔记录导联和刺激部位以及刺激方式

1.体表导联

至少应有: I 、II 、V_1,或 I 、aVF、V_1

2.心腔内记录导联

希氏束(房间隔右侧面下部)

右房上部(后侧壁靠近上腔静脉入口处)

冠状静脉窦(代表左心房或左心室后部)

右心室心尖部

* 右心房下部(侧壁,与下腔静脉交界处)

* 右心房中部(侧壁)

* 左心房

* 主肺动脉(代表二尖瓣环和左心房前部)

* 食管(不是心腔内导联,可反映左心房后部的电活动)

* 右心室流出道或其他部位(视检查需要而定)

* 左心室(放置部位视检查目的而定)

* 主动脉无冠状动脉窦(记录希氏束电图)

3.心腔内刺激(起搏)——程序刺激

(1)刺激部位:同心腔内记录导联,视检查目的选用

(2)刺激方式:

规则的连续刺激:递增性,短阵快速性

程序期前刺激:与自身搏动或基本起搏搏动(S_1)配对的一个期前刺激(S_2),或连续两个(S_2,S_3)或三个(S_2,S_3,S_4)期前刺激

4.心室(心房)标测

(1)激动标测

(2)起搏标测

(3)拖动标测

* 不是心电生理检查常规使用的导联

　　程序期前(早搏)刺激:是在自身心律或基础起搏心律中引入单个或多个早搏(期前)刺激,有几种方式:①S_1S_2 刺激:即释出一个期前刺激。先由 S_1S_1 刺激 8～10 次,称为基础刺激或基础起搏,在最后一个 S_1 之后发放一个期前 S_2 刺激,由 S_1S_2 数值规定其配对间期,使心脏在定律搏动的基础上发生一次期前搏动。逐步改 S_1S_2 数值,达到扫描刺激的目的。②S_2 刺激:即与自身搏动配对的单个期前刺激。程序刺激器不发放 S_1 脉冲,而感知心脏自身的 P 波或 QRS 波,每感知 8～10 次,发放一个期前刺激,形成在自身心律的基础上出现一次期前搏动。逐步改变 S_2 的配对间期,以进行扫描刺激。③$S_1S_2S_3$ 刺激:先由 S_1S_1 起搏 8～10 次,在最后一个 S_1 之后发放 S_2 和 S_3 刺激各 1 次,其配对间期分别由 S_1S_2 和 S_2S_3 的数值规定,使心脏在规则的起搏基础上连续发生两个期前搏动,一般 S_1S_2 不变而 S_2S_3 进行性变化。也可逐步分别改变 S_1S_2 和(或)S_2S_3 配对间期数值,以进行扫描刺激。④S_2S_3 刺激:不发放 S_1 刺激脉冲,使刺激器感知自身搏动的 P 波或 QRS 波;每感知 8～10 个自身心搏,依次释出 S_2 和 S_3 各一个,各自的配对间期可以逐步改变,使心脏在自身心律的基础上连续发生两个期前搏动,也可达到扫描的目的。⑤$S_1S_2S_3S_4$ 刺激和 $S_2S_3S_4$:即在连续 8～10 次起搏搏动后或感知 8～10 次自身心搏后连续发放 3 个期前刺激。在临床电生理检查方案中,采用连续 3 个期前刺激的较少。

　　心内刺激的电流强度应为舒张期阈值的 2 倍,因为这个电流强度的重复性好并且也比较安全。

一、心房递增性刺激(起搏)

心房起搏是分析房室传导系统功能特性的一种方法。心房起搏部位是右心房上部的窦房结区域。开始时以稍短于窦性心律的周长进行起搏,然后进行性地减短周长,每次减短 10～50 ms,直至周长减至最短为 250 ms 和(或)出现房室文氏现象的周长时为止。以每个周长的起搏持续 15～60 s,以保证传导间期的稳定性。

对心房起搏的正常反应是起搏(刺激)周长减短时 AH 间期逐渐延长直至出现文氏型房室结阻滞,而结下传导(HV 间期)保持不变。文氏型阻滞常是不典型的,在长的文氏周期中(>6:5),不典型的文氏型阻滞的发生率最高。如果进一步减短起搏的周长,较高度的房室结阻滞(2:1 和 3:1 阻滞)会发生。

由于自主神经系统对房室结功能的明显影响,房室结文氏现象可在较宽范围的起搏周长时发生。在无预激综合征存在的情况下,大多数患者于基础状态下当心房起搏长为 500～350 ms 发生文氏型房室结阻滞。出现文氏现象时的心房起搏频率称为文氏点(Wenckebach)。偶尔有些健康的年轻人,可在较长的起搏周长时产生文氏型房室结阻滞,可能继发于增强的迷走神经张力;而另一些人则在心房起搏周长短至300 ms 时仍保持 1:1 房室结传导,可能因交感神经张力较高所致。出现文氏点的起搏周长几乎总是与进行心导管术时患者的基础自主神经张力有关。窦性心律时的 AH 间期与出现文氏点的起搏周长之间相关。各组学者报告的正常人出现文氏点的起搏周长值不尽相同(虽然差别不大)。在日常工作中,粗略地把文氏点<150 次/分作为有潜在房室结传导功能减低的一个指标。

二、期前心房刺激

(一)测定不应期

心脏组织的不应性可用该组织对期前刺激的反应来下定义。在临床心电生理学,通常以 3 个指标来表示不应性:相对、有效和功能不应期。

(1)相对不应期(RRP):以较长配对间期的期前刺激进行刺激时,期前刺激和基本刺激引起的搏动(期前收缩和基本搏动),两者的传导时间是相等的。当配对间期逐渐缩短,期前收缩的传导时间延长。当配对间期进行性缩短,期前收缩传导时间进一步延长。开始比基本搏动的传导时间延长的最长配对间期为相对不应期。因此,相对不应期标志心脏组织的应激性(兴奋性)未完全恢复。

(2)有效不应期(ERP):期前刺激与基本刺激的配对间期继续缩短,以至期前刺激不能下传。心脏组织的有效不应期是期前刺激不能传播通过时的最长配对间期。因此有效不应期应当在该组织的近端(冲动传入端)进行测定。

(3)功能不应期(FRP):心脏组织的功能不应期是经由它传导的连续两个冲动间的最短配对间期。因为 FRP 是自该组织传出的一个指标,应当在该组织的远端来测定。从而一个组织的功能不应期的评定必须具备一个条件:较近段组织的功能不应期短于远段组织的有效不应期。举例来说,希氏－浦肯野系统的功能不应期只有当它超过房室结的功能不应期时才能被测定。

房室传导系统既有前向传导功能(AV 传导)也有逆向传导(VA 传导)能力。VA 传导时房室传导系统各部位的逆向不应期,可采用期前(程序)心室刺激法来测定。不应期评定的观念可应用于房室传导系统的每个组成部分。

测定不应期的具体方法是采用期前刺激技术,引进一个心房或心室刺激,从舒张晚期开始,逐步缩短其配对间期,观察其下传或逆传的反应,直到不再发生反应。引进期前心房刺激是为房室传导系统各部分前向不应期的测定,而引进期前心室刺激是测定其逆向传导功能和不应期。

由于心脏组织的不应期取决于其前面的周期长度(周长),因此测定不应期是在固定周长的基本刺激的情况下引进期前刺激,基本刺激的周长应在生理范围内(1 000～600 ms)。这样,可避免继发于窦性心律不齐或自发的早搏后的周长改变而可能导致的不应性改变。一般于 8～10 个基本起搏波后引进一个期前刺激,这样使得不应性有足够时间得以稳定。不应性的稳定通常在起初的 3～4 个起搏搏动后已经完成。期前刺激的周长,一般于开始时等于或略短于基本起搏周长,然后依次缩短,起初缩短的步长大些,一次为 20 ms,估计接近不应期时,步长减小到 5~10 ms,以便较细致地测定不应期。应当在特定的部位测定不应期,这点很重要。心房和心室的不应期应在刺激的部位测定,而房室结和希氏-浦肯野系统的不应期应在希氏束电图上测定。

心房刺激可以测定心房、房室结和希氏-浦肯野系统的不应期。

(二)对期前心房刺激的反应形式

有 3 种不同形式,其特征是不同配对间期的期前刺激时发生传导延迟或阻滞的部位不同。Ⅰ型反应最常见,其特征是期前心房刺激冲动在房室结内产生进行性传导延迟而希氏-浦肯野系统内没有任何改变。最终在房室结内或心房内发生阻滞。在Ⅱ型反应,起初可见房室结内传导延缓,但在较短的配对间期时,希氏-浦肯野系统内出现进行性传导延迟。传导阻滞常在房室结内先发生,但也可发生在心房内,偶尔发生在希氏-浦肯野系统内。Ⅲ型阻滞最少见,起初房室结内发生传导延缓,但在某个临界配对间期时,希氏-浦肯野系统内突然产生明显的传导延缓。在这型反应,最先发生阻滞的部位无例外地在希氏-浦肯野系统内。

三、递增性心室刺激(起搏)

心室起搏通常在右室心尖部进行。如同在心房起搏一样,开始心室起搏时用比窦性周长稍短的起搏周长。然后起搏周长逐渐减短直至达到 300 ms。更短的周长也可以用,例如在室上性心律失常患者评定快速的逆向传导或在检查过程中为了诱发室性心律失常。

心室起搏可提供关于 VA 传导的资料。文献中报告的呈现 VA 传导的患者概率自 40%~90% 不等,取决于所观察的人群。在前向(AV)传导正常者,VA 传导的发生率较高,但在完全性房室阻滞的患者,也可存在 VA 传导。

大多数病例在心室起搏时的希氏束电图上可看见一个逆传的希氏束波。心室起搏时,若采用电极间距短的电极导管来记录,并精心操作,可在窦性心律时 QRS 正常的患者中的 85% 记录到希氏束波。在 QRS 波和 HV 间期均正常患者,希氏束导联上的逆传的希氏束波通常出现在 V 波之前。反之,当有束支阻滞存在时,尤其若 HV 间期延长,则较少见到逆传的希氏束波,若能看见,则这个逆传希氏束波通常出现在与束支阻滞同侧的心室进行起搏时的 QRS 波之后。

当心室起搏周长减短时,对心室起搏的正常反应是 VA 传导逐渐延长。周长更短时,则发生逆传(VA)文氏型和更高度阻滞。虽然文氏型阻滞通常提示逆传延迟系发生在房室结内,但只有当起搏的室波(V 波)后继随以希氏束波(H 波)时,才能证明逆传的文氏型和更高度的阻滞确实发生在房室结内。

四、期前心室刺激

(一)测定不应期

心室刺激可以测定心室、房室结和希氏-浦肯野系统的逆向不应期,并可对心室和室房(VA)传导形式进行系统的评定。在每 8~10 个心室基本刺激(S₁)引起的心室起搏心律后引进一个心室期前刺激(S₂),S₂ 的期前程度进行性增加(S₁S₂ 间期进行性减短,每次减短 5~10 ms),直到达到心室的有效不应期。逆向不应性的定义已在前文叙述。虽然逆向传导功能和不应性与前向传导相似,逆向传导延迟和阻滞的最常见部位在希氏-浦肯野系统内。

逆向传导的细致评定受两因素制约:①在心室基本起搏时,不是总能看见希氏束波。近年来,Josephson 等用电极间距较窄的(0.5 ms)导管仔细地进行检查,在 85% 的患者中于心室起搏时能够记录到希氏束电位。②在较宽的心室配对间期范围内做心室期前刺激时,希氏束波往往埋藏在心室波内,从而在这些时期内不可能测定心室至希氏束的传导时间(VH 间期)。

利用希氏束电位和右束支电位,可以仔细地分析自心室至心房的逆向激动顺序。在大多数患者,心室冲动经由左或右束支传导,然后是希氏束、房室结和心房。心室期前刺激较早时,希氏－浦肯野系统内最先发生传导延缓,也可能最先发生阻滞(到达有效不应期),传导延缓和阻滞也可以发生在房室结内,但较少见。

（二）对心室期前刺激的反应形式

心室刺激时可发生 3 种类型的心室重复反应(或称为额外心室搏动,心室回波)。它们是正常心室反应的变异型。

（1）束支折返激动:心室重复反应中最常见的一种,也称为"V_3现象"。据几组学者的报道,正常人中的发生率约为 50%。它的本质是利用希氏－浦肯野系统和心室肌而形成的大折返激动。在连续心室起搏时,在室内传导正常者逆向的希氏束激动最可能由右束支逆传来的冲动所产生。这点的唯一证明是基本心室刺激时局部心室电位(V_1)之前有逆向的希氏束波存在。当以逐渐缩短的配对间期进行右室刺激期间,右束支内发生进行性传导延缓和阻滞,这样逆向的希氏束激动便经由左束支下传。此时,逆向的希氏束波通常见于局部心室电位(V_2)之后。配对间期(S_1S_2)继续缩短时,希氏－浦肯野系统的逆向传导时间(S_2H_2)延长,当延长程度达到一个临界点时,起先发生阻滞的右束支脱离不应期,冲动便可经由它下传而激动心室,产生一个 QRS 波(V_3),其形状与右室刺激所产生的相似。明确地说,这个心室回波(V_3)的形状,像真的左束支阻滞伴心电轴左偏,因为心室激动是经内右束支传来的冲动所产生的。如果有逆向的心房激动,它在希氏束波后。HV 间期总是几乎等于或略长于前向传导时的 HV。有少数患者,心室重复反应(V_3)呈右束支阻滞形状,而逆向的右束支电位在希氏束电位之前,提示束支折返激动系由右束支逆传而经左束支下传心室。

（2）房室结内折返引起的心室回波:也是对单个心室期前刺激的重复反应的一种,约发生于 15% 的患者。这类回波发生于逆向房室结传导延缓达到某个临界值时(即 $H_2A_2>H_1A_1$ 到一定程度时)。在 H_2A_2 的某个临界值(如没有看见希氏束波,则在 V_2A_2 的某个临界值)时,便产生一个 QRS 形状正常的前向性传导的额外搏动(回波)。A 波(A_2)在希氏束波(H_3)之前,而 H_3 在 V_3 之前,这个顺序以及正常的 QRS 表明这个心室回波确因房室结内折返所致。可以注意到的一点是房室结内折返性回波在回波出现前希氏束激动 2 次(H_2 和 H_3)。因此,这些患者有房室结双径路存在,心室回波的产生是经由慢径逆向向上传导,再通过快径下传至心室。

（3）心室内折返激动引起的心室回波:这类心室重复反应最常见于有心脏病的患者,尤其是冠心病以前有过心肌梗死者。据 Josephson 的资料在正常人用阈值 2 倍的单个心室期前刺激(S_2),发生这类心室重复反应的不到 15%,用 2 个期前刺激(S_2S_3)时,发生率增高为 24% 左右。而在有过室性心动过速和心室颤动的心脏病患者,对 1 个或 2 个心室期前刺激引起重复的心室内折返激动的高达 70%～75%。期前刺激的数目,基本驱动周长数目和刺激部位增多时,心室重复反应的发生率增高。这类心室重复反应在短配对间期时发生,可以呈不同的 QRS 形状,但在有过心肌梗死患者 QRS 呈右束支阻滞型的多于左束支阻滞型。如果这种重复反应持续几个心搏,它们通常是多形性的,且偶可蜕变为心室颤动。以往没有室性快速心律失常的患者,这种心室重复反应没有临床意义。但是,如果诱发出来的是持续性单形室性心动过速便有临床意义,它只见于曾经有过持续性单形室速,与这个心律失常有关的症状(如晕厥)或有可以产生这个心律失常的基质(例如新近发生的或陈旧的心肌梗死伴有室壁瘤)的患者。

在同一个人心室期前刺激引起的心室重复反应可以有多个发生机制。束支折返激动几乎总是其中之一。在冠心病和有过心肌梗死伴自发性室性心律失常的患者,束支折返激动常伴以或诱发室内折返性的反应。较少见束支折返激动和房室结内折返激动并存。

（左　耿）

第六节　电生理检查的标测技术

心脏电生理检查中除了基本的心脏激动传导的参数测量及心律失常进行诱发外,还要对心脏的激动顺序进行标测,这不仅能够确定心律失常的最终诊断和发生机制,还能确定预激综合征患者旁路的数量、位置和最早激动部位,并指导随后的消融治疗。相继派生了更多的心脏电生理检查和标测方法,例如,短阵猝发刺激、重整和拖带等。20 世纪 90 年代,由于心脏电生理记录仪计算机技术的发展,使心脏标测的方法与准确性大大提高,标测的时间明显缩短。基本的心脏电生理标测技术包括:激动顺序标测、起搏标测、拖带标测和基质标测。

一、激动顺序标测

激动顺序标测就是心动过速时利用多电极记录心脏多部位的局部电活动,观察同次心脏激动中各部位的电激动先后发生的顺序,或同一部位依据时间顺序的电活动。激动顺序标测常用在心动过速发作或显性预激时标测心房、心室的最早激动点、缓慢传导区或折返路径。根据心房或心室的激动顺序,对心律失常的诊断及其机制做出明确的结论。激动顺序标测的前提是心动过速能够持续或反复被诱发,或存在心室预激。室上性心动过速(包括房速和房扑)时,心房的激动顺序对确立诊断十分重要,而对预激性心动过速和室性心动过速(室速)而言,心室的激动顺序对诊断更为关键。

二、起搏标测

是应用起搏技术在心室或心房的不同部位,以不同的频率进行起搏,然后比较和分析不同部位的 12 导联起搏心电图并与心动过速 12 导联心电图比较。当两者心电图图形在 12 导联或接近 12 导联完全一致时,说明该起搏部位位于或靠近心动过速的起源点,必要时可在该部位放电消融。实际上,起搏标测就是心动过速起源点的标测。主要用于室速的标测,偶尔用于房速的标测。

三、拖带标测

心动过速发作时,用高于心动过速的频率起搏时,心动过速的频率可上升到起搏频率,当起搏停止后,心动过速的频率又回降到原来频率的现象称为拖带现象。拖带和拖带标测的目的是为鉴别心动过速可能的发生机制,判定心动过速折返环路的大致部位。拖带标测是在多个点进行心动过速的拖带检查,并对结果进行分析和比较。通过对可引起隐匿性现象起搏点的确定以及起搏停止后自身心动过速恢复时第一个心动周期激动顺序的分析,有可能发现心动过速的"最早激动部位"和"最早激动点",为心动过速的诊断及治疗提供可靠依据。

(1)拖带的方法:确定心动过速的频率或间期后,应用比心动过速周期值短 10 ms 的起搏间期或比心动过速频率快 5 次/分的频率起搏,起搏一定时间后(30～120 s)停止起搏,观察和判断是否拖带了心动过速,当拖带心动过速后,则可初步认定该心动过速为折返机制引起。

(2)可以进行拖带的部位:对于各种心动过速,能发生拖带的起搏部位既可能在心房,也可能在心室,越靠近心动过速的折返环时,拖带的成功率越高。一般情况下,拖带的部位与折返环应当位于同一心腔,如心房起搏可以拖带房速、房扑,心室起搏可以拖带室速。房室折返性心动过速的折返环路包括心房和心室,因此心房和心室起搏都能拖带房室折返性心动过速。房室结折返性心动过速的心房和心室虽然都不是折返环路的必需成分,但心房或心室的刺激经过传导可以进入位于房室结内的折返环路中,进而拖带该心动过速。

(3)影响拖带的因素。心动过速是否能被拖带,决定于:①心动过速的周期值。②可激动间隙的大小。③刺激部位心肌的不应期。④刺激脉冲从起搏刺激部位到心动过速折返环的距离。

(4)拖带的分型及意义:拖带时起搏的心房或心室波图形与心动过速时有明显不同时为显性拖带,相同或相近时为隐匿性拖带。显性拖带提示拖带的起搏部位距折返环较远,而隐匿性拖带提示拖带起搏的部位靠近折返环或位于其出口。拖带标测不仅有助于确定心房(心室)的哪些成分参与了折返环,还有助于确定心动过速消融可能有效的靶点,即折返环的缓慢传导区或折返环出口。

四、基质标测

心动过速基质标测的基础是心动过速患者心内存在心肌解剖学或电学的病理性改变,通过标测可以发现和记录到与这些病变一致的特异性电位,而这些记录部位可能就是心律失常的起源点或折返环路的关键性部位。心动过速均有不同的解剖学和电学基质。以室速为例,最常见的解剖学基质是心肌缺血,由冠心病引发的心律失常充分表现了这种病理学的机制。心脏电生理检查对冠心病室速患者十分有用,与冠心病室速有关的病理学基质通常是室壁运动异常。因为梗死的心肌组织与缺血的心肌组织间以及与正常心肌组织间存在着严重的电-机械偶联的损伤与破坏,临床电生理检查能够证实梗死心肌组织传导性和不应期均有异常,局部的各向异性和自律性都增加。正是这些病理学特征产生了心肌特异性电学改变,最具代表性的是碎裂电位。碎裂电位的特征是心电图呈多相波,振幅≤0.5 mV,时限≥170 ms 或振幅/时限≤0.005,可以出现在 QRS 波前 50 ms 之内,或舒张中期。碎裂电位的出现说明局部传导有明显的各向异性,是折返环路的缓慢传导区。

近年来,虽然三维标测系统,如电解剖标测技术(Carto,EnSite3000 等)的应用,使心脏电生理标测能力出现了质的飞跃,但基本心脏电生理标测技术仍是所有现代标测技术的基础,是心脏电生理医生应当十分熟悉和掌握的基本知识。

（左　耿）

第七节　心电生理检查的适应证和禁忌证

电生理检查的主要目的是对心律失常进行诊断,或在此基础上对心律失常进行治疗。一般由于下列目的而进行有创心电生理检查。

(1)为了确定心动过速或心动过缓的起源处及其发生机制。如为了确立一个临床事件诸如心搏骤停或晕厥发作的原因,而它们可能系因心律失常所致;或者对体表心电图不能明确诊断的有症状的心律失常进行评定。这些资料有助于指导治疗,对拟进行外科治疗的患者更是必需的。

(2)在经常发生心动过速的患者指导抗心律失常药的选择及其功效的评定,评定其他干预措施。诸如外科手术效果或置入型心律转复除颤器(ICD)对快速心律失常的自动识别和终止功能。

(3)心电生理检查实际上不仅是一种诊断方法和研究工具,也可作为一种直接的治疗手段。例如:①用起搏的方式来终止持久的室上性心动过速和心房扑动。②用导管技术来消融产生心律失常的机制,尤其以射频作为能源的导管消融技术近年来发展十分迅速,国内外已成功地用于临床。

(4)评估患者将来发生心律失常事件的可能性,例如新近有过心肌梗死的患者或无症状的心室预激综合征患者。但总的来说,心电生理检查对这些临床情况的作用尚不明确。

电生理检查的适应证又分为明确或肯定适应证、相对或有争议适应证和非适应证。其中肯定适应证不等同于绝对适应证,只是表明目前多数医疗中心或多数专家认为这类患者应接受电生理检查;相对适应证指有争议的适应证,临床判断中应考虑电生理检查对患者的综合影响或利弊;非适应证不完全等同于禁忌证,只是表明大多数医疗中心或专家认为这类患者目前的病情不宜进行电生理检查。

一、适应证

心电生理检查的具体临床适应证分类如下。

(1)肯定的适应证:①持续性室速或心搏骤停,发生在无急性心肌梗死、抗心律失常药物中毒或电解质紊乱者,尤其基础室性异位搏动的数目太少不足以用心电图监测来评估抗心律失常药物功效。②病因不明的晕厥但不像是非心脏性原因所致。③原因不明的宽 QRS 波心动过速。④评定抗心律失常器械对心动过速的识别和终止的功能。⑤有症状的 WPW 综合征,尤其拟进行导管消融术者。⑥频发的有症状的室上性心动过速,尤其药物治疗无效而拟做导管消融术时。⑦二度房室阻滞而阻滞的部位不肯定。⑧心房扑动而可能进行导管消融术治疗。

(2)有争议的适应证:①无症状的 WPW 综合征。②心肌梗死后。③非持续性室性心动过速。④心肌病。⑤频发室性异位搏动。⑥任何室上性心动过速。

二、禁忌证

(1)非适应证:①无症状的窦性心动过速。②无症状的束支阻滞。③心悸。④心房颤动。⑤三度房室阻滞或二度Ⅱ型房室阻滞

(2)禁忌证:①感染:为控制的感染性心内膜炎或其他部位的有感染性疾病的患者。②出血:有出血倾向和血小板低的患者。③严重水、电解质、酸碱失衡的患者。④急性心肌梗死、心肌炎患者。⑤严重肝肾功能不全的患者。⑥血管(四肢、腔静脉)有静脉血栓栓塞症;超声心动图确诊心脏内部有血栓的患者。⑦患者或家属拒绝心脏介入治疗的患者。

(左 耿)

第八节　并发症的预防及处理

心电生理检查虽然是有创性技术,常需多根电极导管,行右和(或)左心导管术,程序心脏刺激,心室标测的及有意诱发室上性或室性快速心律失常,但只要操作人员训练有素,技术娴熟,配合默契,熟悉检查方案和步骤以及可能产生的并发症,做好准备,电生理检查是一项比较安全的检查,并发症发生率不高。可能发生的并发症有以下几种。

一、心脏穿孔、心包积血与压塞

有可能发生心室或心房穿孔。右心室室壁较薄,较易发生穿孔。为治疗房性心律失常和房室旁路,在心房或冠状静脉窦做导管消融术,可能发生心房壁或冠状静脉窦穿孔。大多数与导管的操作有关,注意导管操作要轻柔,不使用暴力,导管在心脏中的位置不要顶得太紧,张力不要过大。注意检查过程中患者的症状以及血压、心率的变化。少量心包积液,可继续严密观察不需要特别处理。大量心包积液,伴有血压和心率的变化,应立即行心包穿刺,将心包腔内的血液抽出后可经静脉通道注入体内,既能降低心包腔内压力又能避免失血性休克。同时进行输液,必要时输血或血浆。如心包压塞严重,需做心包穿刺减压,如效果不好,需及时做外科手术修补。

二、气胸与血气胸

大多与颈部的血管(尤其是锁骨下静脉)穿刺有关。主要预防是注意血管穿刺的技巧,熟悉局部的解剖结构,穿刺针进针缓慢,保持负压进针,并不要进针太深。穿刺不顺利,可在 X 线透视指导下进行,万一抽到气体后,迅速退出。少量气胸不需要特别处理,可继续观察;吸氧有利于气体的吸收。中到大量气胸可穿刺抽气,必要时可行胸壁切开水封瓶引流。血气胸的预防基本同上,注意穿刺针进入锁骨下动脉的识别。万一穿刺针或导丝进入锁骨下动脉,只要不进入扩张鞘,退出穿刺针或导丝,密切注意观察,一般不需要特别处理。少量血气胸不需要特别处理,可继续观察。中到大量血气胸可穿刺抽液和抽气,必要时可行胸壁切开水封瓶引流。偶尔需要外科手术进行干预。

三、神经损伤

臂丛神经损伤、枕神经损伤、霍纳综合征,大多数与颈部的血管穿刺直接或间接有关(或局部血肿压

迫），主要预防是注意血管穿刺的技巧，熟悉局部的解剖结构，不要进针太深。出现情况请相关科室处理。

四、血栓与栓塞

心脏电生理检查大多在右心静脉系统进行，故血栓及栓塞大多发生在右心静脉系统，包括微血栓、深静脉血栓和肺梗死。在有高凝状态的患者，右侧心导管检查时间较长者，即使经静脉途径插管，术中也可以适当应用肝素。经动脉鞘更换导管或拔管时注意通过动脉鞘侧孔进行抽吸保持负压，可减少栓塞的发生。此外，患者电生理检查术后，卧床时间不要太长、早期下床活动，可减少栓塞的发生。

肺动脉栓塞主要发生在解除卧位开始活动时。栓塞范围小者症状轻、恢复快，大的血栓很快导致呼吸、心搏停止而丧失抢救机会，因此预防血栓形成很重要。预防的方法是缩短卧床时间，仅穿刺股静脉者下肢限制活动不超过 6 h，穿刺股动脉者不超过 12 h。有深静脉血栓高危因素者如高龄、静脉曲张、栓塞史、肥胖、口服避孕药等可在血管包扎 2 h 后应用肝素预防血栓形成。

深静脉血栓和肺梗死的处理主要是溶栓、抗凝等处理。

五、心律失常

导管在心房或心室内操作，会引起心房或心室期前收缩，特别在导管跨越三尖瓣时会诱发室性心律失常，甚至室速的发生，故注意导管操作要轻柔。在进行心房或心室刺激时，要根据规定的程序刺激方案，不要用过分强烈的刺激方案，以免诱发无临床意义的心律失常。多种折返性心律失常可因心房/心室刺激所诱发，也能被刺激所终止。给予配对间期短的期前心房刺激，常引起心房颤动。不过，它往往是一过性的。如果患者没有因心房颤动而产生血流动力学状态的恶化，不需特别处理，等待恢复窦律后再继续进行检查。但是如果患者出现血流动力学状态的恶化，应进行电除颤。如果心房颤动持续时间较长，或反复发作，应终止检查。心室刺激时可能发生心室颤动，及时电除颤是有效的控制方法。使用刺激强度不超过 2 倍舒张期阈值、脉宽 <2 ms 的刺激，可减少心室颤动的发生机会。

六、局部出血、血肿形成与股动静脉瘘

大多发生于股动脉或股静脉穿刺处，即腹股沟部位。偶尔出血很严重。穿刺股动脉发生严重出血较多见，尤其在肥胖的患者。穿刺点要准确，穿刺静脉时尽量不要穿刺到动脉。万一穿刺到动脉，退出穿刺针后局部压迫止血。穿刺时注意缓慢进针，尽量不要穿刺过血管后壁。注意穿刺时进入动脉血管的识别，若有疑问时进入导丝再透视注意其行走方向。可用以下方法减少出血的危险性：①撤出导管后用手指压迫穿刺处 10～20 min。②检查结束后患者卧床 12～24 h。③手指压迫停止后，置沙袋于腹股沟部位 4 h。④检查结束后密切观察患者。

术中一旦疑有股动静脉瘘，切忌再插入大直径的导管或扩张管。如瘘口直径 <3 mm 者，可采用局部压迫止血法或随访观察；若瘘口直径 >3 mm 者，可施行外科手术或带膜支架置入术。

七、迷走反射

可发生在检查中或检查后，表现为意识模糊、血压低、心率慢，甚至会有心脏搏动消失，严重者会有呼吸、心搏骤停。万一发生静脉注射阿托品 1～2 mg，补充血容量、应用升压药物如多巴胺。

预防：①避免空腹时间太长。②补充足够的血容量，空腹时间较长者可在结束检查之前快速补充生理盐水 500 mL。③避免疼痛。

八、死亡

总病死率低于 0.1%。发生心脏压塞或心脏穿孔等情况时应判断准确、及时，并采取适当的处理措施，以避免严重后果。偶见有电生理检查术后肺梗死引起死亡的个案报道。

（左　耿）

第十八章

心电图产生原理与导联

第一节　心电图产生原理

心肌细胞生物电的变化是心电图产生的根源。人体是一个三维、有边界、形状不规则的非均质容积导体,心脏的生物电活动可以通过周围的导电组织和体液传导到体表的任何部位,把电极放置在体表或体内某个部位都可以记录到相应的心电图。

一、激动的扩布与心电图形的产生

除极过程从极化膜受刺激的部分开始,向周围迅速扩展,直到整个细胞膜除极完毕。然而,激动的扩布并不单纯局限在细胞内,由于心肌细胞间存在着相互连接,电偶的推进可以跨越细胞界限,其扩布的过程如同石子投入平静水面激起的波浪向四周扩散一样。

（一）激动扩布中的相关概念

1.电偶

物理学中将一个分子的正电荷集中于一点称为正电荷的"重心",负电荷集中于一点称为负电荷的"重心",如果两者不重合,那么这个分子被称为电偶极子。电偶(也称偶极子)由一对电量相等,电性相反的电荷组成,正负电荷之间有细微的距离。电偶中的正电荷称为电源(电位较高),负电荷称作电穴(电位较低),其连线称为电偶轴,电偶轴的方向是由电穴指向电源,两极间连线的中点称为电偶中心。

2.扩布与传导

兴奋沿着细胞膜向周围传播、扩展的过程称为扩布。心肌细胞的细胞浆和细胞外液均是优良导体,但两者之间的细胞膜对电流阻力较大,电流便沿着细胞膜推进,从兴奋点纵向流出。心脏由无数心肌细胞组成,细胞之间由细胞膜分隔,通过闰盘相连接,闰盘由桥粒、黏附膜和缝隙连接3部分组成。其中缝隙连接的中心是亲水性孔道,胞浆中的离子和小分子物质可通过这个结构在相邻细胞间相互沟通,称为"生化偶联";同时缝隙连接的电阻很低,通过一个细胞电位变化可使相邻细胞迅速发生相应的电位变化,称为"电偶联"。电偶联在心肌细胞激动的扩布和传导上起主导作用,生化偶联通过转运生物活性物质,对细胞兴奋性也有一定影响。激动的扩布和传导是通过局部电流实现的,细胞除极后动作电位0相上升速度与振幅足够大时才能引起激动的扩布和传导。"传导"与"扩布"的概念有所区别,前者指激动沿着心脏特殊传导系统的传播,而激动在细胞内以及普通心肌细胞之间通过化学偶联或电偶联的传播为"扩布"。

3.各向异性

各向异性也称"非均质性""异向性",指物体的全部或部分物理、化学等性质,随着方向的不同而各自表现出一定的差异的特性。心肌细胞为长圆柱形,纤维末端沿长轴方向分裂成一些分支并与相邻细胞的分支紧靠在一起。作为激动传导关键环节的缝隙连接,在单个心肌细胞的纵向和横向上的数量、种类、密度以及导电性不同,而心脏不同部位细胞的缝隙连接的分布和种类也有差异,形成了解剖学的各向异性,也决定了激动传导的各向异性。

心肌传导优先沿着心肌纤维束的纵轴方向传导,速度约 40 cm/s;横向传导速度较慢,一般为 15～20 cm/s。这是由于心肌细胞之间侧－侧连接的分布密度低并且阻抗较高;纵向之间存在相当数量的闰盘,其电传导性能好而阻抗低。此外,纵向排列的心肌细胞间的胶原间隔也有利于纵向传导。

4.容积导体与容积导电

(1)容积导体:物理学中将电流可以通过的任意形状的不均匀的大块导体称为容积导体。对于粗细不均匀的大块导体,同一截面上各点的电流和方向不一样,当两端电势差固定时,截面积小的部分电流密度大。人体组织中含有大量可以导电的水、电解质以及大分子带电胶体,由电阻很高的皮肤(显著地高于皮下组织和肌性组织)所包绕,构成了一个复杂的容积导体,具有一定的电阻和电容。由于人体各组织结构和理化性质不同,身体各种组织对电流的阻抗也不同,从小到大的顺序依次为血管、神经、肌肉、皮肤、脂肪、肌腱、骨组织,这些组织形成相互并无严格绝缘关系、串联和并联混杂的电路。

(2)容积导电:将电池的正极与负极(一对电偶)放在一桶氯化钠溶液的中心,由于氯化钠溶液具有均匀一致的导电性,根据电学原理,有无数条电流线自正极流向负极,溶液中各个部位的电流强度不同,所测得的电位也不同,这种导电的方式称为容积导电。

(3)容积导体的导电规律:容积导体内的各部分都有一定电位,在连接电偶正、负极的轴线中点的垂直面上,由于它与正、负两极的距离相等,故电位等于零;在此平面的两侧,有无数等电位线,每条曲线上任何一点的电位均相等;越接近电偶正极者,电位越高,越接近电偶的负极者电位越低(图 18-1)。零电位面的正极侧为正电位区,零电位面的负极侧为负电位区。容积导体中任一点的电位(V)与电偶电动势(E)成正比,与该点和电偶中心的距离(r)的平方成反比,与该点方位角 θ(即该点和电偶中心连线与电偶轴心线所形成的夹角)的余弦成正比,可用公式表示:$V = E \cdot \cos\theta / r^2$。

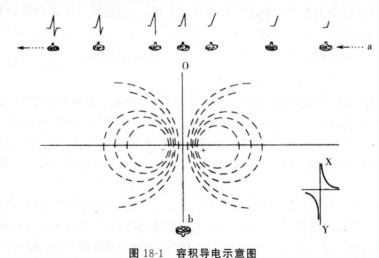

图 18-1 容积导电示意图

(二)激动在心肌细胞内及细胞间的扩布

1.除极的扩布

心肌细胞处于极化状态,极化膜的内外分别排列同等数量的阴、阳离子,而无电活动。当一端受到激动后,细胞膜外的 Na^+ 在瞬间大量进入膜内而开始除极,该处电位骤然下降,但邻近尚未除极的部分,膜外仍保持原有的阳离子,在瞬间其电位高于已除极部分,在心肌细胞表面形成电偶。已除极部分的细胞膜外分布着负电荷电位较低,相当于电穴;未除极部分的细胞膜外分布着正电荷电位较高,为电源。局部电位差产生了局部电流,使尚未复极部分的细胞膜两侧电位减少而达到引起兴奋的阈电位水平,结果在该处产生"动作电位",使带正电荷的"电源"部分细胞除极而电位下降,成为新的"电穴"。如此扩展,直到除极结束为止。除极过程的扩布正如一组电偶沿着细胞膜在向前推进,电源在前,电穴在后。

除极在心肌细胞间的扩布主要是通过缝隙连接的"生化偶联"和"电偶联"完成。与单个细胞相仿,除极是按照细胞膜表面电位高低进行传播,除极电偶向前推进的过程中,电源在前,电穴在后。除极的扩布是被动的,从最先除极的细胞开始,通过特有的电/化学扩布,随心肌内、中、外 3 层肌纤维排列、走向、分布、异向结构,同时在特殊传导系统和优势传导束的参与下,使心肌局部和整体扩布依序规律进行。纵向扩布速度比横向扩布快,激动在肌束交叉点以及传导纤维与普通心肌纤维交叉点等部位的扩布速度慢。

对于整个心脏来说,每一瞬间都有许多对电偶同时沿着不同方向前进,总体是从心内膜到心外膜,心室除极的扩布也是从心内膜→心外膜。

2.复极的扩布

复极的扩布则是主动的,是依靠心肌代谢而恢复其极化状态的过程。因而,复极扩布的情况要复杂一些。

对于单个心肌细胞来说,细胞膜最早开始除极的部分首先开始复极,已复极的细胞膜外又重新出现正电荷,该部位的电位必然高于邻近尚未复极部分的电位,两者之间存在电位差,已复极部分为电源,尚未复极部分为电穴。随后,电穴部分也开始复极成为前面尚未复极部分的电源,更前的部分先为临时电穴,继而转为电源,就像一对电偶沿着细胞膜在向前推进,电穴在前,电源在后,恰好与除极过程相反。整个细胞膜复极过程结束后,心肌细胞又恢复到原来的极化状态,膜内外重新排列同等数量的正负电荷。

整个心脏复极并不都是先除极的部分首先复极,起止时间主要由心肌细胞本身的动作电位特点决定,并非直接受周围细胞影响。心房的复极是先除极部分最先复极。而心室则不同,其内、外膜的温度和压力存在差异(内膜温度低、压力大),总体复极的扩布方向是从心外膜→心内膜,不同于除极。

(三)除极波与复极波的形成

1.定义

心肌细胞在整个除极过程中,利用电流计所记录到的电位偏转曲线称为除极波。同样,在整个复极过程中所记录的电位偏转曲线称为复极波。

2.除极波的形成

根据电学原理,电偶在容积导体中将会使导体中各处都有强弱不同的电流在流动着,因而导体中各点存在着不同的电位差。按照容积导体的导电规律,越接近电偶正极者,电位越高,越接近电偶的负极者电位越低。如将探查电极放在电源一侧,可记录到一个正向波;探查电极放在电穴一端,则记录到负向波。

若探查电极正对着一个心肌细胞的中央,当心肌细胞处于静息状态时没有电位变化,因而记录到一段等电位线。当细胞的一端受激动后开始除极,并迅速向另一端推进,电偶按照电源在前、电穴在后的规律移动,在除极开始时探查电极总是更接近电偶的电源侧,受到正电位的影响,可描记出一正向的电流曲线。除极过程继续向前推进,当电源到达并刚好通过探查电极时,电极受正电位的影响最大,曲线升至最高点。瞬时后,当电偶刚好离开探查电极时,受负电位的影响最大,电位由最高点突然降至零或负电位,这个骤然转折称为本位曲折或内部转折。在临床心电图中,由于探查电极不可能直接放在心脏表面,因而不能记录到真正的内部转折,仅与内部转折相类似,称为类内部转折。随着电偶继续向前推进,探查电极受到电穴侧的影响大于电源侧,记录电流曲线为负向,但由于电偶逐渐远离,其影响亦逐渐减弱,于是电流曲线又逐渐回升。最后除极完毕后已无电位变化,电流曲线回到等电位线上。

3.复极波的形成

复极波形成与除极波类似,但存在以下差别:①除极过程时电源在前,电穴在后,当探查电极置于细胞的中央时,记录到的电流曲线是一个先正向后负向的双相波,即正负型双相波。复极过程则恰好相反,电穴在前,电源在后,因此记录的波形为负正型双相波。②除极进行的速度大大高于复极,复极过程的时间大约为除极过程的 2～7 倍。因此复极波起伏迟缓,振幅较低,与除极波起伏高尖波形不同,但两者面积应相等。③除极波内部转折明显,复极波无内部转折,从复极波形态上不能识别复极过程已到达探查电极所在部位。④复极过程较除极过程易受各种因素的影响而发生变化。在临床心电图中,复极波已有明显改变而除极波仍属正常者屡见不鲜。这是因为细胞的复极过程是耗能过程,与细胞的新陈代谢、生物化学变化密切相关,故易受外界影响而发生变化。心脏位于体液之中,心脏激动的传导犹如一系列电偶在向前推进,应用体表电极可以记录到整个心脏顺序出现的心电波,电极位置不同记录的图形也不同。正常情况下,心室肌细胞除极从心内膜向心外膜推进,复极从心外膜向心内膜推进,因而,心室除极波(QRS波群)与复极波(T波)的方向相同,这与单个心肌细胞的除极与复极过程完全相反。由于心脏并非处于人体的中心,同时心脏周围导电介质的导电性能也不完全一致,因此,实际情况不像理论上那样简单,但其基本原理相同。

二、探查电极与细胞的关系对波形的影响

(一)细胞除极、复极方向对波形的影响

如果探查电极的位置固定,记录到的除极波形与细胞的除极方向直接有关。当心肌除极的方向面向探查电极(正极)时,或者说电偶运动的前进方向朝向电极时,可描记到正向波。除极方向背向电极时,描记到的是负向波。当探查电极其位置接近心肌中部的位置且除极方向与其恰成直角时,所述描记到的波形先正后负。

心肌细胞复极时电极记录到的波形与除极波方向相反,复极方向指向电极时,呈负向波;复极方向背向电极,呈正向波。

(二)电极位置对波形的影响

如果细胞的除极方向不变,而探查电极的位置发生变动,描记出的图形也会随之变化。心脏除极和复极的方向不会任意变化,在临床心电图中各导联波形的差异,正是由于各导联电极位置不同所致。

(三)电极与细胞间的距离对波形的影响

探查电极距离细胞越近,描记出的图形振幅越大;反之,越远越小。振幅大小与电极和心脏间距离的平方成反比,但波形相同。因为胸导联电极距离心脏较近,临床心电图中胸导联的振幅高于肢体导联。同理,小儿胸壁较薄,因而胸导联的振幅比成人高。

(四)细胞之间向量叠加对波形的影响

心脏激动过程中的整体电位变化,取决于细胞的多少、大小以及各自的除极方向。多个排列不同的肌纤维同时激动时,按照合力形成的概念,所产生的电压是各肌纤维电压强度相加的总和。

(五)细胞与电极间导电介质对波形的影响

如果细胞的电向量不变,波形的振幅还可因导电介质的性能不同而有所不同。过度肥胖、肺气肿、皮下气肿、全身明显水肿、胸腔积液以及探查电极与皮肤的接触不良,都会导致心电图波形振幅减低。

三、心电向量的综合与投影

(一)心电向量综合的概念

1.心电向量

物理学上用来表明既有数量大小,又有方向性的量叫做向量,也称矢量。心肌细胞在除极和复极的过程中形成的电偶,既有数量大小,又有方向性,称为电偶向量。电偶向量可以看做是单个心肌细胞的心电向量,它的数量大小就是电偶的电动势,取决于电偶两极电荷聚集的数目,数目越多,电动势就越大;反之,则越小。心电向量的方向就是电偶的方向。电偶向量可用带箭头的线段来表示,线段的长度表示向量的大小,箭头表示向量的方向(电源),箭尾表示电穴。

2.瞬间综合心电向量

心脏是一个"中空"(实际上充满血液)的,形态极不规则的肌性器官。心肌纤维纵横交错排列,并且心壁各处的组织结构不同,厚薄不一,其中心室肌本身由几层心肌组成并按不同方向呈螺旋状环绕。在心电活动周期中,各部分心肌按一定顺序除极、复极,每一瞬间都有不同部位心肌参与心电活动,出现无数对电

偶,产生无数方向不同、强弱不等的心电向量,方向相反的将会相互抵消,方向相同的将会相互叠加,角度相异的可以利用平行四边形的对角线求出综合心电向量。某一瞬间总的"向量"之和,称为瞬间综合心电向量。

3.空间心电向量环

在心电活动传导和扩布过程中,每一个瞬间都对应着一个综合心电向量。由于心脏是一个立体结构,所产生的瞬间心电向量在空间中朝向四面八方。瞬间综合心电向量从"0"开始,在整个心电周期中每一个瞬间综合心电向量的尖端点随着时间的推移而移动,把移动的各点连接起来的环形轨迹就构成一个有顺序、有方向、有大小的空间心电向量环。"0"点与向量环上的每一点相连形成的箭矢代表着心脏此时刻的瞬间心电综合向量。

(二)空间心电向量环的一次投影——心电向量图

心脏除极和复极所产生的空间心电向量环,有上下、左右、前后不同的方向和不同的量值,平面纸上直接地显示出三维图形很困难。通常采用空间心电向量环在3个不同的互相垂直平面上的投影来观察。所谓投影,就是与某一平面垂直的平行光线照在心电向量环上,此向量环在该平面上形成的影像称为投影。描记下来的空间心电向量环是从额面、水平面和侧面3个不同平面上的投影,即临床上常规记录的心电向量图,也称为空间心电向量环的第1次投影。额面向量环记录的是上下、左右的心电向量,水平面(又称横面)记录的是左右、前后的心电向量,而侧面(通常用右侧面)记录的是上下、前后的向量变化。

实际上,空间心电向量环应当是包含时间变化的四维结构,为了在平面信息中表达出时间概念,传统心向量机中通过电路控制,使向量环成为一条间断的光电曲线。每个光点代表一定的时间,光点呈泪滴状也称泪点,通过泪点的疏密程度就可以表示出向量环的运行快慢。

(三)空间心电向量环的二次投影——心电图

心电图记录的是两个电极之间由于心电活动引起的电位差随时间变化的曲线,相当于一个平面心电向量在这两个电极连线(即导联轴)上的投影随时间移动的情况,即所谓第2次投影。平面心电向量描记出的是一个曲线图,即环形图,反映二维变化,其纵坐标及横坐标均反映向量在该方向上的强弱变化。而一个导联记录的心电变化,只能在纵坐标上反映向量强弱的变化,而横坐标则反映时间变化。

常规的心电图采用标准心电图图纸,以恒定纸速进行记录。其图形能够按时间顺序反映心脏各部位先后出现的心电波形,不仅能反映振幅大小、形态差异以及各波形所占的时间,并形成可以准确测量的各种间期。心脏病变常可使某种间期发生延长或者缩短,而心电图在反映心脏各部位传导特性方面比心向量图优越。

每个导联只能从一个特定角度观察心脏,为了全面了解心脏情况就需要观察更多角度。目前临床常规心电图包括了标准肢体导联、加压肢体导联和6个胸导联。6个肢体导联轴线,反映了额面心向量在上下、左右方面的变化;而6个胸导联轴线,反映了水平面在前后、左右方向的变化。6个肢体导联的心电图是额面向量环分别在这6个导联轴上的投影,而6个胸导联的心电图则是水平面向量环分别在这6个导联轴上的投影。

需要指出的是,心电图机在描记心电图时不是先进行一次投影后再进行2次投影,而是直接记录传导到体表的综合向量。但是只能反映在导联方向上的强弱,而不能反映垂直于导联方向上的强弱。

四、心电图中各波的形成

在正常情况下,每个心动周期在心电图上均可记录到一系列波形,依次被命名为P波、QRS波群、Ta波、T波及U波等。P波即心房除极波,代表心房肌除极过程的电位变化;QRS波群即心室除极波,代表心室肌除极过程的电位变化;Ta波即心房复极波,代表心房肌复极过程的电位变化;T波即心室复极波,代表心室肌复极过程的电位变化;U波是T波之后低小的波,其意义尚有争议。这些波形出现的顺序与心脏各部分的激动顺序一一对应。

（一）正常心脏激动的顺序

每次正常的心脏除极都是先由窦房结启动,按照从窦房结→结间束和心房(先右后左)→房室结→希氏束→左右束支→普肯耶纤维→心室肌的顺序进行传播。

（二）心电向量变化与各导联心电波的形成

1.正常心房波

(1)心房内除极扩布与心电向量:激动首先自窦房结开始,使右心房壁自上而下激动,同时经 3 条结间束下传到房室结。根据立体心电向量的研究,心房除极向量最初是从上方向右下方,最后的综合向量转向左方。这是由于巴赫曼纤维使左心房壁自右向左的除极所需时间较右心房内除极时间更长。所以窦房结发出的激动首先引起右心房除极,构成 P 波的前半部。左心房较晚除极,因而构成 P 波的后半部。心房肌较薄,又存在着 3 条结间束,心房除极所产生的电位差并不大,整个除极过程也比较短,平均 0.1 s 即完成。

(2)各导联心房除极波的形成:P 波形态取决于探查电极与心房的相互位置。P 向量投影在导联轴正侧,描记出的 P 波为正向,即Ⅰ、aVL、Ⅱ、aVF 导联 P 波均向上。Ⅲ导联定位在＋120°,几乎垂直于 P 环,P 波通常为双相波,aVR 导联－150°,P 向量背离探查电极,描记到负向的 P 波。

在水平面即胸导联 $V_3 \sim V_6$ 记录到正向波。V_1 导联位于右侧,垂直于 P 环,记录为双相波,类似Ⅲ导,V_2 导联则不定。

(3)心房复极波:心房除极完毕,立即开始复极而形成 Ta 波。心房肌复极的顺序是先除极部分最先复极,后除极部分较晚复极。因此,心房复极的方向与除极方向一致,所以 Ta 波的方向与 P 波方向相反。Ta 波振幅小,与 P 波的方向相反,常常埋没在 QRS 波群或 ST 段之中,故一般不易辨认。但如心率增快时,Ta 波可增大,而使心室除极后的基线下移。

2.心室的除极波

(1)心室内除极扩布:希氏束传来的激动在室间隔除极后,通过右束支传来的激动到达心尖部,以后激动通过左、右束支及其分支以及遍布于两侧心室内膜下的普肯耶纤维,迅速到达左、右心室的内膜面。左右心室壁的除极方向是自内膜面向外膜面辐射状地除极。右心室壁较薄,其除极首先达到外膜面结束。左心室壁较厚,当右心室壁的绝大部分已经除极后,还有相当大的一部分左心室壁正在进行着除极。一般认为,左心室的后底部或右心室的肺动脉根部(锥体部)心肌是最后除极的部分。

(2)心室除极向量环的形成:心室除极向量环的环体呈椭圆形,逆钟向运行,总时间约0.08 s,综合向量的方向(QRS 波群电轴)指向左后方。根据其除极顺序的先后又分为:①室间隔除极,又称初始向量或 0.01 s 向量。心室除极首先开始于室间隔左侧中 1/3 处自左向右除极,除极向量指向右前。②心尖部除极。当心室除极到 0.02 s 时,冲动扩展到心尖部,此时左右心尖部同时进行除极,其综合向量指向前下。③左心室壁除极。在除极开始后 0.04 s 左右,室间隔和右室的绝大部分已除极完毕,只有左室侧壁和右室后基底部除极仍在进行,所以又称0.04 s向量或最大向量,其方向指向左后。④基底部除极。当除极至 0.06 s 时,只剩下左室后基底部和室间隔的一小块基底部除极仍在进行,故又称终末向量,其方向指向后方。

(3)心室除极波群中各波的形成:最初时,由于左侧导联的正电极背向室间隔除极方向,故首先描记出很小的负向波,称为 q 波,在Ⅰ、aVL、V_5、V_6 可先出现小的负向波即 q 波,也可能在下壁导联出现。

室间隔除极后,大片心肌除极,左侧心肌显著厚于右侧,其平均向量指向左侧,常位于0°～＋90°,在额面导联出现高大的除极波(R 波),主要在左侧及下壁导联。aVR 定位于右侧,出现深的负向波。

水平面导联 V_1、V_2 位于右侧,由于向量朝向左侧,因而描记到深的负向波,称为 S 波,相反 V_5、V_6 位于左侧,向量面向电极,描记到高的 R 波。在胸导联,QRS 波群从负向波为主逐渐转换成正向波为主,R 波自右至左逐渐增高。V_3、V_4 位于左右心室的过渡区,常为双相波(RS 型),其 R、S 波振幅大小可相似。

3.心室的复极波

(1)心室肌的复极与扩布:心室的复极过程相对缓慢,运行时间稍长,约为 0.26～0.40 s。心室肌的复极扩布方向与除极的扩布不同。其扩布与传导系统无关,传导速度缓慢。复极过程与心肌的温度及心肌所承受的压力有着密切关系。心肌收缩时产生相当大的热量,可使心肌温度较血液高1.5 ℃。贴近内膜面的心肌由于与心腔内流动着的血液近,其热量由迅速流过心腔的血液带走,而温度下降。贴近外膜的心室肌,由于大部分被隔热性较高的脂肪组织所包围,而温度保持在较高水平。温度较高处的心肌复极过程比温度较低处迅速,使心肌复极扩布方向从外膜指向内膜。此外,当心室收缩时,越接近内膜心肌所承受的压力越大,而接近外膜面的心肌所承受的压力则较小。承受压力较大的近内膜处心肌复极过程也较慢;反之,接近外膜面的心肌承受压力小,复极过程也较迅速。因而压力的差别也促进了心肌复极扩布方向从外膜指向内膜。

(2)心室复极向量与复极波的形成:由于右心室壁较薄,3相复极时所产生的电位活动远不如左心室壁大,其对整个心室复极过程中心电向量的影响小。室间隔的左、右两侧大致同时复极,因而所产生的电位活动相互抵消。心室复极向量的形成主要是由于左心室壁肌3相复极自外膜面向内膜面扩布的作用,其向量环与QRS波群方向大致接近,其方向主要指向左、前、下方。描记的心室复极波(T波)应与除极波方向一致,但振幅较低并且波形起伏迟缓。

(张庆磊)

第二节　心电图导联

导联(leads)就是引导心脏电流至心电图机的联接路程,又称导程。常用的有双极导联及单极导联两类。

导联按其反映心电活动的立体或空间向量而有多种。反映额面(前面)向量变化的导联,有肢导联;反映横面(水平面)向量变化的导联,有胸导联;反映侧面(矢状面)向量变化的导联,有食管(食道)导联等。此外还有正交导联(orthogonal leads),即 X、Y、Z 导联,是反映心电空间活动的导联,常作为正交心电图、心电向量图(VCG)及心室晚电位(VLP)等检测的采用导联(详见有关章节)。目前临床上常规应用的心电图为体表心电图,其他尚有心内心电图等。最常用的导联为肢导联及胸导联。

一、肢导联(额面导联)

心电活动反映到人体额面上的导联,称为肢导联(limb leads)。有双极肢导联及单极肢导联的不同。

(一)双极肢导联(标准导联)

双极导联(bipolar leads),即连接身体表面的两极均有电压(电位)的改变,此种心电图标志了两极间的电位差。额面的双极导联一般为双极肢导联(bipolar limb leads),系 Einthoven(艾氏)于 1907 年—1908 年首先倡用而沿用至今的导联,因此又称为标准导联(standard leads),乃联接右臂、左臂及左腿间电压的导线。包括Ⅰ、Ⅱ、Ⅲ三个导联。

Ⅰ导联:联接左、右臂的电位差[Ⅰ=左臂(+)-右臂(-)]。

Ⅱ导联:联接左腿及右臂的电位差[Ⅱ=左腿(+)-右臂(-)]

Ⅲ导联:联接左腿及左臂的电位差[Ⅲ=左腿(+)-左臂(-)]。

艾氏三角及其定律:连接左臂、右臂及左腿(图18-1),形成一个等边三角形,心脏恰在其中心。Ⅰ导联与Ⅲ导联电压之和,等于Ⅱ导联的电压。即Ⅱ=Ⅰ+Ⅲ。

如图 18-2 所示,心脏的激动开始在三角形的中心点 0,心脏除极的平均电轴,在额面上为向左下(OX),则此平均电轴的方向及电量(向量)反映到Ⅰ导联上为 E_1,Ⅱ导联上为 E_2,Ⅲ导联上为 E_3(图18-3)。

因 $E_1 = V_L - V_R$(左、右臂的电位差)

$E_2 = V_F - V_R$(左腿、右臂的电位差)

$E_3 = V_F - V_L$(左腿、左臂的电位差)

则 $E_1 + E_3 = (V_L - V_R) + (V_F - V_L) = V_F - V_R = E_2$

即Ⅱ=Ⅰ+Ⅲ

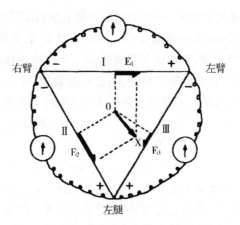

图 18-2 双极肢导联的连接法(艾氏三角)

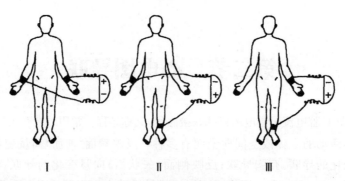

图 18-3 双极肢导联的连接法

(二)单极肢导联与加压单极肢导联

单极导联是在两个电极中,只使一个电极显示电位,而另一电极的电位则使之几乎等于零,这样所描得的心电图,则表现为有效(探察)电极下的电活动,因而较能反映心脏局部电活动情况。额面上的单极导联为单极肢导联。

单极肢导联是将右臂(R,fight arm)、左臂(L,left arm)、左腿(F,leaf foot,)各通过 5 000Ω 的电阻共连至一个中心电端,这样中心电端的电位几等于零(即右臂电压 V_R＋左臂电压 V_L＋左腿电压 V_F＝0),使作为无效电极连接于心电机的"－"极;另将右臂、或左臂、或左腿分别作为探察电极,连接于心电机的"＋"极,这样便组成了单极肢导联。如单极右臂导联(V_R)、单极左臂导联(V_L)、单极左腿导联(V_F)等。在这样的探察电极下描出的心电图,较能反映不同部位的心电情况。但此种波形振幅较小,不便观测,需加以改革,即在描记某一单极肢导联时,便将该肢体与中心电端的连线截断。这样并不影响其单极性质,所描出的波幅均较原来的增高 50%,而便于观测,称之为加压单极肢导联。

现在临床上常用的单极肢导联,即为加压单极肢导联。如图 18-4 所示,可分为以下几种。

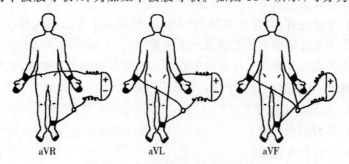

图 18-4 加压单极肢导联的连接法

(1)加压单极右臂导联(aVR):探察电极放在右臂,无效电极放在左臂及左腿相连的中心电端上。

（2）加压单极左臂导联（aVL）：探察电极放在左臂，无效电极放在右臂及左腿相连的中心电端上。

（3）加压单极左腿导联（aVF）：探察电极放在左腿，无效电极放在左、右臂相连的中心电端上。

二、胸导联（横面导联）

胸导联为心电活动反映到人体横面上的导联，常用的为单极胸导联。

胸导联又称心前导联，为在心前区不同部位放置探察电极，另一电极分别放在右臂、左臂或左腿，或放在左、右臂及左腿相连而成的中心电端，因此胸导联也可分为双极胸导联及单极胸导联两种。现在多用单极胸导联。

（一）双极胸导联

即以心前区电极与右臂或左臂或左腿的电极相连，心前区电极一般有六个，其位置如图 18-5。

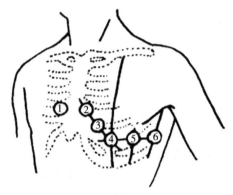

图 18-5　胸导联探察电极的位置

（1）胸骨右缘第 4 肋间。

（2）胸骨左缘第 4 肋间。

（3）在第 2 肋间与第 4 肋间之间。

（4）左锁骨中线第 5 肋间。

（5）左腋前线与第 4 肋间水平位置。

（6）左腋中线与第 4、5 肋间水乎位置。

右臂与以上心前区的各电极相连，即形成 CR_1、CR_2……CR_6 等导联。

左臂与心前区的各电极相连，即形成 CL_1、CL_2……CL_6 等导联。

左腿与心前区的各电极相连，即形成 CF_1、CF_2……CF_6 等导联。

双极胸导联在临床上现已不多用。

（二）单极胸导联

即将探察极分别放在心前区的 1、2、3、4、5、6 等位置，将无效电极连接于左臂、右臂及左腿所连成的中心电端上（图 18-6），则单极胸导联可有 V_1、V_2、V_3、V_4、V_5、V_6 等六个导联。将探察极放在与 V_4 同一水平线上的左腋后线上为 V_7，左肩胛线上为 V_8，左脊柱旁线上为 V_9。

将探察极放在右胸相当于 V_3、V_4、V_5、V_6 的位置上，可有 V_{3R}、V_{4R}、V_{5R}、V_{6R} 等，用于检查右心室肥大、右心室梗死及先天性心脏病的右位心等。放在 V_5 上一肋间为 $V_5(4)$、上二肋间为 $V_5(3)$、上三肋间为 $V_5(2)$ 或 V_5'、V_5''、V_5'''，用以检查高位心肌梗死。由于单极胸导联较能反映心前区相应心脏各部的电压改变，已取代了双极胸导联。此外，剑突导联 VE 为探察极放在剑突处，反映心脏间隔部的电压改变。

V_1、V_2 反映右心室外壁的电压改变，V_3 一般反映左右心室过渡区的电压改变，V_4 反映心尖部（主要是左心室）的电压改变，V_5、V_6 反映左心室外壁的电压改变。对心肌梗死患者则应描记全部胸导联，必要时还要加描其他导联。

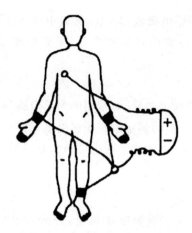

图 18-6　单极胸导联的连接法

三、侧面导联

(一)双极侧面导联(ARRIGHI 侧面三角)

如图 18-7,探察极:A.左下颌近颏部;B.左肩胛间区与第 7 胸椎棘突平行;C.脐至耻骨连线中点之左3～4 cm。

双极侧面导联:Ⅰ$_a$=A 与 B 的电位差;Ⅱ$_a$=A 与 C 的电位差;Ⅲ$_a$=B 与 C 的电位差。

双极侧面导联的背部导联点 B 距心脏较近,用以了解心脏后壁的改变,但现已被食管导联所代替。

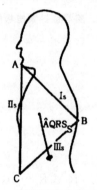

图 18-7　侧面三角(ARRIGHI)

(二)单极侧导联——食管导联(E)及食管心房调搏

乃用一食管导联线,顶端带一半球形的银或铜(或合金)制电极,自鼻孔或口腔插入食管以至胃部,末端与一单极胸导联电极连接。根据食管电极所在的位置不同,可分别描记图形。一般先送至 60 cm 处做一次描记;以后按导联线上的刻度,每退出导联线 2.5 cm 或 5 cm 时,描记一次心电图,分别记以 E$_{60}$、E$_{55}$……

成人 E$_{40}$～E$_{50}$为反映左心室后面的电压改变,E$_{15}$～E$_{25}$为心房区,E$_{25}$～E$_{35}$为房室间区(goidman)。因各人体型不同,为准确计,亦可于 X 线透视下校正探察电极的位置。

如图 18-8,心房上区 P 波均倒置;心房区 P 波多呈双相型高电压,如呈 rS、RS、Rs 型等;心室区 P 波直立,电压较低;房室间区 P 波呈过渡型。根据 P 波的形态也可判定探察电极所在的位置。

食管导联对一些节律问题,可从较明显的 P 波进行分析,对单纯后壁及下壁(膈面)的心肌梗死,食管导联诊断较为准确。但对急性心肌梗死患者,可因导联线插入的反射作用而引起危险,因此临床上应特别注意适应证的选择。

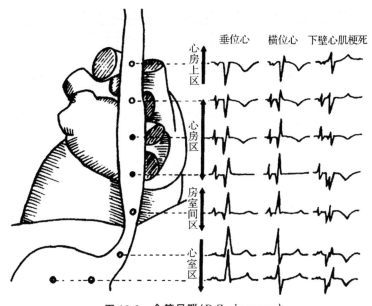

垂位心　横位心　下壁心肌梗死

心房上区

心房区

房室间区

心室区

图 18-8　食管导联(R.Zuckermann)

此外,由于心导管检查的广泛应用,可将特制的探察电极插入右心房,能观察到更为清晰的 P 波,对某些心律失常的鉴别提供有力的依据。

目前临床上较广泛应用的食管心房调搏技术,或称食管心房起搏,用食管导联心电图指导食管电极的定位,是一个很重要的指标,可根据心房区的 P 波高大或呈正负双相的波型而进行定位起搏。也可根据食管导联中比较明确的 P 波,对一些复杂的心律失常进行鉴别,如对阵发性室上性心动过速(PSVT)的折返形成,是在房室结双径传导或另经旁道传导(如预激综合征),可提供一些诊断的依据。临床上还可利用食管调搏,治疗室上性心动过速及心房扑动以及利用食管调搏测定窦房结恢复时间(SNRT)和窦房传导时间(SACT)等,对了解窦房结的功能、诊断病窦综合征等,提供了无创伤性的方法。食管心房调搏亦可以其逐渐增加的起搏频率,而作为心脏负荷的一种功能试验,应用于冠心病的诊断。

四、各导联间的关系

各导联间有一定的关系,从这些关系中可以了解某一导联的连接或标记是否有错,波形是否正常,或某个导联波形不清,进而从这些关系中推算出它的波形以及从近似导联或对侧导联波形的对比进一步地分析诊断。

(一)额面上各肢导联间的关系

(1) $I = V_L - V_R$;$II = V_F - V_R$;$III = V_F = V_L$。

(2) $II = I + III$。

(3) $V_R + V_L + V_F = 0$(aVR + aVL + aVF = 0)。

(4) $aVR = 1\frac{1}{2}V_R$($V_R = \frac{2}{3}aVR$);$aVL = 1\frac{1}{2}V_L$($V_L = \frac{2}{3}aVL$);$aVF = 1\frac{1}{2}V_F$($V_F = \frac{2}{3}aVF$)。

(5) $aVR = -\frac{I+II}{2}V_R$($VR = -\frac{I+II}{3}$);$aVL = \frac{I-III}{2}$($V_L = \frac{I-III}{3}$);$aVF = \frac{II+III}{2}$($V_F = \frac{II+III}{3}$)。

(6) I 类似 aVL;II、III 类似 aVF。

(7)额面上各肢导联间的量(如波幅的电压大小)的关系:标准导联(I、II、III)=1.73(即$\sqrt{3}$)×单极肢导联(V_R、V_L、V_F)=1.15(即$\frac{\sqrt{3}}{1.5}$)×加压单极肢导联(aVR、aVL、aVF)。

在应用不同导联中的心电图波幅计算当时的心电综合向量时,即按以上关系加以校正(表 18-1)。

表 18-1　六轴系统中各肢导联 QRS 向量的比较(参考图 18-9)

平均电轴 (角度)	平行的 导联	垂直的 导联	QRS 波向量的比较					
			Ⅰ	Ⅱ	Ⅲ	aVR	aVL	aVF
−60°	Ⅲ	aVR	＋	－	－－	0	＋	
−30°	aVL	Ⅱ	＋	0	－	－	＋＋	
0°	Ⅰ	aVF	＋＋	＋		－	＋	0
＋30°	aVR	Ⅲ	＋		0	－－	＋	＋
＋60°	Ⅱ	aVL	＋	＋＋	＋	－	0	＋
＋90°	aVF	Ⅰ	0	＋	＋	－	－	＋＋
＋120°	Ⅲ	aVR	－	＋＋	＋＋	0		＋
＋150°	aVL	Ⅱ	－	0	＋	＋	－－	＋

注:＋代表正电位;－代表负电位;0代表平均电位为0。

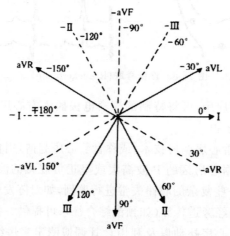

图 18-9　额面上的六轴系统

(8)艾氏等边三角学说与实际情况是不尽符合的,因为左、右臂及左腿的连线不呈等边三角形,心脏也不是正居其中点。由艾氏三角定律推算出的六轴系统间的关系,也是不符合实际情况的。以后 Burger 及 Frank 等作了进一步的校正(图 18-10,图 18-11),但目前一般心电图工作者仍沿用传统的积累较多的艾氏三角及六轴系统的关系进行心电图的观测。今后可能会逐步地将合理的校正结果应用于临床实践。

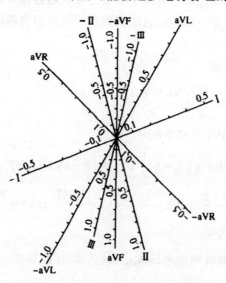

图 18-10　Burger 校正的六轴系统坐标图

图中在同样的电压标准下,各导联轴上的电压高度如Ⅰ＝1.0时,则Ⅱ＝0.6,Ⅲ＝0.5,aVR＝1.1,aVL＝0.8,aVF＝0.6

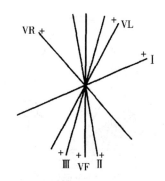

图 18-11　Frank 校正的六轴系统坐标图

（二）横面上各胸导联间的关系

胸导联 V_1～V_6 虽均在横面上，但并非在同一个水平面上，如 V_1、V_2 在第 4 肋间，V_4～V_6 在第 5 肋间，且距离心脏的远近也不相同。一般认为 V_1 与 V_5 或 V_2 与 V_6 之间略呈 90°的关系，也是不够准确的（图 18-12）。V_1、V_2 反映右心室外面的电压，V_5、V_6 反映左心室外面的电压，但两者对侧性的改变也是不一定的。Helm 曾将胸导联轴间的关系进行了校正，较符合于实际情况（图 18-13）。

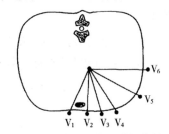

图 18-12　横面上胸导联间的关系

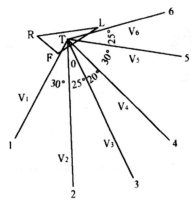

图 18-13　校正的胸导联坐标轴位置图

（三）额面与横面导联间的关系

肢导联与胸导联的关系为额面与横面间的关系，即互相垂直呈 90°的关系。但 V_6、V_5 的向量略近于 I 及 aVL，因此 I、aVL 类似 V_6、V_5（图 18-14）。

如心脏的除极平均向量与额面平行时，则必垂直胸导联，出现肢导联电压较高，而胸导联呈低电压的现象。反之若与横面平行，则必垂直肢导联，而使胸导联电压较高，肢导联则呈低电压现象。

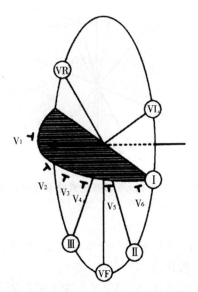

图 18-14　额面与横面各导联的关系

（四）额面、横面及侧面导联间的关系

用肢导联Ⅰ及 aVL、作横轴及纵轴可构成额面，亦可用 V_6 及 E_{50} 构成额面[图 18-15(a)、(b)]。

用胸导联 V_1 及 V_5（或 V_2 及 V_6）作前后轴及横轴可构成横面，亦可用 V_1 或 E_{25} 及Ⅰ构成横面[图 18-15(c)]。

用食管导联 E_{25} 及 E_{50} 作前后轴及纵轴可构成侧面，亦可用 V_1（V_2）及 aVF 构成侧面[图 18-15(a)、(d)]。

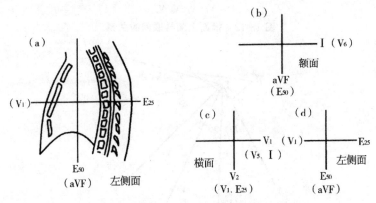

图 18-15　额面、横面及侧面导联间的关系

（张庆磊）

第十九章

正常心电图

第一节 心电图的测量方法

一、时间和电压的标准

　　心电图记录纸上的小方格是长、宽均为 1 mm 的正方形。横向距离代表时间。常规记录心电图时,心电图纸向前移动的纸速为 25 mm/s。故每个小格 1 mm 代表 0.04 s。心电图纸纵向距离代表电压,一般在记录心电图前,把定准电压调到 1 mV＝10 mm,故每个小格即 1 mm 代表0.1 mV(图 19-1)。

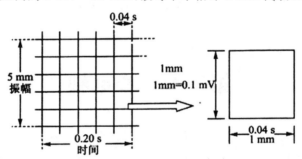

图 19-1　心电图记录纸时间和电压的标准

　　有时因为心电图电压太高,所以把定准电压改为 1 mV＝5 mm;有时因为心电图电压太低,把定准电压调为 1 mV＝20 mm,所以测量心电图时应注意定准电压的标准据此定标。此外,尚需注意机器本身 1 mV 发生器的准确性。例如标准电池失效等,若不注意会引起错误的诊断。

二、各波间期测量方法

　　选择波幅较大且清晰的导联测量。一般由曲线突出处开始计算,如波形朝上应从基线下缘开始上升处量到终点。向下波应从基线上缘开始下降处量到终点,间期长短以秒计算。

三、各波高度和深度的测量

　　测量一个向上的波(R 波)的高度时,应自等电位线的上缘量至电波的顶端。测量一个向下的波(Q 或 S 波)的深度时,应自等电位线的下缘量至电波的底端。测量后,按所示定准电压的标准折合为毫伏(mV)(图 19-2)。

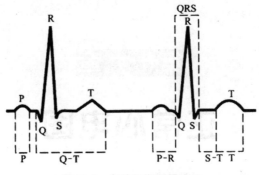

图 19-2　各波间期测量方法

四、常用工具

有量角规、计算尺、计算器、放大镜等。　　　　　　　　　　　　　　　　　　（张庆磊）

第二节　心率的测量

若干个（5 个以上）P-P 或 R-R 间隔，求其平均值，若心房与心室率不同时应分别测量，其数值就是一个心动周期的时间（秒数）。

每分钟的心率可按公式计算：心率 $= \dfrac{60}{平均 R\text{-}R 或 P\text{-}P 间期（秒）}$。

（张庆磊）

第三节　心电轴

心电轴是心电平均向量的电轴。一般是指前额面上的心电轴。瞬间综合向量亦称瞬间心电轴，其与标准Ⅰ导联线（即水平线）所构成的角度即称为瞬间心电轴的角度。所有瞬间心电轴的综合即为平均心电轴。额面 QRS 电轴的测定法如下所述。

一、目测法

目测Ⅰ、Ⅲ导联 QRS 波群的主波方向。若Ⅰ、Ⅲ导联 QRS 主波均为正向波，电轴不偏；若Ⅰ导联主波为深的负向波，Ⅲ导联主波为正向波，电轴右偏；若Ⅲ导联主波出现深的负向波，Ⅰ导联主波为正向波，电轴左偏（图 19-3）。

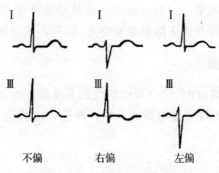

不偏　　　　　右偏　　　　　左偏

图 19-3　目测法测心电轴

二、Bailey 六轴系统计算测定(图 19-4)

将六个肢体导联的导联轴保持各自的方向移置于以 O 点为中心,再将各导联轴的尾端延长作为该导联的负导联轴得到一个辐射状的几何图形,称为 Bailey 六轴系统(每两个相邻导联轴间的夹角为 30°)。

(1)画出 Bailey 六轴系统中导联Ⅰ和导联Ⅲ的导联轴 OⅠ和 OⅢ,OⅠ的方向定为 0°,OⅢ的方向定为+120°。

(2)根据心电图导联Ⅰ的 QRS 波形电压将向上的波作为正值,向下的波作为负值,计算各波电压的代数和,然后在 OⅠ上定 A 点,使 OA 的长度相当于电压代数和的数值。

(3)同样,根据心电图导联Ⅲ的 QRS 波形和电压,计算各波电压的代数和,然后在 OⅢ上定 B 点,OB 的长度相当于电压代数和的数值。

(4)通过 A 点作一直线垂直于 OⅠ,通过 B 点作一直线垂直于 OⅢ,这两条直线的交点为 C。

(5)连接 OC,将 OC 画为向量符号,OC 就是测得的心电轴,OC 与 OⅠ的夹角就是心电轴的方向(以度数代表)。

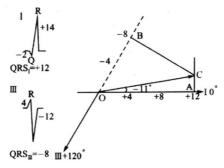

图 19-4 振幅法测定平均心电轴

三、查表法

根据心电图导联Ⅰ、导联Ⅲ的 QRS 波形和电压,计算各导联波形电压的代数和,然后用电压代数和的数值,查心电轴表测得的心电轴数值(图 19-5)。

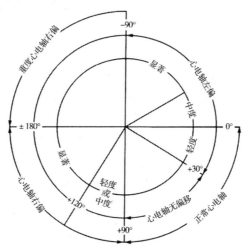

图 19-5 心电轴正常、心电轴偏移范围

①0°~+90°:正常心电轴。②0°~+30°:轻度左偏(但属正常范围)。③0°~-30°:中度左偏。④-30°~-90°:显著左偏。⑤+90°~+120°:轻度或中度右偏。⑥+120°~±180°:显著右偏。⑦±180°~-90°或270°:重度右偏(但部位靠近-90°者可能属于显著左偏)。⑧+30°~+90°:无心电轴偏移

(张庆磊)

第四节　心电图各波形正常范围及测量

一、P 波

一般呈圆拱状,宽度不超过 0.11 s,电压高度不超过 0.25 mV,P_{aVF}直立,P_{aVR}倒置,P 波在 Ⅰ、Ⅱ、V_3～V_6 直立,V_{1ptf}小于 0.03 (mm·s)。选择 P 波清楚高大的测量,例如Ⅱ、V_5、V_1 导联等。

二、P-R 间期

此间期代表自心房开始除极至波动传导至心室肌(包括心室间隔肌)开始除极的时间。正常成人为 0.12～0.20 s,P-R 间期的正常范围与年龄、心率快慢有关。例如幼儿心动过速时 P-R 间期相应缩短。7～13 岁小儿心率 70 次/分以下时 P-R 间期不超过 0.18 s,而成人心率70 次/分以下时 P-R 间期小于 0.20 s。成人心率 170 次/分时 P-R 间期不超过 0.16 s。

测量:不是一概以Ⅱ导联为准而是选择宽大、清楚的 P 波最好,QRS 波群有明显 Q 波的导联(或 QRS 起始处清晰的导联)作为测量 P-R 间期的标准。P-R 间期是从 P 波开始到 QRS 波群开始。若 QRS 波群最初是 Q 波,那么则是 P-Q 间期,但一般仍称 P-R 间期。对多道同步心电图机描记的图形,多道同步心电图测量应从波形出现最早的位置开始测量。

三、QRS 波群

代表心室肌的除极过程。

(1)QRS 宽度:0.06～0.10 s,不超过 0.12 s。

(2)QRS 波群形态及命名:以各波形的相对大小,用英文字母大小写表示(图 19-6)。

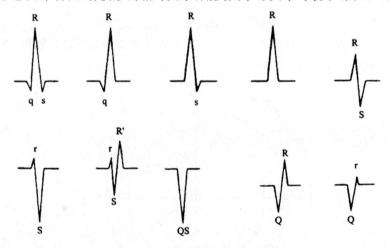

图 19-6　QRS 波群形态及命名

肢导联:①aVR,主波向下 rS 型或 Qr 型。②aVL、aVF 不恒定。③aVL 以 R 波为主时,R_{aVL}<1.2 mV。④aVF 以 R 波为主时,R_{aVF}<2.0 mV,各肢导联 R+S≮0.5 mV。

胸导联:R 或 S 波电压。①V_1 导联 R/S<1,R_{V1}<1.0 mV,R_{V1}+S_{V5}<1.2 mV。②V_5 导联 R/S>1,R_{V5}<2.5 mV,R_{V5}+S_{V1}<4.0 mV(男)。R_{V5}+S_{V1}<3.5 mV(女)。

(3)Q 波:Ⅰ、Ⅱ、aVF、V_4～V_6 qR 型时 Q 波时间宽度不应超过 0.04 s,Q 波深度<1/4 R 波,Q 波宽度比深度更有意义。V_1、V_2 导联为 QS 型不一定是异常,V_5、V_6 导联经常可见到正常的 Q 波。

测量:测肢导联最宽的 QRS 波群或胸导联的 V_3 导联。一般测量胸导联中最宽的 QRS 波群,最好起始及结尾均清楚的导联,最好有 Q 及 RS 波的导联。

四、ST 段

从 QRS 终点到 T 波起点的一段水平线,任何导联水平下降不得超过 0.05 mV。

肢导联、$V_4 \sim V_6$ 导联 ST 段升高不超过 0.1 mV,$V_1 \sim V_3$ 导联 ST 段升高可高达 0.3 mV,ST 段升高的形态更重要。

测量基线的确定:P-R 的延长线、T-P 的延长线。

五、T 波

反映心室复极过程。T 波的方向和 QRS 波群的方向应该是一致的。

正常成年人 TaVR 向下,T 波在 Ⅰ、Ⅱ、$V_3 \sim V_6$ 直立,T 波在 Ⅲ、aVF、aVL、V_1 可直立、双向或向下。

各波段振幅、时间测量的新规定如下。

各波段振幅的测量:P 波振幅测量的参考水平应以 P 波起始前的水平线为准。测量 QRS 波群、J 点、ST 段、T 波和 u 波振幅,统一采用 QRS 起始部水平线作为参考水平。如果 QRS 起始部为一斜段(例如受心房复极波影响、预激综合征等情况),应以 QRS 波起点作为测量参考点。测量正向波形的高度时,应以参考水平线上缘垂直地测量到波的顶端;测量负向波形的深度时,应以参考水平线下缘垂直地测量到波的底端(图 19-7)。

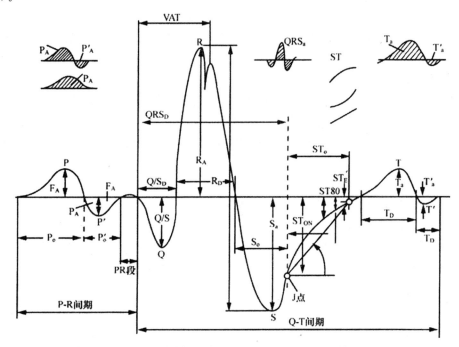

图 19-7 心电图波段振幅、时间测量新的规定示意图

中华医学会心电生理和起搏分会于 1998 年及《诊断学》(第五版,人民卫生出版社)出版中对各波段时间的测量有新的规定:由于近年来已开始广泛使用 12 导联同步心电图仪记录心电图,各波段时间测量定义已有新的规定,测量 P 波和 QRS 波时间,应从 12 导联同步记录中最早的 P 波起点测量至最晚的 P 波终点以及从最早 QRS 波起点测量至最晚的 QRS 波终点;P-R 间期应从 12 导联同步心电图中最早的 P 波起点测量至最早的 QRS 波起点;Q-T 间期应是 12 导联同步心电图中最早的 QRS 波起点至最晚的 T 波终点的间距。如果采用单导联心电图仪记录,仍应采用既往的测量方法。P 波及 QRS 波时间应选择 12 个导联中最宽的 P 波及 QRS 波进行测量。P-R 间期应选择 12 个导联中 P 波宽大且有 Q 波的导联进行测量。Q-T 间期测量应取 12 个导联中最长的 Q-T 间期。一般规定,测量各波时间应自波形起点的内缘

测至波形终点的内缘(图 19-8)。

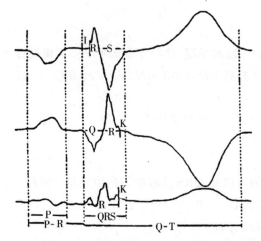

图 19-8　从多通道同步记录导联测量 P 波和 QRS 波时间示意图

（张庆磊）

第五节　分析心电图的程序

分析心电图时将各导联心电图按惯例排列,先检查描记时有无技术上的误差,再检查时间的标记及电压的标准,一般时间标记的间隔为 0.04 s(1 mm),电压的标准一般以 10 mm 代表 1 mV。应注意在特殊情况下电压的标准可能做适当的调整。

(1)找出 P 波:注意 P 波的形状、方向、时间及大小、高度是否正常;P-R 间期是否规则,并测 P-P 间期,若无 P 波,是否有其他波取而代之。根据 P 波的特点确定是否为窦性心律。

(2)找出 QRS 波群:注意 QRS 波群的形状、时间及大小是否正常;R-R 间期是否规则,并测 R-R 间期、QRS 波群及各波电压。

(3)P 波与 QRS 波的关系:测 P-R 间期。

(4)分析 ST 段的变化:ST 段形状及位置,升高或降低。

(5)T 波的形状、大小及方向。

(6)根据 P-P 间期、R-R 间期分别算出心房率、心室率,若心律不齐则至少连续测量 6 个 P-P 间期或 R-R 间期,求其平均值,算出心率。

(7)测定 Q-T 间期,计算 K 值(Q-Tc):$K = \dfrac{Q\text{-}T\ 间期}{\sqrt{R\text{-}R}}$。

(8)根据 Ⅰ、Ⅲ 导推算出心电轴。

(9)根据心电图测量数值、图形形态、规律性和各波形及每个心动周期的相互关系,做出心电图的初步诊断。如果曾多次做心电图,应与过去的心电图比较以观察有无变化,结合临床资料做出进一步诊断以提供临床医师做最终临床诊断之参考。若考虑复查时,则应注明复查的日期。

（张庆磊）

第二十章

心电图各波段异常

第一节 P 波异常

P 波代表心房除极波。分析 P 波对心律失常的诊断与鉴别诊断具有重要意义。

一、P 波性质

(一)窦性 P 波

P 波源于窦房结:①P 波 Ⅰ、Ⅱ、aVF、$V_3 \sim V_6$ 导联直立,aVR 导联倒置。②P-R 间期≥0.12 s。见图 20-1。

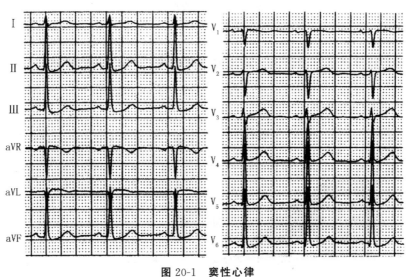

图 20-1 窦性心律

P 波频率在 60~100 bpm,为正常窦性心律;高于 100 bpm 为窦性心动过速;低于 60 bpm 为窦性心动过缓;P-P 间距差别>120 ms 为窦性心律不齐。

(二)房性 P 波

源于心房的 P'波(用 P'表示之)。①P'形态与窦性 P 波不同。②P'-R 间期>120 ms。P'波起源于右房上部,与窦性 P 波大同小异。P'波起自右房下部,Ⅰ、aVL、$V_1 \sim V_2$ 导联 P'波直立,Ⅱ、Ⅲ、aVF 导联 P'波倒置。P'波起源于左房,Ⅰ、aVL、V_5、V_6 导联 P'波倒置。P'波起源于房间隔,其时间比窦性 P 波窄。

延迟发生的 P'波为房性逸搏或过缓的房性逸搏。P'波频率低于 60 bpm,为房性逸搏心律。P'波频率为 60～100 bpm,为加速的房性逸搏心律。

提早发生的 P′波为房性早搏;P′波频率为 100～250 bpm,称为房性心动过速。见图 20-2。

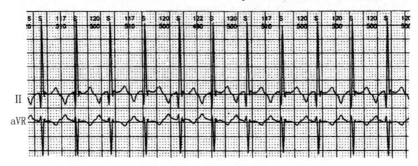

图 20-2　房性心动过速

(三)交界性 P′波

P′波起源于房室交界区:①Ⅱ、Ⅲ、aVF 导联 P′波倒置,Ⅰ、aVL 导联 P′波直立。②P′波位于 QRS 之前,P′-R 间期<120 ms。③交界性 P′波位于 QRS 之中。④交界性 P′波出现于 QRS 之后。见图 20-3。

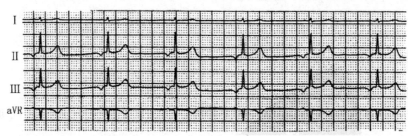

图 20-3　交界性心律

(四)室性 P′波

室性激动逆行心房传导产生室性 P′波。逆传方式有两种:①沿正常传导系统逆传心房,R－P′间期较长,希氏束电图显示 V－H－A 顺序。②沿旁道逆传心房,R－P′间期较短,希氏束电图显示 V－A－H 顺序。扩张型心肌病 P 波增大见图 20-4。

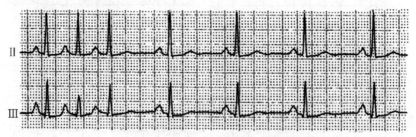

图 20-4　扩张型心肌病 P 波增大

二、P 波时限改变

(一)P 波时限延长

(1)左房扩大或双心房扩大见于风心病、高血压病、扩张型心肌病等。

(2)不完全性心房内传导阻滞见于冠心病、糖尿病等。

(二)P 波时限变窄

(1)高钾血症。

(2)房性节律起自心房间隔部。

(3)甲状腺功能减退。

(4)房性融合波。

三、P 波振幅改变

(一)P 波振幅增大

(1)右房扩大见于先心病、肺心病等。

(2)时相性心房内差异传导窦性心律时 P 波振幅正常,发生房性早搏、房性心动过速时 P′波异常高尖。

(3)心房内压力增高 P 波高尖。

(4)心房肌梗死 P 波增高增宽,出现切迹。P-R 段抬高或降低。出现房性快速心律失常,常有心房肌梗死。

(5)电解质紊乱:低钾血症,P 波增高、T 波低平、U 波振幅增大。

(6)甲状腺功能亢进:窦性心动过速,P 波振幅增高、ST 段下降、T 波低平。

(7)立位心电图:P 波振幅可达 0.30 mV 左右。

(8)运动心电图:运动时 P 波高尖,终止运动试验后 P 波振幅降至正常。

(二)P 波振幅减小

(1)激动起源于窦房结尾部 P 波振幅减小,窦性频率减慢,P-R 间期变短。

(2)房性节律激动起自心房中部,P′向量相互综合抵消,P′波减小。

(3)过度肥胖 P、QRS、T 振幅同时减小。

(4)甲状腺功能减退 P 波振幅减小,心率减慢,QRS 低电压,T 波低平。

(5)全身水肿 P、QRS、T 低电压。

(6)气胸,大量心包积液 P、QRS、T 振幅降低。

(7)高钾血症随着血钾浓度逐渐增高,P 波振幅逐渐减小直至消失,T 波异常高耸,呈"帐篷"状。

(李文静)

第二节 QRS 波群异常

一、异常 Q 波

异常 Q 波,指 Q 波时间>0.04 s,Q 波深度>后继 R 波的 1/4,Q 波出现粗钝与挫折,V_1～V_3 出现 q 及 QS 波。临床将 Q 波分为梗死性 Q 波与非梗死性 Q 波。

梗死性 Q 波特征:①原无 Q 波的导联上出现了 q 或 Q 波,呈 qrS、QR、Qr 或 QS 型。②q 波增宽、增深,由 qR 型变为 QR、Qr 型。③出现增高的 R 波。④R 波振幅减小。⑤Q 波消失,见于对侧部位发生了急性心肌梗死,或被束支阻滞等所掩盖。⑥有特征性的急性心肌梗死的 ST 段和 T 波的演变规律。⑦有典型症状。⑧心肌标记物增高。⑨冠状动脉造影阳性,梗死部位的血管狭窄、闭塞或有新的血栓形成。

非梗死性 Q 波见于心肌病、先心病、心室肥大、预激综合征、肺气肿等,心电图特征:①Q 波深而窄。②Q 波无顿挫或切迹。③无 ST 段急剧抬高或下降。④无 T 波的演变规律。结合超声、冠状动脉造影等检查,可明确 Q 波或 QS 波的病因诊断。

(一)Ⅰ、aVL 导联出现 Q 波或 QS 波

1.急性广泛前壁心肌梗死

①Ⅰ、aVL、V_1～V_6 出现坏死型 q 波或 Q 波呈 qR、QR 或 QS 型。②出现特有的 ST-T 演变规律。

③冠状动脉显影相关血管闭塞或几乎闭塞。

2.高侧壁心肌梗死

①Ⅰ、aVL 出现坏死型 Q 或 Qs 波。②出现急性心肌梗死的 ST-T 演变规律。

3.预激综合征

①预激向量指向下方,Ⅰ、aVL 导联预激波向下,呈 Qs 型或 QR 型。②P-R 间期缩短。③QRS 时间延长。④继发性 ST-T 改变。⑤电生理检查可以确定旁道的部位,并进行射频消融术。

4.右室肥大

Ⅰ、aVL 可呈 QS 型,V_1、V_2 导联 R 波异常增高,V_5、V_6 导联 S 波增深,临床有右室肥大的病因和证据。

5.左前分支阻滞

①Ⅰ、aVL 导联可呈 qR 型。②显著电轴左偏 $-45°\sim-90°$。

6.右位心

①Ⅰ、aVL 呈 QS 型或 Qr 型。②有右位心的其他证据。

7.心脏挫裂伤

Ⅰ、aVL 导联出现 Q 波。

8.扩张型心肌病

Ⅰ、aVL 导联出现 Q 型或 QS 波(图 20-5)。

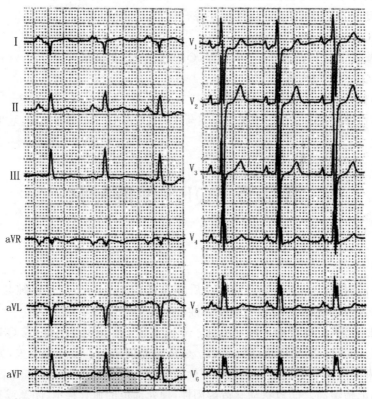

图 20-5　扩张型心肌病Ⅰ、aVL 导联出现 QS 波

患者男性,48 岁。扩张型心肌病,窦性心律,心率 82 bpm,P 波时限
0.12 s,左房扩大,Ⅰ、aVL 导联呈 QS 型,V_5、V_6 导联 R 波顿挫。

(二)Ⅱ、Ⅲ、aVF 导联出现 Q 波或 QS 波

1.急性下壁心肌梗死

①Ⅱ、Ⅲ、aVF 导联原无 q 波,以后出现了 Q 波或 q 波。②QⅢ≥40 ms,qaVF>20 ms,Ⅱ导联有肯定

的 q 波。③伴有后壁或右室梗死。④出现急性下壁心肌梗死所具有的特征性 ST-T 演变规律。⑤合并一过性房室阻滞的发生率较高。⑥冠状动脉造影多为右冠状动脉病变。

2.急性肺栓塞

①SI、QⅢ、TⅢ综合征：即I导联出现了 s 波，Ⅲ导联出现深的 Q 波及 T 波倒置。②Ⅱ、aVF 导联 q 波不明显。③右胸壁导联 ST 段抬高及 T 波倒置。④心电图变化迅速，数日后可恢复正常。

3.左束支阻滞合并显著电轴左偏

①QRS 时间≥120 ms。②Ⅰ、aVL、V5、V6 呈单向 R 波。③Ⅱ、Ⅲ、aVF 呈 QS 型，QSⅢ＞QSⅡ。④显著电轴左偏。⑤Ⅱ、Ⅲ、aVF 导联 ST 段抬高，ST-T 无动态演变。

4.左后分支阻滞

①Ⅱ、Ⅲ、aVF 导联呈 qR 型，未能达到异常 Q 波的标准。②电轴右偏≥＋110°。

5.预激综合征

①预激向量指向左上方，Ⅱ、Ⅲ、aVF 导联预激波向下，呈 QS 波或 QR 波。②P-R 间期缩短120 ms。③QRS 时间延长。④电生理标测旁道多位于左心室后壁(图 20-6)。

6.二尖瓣脱垂

①Ⅱ、Ⅲ、aVF 导联可呈 Qs 型。②Ⅱ、Ⅲ、aVF 导联 ST 段下降，T 波倒置。③听诊有咔嚓音。④超声心动图显示二尖瓣脱垂的特征性改变。

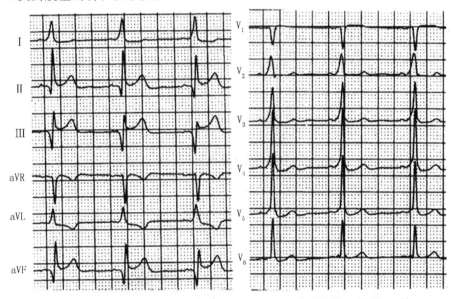

图 20-6　预激向量指向右后下方，Ⅱ、Ⅲ、aVL、V1 出现异常 Q 波或 QS 波

(三)右胸壁导联出现 q、Q 波及 QS 波

1.前间壁心肌梗死

①V1、V2 或 V3 出现 qrS 或 QS 波形。②有急性前间壁心肌梗死特征性 ST-T 演变规律。③心肌标记物增高。

2.左室肥大

①V5、V6 导联 R 波增大。②V1、V2 导联可出现 QS 波。③V1～V2 导联 ST 段抬高伴 T 波直立，V5～V6 导联 ST 段下降伴 T 波低平、双向或倒置。④有左室肥大的病因及其他症状。

3.左束支阻滞

①QRS 时间延长。②Ⅰ、aVL、V5、V6 呈 R 型，V1、V2 可呈 QS 型。③V1～V3 导联 ST 段抬高伴 T 波直立。V5、V6 导联 ST 段下降伴 T 波倒置(图 20-7)。

4.左前分支阻滞

少数左前分支阻滞,QRS 起始向量向后,可在 V_1、V_2 导联出现 qrS 波。

5.右侧旁路

①P-R 间期<120 ms。②V_1、V_2 导联预激波向下,呈 QS 型或 QR 型。③QRS 时间增宽。④有继发性 ST-T 改变。

6.慢性肺部疾病

慢性支气管炎、肺气肿、肺心病,可有下列心电图改变:①V_1~V_3 导联呈 QS 波。②V_4~V_6 导联 rS 波或 RS 波。③肢体导联 P 波增高,QRS 电压降低。

7.右室肥大

①V_1、V_2 呈 qR 型。②V_5、V_6 呈 rS 型。③额面 QRS 电轴显著右偏。

8.扩张型心肌病

部分扩张型心肌病患者,右胸导联出现异常 Q 波或 QS 波,常伴有束支阻滞、不定型室内阻滞或室性心律失常。

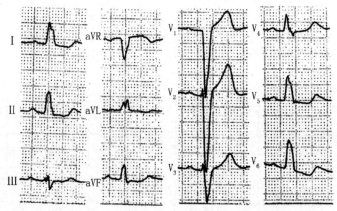

图 20-7 完全性左束支阻滞,V_1 呈 QS 型

(四)左胸导联出现 Q 波或 QS 波

1.急性前侧壁心肌梗死

①V_4~V_6 出现梗死性 Q 波或 QS 波。②梗死区的导联上有特征性 ST-T 改变。

2.肥厚梗阻型心肌病

①V_1、V_2 导联 R 波增高。②V_4~V_6 导联 Q 波增深。Q 波时间不超过 40 ms。③V_4~V_6 导联 T 波直立。

3.左室肥大(舒张期负荷增重型)

①V_4~V_6 导联 Q 波增深。②Ⅰ、aVL、Ⅱ、aVF、V_4~V_6 导联 R 波增高。③V_4~V_6 导联 ST 段轻度抬高伴 T 波直立。超声心动图显示主动脉瓣关闭不全等。

4.左前旁路

①预激向量指向右前方,V_5、V_6 导联负向预激波,呈 rS 波或 QS 波。②P-R 间期缩短。③QRS 时间增宽。

5.右室肥大

①有时 V_1~V_6 均呈 QS 型。②QRS 电轴右偏。③QRS 振幅减小。

6.迷走神经张力增高

①V_4~V_6 出现 Q 波,其宽度<40 ms。②V_4~V_6 导联 ST 段轻度抬高及 T 波直立。③常伴有窦性心动过缓。④见于健康人,特别是运动员。

二、QRS 振幅异常

（一）QRS 低电压

指标准导联和加压单极肢体导联中，R＋S 振幅的算术和<0.5 mV，或胸壁导联最大的 R＋S 振幅的算术和<1.0 mV 者，称为 QRS 低电压。标准导联低电压时，加压肢体单极导联必定也是低电压。低电压仅见于肢体导联或胸壁导联，也可见于全部导联上。引起低电压的原因有：

（1）过度肥胖心脏表面与胸壁之间的距离拉大，QRS 振幅降低，出现低电压。

（2）大面积心肌梗死，QRS 低电压，预示预后不良。病死率较 QRS 正常者高。

（3）心包积液及胸腔积液造成电流短路，致使 QRS 振幅减小。

（4）肺气肿 QRS 振幅减小，顺钟向转位。

（5）甲状腺功能减退 QRS 振幅减小，T 波低平，窦性心动过缓。

（6）扩张型心肌病晚期出现 QRS 时间延长，低电压。

（7）最大 QRS 向量垂直于肢体导联，QRS 振幅减小，但胸壁导联 QRS 振幅无明显降低。

（二）QRS 振幅增大

1.右室肥大

①aVR、V_1、V_2、V_{3R} 导联 R 波增大。②V_5、V_6 导联呈 Rs 波或 rS 波。③QRS 电轴右偏（图 20-8）。

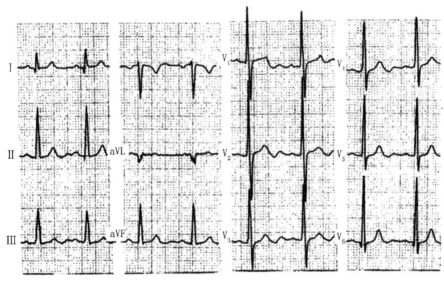

图 20-8 右室电压高

患者女性，56 岁。先心病，房间隔缺损，V_1 导联 R＝2.10 mV

2.右束支阻滞

①V_1 导联出现终末 R'波，呈 rsR'型。②QRS 终末部分宽钝。③QRS 时间延长。

3.中隔支阻滞

①V_1、V_2 导联 R 波增高，呈 RS 型或 Rs 型。②V_5、V_6 导联无 q 波。③V_1、V_2 导联＞RV_5、V_6 导联 R 波。

4.后壁心肌梗死

①V_1、V_2 或 V_3 导联 R 波增高，呈 RS 型或 Rs 型。②V_7～V_9，呈 QR、Qr 或 Qs 型。③V_1～V_3 的 ST 段下降伴 T 波直立；V_7～V_9 导联 ST 段抬高伴 T 波倒置。

5.逆钟向转位

①V_1～V_3 呈 Rs 型或 RS 型。②V_5、V_6 呈 qR 波或 R 波。

6.左室肥大

①I、II、III、aVL、V_4～V_6 导联出现增高 R 波。②R 波电压增高的导联上 ST 段下降及 T 波低平或倒置。

7.不完全性左束支阻滞

①QRS 时间延长。②Ⅰ、aVL、V$_5$、V$_6$ 呈单向 R 波。③V$_5$、V$_6$ 导联 R≥2.5 mV。④继发性 ST-T 改变。

8.胸壁较薄

心脏与胸壁电极之间的距离缩短,QRS 电压增高。

9.预激综合征

A 型预激综合征,V$_1$～V$_6$ 导联出现高大 R 波。B 型预激综合征,V$_4$～V$_6$ 导联出现高大 R 波。C 型预激综合征,V$_1$、V$_2$ 导联出现高大 R 波。预激向量指向左上方,Ⅰ、aVL 导联 R 波增高。预激向量指向下方,Ⅱ、Ⅲ、aVF 导联 R 波增高。

三、QRS 时间延长

(一)左束支阻滞

1.不完全性左束支阻滞

①QRS 时间轻度延长。②呈左束支阻滞图形。

2.完全性左束支阻滞

①QRS 时间≥120 ms。②呈左束支阻滞图形。

(二)右束支阻滞

1.不完全性右束阻滞

①QRS 时间轻度延长。②呈右束支阻滞图形。

2.完全性右束支阻滞

①QRS 时间≥120 ms。②呈右束支阻滞图形。

(三)左室肥大

QRS 时间轻度延长、左室面导联 QRS 振幅增大,继发性 ST-T 改变。

(四)右室肥大

QRS 电轴右偏,QRS 时间轻度延长,右胸壁导联 QRS 振幅增大。

(五)心室预激波

P-R 间期缩短,QRS 时间延长,出现预激波。

(六)心肌梗死超急性损伤期

(1)ST 段显著抬高,T 波高耸。

(2)R 波振幅增高。

(3)QRS 时间延长。

(4)常发展成为急性心肌梗死。

(七)梗死周围阻滞

有心肌梗死的 Q 波或增宽 R 波,QRS 时间延长。QRS 电轴偏移。

(八)不定型室内阻滞

QRS 时间增宽,QRS 波形既不像左束支阻滞,也不像右束支阻滞图形。见于扩张型心肌病、缺血性心肌病(图 20-9)。

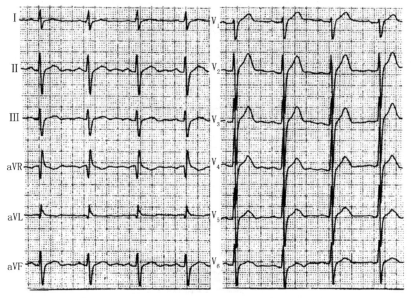

图 20-9　不定型心室内阻滞

患者男性,42 岁。扩张型心肌病,窦性心律,心率:70 bpm。

P 波时限 0.13,左房扩大,QRS 时限 0.196 s,心室内传导阻滞。

（李文静）

第三节　ST 段改变

ST 段改变包括 ST 段抬高、ST 段下降、ST 段缩短和 ST 段延长四种类型。ST 段改变可以独立存在,也可与 T 波及 QRS 波群改变并存。

一、ST 段抬高

诊断标准:标肢导联 J 点后 60~80 ms 处 ST 段抬高≥0.10 mV,右胸导联≥0.25 mV,左胸导联>0.10 mV 为异常。

对于一过性 ST 段抬高的患者应动态观察记录 18 导联心电图。注意 ST 段抬高的程度、形态、持续时间与症状关系。胸痛伴有 ST 段急剧抬高为冠脉阻塞或其他病因引起的心肌损害。

损伤型 ST 段抬高是穿壁性心肌缺血的反映。患者往往有持续严重的胸痛及心肌缺血的其他临床表现和体征,如肌钙量的升高度。见于心肌梗死超急性损伤期,急性心肌梗死。

（一）心肌梗死超急性损伤期

急性冠状动脉阻塞,可立即引起急性损伤期图形改变,持续时间短暂,血管再通以后,心电图可恢复原状。心电图特征（图 20-10）:

(1)缺血区的导联上 T 波高耸。

(2)ST 段斜形抬高。

(3)急性损伤型阻滞,QRS 时间增宽,室壁激动时间延长。

(4)伴有 ST-T 电交替。

(5)出现冠状动脉闭塞性心律失常。

(6)此期出现于梗死型 Q 波之前。

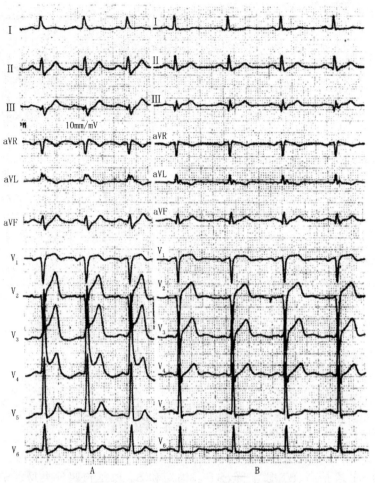

图 20-10　心绞痛发作时前壁导联 ST 段抬高

A.记录于胸痛发作时,QRS 时限 0.12 s,V₃、V₄ 导联 ST 段抬高;

B.记录于症状缓解后,QRS 时限 0.09 s,ST 回落,T$_{V_3 、V_4}$ 降低,V₅、V₆ 导联 T 波低平

(二)急性心肌梗死

冠状动脉阻塞,心肌由缺血发展到梗死。心电图特点:

(1)出现急性梗死性 Q 波。

(2)损伤区导联上 ST 段显著抬高。

(3)梗死区导联上 T 波振幅开始降低,一旦出现倒置 T 波,标志着心肌梗死进入充分发展期。

(4)能定位诊断如前壁或下壁心肌梗死(图 20-11)。

(三)变异型心绞痛

变异型心绞痛发作时,冠状动脉造影显示病变部位的血管处发生痉挛性狭窄或闭塞。相关的局部心肌供血显著减少或中断,导致急性心肌缺血→损伤。严重者发展成为急性心肌梗死。

变异型心绞痛发作时,心电图上出现下列一种或几种改变,症状缓解以后,ST-T 迅速恢复正常或原状。

(1)损伤区的导联上 ST 段立即抬高 0.20 mV 以上,约有半数患者对应导联 ST 段下降。

(2)ST 段抬高的导联 T 波高耸,两支对称,波顶变尖,呈急性心内膜下心肌缺血的动态特征。

(3)QRS 时间延长至 0.11 s。

(4)QRS 振幅增大。

(5)QT/Q-Tc 正常或缩短。

(6)出现缺血性 QRS、ST、T 或 Q-T 电交替。

(7)出现一过性室性早搏、室性心动过速,严重者发展成为心室颤动。

(8)发展成为急性心肌梗死。

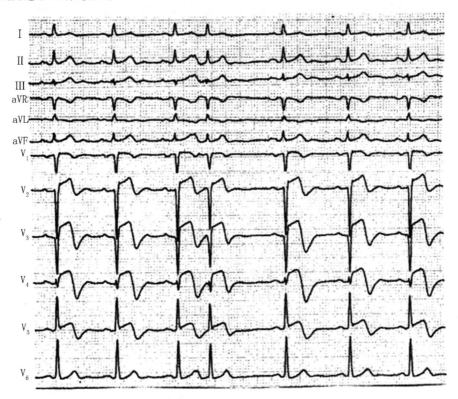

图 20-11　急性前间壁及前壁心肌梗死过程

患者男性,66 岁。急性前间壁及前壁心肌梗死演变期,V₁～V₃ 导联呈 QS 型,V₄ 导联
r 波递增不良,V₂～V₄ 导联 T 波正负双向。冠脉造影显示左前降支闭塞,房性早搏。

（四）Brugada 波与 Brugada 综合征

Brugada 波特征右胸导联 V₁ 或 V₂ 呈 rsR′型,类似右束支阻滞图形,R′波宽大,ST 段上斜型、马鞍型或混合型抬高,T 波倒置。伴有室性心动过速或发生心室颤动者,称为 Brugada 综合征。

（五）急性心包炎

心包炎及心包积液常有异常心电图改变:

(1)炎症波及窦房结,引起窦性心动过速,晚期可发生心房颤动或束支阻滞。

(2)心外膜下心肌受损,除 aVR、V₁ 导联外,ST 段普遍抬高,抬高的程度不像急性心肌梗死严重,不出现病死性 Q 波。

(3)出现心包积液时,QRS 振幅减小或 QRS 低电压。

(4)T 波普遍低平或倒置(图 20-12)。

（六）早期复极综合征

心室除极尚未结束,部分心室肌开始复极化,心电图特征:

(1)QRS 终末部出现 J 波,在 V₃～V₅ 导联较明显,出现在 V₁、V₂ 导联呈 rSR′型,类似右束支阻滞。

(2)ST 段自 J 点处抬高 0.20 mV 左右,最高可达 1.0 mV 以上。持续多年形态不变。

(3)T 波高大。ST-T 改变在 Ⅱ、aVF、V₂～V₅ 导联较明显。心率加快后 ST-T 恢复正常,心率减慢以后又恢复原状。

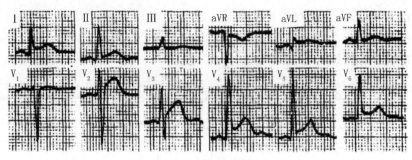

图 20-12 急性心包炎

I、II、aVL、aVF、V₂～V₆ 导联 ST 段抬高，aVR 导联 ST 段下降

（七）左束支阻滞

左束支传导延缓或阻滞性传导中断，室上性激动沿右束支下传心室，心室传导径路为右室→室间隔→左心室，心室除极时间延长。心电图特征：

（1）I、aVL、V_5、V_6 呈 R 型，V_1、V_2 呈 rS 型或 QS 型。

（2）V_1～V_3 导联 ST 段显著抬高，S 波或 QS 波越深，ST 段抬高的程度越显著。

（3）T 波高耸，ST-T 改变持续存在。

（4）QRS 时相延长≥120 ms（图 20-13）。

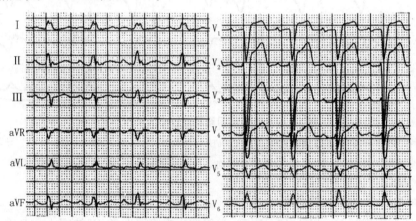

图 20-13 完全性左束支阻滞，V_1～V_3 导联 ST 段抬高

患者男性，85 岁。冠心病。窦性心律，心率 85 bpm，P-R 间期 0.20 s，QRS 时间 0.12 s，完全性左束支阻滞，V_1～V_4 导联 ST 段上斜型抬高 0.25～0.50 mV。

二、ST 段下降

J 点后 60～80 ms 处 ST 段下降≥0.05 mV，为 ST 段异常。ST 段下降的形态可以多种多样。

（一）典型心绞痛

心绞痛发作时出现一过性缺血性 ST-T 改变。症状缓解以后，ST 段立即恢复原状。

（1）出现缺血性 ST 段下降，下降的 ST 段呈水平型、下斜型及低垂型。

（2）T 波低平、双向或倒置。

（3）U 波改变。

（4）出现一过性心律失常（图 20-14）。

（二）无症状心肌缺血

（1）ST 段下降时无症状。

（2）ST 段下降持续 1 min 以上，ST 段下降≥0.1 mV，两次缺血间隔 1 min 以上。原有 ST 段下降，在原有下降基础上 ST 段再下降≥0.10 mV。

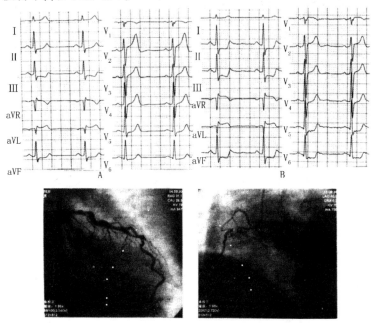

图 20-14　心肌缺血发作时下侧壁导联 ST 段下降

患者男性,77 岁。冠心病。A.对照动态心电图,Ⅱ、Ⅲ、aVF 导联 ST 段下降 0.05～ 0.10 mV;B.记录于心绞痛发作时,Ⅱ、Ⅲ、aVF、V_5、V_6 导联 ST 下降 0.15～ 0.25 mV;冠状动脉造影显示前降支近段狭窄 90%,右冠状动脉近段狭窄 95%。

(三)心肌病

1.肥厚性心肌病

①ST 段下降,特别是心尖部肥厚性心肌病,V_2～V_6 导联 ST 段下降可达 0.50 mV 左右,ST 改变持续存在。②T 波倒置呈冠状 T 波。

2.扩张性心肌病

①ST 段下降。②T 波低平。③QRS 时间增宽。④室性早搏,心房颤动发生率高。

(四)左室肥大

①QRS 电压高大。②ST 段下降。③T 波负正双向或倒置。

(五)右室肥大

①右胸壁导联 QRS 振幅增大。②V_1～V_3 导联的 ST 段下降伴 T 波倒置。③QRS 电轴右偏。

(六)右束支阻滞

①QRS-T 呈右束支传导阻滞特征。②V_1、V_2 导联 ST 段下降不明显。

(七)左束支阻滞

①继发性 ST 段下降见于Ⅰ、aVL、V_4～V_6 导联。②QRS-T 波群呈左束支阻滞。

(八)洋地黄中毒

①ST 段呈鱼钩状下降。②T 波负正双向或倒置。③Q-T 间期缩短。

(九)心肌炎

①ST 段下降。②T 波低平或倒置。③常有窦性心动过速、P-R 间期延长、早搏等(图 20-15)。

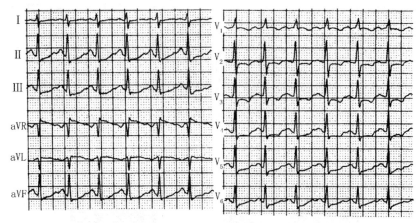

图 20-15　急性心肌炎

患者女性,23 岁。急性心肌炎。窦性心动过速,心率 122 bpm,Ⅱ、Ⅲ、
aVF、V₂~V₆ 导联 ST 段下降 0.10 mv 左右,T 波低平及倒置。

（十）X 综合征

有心绞痛、心肌缺血的证据,心电图上可有 ST-T 改变。冠脉造影阴性。

（十一）电张调整性 ST-T 改变

起搏器植入前 ST-T 正常。起搏心律持续一段时间后,夺获心搏 ST 段下降,T 波倒置。此种情况还
可见于阵发性束支阻滞、预激综合征等。

（十二）自主神经功能紊乱

多见于青年女性,ST 段下降 0.05 mV 左右,T 波多为低平。运动试验阴性。

三、ST 段延长

(1)低钙血症心电图表现为:①ST 段平坦延长。②Q-T 间期延长。③血清钙浓度降低。
(2)长 Q-T 间期。
(3)房室阻滞伴缓慢心律失常者,ST 段下降,Q-T 间期延长,U 波明显。
(4)冠心病急性心肌梗死演变期(图 20-16)。

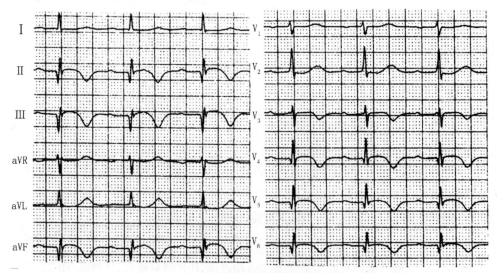

图 20-16　急性下侧壁心肌梗死演变期,ST 段及 Q-T 间期延长

患者女性,81 岁。急性心肌梗死第 8 天。窦性心律,心率 65 bpm,P-R 间期 0.24 s,
ST 段及 QT 间期延长。QT 间期 0.56 s,Ⅱ、Ⅲ、aVF、V₅、V₆ 导联有异常 Q 波。

四、ST 段缩短

(1)高钙血症:①ST 段缩短或消失。②Q-T 间期缩短。③血清钙浓度升高(图 20-17)。

(2)早期复极综合征。

(3)洋地黄影响:应用洋地黄治疗过程中,心电图出现 ST 段呈鱼钩状下降,Q-T 间期缩短。

(4)心电机械分离:心脏已经停止机械性舒缩期活动。QRS 时间增宽,ST 段及 Q-T 间期缩短。

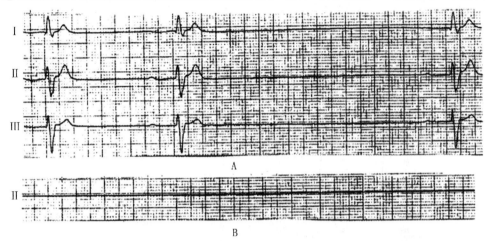

图 20-17　短 Q-T 间期

A.窦性心动过缓,窦性停搏,一度房室阻滞,左前支阻滞,Q-T 期间 0.35s;B.全心停搏

(张庆磊)

第四节　T 波异常

　　T 波是心室复极过程中产生电位变化,心室复极化过程较除极化过程缓慢,T 波时间比 QRS 更长。T 波极性是有规律的,一般肢体导联以 R 波占优势者,T 波直立。胸壁导联 V_1、V_2 的 T 波可以直立、双向或倒置。V_3～V_6 导联 T 波直立。正常 T 波升支长,降支短,波峰圆钝。T 波异常高耸或以 R 波为主的导联 T 波由直立转为低平、切迹、双向或倒置,称为 T 波异常。

一、T 波高耸

　　T 波高耸指 T 波异常高尖,T 波振幅常达 1.5 mV 以上,见于急性冠状动脉疾病,高钾血症等。

(一)急性心内膜下心肌缺血

　　冠状动脉闭塞后的即刻至数十分钟,最早发生的是急性心内膜下心肌缺血,在缺血区导联上 T 波异常高耸变尖。即心肌梗死超急性损伤期,此期持续时间短暂,一般心电图上记录不到这一变化过程,就已经发展成为急性心肌梗死。冠脉再通,心电图恢复原状(图 20-18)。

(二)急性心肌梗死

　　急性心肌梗死(AMI)数小时内,在 AMI Q 波的导联上 T 波异常高大,持续一段时间之后,T 波振幅开始逐渐降低。

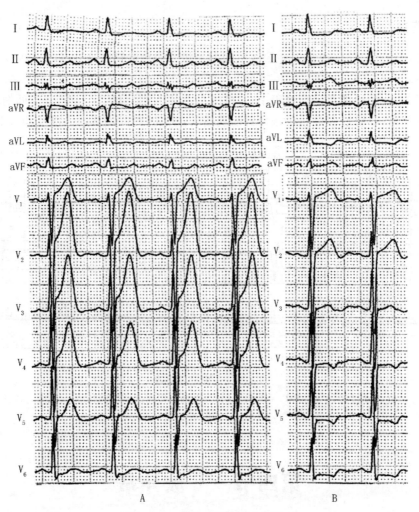

图 20-18 急性心内膜下心肌缺血

患者男性,47 岁。前降支病变。A.急性前壁心内膜下心肌缺血,V_2～V_4 导联 T 波高大。B.症状缓解时,V_4～V_6 导联 ST 下降 0.05～0.10 mV,V_1～V_4 导联 T 波振幅降低,V_4～V_6 导联 T 波倒置。

(三)早期复极综合征

属于正常变异,心电图特征:①T 波高耸主要见于 V_2～V_5 导联,其次是 Ⅱ、Ⅲ、aVF 导联。②ST 段呈上斜型抬高。③出现明显 J 波(图 20-19)。

(四)二尖瓣型 T 波

部分风心病二尖瓣狭窄及二尖瓣狭窄合并关闭不全的患者,V_2～V_5 导联出现异常高尖 T 波,酷似高钾血症心电图改变。T 波高耸持续数年,可随病情变化而发生改变(图 20-20)。

(五)高钾血症

临床上有引起高钾血症的病因,心电图上 P 波低平或消失,QRS 时间增宽呈室内传导阻滞图形(图 20-21),T 波高尖呈"帐篷"状,血液透析以后心电图迅速恢复原状。

(六)迷走神经张力增高

迷走神经活动占据优势时,心电图表现为心率缓慢,ST 段斜型抬高 0.10～0.30 mV,T 波宽大,Q-T 间期在正常高限。

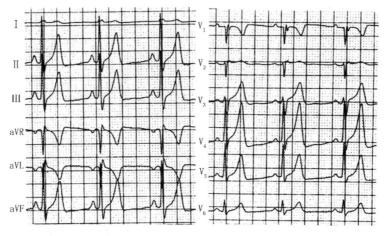

图 20-19　早期复极，T 波增高

患者男性，66 岁。窦性心律，Ⅱ、Ⅲ、aVF、V₄、V₅ 导联 T 波增高，前支长后支短，符合早期复极心电图改变

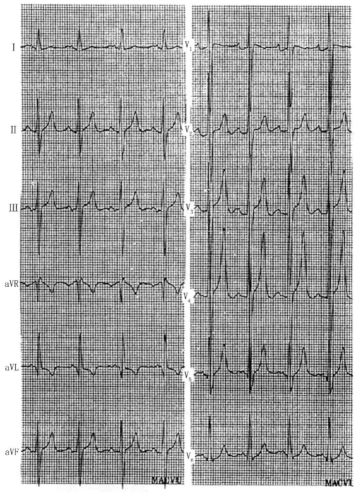

图 20-20　风心病，二尖瓣型 T 波

患者男性，26 岁。风心病，二尖瓣型 T 波

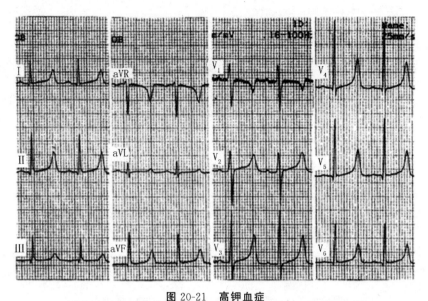

图 20-21　高钾血症

T 波高尖呈"帐篷"状,ST 段延长,提示低钙血症

二、T 波倒置

(一)冠心病

冠心病缺血性 T 波变化特征:①T 波呈箭头样(冠状 T 波),两肢对称,波峰变尖。②有动态变化。③能定位诊断。

心肌缺血性 T 波的类型:①伴有胸痛出现的 T 波改变,称为有症状心肌缺血。②无症状时发生的 T 波改变,称为无症状心肌缺血。③急性期心肌梗死的 T 波演变规律是开始为 T 波高耸,出现梗死 Q 波以后,T 波幅度降低,几小时或几天后 T 波转为正负双向或倒置。T 波倒置由浅入深。持续几天至 3 个月,T 波倒置的程度逐渐减轻,直至恢复梗死前的心电图改变(图 20-22)。

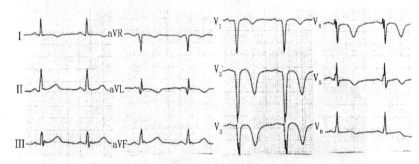

图 20-22　急性前间壁心肌梗死演变过程

(二)高血压病

严重高血压病常有 T 波低,双向或倒置。左室面导联 QRS 振幅增高,P 波增宽。

(三)心肌病

各型肥厚性心肌病,特别是心尖部肥厚性心肌病,常有 T 波倒置,可酷似急性心内膜下心肌梗死演变期心电图,T 波倒置深,但无动态变化,冠脉造影正常。

(四)心室肥大

右室收缩期负荷增重,右室面导联 T 波倒置。

左室收缩期负荷增重,左室面导联 T 波倒置。

（五）左束支阻滞

左束支阻滞，Ⅰ、aVL、V₄～V₆导联 T 波双向或倒置。

（六）预激综合征

预激综合征 T 波方向与预激波相反。预激波向上的导联 T 波倒置，预激波振幅越大，QRS 时间越宽，T 波倒置越深。预激波消失，T 波逐渐转为直立。

（七）心脏手术

先心病、风心病、冠心病术后，引起心肌损害者，心电图上 T 波倒置。

（八）慢性缩窄性心包炎

心电图改变有右房扩大，QRS 振幅减低，T 波普遍低平或倒置。

（九）心肌炎

急性心肌炎典型心电图改变，房室阻滞，ST 段抬高或下降，T 波倒置。窦性心动过速及各种类型的心律失常。超声心动图显示心脏扩大，收缩无力。

（十）电解质紊乱

严重低钾血症心电图 P 波高尖，ST 段下降，T 波低平或倒置，U 波增高，临床上有可能引起低钾血症的病因。

（十一）药物影响

许多药物可使 T 波发生改变。洋地黄类药物有加速心室肌的复极作用，而使 ST 段呈鱼钩样下降，T 波负正双向，Q-T 间期缩短，停用洋地黄以后，ST-T 逐渐恢复原状。氨茶碱可使心率加快，T 波转为低平或倒置。应用乙胺碘呋酮可使 T 波增宽切迹。奎尼丁可使 T 波低平切迹，Q-T 间期延长。冠状动脉内注射罂粟碱可出现一过性巨大倒置 T 波，伴一过性 Q-T 间期延长（图 20-23）。

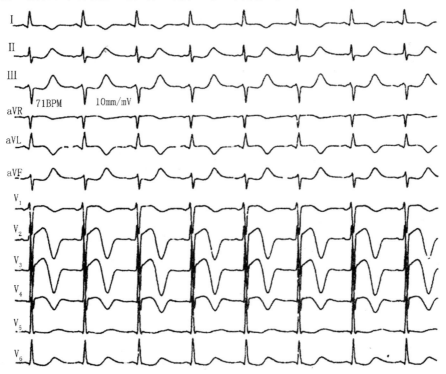

图 20-23　罂粟碱引起一过性巨大倒置 T 波

患者男性，67 岁。Ⅱ、Ⅲ、aVF 导联 P 波倒置，心率 74 bpm。心电图记录于左冠状动脉前降支内注射罂粟碱后即刻，V₂～V₄ 导联出现一过性巨大倒置 T 波，Q-T 间期延长，但患者无明显症状

（十二）二尖瓣脱垂综合征

心电图改变有 T 波低平，双向或倒置，心律失常。

（十三）脑血管意外

脑血管意外可引起巨大 T 波，有的 T 波倒置，有的 T 波直立，Q-T 间期延长。部分病例有异常 Q 波。

（十四）完全性房室阻滞

先天性及后天性完全性房室阻滞，伴过缓的交界性逸搏心律或室性逸搏心律，T 波宽大切迹，T 波倒置，两肢不对称，Q-T 间期延长，易发生室性心律失常。

（十五）电张调整性 T 波改变

植入起搏器以后，夺获心律的 T 波由直立转为倒置；或者转为窦性心律以后，T 波倒置持续一个阶段，才转为直立。这种现象称为电张调整性 T 波改变。

（十六）自主神经功能紊乱

心电图上仅有 T 波低、双向或倒置变化，无其他器质性心脏病证据。活动平板运动试验阴性，T 波倒置转为直立、低平或双向，或运动后 T 波倒置减浅。多见于青年女性。口服心得安可使 T 波转为直立。

（张庆磊）

第五节　U 波改变

U 波是体表心电图 T 波后低平的小波，于心室舒张早期出现，在体表导联中以 V_3 最清晰。多年来，对 U 波产生的机制一直有争论，概括起来有以下几种解释：①U 波与浦肯野动作电位 4 相对应，为浦肯野纤维复极波。②动作电位的后电位。③舒张早期快速充盈期心室伸张的后电位，且 U 波异常与心室舒张功能异常有关。④U 波产生于动脉圆锥部，它可能是动脉圆锥部某些组织激动时的复极波。

正常人 U 波振幅 0.02～0.10 mV，U 波时限（20±2）ms，U 波上升支较快，下降支较缓慢。

U 波变化，可增大降低或倒置，或发生 U 波电交替，多数原因是心肌缺血、肥厚，心动周期长短改变，药物和电解质的影响，少数可能由其病理因素所致。

一、U 波增大

当 U 波振幅＞0.20 mV，或同一导联 U 波≥T 波，或者 T-U 融合认为 U 波振幅增大。长心动间歇后第一个窦性心搏的 U 波振幅增大是正常现象（心室容量越大 U 波振幅越高）。应用某些药物，如洋地黄、奎尼丁、胺碘酮、钙剂、肾上腺腺素、罂粟碱等，低钾血症、高钙血症、低温、用力呼吸、抬高下肢、运动后均可出现 U 波振幅增大。

二、U 波电交替

U 波电交替可能与心肌收缩强弱和脉压交替变化有关，可能与心肌损害或极慢的心室率有关。用抗心律失常药物后可出现 U 波电交替。

三、U 波倒置

U 波倒置见于高血压、冠心病、心绞痛、心肌梗死、左右心室肥大、瓣膜病、先心病、心肌病、充血性心力衰竭、甲亢及某些药物的影响，异丙肾上腺素、麻黄素、奎尼丁等，以及引起心室负荷增重的各种疾病（图 20-24，图 20-25）。

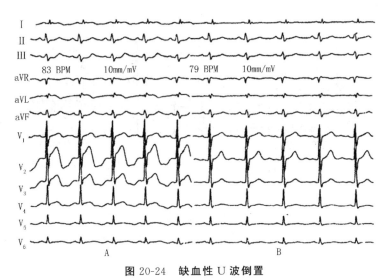

图 20-24 缺血性 U 波倒置

患者男性,54 岁。冠心病、不稳定型心绞痛、前降支病变。图 A 记录于心肌缺血时,$V_2 \sim V_4$ 导联 ST 段弓背状抬高,$V_3 \sim V_5$ 导联 U 波倒置。图 B 缺血缓解以后,ST 复位,U 波消失。

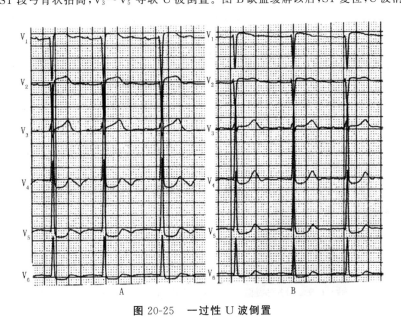

图 20-25 一过性 U 波倒置

患者男性,80 岁。高血压,冠心病。A.心绞痛时,V_4、V_5 导联 ST 段下降 0.20 mV,U 波倒置

（张庆磊）

第六节 J 波的现状

J 点是指心电图 QRS 波与 ST 段的交点或称结合点,是心室除极的 QRS 终末突然转化为 ST 段的转折点,标志着心室除极结束,复极开始。PJ 间期是从 P 波开始到 J 点,代表心房开始除极到心室除极结束之间的时间,正常 PJ<270 ms,在发生室内和束支阻滞时 PJ 间期延长。

当心电图 J 点从基线明显偏移后,形成一定的幅度,持续一定的时间,并呈圆顶状或驼峰形态时,称为 J 波或 Osborn 波。J 波的振幅,持续时限仍无明确的规定和标准。

特异性心室颤动患者的心电图可以出现明显的 J 波,当无引起 J 波的其他原因存在时,称为自发性 J 波。特发性 J 波与一般性 J 波形态始终无差异,当伴发室性心动过速,心室颤动时可出现特发性 J 波,其

原因不明(图 20-26)。

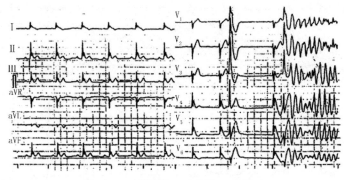

图 20-26　特发性 J 波伴发心室颤动

窦性心律,I、II、III、aVR、aVF、$V_3 \sim V_6$ 导联有明显 J 波,胸导提早的 QRS 波群、室性早搏、心室颤动

一、产生机制

J 波的产生机制至今尚未完全阐明,有以下不同的解释。

(1)M 细胞对 J 波产生的作用:在低温和高钙时,心外膜细胞和 M 细胞动作电位的尖峰圆顶形和 1、2 相之间的切迹变得更明显,与心电图 J 点上升和出现明显的 J 波相一致,而心内膜细胞的动作电位仅有轻度改变。提示不同心肌细胞在复极早期产生的心室电位活动可能对 J 波的出现起一定的作用。

(2)心室肌除极程序异常,心室除极程序改变,形成额外的除极波。

(3)室间隔基底部最后除极:室间隔基底部对温度变化极为敏感,温度下降可使之传导延缓而导致心室最后除极形成 J 波。

(4)肺动脉圆锥部除极波:肺动脉圆锥部浦肯野细胞分布稀疏,该部除极最晚而产生 J 波。实验研究显示切除肺动脉圆锥部 J 波消失。

(5)除极过程与复极过程的重叠波:由于除极过程延缓,心室肌除极尚未结束,部分心室肌已经开始复极,致使除极波与复极波重叠在一起形成 J 波。

二、心电图特征

J 波的心电图特征如下:

(1)J 波常起始于 QRS 波的 R 波降支部分,其前面的 R 波与其特有的顶部圆钝的波形成尖峰一圆顶状。

(2)J 波形态呈多样化,不同的机制可产生不同的 J 波形态。

(3)J 波呈频率依赖性,心率慢时 J 波明显,心率快时,J 波可以消失。

(4)J 波幅度变异较大,高时可达数毫伏。

(5)J 波以 II 或 V_6 导联最常见(占 85%),然而在低温时以 V_3 或 V_4 导联最明显。我们观察到心电图上的 J 波以前壁导联最明显,其次是下壁导联。QRS 振幅较小的导联最为少见。

(6)V_1、aVR 导联 J 波多为负向,其余导联多呈正向波。V_1 导联为正向 J 波时,又像局限性右束支阻滞图形。

(7)低温情况下,J 波发生率高,体温在 30 ℃以上 J 波较小,体温在 30 ℃以下 J 波明显增大。

(8)心电图呈顺钟向转位时 J 波不明显。

三、J 波的临床病症

J 波最早是在严重冻伤的低温患者的心电图上发现的。随着体温逐渐降低,J 波发生率逐渐增高,J 波增大。低温性 J 波的发生原理可能和钙离子流有关。低温引起钙泵活性降低,而胞浆内钙增高,并使胞浆内钙重吸引至胞浆网内,恢复胞浆钙水平的速度降低,钙内流受抑制,并影响钠—钾泵的功能,使心室肌细胞除极化和复极化的图形改变。在心内膜下及心外膜下深肌层中可以记录出驼峰状的波形,并与J波相对应。

高钙血症心电图表现为P-R间期延长,QRS时间增宽,ST段缩短或消失,T波低平,Q-T间期缩短,出现J波的原因可能是心内膜下心肌动作电位2相时程较心外膜下心肌显著缩短所致。高血钙引起的J波一般无圆顶状图形,而呈尖峰状或驼峰状,这是与低温性J波的不同之处。

中枢神经及外周神经系统病变可引起J波。交感神经系统功能障碍是引起神经源性J波的原因。

原因不明的J波,称为特发性J波。但有人认为可能与遗传因素或自主神经系统异常有关。

(张庆磊)

第二十一章

动态心电图与心电图负荷试验

第一节　动态心电图

一、动态心电图(AECG)

又称 Holter 系统,是指连续记录 24 h 或更长时间的心电图。该项检查首先由美国学者 Holter 于 20 世纪 60 年代初期应用于临床,故又称之为 Holter 监测。动态心电图是用随身携带的记录器连续记录人体 24 h、48 h 或更长时间的心电变化,经计算机处理分析及回放打印的心电图。它可以显示监测时间内的心搏总数、最快与最慢心率、平均心率。并能自动测出室上性或室性期前收缩以及室上性或室性心动过速。可记录心搏停跳情况以及 P-R 间期、QRS 波群、ST 段及 T 波的变化,可检出房室传导阻滞、心房颤动、窦房阻滞、预激综合征等。动态心电图不仅用于定性、定量心律失常,而且广泛用以检测心肌缺血,筛选高危患者心肌梗死后可能发生的心脏事件,评定药物疗效和随诊起搏器功能等。近年动态心电图仪增加了心率变异性测定及晚电位分析等功能,使其功能更加完善,已成为临床不可缺少的重要的非创伤性检查。随着电子学和计算机科学的进展,迄今不仅可以记录动态心电图,还可记录动态血压、动态呼吸、动态脑电图等,且记录时间可按需相应延长,由于长时间监测,能发现常规心电图不易发现的心律失常和一过性心肌缺血,弥补了体表心电图的局限性,从而进一步提高了心电图诊断的准确率。

与常规心电图相比,记录的信息量大且可记录患者不同状况下的心电图。为临床提供许多有价值的资料。现已成为临床上广泛使用的无创性心血管病诊断手段之一。但因导联体系不同,以及容易受体位、活动等因素影响,在分析结果时要慎重。

二、组成及应用

(一)动态心电图仪主要由记录系统和回放分析系统组成

1.记录系统

包括导联线和记录器。导联线一端与固定在受检者身上的电极相连,另一端与记录器连接。记录器有磁带式和固态式两种类型。记录器佩戴在受检者身上,并能精确地连续记录和储存 24 h 或更长时间的 3 通道或 12 通道心电信号。

2.回放分析系统

主要由计算机系统和心电分析软件组成。回放系统能自动对磁带或固态记录器记录到的 24 h 心电信号进行分析。分析人员通过人机对话对计算机分析的心电图资料进行检查、判定、修改和编辑,打印出异常心电图图例以及有关的数据和图表,做出诊断报告。

(二)导联选择

目前多采用双极导联,电极一般均固定在躯体胸部。导联的选择应根据不同的检测目的而定,常用导联及电极放置部位如下。

1.CM5 导联

正极置于左腋前线、平第 5 肋间处(即 V_5 位置),负极置于右锁骨下窝中 1/3 处。该导联对检出缺血性 ST 段下移最为敏感,且记录到的 QRS 波振幅最高,是常规使用的导联。

2.CM1 导联

正极置于胸骨右缘第 4 肋间(即 V_1 位置)或胸骨上,负极置于左锁骨下窝中 1/3 处。该导联可清楚地显示 P 波,分析心律失常时常用此导联。

3.M_{aVF} 导联

正极置于左腋前线肋缘,负极置于左锁骨下窝内 1/3 处。该导联主要用于检测左室下壁的心肌缺血改变。

4.CM_2 或 CM_3 导联

正极置于 V_2 或 V_3 的位置,负极置于右锁骨下窝中 1/3 处。怀疑患者有变异性心绞痛(冠状动脉痉挛)时,宜联合选用 CM_3 和 M_{aVF} 导联。无关电极可置胸部的任何部位,一般置于右胸第 5 肋间腋前线或胸骨下段中部。

5.12 导联同步

Holter 是近年来发展起来的无创性心电新技术,共 10 个电极,可连续不间断地记录 24 h 12 导联同步动态心电图,12 导联同步 Holter 比 3 导联 Holter 在心肌缺血、心肌梗死、心律失常(室性期前收缩、室性心动过速、预激综合征等)定位诊断方面具有明显优势,有取代 3 导联 Holter 的趋势。

(三)临床应用

动态心电图可以获得受检者日常生活状态下连续 24 h 甚至更长时间的心电图资料,因此常可检测到常规心电图检查不易发现的一过性异常心电图改变。还可以结合分析受检者的生活日志,了解患者的症状,活动状态及服用药物等与心电图变化之间的关系。其临床应用范围:

(1)心悸、气促、头昏、晕厥、胸痛等症状性质的判断。

(2)对心律失常进行定性和定量诊断。

(3)12 导联同步 Holter 对判定心肌缺血有一定的意义,尤其是发现无症状心肌缺血的重要手段,且能够进行定位诊断,参考标准是"三个一";ST 段呈水平型或下斜型下降≥1 mm;持续 1 min 或以上;2 次发作间隔时间至少 1 min。

(4)心肌缺血及心律失常药物的疗效评价。

(5)心脏病患者预后的评价,通过观察复杂心律失常等指标,判断心肌梗死后患者及其他心脏病患者的预后。

(6)选择安装起搏器的适应证,评定起搏器的功能,检测与起搏器有关的心律失常。

(7)医学科学研究和流行病学调查,如正常人心率的生理变动范围,宇航员、潜水员、驾驶员心脏功能的研究等。

(四)动态心电图分析注意事项

应要求患者在佩戴记录器检测过程中做好日志,按时间记录其活动状态和有关症状。患者不能填写者,应由医务人员或家属代写。不论有无症状都应认真填写记录。一份完整的生活日志对于正确分析动态心电图资料具有重要参考价值。动态心电图常受监测过程中患者体位、活动、情绪、睡眠等因素的影响,有时在生理与病理之间难以划出明确的分界线。因此,对动态心电图检测到的某些结果,尤其是 ST-T 改变,还应结合病史、症状及其他临床资料综合分析以做出正确的诊断。需要指出:动态心电图属回顾性分析,并不能了解患者即刻的心电变化。由于导联的限制,尚不能反映某些异常心电改变的全貌。对于心脏房室大小的判断、束支传导阻滞、预激综合征的识别以及心肌梗死的诊断和定位等,仍需要依靠常规 12 导联心电图检查。

(赵兰蒂)

第二节　心电图负荷试验

心电图负荷试验主要用于检出静息时心电图正常的冠心病患者,通过运动或药物,增加心肌耗氧量促发病变冠状动脉供血不足,致使心肌发生缺血此时心电图可出现缺血性 ST 段改变,凭借此提高诊断冠心病的阳性率。

一、心电图药物负荷试验

心电图药物负荷试验包括双嘧达莫(潘生丁)诱发试验、双嘧达莫-食管心房调搏复合试验、腺苷诱发试验、多巴酚丁胺诱发试验以及异丙肾上腺素实验等,限于篇幅,不做赘述。

二、运动负荷试验

运动负荷试验常用的包括活动平板、踏车运动的次极量或极量运动试验,至于双倍二级梯运动实验由于运动量小,在运动中不能监测心电图变化,在发达国家已趋向淘汰。鉴于国情和基层单位需要也略加叙述。

（一）活动平板心电图试验

活动平板心电图试验(简称平板试验,treadmill test):也称为踏旋器运动试验。其基本原理是利用马达带动且能调整一定斜度的转速装置,让受检者迎着转动的平板做就地踏步运动,同时记录受检者心电图变化,判断是否患冠心病的一种方法。目前国内外常用的是 Bruce 运动方案,运动量分为 7 级:Ⅰ级速度为 1.7 m/h,坡度为 10°;每 3 min 增加为Ⅱ级速度,即为坡度 12°,2.5 m/h;Ⅲ级速度为 14°,3.3 m/h;Ⅳ级为 16°,4.1 m/h;Ⅴ级为 18°,4.9 m/h;Ⅵ级 20°,5.7 m/h;Ⅶ级为 22°,6.5 m/h。而氧耗量Ⅰ～Ⅴ级分别为 18 mL/(kg·min),25 mL/(kg·min),34 mL/(kg·min),46 mL/(kg·min),55 mL/(kg·min)。

一般达次极量级或极量级运动量时终止运动。极量级运动量指达最大心率时的运动量,次极量级运动量一般指达到最大心率的 85%(即标准心率)时的运动量。不同年龄其运动最大心率和标准心率不同。各年龄组最大心率和标准心率见表 21-1。

表 21-1　年龄与最大心率及标准心率的关系

年龄(岁)	25	30	35	40	45	50	55	60	65
最大心率	200	194	188	182	176	171	165	159	153
标准心率	170	165	160	155	150	145	140	135	130

1.适应证

运动试验是通过强体力活动诱发心肌缺血,以协助诊断冠心病和评估心功能的方法,必须掌握好适应证。一般认为其主要指征是:①作为诊断试验,对疑有但不能肯定为冠心病者,以协助诊断,例如有胸痛而常规心电图正常,不能肯定胸痛性质;②估计冠心病的预后与严重程度,包括急性心肌梗死恢复期患者;③估计心功能及劳动耐量;④估价冠脉搭桥手术或经皮经腔冠状动脉腔内成形术(PTCA)的治疗效果等。

2.禁忌证

禁忌证包括不稳定型心绞痛、急性心肌梗死的头 2～3 周内、严重心律失常(包括高度房室传导阻滞)、重度心衰、高度主动脉瓣狭窄、急性心肌炎及其他急性或严重疾病、严重高血压、近期有栓塞性疾病等。

由于平板试验过程中有可能出现意外,因此必须在试验前先做 12 导联常规心电图,严密监护(心电、血压)下进行。检查室应配备完整的生命支持系统。包括急救药品、氧气、电击复律器等。运动结束后在卧位或坐位继续测心电图至少 6～8 min,视情况隔 2～3 min 测血压 1 次。

3.阳性判定标准

除运动中出现典型心绞痛或血压下降 1.33 kPa(10 mmHg)为阳性标准外,其心电图的评定标准为:运动中或运动后,缺血性心电图改变是 ST 段水平型或下垂型压低≥1 mm,超过 2 min(指 J 点后 0.08 s 测定),持续时间越长,ST 段压低越明显,其诊断价值越大。ST 段抬高较少见,却有很高的诊断特异性,但如在有 Q 波的导联上出现 ST 段抬高,常反映以往坏死的心肌伴有局部反常运动的结果,未必有缺血的意义;ST 段抬高在 R 波为主导的导联应抬高≥3 mm,持续 2 min。

4.可疑阳性

以 R 波为主的导联,ST 段缺血型压低≥0.05 mV 且<0.1 mV,QX/Q-T≥50％持续 2 min;U 波倒置;以 R 波为主的导联,T 波由直立变为倒置,尤其呈"冠状 T"者;出现以下任何一种心律失常:多源室早、短阵室速、房颤、房扑、窦房阻滞、房室传导阻滞、完全性左束支或右束支传导阻滞、不定型室内传导阻滞等。

5.试验的敏感性、特异性、假阳性和假阴性

运动试验的敏感性和特异性随年龄增长而增加,40 岁以下患者的假阳性≥20％,而 60 岁以上者则<10％。假阴性也可能发生,如单支冠脉病变较多支病变的敏感性低、导联过少;某些心外因素也可能影响结果,β-受体阻滞剂也可能影响阳性结果。女性 55 岁以下易产生假阳性,尤其在经绝期前后。其他如神经官能症、二尖瓣脱垂、应用洋地黄或利尿剂、原有左室肥厚均可能影响心电图的阳性结果,判定时必须加以考虑。

运动试验对拟诊为心绞痛的男性胸痛者,其特异性为 70％,敏感性为 90％。运动试验对冠心病预后及程度的估计:下述改变提示病变重和预后较差,如在低运动量时即出现心绞痛及 ST 段改变、ST 段压低≥0.3 mV 并持续 6 min;运动中血压持续降低超过 1.33 kPa(10 mmHg);运动后 ST 段抬高(无变异型心绞痛病史而出现除 aVR 之外无异常 Q 波的导联)或 U 波倒置也提示预后不良。

6.急性心肌梗死患者出院前运动试验的目的

急性心肌梗死患者出院前运动试验的目的有利于识别易发生心脏事件的高危患者,以便进一步确定治疗方案,包括冠脉造影、是否需作 PTCA;对患者心功能状态作出评估,对今后的劳动强度作出鉴定。

急性心肌梗死后运动试验应在发病 3 周以后进行,一般采用心率限制性(最大心率130 次/分)、症状自限性或运动量限制在 5METS[代谢当量,相当于摄取氧气 3.5 mL/(kg·min)]或 Bruce 方案Ⅰ级,蹬车功量 450 kg/(m·min)。

急性心肌梗死运动试验指征,仅适用于急性心肌梗死无并发症的患者,对于有梗死后心绞痛、失代偿性心衰、严重心律失常者应禁忌。终止运动试验的标准应低于一般冠心病,心率达 130 次/分即可;患者感疲劳、不适或有胸痛等应立即终止运动。

出现下列情况属高危患者,应密切随访:ST 段下斜型或水平型压低≥1 mm 时,1 年病死率达 15％,其心脏事件的危险性增加 3～8 倍;收缩压不能达到 14.6 kPa(110 mmHg)或收缩压升高<1.33 kPa(10 mmHg)或降至原血压水平以下;运动中出现心绞痛;出现频发室早、短阵室速或其他严重心律失常者。

(二)踏车试验(bicycle test)

采用特制的踏车,受检者坐位或卧位做踏车运动,由踏车功量计改变踏车阻力而逐级增加运动量,所做之功可由功量计直接显示,功量单位为 kg/(m·min),每级运动 3 min,运动中连续监测心电图。每级运动前记录心电图和测血压 1 次。运动方案:男性从 300 kg/(m·min)开始,每 3 min 增加300 kg/(m·min),即由 300 kg/(m·min),增至 600,900,1 200,1 500 kg/(m·min),直至运动终点。女性和心肌梗死恢复期患者从 200 kg/(m·min)开始,每 3 min 增加 200 kg/(m·min),即由 200 kg/(m·min),增至 400 kg/(m·min),600 kg/(m·min),800 kg/(m·min),1 000 kg/(m·min),直至运动终点。心肌梗死出院前做运动试验评价

心功能和预后,应从低运动量开始,如 100 kg/(m·min),每 3 min 增加 100 kg/(m·min),当心率达 120~125 次/分即终止运动。

踏车试验的阳性诊断标准、注意事项等可参考平板运动试验。

(三)双倍二级梯试验(Master test)

让受检者在每级高 23 cm 的二级梯上做往返运动,用秒表或节拍器来控制登梯的速率和时间,共运动 3 min,登梯次数按性别、年龄、体重计算。

阳性判定标准为:运动中出现典型心绞痛或运动后有下列条件之一者为阳性:①R 波占优势的导联上,运动后出现水平型或下垂型(即缺血型)ST 段压低(ST 段与 R 波顶点垂线的交角≥90°)超过 0.05 mV,持续 2 min 者。如原有 ST 段压低者,运动后在原有基础上再压低超过0.05 mV,持续≥2 min;②R 波占优势的导联上,运动后出现 ST 段抬高(弓背向上)超过 0.5 mV 者。

可疑阳性是指符合下列条件之一者:①R 波占优势的导联上,运动后出现水平型或下垂型 ST 段压低 0.05 mV 或接近 0.05 mV 及 QR/Q-T 比例≥50%,持续≥2 min。②R 波占优势的导联上,运动后出现 T 波由直立变为倒置,持续≥2 min 者。③U 波倒置者。④运动后出现下列任何一种心律失常者:多源性室性早搏、阵发性室性心动过速、房颤或房扑、房室传导阻滞、窦房传导阻滞、左束支传导阻滞或左前分支阻滞、完全性右束支传导阻滞或室内阻滞。近年来为了提高诊断率,有人提出二级梯加强运动试验及 3 倍量运动试验,前者要求受检者按双倍二级梯加运动试验规定的登梯次数再增加 15%,3 min 内完成。后者要求受检者4.5 min 完成 3 倍量的登梯次数,同时提高试验阳性的标准,将缺血型 ST 段降低标准提高到≥0.1 mV,以提高冠心病的检出率。

(赵兰蒂)

第二十二章

超声心动图

超声心动图是继心电图之后最广泛用于心血管病诊断的主要设备,它能以自然显像形式显示心脏并记录心脏结构的运动。目前用于心血管病诊断的超声心动图主要有以下几种类型。

一、M 型超声心动图

M 型超声心动图能以极高的灵敏度检测心脏的搏动,测量精度达毫米级,对测量心脏大小、心壁厚薄,了解瓣膜结构和功能,心腔内肿物和心包积液均有很大帮助。由于它属于一维图像,因此探测不到心脏某些部位是其缺点。根据 M 型超声心动图对各种心脏病诊断的准确程度和应用价值,大致可分为3 类。

1.具有确诊价值的疾病

二尖瓣狭窄、瓣膜赘生物(如感染性心内膜炎赘生物)、腱索断裂、心包积液(积液量>50 mL 即能发现)、心内肿瘤(如左房黏液瘤)、肥厚型心肌病等。

2.具有重要参考价值的疾病

二尖瓣脱垂、Fallot 四联症、房间隔缺损、主动脉窦瘤破裂、右心室双出口、单心室、三尖瓣下移畸形、主动脉瓣狭窄及关闭不全、室间隔缺损、肺动脉瓣狭窄。能鉴别心脏负荷过重的类型,即属于容量(舒张期)负荷过重还是压力(收缩期)负荷过重。对扩张型心肌病也有重要诊断价值。

3.作为一般性诊断参考

有冠心病、肺心病、心肌炎、二尖瓣关闭不全、高血压和心律失常、限制型心肌病等。

4.通过心脏声学造影

由外周静脉或直接在心内(通过心导管)注射声学造影剂,如 3% 过氧化氢(按 0.01 mL/kg)释放的氧气及碳酸氢钠与维生素 C 或醋酸产生二氧化碳以改变血液的均质性,在超声束通过时产生浓密的回声反射,可确定心脏解剖结构,确定心内分流部位,测定臂心循环时间以了解心功能状态,观察和确定有无瓣膜关闭不全,也可作为确定心腔大小、心壁厚度及血流速度的参考。

5.测定心功能和心动周期时相

M 型超声心动图可测定:①心脏泵血功能,包括左心室每搏输血量(SV)、心输出量(CO)和心脏指数(CI)、射血分数(EF)等;②心肌收缩力的测定,包括左室短轴缩短率($\triangle$D)、左心室周径向心缩短率(Vcf)和平均左室周径向心缩短率(mVcf)、收缩期左心室后壁或室间隔的增厚率($\triangle$T)以及左室后壁和室间隔平均收缩速度(Vpw,Vivs)等;③左心室舒张功能测定,包括二尖瓣前叶 EF 斜率、E/A 峰比值、左心室快速充盈期、缓慢充盈期、心房充盈期及其相应充盈分数的测定等。应用 M 型超声心动图也可对心动周期中收缩时间间期以及舒张期各时期进行测定和评估,有利于对患者心功能状态的判定。

二、二维超声心动图

二维超声心动图能形象地直观地显示心脏、大血管的结构平面及其活动状态,分辨率高的仪器尚能观察冠状动脉主干及其主要分支。对心脏的观察比 M 型超声心动图优越,但对某一线上心壁与瓣膜的活动幅度、速度及各界面间的前后径测定,却没有 M 型超声心动图精确。因此,二维超声心动图不能完全代替 M 型超声心动图的作用。目前新型二维超声心动图仪多附有 M 型装置,两者结合可起到相互补充,扬长避短的作用。

由于二维超声心动图能直观实时地显示心脏各大血管的解剖形态及瓣膜、心壁的运动状态,能一目了然地观察出正常与病态变化。与心电图、心音、颈动脉波、心尖搏动图等相结合,能准确地获得心动周期中某个时相的心脏静止图像,并能检测心脏各种功能,如泵血功能、心搏出量、心肌缩短速率、射血分数、收缩时间间期测定等。与多普勒超声检查相结合,可以检出心腔及大血管内任一点的血流信息(血流速度、血流量及湍流发生的部位及时相,判断出心脏杂音产生的部位、来源及血流动力学的变化)。

根据二维超声心动图对各种心脏病诊断的可靠程度和应用价值,可分为以下几类。

1.具有确诊价值的疾病

二尖瓣和三尖瓣狭窄、主动脉瓣和肺动脉瓣狭窄、心包积液、心内占位性病变(包括肿瘤、血栓、赘生物)、肥厚型心肌病、感染性心内膜炎赘生物(一般情况下不能区别感染属于活动期还是静止期,必须结合临床)、心室壁瘤、假性动脉瘤、主动脉夹层、房间隔或室间隔缺损、法洛四联症、右心室双出口、单心室、三尖瓣下移畸形等。

2.可提供重要诊断线索的疾病

扩张型心肌病、心肌梗死、慢性肺源性心脏病、二尖瓣或三尖瓣关闭不全、心腔内血栓、主动脉窦瘤破裂、二尖瓣脱垂、二尖瓣环钙化、退行性瓣膜病变、完全性大动脉转位、永存动脉干等。

3.能提供参考价值的疾病

高血压、缩窄性心包炎、限制型心肌病、心脏淀粉样变、心肌炎、心绞痛、人造瓣膜功能状态的观察等。

通过心脏声学造影可提高二维超声心动图诊断心血管疾病的准确性,尤其是对伴有右向左或双向分流的先天性心脏病的诊断价值更大。此外配合运动试验或药物负荷试验,如静注双嘧达莫,可提高冠心病的检出率。

三、多普勒超声心动图

多普勒超声心动图常与 M 型或二维超声心动图相结合,以心脏或大血管内血流中的红细胞为声靶,采用高灵敏度电路收集血流后向散射信号,根据多普勒效应原理,对其声波频移信号进行快速傅立叶转换后,将血流的方向、速度及性状用频谱或彩色编码方式显示,故多普勒超声心动图可分为频谱型(包括脉冲多普勒和连续多普勒)和彩色多普勒超声心动图(常用)。

彩色多普勒血流显像是将声波频移的大小和方向的信息,通过色强显示、色彩显示和色差显示,能一目了然地用彩色显示血流方向及流量,能快速确定地测定有无异常血流以及其出现时间、所在部位、波及范围等。

临床上常先用 M 型或二维超声心动图确定心脏和大血管的解剖结构,后用彩色多普勒超声心动图做宏观扫描,以迅速发现异常血流的位置、方向、角度与范围,然后用频谱多普勒对异常血流部位作取样容积选择,以更精确地检测与计算血流的速度、方向及有关参数。目前,多普勒超声心动图主要用于判断心内有无分流和反流的存在,鉴别杂音来源,确定心杂音部位。可用于诊断瓣膜狭窄和反流,对二尖瓣和三尖瓣、主动脉瓣和肺动脉瓣的狭窄和关闭不全能做出诊断,其敏感性和特异性均>90%。检测分流性疾病,如房、室间隔缺损,动脉导管未闭等,通过对血流和瓣口面积的观察,可检测瓣膜前后的压力阶差,对分流量和心输出量也可做定量测定。

晚近应用彩色多普勒能量图,通过采集红细胞运动的动能,能完整清晰地显示血管床和网络,有利于末梢血流、低速血流的显示。多普勒组织成像技术也已应运而生,通过从运动的心肌中采集多普勒频移信息,删除血流信息,用彩色多普勒编码心肌的运动,可快速检测与评估心肌的灌注与活性情况。应用声学定量及彩色编码室壁运动分析技术,可对整体心功能、室壁运动状况做出动态、实时的评估。这些新方法的问世,对心血管病的诊治必将发挥越来越大的作用。

四、经食管超声心动图(transesophageal echocardiogram,TEE)

经食管超声心动图是将特制的超声探头置于食管内,由后向前近距离检查心脏深部结构,能清晰地获得相应的超声图像,有利于提高心脏病诊断的敏感性和特异性,且可克服经胸壁做超声心动图检查时,当遇到肺气肿、气胸、肥胖、胸廓畸形等情况,常难以获得满意超声图像的缺点。目前经食管超声心动检查可获得 M 型,二维和多普勒超声心动图图像,与常规超声检查相结合,能更全面地观察心脏大血管的结构形态学、功能状态和血流动力学的变化,有利于心血管疾病的诊断,特别是对观察和发现左房及左心耳内的深部血栓及赘生物,主动脉夹层,人造瓣膜的功能异常、有无撕裂、钙化及瓣周漏以及冠状动脉病变(狭窄、局限性扩张、动静脉瘘等)与上腔静脉阻塞和畸形等有重要诊断价值。经食管超声心动图可于心脏直视手术中或导管介入性治疗中(如经皮二尖瓣球囊成形术治疗二尖瓣狭窄),在不干扰手术的情况下,实时监测术中及围手术期的心功能变化,协助手术方案的确定和修订,对有关心脏手术如对心瓣膜病变、先天性心脏病心内畸形矫治的情况及疗效,进行即刻评价。对于有肝硬化食管静脉曲张、各种原因所致的食管狭窄、严重心功能不全或心律失常者,不宜做经食管超声心动图检查。

近年来,经食管超声心动图采用多平面纵轴和横轴切面扫查,经计算机储存、分析和处理后,可获得较理想的三维(立体)超声心动图像。这些方法进一步完善后,相信将为心血管疾病的诊断、心功能评价、疗效考核开辟新途径。

五、血管内超声显像技术

血管内超声显像技术又称为管腔内超声或导管探头超声显像,主要用于血管病变的检查,在介入性治疗前检查,可做定性及定量诊断;介入性治疗后复查,可以评价治疗效果,并可及时发现与治疗相关的并发症,有助于预后判断。

血管内超声可提供高质量的血管壁切面图像,有助于观察血管壁粥样斑块的形态、性质、范围、厚度、成分和血管阻塞程度等,有利于鉴别富含脂质的"软斑块"和富含胶原纤维、钙化的"硬斑块"。目前应用最广的是用来观察冠状动脉和外周血管的病变。血管内超声技术与介入性治疗技术结合为一体的导管应用,使其能够观察各种介入性治疗的过程(如经皮经腔冠状动脉腔内成形术,即 PTCA),提示血管内膜分离情况,帮助临床医生选择最佳介入性治疗方案、评价疗效、估计预后和决定是否需要进一步的介入治疗,且能及时发现介入治疗的并发症如内膜下夹层形成,以便及时采取补救措施。

六、三维和四维超声心动图

将二维超声心动图探头置于胸前或食管内,通过连续截取不同角度平面的二维超声心动图,将此图像数字化,经计算机分析、储存,然后再重建心脏立体结构图像,即为三维超声心动图。由于心脏是不断跳动的脏器,在三维超声心动图基础上,根据不同时相和位置模拟正常的心脏跳动,提供动态三维超声心动图,即为四维超声心动图。

三维和四维超声心动图的出现,在超声史上具有划时代的意义。三维和四维超声心动图不仅能重建心室、心房,且对二尖瓣、三尖瓣、冠状动脉、先天性心脏病、心内占位病变(肿瘤、血栓、赘生物等)皆可进行重建;不仅可观察心脏大血管的形态、位置、厚度、内径,而且有助于了解各结构的空间关系与活动情况,能更准确地测量心室容积和心功能的有关参数,更直观逼真地显示左心室壁的整体、局部活动情况,有利于对心室功能做更准确的定量分析。该项技术的进一步完善,必将在心血管病的诊断、判断病情、疗效考核和预后评估方面发挥积极作用。

目前,结合超声进行心血管病介入治疗已应运而生,而应用超声能量直接参与心脏和血管内介入治疗的技术也已供临床试用。

(赵兰蒂)

第二十三章

远程监测心电图

利用计算机及现代通信技术远距离采集、传输、监测心电图称为远程监测心电图。电话传输心电图、遥测心电图等也归于此类。可捕捉偶有或一过性出现症状时的心电图,弥补了常规心电图与动态心电图的不足,可进行远程会诊。

一、适应证

(1)经过临床医师诊治并进行常规 12～18 导联心电图检查,临床需要进一步观察日常心电图变化者。

(2)经常或偶有一过性心律失常出现,但常规心电图及 Holter 不易捕捉者。

(3)有头晕、黑矇、晕厥等症状的患者。

(4)药物治疗前后观察心律、心率及不良反应者。

(5)冠状动脉支架术或搭桥术,术后监测。

(6)急性心肌梗死患者康复期的监护及出院后监测。

(7)安装心脏起搏器患者术后及出院后监测。

(8)有心悸、胸闷等症状而常规检查未能确诊者,及疲劳、乏力、电解质紊乱者。

(9)有其他慢性病及心脏感觉不适者。

(10)社区医疗、健康保健、咨询、特殊人群心电图监测等。

二、禁忌证

(1)本仪器并非设计用于急诊情况。

(2)不能与除颤器同时使用(进行心脏除颤时,将电极导线从电极上取下);在使用电外科设备或者电凝治疗期间或靠近很强的电磁干扰源(如天线、高压变压器、发电机、磁共振成像设备)或在易燃气体环境下不应使用本仪器。

三、注意事项

(1)安装有心脏起搏器的患者,建议无线发射机与起搏器之间至少保持 30 cm 距离,从而避免对起搏器产生潜在干扰。

(2)佩戴助听器的患者应谨慎使用,一些数字无线发射机可能会给某些助听器带来干扰。

(3)使用任何无线电发射设备(包括远程心电监测仪)都可能干扰未采用足够保护措施的医疗设备,从而影响其功能。如果规章有具体要求,则遇到保健设施时请关机,这是因为医院或保健设施可能正在使用对外部射频能量敏感的设备。

(4)远程心电监测仪的无线通信部分采用专业的无线通信模块,该模块在通信工作状态下会发出RF 信号。多数现代电子设备都屏蔽 RF 信号,但某些电子设备可能无法屏蔽远程心电监测仪无线发射机所发出的 RF 信号,产生潜在干扰。

四、监测仪设备基本组成

1.心电采集器

可采集、记录心电信号,是一个便携式的设备。心电采集器主要技术参数有以下几种。

(1)安全分类:心电采集器属于内部电源 BF 型设备。

(2)通道数:单通道、双通道、3 通道、12 通道。

(3)记录方式:模拟式、数字式无压缩。

(4)记录时间:≥30 s。

(5)导联方式:胸前模拟双极导联;威尔逊(Wilson)12 导联;改良 12 导联。

(6)输入动态范围:3 mV P-P,±10%或 50 μV 两者取大者。

(7)输入阻抗:应≥100 MΩ。

(8)扫描速度:至少具有 25 mm/s 的扫描速度,其误差不得>±10%。

(9)耐极化电压:在±300 mV 的直流极化电压下,信号幅度的变化不超过±5%。

2.数据传输系统

由发送器、电话机、手机、有线/无线通信传输信息网站系统、接收器组成。可用电话机或手机发送心电图信号。数据传输方式包括手动传输、自动传输、通过标准电话线进行音频传输、互联网传输、数字蜂窝移动通信网、远程数字无线通讯传输。

3.心电图监测系统

包括接收器、心电图机、心电示波器、计算机、专家诊断工作站显示器、中心服务器、打印机。

五、基本操作流程

1.基础相关知识

心电记录仪主要适用于可活动的患者,在日常状态下使用,用户必须接受培训。记录和传输参数的设置主要由医务人员完成。患者应该在医师的指导下使用。最终诊断应由医师做出。

2.远程监测心电图导联方式

(1)胸前模拟双极导联:胸骨柄"−"极,心前区"+"极(图 23-1)。

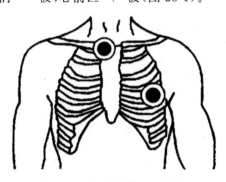

图 23-1 胸前模拟双极导联

(2)威尔逊(Wilson)12 导联:四肢肢端部位安装肢体导联电极(Ⅰ、Ⅱ、Ⅲ、aVR、aVL、aVF),胸部电极安装部位(图 23-2)。

V_1:胸骨右缘第 4 肋间隙。

V_2:胸骨左缘第 4 肋间隙。

V_3:V_2 与 V_4 之间。

V_4:左第 5 肋间隙锁骨中线处。

V_5:左腋前线与 V_4 同一平面。
V_6:左腋中线与 V_4 同一平面。

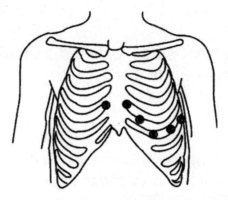

图 23-2　威尔逊(Wilson)12 导联胸部电极安装部位

(3)改良 12 导联:胸部电极安装部位同威尔逊(Wilson)12 导联胸部电极部位,将四肢导联安装部位移至身体躯干部位(图 23-3)。

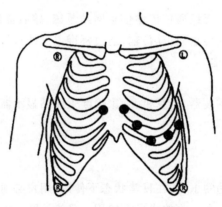

图 23-3　改良 12 导联

3.监测心电图电极方式
(1)触点电极采集方式(图 23-4)使用便利快捷,可重复使用。

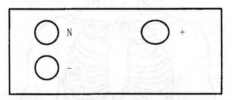

图 23-4　触点电极极性、位置示意图

(2)导联线电极与一次性电极联合使用方式,规定部位安装一次性电极可监测多导联心电图。

4.电极安装
(1)用乙醇擦拭、清洁电极安放处,必要时剃去电极安放区域的体毛。清洁后的皮肤上涂上少量的导电膏。按照导联所示部位,安装电极。
(2)安放电极,使之牢固。不应将电极安放在骨性结构(肋骨、胸骨)的表面,使用优质的电极。

5.心电信号采集操作
(1)仪器由电池供能,装入电池时,注意"+""-"极方向。
(2)开始启动键(仪器显示器上显示出当前的设置和状态)。
(3)被监测者需要选定一个测量姿势,保持身体放松,正常呼吸。需要将仪器按位置放置在胸部,保证仪器电极与胸部皮肤良好接触。

（4）手动记录心电图：当患者出现症状、感到不适等情况发生时，或者根据诊断目标和医师的建议，以固定的时间间隔手动记录心电图。按压开关，开始心电信号的采集。有的仪器会发出"嘟"的一声，表示心电采集正在进行。带有显示器的仪器，会出现心电采集预览界面，显示出当前设置和状态。

（5）心电信号采集结束之后，有的监测仪会发出"嘟"的响声，仪器屏幕会出现界面，此时，应将仪器取下。

（6）自动记录心电图：将电极线连接到电极上，心电图记录初始化就开始了，接通开关后，根据"设置"选项中设定的至少一个自动心律识别标准时，能进行自动记录。例如，心动过缓时心电监测仪就会自动记录心电图。仪器能发出视觉和听觉信号。听到信号后，患者必须保持镇静。开始心电采集时患者同时记录当时的状态，如出现的症状、感到不适等情况。

6.心电图信号的传输

一般心电图在每次记录后进行传输，或者将几个心电图一起传输，或者传输一段存储时间很长的心电图，传输期间，应当避免环境中噪声的干扰。

（1）通过标准电话线进行音频传输：选定音频传输模式选项，拨打请求传输心电图的电话号码，将电话的话筒距离 2 cm 紧靠在心电图记录仪的发声孔上传输心电图（图23-5）。

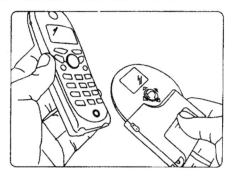

图 23-5　通过电话音频传输

（2）蓝牙传输模式：选择蓝牙传输模式，激活手机蓝牙功能，将手机蓝牙放在其他蓝牙设备能够探测到的地方和有效的范围内（最大距离为 10 m）。心电图记录仪将会搜索位于别的蓝牙设备能够探测到的、有效范围内的、已经激活的蓝牙。

（3）手机的红外接收装置数字信号传送：手机有红外接收装置，在开启状态时可传送心电信号，周围不应有其他的红外接收装置的 IT 产品（如手提电脑）。让手机的红外接收装置正对远程心电监护仪的红外窗口，彼此间的距离为 10～30 cm（图23-6）。

（4）手机的数字信号传送：心电记录仪与手机是一体机，记录心电后手机通过数字蜂窝移动通信网、无线局域网技术、GPRS 中国移动网传输心电信息。

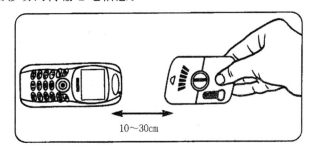

图 23-6　红外装置数字信号传送

7.远程心电信息网

网站架设在网通数据机房专用服务器上，它提供所有心电病历的在线浏览服务。患者、发送者、专家都可根据自己的用户名登录,并查看用户名权限范围内的心电病历。无线传输在医院内使用,GPRS 一般应用于社区或个人。

12 导联心电图远程诊断系统是基于数字化心电检查设备——手持式心电检查仪设计,并通过互联网实现数字化 12 导联心电图远程诊断的网络系统。系统以手持式心电检查仪为数字化心电检查设备,它由心电信息采集器、PDA、无线发送模块、GPRS 模块组成。通过 A/D 转换获取到数字心电信号,它与 PDA 通过 CF 或 SD 接口连接,采集到的心电信号直接以数字格式存储在 PDA 中。心电病历随时可通过 PDA 内置的无线发送模块或 GPRS 模块发送到心电中心服务器。

8.专家诊断工作站

它与中心服务器通过互联网连接,可实时查看到发送的心电病历,当新病历到达时有声音提醒。安装独立的心电处理分析软件,心电处理分析软件支持显示、处理、分析心电波形并发出心电诊断显示心电波形、打印心电图。可以对软件的使用者实施权限管理,对使用者赋予不同程度的权限。

六、判断标准

(1)远程监测心电图尚未制定判断标准,一般参考心电图、动态心电图(Holter)的判断标准。

(2)对一过性心律失常,依据病史、当时的状态、出现的症状、感到不适等情况诊断意义较大。

(3)安装心脏起搏器患者术后及出院后监测有诊断意义。

(4)心电图 ST-T 改变,依据病史、当时的状态、出现的症状有参考意义。

(5)患者出现头晕、黑矇、晕厥等症状,依据病史、当时的状态、出现的症状有参考意义。

七、临床意义

远程心电监测仪利用现代计算机及通信技术在心律失常的监测方法上弥补了常规心电图与动态心电图(Holter)的不足,能够监测日常生活中出现的一过性症状时的心电图,对一些慢性病患者和老年人,特别是处于现代化、快节奏中的上班族,能够及时地监测和发送心电信号并与医师快速沟通,得到医师的健康指导。目前除监测心电图外还增加了无创血压、血氧饱和度、呼吸功能生理参数的监测。随着计算机技术的普及,计算机网络、无线技术、PDA 技术、蓝牙技术的发展,远程医疗监测技术必将得到迅速发展。

(蔡振璇)

第二十四章

心脏影像学检查

第一节　心脏 X 线检查

一、心脏 X 线平片

X 线检查在医学领域的应用非常普及,传统 X 线平片仍广泛应用于临床。尽管超声、CT、MRI 及核医学等诊断技术的兴起使影像医学发生了革命性变化,但在某些器官(如肺和心脏)和组织(如骨骼)病变诊断方面,X 线平片仍是一种简便、经济和有效的检查方法。

心脏 X 线平片检查要求立位吸气下屏气摄片,X 线球管焦点至胶片距离为 1.8～2 m,心影放大率不超过 5%。常规投照体位如下。

(1)后前位:观察心脏大血管疾病的基本体位,除了能显示心脏和大血管整体形态、大小和位置外,还可了解胸部包括双肺尤其是肺循环的改变。

(2)左前斜位(常规 60°):观察胸主动脉和分析左、右房室增大的重要体位。

(3)右前斜位(常规 45°):食管服钡摄片,主要用于观察左房增大对食管的压移情况,也有助于观察肺动脉段突出和右室漏斗部增大等征象。

(4)侧位:一般采用左侧位食管服钡摄片,兼有左、右斜位的作用,还可用于测量心脏和胸廓前后径。

心脏 X 线平片检查一般采用以下两种组合方式:①后前位和左、右前斜位;②后前位和左侧位。心脏 X 线平片能显示心脏整体、心房、心室及大血管大小、形态和位置改变及其程度,可对比观察两侧肺门血管影改变。食管服钡摄片可评价左房大小,也有助于主动脉病变(如主动脉瘤、大动脉炎)及头臂动脉先天异常(如主动脉缩窄、双主动脉弓)的诊断。在食管(胃)服钡摄片上凭借胃(泡)与肝脏相对关系可判断有无腹部内脏转位,有助于心脏和心房位置异常的评价,为某些合并心脏转位的复杂心内畸形诊断提供有价值的信息。

二、心血管造影

随着超声、CT、MRI 及核医学等影像学技术的发展和普及应用,导管法 X 线心血管造影(简称心血管造影)的适用范围逐渐发生变化,其用于心血管疾病诊断受到挑战,在一些心血管疾病诊断方面已部分被替代。

心血管造影主要是通过导管技术实施,选择性心房、心室和血管内注射对比剂,采用正位、侧位以及多轴位角度投照,用于显示心脏和血管解剖结构和血流动力学改变。目前,心血管造影主要用于以下情况:X 线平片结合临床检查和心电图、超声、CT、MRI 以及核医学成像等技术难以诊断的心血管疾病,例如心脏复杂及复合畸形特别是外科治疗适应证的选择而要求显示病变细节的病例,同时可实施心导管检查(如心脏和大血管各部位测压及血氧分析等),为某些心血管疾病诊断及复杂先天性心脏病(简称先心病)手术适应证选择提供重要诊断信息。

几十年来,冠状动脉影像学评价主要依赖导管法造影,其优点是能很好地显示冠状动脉管腔,对于血管狭窄可直接在造影引导下实施介入治疗,但它不能评价血管壁。近年来,多层螺旋CT(multislice spiral CT,MSCT)冠状动脉成像技术逐渐成熟,其优点是能显示血管壁,但该方法对血管腔的显示与导管法造影相比仍有一定差距。MRI冠状动脉成像技术仍处于亚临床阶段。目前,对于冠状动脉及分支病变的诊断而言,导管法造影仍占据重要地位。

近年来,MSCT和MRI血管成像技术均取得进展,导管法造影用于心脏以外的血管(如主动脉和肺动脉及其分支血管、内脏血管及外周血管),疾病诊断有逐年减少趋势,主要用于血管介入治疗引导、细小血管显示、血流动态观察及血管疑难疾病诊断。

(一)心血管造影设备

1.X线电影摄影

使用大功率X线机,采用单相或双相电影摄影,配以影像增强器与高分辨率电视监视和录像系统以保证导管定位和图像回放。目前,X线电影摄影已逐步被数字化成像系统替代。

2.数字化成像系统

使用全数字化平板X线机,它具有数字减影血管造影(DSA)、数字化存储和图像后处理功能。DSA可减掉重叠的骨骼和软组织影以清晰显示含有对比剂的血管和组织,减少了对比剂用量,降低了X线剂量。

(二)心血管造影的投照体位

选择性多心腔、多轴位角度投照在一定程度上解决了心脏各房室和大血管某些部位重叠对一些心脏疾病诊断的影响。轴位角度投照使观察部位与X线呈切线位,对心脏疾病尤其是先心病诊断有很大帮助。常用投照体位如下。

1.右心房、右心室(包括肺动脉)系统

一般采用前后位+足头位20°与侧位,可较全面地显示心脏各房室以及主动脉、肺动脉(肺动脉主干及分支)的大小、形态、位置排列和连接关系、体－肺动脉侧支血管及动脉导管未闭的部位。

2.左心房、左心室系统

一般采用前后位+足头位20°与侧位,在心脏复杂畸形(如大动脉错位)用于显示心房、心室及两大动脉的连接和空间排列关系。长轴斜位(左前斜位60°~70°+足头轴位20°~30°)用于显示室间隔前部和左心室流出道,适于观察前部室间隔缺损、左侧心室流出道狭窄以及二尖瓣病变等。四腔位(左前斜45°+足头轴位30°+体轴向右15°)使房间隔、室间隔膜部和肌部(后部)、房室瓣环处于切线位,用于观察室间隔缺损、主动脉窦脱垂、二尖瓣及主动脉瓣的连接关系及房间隔缺损部位等。

3.肺动脉造影

前后位+足头位20°,适于显示主动脉与肺动脉、分叉部以及左右分支,用于肺动脉及分支病变诊断。观察一侧肺叶、段肺动脉病变时,可辅以左、右前斜位或侧位。

4.主动脉造影

左前斜位45°~60°或侧位用于显示胸主动脉包括主动脉弓部的分支血管近段。前后位也适于显示主动脉弓部的分支血管及乳内动脉。前后位可观察腹主动脉及其分支血管,若供应主要脏器的分支血管开口部或近端因重叠观察不清时,应附加左、右前斜位。

5.冠状动脉造影

左、右冠状动脉分别发自主动脉的左冠状窦和右冠状窦。左冠状动脉分为前降支和回旋支,前者沿前室间沟下行至心尖,后者走行于左房室沟;右冠状动脉走行于右房室沟。冠状动脉走行特点要求多角度投照以避免血管重叠影响诊断。左冠状动脉的常用投照体位有左前斜50°~60°、左前斜50°~60°+足头10°~20°、左前斜50°~60°+头足10°~20°、右前斜20°~30°、右前斜20°~30°+头足10°~20°、右前斜20°~30°+足头10°~20°;右冠状动脉的常用投照体位有左前斜50°~60°、左前斜50°~60°+足头

10°～20°、右前斜 30°～45°。

6.左室造影

左室造影主要用于冠心病尤其是怀疑室壁瘤形成者。多采用右前斜 30°和左前斜 60°，观察左室壁运动情况以及二尖瓣功能，为手术适应证及术式选择提供依据。

(三)对比剂的使用

心血管造影一般要求使用非离子型碘对比剂。选择性心房、心室及大血管造影时，对比剂用量较大，注射速率较快，须使用高压注射器。冠状动脉及相对细小的动脉造影时，对比剂用量较小，注射速率较慢，一般采用手推注射方式。

选择性心房、心室或大血管造影时，成人每次注射对比剂 30～45 mL，注射速率为 15～18 mL/s；婴幼儿和儿童每次注射对比剂 1～2 mL/kg，1.5～2 s 内注入。冠状动脉造影时，左冠状动脉每次注射对比剂 6～8 mL，右冠状动脉每次注射对比剂 4～6 mL。成人单次检查的对比剂总量≤200 mL；婴幼儿和儿童单次检查的对比剂总量≤7 mL/kg。

(四)心血管造影的分析方法

1.显影顺序异常

评价心脏血液循环方向的改变。正常显影顺序为体静脉→腔静脉→右心房→右心室→肺动脉→肺静脉→左心房→左心室→主动脉。异常改变包括早期或短路显影、延迟显影、不显影、再显影和反向显影等。右心室和肺动脉显影时，主动脉早期显影提示主动脉骑跨。左心室造影时，右心室同时显影(短路显影)提示心室水平左向右分流。右心室流出道和肺动脉狭窄可使肺动脉分支延迟显影。三尖瓣闭锁时，右心室无顺向显影(不显影)；肺动脉闭锁时，肺动脉无顺向显影(不显影)。静脉-右心造影时，右心房、右心室和肺动脉在左心显影期再显影，提示相应部位由左向右分流。升主动脉造影显示对比剂向左心室逆流或者左心室造影显示对比剂向左心房逆流为反向显影，提示瓣膜反流。

2.解剖结构异常

评价心脏各房室和大血管大小、形态、位置改变及其相互关系，尤其是对先心病诊断至关重要。例如，单心室泛指心室区仅有一个解剖学心室，应分析心室肌小梁形态结构以明确左心室或右心室；大动脉错位为主动脉、肺动脉与左心室、右心室的异位连接；对于肺动脉闭锁应评价体肺侧支血管来源、供血及左、右肺动脉是否融合。心腔内、心房或室壁及心包肿块为心脏占位性病变的主要表现。

冠状动脉及心脏以外的血管造影时，除了分析血管本身改变[如狭窄、闭塞和(或)扩张]外，还应观察侧支循环情况。对于实质性脏器如肾脏等，应观察实质期和静脉期及有无新生血管和脏器内外的侧支血管等异常。

3.显影密度异常

在右侧心腔显影早期，左向右分流(不含对比剂的血液流入)可使其腔内产生显影密度减低区(又称显影缺损)，依其大小可粗略评估分流程度。在主动脉瓣或二尖瓣关闭不全时，依据左心室或左心房显影密度变化可粗略估计反流程度。在法洛四联症，根据早期显影的升主动脉密度可大致估计主动脉骑跨程度。

(刘英华)

第二节　心脏 CT 检查

一、CT 硬件和基本原理

CT 自 1973 年推出以来已广泛应用于临床。CT 基本原理是 X 线以多角度穿过人体并由探测器阵列检测，由探测器阵列检测的信号经数字化转变为像素图像(薄层横断面图像)。与像素对应的灰阶值以水的灰阶值作为参照并定义为 Hu 或 CT 值。空气吸收的 X 线比水少,骨骼吸收的 X 线比水多。人体的 CT 值范围为-1000 Hu(空气)～0 Hu(水)～+1 000 Hu(骨骼),代表了人体各种组织的 CT 密度值。

用于心脏成像的 CT 扫描仪包括电子束 CT(electron bean CT,EBCT)和多层螺旋 CT(multislice spiral CT,MSCT)。1984 年推出的 EBCT 主要为心血管成像设计,它通过电子枪发射电子束,电子束经电磁偏转系统轰击阳极靶并产生 X 线,X 线穿过人体后由多组探测器检测。电子束偏转速度很快,故 EBCT 的时间分辨力很高(33～100 ms)。但 EBCT 是层面采集,不能实现真正意义的容积扫描。

MSCT 技术的快速发展推动了心脏 CT 的临床应用。目前,16 层和 64 层螺旋 CT 的应用较普及。由于国内 EBCT 装机量极少,仅个别医院在使用。鉴于此,本节仅介绍 MSCT 在心血管疾病诊断中的应用。

1998 年推出的 MSCT 使用旋转的 X 线球管和多排探测器阵列,在扫描床连续进动过程中完成容积扫描。近 10 年来,MSCT 经历了由 4 层螺旋 CT 至 8、16、32、40、64 层螺旋 CT 以及双源 CT 的快速发展,螺旋扫描速度逐步提升。通过新的图像重建算法与心电门控技术,MSCT 的时间分辨力逐步提高(64 层螺旋 CT 和双源 CT 采用单扇区图像重建算法的时间分辨力分别达 165 ms 和 83 ms),明显减轻或消除了心脏运动伪影,冠状动脉 CT 扫描可适用的心率范围逐步扩大;探测器宽度逐渐加大使单位时间内的扫描覆盖范围扩大,心脏 CT 扫描时间更短;实现了更薄层厚扫描,提高了 Z 轴的空间分辨力,可对心脏进行高质量容积成像,通过二维或三维图像重组能获得优良的心脏包括冠状动脉 CT 图像。

二、检查要点

(一)层级选择

对冠状动脉检查而言,4 或 8 层螺旋 CT 检查的成功率以及图像质量满足影像学评价的比例很低,其临床应用受限;16 层螺旋 CT 基本能够满足冠状动脉成像的临床应用,但要求使用者具有丰富的操作和诊断经验;32、40、64 层螺旋 CT 及双源 CT 冠状动脉检查的成功率及图像质量满足影像学评价的比例很高。由于 MSCT 的时间分辨力偏低,冠状动脉检查对被检者的心率和心律有一定要求。

目前,MSCT 主要用于心脏解剖结构评价和冠状动脉以及中心和外周血管成像,有时也用于冠状动脉钙化积分和心脏功能的定量评价。

(二)CT 图像后处理

CT 获得数百至数千幅横断面图像,原始图像的阅读和分析很重要。多平面重组在二维平面(如心室短轴和长轴)上显示心脏解剖结构;曲面重组沿血管轴线在二维平面上显示血管,对血管腔评价很有用;最大密度投影重组显示最大 CT 密度的像素,可做出类似于传统血管造影的图像;容积再现重组以三维模式直观和整体显示心脏和血管。

(三)对比剂的使用

除冠状动脉钙化积分测量外,心脏 CT 检查须使用(经外周静脉注射)非离子型碘对比剂。对比剂用量和注射速率主要取决于检查部位和目的及对比剂碘浓度和 CT 扫描时间。糖尿病、肾功能不全及充血性心力衰竭增加了对比剂肾病的危险性。对比剂轻度过敏反应常见,对比剂严重过敏反应罕见。对有严重过敏反应史的患者应考虑替代性检查方法。

(四)CT 射线剂量

CT 利用 X 线即电离辐射产生信息并获得图像。医生应权衡 X 线的益处和潜在的危害。患者在 CT 检查过程中接受的射线剂量应是获得满意图像质量的最小剂量。心脏(包括冠状动脉)CT 检查通过使用前瞻性心电门控、心电门控射线剂量调节及解剖学的球管电流调节等技术,其射线剂量已接近导管法冠状动脉造影。

三、心血管 CT 表现

(一)冠状动脉粥样硬化性心脏病(简称冠心病)

1.冠状动脉钙化的检测

冠状动脉钙化是血管粥样硬化的标志。CT 显示钙化的敏感度高,依据 CT 上测得的冠状动脉钙化积分能提供不依赖于常规心血管危险因素并具有个性化的冠心病危险性评估。随着 MSCT 冠状动脉成像技术逐渐成熟,该项检查的应用逐年减少。

2.心脏形态结构和功能的评价

MSCT 有时可以显示心肌缺血或急性心肌梗死所致的低灌注区,但一般不能鉴别两者。MSCT 能显示陈旧性心肌梗死所致的心室壁变薄和密度减低,还可显示心室壁向外扩张形成的室壁瘤及其附壁血栓形成。多相位 CT(可以电影模式显示)可显示受累部位心肌收缩增厚率降低或消失、局部运动功能异常以及射血分数降低。由于 MSCT 的时间分辨力偏低,在左心室和右心室肌块、容积和射血分数定量评价方面不如 MRI。

3.冠状动脉成像

MSCT 能显示冠状动脉及主要分支,对其有临床意义的狭窄(50%)诊断具有较高敏感度和特异度,基本满足冠心病初步诊断的需要。MSCT 对冠状动脉狭窄诊断的阴性预测值很高,有助于避免冠状动脉正常或不需介入治疗(指无临床意义的狭窄)的患者做有创性的导管法造影,基本满足冠心病介入治疗筛选的需要。MSCT 对冠状动脉其他疾病例如动脉瘤、肌桥及变异或畸形等的诊断具有优良价值。但 MSCT 不能动态显示和定量评价冠状动脉血流,不易区分局限性重度狭窄(狭窄程度 90%~99%)与完全闭塞。快心率、心律失常和血管壁钙化影响血管腔评价。MSCT 可以显示冠状动脉主干以及较粗大分支血管近段有一定体积的斑块,根据斑块 CT 密度值可初步判断其类型,但其空间分辨力不满足斑块组织结构的细微观察。

(二)心脏瓣膜病

心脏瓣膜病主要有风湿性心脏瓣膜病和退行性主动脉瓣膜病等。超声是评价心脏瓣膜形态学和功能的首选检查方法。近年来,MSCT 用于该疾病评价有增多趋势。CT 能用于显示心脏各房室包括瓣膜形态学(如瓣叶增厚、钙化及程度)及左心房血栓形成,它对左心房血栓尤其是左心房耳血栓的检出率高于超声,其特异度也较高。另外,在横断面 CT 图像上可大致评价冠状动脉及主要分支是否有病变以便了解是否合并冠心病。

(三)原发性心肌病

MSCT 是诊断肥厚型心肌病的优良方法,能准确显示心肌肥厚的部位和程度,可显示心肌肥厚所致的心室腔变形和心室流出道狭窄,能对心肌重量(肌块)增加、心肌收缩期增厚率下降及射血分数等心功能指标进行定量评价,还能以电影方式动态观察心室壁运动情况。MSCT 能用于评价扩张性心肌病患者的心脏各房室大小、形态尤其是心室扩张程度,也可用于监测心室容积和射血分数等变化。在限制性心肌病诊断及与缩窄性心包炎鉴别方面,MSCT 通过显示心包改变有很大帮助,后者的心包增厚、钙化。

(四)先心病

超声和 MRI 是先心病常用的影像学检查手段。CT 也是评价成人和小儿先心病的一种检查方法。心脏 CT 检查简便、快捷,在多数小儿先心病患者不需使用镇静药或使用少量镇静药即可完成检查。

对先心病诊断而言,MSCT 能准确评价心脏各房室和大血管大小、形态、结构(如房间隔、室间隔及心脏瓣膜等异常)、位置改变及相互关系,能为临床提供丰富的诊断信息,主要用于心脏复杂畸形诊断和鉴别。

(1)分析心室肌小梁形态结构以确定左或右心室。

(2)心房—心室—大血管连接关系异常(如大动脉错位为主动脉、肺动脉与左、右心室异位连接)及位置和排列关系。

（3）肺静脉或体静脉与左心房或右心房连接关系异常（如肺静脉异位引流入右心房）。

（4）肺动脉发育不良、肺血管畸形及体肺侧支血管的来源和供血情况。

（5）主动脉发育异常（主动脉缩窄或闭锁及侧支循环情况）及其分支血管畸形。

（6）冠状动脉变异和畸形。

（7）肝、脾和胃腔位置及肺和支气管形态，有助于内脏和心房位置判断。

对于小儿先心病患者，若CT获得的诊断信息满足临床应用，就不必冒全身麻醉或使用镇静药的危险做心脏MRI检查。对于年轻患者须考虑电离辐射和碘对比剂的影响。

（五）心脏肿瘤与心包疾病

MSCT能准确评价心脏肿瘤的发生部位、大小、形态、密度及与心脏各结构包括心包的关系。对于部分心脏肿瘤（如心房黏液瘤、脂肪瘤），依其发生部位或CT密度等征象可做出明确诊断。CT适于诊断心包积液，还可对心包积液量做出定量评估，依其CT密度值可大致判断其性质。CT是诊断缩窄性心包炎的优良方法，能准确显示直接征象即心包增厚、钙化，还可显示间接征象如心腔变形、心房和上腔静脉扩张以及心室舒张受限等。

（六）心脏以外的血管疾病

MSCT能准确评价体循环和肺循环各部位血管疾病的形态学改变，如主动脉瘤大小、部位及其与分支血管和周围脏器的关系；主动脉夹层类型和范围、分支血管受累情况、内膜破口大小及部位、心包和（或）胸腔积血等；大动脉炎累及的血管（主动脉及其分支血管如头臂动脉和肾动脉等）及管腔改变的程度。MSCT通过显示肺动脉管腔内低密度充盈缺损影诊断肺动脉栓塞，它对段以上肺动脉栓塞（包括肺动脉主干和叶、段动脉分支）的诊断敏感度和特异度很高，有时也可显示部分亚段及以下的肺动脉栓塞。目前，MSCT是诊断主动脉疾病和肺动脉栓塞的一线影像学检查方法。

（张　羿）

第三节　心脏MRI检查

一、MRI基本原理

MR现象的产生仅限于具有不成对自旋质子的原子核（如氢）。人体内的水、脂肪和肌肉中的氢含量丰富，临床MRI大多涉及氢。磷被用于心脏MR波谱成像。在外磁场（主磁场）中，氢质子像一个小磁体并沿外磁场方向排列，其进动方式类似于重力场中的陀螺。对于1.5 T磁场，进动频率为63 MHz，氢质子仅在该共振频率上被射频波激励，使自身的磁场方向发生转动并与主磁场方向形成角度（反转角）；当激励停止后，氢质子沿主磁场方向进动并恢复至原来状态（弛豫），在此过程中，能量转换为无线电信号并由接受线圈接收。弛豫过程包括两部分：T_1弛豫，氢质子在与周围分子的能量交换中缓慢恢复至与主磁场平行的纵向磁化状态；T_2弛豫，是横向矢量迅速减小的过程。梯度磁场在合适的时间切换以便定位来自人体的信号。

心脏MRI检查采用专门的接收线圈、脉冲序列和门控技术。MR脉冲序列是计算机控制的射频脉冲与梯度磁场切换的结合。心脏MRI常用的脉冲序列主要有自旋回波、梯度回波、稳态自由进动、相位流速和反转恢复脉冲序列。自旋回波序列主要用于心血管形态结构评价，快速流动的血液呈暗（黑）信号；梯度回波和稳态自由进动序列（电影模式）主要用于心脏功能评价，快速流动的血液呈亮（白）信号；反转恢复序列（与MR对比剂联合应用）主要用于心肌梗死或心肌活力评价，正常心肌呈无（黑）信号，梗死心肌呈亮（白）信号，血液呈中间（灰）信号。心脏MRI通过心电门控/触发和呼吸抑制（屏气或呼吸门控）技术减少了图像伪影。与直接获得横断面图像并将其重组为斜面图像的心脏 CT 相比,心脏 MRI 能直接获得斜面图像。非对比增强 MR 血管成像(时间飞跃或相位对比技术)可用于血管形态学评价;对比增强 MR 血管成像以快速三维成像和经静脉注射短 T1 效应的顺磁性对比剂(钆螯合物)为基础,数据采集在对比剂的动脉期进行,血液呈很高的信号强度。与前者相比,后者的优点是信噪比更高,影像采集更快,不必考虑血流类型和速度。钆对比剂的药物动力学与碘对比剂类似,但其肾毒性和过敏反应的危险性很小,其安全性优于碘对比剂。心肌灌注 MRI 是跟踪经静脉团注的钆对比剂在心肌的首次通过效应。MR 冠状动脉成像需要很高的空间分辨力。流速图能用于测量心血管血流速度。MR 心肌标记技术在所有成像技术中是独有的。

二、心脏 MRI 的安全性

以目前的磁场强度(≤3 T),心脏 MRI 检查非常安全,无短期或长期不良反应。少数被检者(占 3%～7%)面临幽闭恐惧问题。自从置入人体的金属材料改为非铁磁性以后,人工髋关节、金属心脏瓣膜、冠状动脉支架和胸骨金属缝合线对于 MRI 检查是安全的,但会导致局部伪影。置入人体的电子类物体(如心脏起搏器、灌注或跟踪装置及神经刺激装置)仍是 MRI 检查的禁忌证。在心脏负荷 MRI 检查时,若需使用大剂量多巴酚丁胺实时显示和评价心脏整体或局部功能以便跟踪心肌缺血的信号,应配备适宜的设备用于监测被检者心电图、血压和血氧饱和度。

三、心血管 MRI 表现

(一)缺血性心脏病

MRI 具有二维和三维成像能力,其时间、空间和对比分辨力很高,是定量评价心脏解剖结构和功能(如心室容积、射血分数、肌块)的准确和可重复的无创检查方法。

1.心室形态结构和功能的评价

平扫结合对比增强 MRI 可评估心肌梗死范围,还能显示室壁瘤部位、大小和评价有无附壁血栓形成,电影 MRI 能显示受累心肌收缩增厚率降低或消失、局部运动功能异常如运动减弱、消失或矛盾运动及左心室功能下降(左心室收缩末容积增加、左心室每搏输血量和射血分数降低)。

2.心肌灌注的评价

采用药物(β_1-受体激动药如多巴酚丁胺,血管扩张药如腺苷)负荷 MRI 追踪钆对比剂在心脏的首次通过效应可以评价心肌灌注情况,对局部心肌血流评估有一定价值,心肌信号强度在一定程度上反映了心肌血流量变化,有助于低灌注(缺血)心肌与正常心肌的鉴别。由于患者心电图 ST 段在磁场环境中会失真,因此要求对患者进行严密监测。

3.心肌活力的评价

心脏 MRI 是评价心肌存活的一项有效技术。反转恢复梯度回波序列通过显示继发于心肌坏死的高强化区而能辨别微血管阻塞所致的灌注异常。对比剂增强 MRI 已用于急性心肌梗死患者的预后评估。对比剂延迟增强反转恢复序列对急、慢性心肌梗死的显示具有很高准确度和敏感度。小剂量多巴酚丁胺与延迟增强技术结合应用在评价血管重建患者的心肌活力方面有一定价值。

4.MRI 冠状动脉成像

可用于评价 3 支冠状动脉近、中段,但对冠状动脉远段以及分支血管的显示在技术上还面临困难(由于血管细小、迂曲及心脏和呼吸运动伪影影响),其临床应用价值有限。目前的冠状动脉支架对于 MRI 检查是安全的,但伪影会干扰影像学评价。

(二)心脏瓣膜病

尽管超声是心脏瓣膜形态学和血流异常评价的首选方法,但 MRI 能用于评价心脏瓣膜反流。电影 MRI 通过动态显示心脏瓣膜反流所致的血液涡流区(流空无信号)可做出诊断,根据涡流区大小可大致评估反流程度,还能评价瓣膜形态学(如瓣叶增厚及程度)和动态显示瓣膜运动情况,有时也可显示瓣膜赘生物。根据右心室和左心室搏出量差异或者主动脉和肺动脉相位－流速数据能计算反流量,以此实现单个瓣膜病变的定量评价。MRI还能定量评价二尖瓣或主动脉瓣狭窄的跨瓣压差和瓣膜口面积。

(三)原发性心肌病

MRI在该类疾病评价方面具有很高应用价值。对于肥厚型心肌病,MRI能准确显示心肌肥厚部位、程度并确定其类型,电影序列可动态显示心肌肥厚所致的心室腔变形和流出道狭窄情况,同时还能定量评价心肌重量(肌块)增加和心肌收缩期增厚率下降及其程度。MRI能用于致心律失常性右心室发育不良患者的心肌被脂肪或纤维组织替代及心肌炎的评价。MRI能评价扩张性心肌病的心室扩张程度及心室壁变薄等表现,尤其是对心室容积监测很有价值。

(四)先心病

先心病是心脏MRI的主要适应证之一。尽管超声通常是该类疾病诊断的首选方法,但MRI能提供准确和全面的心脏解剖、功能和血流信息,尤其是对超声显示窗不理想的患者更有价值。MRI在先心病诊断方面主要用于心脏复杂畸形的评价。与CT相比,MRI的优势是能提供心脏和血管血流动力学信息(如主动脉缩窄的压力梯度测量,通过显示缺损形成的涡流诊断房间隔或室间隔小缺损),无放射损伤,适用于先心病术后随访。但对小儿先心病患者,应权衡MRI的益处和偶尔须在高度镇静或全身麻醉下实施检查的危险性。

(五)心脏肿瘤

MRI能准确评价心脏肿瘤的发生部位、大小、形态及与心脏各结构的关系,结合肿瘤在多种MR序列(如T_1、T_2自旋回波及对比增强序列)上的信号变化有助于某些类型肿瘤的定性诊断及与附壁血栓的鉴别。梯度回波序列能以电影方式动态显示心脏肿瘤运动情况和定量评价心功能。

(六)心包疾病

MRI对心包积液的显示非常敏感,尤其是能检出心包少量积液,积液在多种MR序列上的信号特点有助于确定其性质及与心包增厚鉴别。MRI可用于诊断缩窄性心包炎,能显示心包增厚及心腔变形、心房和上腔静脉扩张及心室舒张受限等征象。尽管MRI不能显示心包钙化,但其优点是定量评价缩窄性心包炎所致心脏功能异常和血流异常。另外,MRI有助于心包囊肿及心包肿瘤的显示和诊断及其与心脏、纵隔各结构关系的评价。

(七)心脏以外的血管疾病

MRI在提供体循环和肺循环各部位血管疾病(如主动脉瘤或夹层以及大动脉炎等)解剖形态学信息方面的价值与CT类似。与CT相比,MRI的优势是能定量评价血流,而且MRI(质子密度,T_1、T_2自旋回波以及脂肪抑制序列)的软组织对比优良,能用于血管壁病变(如血肿或血栓、炎症和粥样硬化斑块)的评价。另外,MRI适用于因碘对比剂过敏或肾功能不全而禁忌血管CT检查的患者。

(张　羿)

第二十五章

心血管疾病的介入治疗

第一节 冠心病的介入治疗

一、介入心脏病学的历史和进展

(一)介入心脏病学定义和特点

1.介入心脏病学的定义

介入心脏病学(Interventional Cardiology,或 Invasive Cardiology)是心脏病学三级学科的一个亚专业,即临床医学－内科学－心脏病学－介入心脏病学,指经皮穿刺进入血管和心脏或将导管、电极、气囊或支架等送入心脏或血管的特定部位进行诊断、研究和治疗的一门新兴学科。

2.介入心脏病学的特点

介入心脏病学是一门交叉学科,是心脏病学、影像学、心电学的结合,是心脏内科学和心脏外科学的结合,也是临床医学和生物医学工程的结合。介入心脏病学医生的培养和要求:既要具有心脏内科医生的熟练诊断和药物治疗技能,又要具有心脏外科医生的熟练地、敏捷而准确地动手能力——切开缝合、止血和熟练的心导管技术;既要具有心电学、心电图学和心电生理学的熟练诊断和药物治疗技能,又要具有心脏影像学坚实基础,包括心脏解剖形态学、心脏超声和心脏 X 线影像学的坚实基础,能在 X 线影像下准确地判断和理解解剖部位和病变性质。

3.介入心脏病学的范围

当今介入心脏病学已经发展成为心血管病内科的一个最重要、最活跃、新技术不断涌现的一个亚专业。它包括了冠心病的诊断－冠状动脉造影和冠心病的治疗－冠状动脉球囊成形术和冠状动脉支架植入术;心脏瓣膜病包括风湿性心瓣膜病、老年退行性心瓣膜病和先天性心瓣膜病的血流动力学评估和球囊成形术;先天性心脏病的诊断和介入治疗;特殊高血压病的血流动力学评估和介入治疗;缓慢性心律失常的心电生理诊断和心脏起搏器介入治疗;快速心律失常的电生理标测、折返环定位和射频消融治疗;心脏性猝死和猝死危险性的心电生理评估和植入性心脏复律除颤器(ICD)植入等。总之,只要有血管的病变器官和部位,都会有介入诊断和治疗。

4.介入心脏病学的重要性和发展趋势

由于生物医学工程的发展和新的医疗器械,特别是各种心导管和新支架的不断更新发展,使介入性心脏病学在心血管病领域和整个医学领域的重要性与时俱增。例如,国内不少心血管内科介入心脏病学部分占心内科总收入的 $50\%\sim80\%$;国际上出现了以心血管内科为主的心血管病科,与大内科和大外科并行,包括心内科、心外科和相关的科室。介入心脏病学的发展趋势是随着临床医学、分子生物学和生物医学工程的发展将会成为越来越重要的一个领域。

(二)介入心脏病学的历史

1.介入心脏病学的早期

心导管检查和诊断时期(1929—1977年)。

(1)介入心脏病学一词正式出现于1989年,但是其历史可以追溯到60年前的1929年。1929年,德国医生Forssman为了临床研究的需要,大胆地在自己身上进行了首次心脏插管。并拍下了第一张右心导管的X线照片。

(2)1930—1941年期间:先后由Klein、Cournand和Richards等医生应用右心导管技术,采取心脏不同部位的血标本,按Fick公式计算心输出量,研究心肺功能。

(3)1945年,Warren医生将右心导管应用于临床诊断,测定休克和心力衰竭患者的心输出量。测定房间隔缺损的血氧差。形成了先天性心脏病和心功能的一整套诊断技术。为推动外科治疗和心导管技术的应用奠定了基础。

(4)1959年,Sones利用特制导管经切开的肱动脉插入至升主动脉根部,创用了选择性冠状动脉造影术。1967年,Judkins成功地进行了经皮穿刺股动脉选择性冠状动脉造影术,推动、发展并普及了冠状动脉造影术。21世纪70年代中期大约16万例/年冠状动脉造影,21世纪80年代约50万例/年冠状动脉造影,21世纪90年代约150万例/年冠状动脉造影。

2.介入心脏病学的发展时期和介入治疗时期

以冠状动脉球囊成形术(PTCA)为代表的介入心脏病学时期(1977—1994年)。

(1)1977年,Gruentzig等开创了冠状动脉球囊成形术(PTCA):在1964年Dotter和Judkins已开展的周围血管扩张术的基础上,1971年,Andeas R.Gruentzig将该方法在瑞士Zurich大学医院应用,1974年,Gruentzig试制成最简单的球囊导管并进行了周围血管扩张术,1975年,Gruentzig试制成了双腔的球囊导管,1977年5月,Gruentzighe和美国心脏科医生Richard K.Myler、外科医生Elias Hanna在San Francisco开胸进行了第一例冠心病球囊成形术,1977年9月,Gruentzig首先成功的在瑞士Zurich大学医院应用于一例38岁男性左冠状动脉前降支狭窄的患者,开创了冠心病球囊成形术(PTCA)治疗的新时期。

(2)1978年,Richard K.Myler在美国San Francisco,New York等地应用了PTCA技术。1981年,Gruentzig被高薪聘用到美国Emory大学医院(Atlanta,Georgia),大学专门为他成立了Gruentzig心导管研究室(Cardiovascular Laboratory after 1984),著名的心脏病学家如J.Willis Hurst,Special B.King Ⅲ,Johe S.Douglas,Gilbert D.Grossman等与他一起进行介入心脏病学工作,进一步肯定和完善了PTCA球囊成形术,并于1982年完成了1 000例PTCA以后,开始在全美国推广应用。

(3)至1989年10年期间,冠心病的介入治疗呈直线上升趋势。迅速赶上并于1989年首次超过了外科搭桥手术治疗,1994年介入治疗占冠心病总数的64%,外科治疗占22%,药物治疗占12%。表明冠心病的介入治疗已经成为心血管疾病的一个重要治疗手段。

3.介入性心脏病学迅速发展的新时期

1994年,美国FDA批准Jonson & Jonson'躲公司的P-S支架应用于临床,开创了介入性心脏病学迅速发展的新时期。

(三)介入心脏病学的现状

1.介入心脏病学已得到全面和进一步发展并扩展到心血管疾病的各个领域

(1)1994年,美国FDA批准Jonson & Jonson'躲公司的P-S支架应用于临床,开创了介入性心脏病学迅速发展的新时期。因为单纯球囊成形术后的再狭窄率高达30%～50%,限制了介入治疗的发展,而冠脉支架的应用使再狭窄率下降至17%～22%,并且长达10年以上的临床随访表明,PTCA与外科搭桥手术的远期效果接近,但创伤小,安全性好,患者恢复快,因此在全球范围内推广应用。

(2)冠状动脉球囊成形术为介入性治疗的突出代表,1982年,Kan首先应用球囊导管扩张肺动脉瓣狭窄获得成功。以后又应用于治疗狭窄的二尖瓣和主动脉瓣。1984 年,日本学者 Inoue 创用了 Inoue 球囊对二尖瓣狭窄患者进行瓣膜球囊成形术(PBMV),迅速而广泛的在全球范围内开始推广应用 PBMV,形成了介入心脏病学第 2 个重要领域。

(3)1984—2002 年,经过许多先驱者的不断努力和开拓,形成了先天性心脏病介入治疗领域。目前对动脉导管未闭、房间隔缺损和室间隔缺损介入治疗发展迅速,与外科微创治疗同步发展成为当今的第3个介入心脏病学的重要领域。

(4)人工心脏起搏器的推广应用已成为缓慢性心律失常治疗的重要手段,也是介入心脏病学的一个重要领域。

(5)1989 年,射频消融治疗室上性心动过速获得成功。20 世纪 90 年代以后,迅速在全球范围内推广应用。特别是我国从 1992 年以来,射频消融介入治疗发展迅速,已经普及到全国各省市自治区的大中医院,并在国际上具有一定的影响。射频消融术成为介入心脏病学的另一个重要领域。

2.介入心脏病学的发展趋势和展望

(1)介入心脏病学除了在冠心病介入治疗、心瓣膜病介入治疗、先天性心脏病介入治疗、缓慢心律失常起搏器治疗、快速心律失常射频消融治疗和心脏性猝死预防的 ICD 置入治疗等各个领域将会有进一步的发展以外,在下属各个领域介入心脏病学将可能会进一步发展。

(2)近几年来,国际上已出现了以介入性治疗颈动脉和椎动脉狭窄为主的周围血管疾病的介入治疗。因为脑血管疾病特别是一过性脑缺血是心脑血管疾病中常见而多发病。因此,这个领域的介入治疗的兴起和发展必将成为与冠心病介入治疗一样重要的一个新的领域。

(3)冠心病介入治疗的一个重要发展是涂层支架的出现和应用。2000—2002 年,药物涂层支架如西罗莫司涂层支架的问世,使再狭窄率由 17%~20% 进一步下降为 2%~8%。药物涂层支架同时也为基因药物治疗开创了一个新的时代。预计今后的 10 年内各种基因药物涂层支架也必将陆续问世。

(4)周围血管疾病的介入治疗将会有进一步的发展。由过去肾动脉狭窄的介入治疗逐渐扩展到髂动脉和股动脉、锁骨下动脉和肱动脉及主动脉夹层的介入治疗,包括球囊扩张和支架植入。

二、心导管技术的应用范围

(一)心导管技术的适应证

包括右心导管和左心导管技术总的适应证,可概括为如下四大类。

1.诊断性右心导管术

需进行右心导管评定血流动力学、心功能测定;右心室血氧测定、血气分析、右心系统心脏或血管造影和右心系统心电活动的标测等。

2.治疗性右心导管术

需经右心导管技术进行各种心血管病的治疗,包括右心给药、临时或永久性起搏、肺动脉瓣成形术、右心系统异物取出术等治疗。

3.诊断性左心导管术

经动脉评定血流动力学如心输出量(CO)、射血分数(EF)、每搏排出量(SV)、左心室和主动脉压力测定、左室和大动脉造影、室壁运动和冠状动脉造影等心功能的评定和诊断。

4.治疗性左心导管术

经左心导管技术进行的各种治疗技术,如冠心病的 PTCA 或支架等介入治疗技术(PCI)和主动脉瓣的球囊成形术、先天性畸形的封堵术(后两者也是左、右心导管术结合),以及肾动脉狭窄、主动脉缩窄的扩张术和肿瘤患者经动脉高选择性给药或栓堵等。因此可以说心导管技术不仅是心血管病科的主要诊疗技术,也逐渐成为相关各医疗科室的一门诊疗技术。

(二)心导管技术的禁忌证

因为心导管技术,要穿刺血管,进入动脉或静脉和心腔进行诊断治疗,因此下列情况属禁忌。

（1）发热或有全身感染而未有效控制的患者，且非急诊介入诊断治疗者，不宜行心导管术。

（2）有明显活动性风湿或炎症，且非急诊介入诊断治疗者，不宜行心导管术。

（3）有严重出血倾向，且非急诊介入诊断治疗者，不宜行心导管术。

（4）严重心功能，或肝功能，或肾功能不全，且非急诊介入诊断治疗者，不宜行心导管术。

（5）有碘或药物过敏史，或属某一具体导管技术禁忌证者，不宜行心导管术。

（三）心导管术在诊断和研究方面的应用

心导管术最早是作为一种诊断方法，它虽属创伤性检查，但痛苦小、资料来源直接可靠、可多次进行、较为安全，故目前仍是心血管病研究和诊断方面必不可少的手段。

1.右心导管术

右心导管术即经周围静脉把心导管依次送至腔静脉、右心房、右心室、肺动脉及其分支，根据导管的走行径路、观察各部位的压力及血氧含量测定，计算出心输出量、分流量和血管阻力诸参数以辅助心脏病的诊断、鉴别诊断和血流动力学研究等。它可应用于以下。

（1）先天性心脏血管病：右心导管术主要根据右心各部位血氧和压力资料计算心输出量（按 Fick 公式）、分流量、肺循环阻力及瓣膜面积等，对大多数先天性心血管病可以做出明确诊断并为手术治疗提供重要依据。

（2）心脏瓣膜病：将心导管送入右心系统，依次测定肺毛细血管、肺动脉、右室、右房的血压和血氧等基本数据，计算出心输出量、跨瓣压力差、瓣膜面积及口径、血管阻力，可诊断心脏瓣膜病。也可以嘱患者运动 3min，测定运动时的耗氧量、主肺动脉压及血氧，计算运动时的心输出量。根据运动前后的主肺动脉压、心输出量、全肺阻力等进一步协助诊断二尖瓣狭窄的程度和右心功能状态。右心导管还可诊断三尖瓣及肺动脉瓣疾患。

（3）肺心病、心包病、心肌病和某些肺血管病：通过右心导管测定肺动脉压，结合吸氧及药物试验，测量心输出量等可了解慢性肺心病的严重程度，如右房压力曲线 a 波和 v 波增高，右室压力升高且其曲线呈舒张早期低垂和舒张晚期高原状等改变，则提示为缩窄性心包炎。同样，结合临床资料，右心导管可辅助诊断某些心肌病、原发性肺动脉高压症等。

（4）漂浮导管血流动力学研究：将右心导管送入肺毛细血管、主肺动脉、右室及右房，分别测量其压力变化，可估计心功能，在一定程度上虽可指导临床的诊断和治疗，但远不能满足临床和研究方面的需要。1970 年，Swan 等首先报道使用尖端带气囊的多腔导管，在床旁不需用 X 线透视，把导管插入右心房，然后气囊充气后，顺血流方向漂入肺动脉，进行血流动力学监测，这种心导管称为漂浮导管（Swan-Ganz 导管）或气囊导向导管。它有 3 个腔和一个热敏电阻，与血流动力学测定仪连接，可测定肺毛细血管楔嵌压（PCWP）、主肺动脉压、右心室压及中心静脉压。然后，通过热稀释法测定，可计算出心脏每搏输血量（SV）、心输出量（CO）、心脏指数（CI）、心搏指数（SI）、搏出功（SW）、搏出力（SP）及射血分数（EF）等，对急性心肌梗死并发心源性休克或心衰者、心脏手术后循环功能不稳定，对低排综合征者及其他需进行心功能监护和研究者的诊断和治疗均有重要价值。

（5）右心及肺血管造影：某些较复杂的心血管疾病，单纯右心导管术有一定的局限性，尚需进行选择性右心及肺血管造影。该技术是将导管送入腔静脉、右心房、右心室和肺动脉及其分支，然后将造影剂迅速注入选定的心腔和大血管部位，使其显影，同时快速摄片，可根据造影剂显影顺序、时间、异常流向及心脏和大血管的充盈情况，来观察心脏大血管的解剖和生理变化。如在腔静脉根部和右心房连接处造影可诊断腔静脉梗阻或狭窄，右房黏液瘤或血栓形成，心包积液或心包增厚及肺静脉畸形引流等；右心房造影可诊断三尖瓣闭锁或狭窄，埃勃斯坦畸形和伴有右至左分流的房间隔缺损；右心室造影可显示右室形态、流出道、肺动脉瓣和肺动脉瓣狭窄、法洛四联症或三联症、右至左分流的室缺、艾森曼格综合征、大血管错位等，以此明确诊断，选择治疗或手术方式。

（6）研究心肌代谢和冠状循环：将心导管插至右心房后，使其指向左侧，再送到三尖瓣下半部水平处，将其尖部再转向后，导管可进入冠状静脉窦。导管如进入心大静脉，X 线正位透视时，导管尖部似位于右室流出道;如导管进入心中静脉或钝缘静脉,透视见导管沿心缘似乎到达心尖部,但行侧位透视,可见导管尖部指向后方,且不能将导管继续送至流出道或肺动脉。导管插入冠状静脉的另一个标志是取得之血氧含量极低(氧饱和度为30%～40%或容积为4.9%～6.1%),压力曲线类似心房压力曲线,或类似心室压力曲线但读数很低。这种冠状静脉窦内心导管术,可进行心肌代谢和冠状循环的研究,主要用于测定冠状循环血流量,研究心肌代谢,了解作用于冠状循环药物的药理效应。

此外,近年来还用放射性核素方法,将放射性核素注入冠状动脉,然后在冠状窦内采集血标本进行较准确的测定。

在心肌代谢研究方面,通常是用测定动脉血和冠状静脉窦血中与心肌代谢有关的一些物质(如氧、葡萄糖、丙酮酸盐、乳酸盐、游离脂肪酸、无机磷酸盐、转氨酶、乳酸脱氢酶、醛缩酶和肌酸磷酸激酶等),比较该物质在冠状动脉、静脉中的差别,得出"心肌平衡"的情况。动脉血中代谢物质含量高于冠状静脉窦血表示正性心肌平衡;冠状静脉窦血中代谢物质含量高于动脉血提示负性心肌平衡。

(7)右心房快速起搏进行心电图负荷试验:将导管电极置于右心房并接触右房壁,用比患者窦性心律快10次/分的频率进行有效心房起搏,并以10～20次/分分级递增,每次刺激60s,直至心率达140～160次/分,进行心电图记录。若出现心绞痛或ST段与T波缺血性改变为阳性,可协助诊断冠心病。

2.左心导管术

左心导管术即将心导管通过周围动脉,如上臂动脉、股动脉逆行送至主动脉、左心室,甚至达左心房,然后根据需要分段测定心腔及大血管内压力,抽取不同部位的血液标本进行血氧或生化分析,或注射造影剂做左心或大血管选择性造影。左心导管术应用于以下。

(1)左心和动脉系统疾病的诊断及其血流动力学监测和研究:经动脉插入的左心导管,可以测定左心室舒张末压(LVEDP)等左心室血流动力学参数,了解左室和二尖瓣的功能;可测量左室至主动脉的连续压力曲线,判断流出道和主动脉瓣的情况,是诊断左室流出道和主动脉瓣狭窄的重要方法。通过有关血氧测定可计算心输出量、心脏指数和瓣膜情况的数据。升主动脉、降主动脉和周围大动脉的连续测压可以诊断动脉不同部位的狭窄及其程度,必要时配合心脏和血管造影更可明确诊断。

此外,导管如能通过畸形径路,则对诊断动静脉间畸形如动脉导管未闭、动静脉瘘有肯定诊断价值。

(2)选择性左心及大动脉造影:选择性左心及大动脉造影中,最常用的是左心室造影、升主动脉造影及其他大动脉造影,如降主动脉、腹主动脉、肾动脉、肝动脉、髂动脉、股动脉和颈动脉造影等。该技术是将导管送入需造影的部位后,快速注入造影剂,同时快速双相摄片或电影摄影,根据造影剂的流动方向、心脏及大血管的充盈情况进行分析,做出诊断。左房造影对诊断左房肿瘤、血栓形成、二尖瓣狭窄及其程度、房内左向右分流及肺静脉病变具有重要意义;左室造影可显示左室的大小、位置、室壁瘤、室间隔缺损、二尖瓣关闭不全、主动脉瓣下、瓣膜及瓣上狭窄等。选择性主动脉造影可显示主动脉充盈情况及其大小,对主动脉瓣关闭不全、主肺动脉间隔缺损、动脉导管未闭、主动脉缩窄、动静脉瘘等病变,具有确定诊断和提供选择手术适应证的价值。

(3)选择性冠状动脉造影(见后)。

(4)左心室功能测定:选择性将造影剂充盈左室的同时,进行电影或快速连续拍片,观察心腔在收缩期与舒张期形态、心壁舒缩状态,可判断有无局限性运动障碍和矛盾运动等。根据舒张末期与收缩末期容积之差,计算出左心室每搏输出量和每分排出量。更重要的是计算出射血分数(EF),因射血分数是反映心脏功能状态的一种较敏感指标,正常为0.55～0.70。

3.心腔内心电图和心内标测

(1)记录希氏束电图:用上述电极导管,插入静脉并达三尖瓣附近,使其接触希氏束处,可描记到希氏束电图,用于观察房室传导功能和诊断某些心律失常。

(2)左、右心房和心室电图:显示体表心电图不能清楚显示的心房、心室电活动,用来诊断某些心律失常。

（3）左、右心房和心室内膜标测：在心腔内多部位的心电位记录和不同部位所进行电刺激的临床电生理学检查，揭示心律失常的发生机制，并可作为诊断、鉴别诊断及药物筛选的手段。

4.心内膜心肌活检术

现仅应用于心脏移植术后。

5.心腔内心音图及心腔内超声心动图检查

现仅应用于研究。

6.心脏内镜检查

心脏内镜也和其他空腔脏器内镜一样，可用直视方法来观察心脏内各腔室、瓣膜和瓣膜下结构及其在心动周期中的动态变化情况。1968年由光导玻璃纤维制成的内镜应用于临床，对心脏内镜的发展起了促进作用。用相当于12号粗细的心导管，顶端装有透镜并附有小透明囊袋及白金电极。采用一般心导管的操作法，将其经血管插入，到达需要观察的心腔部位，然后给囊内注入5～8 mL二氧化碳使其膨胀，以排挤其附近的血液对视野的影响，便于直接观察及照相，或对动态的心内结构进行高速电影摄像，并可多次测定检查部位的血氧饱和度，可对先天性心脏畸形，后天性心脏瓣膜病及其他心脏内结构进行观察，也可在心脏手术前进行详细观察，以便对复杂的心内病变进行仔细了解。但是，心腔内镜检查仍受血液的影响，其实际应用进展不大，目前仍处在研究和探索阶段。

（四）心导管术在治疗方面的应用

1.经皮穿刺冠状动脉成形术

1977年，Gruentzig用试制成冠状动脉成形术球囊导管在人体进行了冠状动脉成形术。目前，这一治疗方法已成为单支或多支冠状动脉非钙化性，同心性狭窄病变的首选治疗技术，用于急性心肌梗死，心绞痛或冠状动脉搭桥术后再出现心绞痛者。

2.经皮穿刺球囊导管瓣膜成形术

该导管近尖端处附有一特制球囊，紧贴导管外壁，经皮穿刺血管后将导管送至狭窄的瓣膜部位，然后自导管尾部向球囊内充入稀释的造影剂，使球囊迅速膨胀，以扩张开狭窄的瓣膜，此法最早由Kan等于1982年用于先天性肺动脉瓣狭窄患者，近年，迅速应用于二尖瓣狭窄、主动脉瓣狭窄的治疗。

3.周围动脉狭窄的球囊扩张术

对先天性主动脉缩窄、肺动脉分支狭窄，先天性或后天性肾动脉狭窄，以及其他周围动脉（如颈动脉、股动脉、髂动脉）粥样硬化型狭窄，均可采用球囊导管扩张术进行治疗。

4.主动脉内球囊反搏术（IABP）

将球囊反搏导管经股动脉穿刺插入胸降主动脉，在自身心电图R波同步触发下，在舒张期充气，收缩期放气以提高动脉舒张压，增加冠状动脉灌注，用于治疗不稳定性心绞痛，心源性休克及心脏手术后低排综合征等。

5.人工心脏起搏的临床应用

人工心脏起搏系统包括脉冲发生器、电极和导线，而电极和导线实为一特制导管电极，它具有传导电脉冲至心脏，刺激并激动心脏，同时又能感知心腔内电活动的双重功能。人工心脏起搏术临床上已得到广泛应用。

（1）永久性人工心脏起搏术：将电极、导线及起搏器全部埋置于体内胸部皮下。主要用于治疗各种缓慢性心律失常伴晕厥或阿—斯综合征发作。

（2）临时性人工心脏起搏术：主要用于急性心肌梗死，急性心肌炎，药物中毒或电解质紊乱等引起的严重缓慢性心律失常伴有症状者，也用于某些手术中可能发生严重心律失常的患者，以达到预防保护性起搏的目的，当一过性心律失常恢复或手术结束后，拔出电极导管，终止起搏。

6.冠状动脉内溶栓术

在急性心肌梗死发生4～6h内进行冠状动脉造影，确定冠状动脉阻塞部位，然后用导管向冠状动脉内滴注溶栓剂如尿激酶、链激酶等，治疗急性心肌梗死。

7.大血管内选择性给药

对通过肝动脉或支气管动脉造影及其他方法确定的肝癌、肺癌等患者,可利用导管直接向动脉内滴注化疗药物,提高局部药浓度来增强疗效。

8.动脉内选择性血管黏堵术

在进行了细致的血管造影后,将导管插入病变部位,注入黏堵剂,造成血管闭塞而治疗一些疾病,如动静脉瘘、血管瘤和一些血管性肿瘤,也有人用此法对动脉导管未闭进行治疗。

9.心血管腔内异物取出术

由于创伤或由于心导管检查,使心腔或大血管内残留异物时,可用特制的取异物钳或钢丝套圈心导管,送入心腔及血管内,取出异物。

三、介入心脏病学的基本技术

(一)心导管术的术前准备和术中、术后处理

1.心导管术的术前准备

(1)适应证的选择:①复习并详细地采集病史明确术前诊断:术前应由主管医生、手术者或麻醉科、心脏外科医生参加进行术前讨论,依据我国指南确定手术适应证和分析可能发生的合并症。②制订具体的手术方案:根据术前讨论意见,制定出具体的手术方案,分工协作,分别由临床主管医生、手术者及心导管室进行准备。

(2)临床医生围绕患者方面的准备:①完成完整的病历及必需的实验室检查。②与患者或其家属谈话并履行知情同意书签字手续。③书写术前医嘱。

2.术后处理

(1)补充液体。

(2)继续监护心电图、血压、脉搏 4～8 h。

(3)卧床 4～24 h,并嘱患者手术侧肢体取伸直位。

(4)穿刺或解剖血管局部置沙袋压迫 2～6 h,防止出血或血肿形成。

(5)定时观察穿刺或解剖血管的远端搏动及皮肤温度和颜色等情况。

(6)如保留股动脉和(或)股静脉的血管穿刺外套管时,应定时以肝素液冲洗或以液体维持点滴。

(7)6 小时后拔出动脉外套管,局部充分压迫止血,消毒包扎。

(8)术后给抗生素 3 天。

(9)根据病情用抗心律失常、抗心绞痛和治疗心功不全的药物。

3.术后合并症的观察及处理

(1)穿刺部位局部出血或血肿:多由于压迫止血不当或压迫时间过短,或患者活动过早,引起局部出血或血肿形成。一般应将血肿之血液从切口处挤出后,再持续加压,完全止血后,放置沙袋加压 6 h。

(2)低血压:术后如无局部大量出血而表现为血压降低,心律偏快而有力,无颈静脉怒张和肺底湿鸣及肝脏大,提示有血容量不足,应补充血容量,纠正低血压。

(二)经皮穿刺血管技术

经皮穿刺血管送心导管至心脏或大血管的某一部位是目前应用最广泛的导管技术,它简便易行、安全、损伤小。1953 年,Seldinger 首先创用此法,故也称 Seldinger 方法。该方法不需解剖或切开血管,只需穿刺血管后即可插入导管。近年来,随着经皮穿刺血管技术的广泛应用和反复更换导管的需要,已设计并应用了一种经皮穿刺插入血管的导引导管鞘。该导管鞘末端具有一活瓣,可防止血液外漏,且可送入不同型号的各种导管。当要更换导管时可退出原有的导管而送入另一根导管,因而使用时方便而失血少,其侧旁有一个三通开关,可供输液、注射药物和冲洗导管用。

在熟悉解剖及穿刺用具的基础上,可以选用体表各个部位动脉或静脉进行穿刺插管。右心导管时常

用的静脉有股静脉、锁骨下静脉、颈内静脉和贵要静脉等。左心导管时常用的动脉有股动脉、桡动脉、肱动脉等。

1.静脉穿刺技术

(1)股静脉穿刺法:①穿刺点的定位:腹股沟区股静脉和股动脉的解剖关系,股静脉在股动脉的内侧。腹股沟韧带连接髂前上棘和耻骨结节,该韧带内侧半下方为卵圆窝。股动脉和股静脉经股三角达下肢。穿刺点一般在腹股沟韧带下方2~3 cm处,该处正位于腹股皱折线上。股动脉定位后,在其内侧一横指,0.5~2 cm和腹股沟韧带下约3 cm处便为股静脉的穿刺点。②穿刺点的选定是经皮穿刺心导管术很重要的一环。只要定位正确,一般穿刺均很顺利,可以缩短心导管的操作时间,减少合并症的发生。如定位不准确则穿刺不易成功,或在局部形成血肿。如穿刺部位偏高,则穿刺针经过腹股沟韧带,不仅穿刺不易,术后压迫止血也困难,发生出血或血肿的机会也多。如穿刺部位偏低,股静脉已分支,穿刺成功的机会减少,合并症也增多。有时股动脉的分支从股静脉前方经过,故易损伤股动脉的分支,导致出血或动静脉瘘。

(2)锁骨下静脉穿刺法:锁骨下静脉为腋静脉的延续,属深静脉。起于第1肋骨外缘,呈弓形,于前斜角肌内侧缘与颈内静脉汇合成无名静脉。位于锁骨及第1肋骨之间,位置固定,后方有胸膜顶部及锁骨下动脉。

定位及穿刺:锁骨下静脉穿刺法有两种,即锁骨下穿刺法及锁骨上穿刺法。

(3)颈内静脉穿刺法:右侧颈内静脉下部与无名静脉、上腔静脉几乎在同一直线上,心导管易送入心脏,故一般选右侧颈内静脉。穿刺点定在锁骨内端上缘上3 cm与正中线旁开3 cm的交点处,或定在胸锁乳突肌锁骨头、胸骨头与锁骨形成的三角区的中点。

2.股动脉穿刺技术

(1)穿刺点的选定和局部麻醉。

(2)股动脉穿刺:大致同股静脉穿刺方法。一般用左手的食、中、无名指触诊并沿股动脉长轴固定之。右手持穿刺针以大约45°的角度从已准备好的小口进针,针头抵动脉壁后常感到动脉的搏动,则迅速刺入血管腔,退出针芯后即有动脉血喷出。

3.房间隔穿刺技术

经房间隔穿刺术应用于二尖瓣狭窄的球囊扩张术,电生理诊断和治疗等。

(三)右心导管术

右心导管术是应用于心内科、心外科和监护室患者的重要导管技术。

(四)左心导管术

左心导管术以冠脉造影、左心室造影和动脉大血管造影等为主要技术。

四、冠心病介入治疗的适应证

冠状动脉介入治疗是介入心脏病学中发展最快,最具挑战性的领域。对于冠心病患者,选择何种介入治疗常常取决于临床情况、术者经验、和冠脉病变范围等多种因素。按美国心脏病学会和心脏病协会(ACC/AHA)的建议,临床适应证分为Ⅰ、Ⅱ、Ⅲ类,Ⅰ类适应证是指有充分的证据和(或)一致认为该种治疗对患者有益,Ⅱ类适应证指有反面证据和(或)对治疗的益处有分歧,Ⅱ类适应证又分为Ⅱa、Ⅱb两类,Ⅱa指证据和意见更倾向于获益,Ⅱb指还没有很充分的证据表明获益,Ⅲ类指有充分的证据和(或)一致认为该治疗无益而且对有些患者有害。各类证据的权重分为:A级:证据来自多个随机临床实验。B级:证据来自单个随机实验或非随机实验。C级:专家组的一致观点。

(一)Ⅰ类适应证

(1)有严重左主干病变的冠心病患者行CABG治疗。

(2)3支血管病变行CABG治疗。左心室功能障碍的患者(EF<0.50)存活受益更大。

(3)2支病变伴左前降支近段冠状动脉病变以及左心室功能不全(EF<0.50)或负荷试验显示心肌缺

血者,行 CABG 治疗。

(4)单支或两支冠状动脉病变,没有左前降支近段严重狭窄但有大面积存活心肌且负荷试验显示高危者,选择 PCI 或 CABG。

(5)多支冠状动脉病变并且冠状动脉解剖适合 PCI,左心室功能正常且无糖尿病者,做 PCI 治疗。

(二)Ⅱa 类适应证

(1)大隐静脉桥多处狭窄,尤其是到左前降支的桥血管有严重狭窄时,再次行 CABG 治疗。

(2)不适合再次行外科手术患者的局灶性桥血管病变或多处狭窄者,行 PCI。

(3)单支或双支血管病变但是没有左前降支近段严重狭窄,并且无创检查提示中等范围的存活心肌和缺血的患者,选择 PCI 或 CABG。

(4)单支血管病变伴左前降支近段严重狭窄患者行 PCI 或 CABG。

(5)多支血管病变并且有糖尿病者,行乳内动脉的 CABG。

(三)Ⅱb 类适应证

2 支或 3 支血管病变伴左前降支近段严重狭窄的患者,伴有糖尿病或左心室功能异常,冠状动脉解剖适合介入治疗的患者,选择 PCI。

(四)Ⅲ 类适应证

(1)单支或两支冠状动脉病变,不伴左前降支近段严重狭窄、或有轻度症状、或症状不是心肌缺血所致、或接受强化药物治疗、或无创检查未显示心肌缺血的患者,做 PCI 或 CABG。

(2)非严重冠状动脉狭窄(狭窄直径＜50％)的患者,做 PCI 或 CABG。

(3)适合做 CABG 的严重冠状动脉左主干狭窄患者,做 PCI。

冠状动脉介入治疗的模式如表 25-1 所示。

表 25-1 冠状动脉介入治疗的模式

病变范围	治疗	资料分级
左主干病变,适合行 CABG	CABG	Ⅰ类/A
	PCI	Ⅲ类/C
左主干病变,不适合行 CABG	PCI	Ⅱb类/C
三支血管病变伴 LVEF＜0.50	CABG	Ⅰ类/A
包括左前降支在内的多支血管病变伴 LVEF＜0.50 或糖尿病	CABG 或 PCI	Ⅰ类/A
多支血管病变 LVEF＜0.50 并且没有糖尿病	PCI	Ⅰ类/A
左前降支以外的单支或双支血管病变但无创检查提示大面积心肌缺血或高危	CABG 或 PCI	Ⅰ类/B
包括左前降支在内的单支或双支血管病变	CABG 或 PCI	Ⅱ类/B
左前降支以外的单支或双支血管病变且无创检查提示没有或小面积心肌缺血	CABG 或 PCI	Ⅲ类/C
非严重冠状动脉狭窄	CABG 或 PCI	Ⅲ类/C

五、冠心病介入治疗的方式

(一)PTCA 和冠脉内支架置入的基本技术

1.术前准备

(1)患者的一般情况:①其他脏器的情况:一些其他脏器疾病可增加冠状动脉介入治疗的风险,如肺部疾患、糖尿病、肾功能障碍、脑血管意外史、出血倾向等。②冠状动脉搭桥术:冠状动脉搭桥术的次数、间隔时间及选择动脉桥和大隐静脉桥的情况。③有无活动性出血:由于冠状动脉介入手术需辅助抗血小板、抗凝治疗,因此必须注意患者有无活动性出血(如活动性消化性溃疡,眼底出血等)。④过敏史:需要了解过去药物过敏史,特别是造影剂过敏史及其治疗反应。⑤周围血管搏动:仔细检查周围血管搏动情况(是否存在、强弱、对称性、杂音)。除了准备穿刺插管一侧的肢体动脉搏动外,对侧上、下肢动脉搏动也应检查,以便必要时插置主动脉内气囊反搏或心肺辅助循环装置。特别是对有脑血管意外、一过性脑缺血或颈动脉杂音的患者,更应仔细检查。⑥实验室检查:包括血、尿、粪三常规,肝肾功,电解质,心电图,心脏三位片和血型等。

(2)临床因素分析:在行介入治疗之前,必须对手术的风险和效果进行认真分析,权衡利弊。包括患者能否耐受手术,手术可能的并发症,术后症状改善的程度,术后再狭窄的机会以及患者对再次介入治疗的耐受性如何等。

在冠状动脉解剖因素一定的情况下,一些合并存在的因素可增加介入治疗的并发症。它们包括高龄、女性、不稳定性心绞痛、糖尿病、肾功能障碍、一过性脑缺血、冠状动脉搭桥史、多支血管病变、C 型病变、LVEF<50%等。

(3)冠状动脉解剖:病变血管解剖因素是支架前时代 PTCA 即刻结果的重要预测因子。这些解剖因素直接导致冠状动脉夹层和急性血管闭塞的发生率明显增加。因此,对复杂的多支血管患者,一般不主张在行诊断性冠状动脉造影后立即行 PTCA,以便在冠状动脉造影后有足够的时间分析冠状动脉病变情况,以及与患者及其家属讨论采用适当的治疗措施。同时,这样也可以给操作者提供足够的时间准备器材(如主动脉内气囊反搏或心肺辅助循环)和人员。但支架后时代,由于器械的改进及技术的提高,大多数医生和患者选择冠状动脉造影和介入治疗一次进行。

病变血管解剖因素包括:病变长度、偏心性、病变部位(例如开口或分叉部)、血管扭曲性(包括成角病变)、狭窄严重性和是否闭塞,血管僵硬度和钙化程度,有无血栓等。

(4)冠状动脉病变危险性记分:Califf 等将冠状动脉系统可以分为 6 个主要的节段:左前降支、对角支、第一间隔支、回旋支、钝缘支、后降支。上述部位存在≥75%狭窄,各记 2 分。左前降支近段病变计 6 分。最大总分为 12 分。该记分方法是估价多支血管病变患者高危心肌量的简单方法。对于多支血管病变,冠状动脉病变血管数并不能准确地反映高危心肌的数量,如左前降支近端病变与右冠状动脉远端病变尽管均为单支血管病变,但预后明显不同。冠状动脉病变危险性记分可以较客观地反映受累心肌的范围,已成为预测冠状动脉介入治疗风险性的重要指标。

(5)左心室功能:除患者的年龄、病变血管数、病变的部位和病变的特征之外,左心室射血分数≤30%是预测严重并发症的独立因素。而且,左心室功能障碍患者行介入治疗时,尚可能需用血流动力学支持(主动脉气囊反搏、心肺辅助循环)。

(6)患者咨询和家属签字:介入手术中患者的理解和充分配合十分重要,手术医生和护士应将主要操作过程,术中可能出现的不适向患者解释清楚,以消除顾虑,获得术中配合。对高危患者,术前应给患者及家属解释可能存在的风险,以取得谅解。

(7)检查术前准备情况:术前应仔细检查各项准备工作,包括:①药物治疗(尤其是阿司匹林和噻氯匹啶)。②血容量充足。③患者及家属谈话。④无抗血小板和抗凝治疗反指征。⑤血型和配血。⑥实验室检查结果、12 导联心电图。⑦术前 12 小时禁食。

所有患者术前均需服用阿司匹林,噻氯匹啶应服用 3 天以上,或者服用氯吡格雷。对造影剂有过敏史者,术前晚联合应用皮质激素和 H_2 受体拮抗剂。同时 PTCA 术当天早上再给予皮质激素、H_2 受体拮抗剂和苯海拉明。极少数患者在术中仍有可能发生过敏反应,因此必须做好必要的抢救准备。由于大多数患者术前心情紧张,术前给予镇静剂是必要的。

2.操作技术

(1)消毒、铺巾:常规消毒双侧腹股沟上至脐部,下至大腿中部。铺巾于会阴部、下腹部、腹外侧及双下肢,暴露腹股沟。经桡动脉途径者,一般消毒右侧手部及前臂,如拟行介入治疗的病变复杂或可能安置临时起搏器,则尚需消毒右侧腹股沟。

(2)Allen 试验:经桡动脉途径者,术前用 Allen 试验测定右手尺动脉的通常情况,即嘱患者右手握拳,用双拇指同时压迫桡和尺动脉,然后嘱患者伸开手掌。开放尺动脉供血,如果手掌很快红润,则说明尺动脉和掌浅、深弓正常,作同侧桡动脉插管是安全的。

(3)股动脉插管:经局部麻醉后,采用 Seldinger 法穿刺动脉并置入动脉鞘,注意尽量不要穿破股动脉后壁,以免血肿形成。必要时于股静脉预置静脉鞘,放临时起搏器。静脉或动脉内注入肝素 5 000~10 000 U,以后每小时追加 2 000 U。必要时可用活化凝血时间(ACT)调整肝素用量,保证 ACT >300 s。

(4)选择导引导管和冠状动脉造影:根据不同情况可选择 6 F(2.00 mm)或 7 F(2.33 mm)导引导管。选择暴露狭窄病变最佳的体位进行冠状动脉造影,并将图像显示在参照荧光屏上。桡动脉途径时,一般选用 6 F 大腔左或右冠状动脉导引导管(Jukins,Amplatz 或 Voda 导引导管)。

导引导管为冠状动脉介入提供输送管道,在选择时需注意内径、支持力及与冠状动脉开口的同轴性。一般选择 Judkin 左、右冠状动脉导引导管。为了增强支持力,在某些特殊病变(慢性闭塞、迂曲血管、钙化等)可以选用其他构型的导引导管,如 Amplatz、XB、EBU、Q curve 等。

(5)导引钢丝操作:自导引导管内插入 0.014″导引钢丝。如果球囊为快速交换系统,可单独先置入钢丝达病变血管远端,如为 over-the-wire 系统,则事先将钢丝插入球囊导管内,将球囊导管送至导引导管顶端 1 cm 处,然后固定球囊导管,将导引钢丝缓慢旋转地送至病变血管远端。

导引钢丝按照头端的软硬程度分为柔软、中等硬度和标准硬度 3 种类型。可根据血管形状和病变特点选择不同类型的导引钢丝。

(6)球囊到位:导引钢丝到达血管远端后,沿导引钢丝将球囊送至狭窄处,注入造影剂并通过球囊上的标记,证实球囊位置正确与否。一旦球囊到位后即可用压力泵加压扩张。

一般以球囊/血管直径≈1~1.1 来选择球囊导管。对于准备置入支架的病变,可采用小于血管直径的球囊进行预扩张,然后置入支架,这样可减少球囊预扩张所致的内膜撕裂、夹层的发生率。对于严重狭窄、成角、不规则的病变,球囊有时不能顺利通过。此时可换用 XB,Amplatz 等导引导管,以增加支持力。或改用更小直径的球囊(1.5~2.0 mm)。图 25-1 和图 25-2 为 PTCA 术中常用的器械。

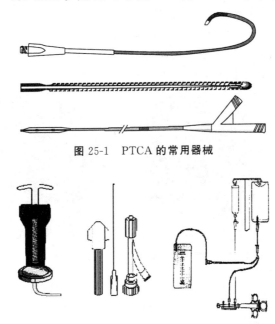

图 25-1 PTCA 的常用器械

图 25-2 PTCA 术中应用的其他器械

(7)支架的置入:球囊扩张完成后,根据残余狭窄的情况、血管管径的大小、有无冠状动脉夹层并发症等情况,选择是否置入支架。在决定置入支架前,应于冠状动脉内注射硝酸甘油,然后按照给予硝酸甘油后的血管直径,根据支架/血管直径≈1/1 的原则选择相应大小的支架。图 25-3 为球囊扩张式支架。

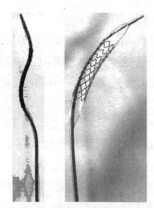

图 25-3   冠状动脉支架左为张扩前,右为扩张后

一旦支架置于冠状动脉病变的最佳位置,即根据不同的支架用适当的压力充盈球囊。大多数支架用 6～8 atm[1 atm(大气压)＝101 kPa]加压 30～60 s。大多数情况下,均主张用非顺应性球囊导管对支架作高压 14～16 atm 补充性扩张,以保证支架贴壁良好。

(8)术后观察:病变部位得到满意扩张后,可将导引钢丝留置数分钟,然后再造影观察血管情况。如无血管回缩或明显夹层现象,则可将导引钢丝退出,再根据原来的造影位置造影观察,评价介入治疗的疗效。

3.疗效评定

(1)成功标准:术后冠状动脉残余狭窄＜20％,无死亡、急性心肌梗死、急诊 CABG 等并发症。

(2)失败原因:①导引钢丝或球囊不能通过狭窄处。②扩张疗效不佳或发生并发症(急性冠脉闭塞等)。

4.术后处理

(1)监护:术后所有患者均应密切监护,尤其是尚留置主动脉内气囊反搏、心肺辅助循环鞘、冠状动脉内输注尿激酶及严重左心室功能障碍和(或)大块高危心肌的患者,应在 CCU 内监护。

根据血管造影结果及抗凝程度,决定拔除血管鞘的时间。如血管造影示疗效佳,则在术后 4～6 h 当 ACT≤150 s 时拔除血管鞘。在血管完全阻塞、旁路血管病变、病变处血栓、急性心肌梗死患者,拔管后仍需继续使用肝素。图 25-4 为左前降支病变 PTCA 和支架置入前后。

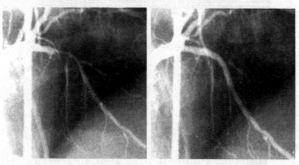

图 25-4   左前降支病变 PTCA 和支架置入前后

PTCA 术后低血压的常见原因:①冠状动脉阻塞。②后腹膜出血是致死性低血压的一个重要而潜在原因。③血容量不足。④药物作用。⑤迷走神经反射。⑥心包压塞。

(2)抗凝治疗:介入治疗后抗凝治疗时间的长短及抗凝剂的用量仍有争论。对于术前稳定性心绞痛和手术效果较好的患者(即没有冠状内膜撕裂和冠状内膜血栓)一般不需长时间的肝素治疗。这类患者离开导管室后即可停用肝素。

两周内心肌梗死、不稳定性心绞痛、术前或术后有血管内血栓或冠状动脉有内膜撕裂的患者,应持续静脉滴注肝素 24 小时以上。此外,急诊 PTCA 一般需持续静脉滴注肝素 3 天。对于维持静脉滴注肝素的患者,应每天查血细胞比容、尿、粪潜血及血小板计数。

（3）抗血小板治疗：常用的抗血小板制剂有阿司匹林、噻氯匹啶、氯吡格雷和 GPⅡb/Ⅲa 受体拮抗剂。它们通过不同的作用机制发挥抗血小板功能。阿司匹林不可逆地抑制血小板内环氧化酶-1 防止血栓烷 A_2 形成，因而阻断血小板聚集，常用量是始剂量 $160\sim325$ mg，然后 $75\sim160$ mg/d。噻氯匹啶、氯吡格雷同为 ADP 受体拮抗剂，噻氯匹啶用法为 250 mg，2 次/日，氯吡格雷为 75 mg/d，一般用至术后 $2\sim4$ 周停药。引入 GPⅡb/Ⅲa 受体拮抗剂是冠心病介入治疗的一大进展，目前，FDA 根据临床试验的不同结果批准了 3 种血小板 GPⅡb/Ⅲa 受体拮抗剂，它们是 ReoPro、Tirofiban 和 Eptifibatide，由于价格昂贵、给药方式的不便利，国内还没有常规应用。这些抗血小板制剂的共同不良反应是胃肠道反应、血小板计数减少、白细胞计数减少和出血等，因而在应用时要注意监测血常规、血小板计数和出凝血时间。

（4）出院后的药物治疗：出院后继续药物治疗的目的在于改善预后，控制缺血症状和治疗主要危险因素。例如，高血压、吸烟、高脂血症和糖尿病。因此，选择药物治疗方案应根据患者的具体情况而个体化，其依据是住院期间的检查结果和事件、冠心病危险因素、对药物的耐受性和近期手术操作的类型。所谓 ABCDE 方案对于指导治疗有帮助。A：阿司匹林和抗心绞痛；B：β-受体阻滞剂和控制血压；C：胆固醇和吸烟；D：饮食和糖尿病；E：教育和运动。

（5）随访：患者恢复到基线水平时，即住院后 6 周～8 周，应安排长期定期门诊随访。主张在下列情形时行心导管检查和冠状动脉造影：①心绞痛症状加重。②高危表现，即 ST 段下移 $\geqslant2$ mm，负荷实验时收缩压下降 $\geqslant10$ mmHg。③充血性心力衰竭。④轻度劳力就诱发心绞痛（因心绞痛不能完成 Bruce 方案 2 级）。⑤心脏猝死存活者。根据冠状动脉解剖和心室功能确定血管重建治疗。

（二）其他几种冠脉介入治疗方式

1.定向冠状动脉内斑块旋切术

定向冠状动脉内斑块旋切术（directional coronary atherectomy，DCA）是一种依靠高速旋转的旋转导管，对硬化的斑块进行切割。冠状动脉造影、血管内超声显像和血管镜检查发现，定向冠状动脉内斑块旋切术除了切除斑块部分的动脉内膜和硬化斑块组织之外，还包括部分动脉中层结构，使动脉壁变薄，顺应性增大；且在血压作用下，对动脉壁起进一步牵拉作用，管腔扩大，血流进一步增多。

所需器材如图 25-5 所示。

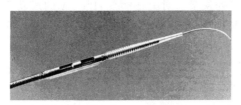

图 25-5　Simpson 旋切导管

1989 年，定向冠状动脉内斑块旋切术被用于临床，主要用于不易行 PTCA 的极其偏心性冠状动脉病变、复杂形态学狭窄、静脉旁路血管狭窄和冠状动脉分支或开口部位病变的患者。当 PTCA 失败时也可进行斑块旋切术。为此，该技术被认为安全可行、疗效较佳，也可用作 PTCA 急性冠状动脉阻塞并发症的非手术治疗。但由于其再狭窄率较高，近年来应用已较少。

2.冠状动脉内斑块旋磨术

1981 年，Hanson 等首先提出高速旋磨血管成形术系统。冠状动脉内斑块旋磨术根据鉴别性切割原理，对无顺应性粥样硬化斑块组织作切割和清除。血管内超声显像发现，冠状动脉内斑块旋磨术尚能去除钙化斑块，使以后的 PTCA 操作更顺利地进行，并获得理想的疗效。同时，经冠状动脉内斑块旋磨术治疗后，冠壁光滑、管腔呈圆柱状且无夹层破裂。而且，管腔扩大并不伴动脉扩张，提示外弹力层截面积不变。管腔大小与旋磨头相同。

冠状动脉内斑块旋磨术的原理如图 25-6 所示。

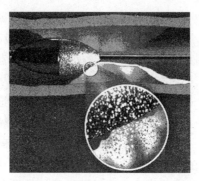

图 25-6　冠状动脉内斑块旋磨术的原理

冠状动脉内斑块旋磨术,适用于单支或多支冠状动脉病变或 PTCA 再狭窄治疗。但主要用于冠状动脉弥漫性病变或钙化,以及复杂的冠状动脉病变(B 型或 C 型病变)。当普通 PTCA 遇到困难时,尤其是对血管分叉、开口处、钙化、偏心性、成角或长管状狭窄,更应优先考虑冠状动脉内斑块旋磨术。

3.冠状动脉内斑块旋吸术

经皮冠状动脉内斑块旋吸术(transluminal extraction catheter atherectomy,TEC)是一种新的冠状动脉病变介入治疗方法,主要用于急性阻塞、高危复杂病变、慢性阻塞性和陈旧性静脉旁路血管病变。旋吸术时,冠状动脉内斑块被切除并经负压吸出,使阻塞解除。

经皮冠状动脉内斑块旋吸术即刻手术成功率约 90%,B 型和 C 型病变即刻手术成功率仍很高。在美国"经皮冠状动脉内斑块旋吸术登记"报道的 1 141 例患者中手术成功率达 94%。"冠状动脉新介入性疗法登记"(NACI)指出,静脉旁路血管移植术≤36 个月的狭窄病变用斑块旋吸术治疗,成功率为 93%。但是,静脉旁路血管移植术>36 个月时,斑块旋吸术成功率为 86%。冠状动脉内斑块旋吸术附加球囊导管扩张可望达到更好的疗效。

4.激光经皮冠状动脉成形术

随着介入心脏病学的迅速发展,PTCA 的指征不断扩大。但 PTCA 仍难解决完全闭塞、长狭窄、弥漫行病变、钙化斑块及冠状动脉开口处狭窄。对上述病变,PTCA 的成功率非但不高,且易出现急性冠状动脉闭塞,也不能保持冠状动脉的长期通畅。20 世纪 80 年代开始,激光冠状动脉成形术在短短的十几年中,从应用氩离子(Ar^+)激光、CO_2 激光、钇铝石榴石晶体(Nd:YAG)激光,发展到准分子激光冠状动脉成形术(ELCA);从单光导纤维到多光导纤维;从治疗冠状动脉狭窄发展到完全阻塞的桥血管的血流重建。目前,ELCA 已成为介入心脏病学领域中的一项新技术。

ELCA 的指征:①冠脉狭窄超过 10～15 mm。②移植血管狭窄和闭塞。③僵硬的病变,不能被 PTCA 扩开。④冠状动脉开口处病变。⑤左前降支开口处病变。⑥冠状动脉弥漫性病变。⑦完全闭塞,但导引钢丝能通过。

ELCA 的禁忌证:①没有保护的左主干病变。②不能搭桥的患者。③激光导管直径>治疗冠状血管段直径的 60%～70%。④导引钢丝不能通过的病变。⑤分叉处病变。⑥以往有夹层的病变。

5.超声血管成形术

超声血管成形术(ultrasound angioplasty)是一种比较新颖和有希望取出斑块和血栓的技术。实验证明,高能低频超声具有下列特征:①去除纤维和钙化斑块,且能识别顺应性正常的动脉壁部分。②经超声消融后,纤维钙化血管的扩张性增加。③不管内膜是否完整,超声均引起血管扩张。④溶解血栓。

Siegel 等已成功地开展了经皮超声血管成形术,对 19 例心绞痛患者用超声消融治疗,使平均狭窄自 (80 ± 12)% 降至 (60 ± 18)%($P<0.001$),最小冠状动脉内径自 (0.6 ± 0.3) mm 增至 (1.1 ± 0.5) mm。对所有病变均在超声消融后作球囊导管扩张,经扩张后,残余狭窄降至 (26 ± 11)%($P<0.001$)及最小冠状动脉内径增至 2.4 mm($P<0.001$)。无并发症发生,无一例产生心绞痛或需急症手术。这些提示超声冠状动脉血管成形术安全可行,去除斑块,有利于用球囊导管在低压下作冠状动脉腔内成形术。

六、PCI治疗的主要并发症及防治

随着器械的不断革新和经验的积累,经皮冠状动脉介入治疗(PCI)的适应证不断拓宽,成功率也增加至90%～95%以上,并发症逐渐减少。尽管如此,PCI仍然存在一系列术中与术后并发症,积极防治这些并发症具有重要的现实意义。

(一)冠状动脉痉挛

1.与球囊扩张相关的冠脉痉挛

见于1%～5%的球囊成形术患者,多发生于非钙化病变、偏心性病变与年轻患者。据报道,旋磨的冠脉痉挛发生率为4%～36%,但导致急性闭塞并且需要再次行PTCA或CABG的严重痉挛少见(<2%)。激光成形术血管痉挛的发生率为1.2%～16%,使用盐水灌注技术后已明显降低其发生率,该类患者冠脉内应用硝酸甘油有效。

2.处理

(1)硝酸酯:冠脉内注射硝酸甘油(200～300 μg)对多数患者有效,部分患者需要使用大剂量。

(2)钙拮抗剂:冠脉内注射维拉帕米(100 μg/min,最大剂量1.0～1.5 mg)、地尔硫草(0.5～2.5 mg推注1 min以上,最大剂量5～10 mg)对于硝酸酯无效的患者可能有效。尽管传导阻滞、心动过缓与低血压的发生率较低,推注前仍需准备临时起搏。

(3)再次球囊扩张:如果在使用硝酸酯与钙拮抗剂后病变内痉挛仍然存在,采用适当大小的球囊进行延时(2～5 min)低压(1～4 atm)扩张往往有效。绝大多数血管痉挛经硝酸酯与再次PTCA后能得到逆转,"顽固性"痉挛应考虑存在夹层,后者往往需要支架治疗。

(4)抗胆碱能药物:若冠脉痉挛伴有低血压和心动过缓,应注射阿托品(0.5 mg静脉注射,每5 min重复1次,总量2.0 mg)。

(5)全身循环支持:若冠脉痉挛伴有缺血和低血压,使用硝酸酯和钙拮抗剂将使其恶化。必要时应考虑使用主动脉内气囊反搏(IABP),同时使用硝酸酯与钙拮抗剂。应避免使用加重血管痉挛的药物(如酚妥拉明等),必要时可以选用正性肌力药物(如多巴酚丁胺)。

(6)支架:支架能成功处理顽固性痉挛,但必须在其他措施无效时使用。多数顽固性痉挛和夹层,支架治疗有效。

(二)夹层与急性闭塞

在支架时代以前,夹层导致的急性冠脉闭塞是PCI后住院死亡、心肌梗死与急诊CABG的主要原因。目前,由于支架的广泛应用,夹层导致急性闭塞已较为少见。但是,支架导致的边缘夹层仍可引起缺血并发症,并易于发生支架内血栓。在支架时代以前,择期PTCA的急性闭塞发生率为2%～11%,其中50%～80%发生在导管室,其余也多数发生在术后6h以内。急性心肌梗死直接PTCA与完全闭塞病变PTCA患者发生迟发(>24 h)急性闭塞更为多见。支架的应用已使急性闭塞的发生率降低至1%以下。

1.急性闭塞的分类

根据造影与血流情况分为3类:①急性闭塞:血管完全闭塞,TIMI血流0～Ⅰ级。②邻近闭塞:狭窄程度急性加重,TIMI血流Ⅱ级。③先兆闭塞:造影发现夹层或血栓,PCI后残余狭窄>50%,TIMI血流Ⅲ级。

2.夹层的分型(见表25-2)

表 25-2　不同类型夹层的特点与急性闭塞的发生率

分型	特点	急性闭塞发生率(%)
A	管腔内有微小透 X 线区,无或仅有少量造影剂滞留	—
B	双管(腔)样改变,两腔之间有一透 X 线带,无或但有少量造影剂滞留	3
C	管腔外帽样改变,管腔外造影剂滞留	10
D	管腔内螺旋状充盈缺损	30
E	新出现的持续充盈缺损	9
F	非 A-E 型,导致血流障碍或血管完全闭塞	69

3.发生夹层的危险因素

钙化病变、偏心病变、长病变、弥漫病变、复杂形状病变(B 型或 C 型)、血管弯曲等易发生夹层。

4.急性闭塞的处理

一旦发生急性闭塞,应立即冠脉内注射硝酸甘油 $100\sim200~\mu g$,逆转并存的冠脉痉挛。同时,应使 ACT 保持在 300 s 以上。直径小而柔软的支架问世取代了早期经常采用的灌注球囊延时(>5 min)再扩张法。溶栓治疗可能阻止血管内膜与所在管壁的黏附,但不应常规使用。"补救性"给予阿昔单抗(abciximab)对于 PTCA 后夹层或血栓是否有益存在争议。对于小的内膜撕裂(残余狭窄$<30\%$,长度<10 mm,血流正常),因其早期缺血与再狭窄的发生率较低,一般不需要进一步处理或特别药物治疗。

原发性血栓导致的血管闭塞较为少见,治疗方法包括冠脉内溶栓、局部给药、血栓切吸(thrombectomy)、再次 PTCA、支架、连续冠脉内超选择性输注尿激酶等,其最终治疗方式未明。

(三)无再流与慢血流

1.定义

无再流(no-reflow)现象是指经过介入治疗,冠状动脉原狭窄病变处无夹层、血栓、痉挛和明显的残余狭窄,但血流明显减慢(TIMI 0～Ⅰ级)的现象,若血流减慢为 TIMI 0～Ⅱ级被称为慢血流(slow flow)现象,发生率为 $1\%\sim5\%$,多见于血栓性病变(如急性心肌梗死和不稳定性心绞痛)、退行性大隐静脉桥病变的介入和使用斑块旋磨、旋切吸引导管及人为误推入空气时。临床表现与冠状动脉急性闭塞相同。无血流现象的死亡率增高 10 倍。其产生机制尚不清楚,可能与微循环功能障碍有关,包括心肌微血管痉挛、栓塞(血栓、气栓或碎片)、氧自由基介导的血管内皮损伤、毛细血管被红细胞和中性粒细胞堵塞和因出血所致的心肌间质水肿。

2.预防

预防主要针对病因,对血栓病变或退行性大隐静脉桥病变,应充分抗血小板和抗凝治疗并使用 GPⅡb/Ⅲa 受体拮抗剂,术中使用远端保护装置。斑块旋磨时转速应足够,旋磨头的选择应由小到大递增和每一阵的时间不宜过长等,避免产生无再流现象。冠脉介入时应特别注意避免误推入空气。

3.处理

(1)解除痉挛　冠脉内注射硝酸甘油($200\sim800~\mu g$)尽管无显著疗效,但能逆转可能并存的血管痉挛,并且不耽误进一步治疗或增加危险,所有患者均应常规使用。

(2)排除冠脉夹层　应进行多体位造影证实。对于无再流病变应慎用支架,因为远端血流不良能增加支架内血栓风险。

(3)冠脉内注射钙拮抗剂:冠脉内注射钙拮抗剂在无再流的处理中最为重要,冠脉内注射维拉帕米($100\sim200~\mu g$,总量 $1.0\sim1.5$ mg)或地尔硫䓬($0.5\sim2.5$ mg 弹丸注射,总量 $5\sim10$ mg)能使 $65\%\sim95\%$ 的无再流得到逆转。注射必须通过球囊的中心管腔或输注导管给药,以保证药物有效灌注远端血管床,而使用导引导管给药则无法使药物到达远端血管。尽管传导阻滞发生率低,仍应备用临时起搏器。无再流导致的低血压不是冠脉内注射钙拮抗剂的禁忌证,必要时可采用药物(升压药、正性肌力药)或主动脉内气囊泵动法(IABP)维持全身循环。

(4)解除微血管阻塞:快速、中度用力地向冠脉内注射盐水或造影剂可能有助于解除由于受损内皮细胞、红细胞、中性粒细胞或血栓导致的血管阻塞。

(5)升高冠脉灌注压力:尽管 IABP 能提高冠脉灌注压,促进血管活性物质的清除,限制梗死面积,但并不能逆转无再流。

(四)冠状动脉穿孔

冠状动脉穿孔和此后的心包填塞是冠脉介入治疗的严重并发症,处理不及时可危及患者生命。发生率在 PTCA 约 0.1%,在冠脉介入新技术(如斑块旋切、旋磨、激光成形等)约为 1%。冠脉穿孔常发生于小分支和末梢血管,其原因多数是钢丝(特别是亲水涂层和中等硬度以上的钢丝)直接损伤穿出血管,或球囊在闭塞病变的假腔内或桥状侧支内扩张,或介入新器械过硬而血管相对小且弯曲致直接损伤的结果。

1.临床后果

17%~24%的患者出现心包积血与填塞,部分患者出现冠状动脉左/右心室瘘、冠状动静脉瘘等。患者可发生心肌梗死甚至死亡,部分患者需要急症手术和输血。介入治疗期间使用 GPⅡb/Ⅲa 抑制剂的患者死亡风险增加 2 倍。部分患者术中造影无明显穿孔,而在术后 8~24 h 内突然出现心脏填塞。桥血管穿孔时由于搭桥时部分心包切除和心包粘连往往导致胸腔或纵隔出血,而心包填塞表现不明显。

2.预防

(1)导丝放置:导丝操作应轻柔,保持导丝对扭力有反应。一旦发现导丝锁定并弯曲、尖端运动受限或推送导丝出现抵抗现象,应考虑到导丝钻入内膜下的可能,应立即回撤导丝,重新置放。一旦怀疑球囊导管进入假腔,应撤出导丝并经球囊中心腔轻轻注射造影剂证实。造影剂持续残留提示进入假腔,应回撤球囊和导丝重新置放。

(2)器械型号:对于高危病变(分叉、成角、完全闭塞)患者,球囊:血管比应为 1.0;旋磨、激光成形等的器械:血管比应为 0.5~0.6。

(3)其他:发生夹层时不应采用旋切治疗,远端夹层程度难以确定时不应采用支架治疗。

3.处理

(1)延时球囊扩张:立即将球囊放置于造影剂外渗部位,球囊:血管比为 0.8~1.0,2~6 atm,扩张时间>10 min。若经初次扩张后闭合仍不完全,应再次低压扩张 15~45 min,应尽可能使用灌注导管以保证远端心肌灌注。不宜再追加使用肝素。延时球囊扩张(必要时心包穿刺)能使 60%~70%的患者避免外科手术。

(2)支架:现已使用支架-同种静脉移植桥或 PTFE 带膜支架处理穿孔。前者技术要求较高,不适于伴有严重血流动力学障碍的患者;后者有望得到广泛应用。

(3)心包穿刺:若心包积血较多,应行心包穿刺,放置侧孔导管引流,引流导管应留置 6~24 h。急性心脏填塞的患者往往表现为烦躁不安、心率减慢、血压下降、透视下心影扩大和搏动减弱。X线透视下从剑突下途径穿刺心包迅速可靠,抽出血液后可注入 5~10 mL 造影剂证实穿刺在心包内后再送入导引钢丝、6 F 动脉鞘管、沿鞘管送入猪尾导管,以确保通畅引流。如出血量大,可在补充液体的基础上,将从心包抽出的部分血液直接经股静脉补入体内。多数心包压塞仅以猪尾导管引流即可稳定,不需开胸处理,但要严密观察,并做好随时开胸止血的准备。

(4)逆转抗凝作用:多数学者建议使用鱼精蛋白部分逆转全身肝素化效果,若延时球囊扩张下仍然有造影剂外渗,应加大鱼精蛋白剂量(监测 ACT),再次延时扩张。使用阿昔单抗的患者可以考虑输注血小板(6~10 U)逆转其抗血小板作用。

(5)栓塞疗法:不适合外科修补的患者(小血管或远端血管、累及心肌较少、原为完全闭塞病变或临床不适于接受手术)可考虑线圈栓塞、注射明胶泡沫封闭穿孔。

(6)手术治疗:30%~40%的患者需要接受手术治疗。外科手术适于穿孔较大、合并严重缺血、血流动力学不稳定或经非手术处理无效的患者。如果可能,应在准备手术的同时放置灌注球囊导管并持续低压扩张,并间断通过中央孔用肝素盐水冲洗远端,防止凝血块产生,保持远端血管通畅。

（五）与血管穿刺有关的并发症

主要是因穿刺血管（包括动、静脉）损伤产生的夹层、血栓形成和栓塞,及穿刺动脉局部压迫止血不当产生的出血、血肿、假性动脉瘤和动－静脉瘘等并发症,处理不当也可引起严重后果。这些穿刺血管并发症的产生与穿刺部位过高或过低、操作过粗和压迫止血不当有关,也与联合使用溶栓、抗血小板和抗凝剂有关,尤其是在外周血管病变、女性、高血压患者和用肝素抗凝延迟拔除鞘管者更易发生。其预防的关键是准确熟练的穿刺技术、操作轻柔和正确的压迫止血方法。

（六）其他非血管并发症

包括低血压、脑卒中、心功能损伤和造影剂肾病等。

总之,随着经验的不断积累和新型器械与相关药物的临床应用,冠心病介入治疗的并发症得到了有效控制,其内容也在不断变化之中。及时了解并掌握冠心病介入治疗的并发症的原因与防治方法,对于提高介入治疗的安全性与疗效具有深远的现实意义。

七、PCI 术后再狭窄及防治进展

冠状动脉再狭窄是 PCI 治疗的主要远期并发症,也是目前开展冠心病介入治疗的重大障碍。根据 PCI 术后冠状动脉冠重新再狭窄≥50%,或较 PCI 术后即刻冠脉内径减少 30% 以上作为判断标准。PTCA术后再狭窄发生率 30%～40%,即使支架置入术后也达 15%～20%。大多数再狭窄发生于术后 3～4 月,术后 6 个月再狭窄发生率明显减低。

（一）发生机制

1.早期弹性回缩

发生于 PTCA 术后最初数小时至第 1 天。术后 24 小时冠状动脉造影发现,如被扩张的冠状动脉内径减少＞10%,则再狭窄发生率高达 73.6%,但如血管内径减少＜10%,则再狭窄发生率仅为 9.8%。

2.附壁血栓形成

局部血小板血栓的形成和溶解,伴发血流波动,促使内膜增生。局部血流减少和剪切力增高则增强该过程。附壁血栓成为平滑肌细胞移行和增生的基质。

3.内膜增生

发生于 PTCA 术后最初 3 个月内,表现为平滑肌细胞增生和细胞外基质合成,使管腔狭窄。最初为平滑肌细胞被激活,伴附壁血栓形成和生长因子释放。血栓形成时,局部 PDGF 和凝血酶积聚,前者诱发平滑肌细胞从中层移行至内膜,同时在多种生长因子的作用下发生增生。后者吸引单核细胞和其他炎性细胞。最后,内膜平滑肌增生,细胞基质产生,导致管腔狭窄。

4.动脉几何形态变化

PTCA 时,血管壁牵拉引起滋养血管的损伤和血管壁缺氧。中层压迫,导致平滑肌细胞损伤和 DNA 合成增加。Mintz 等发现,介入性治疗后残余斑块的性状是预测再狭窄的重要因素。

（二）影响再狭窄的因素

1.血管损伤程度

某些冠状动脉形态可使 PTCA 时血管损伤增大,因而再狭窄率增高。如长病变和夹层破裂时,内皮细胞修复延缓。钙化病变行 PTCA 时,需较高的球囊充盈压力,因而更易产生损伤。冠状动脉开口部位狭窄通常发生钙化,其夹层破裂和弹性回缩发生率较高。对血管弯曲和分叉处狭窄行 PTCA 时,常常可引起夹层破裂,同时血流剪切力有利于血小板沉积。对明显偏心性狭窄行 PTCA 时,可在斑块与正常血管壁交界处发生较深的中层撕裂。严重狭窄和完全阻塞性病变 PTCA 时,会对血管的周壁产生较大的牵拉损伤。

2.PTCA

术后残余狭窄程度 Leimgruber 等发现,PTCA 后冠状动脉内径残余狭窄<30%较残余内径狭窄 30%～50%的再狭窄率低。然而,最近有报道指出,为了使 PTCA 即刻冠状动脉残余狭窄减低,常常需用较大直径的球囊高压、多次和长时间扩张,这样也可使血管损伤加重,导致急性血管闭塞和后期再狭窄。

3.临床因素

心绞痛的类型、大量吸烟、高血压、糖尿病和血脂增高等均是再狭窄的危险因素。

(三)再狭窄的防治进展

1.药物涂层支架

药物涂层支架将抗血管重塑和抗增殖作用集于一体,使用时不需额外的安全性评价,并且这种靶向性的局部药物释放可保证药物在病变局部的高浓度,而系统和循环中的浓度很低,这样保证了药物释放的可控性和低毒性,因而具有广阔的应用前景。

西罗莫司(sirolimus)涂层支架是最有应用前景的涂层支架之一。sirolimus 是 Wyeth-Ayerst 发现的一种抗生素,1999 年美国 FDA 批准 sirolimus 作为肾移植的免疫抑制剂用于临床。sirolimus 具有抑制细胞增殖的作用,可使细胞停止在 G1 晚期,使细胞循环终止,但 sirolimus 不破坏健康的细胞。近年来的研究发现,sirolimus 可选择性抑制血管平滑肌细胞的迁移和增殖;抑制内膜的过度增生;抑制 DNA 合成;抑制支架置入术后的炎症反应;促进血管损伤部位及支架置入部位重新内皮化。Cordis 公司成功地将 sirolimus 包被于 Bx Velocity™ 支架上——CYPHER™ 支架,在置入血管后,sirolimus 通过洗脱方式释放于病变局部起到抑制再狭窄的作用。该支架已获得美国 FDA 批准。

目前,有关 CYPHERTM 支架的许多研究正在进行中,所涉及的病变范围更为广泛,如冠状动脉开口处病变、血管分叉处病变、小血管病变及再狭窄病变等。

其他药物涂层支架还有紫杉醇(Paclitaxel)涂层、放线菌素 D(actinomycin-D)涂层支架等,有关这些涂层支架的研究也正在进行,但是迄今为止,药物涂层支架最长的临床观察期只有两年多时间,更长的时间是否有效,复杂病变、再狭窄病变、复杂的临床情况是否都有效,远期的不良反应如何,药物涂层支架的高额费用能否为患者接受等问题,都需要更深入的研究。

2.血管内放射治疗

血管内放射治疗可以有效地抑制介入治疗特别是支架置入术后内膜的过度增殖,防治血管的病理性重塑。近年来业已完成的多中心随机试验已经证实了血管内放射治疗对支架内再狭窄治疗的有效性和安全性。目前在临床上使用的放射源主要为 γ 源(^{192}Ir)和 β 源(^{90}Sr/Y、^{90}Y 和 ^{32}P)。γ 源的穿透能力强,放射剂量均匀,但使用和防护问题大;β 源的穿透力弱,但已有的研究显示 β 源对支架内再狭窄同样具有良好的治疗效果,且使用方便,不易造成放射污染。一般认为,在治疗剂量范围内,γ 放射源和 β 放射源对人体冠状动脉血管壁及治疗支架术后再狭窄的放射剂量无明显差异,γ 放射源并不具有明显的剂量优势。

血管内放射治疗的主要问题是晚期血栓形成(术后 30～180 d),发生率为 5%～10%;第 2 个问题是边缘效应或糖果现象,所谓边缘效应或糖果现象指放射治疗后在病变边缘出现明显的内膜增殖,导致严重狭窄,8%～18%的放射治疗接受者发生这种现象;另外,血管内放射治疗也可导致晚期再狭窄和远期管腔损失。

3.再狭窄的基因治疗

PTCA 术后再狭窄的发生与内皮细胞损伤、血小板的黏附、局部炎症反应、生长因子和细胞因子的作用及癌基因和抗癌基因的异常表达有关。随着基因治疗的发展和应用,在血管内导入基因,促进内皮细胞增生及血栓的溶解,抑制平滑肌细胞的增殖有可能达到防治再狭窄的目的。基因治疗有两个重要的条件:一是治疗性基因的选择,二是基因转移的途径。目前用于防治再狭窄的基因类型有:抗血栓形成的基因,血管活性物质的基因,生长因子和细胞因子的基因,癌基因与抗癌基因,细胞周期调节基因等。

虽然,防治再狭窄的基因类型很多,前途广阔,但再狭窄的基因治疗和其他基因治疗一样,还有安全性、动物模型和临床试验等一系列问题尚待解决。

八、冠心病介入治疗临床试验评价

自 1967 年开展 CABG 和 1977 年创立 PTCA 以来,以 PTCA 为代表的经皮冠状动脉介入治疗(PCI)正被广泛用于急性心肌梗死、不稳定性心绞痛、稳定性心绞痛的再灌注或血运重建治疗。

近十年来,有关冠状动脉介入治疗的临床试验极大地改变了冠心病的治疗模式,除部分临床试验采用替代终点指标(如临床症状、血流动力学、影像学和生化指标)外,多数研究采用了预后终点指标(如总死亡率、主要心血管事件等)。

(一)急性心肌梗死(AMI)的介入治疗

AMI 的再灌注治疗主要有两种途径,即溶栓治疗和直接介入治疗(primary angioplasty)。直接介入治疗(特别是支架的应用)具有准确的"罪犯血管"定位、较高的再灌注率及极低的并发症发生率等优点,正日益成为 AMI 再灌注治疗的最有效手段。

1.直接 PTCA

(1)直接 PTCA 不进行溶栓治疗,直接对梗死相关动脉(IRA)进行 PTCA 称为直接 PTCA。自 1983 年 Hartzler 首次报道 AMI 的直接 PTCA 以来,直接 PTCA 已得到深入研究。大量研究表明,AMI 直接 PTCA 安全有效,并能改善 AMI 的预后,其即刻操作成功率可达 83%～97%。在改善预后的机制中,TIMI Ⅲ级血流是决定存活和左室功能恢复的最重要决定因素。另外,直接 PTCA 时的急诊造影还可早期明确冠状动脉解剖与病变情况,从而有利于采取个体化治疗和更为有效治疗措施,有助于降低病死率。

多数试验显示,直接 PTCA 的疗效优于溶栓治疗。ZWOLLE 研究、Ribeiro 等和 Zijlstra 等比较了直接 PTCA 和链激酶溶栓的疗效。ZWOLLE 研究结果表明,直接 PTCA 组出院时再梗死、复发心肌缺血和不稳定性心绞痛发生率均明显低于链激酶组,直接 PTCA 组的左室射血分数和 IRA 开通率也优于链激酶。ZWOLLE 长期随访研究发现,直接 PTCA 组的死亡、再梗死和再次血运重建率均明显低于链激酶组。PAMI、MAYO、GUSTO-Ⅱb、MRMI-2、PAMI-Ⅰ 等研究比较了组织纤溶酶原激活剂(t-PA)与直接 PTCA 的疗效。多数试验提示,直接 PTCA 的近期与远期(6 月至 2 年)疗效优于 t-PA 溶栓治疗。与溶栓治疗相比,直接 PTCA 后的残余狭窄程度更轻,再狭窄率也更低。在直接 PTCA 水平较高的医院,AMI 直接 PTCA 的效果将优于溶栓治疗。

(2)直接置入支架:AMI 时既可直接置入支架又可在直接 PTCA 并发夹层或急性闭塞时补救性置入。大部分研究表明,直接支架可能优于直接 PTCA。与直接 PTCA 相比,直接支架安全有效,并可以减少住院期间心肌缺血再发和急性闭塞;提高无事件(靶血管重建、再狭窄和急性闭塞)生存率,而死亡率和再梗死率无明显变化。即使在高危病变患者,直接支架仍然存在,其即刻成功率为 94%～100%,而死亡率低于直接 PTCA(0～9%)。

FRESCO 试验共入选了 150 名患者,在直接 PTCA 后随机分为选择性置入支架和不再进一步介入治疗两组。结果发现,随机分入支架组的患者全部支架置入成功;支架组主要临床终点和再狭窄率均显著低于单纯 PTCA。继 PAMI Stent Pilot 试验之后,Stent-PAMI 试验将 900 名病变适合置入支架的 AMI 患者随机分入 PTCA ＋支架组($n=452$)和单纯 PTCA 组($n=448$)。主要复合终点指标包括死亡、再梗死、致残性卒中及再次靶血管重建。随访 6 个月后结果显示,支架组的主要复合终点指标低于单纯 PTCA 组(12.6% vs 20.1%,$P<0.01$),支架组的再狭窄率也低于 PTCA 组(20.3% vs 33.5%,$P<0.001$)。

总之,直接支架术由于术后最小冠腔直径更大、早期及晚期缺血复发率更低、再狭窄发生率更低、靶血管再次血运重建率更低,因而其疗效可能优于直接 PTCA 或溶栓治疗。然而,现有资料表明,直接支架并不能降低死亡率,也不能改善 TIMI Ⅲ级血流和减少再梗死。基于现有资料,直接 PCI 时是否应该常规置入支架尚有争议;尽管支架得到广泛开展,直接 PTCA 仍然是目前公认的 AMI 最佳治疗选项之一。

直接 PTCA 可明显降低 AMI 并发心源性休克的病死率。AMI 并发心源性休克内科治疗的病死率曾高达 80%～90%,静脉溶栓治疗不能显著降低其病死率。GISSI 研究表明,Killip Ⅳ级的患者给与链激酶静脉溶栓治疗的病死率仍高达70%,冠状动脉内溶栓的病死率为67%,而直接PTCA可使其病死率将至50%以下。

(3)心源性休克的介入治疗:大量文献报道了有关心源性休克的非随机研究结果。多数研究显示,在不是由机械并发症(二尖瓣关闭不全、室间隔或心室游离壁破裂等)引起的心源性休克患者,PCI可显著改善预后,降低近期和远期病死率。对AMI并心源性休克的患者,直接PTCA地成功率达54%~100%,患者生存率42%~86%,其中PTCA成功患者的生存率58%~100%,未成功患者为0~29%。SHOCK试验等还发现,年龄<75岁的患者,在AMI起病36小时以内或休克发生18小时以内接受血运重建治疗都有可能获益。

综上所述,AMI直接PTCA的效果优于溶栓治疗或保守治疗。在AMI急性期,一般仅对IRA进行扩张。合并血流动力学障碍及心源性休克时,冠状动脉造影及PTCA应在主动脉内气囊反搏的支持下进行。与溶栓治疗相似,直接PCI也应尽快尽早进行,"时间就是心肌,时间就是生命"。患者年龄、血流动力学状况、Killip分级、PCI前IRA开通情况及医疗单位的年手术量是预测直接PCI的相关因素。

2.溶栓后PCI

根据习惯,一般将溶栓后PCI分为:①溶栓后立即PCI:溶栓成功后立即(<3 h)行PCI;②挽救性PCI:对溶栓失败(未能恢复TIMI Ⅲ级血流)后仍有持续或再发心肌缺血的患者马上(12~24 h)PCI。③延迟PCI:溶栓成功后数小时至数日(48 h~14 d)再行PCI。使用减量溶栓剂和GPⅡb/Ⅲa抑制剂后再行PCI的所谓药物辅助性PCI或称"易化"PCI也属于溶栓后PCI范畴。

(1)溶栓后立即PCI:在20世纪80年代,3个有关的临床试验(Topol等,Simoons等和TIMIⅡ)一致证实,溶栓后立即PTCA能增加病死率、增加出血并发症、增加急诊CABG,而且并不能减少再闭塞或增加左心室功能。其不良后果可能与出血性梗死和血管内出血有关。使用全量溶栓剂后立即行PCI已经被ACC/AHA列为Ⅲ类适应证,不宜采用。

(2)挽救性PCI:溶栓失败后性挽救性PCI的目的在于使血管再通、挽救心肌和促进梗死区的愈合。有关挽救性PCI的主要研究包括TAMI-5、RESCUE、CORAMI、GUSTO-Ⅰ、GUSTO-Ⅲ等。目前一般认为,挽救性PTCA成功率低于直接PTCA,但仍达到70%~90%;其死亡率与再闭塞率可能高于直接PTCA或溶栓治疗。

部分学者建议,对溶栓后临床判断冠状动脉未再通且仍有缺血症状者,特别是发病时间较早及高危患者应行急诊冠状动脉造影,若IRA血流TIMI 0~Ⅱ级,应尽快行挽救性PCI。对溶栓治疗后无心肌缺血症状者则不易行PCI。

(3)延迟PCI:SWIFT试验、TIMIⅡB试验比较了溶栓治疗后早期保守治疗和溶栓后18~48 h PTCA(延迟PTCA)的疗效,结果死亡、再梗死和EF均无改善。在溶栓治疗后,若无自发或可诱发的心肌缺血,常规进行延迟PCI缺乏科学依据。

(4)易化PCI:为避免挽救性PTCA的缺点,现已设计出使用减量溶栓剂和GPⅡb/Ⅲa抑制剂后再行PCI的"易化"PCI。2000年公布的SPEED(GUSTO 4 Pilot)试验显示了易化PCI的安全性。323例AMI患者在接受abciximab和不同剂量瑞替普酶(reteplase)溶栓治疗后平均63分钟后行PCI。结果发现,立即PCI的手术操作成功率为88%,30天不良心血管事件(死亡、再梗死、再次血运重建)为5.6%;同时接受abciximab和小剂量reteplase治疗的患者立即行PCI能使86%的患者在90分钟内恢复TIMI Ⅲ级血流。该研究结果表明,使用abciximab和小剂量reteplase与PCI联合治疗AMI安全有效。

易化PCI的优点为:①更优的价格-效应比。如果药物治疗已明显改善再灌注,可减少早期介入治疗之需。②如果早期再灌注成功,则到导管室更稳定。③改善远段血管的可视性,减少不必要的导管操作。④提高TIMI血流分级,改善微循环灌注。

(二)稳定性心绞痛和无ST段抬高心肌梗死的PCI

TIMIⅡB、ISIS-2和GISSI-1等大规模临床试验均证实,静脉溶栓治疗不能改善无ST段抬高或束支传导阻滞的AMI的预后,不稳定性心绞痛(UA)和无ST段抬高的心肌梗死(NSTEMI)不主张溶栓治疗。

近年来,由于技术进步、器材革新和 GPⅡb/Ⅲa 抑制剂的应用,PCI 在 UA/NSTEMI 患者中的应用有增加的趋势。多数文献报道的 PCI 治疗 UA/NSTEMI 的成功率较高。TIMI ⅢB 试验中,PCI 治疗 UA/NSTEMI 的成功率 96%,围手术期心梗的发生率为 2.7%,需急诊 CABG 的占 1.4%,手术死亡率 0.5%。

根据 UA/NSTEMI 的治疗方向和血运重建治疗的应用情况,一般将 UA/NSTEMI 的治疗策略分为两种:早期侵入性策略和早期保守性策略。早期侵入性策略指早期(多数主张 4~48 h)完成心导管检查并行血运重建(PCI 或 CABG);早期保守性策略则首先进行药物治疗,同时根据无创检查结果判断有无心肌缺血,再根据检查结果和病情决定是否行血运重建治疗。

FRISC Ⅱ试验和 TACTICS 试验是支架与 GPⅡb/Ⅲa 抑制剂时代比较早期保守治疗和早期侵入性治疗的两大临床试验。试验结果表明,早期侵入性治疗和早期保守治疗相比,其不良心血管事件明显减低。基于这两大试验鼓舞人心的结果,对 UA/NSTEMI 患者采取早期侵入性治疗似乎更合理。

(三)稳定性心绞痛的介入治疗

ACME 试验是第一个比较稳定性心绞痛患者 PTCA 与药物治疗的随机试验。该试验选择了 212 例运动能诱发心肌缺血的 1 支病变稳定性心绞痛患者,随机接受药物治疗或 PTCA。与药物治疗组相比,PTCA 组 6 个月后心绞痛发作次数减少(36% vs 54%,$P<0.01$),运动时间、心肌血流灌注评分及心理状况的改善均优于药物治疗。两组死亡和心肌梗死发生率相近,但 PTCA 组随访期间 CABG 更多。

RITA-2 试验是第 2 个比较稳定性心绞痛患者 PTCA 与药物治疗的随机试验。该试验在英国和爱尔兰共入选了 1 018 例稳定性心绞痛患者,所有患者均有可用 PTCA 治疗的严重狭窄(60% 为 1 支病变,80% 伴有心绞痛),分别接受 PTCA(504 例)和药物治疗(514 例),平均随访 2.7 年。结果表明,PTCA 组 6 个月的心绞痛发作减少 20%、运动时间延长 1min,生活质量提高,但死亡与非致死性心肌梗死的发生率却高于药物治疗组,其中 PTCA 组的非致死性心肌梗死大部分与操作有关。RITA-2 的结果显示,PTCA 对症状和运动能力的改善是以增加死亡和非致死性心肌梗死作为代价的。

有限的几个比较药物治疗与 PCI 的试验多选择 1 支或 2 支病变的稳定心绞痛患者。初步结果表明,与药物治疗相比,PTCA 改善心绞痛症状和提高运动耐量更明显,但 PTCA 并不能降低心肌梗死与死亡的发生率。

(赵兰蒂)

第二节　心脏瓣膜病的介入治疗

心脏瓣膜病的介入治疗主要是指经皮球囊导管瓣膜成形术(percutaneous catheter balloon valvuloplasty,PCBV),是用介入手段对狭窄的瓣膜进行扩张、解除狭窄,以治疗瓣膜狭窄病变的方法。通过扩大球囊内压力以辐射力形式传递到狭窄的瓣膜组织上,使瓣叶间粘连的结合部向瓣环方向部分或完全地撕开,从而解除瓣口梗阻,而不是瓣口的暂时性扩大。能部分代替开胸手术,具有创伤小、相对安全、术后恢复快等优点。目前应用最广的是二尖瓣成形术。我国于 1985 年开始此项技术,目前主要用于二尖瓣和肺动脉瓣狭窄的病例,三尖瓣狭窄者相对少见;主动脉瓣成形术使主动脉瓣狭窄的瓣口面积增加有限,严重并发症多,病死率高,再狭窄的发生早,术后血流动力学、左心室功能和生存率均不如外科瓣膜置换术,所以多主张用于高龄不宜于施行换瓣手术者,或作为重症患者一时不适合手术治疗的过渡性治疗,不过目前发展的经皮主动脉瓣置换技术采用经导管的方法植入人工瓣膜,极大地改善了患者的预后,并为不能耐受外科手术的主动脉瓣狭窄患者带来了希望。

一、经皮球囊肺动脉瓣成形术

经皮穿刺股静脉,行右心导管检查测定右心室压力和跨肺动脉瓣压力阶差,沿导引钢丝将球囊导管送至狭窄处,快速手推(相当于3~4个大气压的压力)1:10稀释造影剂入球囊,使其扩张,5~10s后迅速回抽,5min后可重复,直至球囊扩张时的腰鼓征消失。术后复测右心室和跨肺动脉瓣压力阶差。疗效评估:术后跨瓣压差<25 mmHg为优,<50 mmHg为良,>50 mmHg为差。

PBPV适应证:①右心室与肺动脉间收缩压差大于40 mmHg的单纯肺动脉瓣狭窄;②严重肺动脉瓣狭窄合并继发性流出道狭窄;③法洛四联症外科手术后肺动脉瓣口再狭窄等也可考虑应用;④轻型瓣膜发育不良型肺动脉瓣狭窄(应用超大球囊扩张法)。

禁忌证:①沙漏样畸形的瓣膜发育不良型肺动脉瓣狭窄;②合并心内其他畸形者。

PBPV并发症有:①心律失常,多为窦性心动过缓或窦性暂停,后者多为单球囊法引起,球囊阻塞肺动脉瓣口;室早、短阵室速也可见到,室颤极为少见。②漏斗部反应性狭窄,在较严重的肺动脉瓣狭窄病例,增高的右心室压力可致使流出道的肌肉代偿性肥厚,当瓣膜的狭窄解除后,右心室压力骤降,代偿性肥厚的部分在右心室强力收缩时造成完全性阻塞,严重者可发生猝死。另外,右心室流出道的刺激或过大的球囊损伤了右心室流出道的内膜,也可引起右心室流出道的痉挛。PBPV术后的漏斗部反应性狭窄多不需外科手术治疗,一般术后1~2年消失。有人认为流出道激惹、痉挛可用普萘洛尔治疗。③肺动脉瓣关闭不全,发生率低,对血流动力学影响不大。

二、经皮球囊二尖瓣成形术

经皮穿刺股静脉或切开大隐静脉,置入右心导管和房间隔穿刺针,行房间隔穿刺,送球囊导管入左心房至左心室中部。将稀释造影剂注入球囊前部、后部和腰部,依次扩张球囊。在球囊前部扩张时将球囊后撤,使其卡在二尖瓣的狭窄处,用力快速推注造影剂,使球囊全部扩张,腰鼓征消失,迅速回抽球囊内造影剂(时间3~5s),球囊撤回左心房。

术前可预防性用洋地黄或β-受体阻滞剂,控制心室率<120次/分。停用利尿剂(心衰者除外)以免影响心室的充盈。术后用抗生素3天,阿司匹林100 mg/d,共1~2周。

房间隔穿刺是PBMV的关键步骤,但也是PBMV发生并发症或失败的主要原因。穿刺部位宜选卵圆窝处,它位于房间隔中点稍偏下,为膜性组织,较薄易于穿刺,穿刺部位过高进入主动脉或左室,过低进入冠状动脉窦或损伤房室交界处组织,或将下腔静脉进入右房处误认为房间隔而穿破下腔静脉。房间隔穿刺的禁忌证为:①巨大左心房,影响定位和穿刺针的固定;②严重心脏移位或异位;③主动脉根部瘤样扩张;④脊柱和胸廓严重畸形;⑤左心房血栓或近期有体循环栓塞。

疗效评定:心尖部舒张期杂音减轻或消失,左房平均压≤11 mmHg。跨瓣压差≤8 mmHg为成功,≤6 mmHg为优。瓣口面积≥1.5 cm²为成功,≥2.0 cm²为优。

超声心动图(包括经食管超声心动图)在心脏瓣膜介入治疗中为一种无创、可重复、安全、可靠、价廉地评价瓣膜结构和功能,房、室大小和附壁血栓的检测方法。对心脏瓣膜介入手术适应证的选择、术后评价、随访是必不可少的手段。超声心动图将瓣叶的活动度、瓣膜增厚、瓣下病变和瓣膜钙化的严重程度分别分为1~4级,定为1~4分,4项总分为16分。一般认为瓣膜超声积分≤8分时PBMV的临床效果较好。

PBMV的理想适应证为:①中度至重度单纯瓣膜狭窄、瓣膜柔软、无钙化和瓣下结构异常,听诊闻及开瓣音提示瓣膜柔软度较好;②窦性心律,无体循环栓塞史;③有明确的临床症状,无风湿活动;④超声心动图积分<8分。

PBMV相对适应证:①瓣叶硬化,钙化不严重;②房颤患者食管超声心动图证实左心房内无血栓(但需要抗凝治疗2~4周);③分离手术后再狭窄而无禁忌者;④严重二尖瓣狭窄合并重度肺动脉高压或心、肝、肾功能不全,不适于外科手术者;⑤伴中度二尖瓣关闭不全或主动脉瓣关闭不全;⑥声心动图积分8~12分。

PBMV的禁忌证:①二尖瓣狭窄伴中度至重度二尖瓣或主动脉反流,主动脉瓣狭窄。②瓣下结构病变严重。③左心房或左心耳有血栓者,可予华法林抗凝4~6周或更长后复查超声心动图,血栓消失者或左心耳处血栓未见增大或缩小时,也可进行PBMV。术中应减少导管在左心房内的操作,尽量避免导管顶端或管身进入左心耳。有报道,左心房后壁血栓经 6～10 个月长期华法林抗凝后作 PBMV 获得成功。房间隔、二尖瓣入口或肺静脉开口处有附壁血栓者为绝对禁忌证。④体循环有栓塞史者(若左房无血栓)抗凝 6 周后可考虑。⑤合并其他心内畸形。⑥高龄患者应除外冠心病。⑦超声心动图积分>12 分。

PBMV 的并发症包括:心包压塞、重度二尖瓣关闭不全、体循环栓塞(脑栓塞多见)、医源性心房水平分流、急性肺水肿。PBMV 因并发症需急症手术者的发生率约 1.5%;死亡率 0～1%。

三、经皮心脏瓣膜置换术

经皮心脏瓣膜置换治疗是近年来应用于治疗心脏瓣膜疾病的新方法。目前,新型经皮瓣膜介入治疗主要针对主动脉瓣狭窄和二尖瓣反流。研究发现,1/3 的严重症状性主动脉瓣狭窄和二尖瓣反流的老年患者,由于高龄、LVEF 较低及合并其他疾病的比率较高等原因,不适宜接受外科手术。然而,这些高危患者有可能从介入瓣膜手术中受益。需注意的是,经皮瓣膜治疗,尤其是经皮主动脉瓣置换术(percutaneous aortic valve replacement,PAVR),应严格限制用于风险较高且不适宜接受外科手术的患者。

研究证实,PAVR 术可以明显改善左室功能、延长患者寿命、减轻痛苦,特别是对于既往有左室功能不全的患者,能减少症状。标准的 PAVR 术所需要的材料包括瓣膜、输送平台和传送系统(带有三叶生物瓣的圆形平台,且瓣叶需具有良好的血流动力学特点)。目前所使用的经导管人工主动脉瓣有自膨胀式和球囊扩张式两种。自膨胀式主要为 CoreValve 公司的产品,最新一代产品为 ReValvingTM,采用猪心包制备瓣膜,可经 18 F 的鞘管输送,有经验的术者操作成功率可达 98%。球囊扩张式为 Edwards 公司的产品,早期的为 Cribier-EdwardsTM,它是一个由马的心包瓣膜组成的球囊扩张型不锈钢装置,并且通过无鞘导管(FlexCath)传送。装置可以沿顺行、逆行或经心尖部送入,不会产生明显的瓣周漏,在瓣环或是瓣环下区域有附着点。最新一代为采用牛心包的 Edwards-SAPIENTM 产品,输送直径为 22～24F。PAVR 术需要由心血管介入医师、影像学专家和麻醉师甚至心脏外科医师的团队协作,初步的研究结果是令人鼓舞的。

EVEREST I 是应用 Evalve MitraClip(一种经皮二尖瓣修复装置)经皮修复功能性二尖瓣反流的 I 期临床研究,纳入 6 例心功能 III 级的严重二尖瓣反流患者(反流程度 3＋或 4＋级),排除了风湿性心脏病和感染性心内膜炎等器质性心脏病所致的二尖瓣反流。所有患者成功接受经皮 Evalve MitraClip 治疗,术后 30 天无严重不良事件;6 例患者的二尖瓣反流程度均有不同程度改善。研究表明,功能性二尖瓣反流患者经皮使用 MitraClip 边对边修复二尖瓣的治疗,可以有效降低二尖瓣反流程度,治疗成功率高且较为安全。

(邱　进)

第三节　先天性心脏病的介入治疗

先天性心脏病是最常见的心脏病之一,据目前人口出生率及先天性心脏病发病率,估计我国每年有 15 万病儿出生。心导管术过去主要应用于先天性心脏病(先心病)的诊断,而现在已成为一种治疗手段。早在 1966 年 Rashkind 和 Miller 在应用球囊房间隔造口术姑息性治疗完全性大动脉转位取得成功。1967 年,Postmann 首先开展经导管封闭动脉导管技术;1974 年,King 和 Mills 开始房间隔缺损的介入性治疗研究,1975 年,Pack 等用刀片房间隔造口术,完善了产生房间交通的姑息性治疗手段。1979 年,Rashkind 研制封堵器材并在婴幼儿动脉导管未闭的介入治疗中取得成功,此后相继发展了 Sideris 法、Cardiol-Seal 法,特别是 1997 年 Amplatzer 封堵器的临床应用,使先天性心脏病的介入治疗得以迅速发展。过去单一的外科手术方法治愈先天性心脏缺损发展为部分由介入性治疗所取代。

先心病的介入治疗大致分为两大类:一类为用球囊扩张的方法解除血管及瓣膜的狭窄,如主动脉瓣狭窄(AS)、肺动脉瓣狭窄(PS)、主动脉缩窄(COA)等;另一类为利用各种栓子堵闭不应有的缺损,如动脉导管未闭(PDA),房间隔缺损(ASD),室间隔缺损(VSD)等。由于导管介入性治疗先心病所用材料及工艺不断研究与完善,使其目前在国内外的临床应用得到进一步的发展。不仅可避免开胸手术的风险及创伤,而且住院时间短,不失为很有前途的非手术治疗方法。

一、球囊血管成形术

(一)主动脉缩窄

1982年,最初报道主动脉缩窄(COA)球囊血管成形术以来,此技术不仅应用于原发性COA,还应用于手术后主动脉再狭窄。对未经外科手术的局限性隔膜型COA扩张效果好。扩张的机制为内膜及中层的撕裂,撕裂一般为血管周径的25%,或沿血管长径,或通过直径。撕裂病变一般总是限于梗阻部位本身。如果选择球囊过大,可以撕裂病变上、下方,发生血管破裂及动脉瘤。因此我们选择球囊的标准为:①比缩窄直径大2.5~3.0倍;②小于缩窄上下的主动脉直径的50%;③尽可能选最细的导管;④球囊长度以2~3 cm为宜。扩张效果:婴儿及儿童术后压差均可下降70%。

(二)肺动脉分支发育不良或狭窄

实质上各类型的肺动脉解剖狭窄皆可被成功扩张,一般选择右室收缩压大于2/3左室收缩压,且不合并左向右分流的先心病患儿。选择球囊直径要大于最严重狭窄段3~4倍。并发症可有肺动脉破裂、动脉瘤、栓塞、球囊退至肺动脉时堵塞血流引起低心输出量等。目前为防止血管成形术后的再狭窄,各种血管支架(stents)技术已应用于临床,特别是球囊可扩张的不锈钢网及弹簧样支架,后者装在球囊扩张导管上,而且被充盈的球囊所扩张,在球囊排空后,支架保持其大小及形状;而且用较大的球囊还可以扩张得更大一些。如果发生再狭窄,在此基础上可再次扩张并放置支架,为血管狭窄成形开辟了更为广泛的前景。

二、经导管封堵术

(一)动脉导管未闭封堵术

动脉导管未闭(patent ductus arteriosus,PDA)的发病率在先天性心脏病中约为8%,尤其是早产儿多见,女性比男性高3倍。未闭的动脉导管最长可达30 mm,最短仅2~3 mm,直径为5~10 mm不等,分3型:①管型动脉导管,长度多在10 mm以内;②窗型的动脉导管,几乎没有长度,肺动脉与主动脉紧贴相连;③漏斗型的动脉导管,长度与管型相似,在近主动脉处粗大,近肺动脉处狭小,呈漏斗状。而国内目前报道应用最多的PDA封堵器是美国产的Amplatzer PDA封堵器。以下介绍各种PDA封堵法。

1.Porstmann法

先将1根3m长的细软钢丝置心导管内从股动脉插入,逆行经降主动脉,穿过未闭的动脉导管进入右心,再通过下腔静脉由大隐静脉拉出,退出心导管,保留钢丝在体内,形成从动脉进、由静脉出的环形轨道,然后把预备好的泡沫塑料塞子穿入钢丝,由动脉端顶送至动脉导管部位,予以堵闭。该法闭塞率高、栓塞形成率低,但操作复杂,输送鞘粗大易引起血管损伤。Porstmann法要求股动脉内径>3 mm,较PDA管径大20%~30%,其适应证范围窄,只适用于年龄7岁以上PDA内径较小的患者。

2.Rushkind法

在导管内安装一套特殊装置,内有不锈钢制成带有3个臂的伞架,臂末端有钩,支架内填以聚氨酯伞面。该装置可折叠,并与带有弹簧式释放系统装置相连接,推送上述装置的导管经右心和肺动脉插入动脉导管,从导管内伸出支架,折伞张开,并使支架末端钩子嵌入动脉导管壁内,以堵住开放的动脉导管。以后Rashkind对上述方法进一步改进,设计了双伞式无钩修补装置,将带有双伞修补装置的特制导管从腔静脉经右心室、肺动脉及动脉导管到达降主动脉,并在其开口处释放导管内第1伞样修补物,使之紧嵌入动脉导管的主动脉端,后释放第2伞样修补物使之嵌入动脉导管的肺动脉端。双伞适用于任何年龄的患儿,但该方法残余分流的发病率非常高(20%),并可发生栓塞和机械性溶血。

3.用纽扣式补片经导管关闭PDA

1991年,Siders等报道用纽扣式补片经导管关闭PDA首获成功,该装置与关闭房间隔的类似,只是2 mm的线圈由8 mm的替代,并且中间增加了一个纽扣以便在PDA长度不同时可加以调节。此法适合各种大小、形态和不同位置的PDA。由于可用7 F长鞘传送闭合器,对年龄、体重基本无限制,适应证更宽。但也同样存在残余分流问题。

4.螺旋闭合器堵闭法

1992年,Cambier等应用Gianturco螺旋闭合器堵塞PDA。该闭合器由不锈钢丝组成,混合涤纶线以增加导管的血栓形成利于导管闭合。与以前的闭合装置相比,螺旋闭合器的优点是价格相当便宜、医生随时可以应用、输送鞘较小,适用于直径<4 mm的PDA。其并发症有异位栓塞、溶血等。钢圈堵塞PDA的成功率在94%以上,但这种装置的缺点是操作中一旦钢圈跑出导管外则手术不可逆,所以近几年带有安全的可控释放装置的PDA钢圈的应用逐渐增多,它虽然比Gianturco贵一些,但比Rashkind便宜得多。

5.Amplatzer闭合器封堵法

美国AGA公司制造的Amplatzer闭合器由具有自膨胀性的单盘及连接单盘的"腰部"两部分组成,呈蘑菇状,单盘及"腰部"均系镍钛记忆合金编织成的密集网状结构,输送器由内芯和外鞘组成,鞘管外径为6 F或7 F,是目前应用较为广泛的闭合器。该方法操作简单、成功率高、残余分流发生率低、闭合器不合适时可回收;输送鞘管小,适于幼儿PDA堵闭,且对股静脉损伤小;适用范围广,适用直径达3~12 mm的PDA(体重>4kg),不受年龄、PDA形态的影响。其缺点是价格昂贵、不能用于小导管的关闭,个别患者可发生异位栓塞和溶血。、

6.其他方法

1990年,Sideris等发明扣式闭合器,成功率高但操作复杂,术后1个月残余分流高达25%。1984年,Warneck应用双球囊堵塞法,1988年,Magal应用尼龙袋闭合装置,1995年,Pozza设计了锥形网自膨装置。

以下主要介绍Amplatzer闭合器:①急诊外科手术;②有较大量残余分流时,应行手术重新闭合PDA;③还应考虑与心导管操作有关并发症;④溶血是PDA封堵术后的一种严重并发症,可见于Rashkind伞及弹簧栓子法,而蘑菇单盘法尚未见报道。残余分流造成机械性溶血的原因是所选封堵器直径偏小未能完全封堵PDA造成,因此,我们建议选用蘑菇单盘应大于PDA造影最窄直径的3~4 mm为宜。封堵器放置后其腰部稍变细为佳。一般认为溶血与残余分流的流速,红细胞形态有关。发生溶血后,发生溶血后一般应静脉给予激素及碳酸氢钠等药物治疗,必要时需行弹簧钢圈封堵或外科手术处理;⑤婴幼儿血管内径偏细,若选择封堵器过大或放置位置不当时,可造成降主动脉或左肺动脉狭窄。因此,术后应测降主动脉及左肺动脉,主肺动脉压力。

PDA封堵术的操作要点:

(1)准确了解PDA大小和形状,尤其是PDA最窄处直径的测量最为重要。术前彩色多普勒超声心动图的测量结果仅供参考,应以主动脉弓造影显示的测量结果为准。显示PDA精确形态的投照角度常是左侧位90°,少数需要添加非标准角度。

(2)选择合适的堵闭器,而且质量要好。备用的堵闭器在生理盐水试用时伸缩均匀,形态正常,以免影响堵闭的效果。所选Amplatzer堵闭器的直径应比经精确测量的PDA最窄处直径大2 mm以上。堵闭器太小易造成残余分流、溶血等并发症;太大有造成降主动脉或肺动脉狭窄的可能。

(3)建立下腔静脉→右心房→肺动脉→PDA→降主动脉轨道,导管经肺动脉通过PDA送至降主动脉是关键之一。PDA直径较大时导管较易直接通过,但直径较小(如<2~3 mm)或导管较难通过PDA时可采用长260 cm交换钢丝引导通过,并注意保持这一轨道。

(4)释放堵闭器操作:应在主动脉近PDA处先打开前伞,慢慢往回拉,使前伞紧贴于PDA漏斗部。回撤长鞘管使堵闭器"腰部"完全卡在PDA内。如发现心脏杂音无明显减弱、堵闭器位置不正、形状欠佳

或残余分流较大时,需将堵闭器回收,重新置入或更换。本方法有可回收装置,保证了操作的安全性及成功率。

(二)房间隔缺损(atrial septal defect,ASD)封堵术

ASD占先天性心脏病的8%～13%,女性比男性多2～4倍。按心房隔缺损部位及其胚胎学来源分以下3型:①继发型房间隔缺损,约占心房间隔缺损的70%,由于继间隔的发育不全,缺损位于卵圆窝区域;②原发孔心房间隔缺损,约占房缺的20%。为原发间隔未与内膜垫完全融合所致,缺损位于房间隔下部与房室相连处;③静脉窦缺损,占房缺的6%～8%,常伴肺静脉畸形引流,缺损部位较高,接近上腔静脉入处。传统的治疗方法是在体外循环下行房间隔缺直视关闭术。外科手术治疗房间隔缺损安全有效,死亡率较低,但仍有一定的并发症和死亡率,还有术后瘢痕等问题。特别是老年患者及有其他疾病的患者,经开胸治疗房间隔缺损的风险随之加大。1976年,King和Willer首先用双伞状封装置经导管关闭继发孔房间隔缺损取得成功,但由运载补片的输送系统直径达23 F,且仅能用于直径于20 mm的中央型继发孔房间隔缺损,临床推广极难。20世纪80年代,Rushkind等发明新的双面伞装关闭房间隔缺损获得成功,但仅能用于小于10 mm缺损。20世纪90年代以来,Sideris等研制出“纽扣”式补片置,成功的关闭成人和婴儿房间隔缺损数百例,能闭合30 mm以内的中型房间隔缺损,并且输送装置的径明显缩小。但以上封堵器对于大于30 mm的房隔缺损则不能应用。美国研制的Amplatzer封堵器用于30 mm以上的房间隔缺损,且输送装置的直径较小,是目前国内应用最多的一种封堵器。我们主要介绍Amplatzer封堵器。目前国内一项大的分析结果表明,各类先心病介入治疗的成功率为98.1%,重要并发症为1.9%,死亡率为0.09%。而房间隔缺损介入封堵治疗成功率为99%,失败率为1%。这些资料提示先心病的介入治疗是极安全有效的。目前,在发达国家介入治疗已逐步成为该病的首选治疗方法。

Amplatzer封堵器是由美国AGA公司制造,由具有自膨胀特性的双盘及连接双盘的“腰部”3部分组成(图25-7)。是钛、镍记忆合金编织成的网状结构,封堵器内有3层涤纶膜以增加封堵性;“腰部”的直径决定于被封堵的ASD的大小,根据腰部的直径分为4～34 mm等27种型号,腰部与ASD大小相等,且位于ASD部位而两侧伞面长度约大于腰部10～14 mm,这样便使封堵器更为牢固。封堵器运送的鞘管直径小于7～10 F,引导系统与封堵器间由螺丝连接,旋转即可撤出。输送系统由输送器和鞘管组成,鞘管外径为6～11 F。另附有装载器,用于装载封堵器到输送系统。Amplatzer法最大的优点是:①生物相容性好;②输送系统直径根据缺损直径大小而定;③闭合ASD直径达30mm;④封堵器可收回,重新放置;⑤操作简单,成功率高。

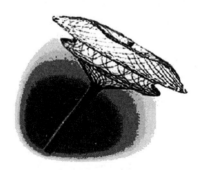

图25-7 Amplatzer房间隔封堵器示意图

1.ASD封堵术的适应证

关于封堵术的临床选择原则,国外认为有3点:①ASD直径＜20 mm;②ASD边缘距二尖瓣、三尖瓣、上腔静脉、下腔静脉等应＞5 mm;③ASD应是左向右分流。国内也有3种观点:①中央型ASD为首要条件;②ASD直径大于29～30 mm者适于封堵的可能性较小;③ASD边缘距周围瓣膜及腔静脉＞5 mm。

2.ASD封堵术的禁忌证

原发孔型ASD及上、下腔型ASD;ASD合并其他必须手术矫治的畸形;严重的肺动脉高压并已导致

右向左分流;下腔静脉血栓形成;封堵前 1 个月内患有严重感染及超声心动图检查证实心腔内血栓形成的患者。此外,年龄<1 岁的婴儿为相对禁忌证。

3.操作方法

根据伸展直径选择 Amplatzer 封堵器腰部圆柱体的大小,使之略大于或等于 ASD 伸展直径。采用局部浸润麻醉,对不合作的患儿可用气管插管全身麻醉。采用 Seldinger 法穿刺右股静脉,先行右心导管检查,将一个 6～7 F 端孔导管经 ASD 置入左上肺静脉,经 260 mm 长、J 形置换导丝置入测量球囊,使其骑跨 ASD,用稀释造影剂充盈球囊,使球囊轻度变形。在食管超声证实无心房水平分流后取出球囊,用同等量造影剂使测量球囊再次充盈,测量膨胀直径。将封堵器与输送器内芯连接,在生理盐水中排尽气体后拉入输送鞘内,将 Y 形连接器连接于输送鞘的近端,便于注射生理盐水,沿置换钢丝送入长鞘送至左房,使其先端位于左房左肺静脉口附近。在 X 线和食管超声引导下,送入输送器内芯,使左房盘张开,将其轻轻拉向房间隔,回撤输送鞘,腰部堵住 ASD,输送器内芯保持一定张力,回撤输送鞘,使右房盘张开,来回运动输送器内芯,调整其封堵位置。经食管超声确认无左向右分流后,将输送器内芯与右房盘分离。

ASD 封堵术后,箭头所示为 Amplatzer 封堵术见图 25-8 所示。

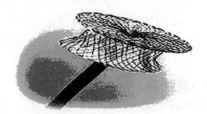

图 25-8　ASD 封堵术后

4.疗效判定标准

该封堵器在合适的位置封堵心房水平分流,不引起功能性异常或解剖性阻塞。术后即刻可以出现一定量的残余分流,可以根据术后即刻心脏造影和心脏彩超喷射血流的最大宽度,将残余分流分为 5 级。①泡沫状:通过涤纶膜微量扩散性漏出;②微量:模糊右房影,喷射宽度<1 mm;③轻度:模糊右房影,喷射宽度 1～2 mm;④中度:明显右房影,喷射宽度 3～4 mm;⑤重度:增强右房影,喷射宽度>4 mm。用 Amplatzer 封堵器封堵 ASD 的并发症少见,偶有封堵器断裂、短暂 ST 段抬高、短暂 AVB、血栓形成、心肌缺血等。临床评价:在未经选择的 ASD 患者中,83% 者可用 Amplazer 封堵器封堵,成功率达 90%。英国一项多中心研究结果显示,86 例 ASD 患者在术后即刻、24 h、1 个月和 3 个月时的完全封堵率分别为 20.4%、84.9%、92.5% 和 98.9%,仅 7 例失败,其余均获成功。

5.随访与术后处理

ASD 术毕立即行 TEE 查观察疗效;所有病例于术后 24 h、1 个月、3 个月行 TTE、心电图等检查评价疗效。术后 3 d 用低分子肝素皮下注射,3 d 内静脉给予抗生素。口服肠溶阿司匹林(100～200 mg/d),共服 3 个月,以预防血栓形成。ASD 封堵术后,应定期观测各心腔大小及结构变化以评估封堵的疗效。观察指标主要有下列:①封堵的位置形态及周边是否存在残余分流;②观察各心腔大小及大血管内径变化;③各瓣膜的血流速度变化;④用 M 型、二维超声等观察各室壁运动的变化情况。残余分流的判定标准:微量:直径:<1 mm;少量:直径 1～2 mm;中量:直径 3～4 mm;大量:直径>4 mm。

Amplatzer 法主要并发症为封堵器脱落,异物栓塞,术后感染等,但文献报道并发症极少见。

Amplatzer 封堵器治疗 ASD 时经食管超声心动图(TEE)有重要指导作用。适合介入治疗的 ASD 患者,术前应常规行 TEE 检查,以明确 ASD 直径并精确测量缺损边缘与冠状静脉窦、房室瓣及肺静脉、主动脉根部的距离。封堵器大小的选择直接关系手术的成功与否,在 TEE 监测下应用球囊准确测量 ASD 的直径是治疗的重要步骤。但 ASD 直径大于 30 mm 无须再测球囊伸展直径,可以 TEE 所测值为依据,选择封堵器。置入封堵器时,应用 TEE 观察其与房间隔的关系,并可观察有无残余分流。但 TEE 是一种半创伤性的介入方法,有时由于封堵时间较长使患者难以忍受,在一些儿童患者也因 TEE 探头过大及一些成人患者会厌过于敏感而无法行 TEE 检查而失去封堵机会。于是有人提出直接经胸超声心动图(TTE)或加球囊扩张测 ASD 伸展径来指导选择封堵器及其释放。TEE 可免去患者因行 TEE 受的痛苦,减少 TEE 的并发症,扩大 ASD 的封堵适应范围。TEE 对 ASD 的观察略逊于 TEE,但可以用球囊扩张 ASD 测量其伸展径来指导选择封堵器,应用彩色多普勒进一步确定 ASD 的数目及各缺口间距离来选择封堵术。因此可利用 TEE 及 TEE 的上述特点对 ASD 进行筛选来确定患者是否可行介入治疗。

(三)室间隔缺损

心室间隔缺损(ventricular septal defect,VSD)也是常见的先天性心脏病,占先心病的15.5%,男女性别相近。从解剖学上将心室间隔缺损分为嵴上缺损和嵴下缺损。嵴下缺损位于室上嵴下后方,又可分为膜部缺损、肌部缺损及心内膜垫畸形的心室间隔缺损。其中最为常见的为膜部心室间隔缺损,位于主动脉右冠瓣和无冠瓣连合之上方。肌部心室间隔缺损可以发生在肌部室间隔的任何部位。心室间隔的缺损直径从 2~30 mm 不等,膜部的缺损较大,肌部较小,有的为多个缺损,心室间隔肌部呈筛状。目前主要的治疗手段仍为开胸手术闭合。

室间隔缺损(室缺)的介入性治疗是个尚有争议的问题。1988 年,Lock 等采用 Rash kind 双面伞关闭室缺,此后经历了蚌状夹式闭合器(Clamshell)和 Cardioseal 双面伞封堵室缺。Lock 等一组 136 例室间隔缺损介入治疗报告,54% 为肌部,34% 为手术后残余漏,用 Amplatzer 封堵器关闭肌部室缺的临床应用结果。由于室间隔解剖上的独特及周围结构的复杂,室缺封堵术仍处于研究探索中,应小心慎重开展。由于封堵器及技术难度的原因,室缺的介入治疗开展的例数较少,不到 ASD 及 PDA 介入治疗的 2%。

经导管室间隔缺损封堵术(transcatheter closure of ventricular septal defects,TCVSD)的装置与导管技术早期的 VSD 封堵器大多与 PDA 及 ASD 封堵器相同,后来在此基础上根据 VSD 的解剖特点进行了改进。目前,临床上应用的 VSD 封堵器主要包括 Rashkind 双面伞封堵器、Sederis 纽扣补片式封堵器、Lock 蛤壳式封堵器、可控弹簧钢圈和 Amplazter 封堵器几种。

1.Rashkind 双面伞封堵器

由 Rashkind 双面伞改进而成,左右各有 4 条爪形的金属臂,可用于封堵较大的 VSD(>9 mm)。但由于临床报道多例发生支架臂断裂等并发症,现已很少在临床应用。

2.Lock 蛤壳式封堵器

由 Lock 最早应用于临床,有 12 mm 和 17 mm 两种标准型号。由于伞面较大,需要较大的输送鞘管(大于 8 F),且要求缺损边缘与周围结构的距离较大,仅适合于较小(≤9 mm)的肌部或膜部缺损。对于 VSD 直径较大的婴幼儿,鞘管不易通过。

3.Sederis 纽扣补片式封堵器

1996 年,Sederis 在欧洲心血管病会议上报道推广,操作相对较简单,我国也曾多次在临床试用。但由于其并发症出现较多,一定程度上限制了其应用。

4.可控弹簧钢圈

Kalra 等曾报道一膜部小 VSD 伴膜部瘤形成的病例,在用 Rash kind 双面伞封堵失败后,采用 4 个叠加的弹簧钢圈封堵成功。这为封堵缺损孔道不规则的小 VSD 提供了新的途径。

5.Amplazter 封堵器

由于其具有体积小、可回收、可重置、封堵完全等众多优点,已广泛应用于 PDA、ASD 的封堵。Amplazter封堵器是 VSD 封堵最有应用前景的装置。目前认为用 Amplazter 封堵器治疗单发的肌部 VSD 疗效肯定,但要封堵各种膜周部 VSD(约占 VSD 的 80%)还须在设计上加以改进。美国 AGA 公司最近设计了一种偏心结构的 Amplazter 封堵器,以减小对主动脉瓣运动的影响,并在微型猪模型上封堵膜部 VSD 取得了满意的效果。

以下主要介绍 Amplazter 封堵器。

Amplazter 室间隔封堵器适应证主要包括以下。

(1)有明显外科手术适应证的先天性 VSD,不合并其他心内畸形。一般认为,单发 VSD 进行 TCVSD

术治疗效果较好,多发 VSD 则要求能用一个封堵器覆盖。肌部 VSD 因距主动脉瓣等重要结构较远,比膜部 VSD 更容易封堵。伴主动脉瓣关闭不全者不宜封堵,以免加重关闭不全。

(2)心肌梗死后室间隔急性破裂。封堵术可以作为外科修补术前稳定血流动力学的过渡性治疗,以提高手术成功率。

(3)VSD 修补术后单发残余分流。封堵术可避免再次手术引起的心室功能不全的危险。

(4)左室—右房通道。作为一种特殊的 VSD 也可选择性进行封堵。

(5)VSD 边缘与主动脉瓣(右冠瓣)的距离大于待置入封器的半径,与肺动脉瓣、三尖瓣下缘也应有一定的距离(不小于 2 mm)。由于病例选择及缺损位置、大小、形态的精确测量对 VSD 术封堵成功至关重要,所以,在封堵前要常规行经胸声心动图(TTE)、经食管超声心动图(TEE)及左心室造影查。术中利用球囊法测量 VSD 的"伸展直径"尤为必要。

TCVSD 术的导管技术要求与 PDA、ASD 封堵术相比,主要困难是装载系统的输送技术。由于 VSD 解剖结构的特殊性,往往左室面比较光滑,而右室面由于峭小梁粗大丰富显得粗糙,而且 VSD 的右室面往往有多个孔隙,导管不易准确进入,所以理论上从左室面送入输送器较理想。但实际操作中很少采用这种途径,因为粗硬的输送器会损伤主动脉瓣及左室心内膜造成严重的并发症。然而,直接将输送器送到右室再通过 VSD 在技术上也有较大难度,目前临床上多采用建立轨道法来解决这一问题。具体方法是:经皮穿刺右股静脉(或右颈静脉)和股动脉,从动脉插入一根 7F 端孔导管入左室,穿过 VSD 入右室。从股静脉端插送一网篮导管(或异物钳)至肺动脉主干或右房,再从股动脉端沿端孔导管送入一根 J 头交换导丝进入网篮,取出端孔导管,收紧网篮,将导丝从静脉端(股静脉或颈静脉)拉出体外,从而建立股静脉(或右颈静脉)—右房—右室—VSD—左室—主动脉—股动脉的导丝滑动轨道。然后将输送鞘管从静脉端沿导丝轨道送入右室,再从动脉端插入端孔导管入左室,并向前下轻轻拉动导丝,引导输送鞘管穿过 VSD 入左室。确定位置后,将选择好的封堵器经输送鞘管推送,在左室面打开封堵器的左室部,使其紧贴于 VSD 的左室面,后撤输送鞘管回右室,再打开封堵器的右室部。术中 TEE 及左室造影显示无明显分流,封堵器位置合适时扭动螺杆释放封堵器。至于穿刺股静脉还是颈静脉则要根据 VSD 的位置而定,如果 VSD 位于室间隔的中下部或顶端,可采用颈静脉穿刺法,以避免导管的过度扭曲;如果 VSD 位于室间隔的前上部(包括膜周部),则一般采用股静脉穿刺法较为顺手。也可不通过股动脉建立轨道,Bridges 等曾采用右股静脉—右房—间隔—左房—左室—VSD—右室—右颈静脉途径,虽然避免了动脉穿刺,但对无 ASD 的患者需穿刺房间隔,增加了技术难度,故仅在并发 ASD(或卵圆孔未闭)的患者中采用。

TCVSD 术的疗效与所采用的封堵装置与封堵技术密切相关。早期,由于技术不成熟,只有一些病情危重不能耐受手术的病例,才愿意接受封堵治疗,故成功率不高,术后并发症也较多。随着介入技术的发展,装置的不断改进,积累的病例越来越多,技术成功率也随之提高。目前,CVSD 术能获得比较满意的近期效果,至于中远期效果则需要严格的、大规模的、多中心的长期临床随访才能得出结论。随访指标主要包括超声(特别是 TEE)、胸片、心电图、心室造影及临床症状体征的评价。而目前所报道的病例随访时间大多较短,一般为 1~3 月的短期随访。

TCVSD 术的并发症主要包括:①心律失常:主要为完全性束支传导阻滞、心动过速、房室传导阻滞、心室颤动等,多为一过性,严重者不能恢复。主要由于轨道导丝压迫拉扯 VSD 的缺损边缘及导管损伤心内膜而影响传导系统(包括房室结、束支)所致。②主动脉瓣穿孔、主动脉瓣关闭不全:穿孔主要发生在右冠瓣,由于封堵器离主动脉瓣太近或放置封堵器时操作不当,其边缘损伤瓣叶所致,同时也影响了瓣叶的运动,造成关闭不全。所以术前一定要精确测量封堵器边缘到主动脉瓣的距离,选择大小合适的封堵器。③三尖瓣穿孔、三尖瓣关闭不全:多发生在隔瓣,也是由于上述原因引起。有报道 TCVSD 术后原有的三尖瓣反流减轻,但具体机制不清。④术后残余分流:主要由于封堵器大小不合适或封堵器移位引起,如果是微量分流,一般可随着封堵器内的血栓形成而消失。⑤低血压:可能是由于导管操作刺激迷走反射引起,Laussen 等的一组 TCVSD 术病例中,70 例有 28 例发生了低血压(收缩压较基础血压下降 20% 以上),必要时需要撤管及补液处理。⑥心脏骤停:由于操作不当或封堵器急性堵塞左室流出道所致,需要紧急心肺复苏处理。⑦溶血:由于红细胞机械性损伤引起,伴残余分流时发生率会大大增高。⑧感染性心内膜炎:多由心内膜损伤引起,一般要求常规术后口服抗生素1个月。⑨出血、动-静脉瘘、颈神经丛损伤等:系由于常规穿刺引起的并发症,一般作相应的处理。

TCVSD术的临床应用前景与展望随着介入心脏病学的发展,十几年来TCVSD术从动物实验到初步的临床尝试,再到目前一定规模的临床应用,已获得了不少宝贵的经验,技术上也不断成熟,取得了一些令人鼓舞的结果。目前,改进方向主要集中在封堵器与输送导管的设计方面。封堵器逐渐在向小型化、高生物相容性方向发展。最近,美国AGA公司提出,理想的封堵器应具备以下几个条件:①体积小,能通过6F~7F的输送鞘管,能广泛应用于年龄较小的婴幼儿。②可多次回收、重置,能自我定位(自膨胀)。③结构稳定,能在体内保持长期不变形,不断裂。④外形设计合理,如靠近瓣环结构的轮状边缘可设计成一定的曲线,以减少与瓣膜的接触面积,而对侧可相应增加轮状边缘的面积以固定封堵器,从而尽量减少对瓣膜运动的干扰。⑤生物相容性好,能与组织快速相容,减少异物反应,以达到100%封堵率。同时,输送导管的设计也向柔韧性好、损伤性低方面发展,这将使从左室途径送封堵器成为可能,导管技术将变得更加简单。另外,随着超声心动图三维重建技术的发展,将会有更精确的引导和定位技术来保证技术的成功率,使得TCVSD术的应用前景更加广阔。值得一提的是VSD介入治疗的适应证也在进一步拓宽,与外科协同治疗某些复杂先天性心脏病将成为一大趋势。

近年来,我国国内不少医院都准备开展或已经尝试开展了TCVSD术。但我们应当注意到,目前这项技术还不够成熟,VSD封堵术在临床运用中产生的并发症远多于PDA、ASD封堵术,具体的临床应用还需积累足够多的实际操作经验,而且最好是在熟练掌握了PDA、ASD封堵技术的基础上逐步开展。

（邱　进）

第二十六章

冠心病的溶栓和抗栓治疗

第一节　冠心病的溶栓治疗

冠心病急性心肌梗死(AMI)的溶栓治疗最早始于 1959 年,但由于疗效评价不明确,未引起医学界关注。直至 1978 年,Rentrop 等用链激酶经冠状动脉注射治疗 AMI 并获得成功后才逐渐引起人们的广泛重视和开展,随后世界各国相继开始对 AMI 进行溶栓治疗,并经大量的系列的临床试验研究,证实了其疗效和安全性。我国陈在嘉教授等在 1984 年首先在国内成功地开始了经冠状动脉内注入链激酶治疗 AMI 的先河,并继之开展静脉途径的溶栓治疗,随后在国内首次组织了急性心肌梗死溶栓治疗对比研究的临床试验。

AMI 溶栓治疗是近 20 多年来冠心病治疗的最重要进展之一,这种治疗方法是集基础科学、临床医学和现代高科技技术于一体的典型范例,是发病机制研究、新型药物开发和多中心临床试验相结合的结晶。大量的临床试验结果显示 AMI 溶栓治疗能使血栓溶解,使闭塞的冠状动脉再开通,恢复梗死相关动脉血流,缩小心肌梗死面积,挽救存活心肌,保护左心功能,改善预后,降低病死率。目前经静脉途径的溶栓治疗已经成为一种广泛应用的有效安全的 AMI 治疗手段。

一、溶栓治疗的病理生理学基础

在正常生理情况下,血液中的有形成分并不与正常血管内皮发生相互作用,只有在血管内皮发生破损或功能障碍时,才会通过表面接触而诱发一系列复杂而有序的血栓形成过程。动脉血栓形成过程主要涉及血小板和凝血酶激活两个主要环节。当血管内膜损伤使内皮下胶原暴露于血液循环时,血小板才被激活,并黏附于内皮下破损处,然后通过血小板膜上黏附受体糖蛋白与损伤内皮释放的血管性血友病因子(vWF)结合,发生血小板黏附反应,释放血小板聚集诱导剂和合成血栓素如。这些物质都能促进血小板激活,吸引更多的血小板相互聚集。血小板的聚集主要先通过其膜上糖蛋白Ⅱb/Ⅲa 受体形成的。活化的血小板糖蛋白Ⅱb/Ⅲa 受体能与血浆中的黏附蛋白(纤维蛋白原和 vWF)作用,最后形成富含血小板的血栓。在血管内皮受损的同时,凝血系统也被激活,通过血管内膜下组织胶原等激活因子Ⅻ和Ⅺ,通过释放的组织因子激活外源性凝血途径。两种途径共同激活 X 因子,从而激活凝血酶。凝血酶也可以激活血小板,最终使纤维蛋白原转变为纤维蛋白,构成稳定的纤维网架结构,最终形成血栓。

血栓形成的过程和血栓溶解是对立的、动态的、也是同时进行的。在血栓形成的同时,循环中的纤溶系统也开始启动。组织型纤溶酶原激活物(t-PA)和单链尿激酶纤溶酶原激活物(scu-PA)是生理性纤维蛋白溶酶原激活剂,它们可使纤维蛋白溶酶原迅速激活成纤维蛋白溶酶,从而使纤维蛋白溶解。生理情况下这两种激活剂产生的纤维蛋白溶酶可与纤溶酶原抑制物(PAI)对抗,因此正常生理情况下人体纤溶系统处于低活性状态,即纤溶活性和抗纤溶活性处在一平衡的稳定状态。一旦这种平衡稳定状态破坏,就会导致病理现象发生。简而言之,血栓形成和血栓溶解是对立统一的,如果血管局部损伤和激活效应超过自身的抗血栓形成能力,血栓形成则会发生;反之,如果对血栓形成的激活效应不特别强,并且内在防御体系完整,抗血栓活性强,将不可能发生临床上有意义的血栓形成。

纤维蛋白是血栓的主要结构和成分,一旦纤维蛋白被溶解,打破纤维蛋白的网架结构,完整的血栓就会崩解。目前临床上常用的各种溶栓药物最终都是主要通过把血栓中的纤维蛋白溶解,从而使血栓破解,堵塞的血管管腔再开通,达到恢复血流目的。

血栓溶解过程中同时也可以激活血小板和凝血系统。引起这种状况可能是由于血栓溶解后残留的附壁血栓表面存在纤维蛋白结合凝血酶;血栓内部激活的凝血酶结合到纤维蛋白或纤维蛋白降解产物上;血栓溶解时产生纤维蛋白溶酶激活凝血因子 V;血小板被溶栓剂直接激活或通过凝血酶或纤维蛋白溶酶间接激活,从而诱发血小板聚集。这些因素均可促进血栓再次形成,可以解释为何血栓溶解后又发生再堵塞现象,从而也为溶栓治疗后抗血栓治疗提供了理论依据。

急性冠状动脉综合征(acute coronary syndrome,ACS)中,ST 段抬高的急性心肌梗死(AMI)是临床上最常见的动脉血栓性事件。据文献报道,90% 以上的病例是主要由于冠状动脉发生斑块破裂后引起急性闭塞性血栓形成所致。AMI 时冠状动脉形成的血栓,头部主要为富含血小板的血栓,体部则主要由纤维蛋白和红细胞组成。不稳定型心绞痛(unstable angina,UA)或非 ST 段抬高的心肌梗死(non-S-T segment elevated myocardra iafarction,NSTEMI)在发生粥样斑块破裂后继发血栓形成的程度差异很大。大量的临床研究证据表明,慢性反复发生斑块破裂及血栓形成是 UA 和 NSTEMI 发生的主要原因。每次形成的血栓,不足以完全阻断冠状动脉血流,但是随着动脉粥样硬化的进展,斑块不断发生出血、破裂,也可使冠状动脉闭塞。另外,UA 和 NSTEMI 发病机制还包括冠状动脉痉挛收缩、严重的固定性狭窄和动脉炎症等。中国医学科学院阜外心血管病医院对 104 例 NSTEMI 冠状动脉造影显示,梗死相关动脉完全闭塞率为 23.1%,急性闭塞为 10%～25%。UA 患者和 NSTEMI 患者血栓的成分与 AMI 不同,经皮血管镜检查常常发现灰白色的非阻塞性血栓,这提示 UA 是一种由血小板介导的病变,血栓的主要成分以血小板和纤维蛋白为主。

二、溶栓治疗的适应证、时机和途径

(一)溶栓治疗的适应证和禁忌证

依据大量的国内外循证医学的临床试验结果,参考美国心脏病学院和美国心脏协会(ACC/AHA)1999 年修订的 AMI 治疗指南,并结合国内具体国情,中华医学会心血管病学分会、中华心血管病杂志编委会等制定了我国的 AMI 诊断和治疗指南。

1.溶栓治疗的适应证

(1)两个或两个以上相邻导联 ST 段抬高(胸导联≥0.2 mV,肢导联≥0.1 mV),或提示 AMI 病史伴左束支传导阻滞(影响 ST 段分析),起病时间＜12 h,年龄＜75 岁。对前壁心肌梗死、低血压(收缩压＜100 mmHg)或心率增快(＞100 次/min)患者治疗意义更大。

(2)ST 段抬高,年龄≥75 岁。对这类患者,无论是否溶栓治疗,AMI 死亡的危险性均很大。尽管研究表明,对年龄≥75 岁的患者溶栓治疗降低死亡率的程度＜75 岁以下的患者,治疗相对益处降低,但对≥75 岁的 AMI 患者溶栓治疗每 1 000 例患者仍可多挽救 10 人生命,因此,慎重权衡利弊后仍可考虑溶栓治疗。

(3)ST 段抬高,发病时间 12～24 h,溶栓治疗收益不大,但在有进行性缺血性胸痛和广泛 ST 段抬高并经过选择的患者,仍可考虑溶栓治疗。

(4)高危心肌梗死,就诊时收缩压＞180 mmHg 和(或)舒张压＞110 mmHg,这类患者颅内出血的危险性较大,应认真权衡溶栓治疗的益处与出血性卒中的危险性。对这些患者首先应镇痛、降低血压(如应用硝酸甘油静脉滴注、β受体阻滞剂等),将血压降至 150/90 mmHg 时再行溶栓治疗,但是否能降低颅内出血的危险性尚未得到证实。对这类患者若有条件应考虑直接 PTCA 或支架置入术。

虽有 ST 段抬高,但起病时间≥24 h,缺血性胸痛已消失者或仅有 ST 段压低者不主张溶栓治疗。

2.溶栓治疗的禁忌证和注意事项

(1)既往任何时间发生过出血性卒中,1 年内发生过缺血性卒中或血管事件。

(2)颅内肿瘤。

(3)近期(2～4 周)活动性内脏出血(月经除外)。

(4)可疑主动脉夹层。

(5)入院时严重且未控制的高血压(>180 mmHg)或慢性严重高血压病史。

(6)目前正在使用治疗剂量的抗凝药[国际标准化比率(INR)2～3],已知的出血倾向。

(7)近期(2～4 周)创伤史,包括头部外伤、创伤性心肺复苏或较长时间(>10 min)的心肺复苏。

(8)近期(<3 周)外科大手术。

(9)近期(<2 周)在不能压迫部位的大血管穿刺。

(10)曾使用过链激酶(尤其 5 d 至 2 年内使用者)或对其过敏的患者,不能重复使用链激酶。

(11)妊娠。

(12)活动性消化性溃疡。

(二)不稳定型心绞痛和非 ST 段抬高心肌梗死

美国心脏学会美国心脏协会(ACC/AHA)在急性心肌梗死治疗指南(1999 年版)和在不稳定型心绞痛和非 ST 段抬高心肌梗死治疗指南(2002 年版)中明确指出,许多临床试验,如 TIMI-11β、ISIS-2 和 GISSI-1均明确证实,静脉溶栓治疗不能改善没有 ST 段抬高或束支传导阻滞 AMI 患者临床后果。临床试验综合分析 UA 患者溶栓治疗的效果同标准治疗相比,溶栓并不能减少 AMI 发生,相反会增加 AMI 的危险,因此不主张将溶栓治疗应用于没有 ST 段抬高或新发左束支传导阻滞的 ACS 患者。UA 和 NSTEMI的冠状动脉血运重建治疗主要是冠状动脉介入治疗(PCI)和冠状动脉旁路移植术(CABG)。

(三)溶栓治疗的时间

AMI 溶栓治疗成功的关键是及早、充分和持久地梗死相关血管再开通,而核心环节是"及早"。对 AMI 患者而言,时间就是心肌,冠状动脉开通时间越早获益越大。GISSI 试验结果显示 AMI 症状发作后 1 h、3 h、6 h、9 h、12 h 内给予静脉溶栓,其病死率分别为 8.2%、9.2%、11.7%、12.6%和 15.8%,表明溶栓时间越早病死率越低。冠状动脉急性闭塞导致心肌透壁性坏死有一时间窗,根据动物模型研究,这一时间窗大约 6 h。如果在 6 h 内使冠状动脉开通,则可挽救濒临坏死的缺血心肌。但是也有临床结果表明,在对 12 h 内仍有持续胸痛同时伴 ST 段抬高的 AMI 患者进行溶栓治疗仍可挽救或减少心肌坏死。

如何尽早开始溶栓治疗,减少患者从发病开始到入院,或者在医院内延误的时间,也是目前探讨的热点。为了使患者及早开始治疗,获得最大收益,也可在发病地点或救护车上就开始实施溶栓治疗,但前提是必须有熟练掌握溶栓疗法的医护人员,配备有必要的设施,例如:心电图监测、溶栓药物、体外电除颤等抢救设备。这种入院前的溶栓治疗及时、可行、操作简便、易于推广,尤其适合基层医院开展,可以更早、最大限度地改善 AMI 患者临床预后,甚至为进一步在入院后实施的一系列抢救措施,包括补救性冠状动脉介入治疗提供了重要的时机。许多临床试验已经证实了入院前溶栓治疗的可行性及安全性,并且显示入院前溶栓有降低 AMI 病死率的趋势(EMIP 试验)。

(四)溶栓药物给药途径

AMI 溶栓治疗的给药途径主要通过冠状动脉直接给药或经静脉途径给药,分别介绍如下。

1.经冠状动脉途径给药

急性心肌梗死患者入院后经过一般处理由急诊室转至心导管室先进行选择性冠状动脉造影确定梗死相关血管,并将冠状动脉造影导管留置于梗死相关冠状动脉的近端滴注溶栓剂,滴注期间间断行冠状动脉造影观察溶栓效果。经冠状动脉途径溶栓的优点是可以将溶栓药物直接注入梗死相关动脉,血栓局部溶栓药物浓度高,用药剂量相对减少,可减少全身纤溶现象或减少溶栓剂引起的出血不良反应,可以直接观察溶栓效果。如果溶栓效果不好或失败,可立即行补救性冠状动脉介入治疗(PCI)。经冠状动脉途径给药的主要缺点是延长溶栓治疗开始时间,这是因为需要多次转移患者以完成术前准备和选择性冠状动脉造影,这些步骤大大延误了溶栓的时机。另外经冠状动脉溶栓需要一组熟练掌握心导管介入诊疗技术的队伍和配备有现代化设备(心血管造影机)的心导管室,因此不适宜于基层医院开展,只能在较大的具备上述条件的心脏中心实施。因此,目前基本不采用经冠状动脉途径溶栓治疗,除非在血管造影过程中发生血栓形成的患者才考虑经冠状动脉途径溶栓。

2.经静脉途径给药

经静脉途径给药是 AMI 溶栓治疗的最主要最广泛的应用途径。溶栓药物直接从静脉输注,此方法快捷方便,费用相对低,基本不受条件限制,可以在各种场合尽早开始(如家里、救护车、办公室、直升飞机、急诊室等),易于基层医疗单位开展。国内外的大量临床试验已经证实了经静脉途径溶栓治疗对 AMI 患者的疗效和相对安全性,但其缺点是用药剂量相对大,血栓局部药物浓度低,溶栓药物的作用易被体内存在的纤维蛋白溶酶激活抑制物削弱,容易发生全身纤溶现象,出血不良反应较冠状动脉途径多见。另外,经静脉溶栓,血管开通慢,开通率低,尤其见于非纤维蛋白特异性的溶栓制剂,例如尿激酶、链激酶等。

三、溶栓药物的特点及相关临床试验

溶栓药物根据其激活方式分为两大类,即直接或间接激活纤维蛋白溶酶原,使之转换成纤维蛋白溶酶。尿激酶(UK)和组织型纤维蛋白溶酶激活剂(t-PA)属于直接激活,而链激酶(SK)则先与纤维蛋白溶酶原结合形成复合物,再间接激活纤维蛋白溶酶原转变为纤溶酶,属于间接激活。根据对纤维蛋白的特异性,溶栓药物又可分为纤维蛋白特异性溶栓剂(t-PA、scu-PA)和非纤维蛋白特异性的溶栓剂(UK、SK)。前者主要作用于血栓部位的纤维蛋白溶酶原,对循环中的纤溶酶原无影响。后者则均可激活循环中和血栓中的纤溶酶原转换为纤溶酶;可使血液循环中的纤维蛋白原和其他凝血因子分解形成纤溶状态;另外也容易被 α_2-抗纤溶酶灭活,使其溶栓作用减弱,因此常用较大剂量。各种溶栓药物介绍如下。

(一)链激酶

1.药理及药代学特性

链激酶(streptokinase,SK)作为首先发现的溶栓药物之一,目前已广泛用于成千上万个 AMI 患者的溶栓治疗。链激酶是一种由 β-溶血型链球菌产生的由 414 个氨基酸组成的单链非酶蛋白,分子量为 47~50 kDa。SK 与纤溶酶原形成链激酶—纤溶酶原复合物后,才能使纤溶酶原转变成纤溶酶。SK 在血浆中清除分两期进行:第一期半衰期 11~17 min,主要通过抗体作用清除;第二期半衰期约为 85 min,主要通过网状内皮系统清除。SK 是一种细菌蛋白,具有抗原性,可引起寒战、发热、皮疹等过敏反应,注射后也能产生抗体。当短期内重复应用时可影响疗效,因此建议在 1 年以内不应再次重复应用。

2.剂量与用法

为了达到溶栓初始阶段的高纤溶活性和克服抗体的中和作用,理想的方案和剂量应确保早期高血浆浓度。目前静脉途径给药的推荐剂量 150 万 U 静滴 30~60 min。

3.相关临床试验

大约 30 余个临床试验观察了 AMI 患者 SK 溶栓治疗的效果和安全性。这些结果总的表明,SK 能显著保护左心功能、改善存活率、降低病死率。

WWICST 试验(西华盛顿地区冠状动脉内链激酶溶栓试验)是一项多中心、随机安慰对照的临床研究。250 例 AMI 病例入选临床试验,先行选择性冠状动脉造影,确定相关血管闭塞后,134 例随机分配到治疗组、116 例对照组。经冠状动脉内注入 SK 4 000 U/min,直至冠状动脉开通或总量达 25 万~35 万 U。结果显示 108 例冠状动脉完全闭塞者,冠状动脉内注射 SK 后 68% 开通,16 例次全闭塞者 81% 冠状动脉开通;对照组 116 例患者 12% 开通。30 d 死亡率治疗组为 3.7%(5/134 例),对照组为 11.2%(13/116 例)。

GISSI 试验(意大利链激酶治疗 AMI 试验)是随机开放多中心试验。入选病例为发病时间在 12 h 内的 AMI 患者 11 712 例,60 min 内静脉注射 SK 150 万 U。治疗组与对照组比较,21 d 死亡率 SK 组为 10.7%,低于对照组 13.0%,下降 18%。发病在 1 h 以内开始 SK 溶栓治疗,病死率下降达 47%。1 年后死亡率比较,SK 组 17.2%,对照组 19.0%(P=0.008)。表明 SK 用于 AMI 溶栓治疗的效果可持续 1 年以上。

ISIS-2 临床试验(第二次国际心肌梗死生存研究报告)为多中心双盲安慰剂对照研究。入选病例为发病时间在 24 h 以内的 AMI 患者。17 187 例患者随机分为 SK 组和对照组,SK 组给予静滴 150 万 U。结果显示,SK 组 8 592 例,5 周死亡率为 9.2%,对照组 8 595 例,死亡率为 12%,两组显著差异。随访 1 年以上两组死亡率仍存在显著差异。

GUSTO 试验(链激酶和 t-PA 治疗闭塞冠状动脉疾病的国际试验)比较了 t-PA 和 SK 对 AMI 冠状动脉开通、心室功能和生存率的影响。本试验共入选发病 6 h 以内的 AMI 患者 2 431 例,随机分为 4 组,即 SK$^+$皮下肝素组,SK$^+$静注肝素组,t-PA 组和 t-PA+SK 联合组(SK 60 min 静滴 100 万 U;t-PA 1 mg/kg 体重,其中 10%静推,余静滴,总量≤90 mg)。溶栓后分别于 90 min、180 min、24 h、5~7 d 完成冠状动脉造影(CAG)。结果显示:90 min 冠状动脉开通率,t-PA 组为 81%,SK 组为 60%;30 d 死亡率,SK$^+$皮下肝素组为 6.5%,SK$^+$静脉肝素组为 7.5%,t-PA 组为 5.3%,t-PA+SK 组为 7.8%。

国内临床试验也证实了 SK 在溶栓治疗中的地位。急性心肌梗死链激酶静脉溶栓多中心临床试验由全国 40 家医院协作完成,共入选 528 例患者,30 min 静滴 SK 150 万 U。结果显示,临床开通率为 79.7%,5 周病死率为 6.6%,过敏反应为 3.8%,出血并发症为 2.7%。同对照组相比,SK 加速溶栓治疗可明显提高冠状动脉开通率,降低病死率,而不良反应轻。

(二)尿激酶

1.药理及药代学特性

尿激酶(urokinase,UK)是一种由肾脏及血管内皮产生的丝氨酸蛋白酶,可由尿液中提取。UK 高分子量为 54 kDa,低分子量为 33 kDa。高分子量 UK 是一种单链 UK,纤维蛋白特异性强,因此纤溶作用比低分子量的双链 UK 强。国外生产的尿激酶采用人胚肾组织体外培养提取,价格昂贵。国内厂家从人尿液中提取,采用新的提纯工艺,使注射用 UK 产品达到国外先进水平,是当前国内应用最广泛的溶栓药物。

由于 UK 是一种非特异的纤维蛋白纤溶酶原直接激活溶栓制剂,可直接激活纤溶酶原转变成纤溶酶。UK 无抗原性,不会发生过敏反应。对纤溶蛋白无特异亲和力,静脉给药后,血浆纤溶酶升高,凝血因子Ⅷ降解,易引起出血并发症。国外应用较少,在欧洲 LTK 用于 AMI 溶栓治疗只占所有溶栓制剂的 5%~10%。相反在国内由于价格便宜,疗效可靠,因此应用较普及。

2.方案和剂量

根据国内几项大规模临床试验结果,我国的 AMI 诊断与治疗指南推荐的方案是 UK 150 万 U,于 30 min 内静脉滴注,配合肝素皮下注射 5 000~10 000 U,每 12 h 1 次,或低分子量肝素皮下注射,每日 2 次;若经冠状动脉给药,先 40 000 U 负荷剂量,相继以 6 000~12 000 U/min 滴入,冠状动脉开通后剂量减半再滴注 1 h。

3.相关临床试验

中国医学科学院阜外心血管病医院陈在嘉教授牵头组织完成的"八五"国家攻关课题"急性心肌梗死溶栓治疗对比研究"为国内首次大系列随机开放性多中心试验。该研究探索了不同剂量 UK 的疗效比较,探讨了 AMI 发病不同时间开始静脉 UK 溶栓治疗对疗效的影响,以及梗死相关动脉开通对预后的影响。

该临床研究试验共入选 1 138 例 AMI 患者,发病在 6 h 以内的 AMI 患者,随机分为低剂量组(2.2 万 U/kg)和高剂量组(3.0 万 U/kg),均在 30 min 内滴入。两组相比较,120 min 临床开通率分别为 67.3%和 67.8%,4 周病死率分别为 9.5%和 8.7%。但高剂量组有两例脑出血,故推荐 UK 150 万 U 为安全有效剂量。

该临床试验同时分析了 AMI 症状发作后不同时间开始溶栓治疗对临床冠状动脉开通率的影响。在发病后 2 h 内、2～4 h 内、4～6 h 内和 6～12 h 开始接受 UK 静脉溶栓治疗的患者分别为 128 例、461 例、434 例和 115 例,其开通率分别为 71.9%、70.1%、63.6% 和 40.9%,提示 6 h 内溶栓开通率高。

该临床试验显示临床开通组 757 例(66.5%)与未开通组 381 例(33.5%)比较,4 周病死率分别为 3.4% 和 21.8%(P<0.01)。从远期随访资料分析,开通组心脏死亡率(2.85%)明显低于未开通组(4.72%);3 年生存率分别为 91.6% 和 73.9%(P<0.01);再梗死发生率分别为 5.69% 和 5.90%,两者无差异。总之,该临床试验证实 AMI 用 UK 静脉溶栓治疗,冠状动脉开通率较高,病死率降低,安全有效,不仅可以改善急性预后,也可以明显增加长期生存率。

TUCC 临床试验(国人小剂量 rt-PA 与尿激酶对比研究)中观察了 rt-PA(重组组织型纤溶酶原激活剂)和 UK 在溶栓后 90 min 冠状动脉开通率。Rt-PA 总量 50 mg,首次静脉注射 8 mg,余 42 mg 90min 内静滴完毕;尿激酶 150 万 U/30 min 静脉滴注,两组都辅助应用肝素和阿司匹林。溶栓后 90 min 冠状动脉造影显示 rt-PA 组(134 例)开通率为 79.3%(TIMI 2～3 级血流),UK 组(166 例)53.0%(P=0.01);30 d 病死率分别为 4.6% 和 2.0%。各种并发症、出血事件、临床事件两组均无统计学差异。

TAMI-5 试验(急性心肌梗死溶栓和血管成形术随机化试验第五阶段报告)中也比较了 UK、rt-PA 及 UK+rt-PA 联合组的溶栓效果。UK 组先 150 万 U UK 静注,随后 90 min 内静脉滴注 150 万 U;rt-PA 组先静推 6 mg,然后第 1 小时静滴 54 mg,后 2 h 每小时静滴 20 mg,总剂量为 100 mg;UK+rt-PA 组,UK 150 万 U 60 min 内静滴,rt-PA 60 min 内给予 1 mg/kg,其中 20% 静注。结果溶栓后 90 min 冠状动脉造影显示 rt-PA 组(191 例)开通率为 71%,UK 组为 62%,UK+rt-PA 组为 76%。病死率、心功能不全、再梗死发生、脑卒中等发生率,rt-PA 组(37%)与 UK 组(36%)无差别,而 UK+rt-PA 组(28%)明显降低。该研究提示 rt-PA 和 UK 联合能够达到早期和持续的冠状动脉开通。但其他联合试验没有得到临床更大益处,且颅内出血危险性增加。

(三)组织型纤溶酶原激活剂

1.药理及药代学特性

组织型纤溶酶原激活剂(tissue type plasminogen activator,t-PA)存在于人体心脏、血管、子宫附件等多种组织中,是在血管内皮细胞合成并释放的生理性纤溶酶原激活剂。人 t-PA 是由 527 个氨基酸组成的单链丝氨酸蛋白酶,分子量为 7 000 Da。t-PA 对纤维蛋白有特异亲和力,与单链 UK 相同,为纤维蛋白选择性纤溶酶原激活剂。t-PA 对血浆游离的纤溶酶或与纤维蛋白形成复合物的纤溶酶原的激活作用较弱,对血浆纤维蛋白原的结合力也较弱。但是 t-PA 和纤维蛋白结合时发生构型改变,能与纤溶酶交互作用,使纤溶酶原结合在纤维蛋白的表面,并转换成纤溶酶,因此 t-PA 对血栓的纤溶活性较强。

循环中的 t-PA 很快被肝脏清除,故需采用静脉持续滴注给药方法,在 AMI 患者 t-PA 初期分布半衰期为 4 min,后期慢相半衰期为 46 min。本品无抗原性,不引起过敏反应。

重组型组织型纤溶酶原激活剂(recombinant tissue type plasminogen activator,rt-PA)有单链型和双链型两种,临床作用相同。

2.剂量和应用

t-PA 用于 AMI 溶栓治疗,应用方案和剂量各不相同。目前较为认可国外推荐的 t-PA 剂量及方案为 GUSTO 大规模临床试验加速给药方案:先静脉推注 15 mg 冲击量,然后在 30 min 内静滴 50 mg,接着在 60 min 内静滴 35 mg,70 min 时血管开通率为 81%。还有另外的方案是:t-PA 总量 100 mg,分两次推注,每次 50 mg,间隔 30 min,此种方案冠状动脉开通率为 88%。

以上 t-PA 给药方案及剂量多为国外的资料及临床试验。t-PA 总量在 100 mg 左右。我国《AMI 诊断与治疗指南》推荐的给药方案和剂量为总量 50 mg,先静脉注射 8 mg 冲击量,随后在 90 min 内持续静脉滴注 42 mg,配合肝素应用。这个方案主要依据 TUCC 临床试验,90 min 冠状动脉开通率为 79.3%,类似于 GUSTO 试验结果,出血并发症类似 UK。

3.相关临床试验

ASSET试验(北欧早期溶栓试验)是随机双盲对照研究。入选AMI发病5 h以内可供分析的AMI患者5 005例,随机分为rt-PA组(2 512例)和对照组(2 493例)。rt-PA组先静推10 mg,然后第1小时静滴50 mg,第2、3小时给予40 mg,总量100 mg。结果显示,30 d病死率(7.2%)比对照组(9.8%)相对下降26%;6个月死亡率rt-PA组12.6%,对照组17.1%。该研究表明早期应用rt-PA可明显降低30 d和6个月的死亡率。

ECSG试验(欧洲rt-PA协作研究组试验)在第一阶段对梗死相关冠状动脉开通的研究试验显示,90min rt-PA开通率70%。在ECSG-5研究中显示,治疗两周后死亡率危险降低51%,3个月病死率危险降低36%;若在AMI后3 h给予溶栓者,14 d死亡率危险降低82%,3个月死亡率危险降低59%;住院期间心血管并发症明显低于对照组(心源性休克2.5%比6.0%,心室颤动3.4%比6.3%)。但t-PA组出血合并症较对照组常见,其中颅内出血1.4%。根据酶学测定估计梗死范围,治疗组较对照组减少20%,左心室射血分数(LVEF)治疗组比对照组高2.2%(50.7%比48.5%)。该项研究提示t-PA溶栓能够降低早期和晚期死亡率,缩小梗死范围,改善左心功能。

TAMI-6试验(急性心肌梗死晚期再灌注的随机化试验)评价了AMI晚期再灌注疗效。该试验选择发病后6~12 h的AMI 200例,随机分为rt-PA组和对照组。rt-PA组2 h内总量为100 mg,溶栓治疗开始后6~24 h完成冠状动脉造影。对梗死相关动脉进行TIMI评价,结果显示t-PA组开通率为65%,安慰对照组27%。本研究结果提示,较晚入院的AMI患者65%可达到再灌注。但两组左心室射血分数和住院死亡率无明显差别。

LATE研究(晚期溶栓疗效评价)也评价了AMI后6~24 h应用rt-PA的晚期溶栓效果。该试验系一双盲安慰剂对照研究,入选5 711例AMI患者随机分为治疗组和安慰对照组。治疗组用rt-PA溶栓(开始距胸痛发作6~24 h),首剂10 mg静注,随后1 h静滴50 mg,而后2 h静滴40 mg,总量100 mg。结果显示rt-PA组35 d死亡率为8.86%,明显低于对照组10.31%,相对下降14.1%。从时间分布分析,6~12 h的溶栓者,35 d死亡率分别为8.9%和11.97%,相对下降25.6%;而12~24 h以内溶栓,死亡率分别为8.7%和9.2%,两组无明显差异;但亚组分析表明发病后12 h以后溶栓,某些患者仍可受益,提示rt-PA的溶栓在某些患者可扩大到12 h以后。

(四)瑞替普酶

1.药理及药代学特性

瑞替普酶(reteplase,r-PA)是一种重组的血纤维蛋白溶酶原激活剂,它是一种非糖基化的组织型纤维蛋白溶酶原的缺失多变体,含有t-PA 527个氨基酸中的255个,是通过重组DNA技术在大肠埃希菌中生产的,分子量为39 571 Da。与t-PA比较,r-PAN纤维蛋白结合的纤溶酶原优先激活。催化裂解内源性纤溶酶原成为纤溶酶,从而降解血栓的纤维蛋白聚合物,发挥溶栓作用。r-PA以250~450 mL/min的速度从血浆中清除,有效半衰期为13~16 min,主要经肝、肾脏清除。

2.剂量及用法

目前国外常用的推荐方案和剂量为首次推注10 U后30 min再次推10 U(10+10 U),注射时间为2 min。国内高润霖教授建议的使用剂量是首推10 U,然后间隔30 min再静推5 U。

3.相关临床试验

RAPID-1试验(recombinant plasminogen activator angiographic phase I international dose-finding study)研究了r-PA不同剂量及给药方式对发病后6 h AMI治疗的效果,并与t-PA进行了比较。r-PA三种治疗方案及分组如下:第1组,一次静脉注射r-PA 15 U;第2组,先静推r-PA 10 U,30 min后再静推5 U;第3组分两次静脉注射r-PA,每次10 U,间隔30 min;第4组,t-PA,总量为3 h内100 mg。入选606例AMI患者,结果显示,第1~4组90 min冠状动脉再灌注率(TIMI 2~3级)分别为62.8%、66.7%、85.2%和77.2%;死亡率分别为4.1%、7.2%、1.9%和3.9%;颅内出血分别为0.7%、0、0和2.6%。表明r-PA 3种不同剂量及给药方式中分2次静脉注射(10+10 U)方案的临床效果较t-PA有显著改善,且卒中概率也低于 t-PA 组。

RAPID-2 试验进一步比较了 r-PA 两次静脉注射(10＋10 U)与加速 t-PA 疗法对发病在 12 h AMI 患者的效果。r-PA 组 169 例,t-PA 组 155 例,结果显示 90 min,梗死相关血管 TIMI 血流Ⅲ级分别为59.9％和45.2％;60 min 时冠状动脉开通率差异更明显,分别为 51.2％和 37.4％;6 h 行补救性 PTCA 分别为13.3％和26.5％;35 d 病死率分别为 4.6％和8.4％,统计学存在明显差异,但出血并发症两组无显著差异。

INJECT 试验(international joint efficacy comparison of thrombolytic)比较了 r-PA 与链激酶(SK)对AMI 患者的疗效。共入选发病在 12 h 以内的 6 010 例 AMI 患者,r-PA 采用 10＋10 U 静推,间隔30 min,分两次注射;SK 150 万 U 60 min 滴注。两组主要终点结果(表 26-1)。

表 26-1　INJECT 试验主要终点结果比较

项目	r-PA 组	链激酶(SK)组
患者例数	2 965	2 971
溶栓方案	10＋10 U,间隔 30 min	150 万 U/60 min
35 d 死亡率(％)	9.02	9.53
6 个月死亡率(％)	11.0	12.1
再梗死(％)	5.0	5.4
出血性卒中(％)	1.23	1.0
严重出血事件(％)	0.77	0.37

这些结果提示,r-PA 是一种治疗 AMI 的有效药物,临床使用安全,给药方式简便。从统计学分析,至少与 SK 是相同的。

GUSTO-Ⅲ试验比较了发病在 6 h 以内 AMI 患者接受 r-PA 两次静脉注射(10 U＋10 U)疗法或t-PA加速静滴(100 mg/90 min)疗法 30 d 死亡率。共入选 15 089 例 AMI 患者。结果显示 30 d 死亡率 t-PA 组和 r-PA 组分别为 7.47％和 7.24％,临床死亡率无差异;1 年后两组仍显示相同的病死率,分别为11.0％和 11.19％;另外,两组脑卒中发生率分别为 1.04％和 1.29％,无明显差别。该研究提示,r-PA 治疗AMI 时,其疗效至少与 t-PA 相当,与 t-PA 相比,它的优点在于使用剂量低,给药方便,生产成本低廉。与SK 相比,给药方便,无抗原性,过敏反应低,比 SK 疗效好。

国内有关 r-PA 的研究不多,有学者报道了一组用 r-PA 治疗的 AMI 患者,临床开通率为82％。注射用重组纤维蛋白溶酶原激活剂(凯松)急性心肌梗死溶栓治疗研究为一多中心随机平行对照研究,目的是观察 r-PA(凯松)对 AMI 患者静脉溶栓治疗的效果和安全性。入选 AMI 发病 12 h 的患者 200 例。随机分为 r-PA 组和 t-PA 组。凯松应用采用分两次静脉注射,间隔 30 min,即 10 U＋5 U。t-PA 组总量50 mg,先静推 8 mg,余 42 mg 在 90 min 静滴完毕。临床试验终点主要为溶栓 90 min 冠状动脉造影或临床判定的冠状动脉开通率、30 d 死亡率,次要终点包括不良事件、并发症发生率等。目前该试验结果尚未公布。

(五)葡激酶

1.药理及药代学特性

葡激酶(staphylokinase,SAK)是一种由金黄色葡萄球菌产生的含 136 个氨基酸的蛋白质。近年来通过基因克隆技术生产出了重组葡激酶(recombinant staphylokinase, r-SAK)。SAK 分子量为16 000～22 500 Da。SAK 本身不是一种酶,不能直接使纤溶酶原转成纤溶酶,必须先与纤溶酶原 1∶1 结合形成复合物。SAK—纤溶酶原复合物是处于失活状态,须转变为 SAK—纤溶酶以暴露其活性部位才成为有效的纤溶酶激活剂。纤维蛋白缺乏时后者很快被 α_2-抗纤溶酶灭活,而它的前体则不会被灭活。灭活后的 SAK 可从复合物中分离出来,再与纤溶酶原分子结合形成复合物。当纤维蛋白存在时,纤维蛋白表面的纤溶酶蛋白氨基酸结合位点与纤维蛋白结合而被激活,并保护不被 α_2-抗纤溶酶快速灭活。在纤维蛋白表面形成有活性 SAK-纤溶酶复合物是 SAK 纤维蛋白特异性的基础。

SAK 与 SK 不同,对富含血小板的血栓,对凝缩的血块也有溶栓作用。SAK 也有抗原性,可引起过敏反应。

2.剂量及应用

国外许多临床研究常用剂量 20～30 mg 静滴 30 min,或 30 min 分次静推。国家"十·五"攻关课题(急性心肌梗死再灌注治疗方法优选研究)应用的剂量方案为 r-SAK 总量为 20 mg,先静推 2 mg(溶解于 6 mL 生理盐水于 2 min 内匀速推注),余 18 mg 溶解于生理盐水 50 mL,用微量泵在 30 min 静脉滴注。

3.相关临床研究

STAR 试验是 1993 年 Collen 最早报道的重组葡激酶临床试验,是一个多中心随机对照研究,比较了不同 SAK 剂量以及于 t-PA 治疗 AMI 疗效和安全性。SAK 采用持续静滴 30 min,t-PA 剂量根据体重调节,90 min 静滴。结果显示,10 mg(23 例)、20 mg(25 例)SAK 与 t-PA 组(52 例)90 min TIMI 3 级冠状动脉开通率分别为 50%、74% 和 58%。r-SAK 组高剂量组开通率高于低剂量组,但与 t-PA 组相比无统计学意义,可能和样本量少有关。但是出血事件发生 r-SAK 组(21%)比 t-PA 组(31%)低,有统计学意义。且无过敏反应及颅内出血发生。

一个荟萃分析,2 002 例 AMI 患者的 r-SAK 和 t-PA 比较,死亡 t-PA 6 例,r-SAK 0 例(P=0.03);严重出血 t-PA 组多见。

从这些初步研究中可以表明静脉采用 r-SAK,联合应用肝素和阿司匹林,是一种具有活力的、快速作用的、纤维蛋白特异性强的溶栓制剂。它的疗效及安全性似乎可以和目前最好溶栓药物相媲美。但是为了确立理想的剂量和应用方式还需要更多的研究。

国内高润霖教授组织承担的国家"十·五"攻关课题急性心肌梗死再灌性治疗方法优选的研究,目的在于明确国产新型溶栓制剂重组葡萄球激酶(r-SAK)的溶栓疗效及安全性,并同 t-PA 及 PTCA 治疗 AMI 效果及安全性进行比较。目前该课题正在实施中。该课题第一阶段将 330 例发病在 12 h 以内的 AMI 患者随机分配到 PCI 组,t-PA 组和 r-SAK 组。r-SAK 组先 2 min 静推 2 mg,然后将剩余 18 mg 于 30 min 内静脉推注。9 min 完成冠状动脉造影,比较冠状动脉开通率,30 d 死亡率和 1 年死亡率及其他心血管事件发生率。溶栓组溶栓失败可行补救性 PCI。目前该研究正在进行中。

(六)其他溶栓制剂

1.茴香酰化纤维蛋白溶酶原链激酶活化复合物(anisoylalated plasminogen-streptokinase activator complex,APSAC)

APSAC 是人纤溶酶原和链激酶按等分子组合的结合物,其活性位点丝氨酸被酰化。茴香酰化的复合物在血液循环中不被纤溶酶抑制剂作用而失活,只有待复合物去茴香酰化后方可激活纤溶酶原。其半衰期取决于脱酰基速度,半衰期约为 90 min,因该溶栓剂半衰期长,可一次性用药。该药有抗原性,不良反应类似于链激酶,可引起发热、皮疹等过敏反应。

APSAC 作用时间长,作为溶栓治疗只需一次静脉注射,给药途径快速方便,该药适合于 AMI 发病后入院前或家中就可开始溶栓治疗,一般静注剂量为 20～30 U,于 4～5 min 内注入。

ARMS 试验(APSAC 再闭塞多中心研究)评估了 APSAC 对 AMI 冠状动脉的开通作用。入选发病 4 h 以内 156 例 AMI 患者,5 min 静注 APSAC 30 U。90 min 冠状动脉开通率为 73%,24 h 冠状动脉开通率为 96%,4 例(4%)再闭塞。该研究提示其冠状动脉开通率高于 SK 和 UK,与 t-PA 的开通率有可比性,24 h 再闭塞率 4%,是较低的。此种较低的闭塞率与 ASPAC 作用时间长有关。AIMS 试验(APSAC 干预死亡率研究)对 1 004 例 AMI 患者静注 30 U ASPAC,评价了对死亡率的影响。结果显示治疗组死亡率为 6.4%,安慰剂对照组为 12.1%;1 年死亡率治疗组为 11.4%,安慰剂对照组为 17.8%。提示 ASPAC 可提高长期存活率。

2.TNK-组织型纤溶酶激活剂(TNK-tPA)

TNK-tPA 是基因重组的 t-PA。基因技术可以改变 t-PA 的分子结构,从而达到更理想的药理学特性,TNK-tPA 是通过改变了 t-PA 三个部位而产生的突变体。同 t-PA 相比,它的特点是减慢血浆清除率,半衰期延长到 11~12 min。对 PAI-1 抵抗性增强以及对纤维蛋白的特异性增强。在纤维蛋白原存在情况下,TNK-tPA 仅显示 t-PA 1/10 的纤维蛋白特异活性,但在纤维蛋白刺激下,这种特异性活性可升高 2 倍。

TIMI-10B 试验(心肌梗死溶栓治疗-10B)比较了不同剂量的 TNK-tPA 和 t-PA 的冠状动脉开通率效果。不同剂量的 TNK-tPA(5~50 mg)一次给予,结果 90 min 冠状动脉造影显示,TIMI 3 级 TNK-tPA 40 mg 与 t-PA 分别为 62.8% 和 62.7%,而 TNK-tPA 30 mg 则为 54.3%,颅内出血 3 组相似,30 d 病死率 3 组无差别,但 TNK-tPA 50 mg 组颅内出血增多。

ASSEN T-Ⅱ试验(新型溶栓药物疗效及安全性评价-2)比较了 TNK-tPA 和 t-PA 的病死率及安全性。共入选 16 949 例发病在 6 h 以内的 AMI 患者,TNK-tPA 30~50 mg(根据体重调节剂量)一次性注射,t-PA 100 mg/90 min 静滴。结果显示,30 d 病死发生率为 TNK-tPA 组 6.18%,t-PA 组 6.15%;非严重颅内出血分别为 4.66% 和 29.0%;心力衰竭事件分别为 6.1% 和 7.0%,其他各项结果两组间无差别。这些试验结果表明 TNK-tPA 的有效性和安全性及容易给药的特点,有利于 AMI 的治疗。

3.n-PA(lanoteplase)

n-PA 是野生型 t-PA 突变体。它的分子结构缺乏指状体及表皮生长因子,在非糖基部分 117 位点与纤维蛋白结合,血浆半衰期为 30~45 min。与 t-PA 相比,n-PA 使血清中 PAI-A 活性增加更少。动物研究结果显示 n-PA 效能比 t-PA 高 9 倍,而纤维蛋白特异性并不降低,因而有助于血栓溶解。

在 InTIME 试验(心肌梗死早期静脉应用 n-PA 研究)对 602 例发病在 6 h 内的 AMI 患者比较了逐渐增加的 4 种剂量的 n-PA(15、30、60、120 kU/kg)应用与 t-PA(按体重调节剂量加速给药)的疗效及安全性。结果显示,在 n-PA 治疗患者冠状动脉开通 TIMI 3 级通畅率明显呈剂量依赖性。最大剂量 n-PA 90 min 冠状动脉开通率为 83%,明显高于 t-PA 组 71.4%。出血发生率在 4 种 n-PA 剂量组分别为 5.7%、7.3%、4.8% 和 8.1%,而 t-PA 组为 10.5%。

InTIME-Ⅱ试验是基于 INTIME-Ⅰ试验令人鼓舞的结果。入选 15 078 例发病 6 h 内的 AMI 患者,采用双盲随机设计评价了 30 d 病死率。结果显示 30 d 病死率两组相似,分别为 6.77%(n-PA)和 6.60%(t-PA)。24 h 病死率分别为 2.49% 和 2.39%。非颅内出血病死率分别为 6.11% 和 6.20%,两组均无统计学差异。但颅内出血 n-PA 高于 t-PA,分别为 1.13% 和 0.62%(P=0.003),尤其多见于 75 岁以上的患者。基于 INTIME-Ⅱ研究结果,似乎 n-PA 用于 AMI 患者的溶栓效果尚需进一步探讨。

4.吸血蝙蝠重组纤溶酶原激活剂 α_1[(desmodus rotundus(vampire bat)plasminogen activator α_1,DSPA(α_1)]

DSPAα_1 是一种从吸血蝙蝠唾液中克隆和表达出的纤溶酶原激活剂。DSPAα_1 有一个单肽指状体和表皮生长因子。由 477 个氨基酸组成,分子量为 520 000 Da。DSPAα_1 半衰期长,可达 170 min,其半衰期和剂量依赖无关。DSPA 对纤维蛋白具有高度特异性,在体循环中无"窃纤溶酶原"现象,不引起纤溶酶原降解,不会诱发凝血酶产生。鉴于这些特点,DSPAα_1 被作为第三代溶栓药物开发。

DSPA 的溶栓效果及安全性已在各种动物血栓形成模型进行,这些实验研究显示 DSPAα_1 可产生快速而持久的冠状动脉血流再灌注效果,而对全身作用几乎没有影响。同 t-PA 相比,DSPAα_1 出血程度轻,时间缩短。在健康志愿者,应用静脉一次注射 0.03~0.05 mg/kg 剂量,半衰期为 2.8 h,未观察到有关临床改变和血凝的负面作用。DSPAα_1 对 AMI 治疗临床试验正在进行中,目前尚无大规模临床资料。

由于 DSPAα_1 是非人类起源蛋白,可能会引起过敏反应,因此在人可诱导抗体产生,并可能引起严重过敏反应。因为和 t-PA 分子结构高度类似,通过抗体交叉反应,可能会减弱 t-PA 的活性。这些急需临床试验研究证实。

四、溶栓治疗的并发症

(一)出血

溶栓治疗的主要并发症是出血,轻度者见于皮肤淤斑、黏膜出血点、穿刺部位渗血、牙龈出血、痰中带血、轻度的咯血、呕血和尿血。重度出血者为需要输血的消化道大出血,最严重者为颅内出血。由于各个临床试验溶栓药物剂量、方案不同,出血总发生率报道不一,最严重的颅内出血发生率为 0.2%~1%,其中60%患者致死,28%患者严重致残。Levine 回顾并比较了几个溶栓药物的主要出血并发症发生率,SK 为0.3%~6%,APSAC 为 0~7%,t-PA 0~10%;颅内出血发生率,SK 为 0~1.3%,APSAC 为 0~1%,t-PA0~1.4%。年龄>65 岁、体重<70 kg、就诊时高血压、头部创伤更能增加颅内出血的危险。在溶栓药物中,t-PA 可能比其他溶栓剂更可能增加早期出血的危险性。如 GUSTO-1 试验中 t-PA 比 SK 颅内出血每千例中多 2 例。另外,在溶栓过程中,辅助抗栓治疗也具有增加出血的危险。因此,在溶栓治疗时,如何选择溶栓药物和识别高出血危险患者非常重要。

(二)过敏反应

过敏反应多见于具有抗原性的溶栓药物,如 SK、r-SAK、ASPAC、DSPA 等。过敏反应包括寒战、发热、皮疹、过敏性休克。轻度过敏反应发生率为 5%左右,低血压反应为 10%左右,过敏性休克为 0.2%左右,国产 r-SK 过敏反应发生率为 5.5%~9.8%。在临床应用中,首次应用上述溶栓剂后不应在短期内再应用,以免抗体形成而发生过敏反应。

五、溶栓后梗死相关动脉再开通评估

AMI 治疗中再灌注治疗主要目标是使梗死相关冠状动脉开通,恢复血流,并保持通畅,尽快使心肌组织达到和维持正常的心肌灌注,从而最大限度地挽救存活心肌和改善左心室功能,降低早期病死率和改善长期预后。因此在临床上判定溶栓治疗后梗死相关冠脉是否开通非常重要。

(一)心肌梗死溶栓血流(TIMI 分级)

为了对各种溶栓药物治疗方案的疗效判断制订标准化水平,绝大多数临床研究者的注意力集中在溶栓后 90 min 冠状动脉造影时的梗死相关冠状动脉的状态,并根据 TIMI 研究分级来描述冠状动脉血流再灌注情况。TIMI-I 研究组于 1986 年发表的经典 TIMI 血流分级方法见表 26-2。

表 26-2 TIMI 血流分级

分级	血管造影影像特征
TIMI 0 级(无灌注)	梗死性冠状动脉远端完全闭塞,无前向造影剂充盈
TIMI 1 级(有渗透而无灌注)	有少量造影剂渗透,能通过梗阻部位,但造影发生滞留而不能使远端的整个冠状动脉床充盈
TIMI 2 级(部分灌注)	造影剂可以通过梗死相关动脉的梗阻处,并能使远端冠状动脉充盈,但是与正常的冠状动脉充盈速率和清除率相比,明显延迟、缓慢
TIMI 3 级(完全再灌注)	造影剂在梗死相关动脉充盈和排空速率能达到正常冠状动脉的水平,阻塞近端和远端也一样迅速充盈和排空

在临床应用中,认为冠状动脉造影显示 TIMI 0 级和 1 级为持续性闭塞,TIMI 2 级和 3 级判为冠状动脉再开通。但是 TIMI 2 级血流该不该与 TIMI 3 级血流归在一起笼统判定为再开通近年来争议较多,尚未达成共识。一些报道认为 TIMI 血流 2 级并不能代表心肌再灌注,因 TIMI 血流 3 级在梗死面积缩小、早期和远期病死率等方面均明显优于 2 级。Vogt A 等在 4 项德国多中心研究回顾分析中评价了 AMI 溶栓治疗后相关动脉早期再灌注状态对短期死亡率的影响。结果显示,溶栓后 TIMI 3 级者住院死亡率为2.7%,TIMI 2 级者 6.6%,TIMI 1 级和 0 级者为 7.1%。TIMI 3 级早期住院死亡率危险较 TIMI 0 级和1 级降低 60%,而 TIMI 2 级和 TIMI 0 和 1 级无明显差别。GUSTO 临床试验中对 210 例 AMI 患者溶栓后 90 min 冠状动脉造影,分析了冠状动脉开通状态与死亡率的关系。结果显示,溶栓后 90 min 对 TIMI 0级或 1 级的死亡率为 8.9%,TIMI 2 级者为 7.4%,两者无统计学差异,TIMI 3 级者为 4.4%,则与 0 级和 1级有明显统计学差异。这些研究提示 TIMI 2 级实际上意味着梗死相关冠状动脉绝大多数是闭塞的,将TIMI 2 级看作是溶栓成功这一传统观念过高估计了溶栓治疗对 AMI 的效益,只有梗死相关动脉再灌注达到 TIMI 3 级才应看作溶栓治疗成功。

(二)心肌 Blush 分级和心肌梗死溶栓灌注分级(TMP)

AMI 再灌注治疗的目的不仅仅在于获得心包脏层冠状动脉血管的再通,最重要的是尽快恢复心肌组织细胞的血流再灌注。近年来随着对心肌组织水平灌注的重要性的认识,人们发现单纯满足于心包脏层血管的完全开通,并不能真正挽救存活心肌,缩小心肌梗死面积,改善预后。这是由于梗死心肌组织的微血管功能失调,包括微血管栓塞、痉挛、炎性细胞浸润、内皮功能损伤、组织水肿、氧自由基损伤等原因引起的心肌组织水平再灌注失败,即无复流现象(no-reflow)。

为了客观评价无复流现象,曾提出了多种评价方法,1998 年 Zwolle 心肌梗死研究组首次提出 Blush 分级(表 26-3),2000 年 TIMI 研究组在 Blush 分级基础上提出了心肌灌注分级(TMP)(表 26-4),这些分级与 TIMI 分级不同的是主要侧重于对心肌微循环灌注的评价。许多临床研究评价了心肌组织灌注 Blush 分级和 TMP 分级与 TIMI 分级的关系。Blush 分级研究表明,心肌 Blush 分级与 TIMI 分级存在着正性相关,不过相当多的 Blush 分级≤2 级的 AMI 患者 TIMI 分级却可达到 3 级,Blush 0～1 级者中 67% 可达到 TIMI 3 级。TMP 分级的研究中也有类似情况,TMP 0 级患者中 52% 可达到 TIMI 3 级血流,TMP 1 级者 79.5% 可达到 TIMI 3 级血流。Blush 分级和 TMP 分级与溶栓的临床预后更为密切,在达到 TIMI 3 级血流的 AMI 患者中,TMP 分级 3 级者 30 d 病死率为 0.7%,明显低于 TMP 0～2 级者(4.7%)。联合应用 TIMI 分级和 TMP 分级更有利于判定临床预后。TIMI 和 TMP 同时达到 3 级者病死率为 0.73%,而同为 0～1 级者 10.9%。因此 Blush 分级和 TMP 分级更能反映心肌组织水平灌注,对于影响预后的判断意义更大。

表 26-3　心肌 Blush 分级

分级	血管造影影像特征
0 级	没有心肌冲刷(blush)或造影剂显影。如果心肌冲刷持续存在不排空(造影剂染色),提示造影剂渗漏到血管外,亦定义为 0 级
1 级	轻微心肌冲刷或造影剂显影
2 级	中度心肌冲刷或造影剂显影,但与对侧血管或同侧非梗死相关血管区域比较,其程度较轻
3 级	正常心肌冲刷或造影剂显影,与对侧血管或同侧非梗死相关血管区域程度相同

表 26-4　TMP 分级

级别	血管造影影像特征
0 级	造影剂不能进入微循环。罪犯血管供应区域心肌没有或只有极微量显影,即缺乏"毛玻璃"(blush)样表现
1 级	造影剂可以缓慢进入微循环,但不能排空。罪犯血管供应区域心肌有显影和存在"毛玻璃"(blush)样表现,但造影剂不能从微循环清除。在下一次造影时(大约间隔 30 s),造影剂染色仍持续存在
2 级	造影剂充盈微循环和排空均延缓。罪犯血管供应区域心肌有显影和存在"毛玻璃"(blush)样表现,但在排空期结束时仍有造影剂滞留(即在排空期 3 个心动周期后仍有造影剂滞留,在整个排空期期间,显影密度没有或仅有轻微减弱)
3 级	造影剂可以正常地充盈微循环并排空。罪犯血管供应区域心肌有显影和存在"毛玻璃"(blush)样表现,并且可以正常地清除。在排空期结束时没有或仅有轻中度造影剂滞留(即在排空期 3 个心动周期后没有或仅有轻中度造影剂滞留,在整个排空期期间,显影密度明显减弱),造影剂充盈和排空的速度与非罪犯血管相似

(三)梗死相关冠状动脉开通的临床判断标准

AMI 溶栓治疗在我国开展早期阶段,中国医学科学院阜外心血管病医院根据急性心肌梗死溶栓治疗前后的临床特点和部分 AMI 患者溶栓前后梗死相关血管的开通情况,结合治疗后血管开通与否对比临床特点的变化,探讨和制订了血管开通临床无创判定指标,并被中华心血管杂志推荐推广应用。到目前为止仍是国内基层医院医生临床判定冠状动脉开通的最基本方法。

(1)心电图 ST 段抬高最显著的导联在溶栓剂开始后 2 h 内或其间每半小时间期回降 50%;或反常性一过性 ST 段抬高或伴再次胸痛,随即 ST 段回降和胸痛消失;或 ST 段回降伴有明显 T 波倒置。

(2)胸痛自溶栓开始后 2 h 内完全缓解或减轻 70% 以上。

(3)自开始溶栓后 2 h 内出现加速性室性自主心律、室性心动过速、心室颤动或房室或束支传导阻滞突然消失,或在下、后壁梗死出现一过性窦性心动过缓、房室传导阻滞或伴有低血压状态。

(4)血清肌酸激酶 MB 同工酶(CK-MB)峰值提前到发病后 14 h 内,血清总肌酸激酶(CK)峰值提前到发病后 16 h 内。

在临床实践中,认为具有以上 4 项中两项判为开通,但第 2 和第 3 项组合不能判为开通,如第 1、第 2 和第 4 项临床指标同时具备时,预测再灌注的特异性及预测值均可达 100%,敏感性为 70.6%。

以上临床再开通指标中,心肌 CK 和 CK-MB 酶峰值提前特异性较高,受其他因素影响小。尤其在溶栓后尽早测定就可显示出高的敏感性和特异性。文献报道溶栓后早期测定肌红蛋白、肌钙蛋白水平对判断冠状动脉开通,梗死相关冠状动脉是否成功再灌注也有较高的敏感性和特异性。这些临床指标判断对溶栓失败的 AMI 患者非常重要。因为尽早断定溶栓后冠状动脉未开通,可考虑其他再灌注治疗方法,例如补救性 PCI 或急症 CABG 术,以挽救更多存活心肌。其他临床无创指标的敏感性和特异性均较心脏标记物早期测定低,并可能受很多因素影响。例如胸痛缓解时应考虑是否由麻醉的止痛作用所致或心肌梗死进展过程中的自然消除作用;"再灌注心律失常"——如室性心动过速或心室颤动,很多情况下都可以发生,可以是缺血性的或是再灌注性的。但加速性室性自搏心律出现对判断再灌注有较强特异性。心电图抬高的 ST 段回复也受梗死部位室壁运动障碍影响,因此也不是较可靠指标。在临床上 AMI 溶栓治疗的患者胸痛完全缓解,心电图抬高的 ST 段完全恢复,短阵加速性室性自搏心律三次指标均达到者只占 10%。

目前国内许多 AMI 溶栓治疗的研究均以此标准作为临床再灌注指标。近年来通过同国外大量 AMI 冠状动脉造影的 TIMI 血分段对照研究更进一步印证了上述临床指标的相对准确性和可行性。

六、溶栓治疗不成功 AMI 患者的处理

AMI 患者溶栓治疗后的结果不外乎两种,即成功和不成功。如果溶栓治疗成功,其临床效果则很快会出现;若无效,则往往会给以后的治疗带来挑战和对患者的预后大打折扣。因此,溶栓失败患者的处理也是广大临床医生面临的棘手问题。目前虽然尚未对溶栓不成功的患者制订出"明确"的治疗策略,但是一般来讲,应根据医院条件、患者病情以及经济收入情况采取一些相对积极的治疗措施。

(一)再次药物溶栓治疗

目前从循证医学角度看,尚未有临床试验证实溶栓失败 AMI 患者再次溶栓治疗的净效益。但是,在不能开展冠状动脉介入治疗条件下,可考虑给 AMI 溶栓后再发心肌梗死患者再次溶栓治疗,从而达到成功再灌注治疗的目的。再次溶栓时应注意考虑溶栓药物制剂的类型、剂量、时机、可能的出血,以及再次溶栓成功与否对患者的效益等因素。一般来讲,再次溶栓治疗的风险更大,因此在决定溶栓治疗前,应慎重考虑利弊关系。

(二)补救性 PCI 术

紧急 PCI 术是 AMI 的再灌注治疗主要手段之一,可使梗死相关动脉达到完全开通,并减少溶栓的出血危险。许多临床试验已经证实了 AMI 患者急诊 PCI 术优于药物溶栓治疗,技术操作成功率及冠状动脉开通率可达 90% 以上。在药物溶栓治疗失败的情况下进行补救性 PCI 术也可作为一种辅助手段。补救性 PCI 是指溶栓失败后 12 h 内患者仍有持续性或反复心肌缺血表现时进行的 PCI 术与延迟 PCI 或常规药物治疗相比,补救性 PCI 能使梗死相关动脉开通率增加,住院期间不良事件减少。在 RESUCE 研究中认为补救性 PCI 对溶栓失败者较为有利,该实验对 151 例溶栓治疗失败的前壁梗死患者随机分为 PCI 组和内科保守治疗组,结果表明 PCI 组 30 d 左心室射血分数明显高于内科保守治疗组,死亡及心功能不全者明显低于内科治疗组。但是,补救性 PCI 的风险性较大,成功的补救性 PCI 预后相对较好(住院病死率为 5%~10%),不成功的则预后不佳(住院病死率为 25%~40%)。在 GUSTO-1 亚组的研究中,补救性 PCI 总病死率为 11%(其中成功者为 8%,失败者 30%),较溶栓失败后不进行补救性 PCI 者高。目前我国的急性心肌梗死治疗指南建议溶栓失败可考虑补救性 PCI。溶栓后仍有胸痛、ST 段抬高无明显回落,应尽早冠状动脉造影,若 TIMI 血流 0~2 级应立即进行补救性 PCI 术。

（三）冠状动脉旁路移植术（CABG 术）

溶栓失败后紧急行 CABG 术尚缺乏系统临床研究资料。但是有下列情况者，仍可考虑紧急 CABG 术，以挽救患者生命。例如，溶栓或 PCI 术后仍存在持续胸痛；选择性冠状动脉造影显示高危冠状动脉解剖病变不适合紧急 PCI 术；有心肌梗死机械性并发症，如室间隔破裂、乳头肌断裂、血流动力学不稳定者。急诊 CABG 术死亡率高，PAMI 研究中 5％患者选择紧急 CABG 术，手术死亡率为 6.4％。取样期 CABG 术为 2.0％。

（李志华）

第二节　冠心病的抗栓治疗

静脉溶栓治疗 ST 段抬高 AMI 的地位早已确立，并且取得令人瞩目的进展，但我们仍然面临着巨大挑战。临床试验研究表明，溶栓治疗时仅 50％～60％的患者恢复 TIMI 3 级血流，10％～25％溶栓后成功冠状动脉再开通者又发生再闭塞，缺血复发和再梗死发生率至少 3％～5％。另外溶栓治疗最危险的并发症是 0.5％～1％发生颅内出血。因此，一方面是溶栓药物的疗效还不尽如人意，另一方面从安全角度考虑，又限制了这类药物的应用。所以我们面临的问题是如何提高成功的持久的再灌注率，减少冠状动脉再闭塞发生率，并不增加颅内出血危险。另外，对 UA 和 NSTEMI 患者而言，抗血栓治疗对于改变其疾病过程、减少心血管事件、改善预后、预防介入治疗并发症等是非常重要的。大量的临床实验已经证实了抗血栓治疗对 AMI、PCI、CABG、UA 和 NSTEMI 患者所带来的效益。中国医师协会循证医学专业委员会推荐的《冠状动脉硬化心脏病抗栓治疗专家共识》为广大临床医生提供一个非常适合中国国情的抗栓治疗策略，非常有利于指导正确应用冠心病的抗栓治疗。

一、抗血栓治疗的病理生理基础

血栓溶解的同时可能会出现血栓形成，两者是对立的、动态的、同时进行的过程。冠状动脉急性斑块破裂后冠状动脉内血栓形成的周围有明显的血小板激活和聚集；血栓内部激活的凝血酶也可以结合到纤维蛋白和纤维蛋白降解产物上；溶栓后残留的附壁血栓表面存在纤维蛋白结合凝血酶，这些均有高度致血栓活性。另外，血栓溶解时形成的纤维蛋白溶酶激活凝血因子 V，通过凝血酶原激酶复合体，也有助于生成凝血酶。

另外许多研究证明，在溶栓过程中血小板可被溶栓剂直接激活，也可间接通过凝血酶或纤维蛋白溶酶激活。这些研究结果为溶栓治疗的同时联合抗栓治疗提供了理论依据。溶栓联合抗栓治疗可以抑制和改变冠状动脉血栓形成的过程；可以促进冠状动脉血流更完全、更持久地恢复；可以通过减轻与血小板激活有关的血栓栓塞作用改善组织灌注；可以试图减少溶栓药物剂量来减少严重并发症的发生。大量抗栓治疗的临床试验已经证实了抗栓治疗为广大接受溶栓治疗的患者所带来的明显效益。抗栓治疗主要针对凝血酶和血小板两个环节，可称为抗凝血酶治疗和抗血小板治疗，已成为 ACS、PCI 及溶栓治疗的重要治疗之一。

二、抗血小板治疗

血小板在冠状动脉斑块破裂后的血栓形成过程中起着关键作用。在 AMI 患者，无论 ST 段是否抬高，都有血小板聚集参与过程。在 UA 患者，其发病机制也主要是由于血小板参与导致不完全血栓形成所致。富含血小板的血栓比富含纤维蛋白和红细胞血栓更难溶解，因此在 AMI 患者不论是否接受溶栓治疗，均应积极抗血小板治疗。许多研究已证实了抗血小板治疗对 ACS 患者的巨大益处，可使病死率相对危险下降为 25％～50％。

（一）阿司匹林

1.药理及药代学特性

阿司匹林（aspirin）临床应用已有100年历史，早期作为解热镇痛药物用于临床，近年来作为抗血小板制剂广泛应用于心血管疾病。

阿司匹林抗血小板作用机制主要是通过抑制血小板环氧化酶，阻止花生四烯酸代谢合成血栓素（thromboxane A_2，TXA_2），选择性抑制通过 TXA_2 途径诱导的血小板聚集。阿司匹林大剂量也可抑制血管内皮细胞环氧化酶，使前列环素合成减少，抑制血管壁 PGI_2 的合成，从而抑制血小板聚集，防止血栓形成。另外，阿司匹林可能还有其他作用机制，例如抗感染作用。

阿司匹林口服后吸收迅速，在胃肠道吸收，血浆浓度在1～2 h达到高峰，半衰期为18～20 min。主要代谢产物是水杨酸。

2.剂量和应用

临床应用剂量尚无统一标准，一直是人们争论的问题，极小剂量的阿司匹林20～40 mg/d就能抑制78%以上的 TXA_2 生成。许多临床试验对不同剂量阿司匹林进行了比较，2 849例患者随机分为高剂量组（650，1 300 mg）和低剂量组（80，325 mg），研究结果显示低剂量组死亡、MI、脑卒中危险比高剂量组相对较低（30 d 5.4%比7.0%，$P=0.07$；3个月时6.2%比8.4%，$P=0.03$），于是更加支持应用小剂量。剂量可因治疗的心血管疾病不同而有所区别，一般情况下，每日剂量范围75～300 mg，大剂量可引起胃肠不良反应。首次服用300 mg，3～5 d后改为维持量75～100 mg。西方国家最初几日为每日160～325 mg，数日后改为每日75 mg，为了尽快吸收可用水溶剂。阿司匹林禁忌证包括活动性出血、活动性消化道溃疡、未控制的严重高血压等。

3.相关临床试验

阿司匹林未能证明其具有增强溶栓制剂的溶栓作用，但许多临床试验证明溶栓成功之后可以预防或延缓再灌注血管的再闭塞，从而降低心血管事件发生率。

ISIS-2临床试验（第二次国际梗死生存报道）入选发病在24 h内AMI患者，17 187例随机分为阿司匹林治疗组（8 587例）和对照组（8 600例），治疗后5周死亡率阿司匹林组为9.4%，对照组为11.8%，危险度下降23%。SK^+ 阿司匹林组5周死亡率为8.0%，对照组13.2%，相对危险下降42%。ISIS-2临床试验证实了AMI患者溶栓治疗后口服阿司匹林160 mg对死亡率影响的有益作用，同时显示并未导致更严重的出血并发症。这可能和阿司匹林预防再灌注动脉再闭塞和防止反复缺血有关。该研究显示阿司匹林可降低死亡率危险23%，同时接受两种联合治疗（SK^+AS）的患者病死率危险性可降低42%。阿司匹林降低病死率的影响和用药时间有关。发病4 h内应用降低病死率危险25%，5～12 h应用降低病死率危险21%。

20世纪80年代早期完成的两个大型临床试验，证实了应用阿司匹林治疗UA患者的效果，在大约4 000例UA患者抗血小板治疗可使心血管事件降低36%。

4.阿司匹林耐药现象

尽管阿司匹林对冠心病的疗效已经很清楚，但是有许多迹象表明，有一部分患者应用标准剂量的阿司匹林无明显疗效，仍有血栓事件发生，即对阿司匹林发生耐药。发生阿司匹林耐药的机制尚不清，但已有些研究证据表明某些健康人或冠心病患者口服阿司匹林后对血小板的作用存在个体自身与个体之间的差异，8%～50%的患者对阿司匹林存在耐药倾向，即所谓阿司匹林抵抗。在临床研究中也有证据表明有耐药患者存在。一项研究表明，1/3突发心脏事件的患者口服阿司匹林2 h有反应，但在12 h内也会产生耐药，同时发现这些患者2年内心血管事件明显高于对阿司匹林有反应者。尽管存在阿司匹林抵抗，但临床不应放弃抗血小板治疗，可以对这类患者加大阿司匹林剂量或换用其他抗血小板药物。

（二）噻氯匹定

1.药理及药代学特性

噻吩吡啶类药物主要通过拮抗血小板ADP受体抑制血小板的激活与聚集，对胶原、凝血酶、花生四烯酸和肾上腺素等诱导血小板聚集也有抑制作用。不影响环氧化酶活性,但有研究表明可干扰纤维蛋白原同血小板结合。噻吩吡啶类药物主要包括噻氯匹定(抵克力得,ticlopidine)和氯吡格雷,临床上主要和阿司匹林联合应用于 ACS 和 PCI 患者。噻氯匹定本身无活性,但经过肝脏代谢后的代谢产物才有活性。噻氯匹定口服吸收后 3 h 内达到血浆浓度高峰,口服吸收率为 80%～90%,但要达到最大抑制血小板水平需要 3～5 d,半衰期为 24～33 h,产生这种延迟的抗血小板作用的原因尚不十分清楚。

2.剂量、用法及不良反应

常规用药剂量为 250 mg,每日 2 次,1～2 周后改为 250 mg,每日 1 次。口服噻氯匹定的主要不良反应包括恶心、皮疹、腹泻,大约占 10%。最严重的不良反应是粒细胞减少(约 10%),血栓性血小板减少性紫癜发生率很低,约 0.03%,这可能主要是继发于对骨髓直接抑制作用或免疫反应。有学者曾遇到 1 例女性患者口服噻氯匹定未进行血细胞监测,最后导致再生障碍性贫血样血象变化,全血细胞均严重减少。因此口服该药早期应每周监测血细胞和血小板计数,一旦发现白细胞、血小板减少应立即停药,往往是可逆的。目前临床应用有所减少。

3.相关临床研究

临床应用噻氯匹定的经验多来自冠心病的二级预防研究和介入治疗的研究,这些临床试验表明可使心血管事件下降 10%。在急性 AMI 溶栓治疗中作为抗血小板辅助治疗的价值,尚无临床试验报道。Balsano 等报道 UA 患者应用噻氯匹定的临床试验(STAI 试验),652 例 UA 患者随机分为服用噻氯匹定组(250 mg,每日 2 次)和安慰剂对照组,随访 6 个月。显示治疗组致死性和非致死性心肌梗死发生率相对危险降低 46%。

(三)氯吡格雷

1.药理及药代学特性

氯吡格雷(clopidogrel)的化学结构、功能及作用类似于噻氯匹定,属于 Thienopyridines 族类药物,是近年来合成的新一代 ADP 受体拮抗剂。氯吡格雷通过选择性抑制 ADP 和血小板受体的结合,抑制 ADP 介导的血小板活性,抑制血小板聚集,也通过其代谢产物发生作用。同噻氯匹定不同的是,氯吡格雷起效快,口服后代谢产物可在 2 h 达到抗血小板作用高峰。但是预先未进行负荷剂量用药,氯吡格雷需要 5 d 才能达到最大抑制血小板作用。

2.剂量和用法

常规用药首剂 300 mg/d,维持量 75 mg/d。氯吡格雷耐受性好,无阿司匹林的胃肠道不良反应。无噻氯匹定的对骨髓的直接抑制作用。因此,不能用阿司匹林和有噻氯匹定不良反应的患者,可换用氯吡格雷,但该药价格昂贵。

3.相关临床试验

CAPRIE 临床试验(clopidogrel versus aspirin in patients at risk of ischaemic events)是一个国际多中心随机双盲试验。入选 19 185 患者,比较每日口服氯吡格雷 75 mg 和每日口服阿司匹林 325 mg 癌降低冠心病患者心血管事件(心肌梗死、缺血性卒中和血管性死亡)的临床疗效,平均随访 1.6 年。结果表明,氯吡格雷组(9 599 例)心血管事件为 5.32%,阿司匹林组(9 586 例)5.83%,P=0.043,表明氯吡格雷和阿司匹林均能有效降低心血管性事件,而且氯吡格雷比阿司匹林相对危险性下降 8.7%。CURE 试验(UA 患者应用氯吡格雷预防缺血事件试验)将发病在 24 h 以内的 12 562 例 UA 或 NSTEMI 患者随机分为对照组和氯吡格雷组,两组均同服阿司匹林。结果显示,心血管事件对照组为 11.5%,氯吡格雷为 9.3%。严重出血不良反应,对照组 2.7%,氯吡格雷组 3.7%;治疗组出血并发症较多,但威胁生命的大出血较少。该试验还表明,在 UA 和 NSTEMI 患者联合应用阿司匹林和氯吡格雷效果更好。CLARITY-TIMI28 研究和 CommIT/CCS-2 研究均证实 AMI 未行 PCI 患者联合应用阿司匹林和氯吡格雷均可获益,可使梗死相关动脉闭塞、死亡和心肌梗死复发减少 36%,而严重出血并发症未增加。

（四）血小板糖蛋白Ⅱb/Ⅲa(GPⅡb/Ⅲa)受体拮抗剂

1.药理及药代学特性

血小板功能活性在ACS中的重要地位已非常明确,而血小板表面的糖蛋白Ⅱb/Ⅲa受体在血小板聚集过程中扮演着重要角色。GPⅡb/Ⅲa受体拮抗剂通过占据该受体阻断纤维蛋白原结合,防止血小板聚集,从而具有抗血栓形成的作用,因此阻断GPⅡb/Ⅲa受体药物研究近年来越来越受到重视。目前美国FDA批准临床应用的3种胃肠道外GPⅡb/Ⅲa受体拮抗剂分别为阿昔单抗(abciximab,reopro)、埃替非巴肽(integrilin eptifibatide)和替罗非班(tirofiban,aggrastate)。

阿昔单抗为血小板膜GPⅡb/Ⅲa受体的单克隆抗体,采用基因工程技术制备重组鼠-人嵌合抗体,对血小板GPⅡb/Ⅲa受体具有特异性。通过阻断纤维蛋白原介导的血小板的相互联结,阻断所有激动剂引起的血小板聚集反应。临床前期实验和对患者的药物学评价都表明,对血小板的聚集抑制达到80%以上。该药具有特殊的药代动力学特性,血浆清除需要25 min,但体内代谢半衰期可达7 h,停止静脉应用后14 d仍能检测出与血小板结合的抗体。阿昔单抗是最早应用于临床的GPⅡb/Ⅲa受体拮抗剂。该药为静脉制剂。目前主要用于冠心病介入治疗前,尤其急性冠状动脉综合征急诊介入治疗前。一般使用方法,首次冲击量(bolus)0.125 mL/kg,然后以总量7.5 mL维持静滴24 h(即7.5 mL阿普单抗溶于250 mL生理盐水中,以10 mL/h速度持续静滴24 h)。

埃替巴肽属于小分子的GPⅡb/Ⅲa的受体拮抗剂,因此引起抗原抗体反应可能性小。与GPⅡb/Ⅲa受体亲和力比阿昔单抗小,因此一旦静脉应用停止,可以从血液循环中很快消失。埃替巴肽的血清清除半衰期为2.5 h。由于绝大多数药物经肾脏排出,因此严重肾脏功能损伤对血清清除率有影响。

替罗非班是基于RGD(精氨酸-甘氨酸-天冬氨酸)氨基酸序列的小分子GPⅡb/Ⅲa受体拮抗剂,可逆地拮抗血小板膜GPⅡb/Ⅲa受体,通过阻断纤维蛋白原介导的血小板的交互联结,阻断血小板的聚集。其半衰期2 h,主要由尿液中排出。如果清除率下降,应调整这些药物的应用。国产盐酸替罗非班氯化钠注射液(欣维宁)在临床上主要用于ACS患者和PCI患者。ACS患者起始30 min用0.4 μg/(kg·min)静滴,然后继以0.1 μg/(kg·min)维持滴注。PCI患者起始推注剂量10 μg/kg,推注时间为3 min,然后继以0.15 μg/(kg·min)静滴,持续时间24～48 h。严重肾功能不全患者剂量减少50%。

2.相关临床试验

溶栓治疗是AMI再灌注治疗最常用最经典的方法,但是高达50%的患者不能达到完全持续性再灌注。实验研究证实小剂量的纤溶药物与GPⅡb/Ⅲa受体拮抗剂联合使用,可以获得迅速有效而稳定的血栓溶解作用。许多大规模临床试验对血小板GPⅡb/Ⅲa受体拮抗剂在AMI患者疗效及安全性进行了研究。结果表明,这些药物能减少ACS患者的病死率及心肌梗死的发生率。

TAMI-8(1993)是最早联合使用GPⅡb/Ⅲa受体拮抗剂和溶栓治疗的临床试验。入选60例,发病在6 h内,用rt-PA溶栓治疗的AMI患者,梗死相关血管开通率达92%,而对照组56%。结果表明联合用药有提高血管开通和改善临床结果的趋势。

TIMI-14(心肌梗死溶栓治疗-14)临床试验,入选888例AMI患者,随机接受阿昔单抗加低剂量rt-PA或链激酶和单用全剂量溶栓药物治疗,rt-PA 50 mg联合应用阿昔单抗,90 min时冠状动脉造影76%达到TIMI 3级血流。单用rt-PA组57%,链激酶150万U联合应用阿昔单抗80%以上达到TIMI 2～3级血流,主要出血并发症发生率联合用药组(7%～10%)比单独溶栓治疗组(3%～6%)高。本试验由于规模较小,尚不能确定联合治疗的确切疗效。

IMPACT-AMI研究比较:埃替巴肽和对照组在同时接受t-PA,阿司匹林的106例AMI患者的临床效果。结果显示治疗组90 minTIMI 3级血流66%,对照组39%(P<0.01),而严重出血事件两组发生率相同(4%比5%)。在此基础上IMPACT-Ⅱ试验评价了埃替巴肽PCI术后对MI、死亡、CABG、再次PCI的影响。共入选4 010例,随访30 d,结果显示,终点事件安慰对照组11.4%,治疗组9.2%。治疗组严重出血事件并未增加。GUSTO-Ⅳ临床试验入选16 588例AMI患者,比较了减量溶栓药物联合应用GPⅡb/Ⅲa受体拮抗剂与标准剂量溶栓药物的疗效。结果显示30 d时各种原因死亡联合用药组3.5%,

单独 rt-PA 组 5.5%;再梗死率分别为 0.9% 和 2.8%;血管重建率 2.6% 和 3.7%,均有下降趋势,而颅内出血并没有增加(0 和 0.9%)。

总之,GP Ⅱ b/Ⅲ a 受体拮抗剂在治疗 ST 段抬高的 AMI 中的地位尚需要更多临床试验加以证实。这些试验将为我们提供更多的有关溶栓治疗联合应用 GP Ⅱ b/Ⅲ a 受体拮抗剂的资料。临床上,GP Ⅱ b/Ⅲ a 受体拮抗剂目前主要用于 ACS 患者的急诊介入治疗,可明显减少急性和亚急性血栓形成的发生率,尤其高危的 ACS 患者。到目前为止,大约 35 000 例 UA 和 NSTEMI 患者参与了 GP Ⅱ b/Ⅲ a 受体拮抗剂治疗试验,但只有那些进行 PCI 治疗的患者才能获得更大效益,而在未进行 PCI 的患者疗效尚不确定。

这些年来除了静脉制剂外,也合成了多种口服的 GP Ⅱ b/Ⅲ a 受体拮抗剂,例如 sibrafiban,xemilofiban,lefradafiban,lamifiban 等,并有临床试验研究问世,如 TIMI-12、EXCITE 等。但其结果显示应用口服 GP Ⅱ b/Ⅲ a 受体拮抗剂并不优于阿司匹林,因此还需进一步观察研究。

三、抗凝血酶治疗

血栓形成过程中凝血酶也是一个关键环节,凝血酶可使纤维蛋白原转变为纤维蛋白最终形成血栓,抗凝治疗也是一个不可缺少的重要角色。早在溶栓治疗时代之前,AMI 患者静脉注射肝素就可使相对病死率降低 10%~30%,同时再梗死发生率、肺栓塞和脑卒中发生率亦降低。AMI 抗凝治疗的理由是建立和保持梗死相关动脉的通畅。另外也包括预防深静脉血栓形成、肺栓塞、心室内血栓形成。

(一)普通肝素

1.药理及药代学特性

肝素(unfractionated heparin,UFH)是一种多糖类物质的混合物。肝素由肥大细胞所产生和释放,1916 年首先从肝脏及心脏分离出来。药用肝素主要从牛肺和猪肠黏膜中提取,分子量为 3 000~30 000 Da,平均 15 000 Da。肝素抗凝活性的激活需抗凝血酶Ⅲ(ATⅢ),UFH 通过与血浆中的 ATⅢ 结合形成复合物,从而灭活多数外源性凝血因子,包括因子Ⅱa、Ⅹa、Ⅸa、Ⅺa 和Ⅻa 等,但主要抑制Ⅱa 和Ⅹa 因子。通过加速凝血酶的灭活,使其不能将纤维蛋白原转变为纤维蛋白,最终抑制了血凝块的形成。另外,肝素还可以通过中和内皮细胞表面的电荷,促进内皮释放因子途径抑制物和 t-PA 等抗凝作用和纤溶作用。肝素也可抑制血小板聚集,可改变血液黏度,促进血液流动。

2.临床应用

(1)急性心肌梗死:急性心肌梗死患者应用肝素的治疗基本原理包括预防深静脉血栓、肺栓塞、心室内附壁血栓形成。回顾再灌注时代以前随机临床试验显示静脉应用肝素的 AMI 患者,不论是否伴有 ST 段抬高,若无抗凝禁忌证就应常规应用肝素。一般使用方法是先静推 5 000 U 冲击量,随后以 1 000 U/h 持续静脉滴注,每 4~6 h 测定 1 次 APTT 或 ACT,并根据测定结果随时调整剂量,保持其凝血时间延长至对照的 1.5~2 倍,静脉应用肝素一般持续 48~72 h。以后可改用皮下注射 7 500 U,每 12 h 1 次,注射 2~3 d。

对于接受溶栓治疗的 AMI 患者,肝素的用法和用量依据溶栓治疗的药物类型及是否存在体循环栓塞危险因素而有所不同。肝素可作为 t-PA、r-PA 和 TNK-tPA 溶栓治疗的辅助用药。Rt-PA 为选择性溶栓剂,半衰期短,对全身纤维蛋白原影响较小。血栓溶解后仍有再次血栓形成的可能,故需要充分的抗凝治疗。尿激酶和链激酶均为非选择性溶栓制剂,对全身凝血系统影响较大,包括消耗凝血因子Ⅴ和Ⅷ,大量溶解纤维蛋白原,因此不需要充分抗凝治疗。但在有体循环血栓高危因素,如大面积前壁心肌梗死伴明显室壁运动异常或心房颤动的患者应通常应用肝素静脉注射,目标使 APTT 达到 60~70 s。

(2)不稳定型心绞痛和非 Q 波心肌梗死:UA 和非 Q 波心肌梗死患者常处于高凝状态,特别是凝血酶处于高敏状态,因此肝素已成为 UA 和非 Q 波心肌梗死患者的标准治疗手段。许多随机双盲安慰剂对照临床试验已经评价了肝素治疗 UA 和非 Q 波 MI 的效果。单独应用可有效预防 AMI 和复发性心绞痛,同阿司匹林合用可使心血管死亡率和 MI 发生率危险下降 30%。静脉应用的肝素用法是 75 U/kg 静推,然后 1 000 U/h 持续静滴 48 h 左右,维持 ACT 是正常对照的 1.5~2.0 倍。

3.相关临床试验

许多临床试验评价了肝素在治疗 AMI 患者的治疗效果。但是,由于研究设计方案存在差异,溶栓制剂、辅助用药及冠状动脉造影诊断时间不同,很难比较和得出明确的结果。

LATE 研究(late assessment of thrombolytice efficacy,LATE)研究了 AMI 发病在 6～24 h 内开始溶栓治疗的 2 821 例患者。经非随机的亚组分析,rt-PA 加静脉肝素组 35 d 死亡率为 7.6%,不加肝素组为 10.4%。在 GUSTO 试验中,链激酶溶栓＋皮下注射肝素治疗组 35 d 死亡率为 7.2%,对照组为 7.4%,无统计学差别。这些试验结果表明,用 rt-PA 溶栓的患者加用肝素优于链激酶溶栓加肝素联合应用。

HART 试验(肝素-阿司匹林再灌注试验)研究评价了 rt-PA 溶栓治疗合并肝素或阿司匹林的临床价值。结果显示,肝素组在溶栓后 7～24 h 内开通率 82%,阿司匹林组为 52%,两组存在明显差异;肝素组 TIMI 血流 3 级为 68%,阿司匹林组 60%;24 h 肝素组再缺血复发 8 例,阿司匹林 2 例。这些结果提示,肝素联合 rt-PA 溶栓治疗梗死相关动脉开通率明显高于口服阿司匹林者。同样在 LIMITS 研究也表明,AMI 患者用 Saruplase 溶栓和静脉注射肝素治疗,不用阿司匹林,梗死相关动脉再开通率较对照组高(79%比 57%)。

在 HEAP 研究(心肌梗死早期肝素开通研究)中,研究人员观察了肝素对 AMI 早期开通的结果。年龄<75 岁怀疑为 AMI 患者 198 例,在急诊 PCI 术前 90 min 应用肝素(300 U/kg),90 min 冠状动脉造影显示治疗组开通率 51%(其中 TIMI 2 级 20%,TIMI 3 级为 31%),而安慰对照组仅为 18%。也有一些试验,如 DUCCS-Ⅰ试验并未证实肝素对梗死相关动脉开通的有益作用。

Theroux 等在 20 世纪 80 年代完成的肝素安慰剂对照试验,评价了 UA 患者阿司匹林联合静脉应用肝素的效果。结果显示,肝素组降低 MI 危险性 89%,降低严重心绞痛发生危险 63%。RISC 试验(男性 UA 患者应用小剂量阿司匹林和静脉肝素的心肌梗死危险和死亡)评价了 UA 和 NSTEMI 患者的疗效,入选 796 例随访 1 年。结果显示,单独阿司匹林组明显降低死亡和心肌梗死的危险,单独肝素组没有受益,而阿司匹林和肝素联合治疗组在最初治疗阶段即可获益,心血管事件发生率最低。

(二)低分子量肝素

低分子量肝素(LOW molecular weight heparins,LMWH)为普通肝素的一个片段,是通过有控制的酶或化学反应裂解普通肝素后制备成的各种长度的糖链,平均分子量在 4 000～6 500 Da 之间。其抗因子Ⅹa 作用是普通肝素的 2～4 倍,但抗因子Ⅱa 作用弱于普通肝素。由于效应倍增,应用方便,加上不需要监测 APTT,因此人们把更多的兴趣从普通肝素转移到低分子量肝素的应用上。

1.低分子量肝素临床应用

(1)急性心肌梗死:许多临床试验评价了低分子量肝素作为普通肝素替代物用于溶栓辅助治疗的效果。HART-Ⅱ、ASSENT-3、ENTIRE-TIMI23 和 AMI-SK 等研究已经显示,在用 t-PA 或链激酶进行溶栓治疗时,低分子量肝素作为抗凝血酶制剂辅助治疗优于普通肝素。可以替代 UFH 用于溶栓患者的抗凝治疗,近期的大规模 EXTRACT-TIMI25 研究为 LMWH 与多种溶栓药物的联合应用提供了确实的证据。

(2)不稳定型心绞痛和非 ST 段抬高心肌梗死:到目前为止,有关低分子量肝素在 UA 和非 Q 波 MI 患者应用的临床试验资料汇总结果表明,同普通肝素相比,低分子量肝素治疗可使心肌梗死的死亡危险性降低 15%,因此低分子量肝素的作用越来越被重视。目前一致认为,在治疗 UA 和非 Q 波 MI 患者中,低分子量肝素的作用效果至少和普通肝素等同或优于普通肝素。ESSENCE 试验(UA 和 NSTEMI 患者皮下注射克赛预防冠状动脉事件的效果和安全性的研究)检验了低分子量肝素克赛对 UA 和非 Q 波 MI 治疗的效果。3 171 例 UA 和非 Q 波 MI 患者随机分配至克赛组和普通肝素组,主要观察终点指标是住院后 14 d、30 d 和 1 年的死亡率、MI 和复发心绞痛。结果显示克赛组 14 d 终点事件明显减少(16.6%比 19.8%,P=0.019);30 d 时克赛组事件发生仍较普通肝素组减少(19.8%比 23.3%,P=0.016);30 d 时克赛血管重建率少(27.0%比 32.2%);随访 1 年时仍显示低分子量肝素优于普通肝素(22.8%比 26.6%)。

ERISC 试验(fragmin during instability in coronary artery disease)评价了 1 506 例 UA 和 NSTEMI

患者应用皮下注射法安明的治疗效果,共治疗 6 d。同安慰剂对照组相比,在 6 d 治疗期间,死亡率、再梗死发生率危险下降 63%;40 d 时法安明组的复合终点事件(死亡、MI、血管重建)发生率仍明显降低(18.0%比 23.7%)。

2.常用制剂及剂量

目前临床上应用的低分子量肝素有多种,每一种都有其不同的个性特点,所以应将它们个别化考虑,而不应将它们作为一类可以互相替代的药物,这些药物在临床试验中的不同疗效,反映了不同的抗因子Ⅹa 和抗因子Ⅲa 的比例。另外它们的制备方式,分子结构与分子量不同,因此体内半衰期、生物利用度、抗凝血酶作用不同,因此彼此所针对的临床适应证也不尽相同。

不同低分子量肝素治疗的参考剂量如下:①克赛:抗Ⅹa/Ⅱa 活性比值 3.9,1 mg(0.01 mL)=100 U 抗Ⅹa 活性。体重<65 kg 者 40 mg,>65 kg 者 60 mg 或按 1 mg/kg 计算,皮下注射,每 12 h 1 次。②速避凝:抗Ⅹa/Ⅱa 活性比 3.5,1 mL=9 500 U 抗Ⅹa 活性。体重<70 kg 者 0.4 mL,>70 kg 者 0.6 mL,皮下注射,每 12 h 1 次。③法安明:抗因子Ⅹa/Ⅱa 活性比 2.2,制剂规格有 0.2 mL=2 500 U 抗Ⅹa 活性,0.2 mL=5 000 U 抗Ⅹa 活性;0.2 mL=10 000 U 抗Ⅹa 活性。根据体重 120 U/kg 抗Ⅹa 活性计算,每 12 小时1 次。

(三)水蛭素

水蛭素是活血化瘀中药水蛭的有效成分。20 世纪 50 年代首次从水蛭中分离纯化并命名。水蛭素为凝血酶特异的直接抑制剂,与凝血酶按 1:1 比例紧密结合形成复合物,使凝血酶灭活,与肝素不同,水蛭素与凝血酶结合并不需要 ATⅢ的存在。

水蛭素的作用与肝素比较有以下优点:①水蛭素的抗凝作用不需要血浆中 ATⅢ的存在,不影响ATⅢ的水平,也不被血小板因子或其他蛋白质灭活。②水蛭素除了对凝血酶诱导的血小板聚集有抑制作用外,对血小板功能无影响,不引起外周血液中血小板减少。③水蛭素与肝素抗血栓效力相当时,其抗凝作用较肝素弱,故出血等不良反应少。④水蛭素治疗期间的检测手段比较简便。⑤水蛭素为弱免疫性,人体及动物试验未发现水蛭素特异性抗体。⑥水蛭素对纤维蛋白相结合的凝血酶也有作用,故抗栓作用强而持久,故对溶栓后血管的再堵塞有良好作用,抗栓作用优于肝素。

1.水蛭素的临床应用

(1)AMI 溶栓治疗辅助治疗:183 例 AMI 患者溶栓加用不同剂量水蛭素静脉滴注,先首次静脉注射0.07~0.4 mg/kg,然后以 0.05~0.15 mg/(kg·min)持续静脉滴注,90 min 后冠状动脉造影显示,梗死相关血管开通(TIMI 3 级)率 67%~76%,只有 4.9%开通血管出现再闭塞。

TIMI-5 研究将 246 例 AMI 溶栓患者随机分配到肝素组或 4 种不同剂量的水蛭素组,90 min 水蛭素开通率为 64.8%,肝素组为 57.1%。在 HIT-4 实验中,1 208 例用链激酶的 AMI 患者随机分为水蛭素组和肝素组,其中 447 例 90 min 冠状动脉造影显示水蛭素开通率(TIMI 3 级)为 40.7%,肝素组 33.5%(P=0.016);30 d 结果显示两组出血并发症、脑卒中、再梗死和总死亡率无明显差别,随访 1 年时两组的总死亡率也无明显差别。

(2)水蛭素治疗 UA 和 NSTEMI:OASIS-2 试验(organisation to assess strategies for ischaemic syndrome-2)研究比较了水蛭素和肝素对 UA 和非 Q 波 MI 效果。共入选 10 141 例患者,随访时间 7 d,主要观察终点是心血管死亡、MI、再发心绞痛。肝素组首先静脉注射 5 000 U,然后 15 U/(kg·h)静脉滴注;水蛭素组首先以 0.4 mg/kg 静脉注射,然后 0.15 mg/(kg·h)静脉滴注,持续 72 h,然后根据凝血时间调节剂量,维持 APTT 60~100 s。结果显示,水蛭素组心血管死亡或心肌梗死略比肝素组低(3.6%比4.2%,P=0.077),心血管死亡、MI 和心绞痛复发水蛭素组也低于肝素组(5.6%比 6.7%,P=0.012 5),这些事件主要发生于 72 h 治疗期间,相对危险度 0.78(P=0.015)。主要出血事件水蛭素组比肝素组常见(1.2%比 0.7%,P=0.01)。肝素组血管重建患者比例明显高于水蛭素组(8.1%比 6.9%,P=0.016)。

(四)新型抗凝药物——fondaparinux

fondaparinux 是一种合成戊糖,分子量 1 278 Da,它的序列是与抗凝血酶结合及灭活凝血因子的关键结构,可以通过抗凝血酶催化抑制 X a 因子。其抗 X a 因子活性随血浆药物浓度增加而增强,用药后 3 h 达到高峰,主要经肾脏排除,血浆半衰期为 17～21 h。fondaparinux 作为一种新型抗凝剂,越来越受到临床医生的关注。OASIS-5 和 OASIS-6 两个大型的临床试验也基本上肯定了该药物在冠心病抗栓治疗的作用。

OASIS-5 研究比较了应用 fondaparinux 与依诺肝素的抗凝效果。该研究入选 2 万例 UA 和 NSTEMI 患者。fondaparinux 2.5 mg 每日 1 次皮下注射。依诺肝素 1 mg/kg 每日 2 次皮下注射。9 d 后死亡及心肌梗死发生率两组间无差别,但 fondaparinux 组严重出血并发症减少 50％。该临床试验认为在 UA 和 NSTEMI 抗凝治疗中 fondaparinux 优于 LMWH。

OASIS-6 试验评价对 STEMI 的抗凝治疗效果。入选 12 092 例 STEMI 患者,其中未行再灌注治疗患者 24％,直接 PCI 31％,溶栓治疗 45％。结果显示 fondaparinux 组与安慰剂组比较,30 d 死亡率、心肌梗死发生率减少 21％,出血并发症没有增加。同普通肝素组比较,死亡率及心肌梗死发生率无显著差异,但直接 PCI 患者,导管内血栓形成风险增加,因此建议在选择直接 PCI 患者不宜选用 fondaparinux。

(李志华)

第二十七章

心脏起搏与除颤治疗

心脏起搏术是用低能量脉冲暂时或长期地刺激心脏达到心脏收缩的治疗方法。自 1958 年首次植入埋藏式人工心脏起搏器以来，心脏起搏不断得到发展。我国 1964 年开展了第 1 例经心外膜起搏治疗，1973 年成功植入了第 1 台经静脉心脏起搏器。心脏起搏术主要用于治疗严重心动过缓及（或）防止在缓慢心率基础上发生快速心律失常（抗心动过缓起搏）；起搏器也可以通过快速起搏的方法终止除颤动以外的快速心律失常（抗心动过速起搏）。近年来，起搏器开始用于治疗非心电性疾病，如预防颈动脉窦晕厥，而双心室起搏则可用于治疗难治性慢性充血性心衰，即心室同步化治疗（cardiac resynchronization therapy，CRT）。

心脏起搏分为临时和永久两种。临时心脏起搏是一种暂时性人工心脏起搏术，起搏电极放置时间一般不超过 2 周，脉冲发生器均置于体外，待达到诊断和治疗目的后，随即撤出电极。如仍需继续起搏治疗，则应植入永久性心脏起搏器。

埋藏式心脏转复除颤器（implantable cardioverter defibrillator，ICD）可以通过体内释放电能来终止致命性心律失常而恢复窦性或起搏心律。

一、人工心脏起搏器的原理及组成

（一）人工心脏起搏的原理

脉冲发生器定时发放一定频率的脉冲电流，通过导线和电极传输到心房或心室心肌细胞，使局部心肌细胞受到刺激而兴奋；通过心肌细胞的传导性将兴奋向周围心肌扩散传布，导致整个心房或心室兴奋并收缩。因此，心肌必须在具备兴奋、传导和收缩功能时，人工心脏起搏才能发挥作用。

（二）起搏系统基本组成

主要包括两部分：脉冲发生器和电极导线。常将前者单独称为起搏器。

1.脉冲发生器

由电源和电子线路构成，能产生和输出电脉冲，并感知心肌本身的电活动。其外壳多由钛铸制，具有组织相容性优良、密封性好、不受体液腐蚀、压铸容易等优点，并可作为单极起搏的参照电极。起搏器的电路包括输出电路、感知电路、计时器电路、程控和遥测电路、微处理器、感受器电路、除颤保护和双腔起搏逻辑等。电池主要使用锂－碘电池，电池的寿命取决于起搏器类型、起搏形式等。一旦发生电池耗竭，就应该及时更换起搏器。

2.电极导线

由电极头和电极导线组成，另外还有尾端连接器和固定装置。相对于脉冲发生器近年来的快速发展，起搏电极的发展相对滞后。

（1）电极头：有单极和双极两种。单极电极导线仅有负极，位于电极导线顶端并与心内膜接触，电流自负极流过心脏后回流到起搏器的外壳(正极)构成回路。双极电极导线的负极位于导线顶端,或称端电极。距端电极 1~2 cm 处的环状电极为正极,此时电流的回路几乎局限在心腔内。

(2)导线:是外有绝缘层包裹的导电金属线。通过与心内膜接触的电极将起搏器的电脉冲传递到心脏,并将心脏的腔内心电图传输到起搏器的感知线路。单极电极导线只需一根导电金属线,而双极电极导线需要两根相互绝缘的导电金属线。

(3)尾端连接器:位于电极导线的近端,用于连接电极导线和起搏器的插孔。目前所有起搏电极导线均使用国际标准的 IS-1 连接器,为 3.2 mm 的标准接头。

(4)固定装置:有被动和主动两种。前者利用船锚原理将电极嵌入肌小梁中,此类电极的早期脱位率较高,但慢性起搏阈值低,目前多采用翼状被动固定电极。主动固定的电极导线头部是一可伸缩螺旋装置,它适用于被动电极导线反复脱位及一些特殊部位,如房间隔、室间隔部位的起搏。

二、起搏器编码与分类

(一)起搏器编码

为使各种类型的起搏器命名统一,心脏病学会国际委员会(ICHD)/北美心脏起搏电生理学会(NASPE)/英国心脏起搏与电生理学组(BPEG)共同制定了 NBG 起搏器代码命名(表 27-1)。

表 27-1 NASPE/BPEG 起搏器代码

位置	I	II	III	IV	V
代码字母	起搏心腔	感知心腔	反应方式	程控和效率适应功能	抗心动过速功能
	0=无	0=无	0=无	0=无	0=无
	A=心房	A=心房	T=触发	P=简单程控功能	P=抗心动过速起搏
	V=心室	V=心室	I=抑制	M=多程控功能	
	D=双腔(A+V)	D=双腔(A+V)	D=兼有(A+V)	C=遥测	S=电复律
	—	—	—	R=效率适应	D=兼有(P+S)
制造商专用	S=单腔(A 或 V)	S=单腔(A 或 V)			

(二)起搏器分类

1.根据起搏心腔

分为:①单腔起搏器:如 AAIR、VVIR 等,起搏电极导线单独植入心房或心室。②双腔起搏器:如 DDDR,起搏电极导线分别植入心房和心室。③多腔起搏:如三腔(双心房单心室或单心房双心室)或四腔起搏(双心房+双心室)(主要用于肥厚型梗阻性心肌病及顽固性心衰)。此时,起搏电极导线除常规植入右心房和右心室外,通常尚需通过心脏静脉植入电极导线分别起搏左心房和(或)左心室。

2.根据起搏生理效应

分为:①非生理性起搏,如 VVI 起搏器,只是保证心室按需起搏,而房室电机械活动不同步。②生理性起搏,即尽可能模拟窦房结及房室传导系统的生理功能,提供与静息及活动相适应的心率并保持房室同步,如 AAIR 和(或)DDDR。但实际上,起搏治疗都不可能是完全生理的。如 DDDR 及 AAIR 起搏器,虽然房室同步,但无论心房起搏或心室起搏都存在左、右心房间或左、右心室间的不同步问题。

3.根据是否具有频率适应功能

分为:①频率适应性起搏器:如常用的 AAIR、VVIR 和 DDDR。②非频率适应性起搏器:如常用的 AAI、VVI 和 DDD。

三、人工心脏起搏器的适应证

(一)临时心脏起搏器

作为临时性或暂时性的起搏技术,适合于任何症状性或引起血流动力学变化的心动过缓患者,起搏电极导线放置时间一般不超过 2 周,起搏器均置于体外,待达到诊断、治疗和预防目的后,随即撤出心内起搏电极导线。如病因未能去除而仍需继续起搏治疗者,则应考虑置入永久性心脏起搏器。临时心脏起搏的目的通常分为治疗、诊断和预防。

1.治疗方面

(1)阿—斯综合征发作:各种原因(急性心肌梗死、急性心肌炎、洋地黄或抗心律失常药物等引起的中毒、电解质紊乱等)引起的窦房结或房室传导功能障碍而导致的心脏停搏并出现阿—斯综合征发作,都是行紧急临时心脏起搏的绝对指征。

(2)射频消融术及心脏直视手术引起的一过性三度房室传导阻滞(AVB)。

(3)药物治疗无效的由心动过缓诱发的尖端扭转型和(或)持续性室速。

(4)心律不稳定的患者在安置永久心脏起搏器之前的过渡。

2.诊断方面

作为电生理检查的辅助手段,常用经临时起搏导管采用程序刺激的方法,用于判断:①窦房结功能;②房室结功能。③预激综合征类型。④折返性心律失常。⑤抗心律失常药物的效果。

3.预防方面

(1)预期将出现明显心动过缓的高危患者。如:①心脏传导系统功能不全的患者拟施行大手术及心脏介入性手术。②疑有窦房结功能障碍的快速心律失常患者进行心律转复治疗。③原先存在左束支阻滞的患者进行右心导管检查时。

(2)起搏器依赖的患者在更换新心脏起搏器时的过渡。

(二)永久心脏起搏器

随着起搏工程学的完善,起搏治疗的适应证逐渐扩大。Ⅰ类适应证(即公认的适应证)主要包括以下。

1.病窦综合征导致的有症状的心动过缓

①心动过缓导致心输出量下降,引起如头晕、黑矇、心衰和晕厥等症状。②必须使用某些药物进行治疗,而这些药物又可引起或加重心动过缓并产生症状者,如心动过缓—心动过速综合征而必须用药物控制心动过速发作者。

2.任何阻滞部位的二度以上 AVB 伴下列情况之一者

①症状性心动过缓。②虽无临床症状,但已证实心室停搏≥3s 或逸搏心率 ≤40 次/分;③射频消融房室交界区或心脏外科手术后导致的不可逆性三度 AVB。④神经肌肉疾病伴发的三度 AVB。⑤双分支或 3 分支阻滞伴三度 AVB。⑥由高度 AVB 诱发的快速异位心律失常而需药物治疗者。

3.颈动脉窦过敏和心脏神经性晕厥

轻度颈动脉窦压迫或倾斜试验证明晕厥是由心脏抑制所致,窦性停搏达 3s 以上。

目前,起搏的适应证从以往治疗心电衰竭(病态窦房结综合征、房室传导阻滞)发展到纠正心电紊乱(如预防阵发性房性快速心律失常),从治疗心电性疾病发展到治疗非心电性疾病(如治疗部分充血性心衰患者)。这些适应证主要包括以下。

(1)充血性心衰:充血性心衰患者常合并房间、房室间和室内传导阻滞(如完全左束支传导阻滞),导致房室、左右心室间及左室内电—机械活动不协调,加重并恶化心功能。CRT 是利用三腔起搏器使房室同步激动的同时,达到左、右心室及左室内的同步激动,实现心脏电—机械再同步。CRT 可改善心功能、增加心输出量、减轻二尖瓣反流、提高生活质量、减少住院率、降低病死率。CRT 的 Ⅰ类适应证包括理想药物治疗后 NYHA 分级Ⅲ/Ⅳ级,左室射血分数(LVEF)≤35%,QRS 时限≥120 ms,左室舒张末期内径(LVEDD)≥55 mm。

(2)肥厚型梗阻性心肌病(HOCM):右室心尖部起搏可使室间隔提前收缩,并与左室壁收缩产生时间差,减轻二尖瓣收缩期前向运动(SAM)现象,缓解左室流出道梗阻。主要用于药物治疗无效、流出道压差 >50 mmHg 的 HOCM 患者。起搏也可以作为外科及化学消融治疗手段的补充或补救措施(如出现房室或束支传导阻滞并发症时)。

（3）血管迷走神经性晕厥（VVS）：起搏器可用于药物治疗无效的有严重症状的心脏抑制型 VVS 患者，使患者感觉到晕厥先兆后采取防止晕倒的措施。具有频率骤降功能的起搏器疗效更满意。

（4）长 QT 综合征（LQTS）：LQTS 患者易出现尖端扭转型室速。起搏治疗可增快心率，减轻心肌复极化的离散度，并提高患者对更大剂量的 β-受体阻滞剂的耐受性。对有心脏骤停或反复晕厥发作者应植入 ICD 而非心脏起搏器。目前起搏联合应用 β-受体阻滞剂仅适用于拒绝应用 ICD，且心律失常呈明显长R-R 间期依赖性的患者。

（5）预防阵发性房性快速心律失常：具有心房起搏功能的起搏器（AAI 或 DDD）与 VVI 起搏器相比，房颤发生率较低。经右心房与冠状窦同步起搏右、左心房，可使房间传导阻滞患者的双房电活动同步化，消除房间折返。某些起搏器还具有预防房性心律失常的程序。但目前起搏治疗仍然是药物治疗的辅助手段，尚不主张对无缓慢心律失常患者单纯为了预防房性快速心律失常而应用心脏起搏。

四、起搏器植入方法

起搏器的植入需要在导管室 X 线的引导下进行，局部麻醉下就可完成。

（一）临时心脏起搏

起搏电极送入的途径包括经皮、经食管、经胸壁穿刺、开胸心外膜和经静脉 5 种，后者是最主要的方法。

通常选用股静脉、锁骨下静脉或颈内静脉穿刺送入临时起搏电极导线至右室的心尖部。经静脉临时起搏电极导线电极头端呈柱状，没有固定装置，故发生电极导线移位的情况较永久心脏起搏常见。应加强术后心电监护，及时发现早期的起搏阈值升高、感知灵敏度改变及电极导线脱位等，尤其是起搏器依赖者。另外，由于电极导线通过穿刺点与外界相通，因此要注意局部清洁、避免感染，尤其是放置时间较长者。另外，经股静脉临时起搏后患者应保持平卧位，静脉穿刺侧下肢制动。若使用带漂浮球囊的起搏电极导线，则可在不需要 X 线引导的情况下送入电极，可用于无法运送患者至导管室的紧急情况。

（二）永久人工心脏起搏

目前，绝大多数使用心内膜电极导线。技术要点包括静脉选择、导线电极固定和起搏器的埋置 3 个方面。

1.静脉选择

多选择切开习惯用手对侧的头静脉或锁骨下静脉穿刺。前者较细、变异多，锁骨下静脉穿刺方便快捷，但可能导致锁骨下动脉损伤、气胸、空气栓塞、损伤臂丛神经等。如需插入两条导线（心房和心室），可采用同一静脉或分别通过不同静脉（如头静脉和锁骨下静脉）。

2.导线电极固定

（1）右室电极：用弯钢丝或回撤直钢丝的方法将导线通过三尖瓣口固定于右室心尖部肌小梁中，也可使用主动电极固定于右室流出道间隔部，要避免误入冠状静脉窦。各项参数需符合要求，如 R 波振幅 $\geqslant 5$ mV，起搏阈值 $\leqslant 1$ mV，斜率 $\geqslant 0.75$ V/s，阻抗在 $500 \sim 1\,000$ Ω。腔内心电图呈 rS 形、ST 段抬高，说明电极部位固定良好。

（2）心房电极：常用"J"形电极。固定于右心耳，电极头随心房收缩左右移动，随呼吸上下移动。操作时避免钩住心室导线。要求电极 P 波振幅 $\geqslant 2$ mV，起搏阈值 $\leqslant 1.5$ mV，斜率 $\geqslant 0.5$ V/s，阻抗在 $500 \sim 1\,000$ Ω。腔内心电图 P 波高大、R 波很小、P-R 段抬高。如固定困难，可采用主动螺旋固定电极。

（3）左室电极导线：通过冠状静脉窦口，用特制的左室电极递送系统将电极导线送至心脏侧静脉或侧后静脉。

3.起搏器的埋藏

在植入导线电极同侧胸大肌筋膜层做一囊袋并将已连接起搏导线的起搏器植入。囊袋可与静脉插管电极为同一切口亦可另外选一个切口。要注意止血，避免埋于筋膜下而刺激肌肉抽动。注意皮下剩余导线要盘绕后置于起搏器下面,起搏器有字的一面(阳极)朝上。要用缝线固定起搏器,尤其是在老年肥胖女性,以免日后发生起搏器下坠。

五、术前准备和术后处理及随访

(一)术前准备

包括:①收集临床资料(胸片、心电图、血液检查等)。②患者家属签署安置心脏起搏器知情同意书(风险、益处和起搏模式选择)。③口服华法林者,术前至少停用 3 天。④术前 6~8 小时禁食。⑤手术区域备皮。⑥建立静脉通道。

(二)术后处理

包括:①观察心律、血压、局部及全身反应,记录 12 导联心电图。②平卧 24~48 小时,心房起搏者适当延长卧床时间。③可预防应用抗生素至伤口及囊袋愈合。④可起床活动后拍摄后前位和侧位胸片。⑤伤口护理。

(三)随访

包括:①随访时间:一般在植入后 1、3、6 个月各随访 1 次,以后每半年随访 1 次。②随访内容:包括病史、体检、心电图、动态心电图和 X 线胸片等,并利用相应程控器对起搏器进行遥测和程控。

(四)起搏器程控

1.目的

充分发挥起搏器最大生理功能,最大限度提供最佳血流动力学效应,节省起搏器能源。

2.常用程控参数

(1)频率:①降低起搏频率:如为充分发挥自身心律、存在心绞痛等。②增加起搏频率:如有心功能不全及存在慢频率依赖性快速心律失常等。

(2)输出能量:①降低输出:多在植入后 2~3 个月将输出调低至起搏阈值的 2 倍,以节约电能。②提高输出:阈值增高、电极微脱位或电池耗竭前提高输出以夺获心肌,作为进一步处理的临时过渡。

(3)感知灵敏度:①降低感知灵敏度:在过感知时可提高感知值(降低灵敏度)。②提高感知灵敏度:在感知不足时可降低感知值(提高灵敏度)。

(4)其他:起搏参数尚包括滞后、不应期、起搏方式、极性等。另外,双腔起搏器参数的程控比较复杂,可参考相关专著。

六、术后常见并发症及处理

(一)与植入手术有关的并发症及处理

1.感染

可仅累及起搏器囊袋或整个系统,后者可引起危及生命的脓毒血症。更换脉冲发生器的感染发生率高。处理:局部有脓肿形成者保守治疗愈合的机会极少,应尽早切开排脓、清创,拔除创口内电极导线,取出起搏器用环氧乙烷消毒,并应用足量抗生素。择期另取新的植入途径,用新的起搏电极重新植入起搏器系统。

2.局部出血

通常是由于囊袋内小静脉渗血引起,也可能来自动脉或来自沿起搏导线逆行溢出的静脉血液。处理:小量出血可以采用加压包扎、沙袋压迫措施,停用抗血小板或抗凝药物。有血肿形成时,可在严格无菌条件下加压挤出积血(困难时也可拆除缝线一针)。出血量较大且经上述处理无效时,需要重新拆开切口手术探查。

3.锁骨下静脉穿刺并发症及处理

(1)气胸、血胸:少量气胸不需干预治疗,气胸>30%需抽气;血胸可视量的多少而酌情处理。

（2）误入锁骨下动脉时应拔除针头或导引钢丝并局部加压，切勿插入扩张管；如已插入扩张管，应由胸外科医师至手术室处理，切忌自行拔出。

（二）与脉冲发生器有关的并发症及处理

1.局部肌肉跳动

处理方法：确认脉冲发生器正面朝上，降低输出能量。1个月后如仍不消失，可重新手术将脉冲发生器套上绝缘袋。若脉冲发生器与导线连接处绝缘不良、脉冲发生器上固定导线的塑料螺帽脱落等，导致漏电而引起局部肌肉跳动，需重新手术。

2.起搏感知功能不良

螺丝钉松脱、导线尾端未插到起搏器插孔的最远端等原因不能构成电源回路，因而导致不起搏、间歇起搏及感知不良。处理：重新手术。

3.电池提前耗竭

在起搏器正常使用寿命期出现起搏频率比原先设定频率降低10%、脉宽增加10%、无脉冲输出、双腔起搏变为VVI方式等，提示电池耗竭。处理：更换起搏器。

（三）与电极导线有关的并发症及处理

1.脱位与微脱位

常见于术后早期，表现为间歇起搏或不起搏及起搏阈值升高。X线透视可见微脱位者电极头仍在原处，但与心内膜接触不良。处理：重新安置起搏电极。

2.心脏穿孔

临时起搏导线质硬、永久起搏导线带着指引钢丝操作不慎可致穿孔，可引起心包积液或心包压塞。当患者在植入起搏器后出现胸痛、心包摩擦音或低血压时应考虑穿孔可能。胸部X线检查可能会发现心影增大或电极头在心影外。膈肌刺激、心室起搏电图的改变，尤其是出现右束支阻滞图形时提示心室电极移位。处理：透视下将穿透心肌的导线缓慢回退至心内膜。心包压塞时需紧急心包穿刺放液。

3.膈肌刺激

右心室心尖部起搏，尤其是在高输出时可能会刺激左侧膈肌。在放置心房电极时可能会刺激右侧膈神经而使右侧膈肌收缩。处理：降低起搏器输出，若症状持续存在，应重新调整电极位置。

4.导线折断或绝缘层破裂

通常发生在经常屈曲处，如三尖瓣及锁骨下，也可发生在缝线结扎处或术中误损伤。表现为起搏感知不良、局部肌肉刺激、导线阻抗改变等。处理：多需重新植入新的导线。

（四）与起搏系统有关的并发症及处理

1.起搏器综合征

VVI起搏由于心房和心室不能同步收缩引起。可出现头晕、乏力、胸闷及心功能不全表现。少数情况下也可发生在DDD起搏伴房间传导阻滞时。

处理：将VVI改用生理性起搏方式；DDD(R)发生起搏器综合征时可用左右心房同步（一个电极放置在右心耳，一个电极放置在冠状静脉）加右心室起搏方式（三腔起搏）。

2.起搏器介导的心动过速（pacemaker mediated tachycardia，PMT）

是双腔起搏器主动持续参与引起的起搏心动过速。常呈现宽QRS（起搏电图）心动过速因而易误认为是室速，尤其是双极起搏电极的刺激信号不易辨认时。PMT最常见形式为环形回路性心动过速，为连续感知逆传的心房活动并触发心室起搏所致，也可为房性快速心律失常时起搏器跟踪快速心房率导致快速心室起搏，过感知心房腔的信号如肌电位也可导致PMT。

处理：①应用磁铁临时终止PMT。②延长心室后心房不应期（PVARP），使逆传的心房除极落在PVARP内。③改DDD起搏模式为DVI，因无心房感知而不再发作PMT。④启用某些起搏器具有的预防或终止PMT的自动识别和终止程序。⑤降低最大跟踪频率；一旦发生PMT，心室率不至于过快。

七、起搏器系统常见故障及处理

主要根据心电图发现故障,用程控器进行处理。

(一)检测起搏器功能异常的一般步骤

1.记录 12 导联心电图并进行下面的检查

①是否存在起搏刺激信号,是否夺获相应的心腔。②若无起搏刺激信号,则确定自主心脏除极的时间是否足以解释无起搏刺激。③观察自主心搏与起搏的关系并确定自主心搏是否被适当感知。④自心房起搏事件往回推算测量以评价双腔起搏器的时间周期。

2.程控仪查询起搏器

检查起搏器参数。

(二)常见故障及处理

起搏器系统功能异常通常表现为无刺激信号、不能夺获或不能感知。

1.无刺激脉冲

如放置磁铁后可解决问题,则原因多半是过感知,否则可以为下列原因:

(1)脉冲发生器故障。处理:更换起搏器。

(2)导线故障:可能是由于与起搏器相连的螺丝松动或脱接、导线导体故障或导线绝缘层破损。导线阻抗明显升高提示导线断裂,而明显降低提示导线绝缘层破损。处理:重新手术旋紧螺丝或更换起搏导线。

(3)过感知:可因电磁干扰、肌电位、交叉感知或 T 波过感知等引起。处理:降低感知灵敏度。

(4)假性功能障碍:可由于不易分辨的双极刺激电信号或使用正常的起搏功能如滞后或自动模式转换等。处理:可临时程控为单极观察起搏信号。

2.不能夺获

可能为下列原因:

(1)起搏阈值升高:见于电解质紊乱(如高钾、酸中毒)、抗心律失常药物(尤其为 Ⅰc 类药物)、心肌纤维化(如心肌病、心肌梗死)、电极脱位或穿孔、导线故障;处理:提高输出电压或更换起搏导线。

(2)传出阻滞:导线末端电极的输出不能有效刺激与电极相连的心肌。通常是由于刚植入时起搏电极头部的炎症反应所致。处理:提高输出电压,同时可应用激素治疗。

3.不能感知

可见于心内膜信号太小(电解质紊乱、酸中毒引起的暂时改变或心肌梗死或心肌病引起的永久改变)、电极脱位、导线故障、脉冲发生器故障。处理:根据不同原因进行处理,可提高感知灵敏度或更换起搏导线或脉冲发生器。

八、植入起搏器后注意事项

(一)通常建议

患者植入起搏器的一侧上肢避免举重物或剧烈的活动(尤其是剧烈的外展动作)。

(二)医院内电磁干扰

1.磁共振成像(MRI)

通常起搏器患者应避免接触 MRI,除非认为绝对必需。

2.放射线

诊断性放射剂量对心脏起搏器无影响;而对胸部如乳腺和肺肿瘤的放射治疗则可能会干扰起搏器功能或对起搏器造成累积性损伤。在接受放疗前后都应对起搏器进行检测;应屏蔽起搏器或必要时移到其他位置。

3.心脏复律或除颤

采取前后位置放置电击板,后者应尽量远离脉冲发生器,至少>10 cm,在电复律或除颤后要对起搏器进行检查。

4.电烙

应采用双极方式,离起搏系统>15 cm,应尽量缩短时间。术前程控起搏器为 VOO 或 DOO 方式;术后检查起搏器功能。

5.射频

射频消融可使起搏器产生频率奔放,应将起搏器程控至 VOO、AOO 或 DOO 模式,准备临时起搏。

6.体外电波碎石术

应尽量使碎石波束远离起搏器,将起搏器程控至 VOO 或 DOO 模式。

(三)医院外的电磁干扰

1.移动电话

不要将手机靠近起搏器(即衬衫口袋),在使用手机时用植入起搏器对侧的耳朵。

2.微波炉及其他家用电器

对起搏器均无影响。

3.金属探测器、电子监视装置

多不会影响起搏器正常功能。

4.电焊机、高电压线和变电所

近距离会影响起搏器功能,应尽量远离这些设备。

九、植入式心脏复律除颤器(ICD)

ICD 是一种能终止致命性心律失常的一个多功能、多程控参数的电子装置,通过置于心内膜的电极感知室速或室颤,发放抗心动过速起搏(anti-tachycardia pacing,ATP)或 20~30J 的除颤能量以终止快速室性心律失常。目前临床上所应用的 ICD 具有 ATP、心脏除颤及治疗心动过缓的多种处理能力,适用于可能会由于室性心律失常引起心源性猝死的高危患者。

ICD 的植入方法、并发症等基本同一般永久起搏器,由于脉冲发生器的外壳通常被作为除颤电极的阳极,故 ICD 系统通常都放置在左侧,以使除颤电流更合理地通过心脏,术中需测定除颤阈值。

目前认为 ICD 是治疗致命性恶性室性心律失常的首选、最有效的方法。随着一些大规模临床研究结果的公布,对 ICD 治疗有了新的认识。ICD 的适应证也不断拓宽,美国心血管病学会/美国心脏病协会/美国心律学会(ACC/AHA/HRS)2008 年心脏节律异常器械治疗指南最新修订了植入 ICD 的指南,其中 I 类适应证包括以下。

(1)非一过性或可逆性原因引起的室颤或血流动力学不稳定的室速所致的心脏骤停。

(2)伴有器质性心脏病的自发的持续性室速,无论血流动力学是否稳定。

(3)原因不明的晕厥,在电生理检查时能诱发有血流动力学紊乱临床表现的持续性室速或室颤。

(4)NYHA 心功能 II 或 III 级,LVEF≤35% 的非缺血性心肌病。

(5)心肌梗死 40 天以上,LVEF<35%,且 NYHA 心功能 II 或 III 级,或 LVEF<30% 的 NYHA 心功能 I 级患者。

(6)心肌梗死所致非持续性室速,LVEF<40%,且电生理检查能诱发出室颤或持续性室速。

除了以上明确有效的二级预防或一级预防适应证外,一些有高危心脏性猝死(SCD)的其他情况植入 ICD 也常可减少猝死的发生。包括:①原因不明的晕厥,伴有明显左室功能障碍的非缺血性扩张型心肌病。②心室功能正常或接近正常的持续性室速。③肥厚型心肌病,有一项以上主要 SCD 危险因素。④致心律失常性右室心肌病,有一项以上主要 SCD 危险。⑤服用 β-受体阻滞剂期间发生晕厥和(或)室速的 LQTS。⑥在院外等待心脏移植的患者。⑦Brugada 综合征患者,有晕厥史,或有明确的室速记录。⑧儿茶酚胺敏感性室速,服用 β-受体阻滞剂后仍出现晕厥和(或)室速。⑨心脏结节病、巨细胞性心肌炎或 Chagas 病。

ICD 价格昂贵,是限制我国患者应用的主要原因。因此应对患者进行独立的危险因素评估和危险分层,评估其预期寿命,并充分考虑患者自己的意愿。下列情况不应植入 ICD:①预期寿命短于 1 年。②无休止的室速或室颤。③存在明显精神疾病可能被器械植入加重或不能进行系统随访者。④药物难以控制的 NYHA Ⅳ级心衰且无条件行心脏移植者。⑤原因不明的晕厥,无器质性心脏病且无可诱发的室性快速性心律失常。⑥可经导管消融治愈的心律失常,如合并预激综合征的房性心律失常、右室或左室流出道室速、特发性室速或无器质性心脏病的分支相关性室速等。⑦无器质性心脏病且病因可逆(如电解质紊乱、药物或创伤)的室性快速性心律失常。

(李晓鹃)

参考文献

[1] (美)莫勒,(美)汤森.高血压与心血管疾病现代治疗学[M].北京:人民卫生出版社,2010.

[2] Eric H.Awtry,Cathy Jeon,Molly G.Ware.心脏病学[M].第 2 版.北京:人民卫生出版社,2010.

[3] 于全俊.知名专家细说心脏病[M].合肥:安徽科学技术出版社,2010.

[4] 马小静.先天性心脏病 CT 诊断图谱[M].北京:人民卫生出版社,2010.

[5] 马礼坤,刘欣,霍勇.心血管疾病与血栓 基础与临床[M].合肥:安徽科学技术出版社,2014.

[6] 马丽萍,秦永文.现代心血管病临床诊断与治疗[M].上海:第二军医大学出版社,2012.

[7] 马依彤.心血管病防治指南和适宜技术基层推广手册[M].北京:人民军医出版社,2014.

[8] 马根山,张代富.心血管疾病介入治疗热点及难点解析[M].北京:人民卫生出版社,2010.

[9] 卢林.缺血性心脑血管疾病防治基础与临床[M].济南:山东大学出版社,2010.

[10] 田海明,王毅.临床心血管病综合征[M].合肥:安徽科学技术出版社,2010.

[11] 朱妙章.心血管生理学基础与临床[M].北京:高等教育出版社,2011.

[12] 刘璐,韩霞.心内科常见疾病诊疗新进展[M].昆明:云南科技出版社,2010.

[13] 许迪.心血管科临床处方手册[M].南京:江苏科学技术出版社,2015.

[14] 李小鹰.心血管疾病药物治疗学[M].第 2 版.北京:人民卫生出版社,2013.

[15] 李艳芳,李志忠,张京梅.2013ESC 心血管疾病研究进展[M].北京:人民军医出版社,2013.

[16] 李艳芳,周玉杰,王春梅.心血管疾病研究进展[M].北京:人民军医出版社,2014.

[17] 沈卫峰,张凤如.心血管疾病并发症防治进展[M].上海:上海科学技术出版社,2013.

[18] 张七一.高血压及心血管疾病治疗学[M].北京:人民卫生出版社,2010.

[19] 张代富.代谢综合征与心血管疾病[M].北京:人民卫生出版社,2010.

[20] 张抒扬.心脏病手术和介入治疗[M].北京:科学出版社,2010.

[21] 张真路.心血管疾病生物标志物 病理生理学及疾病治疗中的应用[M].北京:人民卫生出版社,2011.

[22] 张雅慧.心血管系统疾病[M].北京:人民卫生出版社,2015.

[23] 罗心平,施海明.实用心血管内科医师手册[M].上海:上海科学技术出版社,2010.

[24] 周玉杰.临床心血管疾病经典问答 1000 问[M].北京:人民卫生出版社,2013.

[25] 赵水平,李江.心血管内科诊疗精要[M].长沙:中南大学出版社,2011.

[26] 胡大一.心血管疾病防治基本知识与技能[M].北京:人民卫生出版社,2011.

[27] 郭航远.变异心血管病学[M].杭州:浙江大学出版社,2015.

[28] 郭继鸿,王志鹏,张海澄,等.临床实用心血管病学[M].北京:北京大学医学出版社,2015.

[29] 黄峻.肾素－血管紧张素－醛固酮系统与心血管病[M].北京:中国协和医科大学出版社,2015.

[30] 黄霞.心血管疾病预防与健康教育[M].北京:人民军医出版社,2013.

[31] 康维强.现代分子心血管病学[M].北京:人民卫生出版社,2011.

[32] 葛均波.现代心脏病学[M].上海:复旦大学出版社,2011.

[33] 董吁钢,柳俊.心血管疾病预防与康复[M].广州:中山大学出版社,2013.

[34] 程友琴.心内科重症监护临床手册[M].北京:人民军医出版社,2010.

[35] 程丑夫.心血管内科疾病诊疗操作手册[M].长沙:湖南科学技术出版社,2012.

[36] 程龙献.心血管疾病循证治疗学[M].武汉:武汉大学出版社,2011.

[37] 管思明,张存泰.心血管科疑难问题解析[M].南京:江苏科学技术出版社,2011.

[38] 廖玉华.心血管疾病临床诊疗思维[M].北京:人民卫生出版社,2013.

[39] 潘朝曦.心血管病的防治和康复[M].苏州:苏州大学出版社,2010.

[40] 孔祥印.急性心肌梗死43例临床疗效分析[J].吉林医学,2011,32(12):2421—2422.

[41] 李秋梅.病毒性心肌炎60例临床治疗体会[J].中国现代药物应用,2011,5(3):74—75.

[42] 孙妍,高邦如,薛军,等.动态心电图对冠状动脉粥样硬化性心脏病猝死的预测价值[J].医学综述,
2010,16(24):3755—3757.

[43] 涂爱兰,邹月娥,欧阳清彦,等.中青年急性心肌梗死78例的临床特点、危险因素及疗效分析[J].临床
医学工程,2010,17(11):81—82.

[44] 于会春.浅析原发性高血压病的常见致病因素[J].中国医药指南,2011,9(9):200—201.

[45] 左慧英,迟海波,刘小红.动脉导管未闭的介入治疗护理体会[J].实用医技杂志,2011,18(2):219
—220.